K.-H. Bässler, I. Golly,
D. Loew, K. Pietrzik
Vitamin-Lexikon

Karl-Heinz Bässler, Ines Golly,
Dieter Loew und Klaus Pietrzik

Vitamin-Lexikon

67 Abbildungen und 81 Tabellen

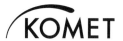

Anschriften der Autoren:
Prof. Dr. med. Karl-Heinz Bässler, Kirchstraße 81, 55124 Mainz-Gonsenheim
Prof. Dr. rer. nat. Dr. med. habil. Ines Golly, Walther Straub Institut für Pharmakologie und Toxikologie Universität München, Nußbaumstr. 26, 80336 München
Prof. Dr. Dr. med. Dieter Loew, Am Allersberg 7, 65191 Wiesbaden
Prof. Dr. med. vet. Klaus Pietrzik, Universität Bonn, Institut für Ernährungswissenschaft, Abt. Pathophysiologie der Ernährung des Menschen, Endenicher Allee 11–13, 53115 Bonn

Co-Autor 1.–2. Aufl.:
Dr. oec. troph. Eberhard Grühn, Weiterstädter Weg 25, 64331 Weiterstadt

Wichtiger Hinweis
Die Erkenntnisse in der Medizin unterliegen laufendem Wandel durch Forschung und klinische Erfahrungen. Die Autoren dieses Werkes haben große Sorgfalt darauf verwendet, dass die in diesem Werk gemachten therapeutischen Angaben (insbesondere hinsichtlich Indikation, Dosierung und unerwünschten Wirkungen) dem derzeitigen Wissensstand entsprechen. Das entbindet den Nutzer dieses Werkes aber nicht von der Verpflichtung, anhand der Beipackzettel zu verschreibender Präparate zu überprüfen, ob die dort gemachten Angaben von denen in diesem Buch abweichen und seine Verordnung in eigener Verantwortung zu treffen.

Geschützte Warennamen (Warenzeichen) werden besonders kenntlich gemacht. Aus dem Fehlen eines solchen Hinweises jedoch kann nicht geschlossen werden, dass es sich um einen freien Warennamen handelt.

Sonderausgabe für
KOMET Verlag GmbH, Köln
ISBN 978-3-89836-690-8
Covermotiv: © J. Garcia/photocuisine/Corbis (42–16248587 | RM)
Titel der Originalausgabe: Karl-Heinz Bässler, Vitamin-Lexikon für Ärzte, Apotheker und Ernährungswissenschaftler, 3. Auflage
In Zusammenarbeit mit Urban & Fischer, © der Originalausgabe: Elsevier GmbH, München

Das Werk einschließlich aller seiner Teile ist urheberrechtlich geschützt. Jede Verwertung außerhalb der engen Grenzen des Urheberrechtsgesetzes ist ohne Zustimmung des Verlages unzulässig und strafbar. Das gilt insbesondere für Vervielfältigungen, Übersetzungen, Mikroverfilmungen und die Einspeicherung und Verarbeitung in elektronischen Systemen.

Projektmanagement: Dr. Gisela Heim, München
Redaktion: Ulrike Bayerl, München
Herstellung und Satz: Kadja Gericke, Arnstorf
Druck und Bindung: LegoPrint, Lavis/Italien

Aktuelle Informationen finden Sie im Internet unter der Adresse:
www.komet-verlag.de

Vorwort zur 3. Auflage

Seit dem Erscheinen der 2. Auflage sind in Europa und in den USA neue Erkenntnisse zu Vitaminen bekannt geworden, die eine Überarbeitung mit Aktualisierung des Vitamin-Lexikons erforderlich machten. Waren ältere Empfehlungen im wesentlichen auf die Verhütung von Mangelerscheinungen ausgerichtet, berücksichtigen die neuen Referenzwerte verstärkt den Gedanken der Prävention. Besonderes Gewicht wurde auf Prävention bei Risikogruppen und von chronischen bzw. altersbedingten Erkrankungen gelegt. Dies betrifft vor allem Folsäure (Schutz vor Aborten und Neuralrohrdefekten), Folsäurekombinationen (Schutz vor Arteriosklerose, Einfluß auf Homocystein), Vitamin D und K (Osteoporose-Prophylaxe). Da in manchen Fällen eine Prävention durch Ernährung allein nicht erreicht wird, wurde in einem zusätzlichen Kapitel die Frage einer sinnvollen Supplementierung abgehandelt.

In die jeweiligen Einzelkapitel wurden neue wissenschaftliche Erkenntnisse zur pharmakologischen Wirkung, zum biochemischen Wirkungsmechanismus, zur Pharmakokinetik und zu klinischen Anwendungsgebieten anhand von prospektiven Studien und Dosierung eingearbeitet. Das Kapitel Vitamin-ähnliche Stoffe enthält neue Gesichtspunkte zu Ubichinon, L-Carnitin und zusätzlich einen Abschnitt zu sekundären Pflanzenstoffen.

Dem Urban & Fischer-Verlag und besonders Frau Dr. Claaß und Frau Dr. Heim gilt unser besonderer Dank für die Aufgeschlossenheit und das Interesse an der Herausgabe der aktualisierten 3. Auflage.

Die Herausgeber

Vorwort zur 1. Auflage

Trotz ihres hohen Bekanntheitsgrades als lebensnotwendige Wirkstoffe zur Sicherung vitaler Prozesse, Aufklärung der chemischen Struktur und biochemischen Bedeutung für den Organismus seit den 20er Jahren unseres Jahrhunderts sind zu den Vitaminen immer noch viele Fragen offen. Hierzu zählen u.a. Kenntnisse zur Biokinetik der nutritiv aufgenommenen Vitamine, zu Wirkung und Kinetik von Vitaminen in pharmakologischen Dosen, zu rationalen Vitaminkombinationen und ihrer therapeutischen Anwendung, wobei den Radikalfängern Vitamin A, E, C und β-Carotin eine interessante Zukunft gehören könnte.

In mehreren Kapiteln haben die Autoren ihre jahrelangen Forschungsergebnisse zusammengefaßt, durch internationale Erkenntnisse ergänzt, die neuesten Empfehlungen der Deutschen Gesellschaft für Ernährung (DGE) aufgenommen und kritisch zur Prophylaxe und Therapie der Vitamine unter Berücksichtigung der Aufbereitungsergebnisse des Bundesgesundheitsamtes Stellung genommen. In einem ausführlichen Glossar findet der Leser Erklärungen zu allen wesentlichen Vitamin-Begriffen.

Dem Gustav Fischer Verlag sind wir für das Interesse und freundliche Entgegenkommen bei der Gestaltung des Vitamin-Lexikons zu besonderem Dank verpflichtet.

Die Herausgeber

Inhalt

1	**Allgemeines über Vitamine**	1
2	**Ableitung von Empfehlungen und Methoden zur Beurteilung der Vitaminversorgung**	18
3	**Einzelbeschreibungen der Vitamine**	59
	3.1 Thiamin (Vitamin B_1)	59
	3.2 Riboflavin (Vitamin B_2)	86
	3.3 Pyridoxin (Vitamin B_6)	101
	3.4 Folsäure/Folat	122
	3.5 Cobalamin (Vitamin B_{12})	163
	3.6 Biotin	193
	3.7 Niacin	207
	3.8 Pantothensäure	226
	3.9 Vitamin C	243
	3.10 Vitamin A	269
	3.11 β-Carotin	312
	3.12 Vitamin D	357
	3.13 Vitamin E	388
	3.14 Vitamin K	482
4	**Vitamkombinationen**	503
	4.1 Beurteilungskriterien	503
	4.2 Zur Toxikologie und Verträglichkeit von Vitaminkombinationen	505
	4.3 Biochemische Gesichtspunkte zu Vitaminkombinationen	506
	4.4 Pharmakologische Anforderungen an Vitaminkombinationen	510
	4.5 Anwendungsgebiete für Vitaminkombinationen	513
	4.6 Antioxidative Vitamine	518
5	**Megavitamintherapie**	530

6	**Sicherheit von Vitaminen**	534
7	**Zur Problematik der Vitamin-Supplementierung** ..	554
8	**Vitamin-ähnliche Stoffe**	558
8.1	Fälschlicherweise als Vitamine klassifizierte Stoffe	558
8.1.1	Carnitin	558
8.1.2	Vitamin «F» (essentielle Fettsäuren)	562
8.1.3	Laetril (Vitamin B_{17})	563
8.1.4	Pangamsäure (Vitamin B_{15})	564
8.1.5	Orotsäure (Vitamin B_{13})	564
8.1.6	Alpha-Liponsäure	565
8.1.7	Methylmethioninsulfoniumchlorid (Vitamin U)	567
8.1.8	Ubichinon (Coenzym Q)	567
8.1.9	Sekundäre Pflanzenstoffe («Phytonutrients» oder «accessory health factors»)	568
8.1.10	Bioflavonoide (Vitamin P)	570
8.1.11	Myo-Inosit	571
9	**Anhang**	
9.1	Literatur	572
9.2	Glossar	679
9.3	Sachregister	713

1 Allgemeines über Vitamine

1.1 Definition der Vitamine

1.1.1 Der historische Vitaminbegriff

Vitaminmangelkrankheiten sind so alt wie die Menschheit selbst. Durch den Papyrus Ebers ist überliefert, daß die Menschen bereits 1500 Jahre v. Chr. wußten, daß Nachtblindheit durch den Verzehr von Leber zu verhindern ist. So lernten die Menschen mit der Zeit, bestimmte Krankheitssymptome, die wir heute als charakteristische Vitaminmangelsymptome kennen, durch Auswahl geeigneter Lebensmittel zu verhüten, ohne daß man über die Substanzklasse der Vitamine irgendeine Vorstellung hatte. Erst gegen Ende des 19. Jahrhunderts gelang es Eijkmann, durch Fütterungsexperimente beim Tier bestimmte Krankheitssymptome zu verursachen, worauf Hopkins postulierte, daß in der Nahrung auch bestimmte organische Stoffe im Spurenbereich vorhanden sein müssen, um Wachstum und Leben zu garantieren.

Bei der Suche nach dem Auslöser der Beri-Beri stellte man im Zusammenhang mit der chemischen Identifizierung fest, daß in der in Frage kommenden Verbindung eine Aminogruppe vorhanden war. Daraus folgerte man, daß offensichtlich bestimmte chemische Verbindungen, die Aminogruppen tragen, lebensnotwendig waren, woraufhin Casimir Funk im Jahre 1912 den Begriff Vitamine für diese Stoffgruppe vorschlug. Dieser Begriff wurde bis heute beibehalten, auch wenn die meisten (der nachträglich entdeckten) Vitamine gar keine Aminogruppen aufweisen.

Zu Beginn des 20. Jahrhunderts erlebte die Vitaminforschung einen vorläufigen Höhepunkt, indem die Entdeckung aller 13 Vitamine bis 1941 abgeschlossen war (Tab. 1-1). Für die Entdeckung der Vitamine, deren Strukturaufklärung sowie die Untersuchung der biochemischen Wirkungsmechanismen wurden mehrere Nobelpreise für Medizin und Chemie verliehen (Tab. 1-1 und Glossar, Stichwort «Nobelpreis»).

Nach Aufklärung der biochemischen Wirkungsmechanismen verstand man die Entwicklung der Mangelsymptome und lernte die Vitaminmengen kennen, die erforderlich waren, um diese Mangelsymptome zu verhindern. Diese Erkenntnisse bilden die Grundlage für die aktuellen Nährstoffempfehlungen verschiedener Länder (z.B. Institute of Medicine, 1997; 1998; 1999; 2000; 2001a; 2001b; DACH, 2000). Da man inzwischen weiß, daß bestimmten Vitaminen im Rahmen der Entstehung degenerativer Erkrankungen (Krebs, Herz-Kreislauf-Erkrankungen, Rheuma etc.) eine präventive Wirkung zukommt, wurden bei den aktuellen Zufuhrempfehlungen verschiedener Länder derartige Gesichtspunkte bei einigen Vitaminen zusätzlich berücksichtigt, wodurch sich teils höhere Empfehlungen ergeben, als dies früher der Fall war. Damit erfährt die Vitaminforschung innerhalb eines Jahrhunderts einen zweiten Höhe-

Tab. 1-1: Geschichte der Vitamine (modifiziert nach Sauberlich und Machlin: Beyond Deficiency, 1993)

Vitamin	Entdeckung	Isolierung	Strukturaufklärung	Synthese	Nobelpreise (s.a. Glossar)
Vitamin A	1909	1931	1931	1947	P. Karrer, 1937 (Chemie), R. Kuhn, 1938 (Chemie)
Provitamin A		1931	1930	1950	P. Karrer, 1937 (Chemie), R. Kuhn, 1938 (Chemie)
Vitamin D	1918	1932	1936	1959	A. D. R. Windaus, 1928 (Chemie)
Vitamin E	1922	1936	1938	1938	
Vitamin K	1929	1939	1939	1939	H. C. P. Dam, E. A. Doisy, 1943 (Medizin)
Vitamin B_1	1897	1926	1936	1936	C. Eijkman, F. G. Hopkins, 1929 (Medizin)
Vitamin B_2	1920	1933	1935	1935	P. Karrer, 1937 (Chemie)
Vitamin B_6	1934	1938	1938	1939	
Vitamin B_{12}	1926	1948	1956	1972	D. Hodgkin, 1964 (Chemie)
Folsäure	1941	1941	1946	1946	
Niacin	1936	1935	1937	1867	
Pantothensäure	1931	1938	1940	1940	F. A. Lipman, H. Krebs, 1953 (Medizin)
Biotin	1931	1935	1942	1943	
Vitamin C	1912	1928	1933	1933	W. N. Haworth, 1937 (Chemie), A. Szent-Gyorgyi, 1937 (Medizin)

punkt, denn gegenwärtig sind weltweit umfangreiche Forschungsanstrengungen darauf gerichtet, diese präventiven Wirkungsmechanismen zu verstehen und sie gesundheitspolitisch zum Wohle der Allgemeinbevölkerung umzusetzen.

1.1.2 Aktuelle Definition

Vitamine sind organische Verbindungen, die vom Organismus für lebenswichtige Funktionen benötigt werden, aber im Stoffwechsel nicht oder nicht in ausreichendem Umfang hergestellt werden können. Sie müssen deshalb regelmäßig mit der Nahrung zugeführt werden, entweder als fertige Vitamine oder als Provitamine, die dann in die entsprechenden Vitamine umgewandelt werden können. Vitamine sind demnach essentielle Nahrungsbestandteile. Aber im Gegensatz zu essentiellen Aminosäuren oder essentiellen Fettsäuren spielen sie weder als Baumaterial, noch als Energielieferanten eine Rolle, sondern sind im wesentlichen an katalytischen (Coenzyme) oder steuernden (hormonähnliche Stoffe) Funktionen beteiligt. Deshalb werden von den Vitaminen für physiologische Wirkungen nur sehr geringe Mengen benötigt.

Wie bei anderen essentiellen Nährstoffen liegt der Grund für die Unentbehrlichkeit der Vitamine darin, daß durch Defektmutationen im Laufe der Evolution die Biosynthesekette für diese Stoffe unterbrochen worden ist, so daß eine exogene Zufuhr erforderlich wurde. So ist es auch verständlich, daß hinsichtlich des Vitamincharakters der einen oder anderen Verbindung Speziesunterschiede bestehen können, und daß die Synthese von Vitaminen in primitiven Lebewesen stattfindet.

1.2 Einteilung und Nomenklatur

Da die Vitamine durch ihre Wirkung definiert sind und nicht durch ihre chemische Struktur – die Vitamine gehören völlig unterschiedlichen Stoffklassen an – teilt man sie nur grob in zwei große Klassen ein, nämlich in wasserlösliche und fettlösliche Vitamine. Diese Einteilung hat ihre Berechtigung, weil Vorgänge wie Resorption, Transport, Verteilung, Speicherung und Ausscheidung in Abhängigkeit von der Löslichkeit sehr unterschiedlich verlaufen können.

Am besten ist man über den Wirkmechanismus der B-Vitamine informiert, da sie Bausteine von Coenzymen sind, die an ganz bestimmten enzymatischen Reaktionen beteiligt sind (siehe Abb. 4-1).

Im Lauf der Entdeckung wurden die Vitamine zunächst mit Buchstaben und Ziffern bezeichnet, einige dieser Bezeichnungen sind auch heute noch gebräuchlich. Mit der Aufklärung der chemischen Struktur erhielten sie dann strukturbezogene Bezeichnungen. Einteilung und Nomenklatur gehen aus Tab. 1-2 hervor. Eine Zusammenstellung veralteter und nicht mehr gebräuchlicher Namen zeigt die Tab. 1-3.

Tab. 1-2: Einteilung und Nomenklatur der Vitamine

	Nomenklatur nach IUPAC	Wirksame Verbindungen
1. Wasserlösliche Vitamine		
a. B-Vitamine:		
Vitamin B_1	Thiamin	
Vitamin B_2	Riboflavin	
Niacin	Niacin	Nicotinsäure, Nicotinamid
Vitamin B_6	Pyridoxin	Pyridoxol, Pyridoxal, Pyridoxamin
Pantothensäure	Pantothensäure	
Biotin	Biotin	
Folat	Folat	
Vitamin B_{12}	Cobalamine	Cyanocobalamin, Hydroxocobalamin u.a.
b. Vitamin C	Ascorbinsäure	
2. Fettlösliche Vitamine		
Vitamin A	Retinol	Retinol (alle Wirkungen), Retinal, Retinsäure (differenzierte Wirkungen)
Provitamin A	β-Carotin	α-, β-, γ-Carotin
β-Carotin		
Vitamin D	Calciferole	Ergocalciferol (D_2), Cholecalciferol (D_3)
Vitamin E	Tocopherole	α-, β-, γ-, δ-Tocopherol und Tocotrienole
Vitamin K		Phyllochinon (K_1), Menachinon (K_2)

Tab. 1-3: Nicht mehr gebräuchliche Vitamin-Bezeichnungen

veraltete Nomenklatur	zugrundeliegender Wirkstoff
Antixerophthalmisches Vitamin, Axerophthol	Vitamin A
Epithelschutzvitamin	Vitamin A
Antirachitisches Vitamin	Vitamin D
Antisterilitätsvitamin	Vitamin E

Tab. 1-3: Fortsetzung

veraltete Nomenklatur	zugrundeliegender Wirkstoff
Antihämorrhagisches Vitamin	Vitamin K
Antiskorbutisches Vitamin	Vitamin C
Antiberiberi Vitamin; Aneurin	Vitamin B_1
Lactoflavin	Vitamin B_2
Antidermatitisfaktor	Vitamin B_6
Antiperniziosafaktor; Extrinsic Factor	Vitamin B_{12}
Vitamin A_2	Dehydroretinol
Vitamin B_{12a} (aus Leber isoliert) und Vitamin B_{12b} (aus Streptomyces aureofaciens isoliert)	Hydroxo-, Aquocobalamin
Vitamin H; antiseborrhoisches Vitamin	Biotin
Vitamin B_c; Lactobacillus casei-Faktor	Folat
Vitamin B_P	Antiperosis-Faktor bei Hühnern, kann ersetzt werden durch Mangan und Cholin
Vitamin B_r	Carnitin
Vitamin B_T	Spezieller Ernährungsfektor beim Mehlwurm Tenebrio molitor
Vitamin B_W; Faktor W	wahrscheinlich identisch mit Biotin
Vitamin B_X	Nicht existent. Alte Bezeichnung für Pantothensäure und Para-Aminobenzoesäure
Vitamin B_3; Küken-Antidermatitis-Faktor	Nicht existent. Alte Bezeichnung für Pantothensäure und fälschlicherweise für Niacin
Vitamin B_4	Mischung auf Arginin, Glycin und Cystin
Vitamin B_5; Vitamin PP (pellagra preventive)	Alte Bezeichnung für Niacin
Vitamin B_7	Nicht existent. Vermutlich biotinhaltiges Gemisch aus Reiskleie
Vitamin B_8	Nicht existent. Adenosinmonophosphat (AMP)
Vitamin B_9	Nicht existent
Vitamin $B_{10/11}$	Vermutlich Wirkstoffgemisch aus Vitamin B_{12} und Folat
Vitamin B_{13}	Orotsäure
Vitamin B_{14}	stickstoffhaltiges Substanzgemisch aus humanem Harn
Vitamin B_{15}	Pangamsäure
Vitamin B_{16}	nie verwendete Bezeichnung
Vitamin B_{17}	essentielle Fettsäuren
Vitamin G	veraltete Bezeichnung für Vitamin B_2
Vitamin H	Biotin
Vitamin L	Vitamin L_1 und L_2: Faktoren in Hefe, essentiell zur Milchbildung

Tab. 1-3: Fortsetzung

veraltete Nomenklatur	zugrundeliegender Wirkstoff
Vitamin M	Folsäure
Vitamin P (Permeabilitätsvitamin)	Bioflavonoide
Vitamin PP	Niacin
Vitamin T	Torulitin. Wahrscheinlich Gemisch aus Folsäure, Vitamin B_{12} und Desoxyribosiden
Vitamin U	Methylmethioninsulfoniumchlorid

1.3 Vorkommen von Vitaminen

Die Fähigkeit zur Biosynthese der Vitamine ist nur bei niederen Lebewesen erhalten geblieben, bei Pflanzen und Mikroorganismen. Unsere Vitaminlieferanten sind daher pflanzliche Nahrungsmittel oder tierische Nahrungsmittel (Fleisch, Innereien, Fett, Milch, Eier). In letzteren liegen die Vitamine gespeichert oder eingebaut in Coenzymen vor. Das Tier hat die Vitamine seinerseits durch pflanzliche Nahrung aufgenommen oder durch Resorption von im Darmtrakt mikrobiell synthetisierten Verbindungen. Wiederkäuer sind dank der Vitaminsynthese durch ihre Pansenbakterien von der exogenen Zufuhr an B-Vitaminen unabhängig, Pflanzenfresser mit großem Coecum beziehen einen beträchtlichen Teil ihrer Vitamine aus der bakteriellen Synthese. Beim Menschen ist der Anteil der bakteriell hergestellten Vitamine, der noch resorbiert werden kann, unbekannt, aber sicher nicht groß. Lediglich bei Vitamin K, das noch im Colon resorbiert werden kann, scheint auf diesem Weg ein Teil des Bedarfs gedeckt zu werden. Jedenfalls können Vitamin-K-Mangelzustände durch Zerstörung der Darmflora unter längerer Behandlung mit Antibiotika bei chronisch entzündlichen Darmerkrankungenauftreten.

Es gibt kein Lebensmittel, das alle für den erwachsenen Menschen erforderlichen Vitamine in ausreichender Menge und im richtigen Verhältnis enthält. Deshalb ist eine optimale Vitaminversorgung nur bei gemischter und abwechslungsreicher Kost möglich.

1.4 Stabilität der Vitamine

Vitamine können durch Einwirkung von Licht, Hitze und Luftsauerstoff in unterschiedlichem Ausmaß zerstört werden. Tab. 1-4 gibt einen Überblick über die Beständigkeit der verschiedenen Vitamine gegen derartige äußere Einflüsse.

Wegen der geringen Stabilität mancher Vitamine muß bei Aufbewahrung und Zubereitung von Speisen mit Verlusten gerechnet werden. Kurzes Erhitzen schadet weniger als langes Warmhalten. Beim Lagern von Kartoffeln, Gemüse und Obst werden Vitamine durch enzymatische Vorgänge abgebaut. Dieser Abbau kann bei Lebensmitteln, die eine derartige Behandlung vertragen, durch Tiefgefrieren stark verlangsamt werden. Die Temperatur muß dazu mindestens -18 °C betragen. Bei der Herstellung von Konserven können die abbauenden Enzyme durch kurze Hitzeeinwirkung (Blanchieren) inaktiviert werden. Bei industriell hergestellten Konserven und Tiefkühlprodukten kann zudem auf geeignetes Rohprodukt, auf den günstigsten Erntezeitpunkt und auf sofortige Verarbeitung geachtet werden. Deshalb sind Konserven und Tiefkühlprodukte häufig vitaminreicher als «frisches» Gemüse oder Obst, das vor dem Verbrauch längere Zeit auf dem Markt, im Lebensmittelgeschäft oder im Haushalt herumliegt (Thermal Processing 1984).

Beim Kochen von Speisen werden wasserlösliche Vitamine ins Kochwasser extrahiert und gehen verloren, wenn das Kochwasser nicht mitverwendet wird.

Tab. 1-4: Beständigkeit verschiedener Vitamine gegen äußere Einflüsse

	pH7	<pH7	>pH7	Sauerstoff	Licht	Temperatur	max. Verluste (in %)
Vitamin A	●	↓	●	↓	↓	↓	40
β-Carotin	●	●	↓	↓	↓	↓	?
Vitamin B_1	↓	●	↓	↓	●	↓	80
Vitamin B_2	●	●	↓	●	↓	↓	75
Vitamin B_6	●	●	●	●	↓	↓	40
Vitamin B_{12}	●	●	●	↓	↓	●	10
Vitamin C	↓	●	↓	↓	↓	↓	100
Vitamin D	●	↓	↓	↓	↓	↓	40
Vitamin E	●	●	●	↓	↓	↓	55
Vitamin K	●	↓	↓	●	↓	●	5
Biotin	●	●	●	●	●	↓	60
Folat	↓	↓	●	↓	↓	↓	100
Pantothensäure	●	↓	↓	●	●	↓	50

● stabil   ↓ unstabil   ? nicht bekannt

Wegen der Abhängigkeit des Vitamingehaltes der Lebensmittel von der Art der Aufbewahrung und Zubereitung ist die Ermittlung der Vitaminzufuhr mit Hilfe von Daten aus Lebensmitteltabellen mit Unsicherheiten behaftet.

1.5 Ursachen für Vitaminmangel

Ursachen für Vitaminmangel beim Menschen können zu geringe Zufuhr infolge einseitiger Ernährung, Unterernährung oder Zerstörung von Vitaminen durch falsche Nahrungszubereitung sein. Lebensmittel enthalten Vitamine nur in begrenzten Mengen. Ist die Nahrungsaufnahme infolge sehr geringen Energiebedarfs oder im Rahmen von Reduktionsdiäten sehr gering, so kann unter Umständen die Vitaminzufuhr unzureichend sein. Eine besondere Bedeutung kommt deshalb bei der Beurteilung von Lebensmitteln dem Begriff der «Nährstoffdichte» zu, d.h. der Menge an Vitamin pro Einheit der Energie (kcal oder MJ).

Mangelzustände können aber auch durch Beeinträchtigung der intestinalen Resorption verursacht werden, z.B. bei chronischen Durchfällen, bei Atrophie der Darmschleimhaut, bei Malabsorptionszuständen verschiedener Genese und nach Dünndarmresektionen. Schließlich können erhöhter Bedarf (Krankheiten mit Fieber und gesteigertem Stoffwechsel, Streß und katabole Zustände, Wechselwirkungen mit Arzneimitteln, Alkohol, Rauchen) und erhöhte Verluste (Haemodialyse, Filtrationsverfahren) zu Mangelzuständen führen.

1.6 Risikogruppen

Trotz der bestehenden Unterschiede in der Auffassung über Häufigkeit und Schweregrad von Vitaminversorgungszuständen in der Bevölkerung und der Unsicherheiten in der Definition müssen bestimmte Bevölkerungsgruppen als besonders vulnerabel im Hinblick auf eine ausreichende Vitaminversorgung angesehen werden.

Unter den potentiellen Risikogruppen sind vor allem Schwangere und Stillende gefährdet, die empfohlene Vitaminzufuhr nicht zu erreichen. Insbesondere in der zweiten Hälfte der Schwangerschaft werden erhebliche Vitaminmengen von der Mutter auf den Feten übertragen. Die meisten Vitamine werden aktiv vom Plazentagewebe transportiert, wobei die fetale Nährstoffversorgung ohne Rücksicht auf die mütterlichen Vitaminreserven erfolgt. Da der erhöhte Vitaminbedarf während der Schwangerschaft nicht linear zum erhöhten Energiebedarf ansteigt, sondern teilweise eine vielfache Bedarfssteigerung erfährt, liegt hier das Risiko einer unzureichenden Bedarfsdeckung. Der Mehrbedarf an Nahrungsenergie ist mit dem Zuwachs von 13% in den beiden letzten Schwangerschaftstrimestern wesentlich geringer als der Mehrbedarf an Vitaminen. Die von der DACH (2000) empfohlene prozentuale Mehrzufuhr an Vitaminen ist in Tab. 1-5 aufgelistet.

Falls nicht eine gezielte Ernährungsumstellung erfolgt, die jedoch genauere Kenntnisse der Nahrungszusammensetzung voraussetzt, ist die Bedarfsdeckung mit Folat (Steigerung um 50%) und Pyridoxin (Steigerung um 58%) besonders gefährdet. Bei Mehrlingsschwangerschaften bzw. bei kurz aufeinanderfolgenden Schwangerschaften ist eine völlige Erschöpfung der Reserven an bestimmten Vitaminen unausweichlich, falls nicht durch eine geeignete Substitution für einen Ausgleich gesorgt wird. Auch während des Stillens ist ein beachtlicher Mehrbedarf an Vitaminen erforderlich, der ebenfalls nicht mit dem gesteigerten Energiebedarf parallel geht. Bei einer Steigerung des Nahrungsenergiebedarfs um 13% erfährt der Vitaminbedarf z.T. eine Steigerung um 38% (Vitamin A). Weitere Angaben vgl. Tab. 1-5. Falls die stillende Mutter nicht bedarfsgerecht mit Vitaminen versorgt wird, ist der Säugling stärker gefährdet als die Mutter. Dies ist besonders verhängnisvoll bei Frühgeborenen, da deren intrauterin erworbene Vitaminreserven weit geringer sind als bei reif geborenen Kindern (Kübler 1986). Bei voll gestillten Kindern ist während der Stillphase die Vitaminversorgung gewährleistet, sofern die Mutter über ausreichende Reserven verfügt und die Vitamine in bedarfsadäquater Menge zuführt. Lediglich beim Vitamin K ergeben sich Risiken einer ausreichenden Bedarfsdeckung beim Neugeborenen (näheres s. Kap. 3.14 Vitamin K).

Streng vegetarisch lebende Mütter (Veganer) haben einen sehr geringen Vorrat an Vitamin B_{12} und eine praktisch B_{12}-freie Milch. Aus der letzten Zeit gibt es eine Reihe von Fallbeschreibungen über Kinder streng vegetarisch lebender Mütter mit schweren, zum Teil irreversiblen Hirnschäden (Grüttner 1992).

Tab. 1-5: Empfohlende Mehrzufuhr von Vitaminen in der Schwangerschaft und Stillzeit* (DACH 2000)

	In der Schwangerschaft empfohlene Mehrzufuhr/Steigerung**		In der Stillzeit empfohlene Mehrzufuhr/Steigerung**	
Vitamin A	0,3 mg RÄ	38 %	0,7 mg RÄ	87,5 %
Vitamin E	1 mg TÄ	8 %	5 mg TÄ	42 %
Thiamin	0,2 mg	20 %	0,4 mg	40 %
Riboflavin	0,3 mg	25 %	0,4 mg	33 %
Niacin	2 mg NÄ	15 %	4 mg	31 %
Vitamin B_6	0,7 mg	58 %	0,7 mg	58 %
Folat***	200 µg	50 %	200 µg	50 %
Vitamin B_{12}	0,5 µg	17 %	1 µg	33 %
Vitamin C	10 mg	10 %	50 mg	67 %

* gegenüber Frauen mit überwiegend sitzender Beschäftigung
** ab 4. Schwangerschaftsmonat
*** Frauen, die schwanger werden wollen oder könnten, sollten zusätzlich 400 µg Folsäure in Form von Supplementen einnehmen. Diese erhöhte Zufuhr sollte spätestens 4 Wochen vor Beginn der Schwangerschaft erfolgen und während des ersten Drittels der Schwangerschaft beibehalten werden.

Zu den Risikogruppen müssen ebenfalls Kinder und Jugendliche gezählt werden, insbesondere dann, wenn sie sich in Phasen intensiven Wachstums, z.B. Pubertät, befinden. Bei Jugendlichen ergibt sich eine zusätzliche Gefährdung, falls bestimmte körperliche Idealvorstellungen über sich ständig wiederholende Schlankheitskuren erstrebt werden, wobei eine unzureichende Deckung des Vitaminbedarfs häufig unausweichlich ist. Da ein großer Anteil Jugendlicher bereits regelmäßig in nicht unerheblichem Umfang Zigaretten raucht, ist auch dadurch eine Gefährdung der Bedarfsdeckung möglich, zumal starkes Rauchen den Vitaminbedarf steigert (der Vitamin-C-Bedarf z.B. erfährt bei Rauchern eine Steigerung um 50%, nähere Einzelheiten vgl. Kap. 3.9 Vitamin C). Auch eine ständig einseitige und ausgewogene Ernährung, z.B. regelmäßige Aufnahme der Mahlzeit an Imbiß-Stationen (Deckung des Energiebedarfs durch einen hohen Anteil an Fettkalorien) birgt die Gefahr einer unzureichenden Vitaminversorgung, ebenso wie regelmäßiger Verzehr von Lebensmitteln, die bei der Verarbeitung beachtliche Vitaminverluste erfahren haben. Längeres Warmhalten von Speisen führt z.B. bei einzelnen Vitaminen zu Verlusten von bis zu 100% (Folat) (siehe Tab. 1-4). Auch die Lagerung hat bei licht- und sauerstoffempfindlichen Vitaminen Verluste bis zu 100% zur Folge. So verliert z.b. die Kartoffel bei der Kellerlagerung bis Mai etwa 65% ihres ursprünglichen Vitamin-C-Gehalts (Friedrich 1987).

Vorgenannte Aspekte (Schlankheitskuren, Rauchen, unausgewogene Ernährung) sind nicht nur Risikofaktoren für Jugendliche, sondern treffen ebenso für Erwachsene zu. Bei längerfristigem Konsum alkoholischer Getränke kommt es außerdem zu einer Nährstoffverdrängung, da der Alkohol zwar zur Deckung des Energiebedarfs beiträgt, aber in der Regel keine weiteren essentiellen Nährstoffe und Vitamine (lediglich Spuren in Bier) zur Bedarfsdeckung liefert (leere Kalorien). Als weitere Risikogruppe müssen ältere Menschen angesehen werden. Aufgrund physiologischer Gegebenheiten (verminderter Grundumsatz) und veränderter körperlicher Aktivitäten kommt es zu einem verminderten Energiebedarf um 27% bei Männern bzw. 23% bei Frauen (vgl. mit dem jeweiligen Energiebedarf eines/einer 35jährigen), wohingegen die Empfehlungen für die Vitaminzufuhr unverändert bleiben. Falls Übergewicht vermieden wird und keine gezielte Kostumstellung mit höherer Nährstoffdichte erfolgt, sind Lücken in der Bedarfsdeckung nicht auszuschließen. Erhebungen haben gezeigt, daß ältere Menschen, insbesondere Männer, wenn sie sich allein versorgen müssen, besonders gefährdet sind, kombinierte Vitaminmangelzustände zu entwickeln. In ihrer täglichen Versorgung dominieren konservierte Lebensmittel. Frisches Gemüse wird ebenso wie Obst wegen der häufig vorhandenen Zahnprobleme und Kaubeschwerden nur unzureichend verzehrt.

Manifeste Vitaminmangelzustände sind meist leicht zu erkennen. Ein schwierigeres Problem ist dagegen die Diagnose eines latenten oder besser subklinischen Vitaminmangels (Bässler 1995). Darunter versteht man einen Versorgungszustand, bei dem noch keine charakteristischen klinischen Symptome erkennbar sind, aber bestimmte Funktionsparameter, nach denen man allerdings gezielt suchen muß, den Referenzbereich unterschritten haben. Anzeichen, aus denen man auf einen subklinischen Vitaminmangel schließen könnte, sind uncharakteristisch und unspezifisch und könnten ebensogut durch andere Ursachen ausgelöst sein. Häufig sind es psychische Veränderungen wie Müdigkeit, depressive Verstimmung, emotionale Labilität, Erregtheit, aber auch Konzentrationsschwäche und Beeinträchtigung des Kurzzeitgedächtnisses (Richter 1979; Chomé et al. 1986). In einer neueren kontrollierten Studie mit randomisierter Placebo-Verum-Gruppe konnten in psychometrischen Tests einzelnen Vitaminen bestimmte psychische Veränderungen zugeordnet werden (Heseker et al. 1990). Die Relevanz solcher Störungen liegt auf der Hand. Die Lebensqualität der Betroffenen ist beeinträchtigt, vor allem aber können in unserem technischen Zeitalter Müdigkeit, Erregtheit, Konzentrationsschwäche und Gedächtnislücken beim Bedienen von Maschinen oder im Straßenverkehr geradezu lebensgefährliche Folgen haben.

Wie bei psychischen Veränderungen liegen auch im Bereich des Immunsystems zahlreiche Befunde vor, die auf eine Beeinträchtigung bei einem subklinischen Vitaminmangel hinweisen. Das ist plausibel, da eine Reihe von Vitaminwirkungen eng mit der Funktion des Immunsystems verknüpft ist.

So gibt es zahlreiche Untersuchungen zum Einfluß von Vitamin B_6 auf die Immunkompetenz (Rall u. Meydani 1993). Vor allem werden durch Vitamin B_6 die humorale und zelluläre Immunität, die Lymphozytenproliferation und die Thymusfunktion beeinflußt. Bei Biotinmangel findet man Defekte der T- und B-Zell-vermittelten Immuntät (Cowan et al. 1979; Kung et al. 1979; Petrelli et al. 1981).

Im Pantothensäuremangel ist die zelluläre Antikörperproduktion beeinträchtigt (Lederer et al. 1975). Vitamin A wirkt bei der Infektabwehr einerseits unspezifisch über die Beeinflussung der Integrität des Epithels und der Funktion des Flimmerepithels, andererseits wurde auch eine Vielzahl von Effekten auf verschiedene Funktionen des Immunsystems beschrieben (Ross u. Hämmerling 1994). Klinisch relevant ist, wie schon länger bekannt, die erhöhte Anfälligkeit gegen Infektionen im subklinischen Vitamin A-Mangel (West et al. 1989).

Die genannten Beispiele erheben keinen Anspruch auf Vollständigkeit. Wohl die meisten Vitamine verursachen im subklinischen Mangel uncharakteristische Symptome, die häufig entweder nicht erkannt oder auf falsche Ursachen zurückgeführt werden. Deshalb sollte in Fällen mit unklaren und schwer erklärbaren Beschwerden unter anderem auch immer an einen subklinischen Vitaminmangel gedacht werden, dessen Wahrscheinlichkeit durch eine Ernährungsanamnese erhärtet werden kann.

1.7 Empfehlungen zur Prävention

Die Erkenntnisse der letzten Jahre haben gezeigt, daß den Vitaminen nicht nur eine Bedeutung bei der Verhütung klassischer Mangelsymptome zukommt, sondern daß sie darüber hinaus offensichtlich im Rahmen der Pathogenese verschiedener anderer Erkrankungen von Bedeutung sind, die man bislang nicht mit dem Vitaminversorgungszustand in Zusammenhang gebracht hat. So liegt eine Vielzahl von Befunden vor, die nahelegen, daß den antioxidativen Vitaminen im Rahmen der Pathogenese bestimmter Krebsformen bzw. bei der Entstehung von Herz-Kreislauferkrankungen eine gewisse Schutzfunktion zukommt.

Sofern die vorliegenden Erkenntnisse es rechtfertigen, eine protektive Wirkung anzunehmen, wird bei der Abhandlung der Einzelvitamine darauf gesondert hingewiesen. Dabei handelt es sich ebenfalls um Empfehlungen für den gesunden Menschen, wobei davon ausgegangen wird, daß bei lebenslanger Zufuhr der hier (s. Einzelkapitel) genannten Vitaminmengen ein zusätzlicher Schutz vor bestimmten Erkrankungen gegeben ist (Primärprävention), wobei das tatsächliche Schutzpotential im Einzelnen nicht exakt zu beziffern ist. Ebenso kann es sich dabei auch nur um vorläufige Angaben handeln, da erst durch weiterführende Untersuchungen gezeigt werden muß, welche Dosierungen tatsächlich benötigt werden.

Bei den Überlegungen zur präventivmedizinischen Wirkung von Vitaminen werden z.Zt. auch in Fachkreisen noch kontroverse Gesichtspunkte vertreten. Einige sind der Auffassung, daß ein Mehrfaches der gegenwärtigen DGE-Empfehlungen erforderlich sei, andere hingegen orientieren sich an weit niedrigeren Größenordnungen, die die geltenden DGE-Empfehlungen nur geringfügig überschreiten (ca. das 2fache der DGE-Empfehlungen und dies auch nur für bestimmte Vitamine). Darüber hinaus wird von konservativen Vertretern auch gefordert, die bisherigen Empfehlungen nicht zu verändern und weiterführende Untersuchungen abzuwarten, bis eine definitive Klärung vorliegt.

Da sich jedoch in Fachkreisen ein möglicher Konsens auf niedriger Ebene abzeichnet, wonach einer moderaten Erhöhung bestimmter Vitamine eine präventivmedizinische Wirkung zukommt, wird soweit möglich versucht, bei der Besprechung der Einzelvitamine die Empfehlungen für die Prävention zu begründen.

1 Allgemeines über Vitamine

Tab. 1-6: Empfohlene Nährstoffzufuhr pro Tag (DACH, 2000)

Alter	Vit. A mg RÄ[1]		Vit. D[5] µg	Vit. E[18] mg TÄ[15),16]		Vit. K[18] µg		Thiamin (Vit. B_1) mg	
	m	w		m	w	m	w	m	w
Säuglinge									
0 bis 4 Monate	0,5[2]		10[6]	3		4		0,2[2]	
4 bis unter 12 Monate	0,6		10[6]	4		10		0,4	
Kinder									
1 bis unter 4 Jahre	0,6		5	6	5	15		0,6	
4 bis unter 7 Jahre	0,7		5	8	8	20		0,8	
7 bis unter 10 Jahre	0,8		5	10	9	30		1,0	
10 bis unter 13 Jahre	0,9	0,9	5	13	11	40		1,2	1,0
13 bis unter 15 Jahre	1,1	1,0	5	14	12	50		1,4[7]	1,1[7]
Jugendliche und Erwachsene									
15 bis unter 19 Jahre	1,1	0,9	5	15	12	70	60	1,3	1,0
19 bis unter 25 Jahre	1,0	0,8	5	15	12	70	60	1,3	1,0
25 bis unter 51 Jahre	1,0	0,8	5	14	12	70	60	1,2	1,0
51 bis unter 65 Jahre	1,0	0,8	5	13	12	80	65	1,1	1,0
65 Jahre und älter	1,0	0,8	10	12	11	80	65	1,0	1,0
Schwangere	1,1[3]		5	13		60		1,2[3]	
Stillende	1,5[4]		5	17[17]		60		1,4	

[1] 1 mg Retinol-Äquivalent = 1 mg Retinol = 6 mg all-trans-β-Carotin = mg andere Provitamin A-Carotinoide = 1,15 mg all-trans-Retinylacetat = 1,83 mg all-trans-Retinylpalmitat; 1 IE = 0,3 µg Retinol
[2] Hierbei handelt es sich um einen Schätzwert
[3] Ab 4. Monat der Schwangerschaft
[4] Ca. 70 µg = 40 IE; 1 IE = 0,025 µg
[6] Die Deutsche Gesellschaft für Kinderheilkunde empfiehlt unabhängig von der Vitamin-D-Produktion durch UV-Licht in der Haut und der Vitamin D-Zufuhr durch Frauenmilch bzw. Säuglingsmilchnahrungen (Basisvitaminierung) zur Rachitisprophylaxe bei gestillten und nicht gestillten Säuglingen die tägliche Gabe einer Vitamin D-Tablette von 10–12,5 µg (400–500 IE) ab dem Ende der 1. Lebenswoche bis zum Ende des 1. Lebensjahres. Die Prophylaxe kann im 2. Lebensjahr in den Wintermonaten fortgeführt werden.
[7] Der hohe Wert ergibt sich durch den Bezug zur Energiezufuhr
[8] 1 mg Niacin-Äquivalent = 60 mg Tryptophan
[9] Berechnet nach der Summe folatwirksamer Verbindungen in der üblichen Nahrung = Folat-Äquivalente (gemäß neuer Definition)
[10] Frauen, die schwanger werden wollen oder könnten, sollten zusätzlich 400 µg synthetische Folsäure (= Pteroylmonoglutaminsäure/PGA) in Form von Supplementen aufnehmen, um Neuralrohrdefekten vorzubeugen. Diese erhöhte Folsäurezufuhr sollte spätestens 4 Wochen vor Beginn der Schwangerschaft erfolgen und während des dritten Drittels der Schwangerschaft beibehalten werden.
[11] Insbesondere zur Erhaltung der Nährstoffdichte

Riboflavin (Vit B₂) mg		Niacin mg NÄ[8]		Vit. B₆ mg		Folat µg[9]	Pantothen- säure[18] mg	Vit. B₁₂ µg	Vit. C mg
m	w	m	w	m	w				
0,3		2[2]		0,1[2]		60[2]	2	0,4[2]	50[2]
0,4		5		0,3		80	3	0,8	55
0,7		7		0,4		200	4	1,0	60
0,9		10		0,5		300	4	1,5	70
1,1		12		0,7		300	5	1,8	80
1,4	1,2	15	13	1,0		400	5	2,0	90
1,6[7]	1,3[7]	18[7]	15[7]	1,4		400	6	3,0	100
1,5	1,2	17	13	1,6	1,2	400[10]	6	3,0	100[13]
1,5	1,2	17	13	1,5	1,2	400[10]	6	3,0	100[13]
1,4	1,2	16	13	1,5	1,2	400[10]	6	3,0	100[13]
1,3	1,2	15	13	1,5	1,2	400	6	3,0	100[13]
1,2	1,2	13	13	1,4	1,2	400	6	3,0	100[13]
	1,5[3]		15[3]		1,9[3]	600[10]	6	3,5[11]	110
	1,6		17		1,9	600	6	4,0[12]	150[14]

[12] Ca. 0,12 µg Vitamin B₁₂-Zulage pro 100 g sezernierte Milch
[13] Raucher 150 mg/Tag
[14] unter Berücksichtigung der mit 750 ml Frauenmilch sezernierten Vitamin C-Menge
[15] 1 mg RRR-α-Tocopherol-Äquivalent = 1 mg RRR α-Tocopherol = 1,49 IE; 1 IE = 0,67 mg RRR-α-Tocopherol = 1 mg all-rac-α-Tocopherol
[16] 1 mg RRR-α-Tocopherol (D-γ-Tocopherol) = 100 mg RRR-δ-Tocopherol (D-δ-Tocopherol) = 3,3 mg RRR-Tocotrienol (D-α-Tocotrienol) = 1,49 mg all-rac-α-Tocopherylacetat (D,L-α-Tocopherylacetat)
[17] ca. 260µg RRR-α-Tocopherol-Äquivalente-Zulage pro 100 g sezernierte Milch
[18] Schätzwerte

Alle Empfehlungen für die Vitaminzufuhr gelten für gesunde Menschen mit durchschnittlicher Lebens- und Arbeitsweise bei durchschnittlicher mitteleuropäischer Klimabelastung. Die DACH-Empfehlungen 2000 sind in den Kapiteln bei den einzelnen Vitaminen näher erläutert und werden zusammengefaßt in Tab. 1-6 aufgeführt.

Bisher werden kaum differenzierte Empfehlungen für alte Menschen ausgesprochen. Es liegen inzwischen jedoch bereits umfangreiche Kenntnisse vor, die es rechtfertigen, der besonderen Situation im Alter durch geeignete Nährstoffempfehlungen spezifisch Rechnung zu tragen.

Die Empfehlungen verschiedener Länder bzgl. der wünschenswerten Höhe der Vitaminzufuhr unterscheiden sich zum Teil beachtlich. Dies läßt sich nicht auf biologische Unterschiede der einzelnen Populationen zurückführen, sondern charakterisiert die Unsicherheiten, die den Ableitungen für Nährstoffempfehlungen zugrunde liegen. Empfehlungen für die Vitaminzufuhr sind bestmögliche Schätzungen und dürfen kein Dogma sein. Mit zunehmenden Erkenntnissen und besserer Datenlage müssen Revisionen jederzeit möglich sein. Aus verschiedenen Gründen erscheint es jedoch sinnvoll, die Nährstoffempfehlungen auf überregionaler Ebene zu vereinheitlichen. Unter Beibehaltung divergierender nationaler Empfehlungen würden sich z.B. erhebliche Kennzeichnungsprobleme innerhalb des gemeinsamen EG-Binnenmarktes ergeben.

Deshalb wurde die Verordnung zur Neuordnung der Nährwertkennzeichnungsvorschriften für Lebensmittel verabschiedet und ist seit April '95 in Kraft. Danach werden auf EG-Ebene einheitlich die in Tab. 1-7 angegebenen Tagesdosen im Rahmen der Nährwertkennzeichnung verwendet und haben ihren Sinn allein in der Vereinheitlichung der

Tab. 1-7: Vitamine, die im Rahmen der Nährwertkennzeichnungsvorschriften angegeben werden können, und ihre empfohlene Tagesdosis

Vitamin	Tagesdosis
Vitamin A [*]	800 µg
Vitamin B_1	14 mg
Vitamin B_2	1,6 mg
Vitamin B_6	2 mg
Pantothensäure	6 mg
Folsäure	200 µg
Niacin	18 mg
Vitamin B_{12}	1 µg
Vitamin C	60 mg
Vitamin D	5 µg
Vitamin E	10 mg
Biotin	0,15 mg

[*] 1 µg Vitamin A entsprechen 6 µg all-trans-β-Carotin oder 12 mg anderen Provitamin-A-Carotinoiden

Kennzeichnung von Lebensmitteln im grenzüberschreitenden Warenverkehr. Daneben behalten die nationalen Empfehlungen (z.B. DACH) ihre Gültigkeit und werden je nach Stand des Wissens in regelmäßigen Abständen den aktuellen Erkenntnissen angepaßt.

Die Nährstoffempfehlungen der verschiedenen Gremien gelten nicht für Kranke, da je nach Art der Krankheit der Bedarf an den einzelnen Vitaminen in unterschiedlichem Ausmaß erhöht sein kann. Gründe für den gesteigerten Bedarf können Fieber, gesteigerter Stoffwechsel, Katabolie, Resorptionsstörungen, Reparaturleistungen, Störungen im Vitaminstoffwechsel bei Organschäden und zahlreiche Wechselwirkungen mit Arzneimitteln sein (Bässler 1992). Wenn zusätzlich die Möglichkeit der Nahrungszufuhr beschränkt ist, liegt in solchen Fällen eine Indikation für die Anwendung von Multivitaminpräparaten vor.

Bei länger dauernder totaler parenteraler Ernährung sind manifeste Vitaminmangelzustände mit entsprechenden metabolischen Folgen nachgewiesen worden, weshalb eine routinemäßige Substitution mit geeigneten Multivitaminpräparaten erforderlich ist (Bässler 1990).

2 Ableitung von Empfehlungen und Methoden zur Beurteilung der Vitaminversorgung

2.1 Ableitung von Empfehlungen

Die Neuauflage der Referenzwerte für die Nährstoffzufuhr erfolgt in Fortschreibung früherer Empfehlungen in Deutschland (DGE 1995, 2000) und wurde erstmals von den Gesellschaften für Ernährung in Deutschland (DGE), Österreich (ÖGE) und der Schweiz (SGE/SVE) gemeinsam herausgegeben. Als Kurzbezeichnung dafür bietet sich «DACH-Referenzwerte» an, in Anlehnung an die international üblichen Länderkennzeichen für Deutschland (D), Österreich (A) und die Schweiz (CH). Der übergeordnete Begriff «Referenzwerte für die Nährstoffzufuhr» ist gewählt worden, um die Bezeichnung «Empfehlung» unmißverständlich für die empfohlene Zufuhr eines bestimmten Nährstoffes verwenden zu können. Referenzwerte beinhalten demzufolge Empfehlungen, Schätzwerte und Richtwerte (DACH 2000).

Die bei den Einzelvitaminen genannten Referenzwerte bilden die Basis für die praktische Umsetzung einer vollwertigen Ernährung, ähnlich den Referenzwerten von vergleichbaren wissenschaftlichen Gremien anderer Länder (z.B. die Dietary Reference Intakes (DRI) der USA und Kanada [Institute of Medicine, Food and Nutrition Board 1997, 1998a, 2000, 2001]). Die Referenzwerte beziehen sich auf die Mengen von Nährstoffen, die zum Zeitpunkt des Verzehrs im Lebensmittel noch vorhanden sind.

Ziel dieser Referenzwerte (Empfehlungen, Schätzwerte, Richtwerte) sind die Erhaltung und Förderung der Gesundheit und damit der Lebensqualität. Im Sinne der WHO und FAO sollen sie bei nahezu allen gesunden Personen der Bevölkerung die lebenswichtigen metabolischen, physischen und psychischen Funktionen sicherstellen. Eine Zufuhr in Höhe der Referenzwerte soll nährstoffspezifische Mangelkrankheiten (z.B. Skorbut, Rachitis, Pellagra) und Mangelsymptome (z.B. Dermatiden, ophthalmologische oder zerebrale Störungen), aber auch eine Überversorgung mit bestimmten Nährstoffen verhüten. Dies ist traditionell Bestandteil der gesundheitsbezogenen Zielstellung von Nährstoffempfehlungen.

Die DACH-Referenzwerte können aus wissenschaftlicher Sicht nicht isoliert betrachtet werden, sondern müssen im Kontext der weltweiten Bemühungen um die Harmonisierung und Standardisierung von Nährstoffempfehlungen vergleichend betrachtet werden.

Mit unverhältnismäßig viel größerem Aufwand als dies bei den DACH-Empfehlungen realisierbar war, wurden von Seiten der USA und Kanadas mit Hilfe eines 5 Mio $ Etats in den letzten Jahren die RDA's überarbeitet.

Seit Ende 1997 sind die ersten Publikationen der neuen US-Zufuhrempfehlungen für Nährstoffe verfügbar und liegen inzwischen für alle Vitamine vor. Die unter dem Namen Dietary Reference Intakes erscheinenden Empfehlungen werden vom Food and Nutrition Board des Institute of Medicine in Zusammenarbeit mit der staatlichen kanadischen Gesundheitsorganisation Health Canada sowie zahlreichen internationalen Wissenschaftlern erarbeitet. Sie ersetzen die bisherigen amerikanischen Recommended Dietary Allowances (RDAs) von 1989 (National Research Council. Food and Nutrition Board 1989) sowie die Canadian Recommended Nutrient Intakes (RNIs) von 1990 (Health Canada: Nutrition recommendations, 1990) und haben damit für ganz Nordamerika Gültigkeit.

Publikation der DRIs

Anders als bei den bisher geltenden RDAs, die für alle Nährstoffe gemeinsam publiziert worden sind, wurden die neuen DRIs nach Sachzusammenhängen gegliedert und in sieben Einzelpublikationen veröffentlicht. Bisher sind Referenzwerte für folgende Nährstoffe veröffentlicht worden:

- Calcium, Phosphor, Magnesium, Vitamin D und Fluorid (DRI 1997)
- Thiamin, Riboflavin, Niacin, Vitamin B_6, Folat, Vitamin B_{12}, Pantothensäure, Biotin und Cholin (DRI 1998a)
- Vitamin C, Vitamin E, Selen und Carotinoide (DRI 2000)
- Vitamin K und A (DRI 2001).

Die Monographien für die nachfolgend aufgeführten Nährstoffe bzw. Nahrungsinhaltsstoffe sollen bis 2003 veröffentlicht werden:

- Makronährstoffe (Protein, Fett, Kohlenhydrate)
- Spurenelemente
- Elektrolyte und Wasser
- andere Nahrungsbestandteile (z.B. Ballaststoffe, Phytoöstrogene).

Die einzelnen Publikationen werden durch sieben verschiedene Expertengremien erarbeitet (Anonym 1997). Jedes Gremium sichtet die Fachliteratur, analysiert die Studienergebnisse und entwickelt Empfehlungen. Während der Entscheidungsphasen erfolgten öffentliche Anhörungen, bei der Wissenschaftler aus der ganzen Welt, die nicht direkt im Expertengremium beteiligt sind, Regierungsfachleute, Industrievertreter, fachbezogene und öffentliche Interessengruppen u.a.m. aufgefordert würden, mit Anregungen und Vorschlägen zur Entscheidungsfindung beizutragen. Die so erarbeiteten Empfehlungen werden dann einem Standing Committee on the Scientific Evaluation of Dietary Reference Intakes übergeben, welches die Arbeit der sieben Untergruppen leitet und koordiniert. Die Schlußberichte der einzelnen Gremien werden durch das NRC (National Research Council) Report Review Committee periodisch publiziert.

Neben den sieben Expertengremien arbeiten zwei Subkomitees, die sich mit den Themen Tolerable Upper Intake Levels (UL) of Nutrients bzw. Interpretation und Anwendung der Dietary Reference Intakes beschäftigen und zu diesen Fragestellungen eigene Statements publiziert haben (Anonym 1997, Institute of Medicine, Food and Nutrition Board 1997, 1998b).

Die Finanzierung der gesamten Arbeit erfolgt zu 70% aus öffentlichen und zu 30% aus privaten Geldmitteln. Der Ablauf der Entscheidungsfindung ist streng geregelt und wird überwacht, um eine Beeinflussung durch private Geldgeber zu verhindern und eine unabhängige Entscheidungsfindung zu sichern.

Neuerungen bei den DRIs

Eine grundsätzliche Änderung bei den DRIs besteht in der Konzeption neuer Parameter zur Quantifizierung der Aufnahmemenge bzw. in der Konkretisierung bestehender Kenngrößen. Diese Änderungen gelten für alle Nährstoffe, d.h. Makronährstoffe, Vitamine, Mineralstoffe und Spurenelemente, sofern zur Ableitung der Empfehlungen ausreichendes, wissenschaftlich fundiertes Material vorhanden ist.

Eine weitere Änderung ist – soweit wissenschaftlich gesichert – die Festlegung von zusätzlichen, über die Empfehlungen zur Deckung des Tagesbedarfs hinausgehenden Aufnahmemengen eines Nähr- oder Nahrungsinhaltsstoffs zur Prävention verschiedener Erkrankungen. Grundsätzlich hat der Food and Nutrition Board eine Abkehr von der bisher praktizierten «avoidance of deficiency state» vollzogen, gemessen an klinisch meßbaren Veränderungen, hin zu «maximizing health and improving quality of life» (Anonym 1997), und zwar orientiert an funktionellen Parametern und an einer Reduktion des Risikos für chronische Erkrankungen.

Darüber hinaus sind auch Nährstoffe in die Empfehlungen aufgenommen worden, die zwar nicht der traditionellen Definition eines für die Ernährung essentiellen Stoffes entsprechen, aber aufgrund der aktuellen Datenlage vermutlich einen günstigen Einfluß auf die Gesundheit haben, wie z.B. Cholin (Institute of Medicine, Food and Nutrition Board, 1998a).

Vier Kenngrößen zur Quantifizierung der Aufnahmemenge

Zu Beginn der Publikation von Empfehlungen vor mehr als 50 Jahren wurden die RDAs zunächst als die tägliche Menge eines Nährstoffs definiert, die – differenziert nach Alter und Geschlecht – ausreicht, um einen bestehenden Mindestversorgungszustand aufrechtzuerhalten bzw. einen klinisch relevanten Mangelzustand zu verhindern. Seitdem hat es auf dem Gebiet der Bedarfsforschung einen ständigen Wissenszuwachs gegeben, und der Begriff der RDA wurde wiederholt dem aktuellen Wissensstand angepaßt. So umfaßt eine adäquate Versorgung als Grundlage der RDA heute nicht mehr allein die Verhinderung von Mangelerkrankungen. Vielmehr orientiert sie sich – soweit bekannt – an funktionellen Parametern, die schon beginnende, suboptimale Mangelsymptome erfassen und daher die Versorgungslage differenzierter und genauer wiedergeben als früher. Darüber hinaus erkannte man in den letzten Jahren mehr und mehr, daß bei der Konzeption von Bedarfszahlen neben den bekannten physiologischen Faktoren, wie Geschlecht, Alter, Körpergröße und -gewicht sowie Gesundheitsstatus auch Einflüsse des Lebensstils (Rauchen, Alkoholabusus, häufige Diäten) und der Umweltbedingungen (Umgebungstemperatur, Höhenlage, UV-Strahlung, Schadstoffexposition) sowie Unterschiede in der individuellen genetischen Variabilität berücksichtigt werden müssen. Nicht zuletzt wird die Größenordnung des Bedarfs durch die Nahrungszusammensetzung, die Art der Speisenzubereitung sowie die Bioverfügbarkeit beeinflußt (DGE 2000; Institute of Medicine, Food and Nutrition Board 1997).

Um in Zukunft den genannten Einflußfaktoren bei der Definition von Bedarfszahlen besser gerecht zu werden, hat das Food and Nutrition

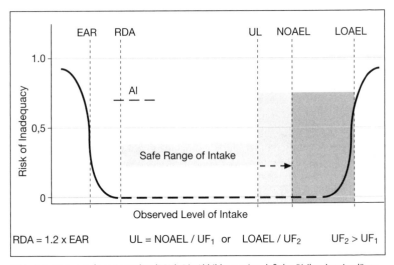

Abb. 2-1: Dietary Reference Intakes (DRIs). Die Abbildung zeigt, daß das Risiko einer inadäquaten Versorgungslage beim EAR 0,5 (50%) beträgt. Der korrespondierende Wert bei der RDA entspricht 0,02 bis 0,03 (2 bis 3%). Bei Aufnahmemengen oberhalb des UL steigt das Risiko für unerwünschte Wirkungen wieder an. Der AI steht in keiner festen Beziehung zum EAR bzw. zum RDA, da er angenähert geschätzt ist. Er wird in der Abbildung durch eine gestrichelte Linie markiert, da die genaue Größenordnung wegen der fehlenden experimentellen Daten nicht bestimmt werden kann (Institute of Medicine, 1997).

Board bei der Konzeption der neuen Empfehlungen DRIs formuliert Diese dienen bei der Planung bzw. Bewertung der Nahrungsaufnahme der gesunden Bevölkerung zur quantitativen Schätzung der Nährstoff- bzw. Nahrungsinhaltsstoffaufnahme. Der Begriff ist keine einheitliche Bezeichnung, sondern umfasst vier Kenngrößen, die jeweils unterschiedliche Niveaus der Aufnahmemenge beschreiben (Tab. 2-1 und Abb. 2-1).

Estimated Average Requirement

Unter dem Estimated Average Requirement (EAR) wird die durchschnittliche Menge eines Nährstoffs verstanden, bei deren täglicher Aufnahme der Bedarf von ca. der Hälfte (50%) der gesunden Bevölkerung vergleichbaren Alters und Geschlechts sowie in ähnlicher Lebenssituation (Schwangere bzw. Stillende) gedeckt ist (Anonym 1997; Institute of Medicine, Food and Nutrition Board 1997, 1998b). Die Festlegung und

Tab. 2-1: Definitionen der Dietary Reference Intakes (Institute of Medicine, 1997)

Abkürzung	Bedeutung	Definition
DRI	Dietary Reference Intake	Referenzwert für die Nährstoffaufnahme
RDA	Recommended Dietary Allowance	Tägliche Zufuhrmenge eines Nährstoffes, die ausreicht, um den Bedarf von 97–98% der gesunden Personen einer definierten Bevölkerungsgruppe zu decken
EAR	Estimated Average Requirement	Tägliche Zufuhrmenge eines Nahrungsbestandteils, die ausreicht, um den Bedarf von 50% der gesunden Personen einer definierten Bevölkerungsgruppe zu decken
AI	Adequate Intake	Unzureichend experimentell ermittelte bzw. lediglich geschätzte, tägliche Zufuhrmenge, von der angenommen wird, daß der Bedarf eines Nährstoffes beim gesunden Menschen gedeckt ist
UL	Tolerable Upper Intake Level	Höchste tägliche Zufuhrmenge eines Nahrungsbestandteils, die keinen gesundheitlich nachteiligen Einfluß auf die Gesamtbevölkerung hat

Dimensionierung des Bedarfs orientieren sich dabei an spezifischen Beurteilungsparametern, die geeignet sind, eine ausreichende Versorgungslage bestmöglich zu erfassen. Heute ist dies nicht mehr ausschließlich die Vermeidung manifester, klinisch relevanter Mangelerkrankungen, sondern zur Quantifizierung werden – soweit bekannt – deutlich sensitivere Meßgrößen für die Erfassung einer suboptimalen Versorgungslage herangezogen

Mit dem EAR kann die Häufigkeit einer unzureichenden Aufnahme in Bevölkerungsgruppen bewertet werden, indem der Anteil an Personen bestimmt wird, deren Aufnahmemenge unter dem EAR liegt (Institute of Medicine, Food and Nutrition Board 1997). Für eine präzise, die tatsächliche Situation widerspiegelnde Auswertung sollten die Daten so erhoben werden, daß die durch die Variation der täglichen Aufnahmemenge bedingten Einflüsse möglichst gering sind (z.B. Sieben-Tage-Ernährungsprotokolle [Yates and Schlicker 1998]). Ungenaue und/oder fehlerhafte Ergebnisse sind darüber hinaus möglich durch «underreporting», ungenaue Analytik, falsche Werte in Lebensmitteltabellen, fehlende Berücksichtigung unterschiedlicher Bioverfügbarkeit aus Lebensmitteln bzw. Supplementen u.a.m. Sofern EAR-Werte ermittelt werden konnten, sind diese in Tab. 2-2 aufgeführt.

Recommended Dietary Allowances

Die Kenngröße RDA definiert die Aufnahmemenge eines Nährstoffs, die den Bedarf fast der gesamten (97 bis 98%) gesunden Bevölkerung gleichen Alters und Geschlechts in vergleichbarer Lebenssituation deckt (DGE 2000; Institute of Medicine, Food and Nutrition Board 1997, 1998b; Anonym 1997; Applications in Dietary Assessment, 2001).

Die RDA wird vom EAR abgeleitet. Wenn die Standardabweichung (SD) des EAR bekannt und der Bedarf innerhalb der betrachteten Bevölkerungsgruppe statistisch normalverteilt ist, errechnet sich die RDA für einen Nährstoff wie folgt:

$$RDA = EAR + 2\ SD_{EAR}$$

Reicht das Datenmaterial über die Variabilität des Bedarfs in einer Bevölkerungsgruppe nicht aus, um die Standardabweichung zu ermitteln, so wird der Einfachheit halber ein Variationskoeffizient (CV) des EAR von 10% unterstellt, der ungefähr einer Standardabweichung entspricht. Zur Berechnung der RDA ergibt sich dann folgende Formel:

$$RDA = 1{,}2 \times EAR$$

Dabei ist $\quad CV_{EAR} = SD_{EAR}/EAR$

$\qquad\qquad SD_{EAR} = EAR \times CV_{EAR.}$

und $\quad SD_{EAR} = EAR \times CV_{EAR}$

Wenn der Bedarf innerhalb einer Bevölkerungsgruppe nicht einer Gaußschen Normalverteilung entspricht, müssen zur Festlegung der RDA für die Ermittlung der 97- bzw. 98%-Perzentile andere Verfahren angewendet werden.

Eine RDA kann nicht berechnet werden, wenn für die Festlegung des EAR in der Literatur kein ausreichendes Datenmaterial vorhanden ist (Institute of Medicine, Food and Nutrition Board, 1997).

Tab. 2-2: Referenzwerte für die Vitaminzufuhr, EAR, RDA bzw. AI gemäß DRI (Institute of Medicine, USA 1997, 1998a, 2000, 2001)

Alters-gruppen		Thiamin (mg/Tag)		Riboflavin (mg/Tag)		Vitamin B_6 (mg/Tag)		Folat (µg/Tag)		Vitamin B_{12} (µg/Tag)		Biotin (µg/Tag)
		EAR	RDA	EAR	RDA	EAR	RDA	EAR	RDA	EAR	RDA	AI
Kinder *	1–3 J.	0,4	0,5	0,4	0,5	0,4	0,5	120	150	0,7	0,9	8
	4–8 J.	0,5	0,6	0,5	0,6	0,5	0,6	160	200	1,0	1,2	12
Männer	9–13 J.	0,7	0,9	0,8	0,9	0,8	1,0	250	300	1,5	1,8	20
	14–18 J.	1,1	1,2	1,1	1,3	1,1	1,3	330	400	2,0	2,4	25
	19–30 J.	1,0	1,2	1,1	1,3	1,1	1,3	320	400	2,0	2,4	30
	31–50 J.	1,0	1,2	1,1	1,3	1,1	1,3	320	400	2,0	2,4	30
	51–70 J.	1,0	1,2	1,1	1,3	1,1	1,7	320	400	2,0	2,4	30
	> 70 J.	1,0	1,2	1,1	1,3	1,1	1,3	320	400	2,0	2,4	30
Frauen	9–13 J.	0,7	0,9	0,8	0,9	0,8	1,0	250	300	1,5	1,8	20
	14–18 J.	0,9	1,0	0,9	1,0	1,0	1,2	330	400	2,0	2,4	25
	19–30 J.	0,9	1,1	0,9	1,1	1,1	1,3	320	400	2,0	2,4	30
	31–50 J.	0,9	1,1	0,9	1,1	1,1	1,3	320	400	2,0	2,4	30
	51–70 J.	0,9	1,1	0,9	1,1	1,3	1,5	320	400	2,0	2,4	30
	> 70 J.	0,9	1,1	0,9	1,1	1,3	1,5	320	400	2,0	2,4	30
Schwangere	≤ 18 J.		1,4		1,4		1,9	520	600		2,6	
	19–30 J.		1,4		1,4		1,9	520	600		2,6	
	31–50 J.		1,4		1,4		1,9	520	600		2,6	
Stillende	≤ 18 J.		1,4		1,6		2,0		500		2,8	
	19–30 J.		1,4		1,6		2,0		500		2,8	
	31–50 J.		1,4		1,6		2,0		500		2,8	

* Für Kinder <1 Jahr existieren nur Schätzwerte (AI), die an dieser Stelle nicht wiedergegeben werden.

Tab. 2-2: Fortsetzung

Altersgruppen		Niacin (mg/Tag)		Pantothensäure (mg/Tag)	Vitamin C (mg/Tag)		Vitamin A (µg/Tag)		Vitamin D (µg/Tag)	Vitamin E (µg/Tag)		Vitamin K (µg/Tag)
		EAR	RDA	AI	EAR	RDA	EAR	RDA	AI	EAR	RDA	AI
Kinder*	1–3 J.	5	6	2	13	15	210	300	5	5	6	30
	4–8 J.	6	8	3	22	25	275	400	5	6	7	55
Männer	9–13 J.	9	12	4	39	45	445	600	5	9	11	60
	14–18 J.	12	16	5	63	75	630	900	5	12	15	75
	19–30 J.	12	16	5	75	90	625	900	5	12	15	75
	31–50 J.	12	16	5	75	90	625	900	5	12	15	120
	51–70 J.	12	16	5	75	90	625	900	10	12	15	120
	> 70 J.	12	16	5	75	90	625	900	10	12	15	120
Frauen	9–13 J.	9	12	5	39	45	420	600	5	9	11	60
	14–18 J.	11	14	5	56	65	485	700	5	12	15	75
	19–30 J.	11	14	5	60	75	500	700	5	12	15	90
	31–50 J.	11	14	5	60	75	500	700	5	12	15	90
	51–70 J.	11	14	5	60	75	500	700	10	12	15	90
	> 70 J.	11	14	5	60	75	500	700	10	12	15	90
Schwangere	≤ 18 J.		18		80			750			15	60
	19–30 J.		18		85			770			15	75
	31–50 J.		18		85			770			15	
Stillende	≤ 18 J.		17		115			1200			19	
	19–30 J.		17		120			1300			19	
	31–50 J.		17		120			1300			19	

* Für Kinder <1 Jahr existieren nur Schätzwerte (AI), die an dieser Stelle nicht wiedergegeben werden.

Adequate Intake

Reicht das vorliegende Datenmaterial zur Ermittlung von RDA bzw. EAR nicht aus, so wird statt dessen der Adequate Intake (AI) verwendet. Der AI basiert auf der geschätzten oder experimentell ermittelten Aufnahmemenge eines Nährstoffs, die bei gesunden Versuchsgruppen offensichtlich ausreicht, um einen definierten Versorgungsstatus (z.B. eine normale Blutkonzentration oder ein normales Wachstum als Indikator einer ausreichenden Versorgungslage) aufrechtzuerhalten (DGE 2000; Institute of Medicine, Food and Nutrition Board,1997; Applications in Dietary Assessment, 2001; Institute of Medicine, Food and Nutrition Board, 1998b).

Die AI übersteigt in aller Regel den EAR und meist auch den RDA. Bei Fehlen von EAR bzw. RDA kann diese Kenngröße als Maßstab für eine ausreichende Aufnahmemenge von Einzelpersonen und – unter Berücksichtigung der geringeren Zuverlässigkeit des zugrundeliegenden Datenmaterials – auch von Bevölkerungsgruppen herangezogen werden. Ihre Aussagefähigkeit als Indikator für eine ausreichende Zufuhr ist allerdings geringer als die der anderen beiden Bewertungsgrößen, weil ihre Größenordnung wesentlich mehr durch spekulative und damit subjektive Bewertungsfaktoren beeinflußt wird.

Die neu etablierten Kenngrößen gelten ausdrücklich nur für die gesunde Bevölkerung. Die Dosierungen reichen darum in aller Regel weder aus, um Personen mit Mangelerkrankungen therapeutisch zu behandeln, noch beugen sie wirkungsvoll Erkrankungen vor, deren Prävention Aufnahmen oberhalb des physiologischen Bereichs erfordern (Applications in Dietary Assessment, 2001). Für verschiedene Vitamine, für die aufgrund unzureichender Datenlage kein EAR und damit RDA-Wert ermittelt werden konnte, ist der entsprechende AI-Wert in Tab. 2-2 aufgeführt.

Tolerable Upper Intake Level

Der Tolerable Upper Intake Level (UL) ist die höchste Aufnahmemenge eines Stoffes, für die selbst bei langfristiger Aufnahme nicht mit negativen Einflüssen auf die Gesundheit nahezu der gesamten Bevölkerungsgruppe zu rechnen ist (Institute of Medicine, Food and Nutrition Board, 1997; Applications in Dietary Assessment, 2001; Institute of Medicine, Food and Nutrition Board, 1998b; Anonym 2, 1997; Anonym 3, 1997).

Der Maximalwert bezieht sich auf die gesamte tägliche Aufnahmemenge (Kost, Supplemente, speziell angereicherte Lebensmittel) in einer bestimmten Zeiteinheit. Übersteigt die Aufnahmemenge für längere Zeit diesen Wert, so nimmt die Wahrscheinlichkeit von unerwünschten Wirkungen kontinuierlich zu. Beim gegenwärtigen Forschungsstand gibt es für gesunde Personen keine Indikation für Zufuhrwerte oberhalb des UL (Anonym 3; 1997).

Die Festlegung des UL ist wegen der zunehmenden Nährstoffanreicherung von Lebensmitteln sowie des wachsenden Konsums von Supplementen in immer höherer Dosierung als notwendig angesehen worden. Dessen Ermittlung basiert auf bewährten Methoden der Risikobewertung. Ausgangspunkt für die Festlegung des UL ist in der Regel der No Observed Adverse Effect Level (NOAEL), d.h. die höchste Aufnahmemenge (oder experimentelle Dosis) eines Stoffes, bei der keine Nebenwirkungen beobachtet worden sind (Abb. 2-1). Liegt zur Ermittlung des NOAEL kein ausreichendes Datenmaterial vor, so wird zur Risikobewertung der Lowest Observed Adverse Effect Level (LOAEL) herangezogen. Der LOAEL erfaßt die niedrigste Aufnahmemenge eines Nährstoffs, bei der Nebenwirkungen aufgetreten sind. Zur Festlegung des UL wird der NOAEL bzw. LOAEL durch einen nährstoffspezifischen Faktor dividiert. Dieser Uncertainty Factor (UF) ermöglicht die Extrapolation der in aller Regel nur bei wenigen Personen bzw. im Tierversuch festgestellten maximalen Aufnahmemengen auf die gesamte gesunde Bevölkerung. Die Dimensionierung des UF erfolgt in Abhängigkeit von der Schwere der beobachteten Nebenwirkungen und der Qualität der zugrundeliegenden Daten. Außerdem können durch die Größenordnung des UF eventuelle Inter- und Intraspeziesunterschiede ausgeglichen werden (Anonym 1, 1997).

Trotzdem bleiben bei der Festlegung derartiger Maßzahlen grundsätzliche Unwägbarkeiten. So bestehen immer Zweifel bei Grenzwerten, die aus Tierversuchen auf den Menschen extrapoliert worden sind. Zusätzliche Unsicherheiten bei der toxikologischen Bewertung entstehen infolge mangelnder Kenntnisse und spezifischer Probleme bei der Beurteilung von Nährstoffen.

So gibt es bisher
– für den größten Teil der Nährstoffe keine genauen Kenntnisse zur Dosis-Wirkungs-Beziehung

Tab. 2-3: Upper Levels (UL) gemäß DRI (Institute of Medicine, USA 1997, 1998a, 2000, 2001); obere Zufuhrgrenzen, die bei regelmäßiger dauerhafter Einnahme nicht überschritten werden sollten

Altersgruppen		Niacin (mg/Tag)	Vitamin C (mg/Tag)	Vitamin A (µg/Tag)	Vitamin D (µg/Tag)	Vitamin E (mg/Tag)	Vitamin B₆ (mg/Tag)	Folsäure (µg/Tag)
Kinder	0–6 Mon.	–	±	600	25 (1000 IU)	±	–	–
	7–12 Mon.	–	±	600	25 (1000 IU)	±	–	–
Kinder	1–3 J.	10	400	600	50 (2000 IU)	200	30	300
	4–8 J.	15	650	900	50 (2000 IU)	300	40	400
Männer	9–13 J.	20	1200	1700	50 (2000 IU)	600	60	600
	14–18 J.	30	1800	2800	50 (2000 IU)	800	80	800
	19–30 J.	35	2000	3000	50 (2000 IU)	1000	100	1000
	31–50 J.	35	2000	3000	50 (2000 IU)	1000	100	1000
	51–70 J.	35	2000	3000	50 (2000 IU)	1000	100	1000
	> 70 J.	35	2000	3000	50 (2000 IU)	1000	100	1000
Frauen	9–13 J.	20	1200	1700	50 (2000 IU)	600	60	600
	14–18 J.	30	1800	2800	50 (2000 IU)	800	80	800
	19–30 J.	35	2000	3000	50 (2000 IU)	1000	100	1000
	31–50 J.	35	2000	3000	50 (2000 IU)	1000	100	1000
	51–70 J.	35	2000	–	50 (2000 IU)	1000	100	1000
	> 70 J.	35	2000	–	50 (2000 IU)	1000	100	1000
Schwangere	≤ 18 J.	35	1800	2800	50 (2000 IU)	800	100	1000
	19–30 J.	35	2000	3000	50 (2000 IU)	1000	100	1000
	31–50 J.	35	2000	3000	50 (2000 IU)	1000	100	1000
Stillende	≤ 18 J.	35	1800	2800	50 (2000 IU)	800	100	1000
	19–30 J.	35	2000	3000	50 (2000 IU)	1000	100	1000
	31–50 J.	35	2000	3000	50 (2000 IU)	1000	100	1000

Für Vitamin B₁, B₂, B₁₂, Biotin, Panthotensäure und Vitamin K wurden keine Obergrenzen (UL gemäß DRI) festgelegt, da das vorhandene Datenmaterial eine Begrenzung nicht rechtfertigt bzw. die Substanzen als sicher eingeschätzt werden.   ± = keine Angaben möglich; – = keine Daten

- nur sehr wenige Langzeituntersuchungen
- kaum tierexperimentelle Untersuchungen zur Etablierung eines NOAEL bzw. LOAEL
- teilweise erhebliche Unterschiede bei der individuellen Bioverfügbarkeit der Nahrungsinhaltsstoffe
- oft nur eine toxikologische Bewertung der supplementierten Menge eines Nährstoffs und nicht der gesamten täglichen Aufnahme.

Sofern von Seiten des Food and Nutrition Board ein UL festgelegt wurde, ist dieser in Tab. 2-3. aufgeführt; die toxikologischen Phänomene, die zur Festlegung eines UL geführt haben, werden in Tab. 2-4 wiedergegeben.

Tab. 2-4: Toxikologische Phänomene zur Festlegung einzelner UL

Nährstoff	Indikator zur Festlegung der UL	UL/Tag (Erwachsene)
Vitamin D	Erhöhte Calciumkonzentration im Serum	50 µg (2000 IE)
Folsäure	Auftreten bzw. Verschlechterung einer Vitamin B_{12}-Mangel-Neuropathie	1000 µg
Vitamin A	Teratogenität bei Frauen im gebärfähigen Alter	3000 µg
Niacin	Vasodilatatorische Effekte (Flush)	35 mg
Vitamin B_6	Sensorische Neuropathie	100 mg
Vitamin E	Einfluß auf die Blutgerinnung	1000 mg
Vitamin C	Gastrointestinale Störungen, osmotische Diarrhoe	2 g

2.2 Beurteilung der Vitaminversorgung anhand der Vitaminaufnahme

Bei der Beurteilung der Vitaminversorgung der Bevölkerung werden häufig kontroverse Standpunkte vertreten. Einige Autoren sind der Auffassung, daß unter unseren heutigen Lebensbedingungen ein Vitaminmangel bis auf Einzelfälle praktisch nicht mehr vorkommt, andere Autoren weisen jedoch bei größeren Bevölkerungsgruppen auf mehr oder weniger starke Bedarfslücken hin und fordern eine stärkere Beachtung der

Vitaminversorgungssituation. Diese unterschiedliche Bewertung beruht im wesentlichen auf der abweichenden Aussagekraft der angewandten Methoden. Einerseits werden statistische Angaben zur Erfassung des Versorgungszustandes herangezogen, andererseits dienen biochemische bzw. klinische Messungen als Bewertungsgrundlage. Bei allen statistischen Erhebungen muß auf Nährstoffgehaltsangaben aus Tabellen zurückgegriffen werden. Dies ist als wesentliche Fehlerquelle anzusehen, da das Datenmaterial häufig uneinheitlich und zum Teil fehlerhaft ist. Die Gegenüberstellung des Datenmaterials verschiedener Lebensmitteltabellen zeigt, daß häufig überscharfes Zahlenrechnen a priori absurd ist, wenn zuverlässige Gehaltsangaben als Basis überhaupt nicht verfügbar sind. Auch wenn die Gehaltsangaben verschiedener Lebensmitteltabellen häufig übereinstimmen, schließt dies nicht aus, daß alte Zahlen wegen fehlender neuerer Analysendaten übernommen würden und damit Aktualität und Richtigkeit vortäuschen, die an sich nicht vorhanden sind.

Bei der anhand von Lebensmitteltabellen vorgenommenen rechnerischen Überprüfung der Vitaminversorgung muß weiterhin berücksichtigt werden, in welcher Bindungsform die Vitamine in den Lebensmitteln vorliegen, wodurch die Resorption wiederum wesentlich beeinflußt werden kann. Zusätzliche Unsicherheiten kommen durch Verluste bei Zubereitung und Aufbewahrung von Lebensmitteln hinzu. Dennoch kann versucht werden, anhand von Ernährungserhebungen und -protokollen eine Bewertung vorzunehmen.

Weiterhin werden bei der Beurteilung der Nährstoffversorgung und speziell der Vitaminversorgung (nicht nur) von Laien häufig Fehlinterpretationen vorgenommen, die jedoch wissenschaftlich jeder Grundlage entbehren.

Dies wird am Beispiel der Nationalen Verzehrsstudie (NVS 1991) erläutert. Die Ergebnisse dieser Studie sind im Original in Abb. 2-2 wiedergegeben, ebenso ist der Untertitel der Abb. 2-2 dem Original entnommen.

Diese Abbildung wurde als Beispiel für eine Vielzahl derartiger Auswertungen gewählt, die in der Aussage zwar korrekt sind, aber deren Interpretation häufig fehlerhaft vorgenommen wird. Berücksichtigt man allein den Anteil der Personen, deren Zufuhrwerte unterhalb der DGE-Empfehlungen liegen, so ergibt sich auf den ersten Blick ein relativ ungünstiges Bild. Die Daten besagen jedoch lediglich, daß ein mehr oder

2 Ableitung von Empfehlungen und Methoden zur Beurteilung der Vitaminversorgung

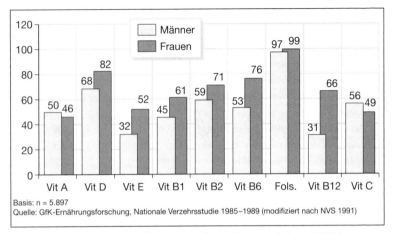

Abb. 2-2: Beurteilung der Nährstoffzufuhr auf Individualebene. Anteil der 19–35jährigen Personen, deren Zufuhrwerte oberhalb der Empfehlung der DGE liegen (in %)

weniger großer Prozentsatz der untersuchten Personen die DGE-Empfehlungen unterschreitet, wobei eine bis zu 50%ige Unterschreitung bei der Gesamtgruppe im Mittel immer noch eine bedarfsgerechte Versorgung gewährleistet, da ebenfalls bis zu 50% der Personen die Empfehlungen überschreiten.

Andererseits signalisiert eine 97–99%ige Unterschreitung der Empfehlungen für Folat auf den ersten Blick eine schlechte Versorgungslage; unter Berücksichtigung der vorangestellten Ausführungen ist dies jedoch in einer gesunden Bevölkerungsgruppe zu erwarten, da deren mittlere Zufuhr möglicherweise dem EAR-Wert entspricht und + 2 SD den RDA-Wert wiedergibt, der garantiert, daß mit einer derartig hohen Zufuhr bei 97,5% der Bevölkerung davon auszugehen ist, daß deren Bedarf gedeckt wird. Da offensichtlich diese Zusammenhänge vielfach nicht klar verstanden werden, wurden von Seiten des Food and Nutrition Board in den USA erstmals konkrete Anweisungen zur Anwendung der DRIs vorgegeben (Applications in Dietary Assessment, 2001). Danach wird zwischen der Nährstoffversorgung von Einzelpersonen und Gruppen wie folgt unterschieden.

2.2.1 Einzelpersonen

Die Frage ob ein Individuum seinen Nährstoffbedarf deckt, ist von grundlegender Bedeutung für die Ernährungsberatung. Die Beurteilung der individuellen Versorgung soll am Beispiel der oben näher erläuterten Begriffe «RDA» und «EAR» erläutert werden (Applications in Dietary Assessment, 2001).

Die Bewertung einer angemessenen Nährstoffzufuhr ist schwierig, da zum einen der individuelle Bedarf für einen bestimmten Nährstoff und zum anderen die individuelle übliche Aufnahme dieses Nährstoffs bekannt sein muß. Der Bedarf ist definiert als die niedrigste andauernde Aufnahmemenge, die einen bestimmten individuellen Ernährungsstatus im Hinblick auf ein Ernährungskriterium aufrechterhält. Dabei ist die übliche Nährstoffaufnahme definiert als die durchschnittliche andauernde Nährstoffaufnahme über eine längere Zeitperiode. Daraus ist ersichtlich, daß zu einer exakten Bestimmung des Bedarfs kontrollierte Ernährungserhebungen notwendig sind. Dazu werden genaue Gehaltsangaben in Lebensmitteln ebenso benötigt wie aussagekräftige (langfristige) Ernährungsprotokolle. (Eine breite Palette klinisch chemischer Parameter zur Beurteilung des Nährstoffstatus tragen wesentlich zur verläßlichen Bewertung des individuellen Ernährungsstatus bei). Da all diese Informationen üblicherweise nicht umfassend verfügbar sind, ist es kaum möglich, exakt zu bewerten, ob ein Individuum seinen Nährstoffbedarf deckt. Trotzdem ist es für einige Nährstoffe möglich, annähernde Beurteilungen vorzunehmen (Applications in Dietary Assessment, 2001).

Der erste Schritt zur Beurteilung eines Individuums ist, die bestmöglichen Informationen zur Nährstoffaufnahme zu erhalten, um die übliche Nährstoffzufuhr zu schätzen. Dies ist immer sehr schwierig, da die Protokollanten eines Ernährungsprotokolls dazu neigen, die Informationen zu verzerren und da es zusätzlich eine hohe Variation in der täglichen Aufnahme von Nährstoffen gibt. Folgende Punkte sind in Bezug auf die persönliche tägliche Variation der Nährstoffaufnahme zu berücksichtigen:
– Methoden wie Ernährungsprotokolle geben meist nur Informationen über wenige Tage. Die Nahrungsaufnahme in beispielsweise drei Tagen hängt aber ab von Faktoren wie Jahreszeit, Ferien, Festtage, Wochenende etc.

- Die Anzahl der benötigten Tage zur Schätzung der üblichen Nährstoffaufnahme hängt auch von der gewünschten Präzision der Schätzung ab.
- Es werden weniger Tage zur Schätzung einer üblichen Aufnahme eines Nährstoffs gebraucht, der in geringerer Konzentration in vielen Lebensmitteln vorkommt, als für einen Nährstoff, der in hoher Konzentration in einigen wenigen Lebensmitteln vorkommt (z.B. Vitamin A).

Aufgrund dieser täglichen Variation der Nährstoffaufnahme ist die ermittelte Zufuhrmenge vermutlich nicht die gleiche, wie sie sich bei einer langfristigen Protokollierung ergeben würde. Trotzdem wird für die Beurteilung eines Individuums die beobachtete mittlere Aufnahme als Schätzung für die übliche Nährstoffzufuhr herangezogen.

Der zweite Schritt bei der individuellen Beurteilung ist die Wahl der angemessenen Beurteilungsbasis EAR, RDA oder AI, die als Referenzstandard genutzt werden. Da Informationen über den individuellen Bedarf, wenn überhaupt nur selten verfügbar sind, ist die beste Schätzung für den persönlichen Bedarf die durchschnittliche Zufuhrmenge EAR. Natürlich gibt es eine Variabilität im Bedarf von Individuen. Daher wurde die Annahme, daß die Bedarfsverteilung normal ist, für die meisten Nährstoffe, für die ein EAR etabliert wurde, ein Variationskoeffizient von 10% vorausgesetzt, was bedeutet, daß 95% der Individuen einen Bedarf zwischen 80% und 120% des EAR (+ 2 Standardabweichungen) haben. Wenn ein AI festgelegt wurde, sind weitere Einschränkungen bei der Beurteilung erforderlich (Applications in Dietary Assessment, 2001).

Der dritte Schritt ist die Auswertung der vorhandenen Daten in Hinblick auf die Angemessenheit der Nährstoffaufnahme, um den Bedarf zu decken (Applications in Dietary Assessment, 2001).

2.2.1.1 Beurteilung der Versorgungslage mittels EAR

Die Beurteilung der Versorgungslage mittels EAR basiert auf folgenden Überlegungen:
- Der EAR ist die beste verfügbare Information für die Schätzung des individuellen Bedarfs.
- Es gibt eine Variation des Bedarfs von Person zu Person. Die Standardabweichung des Bedarfs zeigt, inwieweit der individuelle

Bedarf für einen Nährstoff von dem EAR einer Population abweichen kann.
- Die mittlere beobachtete individuelle Aufnahme ist die beste Schätzung für die übliche individuelle Aufnahme.
- Es gibt eine Variation in der täglichen Nährstoffaufnahme eines Individuums. Die entsprechende Standardabweichung zeigt, inwieweit die beobachtete Aufnahme von der üblichen Aufnahme abweichen kann.

Um Aussagen über die Angemessenheit der Aufnahme eines Nährstoffs machen zu können, errechnet man zunächst die Differenz (D) zwischen der beobachteten mittleren Aufnahme und dem EAR einer bestimmten Alters- und Geschlechtsgruppe. Wenn diese Differenz groß und positiv ist, d.h. wenn die beobachtete Aufnahme viel höher ist als der EAR, dann ist die individuelle Aufnahme voraussichtlich adäquat. Das Gegenteil ist der Fall, wenn die Differenz groß und negativ ist. Dann ist die individuelle Aufnahme voraussichtlich inadäquat. Um aber anhand der Größe der Differenz mit einer bestimmten Sicherheit folgern zu können, daß die individuelle übliche Aufnahme den individuellen Bedarf übersteigt, muß die Standardabweichung der Differenz (SD) berücksichtigt werden. Diese ist abhängig von der Anzahl der protokollierten Tage hinsichtlich der Nährstoffaufnahme, der Standardabweichung des Bedarfs und der persönlichen täglichen Abweichung hinsichtlich der Aufnahme. Der Quotient aus Differenz (D) und Standardabweichung (SD) wird errechnet, um mit einer bestimmten Wahrscheinlichkeit aussagen zu können, ob die Nährstoffzufuhr angemessen oder unangemessen ist (Applications in Dietary Assessment, 2001). Die entsprechenden Werte für den Quotienten D/SD und die entsprechende Wahrscheinlichkeit für die richtige Schlußfolgerung im Bezug auf die Angemessenheit der Aussage sind in Tab. 2-5 aufgeführt.

Rechenbeispiel zur Beurteilung der Vitaminversorgung

Für eine 40jährige Frau wird anhand eines dreitägigen Ernährungsprotokolls eine mittlere tägliche Vitamin B_1-Aufnahme von 1,2 mg errechnet. Diese Zufuhrmenge entspricht exakt dem RDA-Wert. Der EAR für Thiamin beträgt 1,0 mg/Tag mit einer Standardabweichung von 0,1 mg/Tag und für die Differenz (D) zwischen Aufnahme und EAR ergibt sich

Tab. 2-5: Werte für den Quotienten D/SD und die entsprechende Wahrscheinlichkeit für die richtige Schlußfolgerung in Bezug auf die Angemessenheit der Nährstoffaufnahme

Kriterium	Folgerung	Wahrscheinlichkeit der korrekten Folgerung
D/SD >2,00	Übliche Aufnahme ist adäquat	0,98
D/SD >1,65	Übliche Aufnahme ist adäquat	0,95
D/SD >1,50	Übliche Aufnahme ist adäquat	0,93
D/SD >1,00	Übliche Aufnahme ist adäquat	0,85
D/SD >0,50	Übliche Aufnahme ist adäquat	0,70
D/SD >0,00	Übliche Aufnahme ist adäquat (inadäquat)	0,50
D/SD <−0,50	Übliche Aufnahme ist inadäquat	0,70
D/SD <−1,00	Übliche Aufnahme ist inadäquat	0,85
D/SD <−1,50	Übliche Aufnahme ist inadäquat	0,93
D/SD <−1,65	Übliche Aufnahme ist inadäquat	0,95
D/SD <−2,00	Übliche Aufnahme ist inadäquat	0,98

Quelle: angepaßt von Snedecor und Cochran (1980)

D = 1,2 - 1,0 = 0,2 mg/Tag (erforderliche Daten sind Tab. 2-2 zu entnehmen).

Die Standardabweichung der Differenz wird nach der Formel SD = $\sqrt{(VB + VA/n)}$ berechnet. Aus dem Datenmaterial der CSFII (Continuing Survey of Food Intake by Individuals) erfolgt die Abschätzung der Variation der täglichen Vitaminaufnahme innerhalb einer Gruppe (s. Tab. 2-6). In diesem Fall beträgt sie für Thiamin und eine Frau zwischen 19 und 51 Jahren 0,62 mg/Tag. Aus dem Quadrat dieser läßt sich die Varianz der Aufnahme (VA) errechnen als 0,3844 mg^2/Tag^2, geteilt durch n = 3 Tage ergibt 0,128 mg^2/Tag^2. Die Varianz des Bedarfs (VB) läßt sich aus dem Quadrat der Standardabweichung des Bedarfs (0,1 mg/Tag) mit 0,01 mg^2/Tag^2 errechnen. Die Summe der beiden Varianzen ergibt 0,138 mg^2/Tag^2 und durch Wurzelziehen erhält man die Standardabweichung der Differenz (SD) als 0,37 mg/Tag.

Der Quotient der Differenz und ihrer Standardabweichung (D/SD = 0,2 mg/Tag / 0,371 mg/Tag) ergibt einen Wert von 0,539. Vergleicht man diesen Wert mit der Tabelle 2-5, so kann man mit einer Wahrscheinlichkeit von ca. 70% darauf schließen, daß die Vitamin B$_1$-Zufuhr dieser Frau adäquat ist.

Es wird nochmals darauf hingewiesen, daß die Zufuhr der Frau aus

Tab. 2-6: Abschätzung der Variation der täglichen Vitaminaufnahme innerhalb der Gruppe (within subject variation), ausgedrückt als Standardabweichung (SD) mit entsprechendem Variationskoeffizienten (CV)

Vitamin	Kinder, 4–8 J.				Jugendliche, 9–18 J.				Erwachsene, 19–50 J.				Erwachsene, > 51 J.			
	weiblich (n = 817)		männlich (n = 883)		weiblich (n = 1002)		männlich (n = 998)		weiblich (n = 1002)		männlich (n = 998)		weiblich (n = 1002)		männlich (n = 998)	
	SD	CV	SD	CV	SD	CV	SD	CV	SD	CV	SD	CV	SD	CV	SD	CV
Vitamin A (µg)	808	103	723	85,8	852	109	898	90,8	1300	152	1160	115	1255	129	1619	133
Carotin (RE)	452	167	454	166	549	180	681	197	799	175	875	177	796	147	919	153
Vitamin E (mg)	2,88	54,0	3,37	57,2	4,42	67,4	5,12	61,7	5,32	76,0	7,00	176	5,72	64,7	9,4	60,2
Vitamin C (mg)	60,7	69,0	73,6	75,7	81,1	90,5	93,3	89,1	73,2	86,8	93,5	92,3	61,4	68,7	72,3	71,1
Thiamin (mg)	0,46	35,4	0,55	36,8	0,61	42,8	0,81	41,7	0,62	47,1	0,87	45,5	0,51	40,9	0,69	40,5
Riboflavin (mg)	0,61	35,0	0,68	34,9	0,73	41,8	0,98	40,6	0,59	49,5	0,97	43,9	0,62	41,5	0,81	40,2
Niacin (mg)	5,73	35,8	6,79	37,6	8,3	45,9	10,7	43,0	8,8	47,0	12,5	44,1	7,28	41,5	9,34	39,0
Vitamin B_6	0,58	41,5	0,68	43,3	0,73	49,0	0,98	48,8	0,77	53,1	1,03	48,1	0,64	43,6	0,84	42,5
Folat	99	47,9	117	49,6	128	58,4	176	60,3	131	61,5	180	61,2	12	51,8	150	53,3
Vitamin B_{12}	9,61	254	4,73	118	5,5	142	5,0	92,7	12,0	294	13,1	21,2	9,62	237	14,1	226

Die Daten basieren auf dem CSFII (Continuing Survey of Food Intake by Individuals) von 1994–1996 und wurden entnommen aus DRI, Application in Dietary Assessment (2001).

dem vorhergehenden Beispiel genau dem RDA entspricht. Und dennoch kann nur mit einer Wahrscheinlichkeit von ca. 70% darauf geschlossen werden, daß die Zufuhr adäquat ist, da nur ein dreitägiges Ernährungsprotokoll zur Verfügung steht. Dabei erhöht eine längere Dauer des Ernährungsprotokolls (unter Zugrundelegung einer gleichbleibenden täglichen Zufuhr von 1,2 mg Vitamin B_1/Tag) die Wahrscheinlichkeit einer adäquaten Zufuhr nur geringfügig. Selbst nach einem 13tägigen Ernährungsprotokoll erhöht sich der Quotient für D/SD lediglich auf 1,005, wodurch eine 85%ige Wahrscheinlichkeit für eine adäquate Thiaminzufuhr besteht.

Bei Unterschreitung der täglichen Vitaminaufnahme bezogen auf den EAR dürfte die Schlußfolgerung umgekehrt sein, dies kann am Beispiel von Folat aufgezeigt werden. Die mittlere tägliche Folataufnahme wurde anhand eines dreitägigen Ernährungsprotokolls für eine 30jährige Frau mit 250 µg berechnet.

Der entsprechende EAR-Wert liegt bei 320 µg/Tag (wobei der so ermittelte EAR-Wert bei 50% der Untersuchten einen normalen Homocysteinspiegel voraussetzt). Unter Zugrundelegung der Variation in der täglichen Vitaminaufnahme (s. Tab. 2-6) von 131 µg/Tag ergibt sich für D/SD ein Wert von -0,836 woraus mit einer Wahrscheinlichkeit von ca. 80% geschlossen werden kann (s. Tab. 2-5), daß die Folatversorgung inadäquat ist. Läge ein längeres Ernährungsprotokoll vor, wäre die Wahrscheinlichkeit einer inadäquaten Zufuhr noch höher.

Um weitere individuelle Berechnungen vornehmen zu können, sind die CSFII-Werte (Abschätzung der Variation der täglichen Vitaminaufnahme) in Tab. 2-6 aufgeführt. Falls der ebenfalls in Tab. 2-6 angegebene Variationskoeffizient (CV) oberhalb von 60–70 liegt, ist die Variation der täglichen Vitaminaufnahme nicht mehr normalverteilt, und eine konkrete Berechnung der individuellen Versorgungssituation ist somit nicht möglich.

Für praktische Zwecke finden es viele Benutzer der DRIs brauchbar, zu überlegen, daß beobachtete Zufuhren, die unter dem EAR liegen, höchstwahrscheinlich erhöht werden sollten, da die Wahrscheinlichkeit für die Angemessenheit weniger als 97,5 beträgt. Erst wenn die Aufnahmen über einen langen Zeitraum beobachtet werden und sie dem RDA entsprechen oder ihn übertreffen, oder wenn die beobachteten Zufuhren weniger Tage um einiges höher liegen als der RDA, dann sollte die Wahrscheinlichkeit, daß die Zufuhr adäquat ist, hoch sein. Des weiteren ist es wünschenswert, bei zukünftigen Ernährungserhebungen mit Wahrscheinlichkeiten von 70 bzw. 85% oder 97% zu beurteilen, ob eine Nährstoffaufnahme angemessen oder unangemessen ist.

2.2.2 Beurteilung der Versorgungslage einer Gruppe

Das Ziel einer Beurteilung der Versorgungslage einer Gruppe ist es, festzustellen, ob Handlungsbedarf für eine Nahrungsmittelanreicherung oder Supplementierung dieser Gruppe besteht. Diese Maßnahmen können nur durch die absolut sichere Aussage gerechtfertigt werden, daß ein Anteil der Gruppe unterversorgt ist und seiner Bedarfsdeckung mit Sicherheit nicht nachkommt.

Werden die Zufuhrmengen der Individuen einer Gruppe ausgewertet, ergibt sich eine Zufuhrverteilung für diesen Nährstoff. Zunächst wird von dem hypothetischen Fall ausgegangen, daß die Zufuhrverteilung der Bedarfsverteilung für diesen Nährstoff entspricht (s. Abb. 2-3). Der Median der Zufuhrmenge entspricht dem Median des Bedarfs (EAR). Es stellt sich nun die Frage: Gibt es Individuen in dieser Gruppe, die unterversorgt sind? Diese Frage könnte weder mit einem «ja» noch mit einem «nein» beantwortet werden. Da man den Bedarf jedes einzelnen Individuums nicht kennt, weiß man nicht, ob die Zufuhrmenge jedes Individuums ausreicht, um seinen individuellen Bedarf zu decken. Zum einen könnte es sein, daß ein Individuum, das einen hohen Bedarf hat (z.B. weit über dem EAR), eine niedrigere Zufuhrmenge hat. Dann könnten einige Individuen dieser Gruppe unterversorgt sein. Im Idealfall könnte die Zufuhrmenge jedes Individuums seinem persönlichen Bedarf entsprechen. In diesem Fall wäre niemand unterversorgt (Applications in Dietary Assessment, 2001).

Zur Beurteilung der Versorgungslage geht man vom Idealfall aus. Solange nicht mit eindeutiger Sicherheit gesagt werden kann, daß tatsächlich Individuen der Gruppe unterversorgt sind, besteht keine Rechtfertigung für eine Supplementierung oder Nahrungsmittelanreicherung.

An diesem Beispiel läßt sich auch zeigen, daß, wenn fast alle Individuen einer Gruppe mit ihrer Zufuhrmenge unter dem RDA liegen, nicht auf eine Unterversorgung der Gruppe geschlossen werden kann, da per Definition 97–98% der Individuen einer Gruppe einen Bedarf unterhalb des RDA haben.

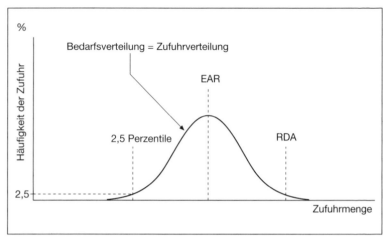

Abb. 2-3: Die Zufuhrverteilung einer Gruppe für einen bestimmten Nährstoff entspricht der Bedarfsverteilung. Im Idealfall sind alle Individuen adäquat versorgt.

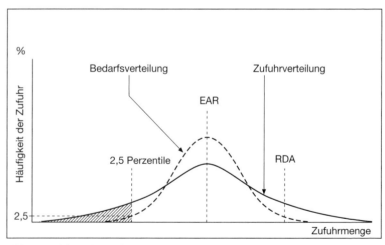

Abb. 2-4: Zufuhr- und Bedarfsverteilung einer Gruppe für einen Nährstoff. Die Zufuhrverteilung zeigt eine größere Streuung als die Bedarfsverteilung auf. Es liegen mehr als 2,5% unter dem kritischen Wert. Der Anteil der Gruppe, die unter der 2,5%-Perzentile liegt (schraffierte Fläche) ist somit als unterversorgt zu bewerten.

In Wirklichkeit entspricht die Zufuhrverteilung nicht der Bedarfsverteilung, da die Zufuhrmengenverteilung eine größere Streuung als die Bedarfsverteilung aufweist (s. Abb. 2-4)

Im Unterschied zur hypothetischen Zufuhrverteilung kann nicht davon ausgegangen werden, daß keiner unterversorgt ist. Denn diejenigen Individuen, deren Zufuhrmengen den kleinstmöglichen Bedarf unterschreiten, sind mit Sicherheit unterversorgt.

Der kleinstmögliche Bedarf ist wie folgt definiert: EAR - 2 SD_{EAR} (vorausgesetzt der Bedarf ist normalverteilt und SD_{EAR} ist bekannt). Es verbleiben 2,5% unter dieser Perzentile, diese 2,5% werden als Toleranzbereich gewertet. Liegen mehr als 2,5% unter diesem kritischen Wert, so ist dieser Anteil der Gruppe mit Sicherheit unterversorgt (Applications in Dietary Assessment, 2001).

An diesem Beispiel zeigt sich, daß es eine falsche Schlußfolgerung wäre, den Median der Zufuhrmenge mit dem EAR zu vergleichen. Es ist notwendig, die Streuung der Zufuhr zu berücksichtigen. Mittels der 2,5%-Perzentile kann beurteilt werden in welchem Ausmaß eine Gruppe unterversorgt ist.

Sogar wenn der Median der Zufuhr über dem EAR liegt, kann es sein, daß mehr als 2,5% unter dem kritischen Wert liegen (siehe Abb. 2-5).

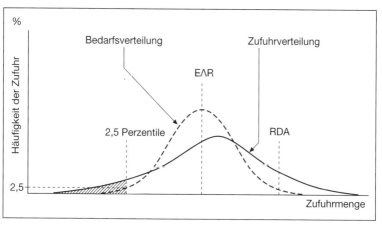

Abb. 2-5: Zufuhr- und Bedarfsverteilung einer Gruppe. Der Median der Zufuhr liegt über dem EAR. Es liegen mehr als 2,5% unter dem kritischen Wert (schraffierte Fläche). Dieser Anteil der Gruppe ist mit Sicherheit unterversorgt.

Daher ist die Schlußfolgerung, daß eine Gruppe unterversorgt ist, wenn ihre Zufuhrmenge der Gruppe unter dem RDA liegt, falsch. Ein Vergleich der Zufuhrmenge der Gruppe mit dem RDA führt zu einer Fehlinterpretation der Versorgungslage einer Gruppe.

Würde man den Anspruch erheben, daß kein Individuum eine Zufuhrmenge unterhalb des RDA aufweist, so müßten die Zufuhrmengenverteilung einer Gruppe weit oberhalb ihrer Bedarfsverteilung liegen, was aufgrund voranstehender Ausführungen unlogisch ist.

Für die Beurteilung der Nährstoffversorgung im allgemeinen und speziell der Vitaminversorgung ergibt sich für viele Länder das Problem, daß die zur Beurteilung erforderlichen Daten wie EAR und die Variation der täglichen Vitaminaufnahme innerhalb einer Gruppe etc. nicht verfügbar sind. Um näherungsweise dennoch eine vorläufige Beurteilung entsprechender Daten zu ermöglichen, wurde auf US-amerikanisches Datenmaterial zurückgegriffen, das in vielen Bereichen auf unsere Ernährungsgewohnheiten übertragbar ist. Das heißt gleichzeitig, daß konkretes und repräsentatives Datenmaterial zur Beurteilung sowohl der individuellen Nährstoffversorgungssituation als auch der Beurteilung von Gruppen für Deutschland und viele andere Länder nicht verfügbar ist.

2.3 Biochemische Methoden

Wenn schon kein Zweifel besteht, daß den biochemischen bzw. klinischen Parametern die größere Bedeutung im Hinblick auf ihre Aussagekraft zukommt, so ergeben sie allein nicht immer die gewünschte Information, sondern müssen im Verbund mit anderen Parametern betrachtet werden. Voraussetzung für eine exakte Diagnose ist die Erfassung der Ernährungsweise, der eingenommenen Medikamente, subjektiver Beschwerden, charakteristischer Symptome, klin. Untersuchung und biochemischer Befunde zum Vitaminstatus. Die Erfassung des Vitaminstatus war bis vor Jahren nur wenigen Spezialinstituten vorbehalten. Heute können jedoch die meisten und kritischsten Vitamine mit einfachen und validierten Methoden routinemäßig bestimmt werden, so daß die Therapie gezielt und nicht mehr ex juvantibus erfolgen muß. Ähnlich wie bei anderen Erkrankungen sind biochemische Befunde wichtige Hilfsgrößen zur Diagnosesicherung und Verlaufskontrolle, die nicht über-, aber auch nicht unterbewertet werden dürfen. Im Gegensatz zu den sonstigen routinemäßig erfaßten Laborwerten gibt es keine Normwerte, sondern Grenzbereiche für einen marginalen und einen sicheren Vitaminmangel, wobei zwischen gesunden Personen, verschiedenen Altersgruppen und der entsprechenden Erkrankung unterschieden werden muß. Für eine richtige Interpretation der Befunde sind deshalb exakte Blutabnahme, differenzierte Probengewinnung, Konservierung und Aufarbeitung wichtige Voraussetzung.

2.3.1 Probengewinnung

Nach den Erfahrungen verschiedener Arbeitsgruppen wird folgendes Vorgehen zur korrekten Gewinnung von Blutproben empfohlen:
- Abnahme von ca. 10 ml Blut in einem heparinisierten Vacutainer aus einer leicht gestauten Vene unter Vermeidung einer artifiziellen Hämolyse.
- Zentrifugation des Vacutainers bei 2000 r.p.m. für 5 Minuten.
- Differenzierte Probengewinnung und Konservierung, und zwar:
  - je 1 bis 2 ml Plasma in Eppendorf-Röhrchen für die Bestimmung von Vitamin B_{12}, Folat, Vitamin A, E und β-Carotin. Lagerung bei -20 °C.
  - 4 ml Vollblut bzw. 4 ml Erythrozyten-Suspension in dunkle Röhrchen mit ACD-Puffer für die Bestimmung von Vitamin B_1, B_2 und Pyridoxalphosphat. Nicht einfrieren, möglichst rasch aufarbeiten.
  - Für die Bestimmung von Vitamin C 0,5 ml Plasma und 4,5 ml 5%ige Metaphosphorsäure-Lösung sofort durchmischen, unmittelbar danach einfrieren und bei -20 °C lagern.

2.3.2 Vitamin-Bestimmung

Eine Reihe von Verfahren und Methoden stehen zur Verfügung, um den Vitaminstatus zu erfassen:
- Mit den direkten Methoden werden Konzentrationen von Vitaminen bzw. Metaboliten in biologischem Material wie Vollblut, Plasma/Serum, Leukozyten, Erythrozyten-Suspensionen, Urin, Liquor oder Geweben erfaßt.

– Die indirekten in vitro oder in vivo Tests berücksichtigen funktionelle Aspekte wie Enzymaktivitäten oder physiologische Funktionen der Vitamine.

Um Anhaltspunkte über den jeweiligen Vitaminstatus zu erhalten, ist es wichtig zu wissen, in welchen biologischen Materialien die Bestimmungen vorgenommen werden müssen. Einige Vitamine wie B_6, Biotin, Nicotinamid, Pantothensäure und Vitamin C sind im Plasma bzw. in den Erythrozyten weitgehend gleich verteilt, Thiamin, Riboflavin und Folat dagegen vorrangig in den Erythrozyten. Vitamin B_{12} und die fettlöslichen Vitamine kommen zwar hauptsächlich in bestimmten Organen und Geweben vor, stehen jedoch mit dem Plasma/Serum in einem bestimmten Gleichgewicht. Prinzipiell reflektieren Vitaminbestimmungen im Urin recht gut den Vitaminhaushalt unter der Voraussetzung, daß nahrungsbedingte Einflüsse und Urinsammelfehler ausgeschlossen sind. Für die Praxis können für die einzelnen Vitamine folgende Untersuchungen empfohlen werden:

– **Vitamin B_1:** Da die Vitamin B_1-Ausscheidung sehr stark mit der aufgenommenen Nahrung in Zusammenhang steht, ist die Einzelbestimmung von Thiamin im Urin kein zuverlässiger Indikator. Aussagekräftiger sind Enzymaktivitäten wie die Pyruvatdehydrogenase und Transketolase. In der Diagnostik haben Bestimmung der erythrozytären Transketolase bzw. deren in vitro Aktivierung durch Thiamindiphosphat (pathologischer Aktivierungskoeffizient >1,25) in Verbindung mit der Konzentration von Thiamin bzw. Thiamindiphosphat im Vollblut oder den Erythrozyten Bedeutung erlangt. Wegen niedriger Thiamin-Plasmaspiegel (<10 µmol/l) sind Untersuchungen im Plasma und Serum nicht immer aussagekräftig. Zur Analytik von Vitamin B_1 stehen verschiedene Bestimmungsmethoden zur Verfügung. Der mikrobiologische Test vor allem an Ochromonas danica ist sehr empfindlich, besitzt jedoch eine geringe Selektivität und eignet sich für komplexe Gemische, da er nicht nur auf Thiamin, sondern auch auf Spalt- und Abbauprodukte anspricht. Neben photometrischen und fluorometrischen Verfahren (Sauberlich 1984) zählt heute die Hochdruckflüssigkeitschromatographie (HPLC) zu den meist angewandten Methoden, da sie Thiamin und die Abbauprodukte erfaßt. Die Detektion erfolgt durch Messung der Absorption im UV-Bereich oder fluorometrisch nach Um-

wandlung in Thiochrom. (Schrijver et al. 1982, Brunnenkreeft et al. 1989).
- **Vitamin B$_2$:** Wegen des nahrungsbedingten Einflusses sind Aussagen zum Riboflavinhaushalt aus Bestimmungen im Urin zu ungenau. Zur Erfassung des Vitaminstatus empfiehlt sich die Bestimmung von FAD, FMN und Riboflavin im Vollblut, Plasma/Serum oder in Erythrozyten. Mit der Messung der Aktivität der erythrozytären Glutathionreduktase (EGR) bzw. nach in vitro Stimulation mit FAD (pathologischer Aktivierungskoeffizient >1,30) werden zelluläre Funktionsstörungen erfaßt. Riboflavin kann mikrobiologisch, fluorometrisch und chromatographisch mittels HPLC im Gewebe und biologischen Flüssigkeiten bestimmt werden. Die mikrobiologische Methode setzt vor allem Lactobacillus casei ein, ist sehr sensitiv aber zeitaufwendig. Die fluorometrische Methode macht sich die fluoreszierende Eigenschaft von Riboflavin zunutze, wobei in einem Bereich von pH 3–5 gemessen wird. Als einfaches, rasches und empfindliches Verfahren zur Bestimmung von Riboflavin, FMN und FAD steht heute die HPLC-Methode zur Verfügung (Speck et al. 1982, Lopez-Anaya et al. 1987).
- **Vitamin B$_6$:** Die Aussagekraft der Pyridoxinsäure-Ausscheidung (Hauptmetabolit von Vitamin B$_6$) ist durch den Einfluß der Nahrung begrenzt. Alternativ wird der orale Tryptophan- bzw. Methionin-Belastungstest empfohlen. Repräsentativ sind die chromatographische Bestimmung der Konzentration von Vitamin B$_6$ und Pyridoxal-5-Phosphat (PALP) mittels HPLC (Schrijver et al. 1981, Möller 1990, Speitling 1991) im Vollblut oder Plasma sowie die erythrozytäre Aspartat-Aminotransferase (EAST) oder Alanin-Aminotransferase (EALT) bzw. deren in vitro Aktivierung mit PALP (pathologischer Aktivierungskoeffizient für EAST > 2,2). Zur Pyridoxinbestimmung im Blut sind ebenfalls Radioimmunoassays im Handel.
- **Vitamin B$_{12}$:** Der mikrobiologische Test auf Vitamin B$_{12}$ beruht auf der Abhängigkeit bestimmter Mikroorganismen, die dieses Substrat für das Wachstum benötigen. Sie sprechen auch auf Cobalamin-Analoge und Purinbasen an. Biologisch aktives Vitamin B$_{12}$ wird heute im allgemeinen im Plasma/Serum oder in Erythrozyten mittels kommerzieller Radioimmunoassays unter Verwendung von gereinigtem Intrinsic-Faktor bestimmt (Liu und Sullivan 1971, Loew et al. 1988).

Aufgrund methodischer Weiterentwicklung kann auf den Einsatz radioaktiver Isotope bei der Vitamin B_{12}-Analytik verzichtet werden, falls die ebenfalls kommerziell erhältlichen Chemilumineszenz- bzw. Enzymimmuno-Assays eingesetzt werden, die eine den Radioimmunoassays vergleichbare Genauigkeit aufweisen. Bei Serumwerten <100 pg/ml ist gleichzeitig die Methylmalonsäure-Ausscheidung im Urin erhöht. Zur Abgrenzung des Vitamin B_{12}- vom Folatmangel bieten sich der Deoxyuridin-Test (Das und Herbert 1978), die getrennte Bestimmung der biologisch aktiven Coenzyme Adenosylcobalamin und Methylcobalamin, die Messung der Formiminoglutaminsäure-Ausscheidung (FIGLU) im Urin nach Histidinbelastung und der Schilling-Test an. Ein sehr sensitiver Parameter, der bereits relativ früh anspricht (lange bevor das Serumcobalamin reagiert) ist das Holotranscobalamin, das heute mittels kommerzieller radioimmunologischer Testkits analysiert werden kann und den physiologisch aktiven Vitamin B_{12}-Anteil darstellt.

- **Folat:** Wenn auch die höchste Konzentration an Folt in den Erythrozyten vorliegt, reicht für die Routineuntersuchung die Bestimmung der Folatkonzentration im Serum aus, wobei 5-Methyl-Tetrahydrofolat das Hauptfolat darstellt. Methodisch stehen ein mikrobiologischer Test (Lactobacillus casei), kommerzielle Radioimmunoassays (Waxmann und Schreiber 1972, Loew et al. 1987) die Hochdruckflüssigkeitschromatographie, die Chemilumineszenz- und Enzymimmuno-Assays zur Verfügung, die bei vergleichbarer Zuverlässigkeit zu den Radioimmuniassays nicht mehr das Arbeiten mit radioaktiven Isotopen erfordern. Zur Beurteilung des Folatstatus eignet sich weiterhin die FIGLU-Ausscheidung nach Histidinbelastung. Da der Histidinabbau von Folat abhängig ist, resultiert nach einer Histidinbelastung bei einem Folatmangel eine erhöhte renale Ausscheidung an FIGLU. Zur Differenzierung eines Folatmangels von einem Vitamin B_{12}-Mangel, insbesondere der Megaloblasten-Anämie, bietet sich der Deoxyuridin-Suppressions-Test an (Das und Herbert 1978). Der Test zeigt in vitro an Knochenmarkzellen die Fähigkeit von exogenem Deoxyuridin, den Einbau von zugesetztem ^{3}H-Thymidin in DNA zu hemmen. Bei einem zellulären Folatmangel ist die Umwandlung von dUMP zu dTMP eingeschränkt und damit die Suppression des Einbaus von markiertem Thymidin in die DNA vermindert. Ein weiterer differentialdiagnostischer Hinweis ist die Tatsache, daß bei einem Vitamin B_{12}-Mangel der Folsäurespiegel in den Erythrozyten erniedrigt und im Serum erhöht ist.

- **Niacin:** Die Ermittlung des Niacinstatus erfolgt anhand der Ausscheidung der Metabolite 1-Methylnicotinamid und 1-Methyl-6-pyridon-3-carbonsäureamid bzw. dem hieraus gebildeten Quotienten (normal 1–4, pathologisch <0,5). Weiterhin stehen zur Bestimmung von Plasmakonzentrationen eine mikrobiologische (Lactobacillus plantarum) und eine HPLC-Methode zur Verfügung (Hankes 1991). Der Vorteil der HPLC-Methode beruht auf der Erfassung der verschiedenen aktiven Wirkformen und Metabolite von Niacin (Shibata et al. 1987).

- **Pantothensäure:** Die Beurteilung der Pantothensäure-Versorgung kann anhand der Vitaminexkretion im Urin vorgenommen werden (Pietrzik et al. 1975). Bei einer Pantothensäure-Ausscheidung von weniger als 1 mg/Tag im Urin besteht der Verdacht auf eine unzureichende Zufuhr. Die meisten mikrobiologischen Tests sprechen nur auf freie Pantothensäure an, weshalb das Vitamin aus der gebundenen Form freigesetzt werden muß. Zur Bestimmung von Pantothensäure werden vor allem Saccharomyces carlsbergensis, Lactobacillus casei und Lactobacillus plantarum eingesetzt. Für die Routineuntersuchung kommen Gaschromatographie (GC) und Hochdruck-Flüssigkeits-Chromatographie (HPLC) in Frage (Timmons 1987). Radioimmunologische Methoden wurden ebenfalls beschrieben, jedoch sind Testsätze kommerziell derzeit nicht erhältlich, auch die anderen genannten Verfahren sind für den routinemäßigen Einsatz noch nicht ausreichend erprobt.

- **Biotin:** Der Biotinstatus kann im Vollblut und im Plasma/Serum ermittelt werden, die Konzentrationen im Plasma und in den Erythrozyten sind vergleichbar. Die gebräuchlichste Bestimmungsmethode ist ein mikrobiologischer Assay, wozu Lactobacillus plantarum, Lactobacillus casei, Saccharamyces cerevisiae und Ochromonas danica benutzt werden, welche Biotin und seine Metaboliten in unterschiedlichem Maße verwerten (Bonjour 1977). An empfindlicheren analytischen Methoden stehen heute HPLC (Hayakawa und Oizumi 1987) und ein Radioimmunoassay (Horsburg und Gompertz 1978) zur Verfügung. Als funktioneller Test kommt die Bestimmung biotinabhängiger Enzyme wie Pyruvat-Carboxylase, Acetyl-CoA-Carboxylase in Frage. Der Biotinstatus wird anhand der Biotinkonzentrationen im Blut und Harn erfaßt.

- **Vitamin C:** Es kann im Vollblut, Plasma, Erythrozyten und Leukozyten mittels HPLC bestimmt werden (Speek et al. 1984). Die Konzentration in den Leukozyten spiegelt den Gesamtkörpergehalt am besten wider und unterliegt weniger Ernährungseinflüssen. Granulozyten enthalten nur etwa halb soviel Ascorbinsäure wie Lymphozyten. Verschiebungen innerhalb der Leukozytenpopulation können daher einen Ascorbinsäuremangel vortäuschen (Valance et al. 1978). Eine weitere Möglichkeit sind Urinuntersuchungen nach Belastung mit hohen Dosen Ascorbinsäure. Wegen der Instabilität sind bei der Blutabnahme, Probenaufbereitung und Lagerung die entsprechenden Gesichtspunkte zu beachten. Eine gute Übersicht über moderne Bestimmungsmethoden mit kritischer Wertung findet sich bei Washko et al. (1992).
- **Vitamin A:** Es wird vorrangig in der Leber als Retinylpalmitinsäureester gespeichert und im Plasma an ein spezifisches Retinol-Bindungs-Protein (RBP) gebunden, wo es mittels einer HPLC-Methode bestimmt werden kann (Biesalski et al. 1987). Einmalige Plasmaspiegeluntersuchungen ergeben keine Aussage, sondern erst Längsschnittuntersuchungen, da die Plasmakonzentration normalerweise nicht vom Leberspiegel abhängt, über lange Zeit konstant ist und erst nach Depletion der Leber an Vitamin A rasch absinkt. Zur Erfassung des Vitamin A-Status wird der «Relative Dose Response» (RDR)-Test empfohlen. Nach Ermittlung des Ausgangswertes wird geprüft, ob nach Gabe von 7,5 mg Retinoläquivalenten (RE) C25000 I.E. Vitamin A) die Vitaminkonzentration im Serum um mehr als 15% ansteigt. In diesem Fall liegt ein marginaler Vitamin A-Mangel vor. Bei geringerem oder keinem Anstieg geht man von einer ausreichenden Versorgung aus (DGE 2000). Um in den Entwicklungsländern eine einfache Möglichkeit hinsichtlich der Abnahme, des Transports und der Aufbewahrung von Blutproben zu schaffen und eine schnelle Abschätzung des Vitamin A-Status zu gewährleisten, wurde eigens zu diesem Zweck von Craft und Mitarbeitern (2000 a, b) eine HPLC-Methode zur Retinol-Analyse validiert, die es erlaubt, durch Venenpunktion gewonnenes Serum mit den getrockneten kapillären Blutproben der Fingerbeere zu vergleichen. Aussagekräftiger als Retinol ist die

Plasmabestimmung des Retinylesters, ein spezifischer und sensitiver Test zur Erfassung des Vitamin A-Status. Die Isotopendilutionstechnik ist die Methode der Wahl, sofern man den Ganzkörpergehalt von Vitamin A unter Normalbedingungen ermitteln möchte (Furr et al., 1989); sie erfordert den Einsatz stabiler Isotope und eine HPLC/GCMS-Geräteausstattung.

- **β-Carotin:** Es wird nach der USP XXII durch spektralphotometrische Messung bei einem Absorptionsmaximum von 452 nm gegen Cyclohexan identifiziert und mittels Hochdruckflüssigkeitschromatographie (HPLC) quantifiziert.
- **Vitamin D:** Die Beurteilung des Vitamin D-Status erfolgt anhand der Bestimmung der Plasma/Serumkonzentrationen von Vitamin D bzw. der verschiedenen hydroxylierten Metaboliten wie 25-Hydroxycholecalciferol bzw. 1,25-Dihydroxycholecalciferol unter Verwendung kommerzieller Radioimmunoassays, der Gaschromatographie und Hochdruckflüssigkeitschromatographie. Mit GC und HPLC lassen sich Vitamin D_2, Vitamin D_3 und die hydroxylierten Metaboliten bestimmen (Kosky 1982). Weitere Anhaltspunkte ergeben sich aus Untersuchungen der Serum-Calcium- und Phosphatkonzentrationen sowie der alkalischen Phosphatase.
- **Vitamin E:** Der Vitamin E-Status ergibt sich aus der Analyse von Tocopherol im Plasma/Serum unter Berücksichtigung der Gesamtlipide oder in den Erythrozyten, wo das Vitamin vorrangig in der Zellmembran vorkommt. Zur Vitamin E-Bestimmung stehen UV-Spektroskopie und Fluoreszenzmessung und als Trennungsmethoden zur Erfassung von Vitamin E-Gemischen die Gaschromatographie und die Hochdruckflüssigkeitschromatographie zur Verfügung (Stumpf et al. 1984). Nach Auftrennung der Lipoproteine durch Ultrazentrifugation in Chylomikronen, Chylomikronenremnants und VLDL kann Vitamin E in den einzelnen Lipoproteinfraktionen selektiv mittels HPLC bestimmt werden (Biesalski et al. 1987).
- **Vitamin K:** Zur Erfassung von Vitamin K stehen immunologische, chromatographische Methoden (Guillaumont et al. 1988) und die Bestimmung der Vitamin K-abhängigen Gerinnungsfaktoren (II, VII, IX, X) zur Verfügung. Der Radioimmunoassay bedient sich monoklonaler Antikörper und ist spezifisch für normales und abnormales Prothrombin und sensitiver als die Prothrombinzeit. Bei einer verlängerten

Prothrombinzeit sind differentialdiagnostisch schwerer Leberschaden, Leberzirrhose und Einnahme von Antikoagulantien auszuschließen.

Welches Meßprinzip zur Beurteilung der Vitaminversorgung herangezogen wird, hängt von der jeweiligen Fragestellung ab. Falls bei einem Patienten aufgrund mehr oder weniger spezifischer Symptome eine Individualdiagnose erforderlich ist, wird man sich aufwendigerer Analysenverfahren bedienen, als wenn lediglich eine orientierende Untersuchung größerer Bevölkerungsgruppen durchgeführt wird. Will man einen aktuellen Einblick in die Vitaminversorgung vornehmen, wird man in den meisten Fällen bereits anhand der Serumkonzentrationen eine Aussage treffen können. Soll jedoch die Erfassung eines länger zurückliegenden Versorgungszeitraumes erfolgen, wird man sich eher an austauschträgeren Parametern orientieren. So werden einzelne Vitamine z.B. in den Erythrozyten gespeichert und geben einen verläßlicheren Einblick in den zurückliegenden Versorgungszeitraum, da sie weitestgehend unabhängig von kurzfristigen Nahrungs-, aber auch Streßeinflüssen sind. Ebenso gehören die erythrozytären Enzymaktivitäten (z.B. EAST) zu den träger reagierenden Meßgrößen, die einen verläßlicheren Rückblick in die Vitaminversorgung erlauben. Eine Zusammenstellung der verschiedenen Beurteilungsparameter findet sich in Tab. 2-7. Die dabei angegebenen Grenzwerte einer ausreichenden bzw. defizitären Versorgung sind teilweise der Literatur entnommen bzw. beruhen auf eigenen Erfahrungen.

Im Gegensatz zu anderen biochemischen Parametern, die nach den Richtlinien der Deutschen Gesellschaft für klinische Chemie erfaßt und beurteilt wurden, fehlen derzeit für Vitamine (bis auf Folat und Vitamin B_{12}) noch die externen Voraussetzungen (z.B. Ringversuche, Standards etc.), die eine allgemein anerkannte Vorgehensweise bei der Analytik und Grenzwertfindung ermöglichen. Dementsprechend haben die in Tab. 2-7 angegebenen Bereiche lediglich Orientierungscharakter, zumal teilweise auch davon abweichende Normbereiche publiziert werden, was auf die Unterschiede bei den eingesetzten Analysemethoden zurückzuführen ist.

Grundsätzlich durchläuft ein sich entwickelnder Vitaminmangel beim Menschen eine chronologische Folge von Veränderungen, die für alle Vitamine charakteristisch ist.

Tab. 2-7: Grenzwerte zur Beurteilung eines Vitaminmangels (modifiziert nach J. Schrijver 1991)

bestimmter Parameter	Gewebe	Einheit	Grenzbereich	Mangel
Retinol	Serum	µmol/l	0,35–0,70	<0,35
	Leber	µg/g	5–20	<5
Carotinoide (total)	Serum	µmol/l	0,50–0,70	<0,50
25-OH-Vit.D	Serum	nmol/l	10–20	<10
α-Tocopherol	Serum	µmol/l	12–15	<12
Vitamin K_1	Serum	nmol/l	(?)	<0,1 ?
Thiamin (B_1)	Blut	nmol/l	70–90	<70
ETK	Erythrozyten	U/mmol Hb	5–7	<5
Alpha-ETK		U/l	1,20–1,25	<1,25
FAD (B_2)	Blut	nmol/l	150–200	<150
	Urin	µg/24 h	40–120	<40
		µg/g Kreat.	27–80	<27
EGR	Erythrozyten	U/mmol Hb	50–70	<50
Alpha-EGR		U/U	1,20–1,30	>1,30
Vit.B_6 (PALP)	Blut	nmol/l	20–30	<20
	Plasma	nmol/l	10–15	<10
	Urin	µg/24 h	500–800	<500
		µg/g Kreat.	200–300	<200
Alpha-EGOT (EAST)	Erythrozyten	U/l	1,5–2,0	>2
Alpha-EGOT		U/U	1,80–2,20	>2,20
Vitamin C	Blut	µmol/l	12–17	<12
	Plasma	µmol/l	10–15	<10
	Leukozyten	mg/l	80–150	<80
	Urin	mg/24 h	<8	<8
Vitamin B_{12}	Serum	pmol/l	75–100	<75
Folat (5-Me-THF)	Plasma	nmol/l	8,0–10,0	<8,0
	Erythrozyten	nmol/l	500–600	<500
Biotin	Blut	nmol/l	?	<0,5 ?
	Urin	µg/24 h	?	<20 ?
Niacin	Blut	µmol/l	?	<30 ?
	Urin	mg/24 h	?	<5 ?
Pantothensäure	Blut	µmol/l	?	<4 ?
	Urin	mg/24 h	?	<1 ?

ETK = erythrozytäre Transketolase; EGR = erythrozytäre Glutathionreduktase; PALP = Pyridoxal-5-Phosphat; EGOT = erythrozytäre Glutamat-Oxalacetat-Transaminase; EAST = erythrozytäre Aaspartat-Aminotransferase
? = keine exakte Angabe

Aufgrund eines reduzierten Vitaminangebots wird zunächst auf die Körperdepots zurückgegriffen. Um der zunehmend verminderten Vitaminverfügbarkeit entgegenzuwirken, wird kompensatorisch die Vitaminausscheidung im Urin reduziert, und die Vitaminkonzentration im Blut fällt ab. Im nächsten Stadium ist dann die Bildung stoffwechselaktiver Metabolite reduziert und deren Konzentration in Blut und Urin erniedrigt. Längerfristig führt dies zu einer Aktivitätsabnahme vitaminabhängiger Enzyme und/oder Hormone. Die Abnahme der Enzymaktivität induziert dann erste Anzeichen metabolischer, funktioneller bzw. morphologischer Veränderungen. Charakteristisch für dieses Stadium ist das Auftreten unspezifischer Krankheitszeichen, die sich aber aufgrund der mangelnden Spezifität häufig der Diagnose entziehen. Im weiteren Verlauf der Vitaminmangelernährung manifestieren sich dann spezifische, reversible, pathologische Veränderungen. Für viele Vitamine sind sie als eigenständige, klinisch relevante Krankheitsbilder bekannt. Wird zu diesem Zeitpunkt keine Substitutionstherapie eingeleitet, so treten irreversible, auch nach einer Vitaminapplikation nicht mehr vollständig rückbildbare Veränderungen auf (Pietrzik 1985).

Die in den sechs Stadien auftretenden Veränderungen sind schematisch in Abb. 2-6 wiedergegeben. Wie man dem Schema entnehmen kann, entspricht die gegliederte Stadieneinteilung weitgehend einer theoretischen Modellvorstellung. Bei den einzelnen Stufen handelt es sich nicht um statische, in der zeitlichen Entwicklung des Vitaminmangels fest determinierte Veränderungen, sondern die Übergänge zwischen den Stadien sind fließend. Das heißt, Veränderungen, die in einem bestimmten Stadium begonnen haben, laufen auch dann noch ab, wenn bereits das nächste Mangelstadium erreicht ist. So werden z.B. die Vitamindepots auch bei schon eingeschränkter enzymatischer Aktivität noch weiter entleert.

Die praktische Bedeutung der Stadieneinteilung wird zusätzlich durch den Umstand eingeschränkt, daß bei einzelnen Vitaminen die verschiedenen Zellsysteme unterschiedlich, in Abhängigkeit von ihrer Lebensdauer von den pathologischen Veränderungen betroffen werden. Das bedeutet z.B., daß bei einem Vitamindefizit Leukozyten möglicherweise schon von morphologischen und funktionellen Veränderungen betroffen sind,

Abb. 2-6: Stadien eines Vitaminmangels

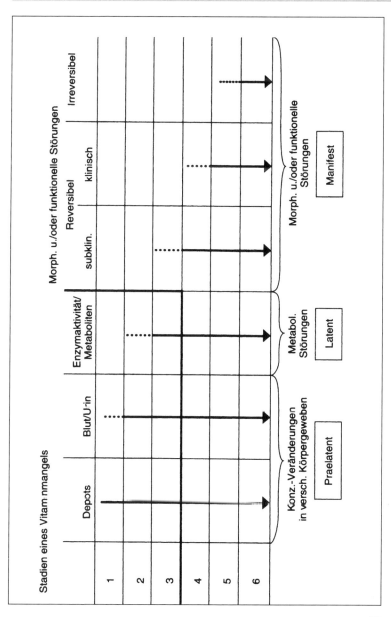

während die Erythrozyten noch eine weitgehend normale Vitaminkonzentration aufweisen.

Während über die chronologische Entwicklung eines Vitaminmangels weitgehend Einigkeit besteht, ist die Terminologie der einzelnen Mangelstadien immer noch verwirrend. Die Nomenklaturunsicherheit betrifft vor allem den Versorgungsbereich zwischen optimaler Vitaminversorgung und manifestem Vitaminmangel mit ausgeprägtem Krankheitsbild. Entweder werden die verschiedenen Stadien jeweils mit Begriffen wie «latent», «subklinisch», «defizitär», «suboptimal» bzw. «marginal» belegt, oder zwischen den einzelnen Stadien wird nicht differenziert, und alle Begriffe werden synonym für den gesamten Mangelbereich verwendet.

Um der verwirrenden Begriffsvielfalt entgegenzuwirken, sollte eine verbindliche, für alle Vitamine geltende Nomenklaturregelung für definierte Mangelbereiche angestrebt werden (Brubacher 1983). Sie ermöglicht dem Nicht-Spezialisten eine schnelle Orientierung über die Entwicklung und die Beurteilungsgrundlagen eines speziellen Vitaminmangels. Eine übergeordnete Beurteilungsnomenklatur erlaubt zudem einen besseren Vergleich der Versorgungssituation verschiedener Vitamine in einer bestimmten Bevölkerungsgruppe.

Zur Vereinheitlichung der Terminologie eines Vitaminmangels erscheint eine Abkehr von der z.Z. gebräuchlichen verbalen Umschreibung durchaus diskutabel, da die bestehenden Begriffe bisher unterschiedlich interpretiert werden und eine internationale Vereinheitlichung der Begriffsinhalte nicht wahrscheinlich ist.

Wenn man die von Brubacher vorgeschlagene Unterteilung des Vitaminmangels in sechs verschiedene Stadien weiterentwickelt, dann kann man diese Zusammenhänge in ein zweidimensionales Schema bringen, das unter Zuhilfenahme von Zahlen bzw. Buchstaben eine genau definierte Zuordnung erlaubt (Abb. 2-7).

Die Stadien 1 bis 3 beschränken sich auf Konzentrationsveränderungen von Vitaminen bzw. deren Metaboliten sowie Enzymen in verschiedenen Geweben, wohingegen die Stadien A bis C morphologische oder funktionelle Störungen umschreiben. Der Vorteil dieses Systems wird darin gesehen, daß man bei der Definition des Vitaminmangels sowohl Konzentrationsveränderungen als auch Funktionsstörungen in die Diagnose mit einbeziehen kann, wodurch eine differenzierte Aussage

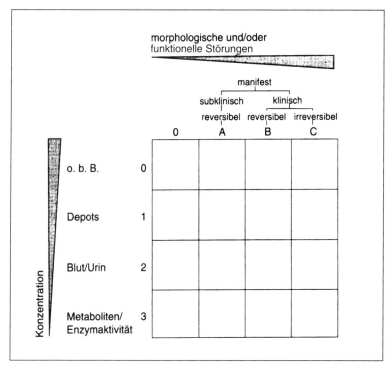

Abb. 2-7: Beurteilungsschema für Vitaminmangelzustände – Definition eines Vitaminmangels (Pietrzik 1986)

über den Schweregrad des bestehenden Vitaminmangels möglich wird (Pietrzik 1986).

Die Beurteilung der Vitaminversorgung mit den Indices «2/A» würde demnach bedeuten, daß veränderte Blutspiegelkonzentrationen vorliegen bei gleichzeitigem Auftreten erster morphologischer Störungen.

Da ein beginnender Vitaminmangel nicht in jedem Fall durch Konzentrationsveränderungen nachgewiesen werden kann – falls die betroffenen Gewebe für die Diagnose nicht zugänglich sind (z.B. Vitamin-A-Speicher in der Leber) – werden, je nach Vitamin, evtl. auch erst morphologische und funktionelle Störungen einen Hinweis auf den bestehenden Mangel geben. So wird ein Vitamin-A-Mangel häufig erst bei Störungen der Hell-Dunkel-Adaptation bzw. bei Epithelveränderungen diagnostiziert, da aufgrund besonderer homöostatischer Mechanismen die Blutspiegelkonzentrationen aufrechterhalten werden und die Depots der Routinediagnose nicht zugänglich sind. Die entsprechende Diagnose mit den Indices «0/A» würde bedeuten, daß ein fortgeschrittener Mangel vorliegt (A), aufgrund methodischer Unzulänglichkeiten frühzeitige Veränderungen ohne besonderen Befund bleiben (0) (Pietrzik 1986, Pietrzik 1989a, Pietrzik 1989b, Pietrzik und Hages 1987).

Bevor jedoch eine derartig differenzierte Diagnostik generell bei allen Vitaminen vorgenommen werden kann, sind weiterführende Untersuchungen erforderlich, die einen besseren Einblick in die graduellen Abstufungen der einzelnen Mangelstadien erlauben.

Zur Erfassung des Folatstatus stehen bereits mehrere Parameter zur Verfügung und es ist offensichtlich, daß die Messung der Folatkonzentration im Serum nicht nur aufgrund methodischer Unterschiede problematisch ist, sondern die Meßgröße unterliegt starken Schwankungen und wird durch die Folataufnahme mit der Nahrung sehr stark beeinflußt. So könnte ein kurzfristig erhöhter Serumfolatspiegel einen tatsächlich bestehenden Mangelzustand verdecken, denn dieser wird eher erkannt, wenn man gleichzeitig die Erythrozyten auf ihren Folatgehalt untersucht. Erythrozyten haben eine mittlere Lebensdauer von 120 Tagen und verhalten sich im Hinblick auf ihren Folathaushalt relativ austauschträge. Der im Verlauf der Erythropoese ausgereifte Erythrozyt behält die einmal (im Rahmen der Erythropoese) aufgenommenen Folaten sein Leben lang, so daß bei der Erfassung des Erythrozytenfolats ein besserer Einblick in die Körperspeicher ermöglicht wird. Da jedoch die Aufnahme von Folat durch die Erythrozyten Vitamin B_{12}-abhängig erfolgt, müßte weiterhin die Vitamin B_{12}-Versorgung überprüft werden, um eine verläßliche Aussage im Hinblick auf die Folatversorgungssituation zu erlauben. Zur weiteren Absicherung der Diagnose könnten morphologische Blutbildveränderungen (Einzelheiten s. Kapitel 3.4 Folsäure/Folat) bzw. auch das Auftreten unphysiologischer Stoffwechselverbindungen (vgl. FIGLU-Test im Kapitel «Folsäure/Folat») herangezogen werden. Derartige Untersuchungsverfahren können natürlich nur von Forschungsinstitutionen, die sich mit der Beurteilung der Vitaminversorgungssituation wissenschaftlich beschäftigen, eingesetzt werden, für die Routinediagnose sind derartig verläßliche Verfahren allein schon aus Kostengründen nicht durchführbar.

Neben der rein analytischen Erfassung von Vitaminen werden gut fundierte Ergebnisse zur Ermittlung von Grenzwerten erzielt, wenn man niedrige Vitaminkonzentrationen im Blut mit gleichzeitig zu beobachtenden funktionellen oder morphologischen Veränderungen verbinden kann. Z.B. korrelieren niedrige Folatkonzentrationen im Serum und in Erythrozyten mit Blutbildveränderungen (übersegmentierte Granulozyten) bzw. mit biochemischen Veränderungen (Homocystein, FIGLU Test, näheres s. unter Folsäure/Folat). Da eine solchermaßen biologisch fundierte Grenzwertfindung aufgrund methodischer Schwierigkeiten bis heute nur in Einzelfällen (z.B. Folat) möglich ist, orientiert man sich in der Regel bei der Grenzwertfindung an der sogenannten 2,5 Perzentile des Normalkollektivs. Dabei geht man davon aus, daß die Vitaminversorgung einer gesunden (und auch optimal ernährten) Bevölkerungsgruppe einer Gaußschen Verteilungskurve folgt. Der Scheitelpunkt der Gaußkurve entspricht der mittleren Vitaminversorgung des untersuchten Normalkollektivs. Man geht davon aus, daß Werte, die innerhalb des Bereichs der doppelten Standardabweichung liegen (95%), als normal angesehen werden müssen (Abb. 2-8). Bei der Beurteilung der Vitaminversorgungssituation größerer Bevölkerungsgruppen genügt ein solcherweise ermittelter Grenzwert. Übersteigt die Häufigkeit von Meßwerten im unteren Bereich den Erwartungswert von 2,5%, so ist der Schluß naheliegend, daß das untersuchte Kollektiv oder ein Teil davon schlechter versorgt ist als das Normal- bzw. Kontrollkollektiv. Auf der Grundlage dieser Ableitung erfolgt z.Z. die Bewertung der Vitaminversorgungssituation von Bevölkerungsgruppen wobei im Einzelnen ähnlich vorgegangen werden muß, wie dies zuvor bei der Beurteilung der Vitaminversorgung anhand der Vitaminaufnahme (s. Kap. 2.2) beschrieben wurde.

Bei der klinisch-chemischen Diagnostik der Vitaminversorgung von Einzelpersonen ist ein Meßwert unter der 2,5 Perzentile ebenfalls als pathologisch zu betrachten, jedoch sind weitere Untersuchungen erforderlich, um die Diagnose zu sichern. Ebenso kann bei Einzelpersonen zwar der Vitaminblutspiegel im Normbereich liegen, und dennoch Mangelsymptome beobachtet werden. Solche (paradoxe) Feststellungen sind möglich, wenn die Umwandlung zu aktiven Metaboliten eingeschränkt ist bzw. aufgrund unzureichender Vitaminbindung an geeignete Carrier Transportvorgänge in andere Körperkompartimente (z.B. Blut-Hirn-Schranke) limitiert sind. Derartige Fragestellungen sind z.Z.

Gegenstand aktueller Forschungsprojekte und lassen zukünftig eine verbesserte Basis für die Diagnostik von Vitaminmangelzuständen erwarten.

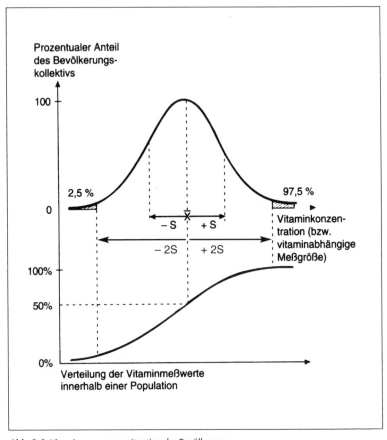

Abb. 2-8: Vitaminversorgungssituation der Bevölkerung

3 Einzelbeschreibungen der Vitamine

3.1 Thiamin (Vitamin B$_1$)

3.1.1 Chemie

Aus der Gruppe des Vitamin B-Komplexes wurde Thiamin als erste Substanz 1926 von Jansen und Donath aus Reisschalen isoliert, 1936 in seiner Struktur durch Williams aufgeklärt und synthetisiert. Thiamin besteht aus einem Pyrimidin-Ring, der über eine Methylengruppe mit einem Thiazol-Ring verbunden ist (Abb. 3-1). Thiamin selbst wird in der Therapie nicht eingesetzt, sondern in Form verschiedener wasserlöslicher Salze bzw. der lipophilen Allithiamine (Abb. 3-2). Zu den hauptsächlich angewandten wasserlöslichen Verbindungen gehören Thiamin/Thiaminchlorid (CAS-Nr. 59-43-8, Summenformel $C_{12}H_{17}ClN_4OS$), Thiaminchloridhydrochlorid (CAS-Nr. 67-03-8, Summenformel $C_{12}H_{18}Cl_2N_4OS$), Thiaminnitrat (CAS-Nr. 532-43-4, Summenformel $C_{12}H_{17}N_5O_4S$) und Thiamindisulfid (CAS-Nr. 67-16-3, Summenformel $C_{24}H_{34}N_8O_4S_2$) sowie zu den lipoidlöslichen Verbindungen Acetiaminhydrochlorid (CAS-Nr. 299-89-8, Summenformel $C_{16}H_{23}ClN_4O_4S$), Benfotiamin (CAS-Nr. 22457-89-2, Summenformel $C_{19}H_{23}N_4O_6PS$), Bentiamin (CAS-Nr. 299-88-7, Summenformel $C_{26}H_{26}N_4O_4S$) und Fursultiamin

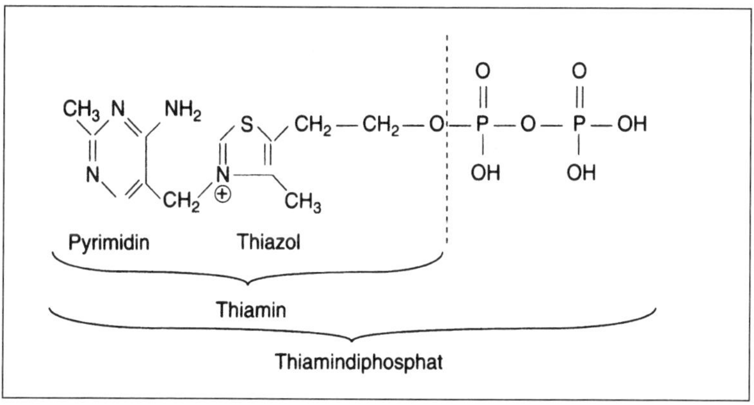

Abb. 3-1: Strukturformel von Vitamin B$_1$

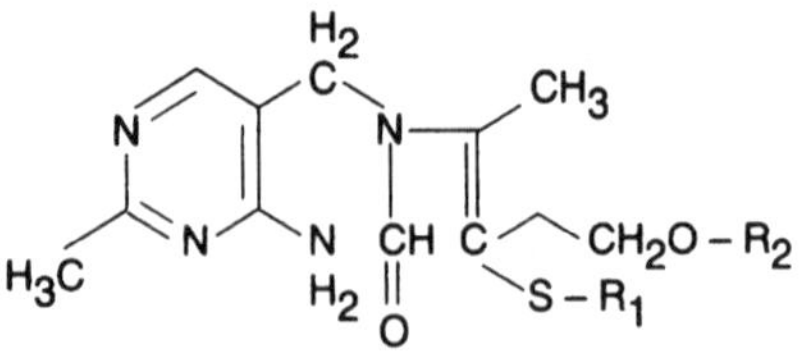

Grundstruktur der Allithiamine

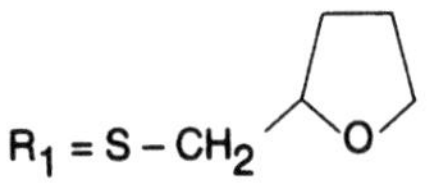

$R_1 = S - CH_2$ — (tetrahydrofuryl)
$R_2 = H$

Fursultiamin
(Thiamintetrahydrofurfuryldisulfid)

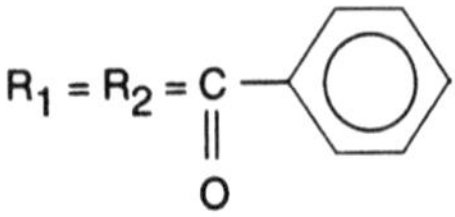

$R_1 = R_2 = C(=O)-C_6H_5$

Bentiamin (Dibenzoylthiamin)

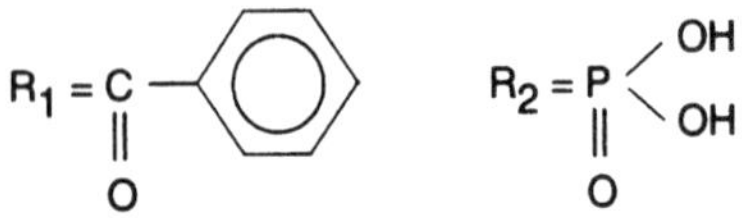

$R_1 = C(=O)-C_6H_5$ $R_2 = P(=O)(OH)_2$

Benfotiamin
(S-Benzoylthiamin-o-monophosphat)

Abb. 3-2: Strukturformel einiger Allithiamine

(CAS-Nr. 804-30-8, Summenformel $C_{17}H_{26}N_4O_3S_2$). Bei den Allithiaminderivaten, die Anfang der 50er Jahre von Japanern (Fujiwara 1976) entdeckt wurden, ist der Thiazol-Ring vielfach geöffnet und der Schwefel bei den einzelnen Derivaten mit einer lipophilen Gruppe substituiert. Als Prodrugs haben sie keine Vitamin B_1-Wirkung, sondern erst nach Ringschluß und Phosphorylierung zu Thiamindiphosphat. Sie werden deshalb oral besser resorbiert, scheinen gewisse Resorptionsmechanismen zu umgehen, erzielen höhere Thiamin-Spiegel in den Erythrozyten, der cerebrospinalen Flüssigkeit (CSF) im Gehirn und werden länger im Gewebe retiniert als die wasserlöslichen Thiamin-Derivate (Baker et al. 1974, Baker und Frank 1976).

Thiaminchloridhydrochlorid (M_r 337,3) kristallisiert in farblosen Nadeln gewöhnlich als Hemihydrat mit einem schwach hefeartigen Geruch und bitterem Geschmack. Es ist in Wasser und Glycerin leicht, in Alkohol und Aceton gering und in Ether, Hexan, Chloroform und Benzol unlöslich. Trockenes Vitamin B_1 ist bei 100 °C stabil. Wäßrige Thiamin-Lösungen sind bei pH < 5,5 am stabilsten, nicht aber in neutralem oder alkalischem Milieu (Pharmazeutische Stoffliste 1989). Thiamin ist vor Licht, Wärme und Oxidationsmitteln zu schützen. Thiamin besitzt eine hohe Struktur- bzw. Konstitutionsspezifität. Bereits geringe Veränderungen am Molekül führen zu Wirkungsminderung, Unwirksamkeit und in bestimmten Fällen zu Substanzen mit Antivitamincharakter. Diese Antithiamine inhibieren z.B. die Thiaminkinase, die Thiaminase oder die Bindung der Cocarboxylase an ihr Apoenzym bzw. kompetitiv die Decarboxylierung von 2-Oxosäuren.

Thiaminnitrat (M_r 327,4) ist stabiler, jedoch weniger löslich in Wasser als das Hydrochlorid und kommt nur oral zur Anwendung.

Thiamindisulfid ist schwer löslich in Wasser, gut löslich in verdünnten Mineralsäuren und praktisch unlöslich in Ether. Im Organismus wird Thiamindisulfid durch Cystein und Glutathion zum biologisch aktiven Thiamin reduziert, wobei der offene Thiazol-Ring geschlossen wird.

Benfotiamin (M_r 466,47) ist schwer löslich in Wasser, Ethanol, Chloroform; löslich in Natriumhydroxid-, Natriumcarbonat- und Salzsäure-Lösungen (Pharmazeutische Stoffliste 1990).

Acetiamin (M_r 366,45) ist löslich in Wasser, Methanol und Ether.

Fursultiamin (M_r 398,56) ist wenig löslich in Wasser, löslich in Aceton, Ethanol und organischen Lösungsmitteln.

3.1.2 Vorkommen

Thiamin kommt sowohl in tierischen als auch pflanzlichen Lebensmitteln in unterschiedlichen Bindungsformen und nur in geringen Mengen vor. In tierischen Geweben liegt Thiamin hauptsächlich (80–85%) in der biologisch aktiven Form als Thiamindiphosphat (TDP) vor, daneben sind Mono(TMP)- und Triphosphatverbindungen (TTP) mit 15–20% enthalten. Da phosphorylierte Verbindungen nicht resorbierbar sind, muß der Phosphatrest an der Darmwand enzymatisch abgespalten werden, bevor Thiamin aktiv resorbiert wird. In Pflanzen liegt dagegen Thiamin in freier (nicht-phosphorylierter) Form vor und ist als solches direkt für den Menschen verfügbar.

Das Thiaminvorkommen in verschiedenen Lebensmitteln ist in Tab. 3-1 angegeben. Für die praktische Ernährung spielt der Gehalt in Getreideprodukten eine entscheidende Rolle. Thiamin liegt in den verschiedenen Schichten des Getreidekorns in unterschiedlicher Konzentration vor. Besonders thiaminreich sind Keim und Aleuronschicht, die jedoch bei der Herstellung hoch ausgemahlener Mehle (z.B. Type 405) verlorengehen, so daß Weißmehle nicht wesentlich zur Thiamin-Bedarfsdeckung beitragen. Gleiches gilt für die Herstellung von poliertem Reis, der gegenüber dem natürlichen Vollkorn nur noch einen Bruchteil der Ausgangskonzentration an Thiamin enthält. Da in bestimmten Gegenden der Erde Reis in der Ernährung des Menschen eine zentrale Stellung einnimmt, wird hier u.a. auch mit Thiamin angereichert, um Mangelerscheinungen zu verhindern. Ebenso wird bei bevorzugter Verwendung von Weißmehl in der Ernährung in vielen Ländern durch Vitaminisierungsmaßnahmen versucht, die industriell verursachten Verluste auszugleichen.

Neben Vollkornprodukten ist das Thiaminvorkommen in Kartoffeln und Hülsenfrüchten sowie in Schweinefleisch für die tägliche Bedarfsdeckung von Bedeutung. Nicht nur Schweineleber zeichnet sich durch einen hohen Gehalt aus (jedoch Verzehrsbeschränkungen wegen potentieller Schadstoffakkumulation [Rückstände, Umwelttoxine]), sondern auch Schweinefleisch selbst mit einem vergleichbar hohen Vitamin B_1-Gehalt (Bug, Schlegel, Filet etc.) gehört zu den thiaminreichen Lebensmitteln.

Tab. 3-1: Thiaminvorkommen (Vitamin B_1) in verschiedenen Lebensmitteln bzw. deren Nährstoffdichte (s. Glossar) nach Bundeslebensmittelschlüssel (BLS) 1999

	Gehalt mg/100g	Nährstoffdichte mg/1000 kcal
Getreide		
Weizenkleie	0,7	3,4
Haferflocken	0,6	1,5
Weizen Vollkornmehl	0,5	1,5
Roggen Vollkornmehl	0,4	1,2
Roggen (Feinmehl)	0,2	0,5
Reis (ungeschält)	0,1	1,1
Weizen (Feinmehl)	0,1	0,3
Reis (geschält)	0,1	0,2
Gemüse		
Erbsen, grün	0,3	0,9
Tomaten	0,1	3,2
Grünkohl	0,1	3,0
Blumenkohl	0,1	2,8
Broccoli	0,1	2,3
Möhre	0,1	2,3
Kartoffeln	0,1	1,0
Bohnen, weiß	0,1	0,2
Fleisch		
Schwein Muskelfleisch	0,9	5,5
Rind Leber	0,3	2,1
Schwein Leber	0,3	1,9
Kalb (Schlegel)	0,1	0,8
Rind (Schlegel)	0,1	0,7
Fisch		
Thunfisch	0,2	1,0
Lachs	0,2	0,7
Forelle	0,1	0,6
Obst		
Orange	0,1	1,8
Ananas	0,1	1,4
Pflaume	0,1	1,2
Avocado	0,1	0,5
Nüsse		
Pistazie	0,6	1,0
Haselnuß	0,4	0,6
Walnuß	0,3	0,5

3.1.3 Stoffwechsel und Pharmakokinetik von Thiamin

Thiamin liegt in tierischen Lebensmitteln meistens in seiner biologisch aktiven Form als Thiamindiphosphat (TDP) vor (s. 3.1.2). Zur Resorption muß der Phosphatrest durch die an der Darmwand vorhandene Pyrophosphatase abgespalten werden. Nach Untersuchungen mit markiertem Thiamin ist die Resorption im Jejunum am höchsten, gefolgt von Duodenum, Ileum und am geringsten im Magen und Colon. Für oral zugeführtes Vitamin B_1 wird ein dosisabhängiger dualer Transportmechanismus angenommen, und zwar eine aktive energie- und Na^+-abhängige Resorption bei Mengen < 2 µmol/l mit Sättigungskinetik und eine passive Diffusion bei höheren Dosen. Hierbei ist der prozentuale Anteil an resorbiertem Thiamin um so größer, je niedriger die applizierte Dosis ist. Nach bioptischen Untersuchungen von endoskopisch gewonnener Darmschleimhaut war die Thiaminaufnahme bei einem Patienten mit Thiaminmangel deutlich höher im Vergleich zu 108 Biopsien bei normalem Vitamin B_1-Status (Laforenza et al. 1997). Nach physiologischen Thiamindosen erfolgt die Resorption quantitativ. Nach Messungen der kumulativen Ausscheidung von oral verabreichtem radioaktivem Thiamin durch Thomson und Leevy (1972) beträgt die Resorption bei einer Dosis von 1 mg ca. 50%, bei 5 mg 33% und bei 20 mg 25%. Weber und Kewitz (1985 und 1991) fanden nach oraler Verabreichung von 50, 100 und 200 mg Thiamin ebenfalls einen nicht linearen Plasmakonzentrationsverlauf zwischen der niedrigen und mittleren Dosis, nicht jedoch zwischen 100 und 200 mg. Durch tubuläre Rückresorption und intrazellulären Einschluß von Thiamindiphosphat verhindert der Organismus einen Thiaminverlust bei Aufnahme von physiologischen Dosen (1–2 mg/Tag). Niedrige Dosen bis zu ca. 5 mg Thiaminhydrochlorid werden nur zu 25% renal eliminiert, während hohe parenterale Dosen von mehr als 100 mg nahezu vollständig renal ausgeschieden werden: dieser renale Überlaufeffekt ist Ausdruck der Selbstdepression nicht-renaler Clearance-Prozesse sowie der Sättigung der tubulären Rückresorption (Weber 1991). Hieraus wird auf einen kontrollierten Vorgang der intestinalen Thiaminresorption zur Aufrechterhaltung konstanter Plasmaspiegel geschlossen. Demgegenüber werden die lipophilen Allithiamine durch passive Diffusion rascher und in einem weitaus größeren Ausmaß resorbiert, erreichen im Blut und Gewebe höhere Thiaminspiegel und werden länger retiniert als die wasserlöslichen Thiamin-Derivate (Baker und Frank 1976). Die Resorption der Allithiamine erfolgt offenbar dosisproportional, während die wasserlöslichen Verbindungen primär den Gesetzen einer Sättigungskinetik unterliegen. Nach Hötzel (1988) führen perorale Dosen wasserlöslicher Verbindungen erst im Grammbereich zu signifikant erhöhten Blutspiegeln.

Während der Resorption durch die Darmmucosa wird Thiamin phosphoryliert, gelangt über die Pfortader in die Leber und über einen enterohepatischen Kreislauf in tiefere Darmabschnitte, wo es kaum rückresorbiert wird. Allithiamine sind trotz Strukturabweichung von Thiamin biologisch wirksam. Die lipidlöslichen Allithiamin-Homologe sind Prodrugs, bei denen der für die Vitaminwirkung essentielle Thiazolring offen ist und während der Mucosapassage intrazellulär durch SH-Gruppen-haltige Verbindungen wie Cystein und Gluthathion rasch reduktiv geschlossen wird. Aufgrund der apolaren Struktur unterliegen die lipidlöslichen Vitamine anderen Resorptionsbedingungen als die wasserlöslichen Thiaminderivate. Im Gegensatz zu letzteren werden sie passiv resorbiert, passieren die intestinale Resorptionsschranke schneller und leichter und führen zu höheren Blut- und Gewebskonzentrationen bei vergleichsweise niedrigen Dosen (Loew 1997, Schrebb et al. 1997, Greb und Bitsch 1998). So konnte Fujiwara anhand der Thiochrom-positiven Reaktion nachweisen, daß Allithiamine nach erfolgter Resorption in der Vena mesenterica superior als Thiamin vorliegen. Für Benfotiamin wird folgender Mechanismus diskutiert (Loew 1997): der Phosphatrest von Benfotiamin wird an der Darmmucosa abgespalten und es entsteht das lipoidlösliche S-Benzoylthiamin (Yamazaki, 1968; Mizuhira und Uchida, 1968), das mittels passiver Diffusion in den enterohepatischen Kreislauf und in die Zellen der Zielorgane gelangt. S-Benzoylthiamin konnte von Ziems und Bitsch (1996) im menschlichen Vollblut nachgewiesen werden, nachdem an die Probanden Benfotiamin verabreicht worden war. Im Vollblut ist Thiamin inhomogen verteilt, und zwar zu 15% in den Leukozyten, 75% in den Erythrozyten und 10% im Plasma, wo es insbesondere an Albumin gebunden ist. Nach hohen Dosen ist die Bindungskapazität überschritten, so daß überschüssiges Vitamin B_1 renal eliminiert wird. Der Thiaminspiegel in der Muttermilch ist initial niedrig und steigt in den ersten Wochen der Laktation rasch an. Im Blutplasma, in der Muttermilch und der cerebrospinalen Flüssigkeit findet sich hauptsächlich freies Thiamin und Thiaminmonophosphat (TMP), während die Blutkörperchen und das Gewebe vorwiegend Thiamindiphosphat enthalten. Der Gesamtkörperbestand liegt beim Gesunden bei ca. 30 mg, davon befinden sich ca. 40% in der Muskulatur. Hohe Thiaminkonzentrationen werden sowohl im Skelett- und Herzmuskel, als auch in Leber, Niere und Gehirn gefunden. Hilbig und Rahmann (1998) untersuchten die Gewebsverteilung verschiedener Vitamin B_1-Derivate sowie den Verbleib von tritriertem lipophilen Befotiamin und wasserlöslichem Thiaminhydrochlorid im Blut und verschiedenen Organen. Unabhängig von der Applikationsform wird Benfotiamin besser eingebaut als die wasserlöslichen Thiaminsalze, mit hohen Einbauraten in Leber und Niere. Die Konzentration lag in Gehirn und Muskulatur 5- bis 25fach höher und in allen anderen Organen 10–40% über der von Thiaminhydrochlorid. Die biologische Halbwertszeit von Thiamin beträgt beim Menschen 9,5–18,5 Tage (Bässler 1989). Wegen der begrenzten Speicherkapazität und der hohen Umsatzrate muß Thiamin zur Bedarfsdeckung täglich in ausreichenden Mengen aufgenommen werden. Ca. 50% werden als unverändertes bzw. mit Sulfat verestertes Thiamin ausgeschieden. Bei dem Rest handelt es sich neben bisher noch nicht identifizierten Metaboliten hauptsächlich um Thiaminsäure, Methylthiazolessigsäure und Pyramin (Bässler 1989). Je höher die Thiaminzufuhr, desto geringer die Metabolisierung und desto stärker die Ausscheidung an unverändertem Thiamin.

Zur Prophylaxe und Therapie von Vitamin-B_1-Mangelzuständen bzw. Erkrankungen stehen orale und parenterale Darreichungsformen zur Verfügung. Bei den oralen Präparaten werden die lipoidlöslichen besser resorbiert, führen im Gesamtblut, den Erythrozyten und der Cerebrospinalflüssigkeit zu höheren Thiaminspiegeln und werden im Körper länger retiniert als die wasserlöslichen Vitamin-B_1-Derivate (Blum und Thomas 1970, Baker und Frank 1976, Loew 1997, Greb und Bitsch 1998, Schreeb et al. 1997). Nach oraler Verabreichung üblicher therapeutischer Dosen von Thiamindisulfid (224 mg) bzw. Thiaminnitrat (319 mg) werden zwischen 7–8% resorbiert (Keller-Stanislawski et al. 1991), während die Bioverfügbarkeit des lipoidlöslichen Benfotiamins etwa 10fach höher liegt (Keller-Stanislawski et al. 1989, Gleiter und Schreeb 1997) und ca. 120fach mehr in das Thiamin-Coenzym (TPP) in Erythrozyten umgewandelt wird (Heinrich 1988). Auch im Vergleich zu Fursulthiamin und Thiamindisulfid weist Benfotiamin eine signifikant bessere Bioverfügbarkeit auf (Greb und Bitsch, 1998). Unter körperlicher Belastung werden mit Benfotiamin signifikant höhere Thiaminspiegel im Plasma, Hämolysat und in den Erythrozyten erzielt als mit wasserlöslichen Thiaminderivaten, wie eine Bioverfügbarkeitsuntersuchung an 20 Sportlern gezeigt hat (Beuker 1996). Für Benfotiamin wurde nach Gabe einer äquimolaren Menge eine etwa 5fach höhere Bioverfügbarkeit im Vergleich zu Thiaminmononitrat ermittelt. Die maximale Plasmakonzentration (c_{max}) war bis zu 16fach höher. Das aus den lipoidlöslichen Verbindungen gebildete Thiamin ist physiologisch voll wirksam, indem es die erythrozytäre Thiamin-abhängige Transketolaseaktivität sowie deren in vitro-Aktivierbarkeit durch TPP (α_{ETK}) normalisiert (Bitsch 1990). Aus pharmakokinetischer Sicht sind deshalb bei Alkoholikern und bei Patienten mit Wernicke-Korsakow-Syndrom oral lipoidlösliche Präparate den wasserlöslichen vorzuziehen oder es ist die parenterale Gabe von Thiaminhydrochlorid indiziert.

Die Elimination von Thiaminhydrochlorid erfolgt in drei Phasen, wobei die α-Halbwertszeit 0,15 Std., die β-Halbwertszeit 1 Std. und die terminale Phase im Mittel etwa 2 Tage beträgt (Weber und Kewitz 1985). Nach Absetzen einer Thiaminbelastung über 5 Tage mit $3 \times$ täglich 50 mg p.o. bei gesunden Probanden lag die Thiaminausscheidung nach 10–12 Tagen noch über dem Basalwert (Heseker 1988). Hieraus wird auf eine Retention in tiefen Kompartimenten geschlossen, aus denen Thiamin ins Blut zurückverteilt und dann renal eliminiert wird.

In Abb. 3-3 sind die Konzentrationsverläufe von 50 mg Thiaminchloridhydrochlorid und 100 mg Benfotiamin nach Einmalgabe und im steady state dargestellt. Nach i.m. Injektion werden nach 0,4 am ersten bzw. 0,8 Stunden am achten Tag C_{max}-Werte von 484 ng/ml bzw. 445 ng/ml und für oral verabreichtes Benfotiamin am ersten Tag nach 1,2 und am 8. Tag nach 1,5 Stunden maximale Plasmaspiegel von 102 bzw. 140 ng/ml erreicht. Die mittlere Eliminationshalbwertszeit am 8. Tag beträgt für die i.m Injektion von Thiaminchloridhydrochlorid $3,8 \pm 1,6$ und für die orale Gabe von Benfotiamin $4,1 \pm 1,2$ Stunden (Loew 1996, Keller-Stanislawski et al. 1989). In einer weiteren Studie (Pietrzik und Loew 1991) wurden von 50 mg oral verabreichtem Benfotiamin nach 0,83 Stunden maximale Plasmaspiegel von 82 ng/ml erreicht, anschließend erfolgt ein langsamer Abfall, wobei innerhalb von 24 Stunden wieder der Ausgangswert erreicht wird. Die Eliminationshalbwertszeit liegt bei ca.

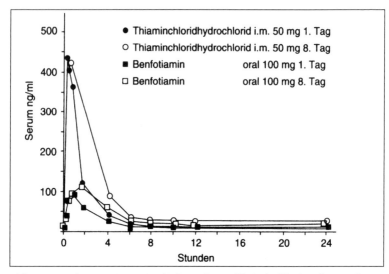

Abb. 3-3: Serumkonzentrations-Zeitverläufe von Thiaminchlorihydrochlorid i.m. bzw. Benfotiamin oral bei 12 Probanden nach Einmalgabe (1. Tag) bzw. im steady state (8. Tag)

4 Stunden. Für das ebenfalls lipophile Fursultiamin liegt die Eliminationshalbwertszeit bei 8,7 Stunden.

Fursultiamin wird im Gegensatz zu Thiaminchloridhydrochlorid dosisproportional resorbiert und intrazellulär in Anwesenheit von SH-haltigen Verbindungen wie Cystein und Glutathion zu aktivem Thiamindiphosphat umgewandelt. Der Tetrahydrofurfuryldisulfid-Anteil wird überwiegend renal eliminiert. Die Thiamin-Halbwertszeit nach Fursultiamin beträgt 8,7 Stunden (Baker und Frank 1976, Mimota 1973).

Thiamindisulfid selbst ist nicht wirksam, sondern wird erst durch Cystein bzw. Cystin aktiviert und besitzt dann, wie aus Versuchen im Agarplattentest mit Lactobacillus hervorgeht, die gleiche molare Aktivität wie Thiamin (Banhidi 1959). Untersuchungen nach einmaliger und wiederholter i.m. und oraler Applikation von Thiamindisulfid belegen ein ähnliches pharmakokinetisches Verhalten wie das des wasserlöslichen Thiaminnitrats. Im Hinblick auf C_{max} und t_{max} stimmen Thiamindisulfid und Thiaminnitrat überein; in der terminalen Halbwertszeit der β-Phase (3,8 ± 0,8 H) gleichen sie der von Thiaminchlorid. Der aus der dosisnormierten AUC nach oraler und i.m. Applikation ermittelte Bioverfügbarkeitsquotient betrug für Thiamindisulfid 0,08 und für Thiaminnitrat 0,07 (Salmi und Pentinnen 1986, Keller Stanislawski al. 1991).

3.1.4 Biochemische Funktionen

Die Wirkform von Thiamin ist Thiamindiphosphat (frühere Bezeichnung auch Thiaminpyrophosphat). Thiamindiphosphat (TDP) ist Coenzym der 2-Oxosäuren-Dehydrogenase-Komplexe. Dies sind Multienzymkomplexe, an denen 2-Oxosäuren in Acyl-Coenzym-A-Verbindungen umgewandelt werden, die ein C-Atom weniger enthalten, als die ursprüngliche Oxosäure. So katalysiert der Pyruvatdehydrogenase-Komplex die Dehydrierung und Decarboxylierung von Pyruvat zu Acetyl-Coenzym A, der 2-Oxoglutaratdehydrogenase-Komplex die Bildung von Succinyl-Coenzym A aus 2-Oxoglutarat, und der Verzweigtketten-2-Oxosäuren-Dehydrogenase-Komplex dehydriert und decarboxyliert die beim Abbau der verzweigten Aminosäuren Valin, Leucin und Isoleucin in der einleitenden Transaminierung entstehenden Oxosäuren 2-Oxoisovaleriansäure,

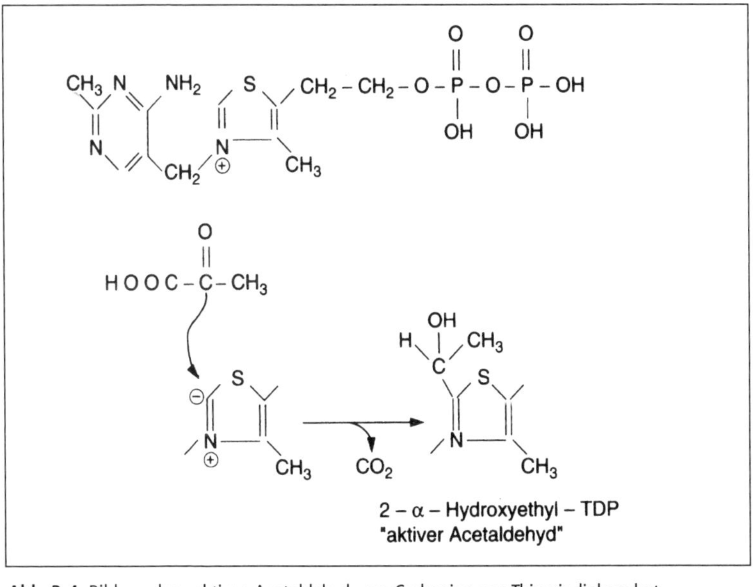

Abb. 3-4: Bildung des «aktiven Acetaldehyd» am Carbanion von Thiamindiphosphat

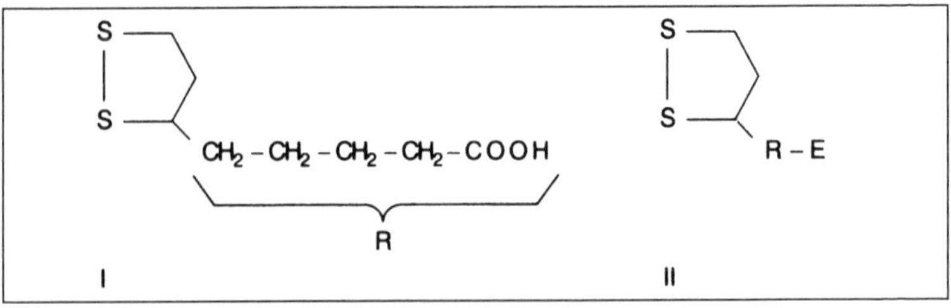

Abb. 3-5: Liponsäure (I) und Liponamid (II); bei (II) zwischen R und E (Enzym) Bindung der Liponsäure als Säureamid an einen Enzym-Lysinrest

2-Oxoisocapronsäure und 2-Oxo-3-methylvaleriansäure zu den entsprechenden verzweigten Acyl-Coenzym-Derivaten.

Das C-Atom 2 von TDP wird unter Bildung eines Carbanions deprotoniert und reagiert mit der polarisierten Oxogruppe des Substrats. Diese «aktive Oxosäure» (Brenztraubensäure) wird decarboxyliert zum «aktiven Aldehyd» (Acetaldehyd). Der «aktive Acetaldehyd» (Abb. 3-4) ist 1959 von Holzer und Beaucamp isoliert und als 2-α-Hydroxyethyl-TDP identifiziert worden. Der «aktive Acetaldehyd» wird als Acylrest auf Liponsäure und weiter auf Coenzym A übertragen.

Der 2-Oxosäuredehydrogenase-Komplex besteht aus drei Enzymen:
1. aus der Dehydrogenase-Decarboxylase mit TDP als prosthetischer Gruppe;
2. aus der Liponamid-Acyltransferase, welche Liponsäure (Abb. 3-5) in Säureamidbindung an einem Lysinrest trägt (daher Liponamid);
3. aus der Dihydroliponamid-Dehydrogenase, einem Flavinenzym, welches durch Dehydrogenierung der Dihydroliponsäure die oxidierte Form regeneriert und den Wasserstoff auf NAD^+ überträgt.

Beim Pyruvatdehydrogenase-Komplex, der ein interkonvertierbares Enzym ist, kommen zu diesen drei Enzymen noch eine Kinase und eine Phosphatase hinzu.

Die Zusammenhänge bei der Umwandlung von Pyruvat zu Acetyl-Coenzym A zeigt Abb. 3-6.

Ganz analog verläuft die Dehydrierung und Decarboxylierung von 2-Oxoglutarat zu Succinyl-Coenzym A sowie die Reaktion mit den verzweigten 2-Oxosäuren, die beim Abbau der Aminosäuren Valin, Leucin und Isoleucin entstehen.

TDP ist weiterhin Coenzym der Transketolase im Pentosephosphatzyk-

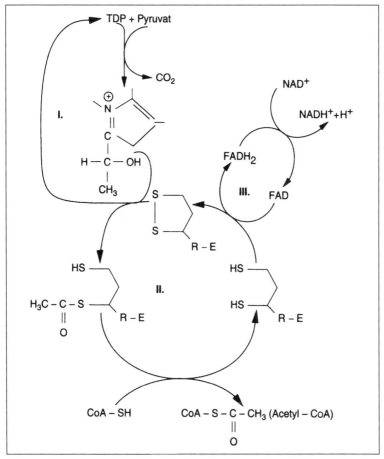

Abb. 3-6: Umwandlung von Pyruvat zu Acetyl-CoA. I = Thiaminhaltige Decarboxylase; II = Liponamid-Acyltransferase; III = Dihydroliponamid-Dehydrogenase

lus. Bei dieser Reaktion wird die Bindung zwischen den C-Atomen 2 und 3 von D-Xylulose-5-phosphat aufgespalten und der α-Ketolrest als «aktiver Glycolaldehyd» an das Coenzym TDP gebunden: 2-(1,2-Dihydroxyethyl)-TDP. Dieser Rest wird nun auf Aldosen wie D-Ribose-5-phosphat oder D-Erythrose-4-phosphat übertragen unter Bildung von Sedoheptulose-7-phosphat oder Fructose-6-phosphat, wobei als Rest des

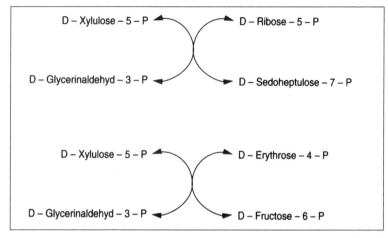

Abb. 3-7: Transketolase-katalysierte Reaktionen im Pentosephosphatzyklus

Glycolaldehyd-Donators Xylulosephosphat das Glycerinaldehyd-3-phosphat bleibt (Abb. 3-7). Die Reaktion ist voll reversibel. Bei der Umkehr liefern Sedoheptulosephosphat bzw. Fructosephosphat den Glycolaldehydrest zur Übertragung auf Glycerinaldehydphosphat.

Über seine Coenzymfunktion hinaus hat Thiamin, vermutlich in Form von Thiamintriphosphat (TTP) spezifische Funktionen im Nervensystem, wenngleich seine Rolle noch nicht genau bekannt ist (Haas 1988). Eine solche Funktion hat v. Muralt postuliert, der beobachtet hat, daß die Stimulation von Nerven zu einer Freisetzung von Thiamin führt (v. Muralt 1947). Diese Freisetzung scheint die Folge einer Hydrolyse von TTP und TDP zu sein (v. Muralt 1962). TTP ist mit dem Protein des Na^+-Kanals verbunden (Itokawa und Cooper 1970, Schoffeniels 1983). Es könnte sein, daß die durch Auslösung von Nervenimpulsen aktivierte Dephosphorylierung von Thiaminphosphaten eine Veränderung der Membrandurchlässigkeit für Na^+ zur Folge hat (Itokawa und Cooper 1970).

Einen besonderen Hinweis auf TPP als die neurophysiologisch aktive Form von Thiamin liefert das Leigh-Syndrom, eine genetisch bedingte nekrotisierende Enzephalopathie. Bei dieser Krankheit findet man einen Mangel an TTP im Gehirn und einen Hemmstoff der Synthese von TTP aus TDP in vielen Geweben und Körperflüssigkeiten (Itokawa und Cooper 1970).

Einen Hinweis auf eine weitere Funktion von Thiamin im Kohlenhydratstoffwechsel liefern die Ergebnisse aus aktuellen experimentellen Untersuchungen. Es ist bekannt, daß proportional zur Glucosekonzentration sog. advanced glycosylation end products (AGE) gebildet werden, die mit Proteinen eine irreversible Bindung eingehen können. Es wird vermutet, daß der Bildung von AGE eine Rolle in der Pathogenese diabetischer Folgeschäden zukommt. Bei in vitro Untersuchungen konnte nachgewiesen werden, daß bei hohen Glucosekonzentrationen die Bildung von AGE durch Thiamin gehemmt werden kann (La selva et al. 1996; Booth et al. 1996).

3.1.5 Bedarf

Wie die meisten wasserlöslichen Vitamine kann auch Thiamin nicht in größeren Mengen gespeichert werden, weshalb der Mensch auf die regelmäßige Zufuhr angewiesen ist. Der Thiamin-Bedarf des Menschen ist nicht konstant, sondern steht aufgrund seiner zentralen Stellung im Energiestoffwechsel in einer bestimmten Relation zum Energieumsatz. Dementsprechend ist unter den Bedingungen längerfristiger körperlicher Belastung der Thiaminbedarf erhöht.

Aufgrund kontrollierter Bilanzuntersuchungen am Menschen kam man zu dem Ergebnis, daß der tägliche Bedarf bei 0,33 mg Thiamin/1000 kcal (4,2 MJ) liegt. Um auch eine Gewebesättigung aufrechtzuerhalten, müssen regelmäßig 0,5 mg pro 1000 kcal zugeführt werden (DACH, 2000). Diese Zufuhrmenge garantiert gleichzeitig, daß die Transketolase-Aktivität in den Erythrozyten aufrechterhalten wird. Die zuvor genannten Befunde dienen als Basis für die von der DACH empfohlenen täglichen Thiamin-Zufuhr (Tab. 3-2).

Unter der Annahme eines mittleren Energieumsatzes von ca. 2000 kcal (8,4 MJ) für die Frau bzw. 2200 kcal (9,2 MJ) beim Mann errechnet sich die wünschenswerte tägliche Thiaminzufuhr mit 1,0 bzw. 1,3 mg für den Erwachsenen mit sehr leichter körperlicher Tätigkeit (PAL-Wert 1,4, s. Glossar) und liegt damit in der gleichen Größenordnung wie der amerikanische DRIs (Institute of Medicine 1998). Personen mit deutlich erhöhtem Umsatz wie Sportler, Schwerstarbeiter wird empfohlen, pro

Tab. 3-2: Thiamin (Vitamin B$_1$), empfohlene tägliche Zufuhr (DACH 2000)

Alter	Thiamin mg/Tag	
	m	w
Säuglinge		
0 bis unter 4 Monate[1]	0,2	
4 bis unter 12 Monate	0,4	
Kinder		
1 bis unter 4 Jahre	0,6	
4 bis unter 7 Jahre	0,8	
7 bis unter 10 Jahre	1,0	
10 bis unter 13 Jahre	1,2	1,0
13 bis unter 15 Jahre[2]	1,4	1,1
Jugendliche und Erwachsene		
15 bis unter 19 Jahre	1,3	1,0
19 bis unter 25 Jahre	1,3	1,0
25 bis unter 51 Jahre	1,2	1,0
51 bis unter 65 Jahre	1,1	1,0
65 Jahre und älter	1,0	1,0
Schwangere		
ab 4. Monat		1,2
Stillende		1,4

[1] Hierbei handelt es sich um einen Schätzwert
[2] Der hohe Wert ergibt sich durch den Bezug zur Energiezufuhr

1000 kcal (4,2 MJ) 0,4 mg Thiamin zusätzlich aufzunehmen, um die teilweise Thiamin-abhängige Metabolisierung der zusätzlich aufgenommenen Nahrung sicherzustellen.

In der Schwangerschaft wird der erhöhte Bedarf von Mutter und Foetus durch eine Anhebung der täglichen Zufuhr um 0,2 mg Thiamin gedeckt. Der erhöhte Bedarf der stillenden Mutter ergibt sich nur zu einem geringen Teil aus der Thiaminabgabe mit der Milch, die ca. 0,21 mg/1000 kcal (4,2 MJ) ausmacht. Ein optimales Wachstum des Säuglings soll jedoch am ehesten gewährleistet sein, wenn die stillende Mutter eine Zulage von 0,4 mg/Tag erhält.

Erkrankungen, die in der Regel mit einem erhöhten Energieumsatz verbunden sind (Fieber), erfordern ebenso eine erhöhte Thiaminzufuhr wie chronischer Alkoholabusus. Durch Alkohol werden Resorption und

Stoffwechsel von Thiamin beeinträchtigt, so daß zur Vermeidung von Mangelsymptomen eine deutlich erhöhte Thiaminzufuhr erforderlich wird.

Ferner muß berücksichtigt werden, daß Thiamin wasserlöslich sowie hitze- und oxidationsempfindlich ist, so daß bei landesüblicher Ernährung und unter Voraussetzung schonender Zubereitung immerhin von Zubereitungsverlusten von ca. 30% auszugehen ist, was bei der Berechnung der Thiaminaufnahme (bei der Benutzung von Nährwerttabellen) zu berücksichtigen ist.

3.1.6 Bedarfsdeckung

Aktuelle Daten zur Thiaminzufuhr sind der Bayerischen Verzehrsstudie (1997) zu entnehmen, die die mittlere Vitaminzufuhr auf der Basis von 24 Lebensmittelgruppen erfaßt. Danach liegt die Aufnahme bei erwachsenen Männern bei 1,5 mg/Tag und erreicht bei Frauen lediglich 1mg/Tag. Neuere Untersuchungen widmen sich speziell der Ernährungssituation von Senioren, auch hier konnte gezeigt werden, daß die mittlere Zufuhr oberhalb der Empfehlungen liegt (Ernährungsbericht 2000). Nachdem die Zufuhrempfehlungen für Thiamin in den neuen DACH-Referenzwerten mit nur noch 1,2 mg für erwachsene Männer bzw. 1,0 mg für Frauen, und damit um 0,2 mg/Tag niedriger liegen als in den vorhergehenden DGE-Empfehlungen, kann heute von einer guten Thiaminversorgung der Bevölkerung ausgegangen werden. Da die Mittelwerte der täglichen Aufnahme in etwa mit dem RDA-Wert identisch sind und demzufolge kaum jemand eine Thiaminaufnahme hat, die unter den EAR Wert liegt (näheres s. Kap 2), ist die Wahrscheinlichkeit, daß tatsächlich manifeste Thiaminmangelzustände existieren, sehr gering. Ausnahmen ergeben sich jedoch nach wie vor bei einseitigen Ernährungsgewohnheiten bzw. bei chronischen Trinkern, die ihren Energiebedarf im wesentlichen über Alkohol decken und damit lediglich sogenannte «leere Kalorien» aufnehmen, die keinerlei essentielle Nährstoffe (z.B. Vitamine) liefern. Die klinischen Folgeerscheinungen des Alkoholismus, die sich u.a. in Form des Wernicke-Korsakow-Syndroms äußern (Augenzittern, Delirium tremens, Konfabulation etc.) sind die entsprechenden Zeichen eines Thiaminmangels.

Auch nach den neusten Erhebungen der Bayerischen Verzehrsstudie zählen Brot und Backwaren zu den wichtigsten Quellen für die Thiaminversorgung und decken heute bereits bis zu 25% des Tagesbedarfs. Die Spitzenstellung von Brot und Backwaren als wesentliche Thiaminquelle wurde in den letzten Jahren immer deutlicher und machte in den 80er Jahren lediglich 14% bei der Thiaminbedarfsdeckung aus (Ernährungsbericht 1984, 1988) und betrug zu Beginn der 90er Jahre bereits 20% (NVS 1991). Die laufende Zunahme des Verzehrs von Vollkornprodukten und die Bevorzugung von weniger ausgemahlenen Mehlen hat zur weiteren Steigerung der Thiaminzufuhr durch Brot und Backwaren wesentlich beigetragen. Fleisch leistet einen nahezu ähnlich hohen Beitrag, wobei insbesondere Schweinefleisch aufgrund des relativ hohen Thiamingehaltes eine Vorrangstellung einnimmt. Diese Vorrangstellung dürfte vor dem Hintergrund der BSE-Krise zukünftig noch weiter ausgebaut werden, jedoch sollte eine Steigerung des Verzehrs tierischer Lebensmittel vermieden werden, da insbesondere die tägliche Fettzufuhr die wünschenswerten Mengen weit übersteigt und damit unerwünschte Wirkungen (Cholesterin → Arteriosklerose) nicht ausgeschlossen sind.

Einen aktuellen Beitrag zur Thiaminversorgung leistet auch der Verzehr von Wurst und Wurstwaren. Aus zuvor genannten Gründen sollte auch diese Lebensmittelgruppe eher kritisch betrachtet werden und nicht unbedingt als Thiaminlieferant propagiert werden.

Die Thiamingehalte in Milch und Milchprodukten sowie in Kartoffeln tragen weiterhin wesentlich dazu bei, daß es bei Einhaltung einer ausgewogenen Mischkost ohne weiteres möglich ist, die in den DGE-Referenzwerten gegebenen Empfehlungen für die Thiaminzufuhr zu erreichen.

3.1.7 Klinische Symptomatik

Entsprechend den biochemischen Funktionen im Stoffwechsel äußert sich der Vitamin B_1-Mangel in zwei Symptomenbereichen.
- Kardiovaskuläre Störungen, u.a. in Form von Dyspnoe, Beklemmungsgefühlen, präkordialem Schmerz, Tachykardie, Ödemen, EKG-Veränderungen (Niedervoltage, T-Inversion, QT-Verlängerung), akutes Herz-Kreislaufversagen.
- Neurologische Störungen in Form von Neuropathien mit Sensibilitätsstörungen, Fußbrennen, Muskelschwäche, Muskelschmerzen, Muskelkrämpfe, Muskellähmungen, zentralbedingte Koordinations-

störungen, psychische Veränderungen wie Müdigkeit, Konzentrationsmangel, verminderte Merkfähigkeit, Reizbarkeit, Depression, Angstzustände.

Die klassische Vitamin-B_1-Avitaminose ist die Beriberi. Sie ist in den wirtschaftlich gut entwickelten Ländern selten und kann in der «feuchten (wet)», «trockenen (dry)» und «infantilen» Form auftreten. Wie die Bezeichnung schon ausdrückt, stehen bei der «feuchten» Beriberi Wasseransammlungen in Form von Ödemen im Gesicht, am Körper, den Beinen, Ascites, Hydrothorax und Hydropericard im Vordergrund. Durch die zunehmende Herzinsuffizienz kommt es zum Lungenödem, Verschlechterung der peripheren Durchblutung und zum Kreislaufversagen. Symptome sind Sinustachykardie, Herzrhythmusstörung, kompensatorische Herzdilatation, Lungenödem, periphere Ödeme und Ascites. Die typische Rechtsherzdilatation wird Beriberiherz (beriberi heart disease) bezeichnet. Subjektiv werden Beklemmungsgefühl, Herzschmerzen, Dyspnoe, verminderte körperliche Leistungsfähigkeit, Muskelschwäche und Mattigkeit angegeben. Das Krankheitsbild kann akut und chronisch auftreten. Die akute Form ist lebensbedrohlich und führt ohne Therapie durch plötzliches Herz-Kreislaufversagen zum Tod. In seltenen Fällen bestehen niedriges Herzminutenvolumen, Kreislaufkollaps, Schock, eine schwere Laktazidose (Shoshin disase) mit Todesfolge, die erfolgreich auf eine sofortige Thiamingabe ansprechen (Smith 1998, Shivalkar et al. 1998).

Bei der «trockenen» Beriberi handelt es sich um die polyneuritische Form des Thiaminmangels. Sie äußert sich als Wernicke-Enzephalopathie (Augenmuskellähmungen mit Doppelsehen und Augenzittern, Bewußtseinstrübung) bzw. Korsakow-Psychose (antero- und retrograde Amnesie, Verlust von Altgedächtnis und Merkfähigkeit, kompensatorische Konfabulationen), Kleinhirnatrophie (Stand- und Gangataxie). Da beide Störungen häufig kombiniert sind, spricht man auch vom Wernicke-Korsakow-Syndrom. Es ist gekennzeichnet durch neurologische Ausfälle und psychische Veränderungen. Zu den charakteristischen Symptomen zählen Nystagmus, Diplopie, Opthalmoplegie, Muskelschwäche, Psychose, Konfabulation, Halluzination und schwere Gedächnisstörung. Bei der Polyneuritis handelt es sich um eine meist von den unteren Extremitäten aufsteigende, symmetrische bilaterale periphere Nervenentzündung mit axonaler Degeneration und Demyelinisierung. Charakteristisch sind verminderter Vibrationssinn, zunächst Hyperästhesie und später Taubheitsgefühl bzw. Empfindungslosigkeit, anfangs Verstärkung und später Ausfall von Achilles- und Patellarsehnenreflexe sowie eine von den Füßen zum Oberschenkel aufsteigende Muskel- und Hautatrophie. Durch die Muskelschwäche wird der Gang ataktisch und mit fortschreitender Atrophie die Gehstrecke eingeschränkt und der Patient bettlägerig.

Die «infantile» Beriberi wird bei Brustkindern von Müttern mit einem schweren Thiaminmangel beobachtet. Diese Kinder vertragen Kohlenhydrate schlecht. Charakteristische Symptome sind Übelkeit, Erbrechen, kolikartige Bauchschmerzen, Durchfälle, Anorexie, Abmagerung und Wasserretention. Präfinal treten Tachykardie, Tachypnoe, Rechtsherzerweiterung mit Lungenstauung bzw. Lebervergrößerung und als Zeichen eines erhöhten intrakraniellen Drucks Krämpfe, Somnolenz und Koma auf. Die Prognose ist infaust, unbehandelt tritt der Tod rasch ein.

Anhaltspunkte für einen Vitamin-B_1-Mangel sind erniedrigte Thiamin-Konzentrationen weniger im Serum als in den Erythrozyten und im Vollblut, verminderte Thiamin-Ausscheidung im Urin sowie erniedrigte Transketolase-Aktivität (Brin 1962, Brubacher et al. 1972).

3.1.8 Anwendungsgebiete

In unseren westlichen Industriestaaten wird ein Thiaminmangel nur selten beobachtet. Als Hauptursache für diesen gelegentlich feststellbaren Mangel müssen primär der Alkoholkonsum sowie eine einseitige und unausgewogene Ernährung angesehen werden. Alle anderen Faktoren treten in den Hintergrund. In Tab. 3-3 sind die wichtigsten Indikationen für Vitamin B_1 zusammengefaßt.

Tab. 3-3: Anwendungsgebiete für Thiamin

1. Schwere Mangel- und Fehlernährung (z.B. Beriberi), parenterale Ernährung über lange Zeit, Null-Diät, Hämodialyse, Malabsorption.
2. Chronischer Alkoholismus (alkoholtoxische Kardiomyopathie, Wernick'sche Enzephalopathie, Korsakow-Syndrom).
3. Schwere akute Leberfunktionsstörung (Leberkoma, fulminante Hepatitis).
4. Thyreotoxikose.
5. Gesteigerter Bedarf, z.B. in der Schwangerschaft und Stillzeit

3.1.8.1 Fehl- und Mangelernährung

Die klassische Vitamin-B_1-Mangelkrankheit (Beriberi) tritt in der Bundesrepublik und in vergleichbaren Industrieländern nur noch in Einzelfällen auf. Bei hospitalisierten Senioren ist ein schwerer Thiaminmangel selten, ein moderater Mangel ist jedoch nicht immer auszuschließen. In der Studie von Pepersack et al. (1999) war die Transketolase-Aktivität im Blut in 40% bei hospitalisierten Patienten und in 20% bei ambulanten Fällen erhöht. Im Gegensatz zu den externen Fällen bestand bei den Heimpatienten vielfach ein Zusammenhang zwischen dem Thiaminmangel und verschiedenen Erkrankungen wie Morbus Alzheimer, Depressionen, Herzinsuffizienz bzw. Einnahme von Furosemid. Derartige Mangelzustände sind vornehmlich bedingt durch:
- einseitige Nahrungsauswahl, längere ernährungsphysiologisch unausgewogene Reduktions- bzw. Nulldiät;
- Ernährung des alten Menschen, die bzgl. Nahrungsauswahl, -zubereitung und Mahlzeitenfolge oft einseitig und unzureichend ist;
- Zustand nach totaler Gastrektomie mit den Folgen einer Wernicke-Enzephalopathie (Arai et al. 1997, Shimomura T et al. 1998);
- Hyperemesis in der Schwangerschaft mit der Komplikation einer Wernicke-Enzephalopathie (Gardian et al. 1999) bzw. bei schwangeren Alkoholikerinnen mit Hyperemesis und schwerer metabolischer Azidose (Mukunda B.N. 1998);
- chronischer Alkoholabusus mit oder ohne Wernicke-Enzephalopathie (Bachevalier et al 1981, Bonjour 1980, Tallaksen et al 1992, Cook et al. 1998, Bitsch et al. 1998);
- parenterale Ernährung über längere Zeit, bei der gar nicht oder zu spät auf eine ausreichende Thiamin-Substitution geachtet wurde. Innerhalb kurzer Zeit kann eine schwere Laktazidose auftreten, die durch parenterale Vitamin-B_1-Gabe dramatisch gebessert wird (Schwartau et al. 1981, Neeser et al. 1990, Klein et al. 1990, Roll et al. 1991, Schiano et al. 1996, Nakasaki et al. 1997, Smith 1998, Naito et al. 1997, Romanski und McMahon 1999). Nach Schiano et al (1996) reichen bei parenteraler Ernährung täglich 3 mg Thiamin aus, um den normalen Thiaminstatus zu erhalten. Bei manifester Laktazidose sind jedoch zur Aktivierung der Pyruvat-Dehydrogenase hohe Konzentrationen von Thiaminpyrophosphat erforderlich. Diese Fehlernährungszustän-

de können, abhängig vom Grad der Thiamin-Depletierung, von leichten unspezifischen Befindlichkeitsstörungen bis hin zu Enzephalopathien, Polyneuropathien und schweren Herzrhythmusstörungen führen.

3.1.8.2 Erhöhter Bedarf

In Schwangerschaft und Stillzeit ist der Thiamin-Bedarf erhöht, wobei vorrangig bei den Müttern, weniger bei den Säuglingen, erhöhte Aktivierungskoeffizienten nachzuweisen sind (Sanchez et al. 1999). Besonders im letzten Schwangerschaftsdrittel kann eine unsichere Bedarfseckung vorliegen zumal die DACH-Referenzwerte von einer 20%igen bzw. 40%igen Bedarfssteigerung in Schwangerschaft bzw. Stillzeit ausgehen.

Bei chronischen Haemodialyse-Patienten kann eine suboptimale Versorgung mit Vitamin B_1 angetroffen werden. Ursache ist u.a. der verstärkte Übergang des wasserlöslichen Thiamins in das Dialysat.

3.1.8.3 Alkoholismus

Hoher Alkoholkonsum korreliert auffallend negativ mit dem Thiamin-Status (Mukunda 1998, Tallaksen et al. 1992, Cook et al. 1998). Die Hauptursache liegt in der ernährungsphysiologisch unzureichend zusammengesetzten, sehr kohlenhydratbetonten Durchschnittskost des chronischen Alkoholikers. Neben der nicht bedarfsgerechten alimentären Thiaminzufuhr ist die intestinale Resorption durch chronischen Alkoholabusus gestört. Sie bessert sich bereits nach Tagen der Alkoholabstinenz (Holzbach 1995). Darüber hinaus beeinträchtigt Ethanol die ohnehin geringe Speicherkapazität in der Leber und zusätzlich stört die toxische Wirkung des Alkohols bzw. seines Metaboliten Acetaldehyd die Vitamin B_1-Utilisation.

Bei ca. 20% der chronischen Alkoholiker kommt es zu einer axonalen Degeneration und Demyelinisierung der peripheren Nerven (Heimann und Neumann 1981). Für den Markscheidenzerfall wird vornehmlich der Thiamin-Mangel verantwortlich gemacht. Die alkoholische Polyneuropathie kündigt sich häufig mit abgeschwächten Achillessehnenreflexen, sensiblen und motorischen Reizerscheinungen an. Die Patienten leiden an Störungen des Vibrationsempfindens, Kribbeln, Taubheitsgefühl, Gehunsicherheit und Druckschmerzhaftigkeit der langen Nervenstämme (Neundörfer und Niemöller 1981). Bei der alkoholischen Polyneuropathie liegt fast regelmäßig ein Vitamin-B_1-Mangel vor. Nach parenteraler Thiamin-Substitution bildet sich das Polyneuropathie-Syndrom relativ schnell zurück (Schiffter et al. 1979). Die Wirksamkeit von Benfotiamin in der oralen Therapie der alkoholischen Polyneuropathie wurde in einer dreiarmigen, randomisierten, placebokontrollierten Doppelblindstudie über 8 Wochen untersucht (Woelk et al. 1998). Im Therapieverlauf kam es zu einer signifikanten Besserung des Vibrationsempfindens an der Großzehenspitze, gemessen mittels Biothesiometrie, des Neuropathiegesamtscores und der motorischen Funktionsstörungen. Benfotiamin war im Vibrationsempfinden signifikant und tendenziell in den Kriterien sensorische Funktion und Reflexen der fixen Kombination B_1/B_6 und Placebo überlegen. Der alkoholbedingte Thiamin-Mangel wird auch für das Wernicke-Korsakow-Syndrom verantwortlich gemacht. Unter hochdosierter Thiamin-Therapie kommt es bei der überwiegenden Zahl der Patienten zu einer baldigen Rückbildung der Augenmuskel- und Blicklähmung sowie der polyneuropathischen Symptome, während das organische Psychosyndrom und die zerebellare Ataxie länger andauern können und z.T. irreparabel sind.

3.1.8.4 Malabsorption

Malabsorption spielt als Ursache für Thiamin-Mangelzustände zahlenmäßig eine untergeordnete Rolle. Es sind jedoch Todesfälle durch schwerste nicht alkoholbedingte Wernickesche Enzephalopathien bekannt, die auf entzündlichen Veränderungen im oberen Gastrointestinaltrakt basieren. Langanhaltendes Erbrechen, mangelnde Thiamin-Resorption sowie eine hochkalorische, kohlenhydratreiche parenterale Ernährung ohne entsprechende Thiamin-Substitution führten zur tödlichen Wernickeschen Enzephalopathie (von Bülow und Stahlschmidt 1980). Weitere Fälle einer nichtalkoholischen Wernicke-Enzephalopathie, die sich auf dem Boden einer chronischen Magenausgangsstenose mit Malabsorption und -digestion bei einer Pylorusstenose entwickelten, sind beschrieben und erfolgreich durch parenterale Thiamingaben behandelt worden (Bohnert 1981). Zusätzliche Vitamin-B_1-Gaben sind unbedingt bei unzureichender Resorption wie z.B. entzündlichen Darmerkrankungen (z.B. Morbus Crohn, Sprue) angezeigt.

3.1.8.5 Angeborene Störungen des Thiamin-Stoffwechsels

Einige angeborene seltene Defekte im Intermediärstoffwechsel sprechen z.T. sehr erfolgreich auf hohe Thiamin-Gaben an.

Wenige Kasuistiken beschreiben ein Syndrom, das mit Thiamin-responsiver Anämie, Diabetes mellitus und Taubheit einhergeht (Mandel et al. 1984). Bei einem dreijährigen Mädchen mit einer Anämie, Thrombozytopenie, insulinpflichtigem Diabetes mellitus sowie einer sensoneuralen Schallempfindlichkeitsschwerhörigkeit bei gleichzeitig normalem Thiamin-Status (normale Transketolase-Aktivität) kam es unter einer kontinuierlichen Therapie mit 25 mg Vitamin B_1 zu einer raschen Rückbildung der Anämie und Thrombozytopenie. Die Schwerhörigkeit sowie der Diabetes mellitus sprachen jedoch nicht an (Rosskamp et al. 1985).

Das Leigh-Syndrom ist eine seltene, autosomal-rezessiv vererbte Enzephalopathie im Säuglingsalter. Die betroffenen Patienten zeigen neurologische Symptome, die durch nekrotisierende Prozesse im Hirnstamm, Kleinhirn und Rückenmark verursacht werden. Der Tod tritt relativ rasch ein. Vermutlich basiert der Defekt auf einer Störung der Thiamintriphosphat-Synthese. Durch hohe Thiamin-Dosen konnten einige Patienten erfolgreich behandelt werden.

Weitere positive Therapieergebnisse mit Vitamin B_1 liegen bei Patienten mit angeborenen Störungen des Stoffwechsels der verzweigtkettigen Aminosäuren Leucin, Isoleucin und Valin (Ahornsirup-Krankheit) vor.

3.1.8.6 Leberfunktionsstörungen

Etwa 1/3 der Patienten mit fulminanter Lebererkrankung, die sich im Leberkoma befanden, wiesen biochemische Mangelzeichen in Form erniedrigter Erythrozyten-Transketolase-Aktivitäten und erhöhtem TDP-Effekt auf. Die intravenöse Verabreichung hoher Thiamindosen führte zu einer Normalisierung dieser Parameter. Die Leberschäden basierten nicht auf einem Alkoholabusus, sondern wurden ursächlich durch eine akute Virushepatitis, Halothan bzw. Paracetamol-Vergiftung verursacht. Trotz massiv geschädigter Leberzellen konnten somit im Stoffwechsel ausreichende Enzymmengen durch die Thiamin-Therapie synthetisiert werden (Labadarios et al. 1977).

3.1.8.7 Zur Unterstützung bei Schmerzzuständen

Verschiedene tierexperimentelle Untersuchungen (Wild, Bartoszyk 1988, Jurna et al. 1990) und klinische Studien weisen darauf hin, daß hochdosiertes Thiamin eine antinozizeptive Wirkung besitzt. Thiamin kann dabei die Synthese schmerzhemmender Neurotransmitter wie GABA und Serotonin beeinflussen. Inwieweit dem Vitamin B_1 ein primär-analgetischer Effekt zukommt oder die Schmerzlinderung durch Stimulierung des Repair-Mechanismus erfolgt, kann z.Z. endgültig nicht entschieden werden. Trotz bekannt niedriger Resorptionsquote gelingt es bei Verabreichung hoher oraler Dosen (im Grammbereich), therapeutisch wirksame Thiamin-Blutspiegel zu erzielen (Hötzel 1988).

3.1.8.8 Behandlung der diabetischen Polyneuropathie

Die chronische Hyperglykämie beim Diabetes mellitus ist verantwortlich für Folgeerkrankungen wie Makro-, Mikroangiopathie, Linsenschädigung sowie periphere und autonome Neuropathie. Bei etwa 20% der Diabetiker ist mit einer Polyneuropathie unterschiedlichen Schweregrades zu rechnen. Sie beeinträchtigen die Lebensqualität, tragen durch Progredienz zur Langzeitmorbidität bei und verschlechtern die Lebenserwartung. Die diabetischen Nervenschädigungen sind vielgestaltig. Aus praktischen Gründen sind überwiegend sensible, periphere, weitgehend symmetrische Polyneuropathien von denen des autonomen Nervensystems abzugrenzen. Die Differenzierung ist aus prognostischer Sicht wichtig, da die sensible und autonome Neuropathie schleichend und langsam progredient mit ungünstiger Prognose verläuft, während die motorischen Mononeuropathien sich zumindest teilweise zurückbilden. Ein wichtiger pathogenetischer Mechanismus der Glucosetoxizität ist d ie Glykierung von Proteinen, Lipiden und Nukleinsäure, die als Folgeprodukte akkumulieren. AGEs (advanced glycation end products) sind biochemisch hochaktive Substanzen mit einer Reihe von pathogenetischen Eigenschaften zur Entstehung und Progression diabetischer Folgeerkrankungen. Neben Aminoguanidin erwies sich Thiamin und insbesondere Benfotiamin als potenter Hemmer der AGE-Bildung in vitro (Booth et al. 1996, La Sleva et al. 1996, Hammes et al. 1998).

In einer experimentellen Arbeit wurde an diabetischen Hunden die präventive Wirkung von Benfotiamin auf die Entwicklung einer kardialen autonomen Polyneuropathie untersucht. Während es in der unbehandelten Gruppe zu einer pathologischen Veränderung der Parameter E/I Quotient und Valsalva-Test kam, wurde für die Behandlung mit Benfotiamin ein präventiver Effekt nachgewiesen, der statistisch gesichert werden konnte (Koltai, 1996). Bei Streptozotocin-diabetischen Ratten wurde der Einfluß von Thiamin und Benfotiamin auf die Bildung von Glucoseoxidationsprodukten in Nerven und auf die Nervenleitgeschwindigkeit untersucht. Benfotiamin normalisierte erhöhten zellulären oxidativen Streß und reduzierte die Nervenleitgeschwindigkeit (Werkmann et al. (1998).

Inzwischen liegen mehrere placebokontrollierte klinische Studien mit Benfotiamin bzw. der fixen Kombination Benfotiamin/Vitamin B_6 bei Patienten mit diabetischer Polyneuropathie vor. Zu den Hauptzielgrößen zählten Vibrationsempfinden, Neuropathie-Score, Prüfung der Motorik, Sensibilität, Muskeleigenreflexe, Bewegungskoordination und Schmerzsymptomatik. In allen Projekten wurden die meisten geprüften Parameter signifikant gegenüber dem Ausgangswert und Placebo gebessert (Ledermann 1989, Stracke et al. 1996, Haupt et al. 1998, Winkler et al., 1999).

3.1.9 Behandlung des Thiamin-Mangels

3.1.9.1 Prophylaxe

Zur prophylaktischen Substitution sind bei entsprechenden Risikogruppen orale Tagesdosen im Bereich der 1- bis 5fachen Tageszufuhrempfehlung gemäß DGE angezeigt, d.h. ca. 2–10 mg pro Tag. Diese Thiamin-Mengen reichen aus, um einen erhöhten Thiamin-Bedarf sicher zu decken, wie z.B. in Schwangerschaft und Stillzeit. Höhere Tagesdosen erscheinen zur rein vorbeugenden Verabreichung unökonomisch, da die resorptive Kapazität des menschlichen Dünndarms limitiert ist. Um die intrazellulären Thiamindiphosphatspeicher effektiv aufzufüllen ist eine Substitution mit Thiamin mit über den Tag verteilten niedrigen Dosen rationeller als eine einmalig hohe Thiamindosis. Zur Prophylaxe werden täglich 5–10 mg Thiamin (berechnet als Base) und für die Allithiamine 1–20 mg empfohlen. Unabdingbar ist die Thiamin-Zufuhr im Rahmen der kompletten parenteralen Ernährung. Als Standarddosis ist eine Tageszufuhr von 3–4 mg Vitamin B_1 zu empfehlen (DAKE 1990).

3.1.9.2 Therapie

Zur Therapie kann Vitamin B_1 je nach Behandlungserfordernissen oral, intramuskulär, intravenös bzw. zentralvenös zugeführt werden. Im Rahmen der Initialtherapie manifester Mangelzustände sollte Thiamin zur raschen Aufsättigung parenteral verabreicht werden. Zur Therapie des Wernicke-Korsakow-Syndroms, schwerer Stoffwechselentgleisungen sowie der klassischen Beriberi haben sich Tagesdosen zwischen 50–100 mg i.v. bzw. i.m. bewährt. Höhere Dosen wurden mit Erfolg im Rahmen der intensivmedizinischen Therapie der Wernicke-Enzephalopathie mit dem Ziel der raschen Kompensierung der Azidose verabreicht. Nach parenteraler Initialtherapie wird die Behandlung auf orale Tagesdosen zwischen 50 und 200 mg Thiaminbase bzw. 50–150mg Allithiamine umgestellt (Monographie Vitamin B_1 1987, Monographie Allithiamine 1991). Aus pharmakokinetischen Gesichtspunkten sollte diese Tagesdosis auf mehrere Einzeldosen verteilt werden.

Zur Therapie der alkoholischen Polyneuropathie werden in der ersten Woche täglich 100 mg B_1, anschließend für etwa 4 Wochen zweimal pro Woche je 100 mg und dann, je nach Rückbildungstendenz, bis zur Heilung 1 ×100 mg pro Woche empfohlen. Bei der fulminanten Shoshin-Beriberi, einer schweren kardiovaskulären Erkrankung mit Hypotension, metabolischer Azidose, Oligurie und Zyanose wurden noch höhere parenterale Tagesdosen bis zu 500 mg i.v. mit Erfolg eingesetzt. Allithiamine wie Acetiamin, Benfotiamin und Fursultiamin müssen niedriger dosiert werden, hier reichen für die Therapie 50–150 mg aus (Monographie Allithiamine 1991).

3.2 Riboflavin (Vitamin B$_2$)

3.2.1 Chemie

Riboflavin (CAS-Nr. 83-88-5, Summenformel C$_{17}$H$_{20}$N$_4$O$_6$) ist die von der IUPAC-IUP vorgeschlagene Kurzbezeichnung für die biologisch-aktive Verbindung 7,8-Dimethyl-10-(1-D-ribityl)-2,4(3H,10H)-benzopteridindion (Abb. 3-8). Als historisch sind u.a. die Bezeichnungen Ovoflavin, Lactoflavin und Uroflavin anzusehen. Die wichtigsten Derivate von Riboflavin sind Flavin-mononucleotid (FMN) und Flavin-adenin-dinucleotid (FAD) als Coenzyme von Oxidasen und Dehydrogenasen. Die Isolierung von Riboflavin gelang 1933, die Aufklärung der Struktur 1933–34 durch Kuhn und Wagner-Jauregg und die Synthese 1934 durch Kuhn, Weygand und Karrer. Warburg und Christian gewannen 1932 aus Hefen das «gelbe Enzym» und identifizierten es als FMN. 1938 wurde von Wagner FAD als Coenzym der D-Aminosäure-Oxidase entdeckt (Cooperman und Lopez 1984, Friedrich 1987).

Riboflavin (M$_r$ 376,36), ein gelborangenes Pulver, ist mäßig löslich in Wasser und absolutem Ethanol, schwer löslich in Cyclohexanol, Benzylalkohol, Phenol, unlöslich in Ether, Chloroform, Aceton, Benzol, besser

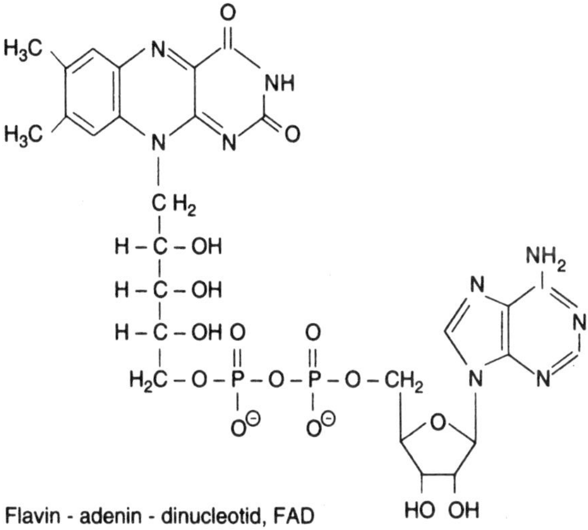

Flavin - adenin - dinucleotid, FAD

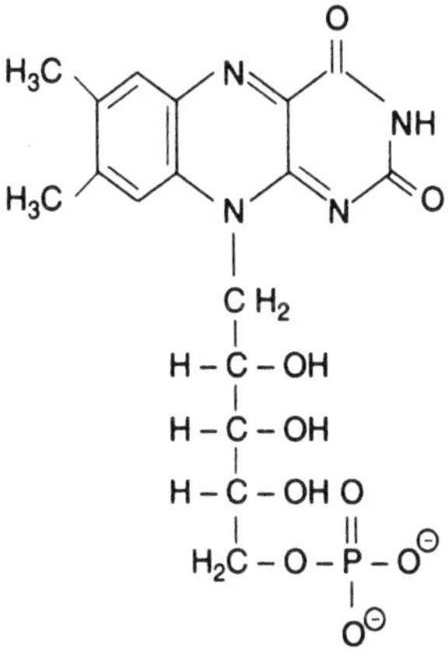

Flavin - mononucleotid, FMN (Riboflavin - 5' - phosphorsäure)

Abb. 3-8: Riboflavin, FAD und FMN

löslich in Salzwasser und 10%iger Harnstofflösung bzw. leicht löslich in verdünnten Alkalien. Wäßrige Lösungen aus Riboflavin fluoreszieren grünlich-gelb optimal bei pH 6–7 mit einem Maximum bei 565 nm. FMN bildet feine gelbe Kristalle, ist gut wasserlöslich, aber hochempfindlich gegen UV-Licht. Riboflavin und FMN sind sehr hitzestabil, licht- und sauerstoffempfindlich und werden in vitro rasch zu vitamininaktivem Lumichron (Dimethylisoalloxazin) oder Lumiflavin (Trimethylisoalloxazin) abgebaut. Sie sind deshalb luftdicht verschlossen und lichtgeschützt aufzubewahren (Pharmazeutische Stoffliste 1994).

3.2.2 Vorkommen

Riboflavin ist in der Tier- und Pflanzenwelt weit verbreitet, in einigen Nahrungsmitteln ist es besonders reichlich enthalten. Die beste natürliche Quelle für Riboflavin ist Hefe. Da jedoch Hefe in der Ernährung des Menschen mengenmäßig nur eine untergeordnete Rolle spielt, ist der hohe Gehalt eher von theoretischem Interesse. Für die praktische Ernährung ist der hohe Riboflavingehalt in Milch und Milchprodukten von entscheidender Bedeutung. Aber auch Fleisch (besonders hoher Gehalt in Leber) und Fisch gehören zu den riboflavinreichen Nahrungsmitteln. Wie auch bei anderen Vitaminen wird der Riboflavingehalt des Getreides entscheidend vom Ausmahlungsgrad beeinflußt. Da sich Vitamin B_2 hauptsächlich im Keimling und in der Kleie befindet, die bei der Vermahlung abgetrennt werden, enthält Weißmehl nur noch etwa ⅓ des Riboflavins im Vergleich zum unbehandelten Weizenkorn. Die Riboflavingehalte verschiedener Nahrungsmittel sind in Tab. 3-4 aufgeführt. Bei der küchentechnischen Bearbeitung halten sich die Riboflavinverluste in Grenzen. Da das Vitamin hitzeresistent ist, treten praktisch keine Kochverluste auf. Zwar gehen beachtliche Mengen des wasserlöslichen Vitamins in das Kochwasser über, wenn dieses aber bei der weiteren Zubereitung mitverwendet wird, sind die Verluste zu vernachlässigen. Entsprechendes gilt auch für wasserfreies Garen (Friedrich 1987). Jedoch muß berücksichtigt werden, daß Riboflavin sehr lichtempfindlich ist und in Abhängigkeit von der Lagerung in größerem Umfang zerstört werden kann. Wird Milch z.B. in Klarglasflaschen gelagert und gleichzeitig dem Sonnenlicht ausgesetzt, dann können die Vitaminverluste (durch Zersetzung) bis zu 50% betragen. Auch wiederholtes Einfrieren und Auftauen,

Tab. 3-4: Riboflavin (Vitamin B$_2$)-Gehalte in verschiedenen Lebensmitteln bzw. deren Nährstoffdichte (s. Glossar) nach Bundeslebensmittelschlüssel (BLS) 1999

	Gehalt mg/100g	Nährstoffdichte mg/1000 kcal
Fleisch		
Schweineleber	3,1	19,5
Rinderleber	3,0	22,2
Schweinefleisch	0,2	1,4
Rindfleisch	0,2	1,1
Huhn	0,2	0,7
Fisch		
Sardine	0,4	1,5
Makrele	0,3	2,5
Hering	0,2	0,9
Milch/Milchprodukte		
Camembert	0,6	1,7
Gorgonzola	0,4	1,1
Emmentaler	0,3	0,8
Vollmilch	0,2	4,9
Frischkäse	0,2	0,6
Gemüse		
Gemüsepaprika (gelb)	0,3	2,5
Broccoli	0,2	6,5
Erbsen	0,2	0,5
Bohnen (weiß)	0,1	0,4
Grünkohl	0,2	5,7
Obst		
Avocado	0,2	0,8
Maracuja	0,1	2,0
Cerealien		
Weizenkleie	0,5	2,5
Roggen Vollkornmehl	0,2	0,7
Haferflocken	0,2	0,4

z.B. von Fleisch, ist mit nennenswerten Riboflavinverlusten verbunden, da hierbei das Vitamin mit dem ausgeschiedenen Wasser verlorengeht. Die DGE geht deshalb von durchschnittlichen Zubereitungsverlusten von ungefähr 20% aus, sofern eine schonende Zubereitung gewährleistet ist (DACH 2000).

3.2.3 Stoffwechsel und Pharmakokinetik von Riboflavin

Riboflavin kommt in der Nahrung als freies Riboflavin, vorrangig jedoch als proteingebundenes FAD und FMN vor. Im sauren Magen erfolgt die hydrolytische Aufspaltung in FAD, FMN und Protein. Die Resorption erfolgt rasch, mit maximalen Plasmaspiegeln nach ca. 1,5 Stunden, einer Absorptionshalbwertszeit von 1,1 Stunden (Zempleni et al. 1996) und vornehmlich im proximalen Dünndarm nach Dephosphorylierung in Form von freiem Riboflavin, das in den Mucosazellen durch die Riboflavinkinase wieder zu FMN phosphoryliert wird. Sie erfolgt bei niedriger Dosierung dosisabhängig (und vermutlich Na-abhängig) und aktiv nach der Sättigungskinetik, bei höheren Konzentrationen durch passive Diffusion (Mc Cormick 1989). Nahrungsaufnahme und Gallensäuren steigern die Riboflavin-Aufnahme (Jusko und Levy 1975). Für geringere Mengen besteht ein enterohepatischer Kreislauf (Mc Cormick 1997). Im Blut liegt der größte Teil von Riboflavin als FAD, FMN und nur 0,5–2% als freies Riboflavin vor. Freies Riboflavin, FMN und FAD sind hauptsächlich an Albumin (80%) und spezifisch an Riboflavin-bindende Proteine (RFBPs) gebunden. Überschüssiges Riboflavin kann nicht gespeichert werden, wenn nicht ausreichend Apoprotein vorliegt. Bei Mangel an Apoprotein ist der Riboflavinbestand reduziert. Die Umwandlung von Riboflavin und FMN zu FAD erfolgt in fast allen Geweben, vorrangig in der Leber. Die höchsten Konzentrationen an Riboflavin finden sich in der Leber, den Nieren und im Herz, 70–90% als FAD und < 5% als freies Riboflavin. Die Reservekapazität für Riboflavin beträgt 2–6 Wochen. Nach oraler Applikation von 40 mg Riboflavin bei fünf Frauen mit Leberzirrhose besteht im Hinblick auf Resorption, Bioverfügbarkeit, Auftreten von maximalen Plasmaspiegeln, Verteilung, Metabolismus und Elimination von Riboflavin bzw. Coenzym kein signifikanter Unterschied zu gesunden Probanden (Zempleni et al 1996). Die Eliminationshalbwertzeit hängt vom Vitamin-B_2-Status sowie der zugeführten Dosis ab und beträgt für die Beta-Phase 1,2 Stunden (Monographie 1988).

Vitamin B_2 wird vorrangig über die Niere als unverändertes Riboflavin, 7-α-Hydroxyriboflavin, 8-α-Hydroxyriboflavin (und weitere Metabolite) durch aktive tubuläre Sekretion eliminiert. Die renale Clearance ist höher als die glomeruläre Filtration. Die Eliminationshalbwertszeit hängt vom Vitamin-B_2 Status sowie der oral zugeführten Dosis ab. Zu unterscheiden ist eine schnelle Eliminationshalbwertszeit von 0,5–0,7 Stunden und eine langsame Beta-Phase von 3,4–13,3 Stunden (Zempleni et al. 1996). Nach hohen Dosen kann infolge eines bakteriellen Abbaus Hydroxyethylflavin im Urin auftreten. Ein Indikator für einen Riboflavin-Mangel ist eine Ausscheidung < 40 mg Riboflavin/g Kreatinin. Weniger als 1% werden über die Galle eliminiert (Cooperman und Lopez 1984, Friedrich 1987). Durch passive bzw. erleichterte Diffusion gelangen FAD und FMN in die fetale Zirkulation, wobei ein Großteil enzymatisch in freies Riboflavin umgewandelt wird. Dies konnte in vitro durch Inkubation von FAD mit einem Plazentahomogenat nachgewiesen werden (Lust et al. 1954). Für einen aktiven diaplazentaren Transport von Riboflavin sprechen höhere Konzentrationen in venösen als in arteriellen Plazentagefäßen sowie Riboflavin-Konzentrationsgradienten mütterliches Plasma zu venösem Plazentaplasma von 1:4,7 bzw. Coenzymkonzentrationsgradienten von 1,7:1 (Zempeleni et al. 1992).

3.2.4 Biochemische Funktionen

Riboflavin ist in Form von Riboflavin-5-phosphat (FMN) oder Flavin-adenin-dinucleotid (FAD) Coenzym bzw. prosthetische Gruppe einer großen Zahl von Oxidoreduktasen, die wegen der gelben Farbe des oxidierten Coenzyms als Flavoproteine oder Flavinenzyme bezeichnet werden (Tab. 3-5).

Einige Flavoproteine haben Anschluß an die Atmungskette und übertragen Substratwasserstoff auf Ubichinon (Liponamid-Dehydrogenase als einziges Flavinenzym auf NAD), andere reagieren direkt mit Sauerstoff unter Bildung von Wasserstoffperoxid. Einige Flavinenzyme enthalten auch Metalle wie Fe, Mo oder Cu. Beispiele für Flavinenzyme und ihre Funktionen sind in Tab. 3-5 aufgeführt.

Die Bildung der Coenzyme aus dem Vitamin erfolgt in folgenden Schritten:
1. Riboflavin + ATP → FMN + ADP
   (Riboflavinkinase in Leber, Darmschleimhaut und anderen Geweben)
2. FMN + ATP → FAD + Pyrophosphat
   (FMN-Adenyltransferase)

Substratwasserstoff wird bei Übertragung durch die Flavincoenzyme an die N-Atome 1 und 5 des Isoalloxazinringes gebunden.

Tab. 3-5: Beispiele für Flavinenzyme im Säugetierorganismus

Enzym	Coenzym	Funktion
Acyl-CoA-Dehydrogenase	FAD	erster Dehydrierungsschritt bei der β-Oxidation der Fettsäuren. Wasserstoffübertragung auf ETF
Elektronenübertragendes Flavoprotein (ETF)	FAD	Übertragung des Wasserstoffs von Acyl-CoA-Dehydrogenase auf Ubichinon
Xanthinoxidase	FAD	Oxidation von Hypoxanthin zu Xanthin und Xanthin zu Harnsäure beim Purinabbau
Succinatdehydrogenase	FAD	Dehydrierung von Succinat zu Fumarat im Citronensäurezyklus
Dihydroliponamid-Dehydrogenase	FAD	Wasserstoffübertragung von Dihydroliponamid auf NAD im 2-Oxosäureoxidase-System, s. Kapitel 3.1. Thiamin
NADH-Cytochrom c-Reduktase	FMN	Übertragung des Wasserstoffs von NADH auf Ubichinon in der Atmungskette
Monoaminoxidase	FAD	Oxidation von Monoaminen bzw. Diaminen zum entspr. Aldehyd
Diaminoxidase	FAD	
Aldehydoxidase	FAD	Oxidation von Aldehyden zu Carbonsäuren
Glutathionreduktase	FAD	Reduction von oxidiertem zu reduziertem Glutathion
Pyridoxinphosphat-Oxidase	FMN	Oxidation von Pyridoxinphosphat (s. Kapitel 3.3 Vitamin B_6)

3.2.5 Bedarf

Die Angaben zum Riboflavinbedarf basieren auf experimentellen Untersuchungen, die sowohl mit Erwachsenen, als auch mit Kindern durchgeführt wurden. Dabei wurde zunächst der Mindestbedarf ermittelt, der gerade ausreicht, um klinische Mangelsymptome zu verhindern und der noch eine normale Riboflavinausscheidung mit dem Urin gewährleistet. Zwar verhindern bereits tägliche Gaben von 0,8–0,9 mg beim Erwachsenen das Auftreten charakteristischer Mangelerscheinungen, jedoch ergibt sich bei diesen Mengen anhand der Urinausscheidung eine unzureichende Riboflavinversorgung. Erst ab einem Schwellenwert der Zufuhr, der beim Erwachsenen zwischen 1,1 mg und 1,6 mg/Tag liegt, steigt die Ausscheidung im Urin stark an (DACH 2000).

Da Riboflavin u.a. für den Protein- und Energiestoffwechsel von Bedeutung ist, werden die Empfehlungen auch auf den Protein- und Energiegehalt der aufgenommenen Nahrung bezogen. Danach wird die Grenze für eine ausreichende Versorgung bei 0,6 mg/1000 kcal (4,2 MJ) angesetzt. Falls eine Reduktionskost eingehalten wird, und dabei die Energiezufuhr bei nur 1000 kcal (4,2 MJ) oder niedriger liegt, wird zur Aufrechterhaltung des Grundumsatzes und zur optimalen Gewährleistung basaler Stoffwechselerfordernisse empfohlen, eine tägliche Riboflavinaufnahme von 1,2 mg nicht zu unterschreiten (DACH 2000).

Die DGE empfiehlt bei gesunden erwachsenen Frauen 1,2 mg/Tag. Bei den Männern gibt es Unterschiede je nach Altersgruppe, die Werte fallen von 1,5 mg/Tag bis 1,2 mg/Tag mit zunehmendem Alter (Tab 3-6) bei leichter körperlicher Tätigkeit (PAL-Wert 1,4, s. Glossar). Jugendliche im Alter zwischen 13 und 15 Jahren haben einen etwas höheren Bedarf. Unter physiologischen Sonderbedingungen werden Zulagen empfohlen, die in der Schwangerschaft einen Mehrbedarf von 0,3 mg/Tag ausmachen und während des Stillens bei 0,4 mg angesetzt werden. Die wünschenswerte Höhe der Zufuhr ist für die verschiedenen Altersgruppen entsprechend den Empfehlungen der DGE in Tab. 3-6 aufgeführt.

Wie auch bei anderen Vitaminen ist während schwerer Krankheiten und nach Operationen der Riboflavinbedarf erhöht. Chronischer Alkoholmißbrauch führt ebenfalls zu einem höheren Bedarf, wie auch die Einnahme bestimmter Medikamente, z.B. Probenecid und Borsäure (Cooperman und Lopez 1984), deren Anwendung aufgrund ihrer Toxizität heute nicht mehr gerechtfertigt ist. Mehrere Literaturbefunde weisen ebenfalls auf eine Beeinflussung des Riboflavinbedarfs nach chronischer Einnahme oraler Kontrazeptiva hin.

In den letzten Jahren verdichten sich die Hinweise, daß einer ausreichenden Riboflavinversorgung in Streßsituationen eine besondere Bedeutung zukommt. Aufgrund der Beteiligung des Riboflavin am Glutathionstoffwechsel zeigen unterschiedliche Stressoren eine Verschlechterung des Riboflavinstatus. So ist z.B. nach sportlicher Belastung der Bedarf erhöht (Sen und Packer 2000, Manore 2000, Frank et al. 2000). Auch andere Stressoren wie beispielsweise Inflammationspro-

Tab. 3-6: Riboflavin (Vitamin B$_2$), empfohlene tägliche Zufuhr (DACH 2000)

Alter	Riboflavin mg/Tag	
	m	w
Säuglinge		
0 bis unter 4 Monate[1]	0,3	
4 bis unter 12 Monate	0,4	
Kinder		
1 bis unter 4 Jahre	0,7	
4 bis unter 7 Jahre	0,9	
7 bis unter 10 Jahre	1,1	
10 bis unter 13 Jahre	1,4	1,2
13 bis unter 15 Jahre[2]	1,6	1,3
Jugendliche und Erwachsene		
15 bis unter 19 Jahre	1,5	1,2
19 bis unter 25 Jahre	1,5	1,2
25 bis unter 51 Jahre	1,4	1,2
51 bis unter 65 Jahre	1,3	1,2
65 Jahre und älter	1,2	1,2
Schwangere		
ab 4. Monat		1,5
Stillende		1,6

[1] Hierbei handelt es sich um einen Schätzwert
[2] Der hohe Wert ergibt sich durch den Bezug zur Energiezufuhr

zesse infolge rheumatoider Arthritis und sonstige Entzündungsprozesse, die erhöhte Anforderungen an das Glutathionsystem stellen, haben einen erhöhten Riboflavinbedarf zur Folge (Mulherin et al. 1996, Seekamp et al. 1999).

Die besondere Bedeutung des Riboflavin in Zusammenhang mit dem Homocysteinstoffwechsel findet in neuerer Literatur zunehmend Beachtung und wird als unabhängiger Indikator für den Homocysteinblutspiegel gesehen (Hustad et al. 2000). Ältere Menschen scheinen einen erhöhten Bedarf zu haben (McKay et al. 2000, Chan et al. 1998), wobei die gegenwärtigen Kenntnisse nicht ausreichen, dies zu quantifizieren.

3.2.6 Bedarfsdeckung

Bei der Riboflavinbedarfsdeckung stehen Milch und Milchprodukte an erster Stelle. Durch 4 Gläser Milch pro Tag ist die Bedarfsdeckung bereits gesichert. Untersuchungsergebnisse zeigen dementsprechend auch, daß eine gute Riboflavinversorgungssituation sehr eng mit dem Milchkonsum korreliert. In der Bundesrepublik Deutschland entstammen etwa 30% der gesamten Riboflavinzufuhr aus dem Verzehr von Milch, Milchprodukten und Käse. Fleisch und Wurstwaren tragen aufgrund des relativ hohen Konsums mit etwa 20% ebenfalls deutlich zur Bedarfsdeckung bei (BVS, 1997). Auch durch Fisch, Eier, Gemüse, Früchte und Cerealien wird Riboflavin in nennenswerten Mengen zugeführt (Ernährungsbericht 1984, NVS 1991), so daß sich rein rechnerisch in den meisten Altersgruppen eine ausgewogene Riboflavinbilanz ergibt Dies läßt sich insbesondere vor dem Hintergrund der neuen DACH-Referenzwerte (2000) für Vitamin B_2 feststellen, die im Gegensatz zu den früheren Empfehlungen um bis zu 20% niedriger liegen. So müssen auch die Daten des Ernährungsberichts von 1988 kritisch hinterfragt werden, die seinerzeit speziell bei Senioren auf Versorgungslücken hinwiesen. Um einen besseren Einblick in die tatsächliche Nährstoffzufuhr zu erzielen, wurde von Seiten des BMG ein spezielles Forschungsprojekt zu diesem Thema vergeben, dessen Ergebnisse im Ernährungsbericht 2000 wiedergegeben sind. Danach liegt eine mittlere Riboflavinzufuhr der über 65jährigen Männer und Frauen bei 1,5 mg/Tag und überschreitet die entsprechenden Zufuhr-Empfehlungen von 1,2 mg/Tag um mehr als 30%. Unter der Voraussetzung, daß die Zufuhrmengen einer Gauß'schen Normalverteilung unterliegen, dürfte dennoch kaum jemand mit der täglichen Zufuhr unterhalb des EAR-Wertes liegen (näheres s. Kap 2), womit eine unzureichende Versorgung in der Bevölkerung unwahrscheinlich ist. Differenziert man bei derartigen Untersuchungen nach verschiedenen Bevölkerungsgruppen, so stellt man fest, daß der Anstieg des Milchkonsums bei Jugendlichen in den letzten Jahren zu einer Verbesserung der Riboflavinversorgung geführt hat. Aufgrund unterschiedlicher Verzehrgewohnheiten sind z.B. Mitbürger türkischer Herkunft eher von einem Riboflavinmangel betroffen (Ernährungsbericht 1988). Dies trifft generell auch für alle Personengruppen zu, deren Konsum u.a. an Milch und Milchprodukten niedrig ist.

3.2.7 Klinische Symptomatik

Im Gegensatz zu Vitamin B_1, B_6 und Folsäure ist ein reiner Vitamin B_2-Mangel äußerst selten und nur bei einer absolut riboflavinarmen Ernährung sowie unter experimentellen Bedingungen zu beobachten. Klinische Symptome treten erst nach Wochen auf. Zu den charakteristischen Krankheitsmerkmalen zählen hyperplastische Veränderungen der Haut, besonders an mukosa-epidermalen Übergängen der Lippen (Cheilosis), Mundwinkelrhagaden (Perlèche, Stomatitis angularis) und Zungenveränderungen mit Papillenatrophie, die seborrhoische Dermatitis im Bereich der Nasolabialfalte und Ohren sowie Vaskularisierung der Cornea mit Fremdkörpergefühl, Katarakt und Glaskörpertrübung. Die Dermatitis kann auf den Stamm und die Extremitäten übergreifen mit Pruritus im Genitalbereich. Der Riboflavinmangel ist durch eindrucksvolle Epithelveränderungen mit Atrophie, Hyperkeratose und Hyperplasie der Haut gekennzeichnet. Nach einer wochenlangen Vitamin-B_2-Mangelernährung wurde eine normochrome normozytäre Anämie beobachtet mit verminderter Zahl von Retikulozyten, Leukozyten und Thrombozyten. Die Beobachtungen sprechen dafür, daß Riboflavin auch für die Erythropoese und Hämatopoese von gewisser Bedeutung ist. Ein schwerer Riboflavinmangel führt zu einem gestörten B_6-Metabolismus (Mc Cormick 1989), da FMN für Phosphatoxidase erforderlich ist.

Zur Erfassung eines Vitamin B_2-Mangels stehen Blutuntersuchungen, Riboflavin-Ausscheidung im Urin und Bestimmung der Glutathion-Reduktase-Aktivität der Erythrozyten (αEGR-Aktivität) zur Verfügung. Wegen ihrer hohen Verläßlichkeit hat sich die αEGR-Methode bewährt, wobei ein erhöhter Aktivitätskoeffizient nach Stimulierung durch FAD für einen Riboflavin-Mangel spricht. Ein weiterer Indikator für einen Riboflavin-Mangel ist eine Urinausscheidung < 40 µg/g Kreatinin.

3.2.8 Anwendungsgebiete für Vitamin B_2

Gesicherte Anwendungsgebiete für Riboflavin sind Prophylaxe und Therapie von klinischen Riboflavin-Mangelzuständen verschiedener Ursachen, sofern diese nicht ernährungsmäßig behoben werden können. Trotz einer optimalen Grundversorgung können auch heute durchaus

Riboflavin-Mangelzustände (biochemisch) nachgewiesen werden, obwohl noch keine klinischen Symptome vorliegen. Die Ursachen sind vielfältig (Tab. 3-7).

Tab. 3-7: Anwendungsgebiete für Riboflavin

1. Schwere Mangel- und Fehlernährung, gestörte Riboflavin-Resorption, chronische Entzündungen des Dünndarms (Enteritiden), chronische Hämodialyse.
2. Gesteigerter Bedarf, z.B. Schwangerschaft und Stillzeit.
3. Mangel als Folge einer Phototherapie der Neugeborenen-Hyperbilirubinämie.
4. Chronische Einnahme von Arzneimitteln, z.B. orale Kontrazeptiva, trizyklische Antidepressiva.

3.2.8.1 Fehl- und Mangelernährung

Ein Riboflavinmangel ist vorrangig in unterentwickelten Ländern bei Frauen und Kindern in Form einer Glossitis, angulären Stomatitis, Cheilitis und seborrhoischen Dermatitis anzutreffen. Als Ursachen kommen neben Fehl- und Mangelernährung ernährungsunabhängige Faktoren (Lakshmi 1998) wie chronische Atemwegserkrankungen, Diabetes mellitus (Cole et al. 1976), Herzerkrankungen (Steier et al. 1976), Krebs, orale Kontrazeptiva, Antidepressiva, chronischer Alkoholismus und Schilddrüsenfunktionsstörungen in Frage. Häufig besteht ein gleichzeitiger Vitamin B_6-Mangel und im Plasma ein moderat erhöhter Homocysteinspiegel. In diesen Fällen hat eine Riboflavin-Substitution keinen Einfluß, weder auf den Homocysteinspiegel noch auf die klinische Symptomatik. Lediglich Pyridoxin war effektiv (Lakshmi u. Ramalakshmi 1998). Auch in hochindustrialisierten Ländern sind spezielle Bevölkerungsgruppen wie Senioren und junge Frauen (vgl. 3.2.6) gelegentlich unzureichend mit Vitamin B_2 versorgt (DGE 1988). Dafür ist in aller Regel eine falsche Nahrungsauswahl verantwortlich zu machen, ein quantitativer Nahrungsmangel ist eher eine Rarität. Betroffen sind vor allem junge Personen, die keine oder kaum Milch- und Milchprodukte konsumieren. Chronische Alkoholiker zeigen aufgrund ihrer unausgewogenen, vitaminarmen Nahrungszusammenstellung gehäuft Vitamin-B_2-Hypovitaminosen. Zusätzlich reduziert Ethanol beträchtlich die Verwertbarkeit von FAD und Riboflavin in den Nahrungsmitteln.

Selbstverständlich hat jede total parenterale Ernährung auch Riboflavin zu berücksichtigen (DAKE 1990). Bereits innerhalb 2–3 Wochen einer ausschließlich parenteralen Ernährung ohne Vitamin-B_2-Substitution können subklinische Mangelsymptome auftreten.

3.2.8.2 Erhöhter Riboflavin-Bedarf

Schwangerschaft und Stillzeit verlangen eine gesteigerte Zufuhr an Riboflavin. Besonders stillende Veganerinnen (strenge Vegetarierinnen) weisen zum Teil deutlich niedrige Riboflavin-Gehalte in der Muttermilch auf. Auch der Leistungssportler benötigt entsprechend seiner erhöhten Stoffwechselrate und Energieumsatz mehr Flavinenzyme und damit die Coenzyme FAD und FMN. Während einer Haemodialysebehandlung können neben Verlusten bei anderen wasserlöslichen Vitaminen auch Verluste bei Riboflavin auftreten (Kelleher et al. 1983). Für eine Substitution reichen 2–10 mg Riboflavin pro Dialysebehandlung aus.

Verschiedene Befunde zeigen eine Beteiligung des Riboflavins an der Hämatopoese. Bei Patienten mit aplastischer Anämie scheint u.a. ein Transportdefekt für Riboflavin vorzuliegen. Durch hohe orale Riboflavin-Gaben (10–300 mg pro Tag) können die erniedrigten Erythrozyten-Flavinspiegel normalisiert werden (Mentzer et al. 1975). Bei Patienten mit rezessiver congenitaler Methämoglobinämie konnten tägliche orale Riboflavin-Dosen von 20–40 mg die Methämoglobin-Konzentration bei etwa 5% halten (Kaplan und Chirouze 1978). Ajayi et al. (1993) behandelten Patienten mit einer Sichelzellanämie mit 2×5 mg Riboflavin über 8 Wochen und schlossen aus den verbesserten hämatologischen Befunden auf einen positiven Einfluß von Riboflavin auf die Erythropoese.

3.2.8.3 Phototherapie der Neugeborenen-Hyperbilirubinämie

Eine Blaulichtbestrahlung wird häufig bei Neugeborenen mit einer Hyperbilirubinämie angewandt. Dieser Ikterus neonatorum beruht auf einer vorübergehend gestörten Konjugierung des Bilirubins an die Glucuronsäure. Durch die Phototherapie wird Bilirubin zu löslichen, schnell ausscheidbaren Substanzen abgebaut. Hierbei wird aber auch Riboflavin durch die Lichttherapie zerstört. Besonders bei vollgestillten Neugeborenen (Kuhmilch enthält die 4fache Konzentration an Riboflavin) kann sich unter der Phototherapie ein Riboflavin-Mangel entwickeln (Hovi et al. 1979). Eine Substitution von ca. 0,3–0,6 mg täglich während der Blaulichtbestrahlung verhindert eine Mangelsituation.

3.2.8.4 Malabsorption

Weitere Anwendungsgebiete für Vitamin B_2 sind chronische Entzündungen der Dünndarmschleimhaut (z.B. Morbus Crohn, Enteritiden, Sprue), aber auch Steatorrhoe, da Resorptionsstörungen zu einem chronischen Mangelzustand führen.

3.2.8.5 Chronische Einnahme bestimmter Arzneimittel

Trizyklische Antidepressiva vermögen die Riboflavinkinase zu inhibieren, mit den Folgen von klinischen Vitamin B_2-Mangelzuständen. Im Vordergrund stehen kutane und mukokutane Symptome wie Mundwinkelrhagaden (Stomatitis angularis), Zungenatrophie, seborrhoisches Ekzem, Blepharitis (Frings 1986). Nicht eindeutig geklärt ist die Frage des Riboflavinmangels bei Frauen, die hormonale Kontrazeptiva langfristig einnehmen. Relevante Unterschiede im Vitamin-B_2-Status nach Einnahme von oralen Kontrazeptiva konnten unter Verwendung verschiedener Testmethoden nur bei ökonomisch schwachen Bevölkerungsschichten, nicht jedoch bei gut ernährten Bevölkerungsgruppen nachgewiesen werden. Dennoch wird empfohlen, bei langfristiger Einnahme von hormonalen Kontrazeptiva eine ausreichende Vitamin-B_2-Versorgung durch prophylaktische Riboflavin-Substitution sicherzustellen (Newmann 1978).

3.2.8.6 Migräne

Bei dem seltenen MELAS-Syndrom (Mitochondrial Encephalopathy, Lactic Acidosis, Stroke-like episodes), einer Sonderform der kindlichen Migräne, erwies sich die orale Gabe von Riboflavin als wirksam. Als Wirkungsmechanismus wird eine gesteigerte mitochondrale Aktivität von Riboflavin diskutiert. Nachdem in einer offenen Pilotstudie durch hochdosiertes Riboflavin Anfallsdauer und Häufigkeit von Migräne um 70% reduziert werden konnten (Schoenen et al. 1994), prüfte die gleiche Arbeitsgruppe (1998) in einer randomisierten Doppelblindstudie 400 mg/Tag Riboflavin im Vergleich zu Placebo bei 55 Patienten mit gesicherter Migräne nach den Kriterien der International Headache Society (IHS). Nach dreimonatiger Behandlungsdauer war die Häufigkeit von Attacken in der Placebogruppe unverändert und fiel in der Verumgruppe signifikant von 3,8 auf 1,8/Monat. Nach den Kriterien für eine Abnahme der Attackenfrequenz um 50% betrug die Responderrate in der Placebogruppe 19% gegenüber 56% in der Riboflavingruppe. Vergleichende Studien zu akzeptiertem Standard wie Betarezeptorenblocker fehlen noch und sind zur Beurteilung von Nutzen/Risiko erforderlich.

3.2.9 Behandlung des Vitamin-B_2-Mangels

3.2.9.1 Prophylaxe

Bei unsicherer Bedarfsdeckung sind zur Prophylaxe orale Tagesdosen im Bereich von 1 bis 2 mg ausreichend.

Im Rahmen der Phototherapie der Neugeborenen-Hyperbilirubinämie sind prophylaktische Tagesdosen von etwa 0,2 mg/kg Körpergewicht angezeigt. Diese können oral sowie parenteral verabreicht werden.

Die Festlegung der physiologisch sinnvollsten Tagesdosis bei ausschließlich parenteraler Ernährungsweise stößt auf Schwierigkeiten, da die pharmakokinetischen Variablen nicht exakt bekannt sind. Da keine Resorptionsverluste zu berücksichtigen sind, jedoch bei der intra- bzw. zentralvenösen Zufuhr vermutlich relativ größere Verluste über den Harn erfolgen, dürften die bekannten oralen Zufuhrempfehlungen der Deutschen Gesellschaft für Ernährung 1991 den tatsächlichen Erfordernissen recht nahe kommen. Als Standarddosis ist die 1- bis 3fache DGE-Tageszufuhr zu empfehlen, d.h. 3–5 mg (DAKE 1990).

3.2.9.2 Therapie

Die Behandlung von Riboflavin-Mangelzuständen erfordert zur raschen Aufsättigung der reduzierten Körperspeicher Tagesdosen im Bereich von 5–25 mg (Monographie Vitamin B_2 1988). Zu genauen parenteralen Dosierungsempfehlungen liegt kein Erkenntnismaterial vor. Empfohlen werden bis zu 25 mg täglich oder 2–3 mal wöchentlich, berechnet als Riboflavin.

3.3 Pyridoxin (Vitamin B_6)

3.3.1 Chemie

Vitamin B_6 ist nach einem Vorschlag der IUPAC-IUB-Kommission (1973) der offiziellen Name für alle 3-Hydroxy-2-methylpyridin-Derivate mit biologischer Aktivität des Pyridoxins. Pyridoxin ist ein Alkohol, Pyridoxal ein Aldehyd und Pyridoxamin enthält eine Aminogruppe (Abb. 3-9). Die jeweiligen 5′-Phosphorsäureester sind die biologisch aktiven Coenzyme. Alle 6 als Vitamin B_6 wirksamen Verbindungen können im Stoffwechsel ineinander umgewandelt werden. Die Existenz von Vitamin B_6 wurde 1934 von György – auf den auch der Name Pyridoxin zurückgeht – aufgrund experimentell erzeugter Akrodynie und Pellagra bei Ratten vermutet. 1938 gelang mehreren Arbeitsgruppen die Isolierung von Vitamin B_6 in kristalliner Form aus Reisschalen bzw. Hefen und 1939 Folkers die Synthese. Pyridoxal-5-phosphat (früher «Codecarboxylase» genannt) ist die wichtigste aktive Coenzymform des Vitamin B_6 und essentiell für viele enzymatische Reaktionen im Aminosäurestoffwechsel (Friedrich 1987).

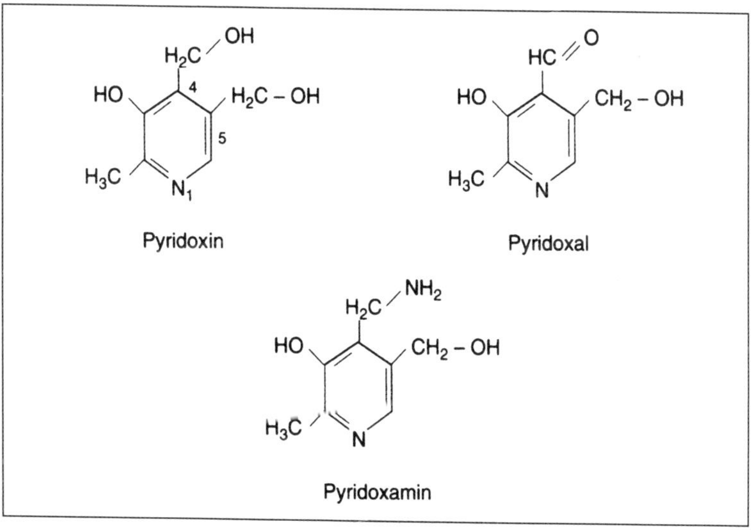

Abb. 3-9: Strukturformel der drei wichtigsten Vitamin B_6-Derivate

Therapeutisch werden hauptsächlich Pyridoxin (CAS-Nr. 65-23-6, Summenformel $C_8H_{11}NO_3$, M_r 169,18) und Pyridoxinhydrochlorid (CAS-Nr. 58-56-0, Summenformel $C_8H_{12}ClNO_3$, M_r 205,64) eingesetzt. Es handelt sich um ein weißes bzw. fast weißes geruchloses kristallines Pulver mit einem salzig sauren und leicht bitteren Geschmack; leicht löslich in Wasser, schwach bis gut löslich in Ethanol und Aceton, praktisch unlöslich in Ether und Chloroform. Vitamin B_6 ist in wäßrigen sauren Lösungen recht stabil, nicht jedoch in neutralen und alkalischen Lösungen und empfindlich gegen Tageslicht bzw. UV-Licht. Pyridoxin ist relativ hitzestabil, während Pyridoxamin und vor allem Pyridoxal hitzelabil sind. Die Aufbewahrung sollte luft- und lichtgeschützt erfolgen (Pharmazeutische Stoffliste 1994).

3.3.2 Vorkommen

Vitamin B_6 ist in der Natur weit verbreitet. Es kann von Mikroorganismen und offensichtlich auch von höheren Pflanzen synthetisiert werden, wobei es entweder als Pyridoxin, Pyridoxal oder Pyridoxamin bzw. deren Phosphorsäureester vorliegt. In pflanzlichen Nahrungsmitteln kommt hauptsächlich Pyridoxin vor, während im Tier in erster Linie Pyridoxal und Pyridoxamin in ihrer Coenzymform am Aminosäurestoffwechsel beteiligt sind.

Fleisch zeichnet sich durch einen besonders hohen Vitamin-B_6-Gehalt aus, wobei Innereien, z.B. Leber, einen ersten Rang einnehmen. Aber auch viele pflanzliche Nahrungsmittel wie z.B. Kartoffeln, Getreide, Hülsenfrüchte und auch Gemüse haben einen hohen Vitamin-B_6-Gehalt. Bestimmte Fischarten (z.B. Makrelen und Sardinen) sind ebenfalls reich an Vitamin-B_6, wie auch Milch und Milchprodukte. Fette und Öle sowie Zucker enthalten kein Pyridoxin. Angaben über die Gehalte in verschiedenen Nahrungsmitteln finden sich in Tab. 3-8 (BLS 1999; Souci et al. 2000). In küchenfertig zubereiteten Nahrungsmitteln erfahren die Pyridoxingehalte unterschiedliche Einbußen. Bei Nahrungsmitteln pflanzlicher Herkunft halten sich die Zubereitungsverluste in Grenzen, da Pyridoxin weniger hitzeempfindlich ist als Pyridoxal und Pyridoxamin, die hauptsächlich in Lebensmitteln tierischer Herkunft vorkommen. Beim Braten und Kochen tierischer Produkte entstehen Verluste, die 30–40%

Tab. 3-8: Pyridoxin (Vitamin B_6-Gehalt) in verschiedenen Lebensmitteln bzw. deren Nährstoffdichte (s. Glossar) nach Bundeslebensmittelschlüssel (BLS) 1999

	Gehalt mg/100g	Nährstoffdichte mg/1000 kcal
Fleisch		
Rinderleber	0,8	5,9
Schweinefleisch	0,5	2,7
Huhn	0,3	1,7
Rindfleisch	0,2	0,7
Fisch		
Lachs	1,0	4,4
Sardine	0,8	4,9
Makrele	0,6	5,0
Milch/Milchprodukte		
Vollmilch	0,05	0,7
Emmentaler	0,1	0,3
Gorgonzola	0,1	0,3
Gemüse		
Zucchini	0,5	25,3
Gemüsepaprika (grün)	0,2	10,4
Kartoffeln	0,2	2,2
Erbsen	0,2	1,8
Grünkohl	0,1	5,0
Bohnen (grün)	0,1	4,0
Möhren	0,1	3,6
Obst		
Avocado	0,5	2,4
Banane	0,4	4,6
Cerealien/Getreide		
Weizenkleie	2,2	10,8
Weizenmehl (Vollkorn)	0,5	1,4
Roggenvollkornmehl	0,3	1,2
Reis (ungeschält)	0,2	1,7
Vollkornbrot	0,2	1,0
Reis (geschält)	0,2	0,5
Weizenmehl (Typ 405)	0,2	0,4
Haferflocken	0,2	0,4
Weißbrot	0,1	0,5

ausmachen können. Auch bei der Sterilisierung von Milch sind die Pyridoxinverluste beachtlich. Trockenmilch hat nur noch 30 bis 70% des ursprünglichen Vitamin-B_6-Gehaltes.

Berücksichtigt man sämtliche Lebensmittel, die bei unseren landesüblichen Ernährungsgewohnheiten verzehrt werden und setzt eine schonende Zubereitung voraus, so ist mit mittleren Zubereitungsverlusten von 20% zu rechnen (DACH 2000).

3.3.3 Stoffwechsel und Pharmakokinetik von Pyridoxin

Pyridoxin, Pyridoxal und Pyridoxamin werden beim Menschen annähernd gleich stark und rasch resorbiert, die entsprechenden phosphorylierten Verbindungen jedoch langsamer und erst nach Hydrolyse durch die membrangebundene alkalische Phosphatase. In der Mukosazelle erfolgt die Rephosphorylierung, gefolgt von einer erneuten Dephosphorylierung vor Abgabe an der serosalen Seite der Darmschleimhaut (Mehansho et al. 1979, Hamm et al. 1979, Ink und Henderson 1984, Middleton 1985, McCormick 1988). Die Resorption erfolgt überwiegend im oberen Jejunum, in geringerem Umfang auch im Ileum. Im Kolon findet keine Resorption statt; das dort durch Mikroorganismen gebildete Vitamin B_6 steht dem Organismus nicht zur Verfügung. Die Resorption ist bei niedrigen Dosen ein aktiver Prozeß, der unter physiologischen Verhältnissen vom jeweiligen Bedarf gesteuert wird und bei hohen Dosen eine passive Diffusion. Nach experimentellen Untersuchungen an der Ratte erfolgt die Pyridoxinresorption proportional zur Konzentration ohne Anzeichen einer Sättigung. In der Darmmucosa wird die Phosphorylierung von Pyridoxin zum biologisch wirksamen Pyridoxal-5-phosphat (PALP) durch die Pyridoxalkinase katalysiert. Nach der Resorption erfolgt in der Leber die Phosphorylierung zu Pyridoxinphosphat, Pyridoxalphosphat und Pyridoxaminphosphat. Die Leber ist das wichtigste Organ für die Oxidation des mit der Nahrung aufgenommenen Pyridoxin und Pyridoxamin (Mehansho et al. 1980). Vitamin B_6 ist zu etwa 60% als PALP, zu 15% als Pyridoxin und zu 14% als Pyridoxal im Blutplasma anzutreffen und größtenteils an Albumin gebunden (Bässler 1989). PALP ist möglicherweise die zirkulierende Depotform, kann die Zellmembran nicht passieren und ist damit den Zellen direkt nicht zugänglich. Zur

Passage von Zellmembranen muß phosphoryliertes Vitamin B_6 durch die alkalische Phosphatase in freies Vitamin B_6 hydrolysiert werden. Der Transport in die Zellen erfolgt durch einfache Diffusion mit nachfolgender Rephosphorylierung in die wirksame Coenzymform. Hierbei scheint die intrazelluläre PALP-Konzentration durch die Konzentration der Pyridoxalphosphat-bindenden Enzyme in der Zelle kontrolliert zu werden (Heseker 1987). In den Erythrozyten ist Pyridoxal-5-phosphat hauptsächlich an Hämoglobin gebunden (Ink et al. 1982). Die Konzentration ist in den Erythrozyten etwa 4- bis 5mal höher als im Plasma. Der Gesamtkörperbestand des Menschen an Vitamin B_6 ist gering, auf verschiedene Gewebe und Organe hauptsächlich als Pyridoxal-5-phosphat

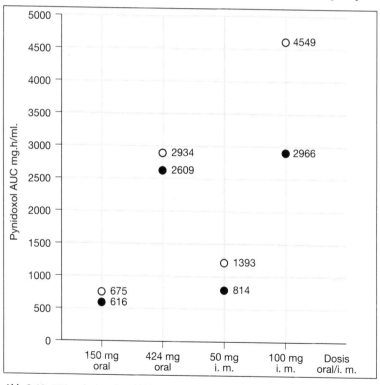

Abb. 3-10: AUC nach einmaliger (●) bzw. achttägiger (○) oraler Applikation von 150 bzw. 425 mg und i.m.-Injektion von 50 bzw. 100 mg Vitamin B_6

verteilt und beträgt etwa 100 mg, wovon durchschnittlich ca. 2 mg/Tag ausgeschieden werden. Nach Oxidation wird Pyridoxal größtenteils über die Niere in Form der inaktiven 4-Pyridoxinsäure neben geringen Mengen an Pyridoxin, Pyridoxal und Pyridoxamin renal eliminiert (Johansson 1966). Bei einem Vitamin-B_6-Mangel ist die Ausscheidung an Pyridoxinsäure im Urin vermindert.

Im Bereich von 150–425 mg oral und 50–100 mg i.m. besteht eine Dosislinearität. Nach achttägiger oraler Gabe (150–425 mg) bzw. i.m. Injektion (50–100 mg) liegen die basalen Plasmaspiegel signifikant ($p < 0,05$) über den Ausgangswerten und die AUC nach beiden oralen und parenteralen Dosen deutlich über der AUC nach Einmalapplikation (Abb. 3-10). Die terminale Halbwertszeit der β-Phase beträgt für die orale Dosis von 50 mg 2,4 ± 0,3 bzw. von 424 mg 4,4 ± 0,5 Stunden und für die i.m. Applikation von 50 mg 3,1 ± 0,6 bzw. von 100 mg i.m. 3,5 Stunden, die orale Bioverfügbarkeit ca. 70%. (Loew 1989, Keller-Stanislawski et al. 1991) und ist im Alter nicht beeinträchtigt (Ferroli und Trumbo 1994). Die biologische Halbwertszeit von Pyridoxalphosphat wird mit 25 Tagen angegeben (Share 1978). Vergleicht man diese Halbwertszeit mit der Speicherkapazität für Vitamin B_6 von 14–42 Tagen, so fällt auf, daß die 2- bis 3fache Halbwertszeit sehr gut die Retentionskapazität widerspiegelt (Heseker 1987).

3.3.4 Biochemische Funktionen

Die Coenzymform von Vitamin B_6 ist Pyridoxal-5′-phosphat, welches aus allen drei Vitameren, Pyridoxin, Pyridoxal und Pyridoxamin entstehen kann (Abb. 3-11).

Die Oxidation von Pyridoxal durch Aldehydoxidase oder Aldehyddehydrogenase führt zur inaktiven 4-Pyridoxinsäure. An die Apoenzyme wird Pyridoxalphosphat über eine Schiff-Basen-Bildung mit der ε-Aminogruppe eines Lysinrestes gebunden. Pyridoxalphosphat ist Coenzym zahlreicher Enzyme, die überwiegend im Aminosäurenstoffwechsel eine Rolle spielen:
– Aminotransferasen (Transaminasen) katalysieren die reversible Übertragung der Aminogruppe von Aminosäuren auf 3-Oxosäuren (z.B. von Glutamat auf Pyruvat oder Oxalacetat durch Alaninaminotransferase bzw. Aspartataminotransferase) nach folgendem Schema:

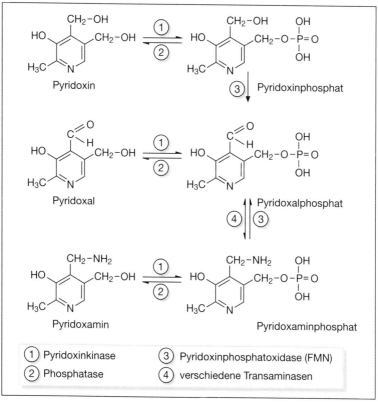

Abb. 3-11: Entstehung von Pyridoxalphosphat aus den Vitameren Pyridoxin, Pyridoxal und Pyridoxamin.

Aminosäure 1 ⇌ Pyridoxalphosphat ⇌ Aminosäure 2
3-Oxosäure 1 ⇌ Pyridoxaminphosphat ⇌ 3-Oxosäure 2

Anstelle von Aminosäuren können auch primäre Amine unter Bildung entsprechender Aldehyde an Transaminierungsreaktionen teilnehmen.
- L-Aminosäure-Decarboxylasen liefern biogene Amine wie Histamin aus Histidin, Tyramin aus Tyrosin, Tryptamin aus Tryptophan oder Neurotransmitter wie Dopamin aus L-Dopa, Serotonin aus 5-Hydroxytryptophan oder γ-Aminobuttersäure aus Glutamat.

- Aminosäuren-spaltende Enzyme wie z.B. Serinhydroxymethyltransferase (reversible Umwandlung von Serin in Glycin), Threonin-Aldolase (Spaltung von Threonin in Glycin und Acetaldehyd), Kynureninase (Bildung von Kynurensäure aus Kynurenin beim Tryptophanstoffwechsel).
- Threonin-Serin-Dehydratase (Bildung von 2-Oxobuttersäure aus Threonin bzw. von Pyurvat aus Serin), Cysteindesulfhydrase (H_2S-Abspaltung aus Cystein bei der Umwandlung in Pyruvat.
- Cystathionin-β-Synthase und Cystathionin-γ-Lyase. Diese beiden Enzyme wirken zusammen bei der Umwandlung von Methionin zu Cystein (Abb. 3-12).
  Angeborene Defekte der Synthase führen zur Homocystinurie, der Lyase zur Cystathioninurie.
- δ-Aminolävulinsäure-Synthase (Kondensation von Glycin mit Succinylcoenzym A zu δ-Aminolävulinsäure als Initialreaktion bei der Hämsynthese.
- Lysyloxidase (Quervernetzung von Kollagen und Elastin)
- Serin-Palmityl-Transferase (Reaktion bei der Sphingomyelinsynthese).

Bei Pyridoxalphosphat-abhängigen Reaktionen von Aminosäuren bildet sich eine Schiffsche Base zwischen der Aldehydgruppe von Pyridoxalphosphat und der Aminogruppe der Aminosäure aus. Die dadurch bedingte Elektronenverschiebung vom α-C-Atom der Aminosäure zum elektrophilen Ringstickstoff von Pyridoxalphosphat aktiviert die Aminosäure für weitere Reaktionen wie z.B. Elimination des Restes R (Serin-

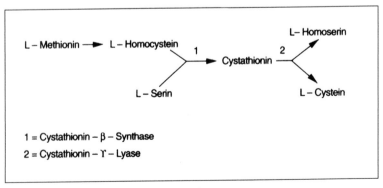

Abb. 3-12: Umwandlung von Methionin zu Cystein

hydroxymethyltransferase), von CO_2 (Aminosäuren-Decarboxylasen) oder von α-Wasserstoff (Aminotransferasen).

Ein ganz anderer Mechanismus liegt der Beteiligung von Pyridoxalphosphat an der Phosphorylasewirkung zugrunde. Glykogenphosphorylase von Skelettmuskeln enthält 1 Molekül Pyridoxalphosphat pro Untereinheit. Wegen des beträchtlichen Anteils der Skelettmuskulatur an der Körpermasse ist der größe Teil des Pyridoxalphosphatbestandes im Organismus an Phosphorylase gebunden. Bei der Glykogenspaltung durch Phosphorylase wirkt der reversibel protonierbare 5′-Phosphorylrest von Pyridoxalphosphat katalytisch als Protonen-Donator und Acceptor. Die Reaktion beginnt mit einer Protonierung des Glycosid-Sauerstoffs durch anorganisches Phosphat, wobei aus dem endständigen Glucosylrest ein Glucosyl-Oxonium-Ion entsteht. Dessen Bildung wird dadurch erleichtert, daß das anorganische Phosphat gleichzeitig von der Phosphorylgruppe des Pyridoxalphosphats protoniert wird. Das Glucosyl-Oxonium-Ion wird durch Bildung eines Ionenpaars mit dem anorganischen Phosphat stabilisiert, das Reaktionsprodukt Glucose-l-Phosphat entsteht dadurch, daß die Phosphorylgruppe von Pyridoxalphosphat ein Proton aus dem anorganischen Phosphat abstrahiert (Palm et al. 1990).

Mit einer Reihe von Proteinen tritt Pyridoxalphosphat als Modulator in Wechselwirkung, wie z.B. mit Steroidhormon-Rezeptoren (Nutrition Reviews 1980) oder mit Hämoglobin (Ink et al. 1982), dessen Affinität zu Sauerstoff es ähnlich wie 2,3-Diphosphoglycerat erhöht. Weiterhin modifizieren Pyridoxal und Pyridoxalphosphat das Sichelzell-Hämoglobin und verhindern seine Polymerisierung, die zur Sichelbildung führt.

3.3.5 Bedarf

Der Vitamin-B_6-Bedarf des Menschen ist keine konstante Größe, sondern weist Schwankungen auf, die von verschiedenen Faktoren wie z.B. Ernährungsart und Gesundheitszustand beeinflußt werden. Der Bedarf an Vitamin B_6 hängt im wesentlichen vom Proteinumsatz ab und steigt mit der Höhe der Proteinzufuhr; dies ergibt sich aufgrund der Beteiligung des Pyridoxins am Stoffwechsel der Aminosäuren.

Bei hoher Proteinzufuhr kommt es zu Induktion von Enzymen des Aminosäurenstoffwechsels, die dann mehr Coenzym (Pyridoxalphosphat) binden und es damit anderen Stoffwechselbereichen entziehen (Anonymus 1987).

Die Grundlagen für die Bedarfsableitung basieren auf Untersuchungen, die mit Personen durchgeführt wurden, die bereits Mangelerscheinungen aufwiesen. Pyridoxingaben, die klinische Symptome beseitigen konnten bzw. die zur Normalisierung biochemischer Veränderungen (erhöhte Xanthurensäureausscheidung nach Tryptophanbelastung, Höhe der Pyridoxinsäureausscheidung mit dem Urin bzw. veränderte EGOT-Aktivitäten etc.) führten, wurden als bedarfsadäquat eingestuft. Dabei zeigte sich, daß bei gleichzeitiger Zufuhr tierischen Proteins höhere Pyridoxingaben (2 mg Vitamin B_6) erforderlich waren, als wenn entsprechende Proteinmengen durch pflanzliche Nahrungsmittel aufgenommen wurden. In diesen Fällen genügte eine Zufuhr von 1,5 mg Vitamin B_6. Daraus ergibt sich, daß der Vitamin-B_6-Bedarf nicht nur von der Quantität, sondern auch von der Qualität des Nahrungsproteins abhängt (Kretsch et al. 1982).

Nach Linkswiler 1967 liegt bei einer täglichen Proteinzufuhr zwischen 100 und 150 g der Vitamin-B_6-Bedarf zwischen 1,5 und 2,0 mg. Die Deutsche Gesellschaft für Ernährung empfiehlt eine Pyridoxin-Aufnahme in Höhe von 0,02 mg pro Gramm Nahrungsprotein. Danach sollte die tägliche Vitamin-B_6-Zufuhr des Säuglings von zunächst 0,1 mg/Tag auf 0,4 mg/Tag im ersten Lebensjahr steigen. Bei älteren Kindern, Jugendlichen und Erwachsenen werden differenzierte Angaben zwischen den Geschlechtern gemacht. Männern werden täglich 1,5 mg und Frauen 1,2 mg empfohlen. Die jetzigen Referenzwerte liegen etwa 20% unter den DGE-Empfehlungen von 1991, was auf die niedrigere Proteinempfehlung in den aktuellen DACH-Referenzwerten (2000) zurückzuführen ist. Die amerikanischen Empfehlungen geben für Frauen und Männer mit 1,3 mg/Tag identische Werte an (Institute of Medicine 1998). Es fällt jedoch auf, daß die DRIs (1998) oberhalb von 51 Jahren für Männer 1,7 mg/Tag und für Frauen 1,5 mg/Tag, somit also höher liegen als in mittleren Altersabschnitten, was bei den DACH-Referenzwerten (2000) nicht der Fall ist. Offensichtlich werden die amerikanischen Empfehlungen von dem Gedanken geleitet, daß ältere Menschen einen höheren Vitaminbedarf haben. In der Schwangerschaft soll die Vitamin-B_6-Zufuhr ab dem 4. Monat um zusätzlich 0,7 mg/Tag und während der Stillzeit ebenfalls um 0,7 mg/Tag angehoben werden. Nähere Angaben finden sich in

Tab. 3-9. Unbestritten ist jedoch die Tatsache, daß verschiedene Medikamente den Pyridoxinbedarf erhöhen (z.B. Isonicotinsäurehydrazid, Hydralazine, D-Penicillamin und L-Dopa). Basierend auf biochemischen Zusammenhängen, daß Vitamin B_6 als Coenzym für die Biosynthese «biogener Amine» des Zentralnervensystems (ZNS) essentiell ist und bei Frauen mit regelmäßiger Einnahme von oralen Kontrazeptiva bzw. Symptomen eines prämenstruellen Syndrom (PMS) eine Störung des Aminosäurestoffwechsels durch Mangel bzw. gesteigerten Bedarf an Vitamin B_6 besteht, wurden zur Prophylaxe und Therapie somatischer emotioneller Symptome hohe Gaben von Pyridoxin (ca. 40 mg/Tag) empfohlen (Bermond 1982). Heutzutage sind die Östrogenkonzentrationen in

Tab. 3-9: Vitamin B_6 (Pyridoxin), empfohlene Zufuhr (DACH 2000)

Alter	Vitamin B_6			
	mg/Tag		mg/MJ[1] (Nährstoffdichte)	
	m	w	m	w
Säuglinge				
0 bis unter 4 Monate[2]	0,1		0,05	0,05
4 bis unter 12 Monate	0,3		0,10	0,10
Kinder				
1 bis unter 4 Jahre	0,4		0,09	0,09
4 bis unter 7 Jahre	0,5		0,09	0,09
7 bis unter 10 Jahre	0,7		0,09	0,10
10 bis unter 13 Jahre	1,0		0,11	0,12
13 bis unter 15 Jahre[2]	1,4		0,13	0,15
Jugendliche und Erwachsene				
15 bis unter 19 Jahre	1,6	1,2	0,15	0,14
19 bis unter 25 Jahre	1,5	1,2	0,14	0,15
25 bis unter 51 Jahre	1,5	1,2	0,15	0,15
51 bis unter 65 Jahre	1,5	1,2	0,16	0,16
65 Jahre und älter	1,4	1,2	0,17	0,17
Schwangere				
ab 4. Monat		1,9		0,21
Stillende		1,9		0,18

[1] Berechnet für Jugendliche und Erwachsene mit überwiegend sitzender Tätigkeit (PAL-Wert 1,4)
[2] Hierbei handelt es sich um einen Schätzwert

oralen Kontrazeptiva jedoch 2–5mal niedriger als zu den Zeiten der vorgenannten Studie. Nach wie vor wird aber der Einsatz von Vitamin B_6 beim PMS-Syndrom kontrovers diskutiert (De Souza et al. 2000, Bendich 2000, Wyatt et al. 1999).

Schließlich muß noch berücksichtigt werden, daß die vermehrte Aufnahme von Nahrungsfett eine Erhöhung des Vitamin-B_6-Bedarfs zur Folge hat (Friedrich 1987). So erfordert die Ausscheidung von Cholesterin das Vitamin B_6 zur Bildung von Taurin, das aus Homocystein in zwei Vitamin B_6-abhängigen und weiteren Stoffwechselschritten gebildet wird. Cholesterin wird an Taurin gebunden und in Form von Taurocholsäure durch die Galle eliminiert.

3.3.5.1 Empfehlungen zur Prävention

Nachdem die nicht-proteinogene Aminosäure Homocystein als eigenständiger Risikofaktor der Atherosklerose erkannt wurde, kommt den am Homocysteinstoffwechsel beteiligten Vitaminen B_6, B_{12} und Folat eine vermehrte Beachtung zu (vgl. auch Kapitel 3.4 Folsäure/Folat und 3.5 Cobalamin). Bei der genetisch bedingten Homocystinurie mit unphysiologisch hohen Homocysteinspiegeln (> 100 µmol/l) kommt der Vitamin B_6-Therapie zwar die herausragende Bedeutung zu, jedoch sprechen leicht erhöhte Homocysteinspiegel, die ebenfalls ein Risiko für Herz-Kreislauf-Erkrankungen darstellen, weniger deutlich auf Vitamin B_6 an. Zur Reduktion moderat erhöhter Homocysteinblutspiegel kommt dem Vitamin B_6 im Verbund mit den anderen Vitaminen in der Regel nur eine additive Wirkung zu, die bereits im Dosierungsrahmen der DGE-Empfehlungen zum Tragen kommt (in Einzelfällen aber auch deutlich höher liegen mag, da die Ansprechbarkeit des Homocysteinblutspiegels sehr stark von den individuellen Voraussetzungen abhängt). Die Ansprechbarkeit auf Pyridoxin ist bei Vorliegen einer B_6-Mangelsituation deutlicher ausgeprägt als bei lediglich marginaler Versorgung. So ist z.B. im hohen Alter die Vitamin B_6-Versorgung signifikant schlechter als bei jungen Menschen, wodurch dem Vitamin B_6 in dieser Altersgruppe ein deutlich stärkeres Potential zukommt als beim jungen Menschen mit ausgeglichener Vitamin B_6-Versorgung. Vor diesem Hintergrund ist eine geringere Zufuhrempfehlung für ältere Menschen (DACH 2000) nicht nachvollziehbar.

Meydani et al. (1991) konnten an Männern über 61 Jahren nach Vitamin B_6-Depletion über 20 Tage zeigen, daß in der Repletionsphase über 21 Tage 2,88 mg Pyridoxin pro Tag erforderlich waren, um die abgefallenen Werte für die Gesamtzahl der peripheren Lymphozyten, die mitogene Antwort der Lymphozyten auf T- und B-Zell-Mitogene sowie die Produktion von Interleukin-2 zu normalisieren. Bei Frauen waren die Werte insgesamt etwas nach unten verschoben, die Ergebnisse jedoch vergleichbar. Diese Mengen liegen deutlich über den gegenwärtigen Empfehlungen für diese Altersgruppe, die demnach nach oben korrigiert werden müßten, wenn man auf eine optimale Funktion des Immunsystems bei älteren Menschen abzielen möchte.

3.3.6 Bedarfsdeckung

Nachdem die Referenzwerte für die Pyridoxinzufuhr im Vergleich zu den früheren DGE-Empfehlungen um bis zu 25% herabgesetzt wurden (DACH 2000) lassen sich rein rechnerisch Versorgungsdefizite in der Bevölkerung nicht mehr erkennen. Die mittlere tägliche Zufuhr liegt nach den Erhebungen der BVS bei ca. 2mg/Tag für den erwachsenen Mann und bei 1,5 mg für Frauen in dieser Altersgruppe, wodurch die Referenzwerte für die tägliche Zufuhr um mehr als 30% überschritten werden. Ähnlich gut stellt sich auch die Versorgungssituation bei Senioren dar (Ernährungsbericht 2000) und auch alle anderen Altersgruppen nehmen im Mittel mehr Pyridoxin auf als es den aktuellen Referenzwerten entspricht. Geht man davon aus, daß erst bei einer Unterschreitung des EAR-Wertes (näheres s. Kap 2) eine gewisse Wahrscheinlichkeit für eine Unterversorgung gegeben ist, so dürfte unter der Voraussetzung einer normal verteilten Pyridoxinzufuhr (Gauß'sche Kurve) kein nennenswerter Anteil der Bevölkerung (> 2,5%) den EAR-Wert unterschreiten, so daß mit hoher Wahrscheinlichkeit keine Unterversorgung auftritt. Ob die Zufuhrmengen jedoch immer ausreichend sind um eventuell erhöhte Homocysteinspiegel zu senken (s. Kap. 3.3.5.1, Empfehlung zur Prävention), muß in weiterführenden Untersuchungen überprüft werden.

Untersucht man die einzelnen Lebensmittelgruppen in bezug auf ihren Beitrag zur Bedarfsdeckung, so ergibt sich, daß Fleisch und Innereien besonders potente Vitamin-B_6-Lieferanten sind. Relativ gute Pyridoxinlieferanten sind Erzeugnisse aus Vollkornmehl und Weizenkeimen, aber auch einige Gemüsearten wie Kohl und grüne Bohnen sowie Kartoffeln fallen bei der Bedarfsdeckung ins Gewicht (Ernährungsbericht 1984, 2000).

Auch die Ergebnisse der Nationalen Verzehrsstudie sowie der BVS zeigen, daß Fleisch- und Wurstwaren zu mehr als 20% der täglichen Pyridoxinzufuhr beitragen [Brot und Backwaren liefern 17% und die Vitamin B_6-Aufnahme durch Kartoffeln macht 12% der Gesamtzufuhr aus (NVS 1991)] bzw. 17% nach den Erhebungen der BVS. Da zu den wichtigsten Quellen für die Vitamin B_6-Versorgung die Lebensmittel zählen, die auch den Hauptteil an Energie liefern, muß insbesondere bei Energiebeschränkung (Abmagerungskuren) auf eine ausreichende Pyridoxinzufuhr besonders geachtet werden.

3.3.7 Klinische Symptomatik

Im Gegensatz zu Vitamin B_1 und Folat ist ein isolierter Vitamin-B_6-Mangel beim Menschen selten. Häufig besteht eine Unterversorgung mit weiteren Vitaminen des B-Komplexes. Betroffen sind vor allem Jugendliche, Schwangere und Senioren. Der Vitamin-B_6-Mangel äußert sich beim Menschen hauptsächlich in Form einer pellagraähnlichen seborrhoischen Dermatitis im Nasen- und Augenbereich, Entzündungen im Mund (Glossitis) und an den Lippen (Cheilosis). Zu den weiteren klinischen Symptomen eines Vitamin-B6-Mangels gehören Schlaflosigkeit, nervöse Störungen, erhöhte Reizbarkeit, periphere Neuritiden, Sensibilitätsstörungen, Depression, Verwirrtheitszustände und bei Säuglingen zerebral ausgelöste Krämpfe, die mit hohen Dosen (30 bzw. 50 mg/kg KG/Tag) signifikant im Vergleich zu einer Kontrolle beeinflußt wurden (Jiao et al. 1997). Pyridoxal-5-Phosphat ist als Coenzym der δ-Aminolävulinsäure-Synthetase ein Schlüsselenzym der Hämsynthese. Bei einem Mangel an Vitamin B_6 oder bei einem genetischen Defekt dieses Enzyms (ALAS2) kann deshalb eine hypochrome mikrozytäre eisenrefraktäre Anämie auftreten. Bei diesen Patienten ist die Konzentration der erythroblastären δ-Aminolävulinsäure-Synthetase (ALAS) vermindert. Verabreichung von 200–600 mg/Tag Vitamin B_6 bewirken eine Normalisierung der ALAS und vollständige Rückbildung der hämatologischen Störungen (Meier et al. 1981, Cotter et al. 1995, May und Bishop 1998). Pathologische EEG Veränderungen wurden nach einer längeren Diät mit weniger als 0,05 mg Vitamin B_6 beobachtet (Canham et al. 1969, Kretsch et al. 1991) und normalisierten sich nach Gabe von 0,5 mg Vitamin B_6/Tag. Eine weitere Folge des Vitamin-B_6-Mangels ist eine erhöhte renale Ausscheidung von Oxalsäure mit der Neigung zur Nephrolithiasis (Harrison et al. 1981). Ein Extremfall ist die primäre Oxalose Typ I mit einem genetischen Defekt der peroxisomalen Alanin-Glyoxylat-Aminotransferase (Danpure et al. 1987), wodurch der Hauptabbauweg für Glyoxylsäure blockiert ist und sich Glycolsäure, Glyoxylsäure und Oxalsäure anhäufen. Durch Induktion der Glyoxylat-Transaminase mit hohen Dosen Vitamin B_6 wird ein alternativer Abbauweg von Glyoxylsäure zu Glycin aktiviert (Bässler 1989, Holmes 1998).

Zu weiteren angeborenen Stoffwechseldefekten zählen die Homocystinurie und die Cystathioninurie. Bei der Homocystinurie wird durch Sättigung des Apoenzyms mit hohen Dosen des Coenzyms die Stabilität des Enzyms erhöht, so daß eine größere Menge an aktivem Enzym vorliegt bzw. die Apoenzym-Synthese induziert wird. Bei der Cystathioninurie besitzt das Apoenzym eine stark verringerte Affinität zum Coenzym, so daß die Wirkung durch hohe Pyridoxindosen gesteigert werden muß (Bässler 1988).

Zur Erfassung des Vitamin-B_6-Status bzw. eines Vitaminmangels bieten sich mehrere Untersuchungen an. Am einfachsten sind Bestimmungen von Vitamin B_6 im Plasma bzw. in den Erythrozyten sowie der Nachweis einer verminderten 4-Pyridoxinsäureausscheidung im Urin. Für Serienuntersuchungen eignet sich die Bestimmung der erythrozytären Glutamat-Oxalacetat-Transaminase-Aktivität (EGOT) mit und ohne Stimulation durch Zusatz von PALP. Bei einem Vitamin-B_6-Mangel ist die Aktivität verringert und der Aktivierungskoeffizient nach Inkubation mit PALP erhöht. Als sehr aufwendig gilt die Messung der Xanthurensäure-Ausscheidung nach Tryptophanbelastung. Der Test beruht auf der Tatsache, daß die am Abbau von Tryptophan beteiligten PALP-abhängigen Enzyme unterschiedlich rasch auf Vitamin-B_6-Mangel ansprechen. Da die Kynureninase früher und stärker abnimmt als die Kynurenin-Ketoglutarat-Aminotransferase, wird der Stoffwechselfluß in Richtung Xanthurensäure umgelenkt. Hohe Ausscheidungswerte von Xanthurensäure weisen auf einen Vitamin-B_6-Mangel hin.

3.3.8 Anwendungsgebiete für Vitamin B_6

Die Anwendungsgebiete von Vitamin B_6 reichen von der prophylaktischen Einnahme bei Mangelzuständen verschiedener Ursachen, sofern diese ernährungsmäßig nicht behoben werden können, bis hin zur parenteralen Therapie.

Tab. 3-10: Anwendungsgebiete für Pyridoxin

1. Fehl- oder Mangelernährung, z.B. schwere fieberhafte Erkrankungen, chronischer Alkoholismus, diabetische Polyneuropathie, Dauerhämodialyse.
2. gesteigerter Bedarf, z.B. Schwangerschaft und Stillzeit.
3. Genetisch bedingte Defekte, z.B. Homocystinurie, Cystathioninurie, Hyperoxalurie (Typ I), Störungen im Tryptophan-Stoffwechsel.
4. Langfristige Einnahme von Arzneimitteln z.B. Isonicotinsäurehydrazid, Hydralazine, D-Penicillamin, L-Dopa, Cyloserin, hormonale Kontrazeptiva.
5. Vitamin B_6-Mangel bedingte hypochrome, mikrozytäre Anämie sowie Krämpfe bei Neugeborenen und Säuglingen.

Zu den umstrittenen Indikationen zählen das Karpaltunnel-Syndrom und das prämenstruelle Syndrom (PMS).

3.3.8.1 Fehl- und Mangelernährung

Bei jungen Frauen (18–24 Jahre), 20- bis 50jährigen beiderlei Geschlechts sowie Seniorinnen (über 65 Jahre) ließen sich nach dem Ernährungsbericht 1988 eine unsichere Bedarfsdeckung bei 6–13% der Untersuchten beobachten. Nachdem die DACH-Referenzwerte (2000) für Vitamin B_6 um 25% gesenkt wurden, dürfte dies nur noch in Einzelfällen zu beobachten sein. Eine deutlich größere Mangelinzidenz wird bei Betagten (64–96 Jahre) in Holland und Finnland beobachtet. Je nach Meßparameter waren 7–33% des untersuchten Kollektivs Vitamin-B_6-defizient (Tolonen et al. 1988). Nur zum Teil läßt sich dies auf bedarfssteigernde Einflüsse wie die Einnahme von Östrogenen und Rauchen zurückführen. Der beim Ethanolabbau anfallende Acetaldehyd inhibiert die Bindung des Pyridoxal-5-phosphats an Proteine. Das ungebundene Pyridoxal-5-phosphat wird deshalb schneller dephosphoryliert, oxidiert und steht dem Stoffwechsel nicht mehr zur Verfügung (Mehansho und Henderson 1980).

3.3.8.2 Erhöhter Bedarf

Eine geänderte Bedarfssituation ist besonders bei Hämodialysepatienten und während der Schwangerschaft und Stillzeit gegeben. Im letzten Schwangerschaftsdrittel wird häufiger eine unsichere Bedarfsdeckung mit Vitamin B_6 beobachtet. Die Pyridoxin-Versorgung kann zudem dann kritisch werden, wenn über längere Zeit (4–6 Monate) gestillt wird (Ernährungsbericht 1984).

Eine chronische Urämie wie auch Dauerhämodialyse gehen gehäuft mit einer unsicheren Pyridoxin-Bedarfsdeckung einher. Dafür ist eine unzureichende alimentäre Vitamin-B_6-Zufuhr verantwortlich zu machen, da die betroffenen Patienten in Abständen sog. anorektische Phasen durchlaufen und die «Niereninsuffizienz-Diäten» z.T. pyridoxinarm formuliert sind (Gäng et al. 1975). Eine erhöhte Plasmaclearance von Pyridoxal-5-phosphat sowie ein moderater Vitamin-B_6-Verlust in das Dialysat können zudem zu einer Verschlechterung der Vitamin-B_6-Versorgung beitragen. Um auf alle Fälle einen ausreichenden Versorgungszustand zu gewährleisten, sollten Niereninsuffiziente täglich Zulagen in Höhe von zumindest 10–20 mg erfahren (Kopple und Wolfson 1988). Noch höhere Pyridoxin-Tagesdosen (50 mg) konnten an Hämodialyse-Patienten verschiedene Immunfunktionsparameter verbessern (Casciato et al. 1984).

3.3.8.3 Arzneimittel-Wechselwirkungen

Der langfristige Gebrauch östrogenhaltiger oraler Kontrazeptiva kann zu Vitamin-B_6-Mangelsymptomen führen (Bermond 1982). In Abhängigkeit von Art und Einnahmedauer des hormonalen Kontrazeptivums lassen sich Stoffwechselstörungen beobachten, wie z.B. eine gesteigerte Xanthurensäureausscheidung, ein erhöhter Aktivierungskoeffizient der erythrozytären Aspartat-Aminotransferase (Ahmed et al. 1975) sowie niedrige Serum-Vitamin-B_6-Spiegel von Schwangeren, die vorher langfristig hormonale Kontrazeptiva eingenommen hatten (Roepke und Kirksey 1979). Diese präklinischen Vitamin-B_6-Mangelsymptome lassen sich durch tägliche Pyridoxin-Substitutionen von 5 mg kompensieren (Bosse und Donald 1979).

Das Tuberkulose-Therapeutikum Isonicotinsäurehydrazid kann Pyridoxal über die Bildung eines metabolisch inaktiven Hydrazons inaktivieren. Die Folgen sind neuritische Erscheinungen, Krämpfe sowie pellagraähnliche Dermatitiden und eine sideroblastische Anämie (Demirouglu und Dundar 1997). Die gleichzeitige Gabe von Vitamin B_6 in einem Tagesdosisbereich von 50–100 mg verhindert das Auftreten einer Polyneuropathie. Liegt bereits eine Polyneuropathie vor, dann sind Dosen von 300 mg Vitamin B_6 pro Tag erforderlich. Folgen von toxischen INH Dosen sind Übelkeit, Erbrechen, Schwindel, Tachykardie, Harnretention gefolgt von zentralen Krämpfen, metabolischer Azidose, Stupor und Koma. Durch hohe Dosen von Vitamin B_6 können diese toxischen Reaktionen beeinflußt werden (Sood et al. 1996, Romero und Kuczler 1998).

D-Penicillamin, Hydralazine und Cycloserin besitzen eine Antipyridoxin-Aktivität durch die erhöhte Ausscheidung des entsprechenden Vitamin-Komplexes, so daß auf eine ausreichende Vitamin B_6 Substitution zu achten ist. Die nach Hydralazin beobachteten Polyneuropathien gehen auf die Hochdosierung zurück. Durch Substitution des latenten Vitamin-B_6-Mangels mit 25–100 mg Pyridoxin bessern sich die Symptome.

Höhere Vitamin-B_6-Dosen können L-Dopa infolge gesteigerter Decarboxylase-Aktivität – und damit beschleunigter Konversion in Dopamin – abschwächen. Deshalb sind therapeutische Pyridoxindosen im Rahmen der Parkinson-Therapie mit L-Dopa kontraindiziert.

3.3.8.4 Hyperoxalurie

Die primäre Hyperoxalurie vom Typ I ist eine genetisch bedingte Enzymopathie, die mit Calciumoxalatstein-bedingten schweren Nierenschäden einhergeht. Das pathogenetische Prinzip beruht auf einem Defekt der peroxisomalen Alanin-Glyoxylat-Aminotransferase, die Glyoxylat in Glycin umwandelt (Danpure et al. 1987, Bässler 1989). Durch den Defekt akkumuliert Glyoxylat, das aus Ethylenglycol, Glycolaldehyd und Glycolsäure oder aus Hydroxyprolin entsteht, und wird vermehrt zu Oxalat oxidiert. An der für die Beseitigung von Glyoxylat entscheidenden Aminotransferase kann entweder die Bindungsstelle für Pyridoxalphosphat so verändert sein, daß sehr hohe Coenzym-Konzentrationen für die Wirkung erforderlich sind, dann ist die Behandlung mit pharmakologischen Dosen von Pyridoxin (150–1000 mg/Tag) erfolgreich, oder sie ist so verändert, daß das Coenzym überhaupt nicht gebunden werden kann (Watts et al. 1987), dann ist die Oxalose Pyridoxin-resistent. In einer prospektiven klinischen Kohortenstudie bei 45 251 Männern wurden während eines sechsjährigen follow-up 751 Fälle mit Nierensteinen registriert. Weder Vitamin C (1,5 g/Tag) noch Vitamin B_6 (40 mg/Tag) reduzierten das Nierensteinrisiko (Curhan et al. 1996). Kritisch muß hierzu bemerkt werden, daß die Dosis mit 40 mg/Tag Pyridoxin bei der Oxalose viel zu niedrig ist. Die Beobachtungen bei dieser Erkrankung haben zum Verständnis des Oxalatstoffwechsels beigetragen und stehen im Einklang mit der Tatsache, daß im Pyridoxinmangel vermehrt Glyoxylat und Oxalat anfallen (El-Habet et al. 1987), weil die Alanin-Glyoxylat-Aminotransferase, ein Pyridoxalphosphat-abhängiges Enzym, nicht ausreichend wirksam ist.

3.3.8.5 Angeborene Störungen im Aminosäurestoffwechsel

Einige seltene familiäre Störungen im Aminosäurestoffwechsel sprechen teilweise erfolgreich auf hohe Pyridoxingaben an. Bei der Homocystinurie liegt ein genetischer Defekt der Cystathionin-β-Synthase und bei der Cystathioninurie eine Störung der Cystathionin-γ-Lyase vor. Beide Enzyme benötigen Pyridoxalphosphat als Coenzym. Therapieerfolge lassen sich teilweise mit sehr hohen Pyridoxin-Tagesdosen im Bereich von 250–1200 mg erzielen (Bässler 1988).

3.3.8.6 Anhaltspunkte für eine adjuvante Therapie

Beim Karpaltunnel-Syndrom (KTS) handelt es sich um eine chronische Kompression des Nervus medianus, die mit sensiblen und motorischen Ausfällen sowie Schmerzattacken einhergeht. Insbesondere die Arbeitsgruppe um Ellis und Folkers (1989) führt den überwiegenden Teil der KTS-Fälle auf ein Pyridoxin-Defizit zurück. Die Symptome des KTS korrelieren häufig mit der Aktivität der erythrozytären Aspartat-Aminotransferase. 100–200 mg Vitamin B_6 pro Tag über 12 Wochen linderten die KTS-Symptome bei dem überwiegenden Teil der betroffenen Patienten (Ellis 1987). Andere Arbeitsgruppen konnten jedoch keinen Pyridoxin-Mangel beim KTS feststellen. Guzman et al. (1989) beobachteten bei keinem der 12 untersuchten KTS-Patienten einen klinischen bzw. biochemischen Pyridoxinmangel. Allerdings führte die 12wöchige

Verabreichung von täglich 150 mg Vitamin B_6 zu einer statistisch signifikanten Verbesserung subjektiver wie elektrophysiologischer Parameter.

Basierend auf biochemischen Ergebnissen, daß Vitamin B_6 als Coenzym in die Biosynthese von Serotonin und Dopamin eingreift und eine verminderte Funktion PALP-abhängiger Enzyme Stoffwechselstörungen zur Folge hat, bot sich u.a. Vitamin B_6 beim prämenstruellen Syndrom (PMS) an. Hierbei handelt es sich um einen somatischen und emotionalen Symptomenkomplex. Die Ätiologie des PMS ist noch weitgehend unklar, weshalb auch die unterschiedlichsten Therapiemaßnahmen (physikalische, psychotherapeutische, hormonelle, Diuretika, pflanzliche Arzneimittel u.a.) zur Anwendung kommen (Abraham 1993). Meist handelt es sich um eine Fülle von z.T. interindividuell unterschiedlichen Symptomen. Das vorliegende klinische Erkenntnismaterial rechtfertigt eine versuchsweise Anwendung von Vitamin B_6 beim PMS, obwohl die derzeitigen Ergebnisse uneinheitlich sind. Die wesentlichsten Studien wurden mit Pyridoxin-Tagesdosen von 40–500 mg durchgeführt (Gunn 1985). In einigen Studien läßt sich eine eindeutige Dosis-Wirkungsbeziehung verifizieren. So konnte in einer retrospektiven Studie an über 600 Patientinnen der Grad der Symptomenverbesserung mit der Pyridoxin-Tagesdosis in Beziehung gebracht werden (Brush et al. 1988). Bei einer Tagesdosis von 40 mg zeigten 24% der PMS-Patientinnen einen guten Therapieerfolg, nach 100 mg pro Tag 41% und nach 200 mg pro Tag 58% der Patientinnen. Auch in Placebo-kontrollierten Doppelblindstudien läßt sich ein klinisch relevanter Pyridoxin-Effekt auf die typischen PMS-Symptome wie depressive und aggressive Verstimmung, Kopfschmerzen, Brustbeschwerden, Ödeme, verminderte Libido (Hallmann 1987, Lauritzen 1988) bzw. auf den globalen Therapieerfolg (Williams et al. 1985) sichern. Nach Auswertung von 9 prospektiven, randomisierten, placebokontrollierten Studien (Tagesdosen zwischen 50 und 600 mg) mit 940 Probandinnen im Rahmen einer Metaanalyse ergab sich für Vitamin B_6 beim PMS trotz eines hohen Placeboeffektes ein signifikanter Nutzen um den Faktor 2,32 bei Vitamin B_6 gegenüber Placebo und nach Auswertung von 4 Studien mit 541 Patientinnen eine Besserung depressiver Symptome um den Faktor 1,69. Einschränkend muß darauf hingewiesen werden, daß die Metaanalyse wegen methodischen Unzulänglichkeiten der Studien von nur bedingter Aussagekraft ist, weshalb weitere Studien nach heutigen Qualitätskriterien notwendig sind (Wyatt et al. 1999).

Vermutet wird derzeit, daß Pyridoxin den Gestagen-Östrogen-Quotienten über einen beschleunigten hepatischen Abbau der Östrogene erhöht. Dies steht im Einklang mit der Abnahme des hepatischen Konjugation der Östrogene im Pyridoxinmangel. Auch scheint eine gesteigerte Bereitstellung der beiden Neurotransmitter Dopamin und Serotonin durch Pyridoxin naheliegend und könnte zumindest einen Teil der Beeinflussung von Symptomen erklären.

In einer randomisierten, placebokontrollierten Studie bei 342 Frauen mit Übelkeit und Schwangerschaftserbrechen reduzierten 30 mg Pyridoxinhydrochlorid/Tag den Übelkeits-Score gegenüber Placebo signifikant, aber nicht die Episoden an Erbrechen (Vutyavanich et al. 1995). In einer weiteren prospektiven placebokontrollierten Studie wurde bei 104 Patienten der Einfluß von 100 mg Pyridoxin über 7 Tage vor der Bestrahlung auf deren subjektive Nebenreaktionen untersucht. Vitamin B_6 reduzierte Krankheitsgefühl, Übelkeit, Erbrechen und Appetitlosigkeit signifikant gegenüber Placebo (Mahajan und Singh 1989).

3.3.9 Behandlung des Pyridoxinmangels

3.3.9.1 Prophylaxe

Eine prophylaktische Pyridoxin-Substitution ist bei Risikopatienten wie z.B. Schwangeren, Stillenden, Hämodialyse-Patienten angezeigt, sofern ein ausreichender Vitamin B_6-Haushalt nicht durch die Ernährung gesichert werden kann. Bei diesen Fällen wie auch Personen mit einem biochemisch nachgewiesenen Vitamin-B_6-Mangel sind Tagesdosen im Bereich von 1,5–25 mg (das ca. 1- bis 10fache DGE-Tageszufuhrempfehlungen) angemessen (Monographie Vitamin B_6 1988).

3.3.9.2 Therapie

Für Patienten, die eine chronische Behandlung mit Vitamin-B_6-Antagonisten erfahren, sind Tagesdosen im Bereich von 20–300 mg täglich zu empfehlen. Unsicher ist nach wie vor die Dosierung bei der Hyperoxalurie. Positive Therapieerfolge wurden mit Pyridoxin-Tagesdosen im Bereich von 100–300 mg über 2–3 Monate erzielt (Yendt und Cohanim 1988).

Zur oralen Therapie von Vitamin-B_6-Mangel-bedingten Krämpfen im Neugeborenen- und Säuglingsalter werden 0,5–4 mg/kg KG empfohlen (Vitamin-B_6-Monographie 1988).

Die versuchsweise Behandlung beim prämenstruellen Syndrom und Karpaltunnel-Syndrom kann mit Tagesdosen von 100–200 mg durchgeführt werden. Da es sich um eine langfristige Behandlung handelt, sollten Dosen über 0,6 g wegen neurotoxischer Nebenwirkungen nicht überschritten werden (Pietrzik und Hages 1988, 1991).

Eine parenterale Pyridoxin-Therapie kann zur raschen Aufsättigung bei manifesten Mangelzuständen wie bei Malabsorptionssyndrom und bei Neuropathien erfolgen. Die Tagesdosis beträgt hier bis zu 300 mg.

Bei den seltenen genetisch bedingten Stoffwechselstörungen wie Cystathioninurie und Homocystinurie sind hohe Pyridoxindosen von 250–1200 mg/Tag erforderlich.

Bei langfristiger Anwendung von Dosen über 300 mg/Tag ist wegen möglicher neurotoxischer Wirkung eine sorgfältige Kontrolle erforderlich (siehe Kapitel 6.4).

3.4 Folsäure/Folat

3.4.1 Chemie

Das wissenschaftliche Interesse an den Folaten geht auf das Jahr 1930 zurück, als man in Leber, Hefen und Spinat einen «Antianämie-» und Wachstumsfaktor entdeckte. Snell et al. beschrieben 1940 einen Faktor, der für das Wachstum von Lactobacillus casei essentiell ist. Später isolierten sie aus Spinatblättern eine Säure, die das Wachstum von Streptococcus faecalis und L. casei stimulierte. Abgeleitet vom lateinischen Begriff folium (= Blatt) nannte man diesen Faktor «Folsäure». Die Aufklärung der chemischen Struktur und Synthese gelang 1946. Um Fehlinterpretationen zu vermeiden, wird heute zwischen Folsäure und den Folaten klar unterschieden (Hages et al. 1999; Institute of Medicine 1998; DACH 2000; Pietrzik et Brachmann 2001). Der Begriff Folat umfaßt die Summe aller folatwirksamen Verbindungen in der Nahrung.

Folate bestehen aus einem Pteridinring, an den über die Methylengruppen an C6 die Aminogruppe der p-Aminobenzoesäure und an deren

Carboxylgruppe über eine Amidbindung, die Glutaminsäure gebunden ist, die an ihrer γ-Carboxylgruppe mit weiteren Glutamatresten konjugiert sein kann (Abb. 3-13). Die aus Pteridin und p-Aminobenzoesäure gebildete Teilstruktur wird als Pteroinsäure bezeichnet. Je nach Anzahl der Glutamylreste unterscheidet man Pteroylmonoglutamate, -triglutamate, -heptaglutamate bzw. -polyglutamate. Das Pteridingerüst liegt in der oxidierten, dihydrierten und tetrahydrierten Form vor. Die natürlichen Folate sind Verbindungen, die sich durch den Hydrierungsgrad des Pteridinrings, die Substitution an N-5 und N-10 (Bindung von «C_1-Einheiten» z.B. Methyl-, Formaldehyd- und Formiatreste) sowie durch die Länge der Glutamylkette unterscheiden (Brody et al. 1984).

Muttersubstanz der Folat-Coenzyme ist das 5,6,7,8-Tetrahydrofolat, das bei bestimmten biochemischen Prozessen wie z.B. der Thymidylatsynthese zur 7,6-Dihydroform oxydiert wird. Im menschlichen Organismus kommt Tetrahydrofolat (THF) als 5-Methyl-THF, 5,10-Methylen-THF, 5,10-Methenyl-THF und 5-Formyl-THF vor. Im Serum ist vorrangig 5-Methyl-THF als Monoglutamat und intrazellulär Polyglutamyl-THF mit oder ohne C_1-Einheiten anzutreffen. Von den Folaten abzugrenzen ist die Folsäure. **Folsäure** (Pteroylmonoglutaminsäure oder PGA) besteht aus einem Pteridinring und para-Aminobezoensäure, an deren Carboxylende ein Glutaminsäuremolekül gebunden ist. Sie ist die stabilste Form des Vitamins mit der höchsten Oxidationsstufe und wird als

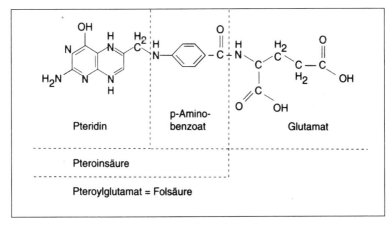

Abb. 3-13: Strukturformel der Folsäure, (Pteroylmonoglutamat)

Reinsubstanz nahezu quantitativ (> 90%) resorbiert. Bei Anreicherungsmaßnahmen, in Supplementen und in Medikamenten wird es ausschließlich in synthetischer Form verwendet.

Folsäure (CAS-Nr. 59-30-3), M_r = 441,4, ist ein gelbes bis orangegelbes kristallines Pulver. PteGlu ist unlöslich in Wasser, Ethanol, Aceton, Chloroform und Ether, schwer löslich in Methanol; relativ löslich in Essigsäure, Phenol, Pyridin, Alkalihydroxid-, Alkalicarbonat-Lösungen, in Salz- und Schwefelsäure. Die Substanz schmilzt nicht, verfärbt sich bei 250 °C. Bei einem pH von 13 liegen die Absorptionsmaxima von PteGlu bei 256, 283 und 365 nm. Kristalline PteGlu ist gegen Luft und Wärme stabil, Folsäurelösungen sind lichtempfindlich, saure Lösungen sind hitzelabil, alkalische sind oxidationsempfindlich (Pharmazeutische Stoffliste 1994).

3.4.2 Vorkommen

Folate kommen sowohl in Lebensmitteln pflanzlicher als auch tierischer Herkunft vor. Das Vitamin ist praktisch in allen Blattgemüsen anzutreffen. Besonders reich an Folat sind Spinat, Salat, Spargel, Tomaten, Gurken, Getreide sowie Leber, während Rindfleisch, Fisch und Obst relativ folatarm sind. Grundsätzlich aber werden Folate aus tierischen Nahrungsmitteln besser resorbiert als aus pflanzlichen Bestandteilen.

Die natürlichen Polyglutamate liegen in unterschiedlichen Bindungsformen und Strukturmodifikationen vor. Sie betreffen den Hydrierungsgrad des Pteridin, die Substitution an den N-Atomen 5 und 10 sowie die Zahl der Glutamylreste. Die verschiedenen Polyglutamate unterscheiden sich beachtlich im Hinblick auf ihre Bioverfügbarkeit. Da die in der Natur tatsächlich vorliegenden Strukturmodifikationen in den gängigen Tabellenwerken (z.B. Souci-Fachmann-Kraut) nicht näher angegeben werden, ist eine zuverlässige Berechnung der Folataufnahme nicht immer möglich. Im deutschsprachigen Raum weist lediglich der Bundeslebensmittelschlüssel die Mono- bzw. Polyglutamate getrennt aus. In Tab. 3-11 sind die Folatgehalte einiger Lebensmittel exemplarisch herausgegriffen; daraus ergibt sich, daß die in der Nahrung enthaltenen Folate (je nach Lebensmittel) in wechselndem Ausmaß als Polyglutamat bzw. in ebenso unterschiedlichem Ausmaß als Monoglutamat vorliegen kann.

Tab. 3-11: Folatvorkommen in verschiedenen Lebensmitteln bzw. deren Nährstoffdichte (s. Glossar) nach Bundeslebensmittelschlüssel (BLS) 1999

		Folatäquivalente µg/100 g	Nährstoffdichte µg/1000 kcal
Hühnerei		27	159
Fleisch	Rinderleber	242	1787
	Huhn	5	25
	Schwein	3	17
	Rind	3	12
Fisch	Thunfisch	7	24
	Lachs	5	24
	Hering	3	15
	Makrele	1	6
Milch/Milchprodukte			
	Weichkäse	42	108
	Gouda	19	55
	Magerquark	16	204
	Vollmilch	4	65
Obst/Früchte			
	Apfelsinen	31	643
	Avocado	30	141
	Orangensaft	16	442
	Bananen	16	178
	Erdbeere	15	467
	Äpfel	4	74
Cerealien			
	Roggenvollkornmehl	38	126
	Weizenvollkornmehl	31	94
	Reis (ungeschält)	13	36
	Reis (geschält)	6	49
Gemüse	Spinat	56	3141
	Weißkohl	36	1482
	Broccoli	25	956
	Salat	23	1702
	Rosenkohl	23	600
	Tomaten	20	1061
	Bohnen (grün)	15	494
	Spargel	13	716
	Blumenkohl	8	380

Dementsprechend ist die Bioverfügbarkeit von Nahrungsfolat keine konstante Größe, sondern variiert in Abhängigkeit vom Mono-/Polyglutamatverhältnis in beachtlichem Umfang. Während die Monoglutamate nahezu quantitativ resorbiert werden, sind die Polyglutamate in der Regel nur zu 20% verfügbar. Daher wurde der Begriff «Folatäquivalent» eingeführt. Unter dem Äquivalent verstand man bisher diejenige Menge eines Derivats, die wirkungsgleich mit 1 mg freiem Folat ist: freie Folatäquivalente = Monoglutamat + 0,2 × Polyglutamat (DGE, 1991).

Aufgrund der Unterschiede in der Bioverfügbarkeit wurde mit der Neuformulierung der DRIs (1998) erstmals auch in den USA und Kanada der Begriff Folatäquivalent (DFE = dietary folate equivalent) eingeführt. Die amerikanische Definition stimmt mit der in Deutschland gebräuchlichen Praxis nicht überein.

Die Diskrepanz zwischen der amerikanischen und deutschen Terminologie machte deshalb eine neue Regelung erforderlich. Um langfristig eine internationale Harmonisierung der Begriffe zu realisieren, hat die DGE ihre bisherige Definition des Begriffs Folatäquivalente aufgegeben und sich der amerikanischen Auffassung angepaßt. Denn in der Sache liegen keine grundsätzlichen Meinungsverschiedenheiten vor, und die Unterschiede bestehen nur per definitionem. Demnach wird auch in Deutschland zukünftig 1 μg Folatäquivalent als 1 μg Nahrungsfolat interpretiert. Dies entspricht 0,5 μg Folsäure (PGA). Eine weitergehende Differenzierung des Äquivalentbegriffs unter Bezug auf eine zusätzliche Nahrungsaufnahme erscheint wenig praktikabel.

3.4.3 Stoffwechsel und Pharmakokinetik von Folsäure/Folat

Folate liegen in der Nahrung größtenteils als Polyglutamylfolat vor und müssen zur Resorption durch eine γ-Glutamyl-Carboxypeptidase im Bürstensaum der Mucosazellen des Duodenums und oberen Jejunums zu Monoglutamat hydrolysiert werden (Herbert 1973, Bernstein 1970) (Abb. 3-14). Der Transport durch die Mucosamembran erfolgt überwiegend aktiv, wird durch Glucose und Na+ stimuliert und folgt einer Sättigungskinetik. Die Resorption ist bei einem pH von 6,0 am besten. Etwa 20–30% der Folate werden unabhängig von der Folatkonzentration über eine passive Diffusion aufgenommen. Im portalen Blut finden sich vor

Stoffwechsel und Pharmakokinetik

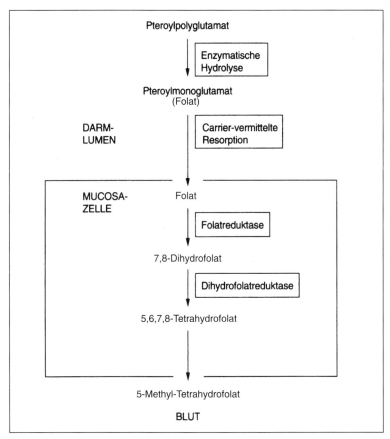

Abb. 3-14: Resorption von Folat

allem nicht-methylierte Folate, die in der Leber in die methylierte Form umgewandelt werden. Im Blut kommen neben THF und 10-Formyl-THF hauptsächlich 5-Methyl-THF vor, das an Albumin, α-Makroglobulin und das in der β-Fraktion wandernde Transferrin gebunden transportiert wird (Waxman 1973). Der Serum-Folatspiegel eines normal ernährten Menschen liegt zwischen 7–17 ng/ml, wobei 5-Methyl-THF den Hauptanteil bildet und ernährungsbedingten Schwankungen unterliegt. Im rasch wachsenden Gewebe ist der Serumspiegel von 10-Formyl-THF erhöht, bei gesunden Erwachsenen jedoch recht konstant. Die Aufnahme von 5-Methyl-THF in die Erythrozyten erfolgt nach den Gesetzen der Sättigungskinetik, wobei ein membrangebundener Carrier den Transport vermittelt. In den Erythrozyten liegen die Folate als Polyglutamat meist mit 4–7 Glutamylresten vor, die eine hohe Affinität zum Desoxyhämoglobin besitzen. Die Folatkonzentration der Erythrozyten ist etwa 40fach höher (200–500 ng/ml) als im Serum. 5-Methyl-THF passiert vermutlich ebenfalls entsprechend der Sättigungskinetik die Blut-Hirn-Schranke und erreicht in der cerebrospinalen Flüssigkeit 2- bis 3mal höhere Folatspiegel als im Serum (Friedrich 1987, Brody 1984).

Folat wird im Blut überwiegend als 5-Methyl-THF transportiert und in dieser Form in die Zellen aufgenommen. Intrazellulär wird THF in die Polyglutamatform übergeführt, weil sie in anderer Form nicht retiniert werden kann. Da jedoch 5-Methyl-THF ein sehr schlechtes Substrat für die Polyglutamatsynthetase ist (Cichowitz und Shane, 1987), ist die Demethylierung von 5-Methyl-THF eine unerläßliche Voraussetzung für die Retention von Folatverbindungen in den Zellen. Diese Demethylierung ist abhängig von Vitamin B_{12} (s. a. Abb. 3-18).

Folat ist auf alle Gewebe verteilt, vorrangig als Polyglutamyl-THF. Die Gesamtkörpermenge an Folat im menschlichen Organismus liegt zwischen 5–10 mg, wovon die Leber die Hälfte überwiegend als 5-Methyl-THF und 10-Formyl-THF enthält. Als Hauptspeicherorgan reguliert die Leber die Versorgung anderer Organe. Die Körperreserven an Folat sind relativ gering, die biologische Halbwertszeit beträgt etwa 100 Tage. Bei Entzug von Nahrungsfolat reicht der Vorrat der Leber zur Aufrechterhaltung eines normalen Serumfolatspiegels 3–4 Wochen aus, danach kommt es zunächst zu einem Abfall der Folatspiegel im Serum und innerhalb von 10–12 Wochen zur Übersegmentierung der neutrophilen Granulozyten. Nach 18 Wochen ist der Folatspiegel in den Erythrozyten vermindert und nach 4–5 Monaten kommt es zur Manifestation der megaloblastischen Anämie.

Die durch die Galle ausgeschiedene Menge an Folat von 10 bis 90 µg/Tag wird praktisch quantitativ rückresorbiert (enterohepatischer Kreislauf). Bei entzündlichen Darmerkrankungen ist jedoch die Rückresorption eingeschränkt. Bei normaler Folatzufuhr werden 1–12 µg mit dem Harn in Form von Folsäure, 5-Methyl-THF, 10-Formyl-THF und inaktiven Abbauprodukten wie Pteridin und Acetamidbenzoylglutamat-

Derivat ausgeschieden. In den Fäzes finden sich 5- bis 10fach höhere Folatmengen als in der aufgenommenen Nahrung aufgrund der mikrobiellen Folatbiosynthese in distalen Darmabschnitten.

Therapeutisch kommt Folsäure entweder parenteral oder oral zur Anwendung. Nach i.m.-Gabe von 1,5 mg Folsäure-Natrium werden innerhalb der ersten Stunde maximale Serumkonzentrationen erreicht. Der anschließende Konzentrationsabfall erfolgt rasch, so daß nach 12 Stunden die Basiswerte wieder erreicht werden. Die Elimination erfolgt monophasisch mit einer terminalen Eliminationshalbwertszeit zwischen 1,5 und 2,0 h. Das Verteilungsvolumen liegt zwischen 7 und 13 l und die Clearance (Cl_{tot}) im Mittel zwischen 51–103 ml/min (Loew et al. 1988). Nach oraler Gabe von 3 mg Folsäure werden maximale Plasmakonzentrationen an Folsäure nach 1,6 Stunden erreicht. Die aus den Flächen unter den Serum-Konzentrations-Zeitprofilen (AUC ng · h / ml) nach i.m. versus oraler Gabe abgeleitete Bioverfügbarkeit liegt bei 80–87%. Da sowohl nach oraler wie auch parenteraler Gabe die Folsäurekonzentrationen im Plasma innerhalb von 12 Stunden den Basiswert wieder erreichen, ist auch nach Mehrfachgabe keine Erhöhung der minimalen Plasmakonzentrationen und Kumulation zu erwarten (Abb. 3-15). Innerhalb der ersten 6 Stunden werden nach parenteraler Verabreichung mehr als

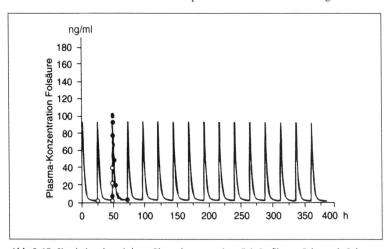

Abb. 3-15: Simulation des mittleren Plasmakonzentrations-Zeit-Profils von Folat nach Gabe von 1 x tägl. 1,5 mg Folsäure-Natrium bis in den Steady State

80% renal ausgeschieden (Cooperman et al. 1970, Loew et al. 1987). Nach Hages und Pietrzik (1987, 1990) wird Folsäure im Dosisbereich von 150–5000 µg rasch resorbiert (Konzentrationsmaximum zwischen 0,9 bis 1,8 Stunden) und anschließend schnell ausgeschieden, wobei selbst nach der höchsten Dosis von 5000 µg spätestens nach zehn Stunden das Ausgangsniveau wieder erreicht ist. Aus dem postresorptiven

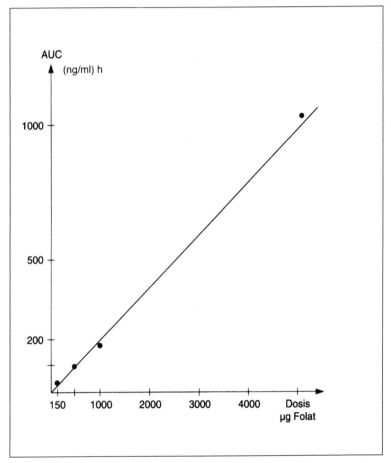

Abb. 3-16: Resorptionsquote von Folsäure (AUC = Area Under Curve) in Abhängigkeit von der Dosis

Flächenintegral ergibt sich für den untersuchten Dosisbereich eine lineare Dosis-Resorptionsbeziehung (Abb. 3-16). Danach ist Folsäure in einem breiten therapeutischen Bereich uneingeschränkt bioverfügbar, sofern die galenische Zubereitung eine quantitative Freisetzung gewährleistet.

3.4.4 Biochemische Funktionen

Folsäure selbst ist biologisch nicht aktiv, sondern die 5,6,7,8-Tetrahydrofolsäure und ihre Derivate, die aus inaktivem Polyglutamat in zwei Reduktionsstufen entstehen. Sie ist die wichtigste Coenzymform, die als Akzeptor und Überträger von Hydroxymethylgruppen («aktivierter Formaldehyd») und Formylgruppen («aktivierte Ameisensäure») fungiert. Diese C_1-Reste stammen aus verschiedenen Stoffwechselreaktionen, werden an Tetrahydrofolat gebunden und wieder an geeignete Akzeptoren abgegeben. Verschiedene THF-C_1-Verbindungen unterscheiden sich durch ihre Oxidationsstufe (Abb. 3-17) und können ineinander umgewandelt werden. Diese Coenzymformen liegen intrazellulär als Polyglutamate, überwiegend als Penta- oder Hexaglutamate vor. 5-Formyl-THF (Folinsäure, Citrovorumfaktor, Leukovorin) ist selbst nicht direkt an Transfer-Reaktionen beteiligt. Sie kommt in eukariotischen Zellen vor, aber ihre physiologische Funktion ist noch unklar. Auch über ihre Biosynthese besteht noch keine absolute Klarheit. Einige Autoren nehmen an, daß sie durch direkte Übertragung des Formylrestes von Formylglutamat auf THF unter der Wirkung eines Enzyms THF-Glutamat-Transformylase entsteht (Combs jr., 1998); andere nehmen an, die Bildung von 5-Formyl-THF könnte eine Nebenreaktion der Glutamat-Formimino-Transferase sein. 5-Formyl-THF kann durch 5-Formyl-THF-Cycloligase (EC 6.3.3.2) in 5,10-Methenyl-THF umgewandelt werden und so den Anschluß an die C_1-Transfer-Reaktionen bekommen (Huenneckens et al., 1984). 5-Formyl-THF wird kommerziell hergestellt, weil sie besonders stabil ist. Ihre besondere Bedeutung liegt in ihrer Schutzwirkung bei der Chemotherapie von Tumoren (siehe weiter unten).

Die wichtigsten C_1-Transfer-Reaktionen sind in Abb. 3-18 zusammengestellt. Im linken oberen Quadranten findet man die wichtigsten Reaktionen von THF mit C_1-Resten. Im unteren Abschnitt sind die Synthesereaktionen unter Verwendung von C_1-Resten aus den C_1-THF-Verbin-

Tetrahydrofolat–C$_1$– Verbindungen	
Oxidationsstufe	**THF-Derivat** R = Glutamyl- oder Polyglutamylrest
Formiat	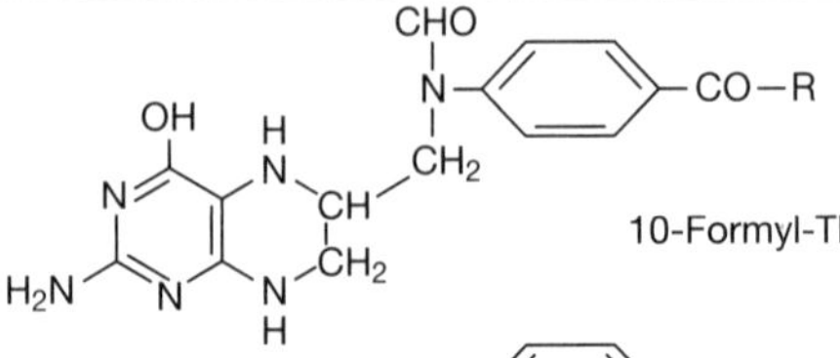 10-Formyl-THF
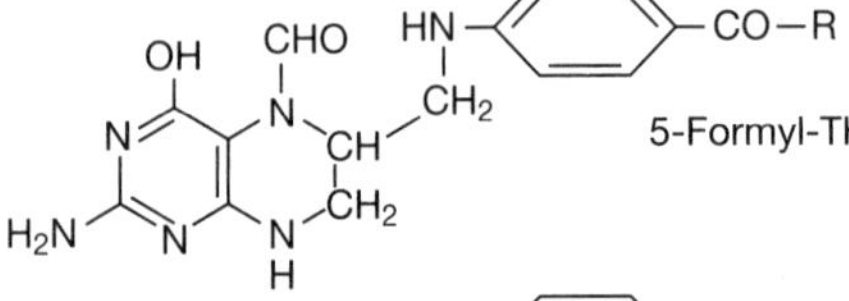	5-Formyl-THF
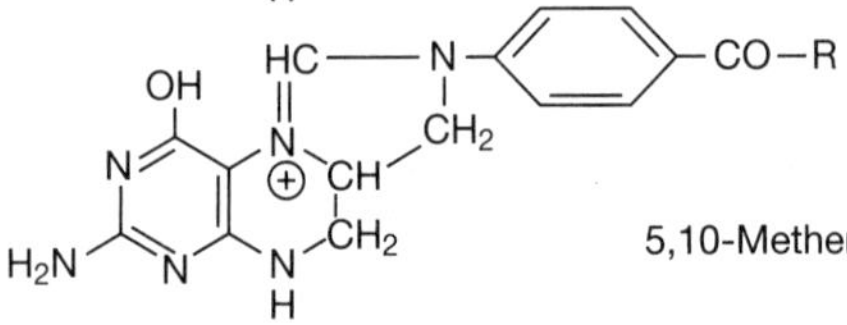	5,10-Methenyl-THF
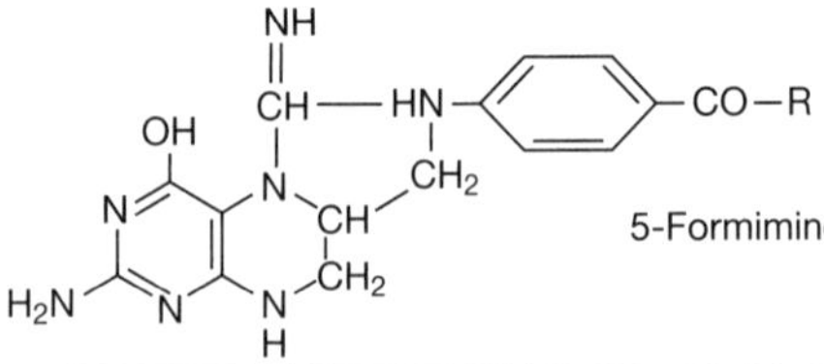	5-Formimino-THF
Formaldehyd	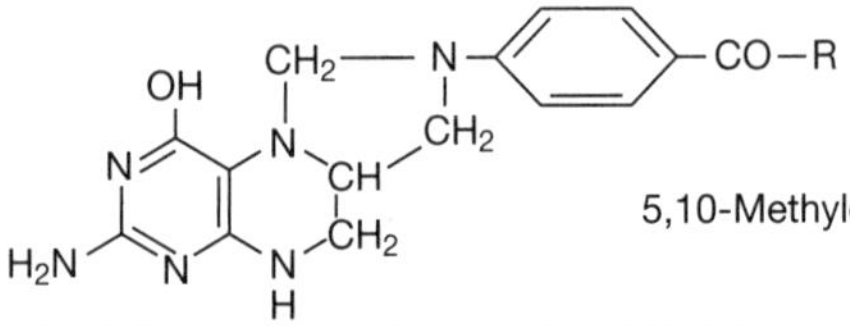 5,10-Methylen-THF
Methanol	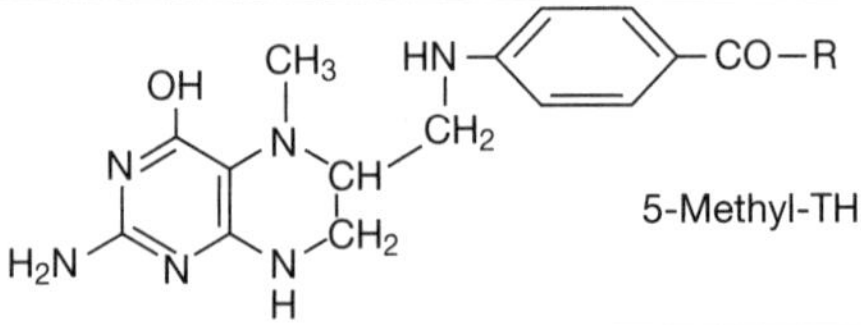 5-Methyl-THF

Abb. 3-17: Coenzymformen von Tetrahydrofolat

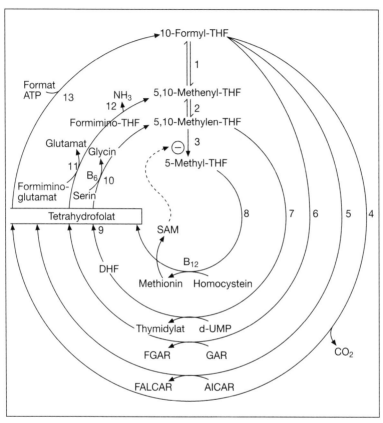

Abb. 3-18: Metabolische Interconversion von Tetrahydrofolat-C_1-Verbindungen und C_1-Transfer-Reaktionen: THF = Tetrahydrofolat, DHF = Dihydrofolat, GAR = Glycinamidribotid, FGAR = Formylglycinamidribotid, AICAR = 4-Amino-5-imidazolcarboxamidribotid, FAICAR = Formylamino-5-imidazolcarboxamidribotid, d-UMP = Desoxyuridylsäure, B_6 = Pyridoxalphosphat, B_{12} = Methylcobalamin.

dungen dargestellt. Der zyklische Ablauf von C_1-Aufnahme und -Übertragung durch THF, also die katalytische Rolle des Coenzyms, wird deutlich. Quellen für C_1-Reste sind die Umwandlung von Serin zu Glycin durch Serin-Hydroxymethyltransferase, Formiminoglutaminsäure aus dem Histidinabbau, Formylreste aus dem Tryptophanstoffwechsel (Formylkynurenin) sowie Formiat und Formaldehyd aus verschiedenen

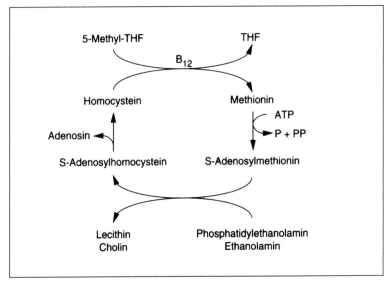

Abb. 3-19: Die Rolle von Folat und Vitamin B_{12} bei Methylierungsreaktionen im Stoffwechsel des Nervensystems

Stoffwechsel-Reaktionen wie Spaltung von Deltaaminolävulinsäure, Glyoxylat, oxidative Demethylierung von Sarkosin und Dimethylglycin. Formiat wird durch die ATP-abhängige Synthetase in 10-Formyl-THF eingebaut, Formaldehyd reagiert nicht-enzymatisch mit THF unter Bildung von 5,10-Methylen-THF. Die verschiedenen C_1-Reste werden benötigt für die Purinsynthese (C_8 und C_2 des Purinrings), für die DNA-Synthese (Methylierung von d-Uridylat zu Thymidylat) und für die Methylierung von Homocystein zu Methionin. Dieses ist als S-Adenosylmethionin Methyldonator für die Cholinsynthese (Abb. 3-19). Auf diese Weise greift Folat auch in den Nervenstoffwechsel ein. Bei der Purinsynthese und bei der Methioninsynthese wird THF wieder frei und steht erneut als C_1-Akzeptor zur Verfügung. Bei der Methylierung von d-Uridylat entsteht Dihydrofolat (DHF), die erst durch Dihydrofolatreduktase zu THF reduziert werden muß, um wieder verfügbar zu sein. Auf der Hemmung dieses Enzyms beruht die Wirkung von Zytostatika wie Methotrexat oder Aminopterin, die den Dihydrofolatzyklus (Abb. 3-20) unterbrechen. Es kommt hierdurch zu einem Mangel an THF und da

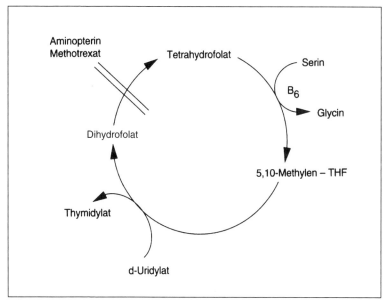

Abb. 3-20: Der Dihydrofolat-Zyklus und die Einwirkung von Folatantagonisten

diese entscheidend für die Nucleinsäuresynthese ist, werden Wachstum und Vermehrung vor allem von rasch proliferierenden Zellen gehemmt. Das wirksamste Cytostatikum ist Methotrexat, das 4-Amino-Analog von 10-Methyl-THF. Seine Affinität zur Dihydrofolatreduktase ist etwa 1000mal höher als die von Dihydrofolat, was die sehr starke Hemmwirkung erklärt. Neben der Depletierung des Gewebepools an THF führt Methotrexat zu einer Akkumulation großer Mengen an 10-Formyldihydrofolat, welches ein wirksamer Hemmstoff der Thymidylat-Synthase und der 10-Formyl-THF-Glycinamidribotid-Formyltransferase ist. Dies dürfte die Grundlage der cytostatischen Wirkung von Methotrexat sein (Daram et al., 1988). Methotrexat ist auch ein Substrat für die Konjugation mit Glutamat. Eine Reihe von Methotrexatpolyglutamaten werden in den Zellen gebildet und retiniert und wirken als potente Hemmstoffe der Dihydrofolatreduktase. Da die für die Methotrexatwirkung empfängliche Tumorzellen eine stärkere Konjugation und damit Retention von Methotrexat zeigen als Zellen des Knochenmarks und der gastrointestinalen Mukosa, hat Methotrexat eine gewisse Tumorspezifität. Um normale Zellen bei hochdosierter Behandlung mit Methotrexat zu schützen, setzt man 5-Formyl-THF ein (Rescue-Behandlung). Diese kann durch Umwandlung in 5,10-Methenyl-THF die durch Methotrexat blockierte Regeneration von THF ermöglichen. Die Tatsache, daß normale Zellen durch 5-Formyl-THF bevorzugt vor Tumorzellen geschützt werden können, wird durch den Umstand erklärt, daß Methotrexat-Polyglutamate, welche sich überwiegend in Tumorzellen anhäufen, die Reaktivierung von Dihydrofolatreduktase durch 5-Formyl-THF verhindern und so die Schutzwirkung von 5-Formyl-THF in den Tumorzellen unterbinden (Goldman und Matherly, 1987).

Die Umwandlung der verschiedenen THF-C_1-Derivate ineinander ist reversibel mit Ausnahme der Reduktion von 5,10-Methylen-THF zu 5-Methyl-THF. 5-Methyl-THF ist die überwiegende Transport- und Speicherform der Folate. Aus ihr kann THF nur bei der Methylierung von Homocystein regeneriert werden. An dieser Reaktion ist Vitamin B_{12} als Methylcobalamin beteiligt. Dem Methioninbedarf für Methylierungsreaktionen entsprechend wird die Bildung von 5-Methyl-THF durch feed back-Kontrolle von Methionin über S-Adenosylmethionin auf die 5,10-Methylen-THF-Reduktase kontrolliert.

Im Vitamin B_{12}-Mangel ist die Methylierung von Homocystein eingeschränkt, wodurch zugleich die feed back-Kontrolle der 5-Methyl-THF-Bildung entfällt (siehe Abb. 3-21). Damit häufen sich die Folatderivate wie in einer Falle als 5-Methyl-THF an (Methyl-trap) und die Regeneration von THF ist blockiert, so daß es zu einem funktionellen Folatmangel kommt. Auf diese Weise sind die hämatologischen Symptome des Vitamin B_{12}-Mangels zu erklären. Dieser Folatmangel wird noch verstärkt dadurch, daß im Vitamin B_{12}-Mangel wegen gestörter Demethylierung von 5-Methyl-THF bei der Aufnahme in die Zellen die Retention von Folatverbindungen verringert ist (s. Kap. 3.4.3), was zu Verlusten an 5-Methyl-THF und gesteigerter renaler Ausscheidung führt. Folsäure-Verabreichung bei Vitamin B_{12}-Mangel kann zwar die Beeinträchtigung der verschiedenen C_1-Donator-Reaktionen bei der Purin- und DNA-Synthese – und damit die hämatologischen Symptome des B_{12}-Mangels – aufheben, nicht aber die Methioninbildung aus Homocystein normalisieren. Damit bleiben alle von S-Adenosylmethionin ausgehenden Methylierungsreaktionen gestört, was u.a. auch die Ursache für die neurologischen Symptome des B_{12}-Mangels sein dürfte (s. Vitamin B_{12}).

Die in Abb. 3-18 gezeigten Reaktionen werden durch folgende Enzyme katalysiert:

1 5,10-Methenyl-THF-Cyclohydrolase (EC 3.5.4.9):
   10-Formyl-THF + H$^+$ ↔ 5,10-Methenyl-THF + H$_2$O
2 5,10-Methylen-THF-Dehydrogenase (EC 1.5.1.5):
   5,10-Methenyl-THF + NAD(P)H + H$^+$ ↔ 5,10-Methylen-THF + NAD(P)$^+$
3 5,10-Methylen-THF-Reductase (EC 1.7.99.5):
   5,10-MethylenTHF + FADH$_2$ + NADPH + H$^+$ → 5-Methyl-THF + FAD + NADP$^+$
4 10-Formyl-THF-Dehydrogenase (EC 1.5.1.6):
   10-Formyl-THF + NADP$^+$ → THF + CO$_2$ + NADPH + H$^+$
5 10-Formyl-THF-AICAR-Formyltransferase (EC 2.1.2.3)
   10-Formyl-THF + AICAR → THF + FAICAR
6 10-Formyl-THF-GAR-Formyltransferase (EC 2.1.2.2)
   10-Formyl-THF + GAR → THF + FGAR
7 Thymidylat-Synthase (5,10-Methylen-THF-dUMP-Methyltransferase, EC 2.1.1.45):
   5,10-Methylen-THF + dUMP ↔ DHF + TMP
8 Methionin-Synthase (EC 2.1.1.13):
   5-Methyl-THF + Homocystein → THF + Methionin (B_{12}-abhängig)
9 7,8-Dihydrofolat-Reductase (EC 1.5.1.3):
   DHF + NADPH + H$^+$ → THF + NADP$^+$
10 Serin-Hydroxymethyltransferase (EC 2.1.2.1):
   THF + Serin ↔ 5,10-Methylen-THF + Glycin (B_6-abhängig)
11 Glutamat-Formiminotransferase (EC 2.1.2.5):
   THF + Formiminoglutamat → Formimino-THF + Glutamat
12 Formimino-THF-Cyclodesaminase (EC 4.3.1.4):
   Formimino-THF + H+ → 5,10-Methenyl-THF + NH$_3$
13 10-Formyl-THF-Synthetase (EC 6.3.4.3):
   Formiat + ATP → 10-Formyl-THF + ADP + P

Die Reaktionen 1, 2 und 13 werden durch ein trifunktionales Enzym katalysiert.

(Abkürzungen siehe Legende zu Abb. 3-18)

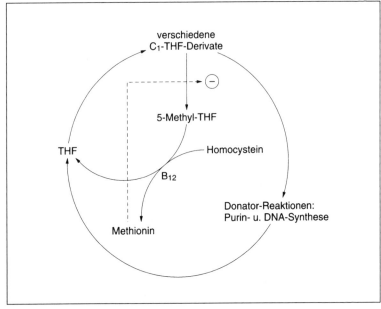

Abb. 3-21: Feed back-Kontrolle der Methioninsynthese und Beteiligung von Vitamin B_{12}

3.4.4.1 Methylierungsreaktionen

Methylierungsreaktionen spielen im Stoffwechsel eine große Rolle. Dabei gibt es verschiedene Donatoren für die Methylgruppen:
1. 5,10-Methylen-THF liefert die Methylgruppe für die Bildung von Thymidylat aus d-Uridylat bei den DNA-Synthese.
2. 5-Methyl-THF liefert die Methylgruppe für die Methylierung von Homocystein zu Methionin.
3. Homocystein kann auch durch Betain methyliert werden. Da jedoch Betain aus Cholin entsteht, bezieht es seine Methylgruppen indirekt aus dem S-Adensylmethionin-Pool und kann bei einem Versiegen der Quelle (im Vitamin B_{12}-Mangel) nur vorübergehend die Methioninbildung speisen. Betain-Homocystein-Methyltransferase fehlt im Nervensystem (Finkelstein, 1990).

4. Alle anderen Methylierungsreaktionen gehen von S-Adenosylmethionin aus, welches aus Methionin durch Reaktion mit ATP entsteht. Es liefert u.a. die Methylgruppen für die Methylierung von
   – Phosphatidylethanolamin zu Lecithin
   – Ethanolamin zu Cholin
   – Noradrenalin zu Adrenalin
   – Guanidinoessigsäure zu Kreatin
   – Carnosin zu Anserin
   – Katecholaminen zu O-Methylderivaten
   – Nicotinamid, Pyridin und anderen Aminen zu N-Methylderivaten.

Als Zwischenprodukt bei SAM-abhängigen Methylierungsreaktionen entsteht Homocystein (Abb. 3-19), das über zwei Wege abgebaut wird:
1. Die Remethylierung zu Methionin durch Homocystein-Methyltransferase; eine Reaktion, für die 5-Methyl-THF und Vitamin B_{12} erforderlich sind.
2. Die Umwandlung zu Serin über Cystathionin in zwei Schritten, bei denen jeweils Vitamin B_6 beteiligt ist (Transsulfuration pathway).

Es sind also drei B-Vitamine (Folat, B_{12} und B_6) erforderlich, um normale steady state-Spiegel an Homocystein aufrecht zu erhalten. Eine Erhöhung des Homocysteinspiegels ist ein Risikofaktor für Atherosklerose und ein Indikator für gestörte Methylierungsreaktionen, deren Folge Störungen bei der Entwicklung des Nervensystems (Neuralrohrdefekte) und erhöhtes Krebsrisiko sein können. Da erhöhte Homocysteinspiegel hauptsächlich die Folge unzureichender Folatzufuhr oder eines gestörten Folatstoffwechsels sind, hat eine Verbesserung der Folatzufuhr bzw. Folsäuresubstitution große präventivmedizinische Bedeutung (siehe Kap. 3.4.5.1). Je nach Stoffwechselsituation kann die Kombination einer Folsäuresubstitution mit der Substitution von B_{12} und B_6 einen zusätzlichen Effekt haben.

3.4.5 Bedarf

Erwachsene

Das mengenbestimmende Kriterium für die Festlegung des Bedarfs ist diejenige Folatmenge, die ausreicht, um einen «normalen» Folatstatus aufrechtzuerhalten bzw. wiederherzustellen. Dabei reicht nach Meinung des Food and Nutrition Board ein einziger Parameter der Folatversorgung als Grundlage verläßlicher Empfehlungen nicht mehr aus.

Die Ermittlung des mittleren Bedarfs (EAR) basiert im wesentlichen auf den Untersuchungen von Sauberlich (1987), O'Keefe (1995), Jacobs (1994) und Milne (1983). In Design und Ausführung entsprechen diese Studien am besten den Anforderungen an geeignete Untersuchungen zur Berechnung von Bedarfszahlen (Hages et al. 1999). Mit Hilfe der angeführten Studien wurde ein EAR von 320 µg Folatäquivalent/Tag ermittelt (Institute of Medicine 1998). Bei dieser Zufuhrmenge hatte die Hälfte der beobachteten Versuchspersonen normale Plasma- und Erythrozytenfolat- sowie Homocysteinkonzentrationen, die andere Hälfte hatte Werte, die einen defizitären Versorgungsstatus signalisierten (O'Keefe et al. 1995). Bei Zufuhrwerten unterhalb dieses Dosierungsbereichs (100, 150, und 200 µg Folatäquivalent/Tag) war der Anteil der unterversorgten Personen im Untersuchungskollektiv größer als 50% (Sauberlich et al. 1987, Jacobs et al. 1994, Milne et al. 1983) während oberhalb dieser Dosierung (500 µg Folatäquivalent/Tag) keine der Versuchspersonen unzureichend mit Folat versorgt war (O'Keefe et al. 1995).

Eine Varianz für den ermittelten EAR konnte anhand des bisher vorliegenden Datenmaterials nicht festgelegt werden. Es wurde daher definitionsgemäß alternativ ein Variationskoeffizient von 10% angenommen (Institute of Medicine 1998). Daraus errechnete sich eine Recommended Dietary Allowance (RDA) von 400 µg Folatäquivalent/Tag (320 µg × 1,2; aufgerundet). Für unterschiedliche Empfehlungen bei Frauen und Männern bzw. bei Senioren gab es keinen Anhaltspunkt (Selhub et al. 1993, Ortega et al. 1993, Koehler et al. 1996, Jacob et al. 1998). Eine möglicherweise erblich bedingte Heterogenität des Folatbedarfs wurde nicht berücksichtigt (Institute of Medicine 1998). Für Deutschland liegen keine repräsentativen Studien vor, die eine entsprechende Bedarfsableitung erlauben. Aufgrund vorhandener Daten ist es jedoch wahrscheinlich, daß die Folatversorgung der deutschen Bevölkerung mit den Verhältnissen in den USA weitgehend übereinstimmt, so daß der Referenzwert für die Folatzufuhr des Erwachsenen ebenfalls bei 400 µg/Tag einzuordnen ist. Damit erfährt die bisherige Empfehlung von 300 µg/Tag eine deutliche Steigerung, die jedoch insbesondere bei gleichzeitiger Berücksichtigung erhöhter Homocysteinspiegel sinnvoll erscheint. Verschiedene Untersuchungen zeigen, daß erst bei einer regelmäßigen Auf-

Tab. 3-12: Folsäure/Folat, empfohlene tägliche Zufuhr (DACH 2000)

Alter	Folsäure (Nahrungsfolat)		
	µg-Äquivalent[1]/Tag	µg/MJ[2] (Nährstoffdichte)	
		m	w
Säuglinge			
0 bis unter 4 Monate[3]	60	30	32
4 bis unter 12 Monate	80	27	28
Kinder			
1 bis unter 4 Jahre	200	43	45
4 bis unter 7 Jahre	300	47	52
7 bis unter 10 Jahre	300	38	42
10 bis unter 13 Jahre	400	43	47
13 bis unter 15 Jahre[2]	400	36	43
Jugendliche und Erwachsene			
15 bis unter 19 Jahre	400	38	47
19 bis unter 25 Jahre	400	38	49
25 bis unter 51 Jahre	400	39	51
51 bis unter 65 Jahre	400	43	54
65 Jahre und älter	400	48	58
Schwangere	600		65
Stillende	600		56

[1] Berechnet nach der Summe folatwirksamer Verbindungen in der üblichen Nahrung = Folat-Äquivalente (gemäß neuer Definition)
[2] Berechnet für Jugendliche und Erwachsene mit überwiegend sitzender Tätigkeit (PAL-Wert 1,4)
[3] Hierbei handelt es sich um einen Schätzwert
[4] Frauen, die schwanger werden wollen oder könnten, sollten zusätzlich 400 µg synthetische Folsäure (=Pteroylmonoglutaminsäure/PGA) in Form von Supplementen aufnehmen, um Neuralrohrdefekten vorzubeugen. Diese erhöhte Folsäurezufuhr sollte spätestens 4 Wochen vor Beginn der Schwangerschaft erfolgen und während des ersten Drittels der Schwangerschaft beibehalten werden.

nahme von ca. 400 µg Folatäquivalenten mit der Nahrung eine maximale Senkung der Homocysteinspiegel erreicht wird. Bei noch höherer Folataufnahme mit der Nahrung wird der Homocysteinspiegel nur noch unwesentlich beeinflußt (Pietrzik et Brönstrup 1997, Selhub et al. 1993). Somit wird eine tägliche Folatzufuhr von 400 µg mit der Nahrung empfohlen (O'Keefe et al. 1995, Sauberlich et al. 1987) (Tab. 3-12).

Kinder

Aus der Bedeutung der Folate für den DNA-Stoffwechsel läßt sich ableiten, daß Kinder in Phasen verstärkten Wachstums einen relativ hohen

Bedarf für eine optimale Zellvermehrung und optimales Zellwachstum haben. Für diese Altersgruppe liegen jedoch bisher keine speziellen Bedarfsuntersuchungen vor. Die Zufuhrempfehlungen können deshalb nur von den Bedarfszahlen für Erwachsene abgeleitet werden.

Der zusätzliche Folatbedarf stillender Mütter ist im wesentlichen durch die Folatabgabe an die Milch verursacht. Unter Berücksichtigung der produzierten Milchmenge und der gesteigerten Stoffwechselleistung entspricht dies einer Erhöhung des mütterlichen Folatbedarfs um 50% auf 600 µg Gesamtfolat.

Säuglinge

Zum Zeitpunkt der Geburt sind Serum- und Erythrozyten-Folatkonzentration des Neugeborenen in der Regel über den für Erwachsene geltenden «Normbereich» erhöht, was dafür spricht, daß in den letzten Schwangerschaftswochen Folat entgegen einem Konzentrationsgefälle von der Mutter über die Plazenta zum Kind transportiert wird.

Der auch bei optimalen Ernährungsbedingungen bei Säuglingen zu beobachtende postnatale Abfall der Folatkonzentration im Serum und in Erythrozyten kann innerhalb gewisser Grenzen als normaler physiologischer Vorgang interpretiert werden.

Bei Frühgeburten sind die pränatalen Folatreserven in der Leber nur gering. Zu früh geborene Kinder entwickeln deshalb im ersten Lebensjahr in Abhängigkeit von der Schwangerschaftsdauer, dem Geburtsgewicht und der postnatalen Wachstumsgeschwindigkeit eher einen Mangel als reif geborene Kinder (Hages et al. 1989).

Da für Säuglinge keine geeigneten, kontrollierten Untersuchungen zum Folatbedarf vorliegen, kann dieser nur geschätzt werden. Dabei orientiert man sich an der Folataufnahme ausschließlich gestillter Kinder.

Der Folatgehalt der Muttermilch liegt nach verschiedenen Untersuchungen bei durchschnittlich 85 µg/l (O'Connor et al. 1991, Brown et al. 1996, Lim et al. 1997). Legt man diesem Wert eine durchschnittliche Trinkmenge von 750 ml in den ersten fünf Lebensmonaten zugrunde, so errechnet sich eine tägliche Folatmenge für Säuglinge von 0 bis 4 Monaten von ca. 60 µg Folat. Das entspricht einer Zufuhrmenge von ca. 9,0 µg Folat/kg Körpergewicht. Für ältere Säuglinge zwischen 5 und 12 Monaten wird dieser Wert auf der Grundlage des veränderten Körpergewichts extrapoliert. Es ergibt sich eine Zufuhr von 80 µg Folat/Tag.

Schwangerschaft

Die Schwangerschaft stellt eine kritische Phase der Folatversorgung dar, denn der Folatbedarf Schwangerer steigt infolge der Vergrößerung des Uterus, der Anlage der Plazenta, der Zunahme der mütterlichen Erythrozytenzahl sowie des embryonalen Wachstums deutlich an.

Die Aufrechterhaltung adäquater mütterlicher Erythrozytenfolatkonzentrationen wird als geeigneter Indikator einer ausreichenden Folatversorgung in der Schwangerschaft gewertet. Serumfolat ist wegen der hormonell bedingten Hämodilution weniger geeignet. Auch die Plasma-Homocysteinkonzentration erscheint als Versorgungsparameter wenig brauchbar, da deren Aussagekraft als Indikator der Folatversorgung in der Schwangerschaft nicht geklärt ist.

Zahlreiche epidemiologische Untersuchungen belegen, daß der Folatgehalt der Nahrung zusammen mit einer Zulage von 100 µg synthetischer Folsäure (entspricht 200 µg DFE) nicht ausreicht, um bei allen Schwangeren den Folatstatus aufrechtzuerhalten (Dawson 1966, Hansen et Rybo 1967, Chanarin et al. 1968, Colman et al. 1975, Qvist et al. 1986, McPartlin et al. 1993). Umgekehrt hat die einzige zur Klärung dieser Fragestellung durchgeführte, kontrollierte metabolische Studie ergeben (Caudill 1997), daß eine Kombination von 120 µg Nahrungsfolat und 330 µg synthetischer Folsäure pro Tag (entspricht ungefähr 660 µg Folatäquivalente) bei Schwangeren (14. bis 25. Schwangerschaftswoche) eine ausreichende Folatversorgung gewährleistet. In den USA wurde der EAR für schwangere Frauen abgeleitet, indem die Menge von 200 µg Nahrungsfolat (entspricht 100 µg synthetischer Folsäure in obigen Studien) zum EAR von nichtschwangeren Frauen addiert wurde (Institute of Medicine 1998). Der summierte Wert von 520 µg DFE/Tag ist demnach die Folatmenge, die ungefähr bei der Hälfte der Schwangeren einen ausreichenden Folatstatus gewährleistet. Der korrespondierende RDA-Wert für Schwangere (EAR × 1,2) von 600 µg DFE/Tag stellt bei nahezu allen Schwangeren eine ausreichende Versorgungslage sicher. Präzise Grundlagenforschungen mit ausreichendem Datenmaterial liegen für Deutschland nicht vor.

In den Empfehlungen der DGE (1991) für schwangere Frauen wird darauf hingewiesen, daß der Bedarf von Schwangeren aufgrund des hohen Folatbedarfs des Feten erhöht ist und daß eine mangelhafte Folatversorgung in der Schwangerschaft zu Schwangerschaftskomplikationen führen kann. Die empfohlene Folatmenge für schwangere Frauen wird in den DACH-Referenzwerten (2000) mit 600 µg Gesamtfolat/Tag angegeben und liegt damit in der gleichen Größenordnung wie in den USA. Während bei anderen wasserlöslichen Vitaminen ein Mehrbedarf erst ab dem 4. Schwangerschaftsmonat angenommen wird, wird diese zusätzliche Differenzierung bei Folat nicht vorgenommen.

Laktation

Kontrollierte metabolische Studien zur exakten Ableitung des Folatbedarfs stillender Mütter sind in der Literatur bisher nicht beschrieben (Institute of Medicine 1998). Der Bedarf stillender Frauen wird daher rechnerisch ermittelt. Er setzt sich zusammen aus der Folatmenge, die in die Milch abgegeben wird, und dem Folatbedarf nicht stillender Frauen (DGE 1991, Institute of Medicine 1998).

Der durchschnittliche Folatgehalt der Muttermilch beträgt im Mittel 80–85 µg/l (vgl. Folatempfehlungen für Säuglinge). Um die zusätzlich für stillende Frauen erforderliche Folatmenge zu berechnen, werden bei den DRI der Folatgehalt der Muttermilch mit der durchschnittlich pro Tag sezernierten Milchmenge von 780 ml multipliziert und der resultierende Wert noch um den Faktor 2 korrigiert, um die nur 50%ige Bioverfügbarkeit des Nahrungsfolats zu berücksichtigen. Die nach dieser Rechnung während der Laktationsphase zusätzlich erforderliche Folatmenge von 133 µg/Tag wird zum EAR nichtstillender Frauen addiert und ergibt dann für vollstillende Frauen einen gerundeten EAR von 450 µg DFE/Tag. Der korrespondierende RDA-Wert beträgt unter Berücksichtigung eines Variationskoeffizienten von 10% 500 µg DFE/Tag. Die empfohlene Folataufnahmemenge für nur teilweise stillende Frauen liegt entsprechend niedriger.

Bei den derzeit für Stillende geltenden Folat-Empfehlungen der DACH (2000) wird ein niedrigerer, durchschnittlicher Milchfolatgehalt von 80 µg/l zugrunde gelegt. Bei einer angenommenen Milchproduktion von 750 ml/Tag und unter Einbeziehung eines Zuschlags für die erhöhten Anforderungen an den Stoffwechsel wird ein zusätzlicher täglicher Mehrbedarf von 100 µg Folsäure bzw. 200 µg Nahrungsfolat berechnet. Zusammen mit der empfohlenen Folataufnahmemenge für nicht stillende Frauen ergibt dies eine Folatempfehlung von 600 µg/Tag, die mit den US-Empfehlungen (600 µg) identisch ist.

3.4.5.1 Empfehlungen zur Prävention

Neuralrohrdefekte

Speziell die Bedeutung der Folsäure für die Prävention von Neuralrohrdefekten ist erwiesen, und verschiedene nationale Gremien (u.a. Deutsche Gesellschaft für Ernährung, BgVV, Gesellschaft für Neuropädiatrie, Deutsche Gesellschaft für Kinderheilkunde, Deutsche Gesellschaft für Humangenetik, Deutsche Gesellschaft für Gynäkologie) empfehlen deshalb Frauen im gebärfähigen Alter, rechtzeitig für eine ausreichende Folsäure- bzw. Folatzufuhr zu sorgen (spätestens 4 Wochen vor Beginn der Schwangerschaft zusätzlich 400 µg Folsäure/Tag (Koletzko und von Kries, 1994).

Die Diskussion über die Folatversorgung Schwangerer und auch von Frauen im gebärfähigen Alter allgemein ist in den letzten Jahren angefacht worden, nachdem in verschiedenen Studien Zusammenhänge zwischen dem Auftreten von Neuralrohrdefekten und der Folatversorgung festgestellt wurden. Die Ausbildung des Neuralrohrs ist der erste organogene Vorgang in der frühen Embryonalphase. Beim Menschen beginnt er ungefähr am 21. Schwangerschaftstag und ist schon sieben Tage später vollständig abgeschlossen. Ein fehlender bzw. unzureichender Schluß des Neuralrohrs ist die häufigste Fehlbildung des zentralen Nervensystems. Die Inzidenz liegt in Deutschland vermutlich zwischen 470 und 800 Lebendgeburten pro Jahr (1–1,5/1000 Geburten). Bei schätzungsweise weiteren 500 Fällen erfolgt nach der Diagnose ein Schwangerschaftsabbruch. Das Wiederholungsrisiko nach einer vorausgegangenen Schwangerschaft mit Neuralrohrdefekt erhöht sich um das 10- bis 20fache. Das klinische Bild eines Neuralrohrdefekts äußert sich in zwei Grundtypen: der Spina bifida und der Anencephalie. Häufig führen diese Fehlbildungen zum Tod. Überlebende Kinder leiden je nach Art und Ausmaß der Fehlbildung unter Behinderungen. Große Interventionsstudien haben gezeigt, daß durch die Gabe von Folsäure vor und in der Frühschwangerschaft (perikonzeptionell) das Risiko für einen Neuralrohrdefekt um 50 bis 70% gesenkt werden kann.

Nachdem in den USA seit 1988 Grundnahrungsmittel mit Folsäure angereichert wurden, die zu einer zusätzlichen Zufuhr von ca. 100 µg führen, liegen inzwischen erste Ergebnisse über die Auswirkungen dieser präventiven Maßnahme vor. Danach ist die Prävalenz von Neuralrohrdefekten von 37,8 Fällen pro 100 000 Lebendgeburten vor Einführung der Folatanreicherung auf 30,5 Fälle pro 100 000 Lebendgeburten nach Einführung der Anreicherung zurückgegangen, die Risikoreduktion betrug 19% und war hochsignifikant (Honein et al. 2001).

Bei der Suche nach den eigentlichen Ursachen stieß man erneut auf das Homocystein und vermutete, daß von dieser neurotoxischen Substanz möglicherweise die fruchtschädigenden Wirkungen in der Frühschwangerschaft ausgehen. Durch die empfohlene Folatzufuhr wird der Homocysteinspiegel optimal gesenkt, weshalb auch die DGE in ihren neuen Referenzwerten diese Zusammenhänge erstmals berücksichtigt hat und die empfohlene Folatzufuhr entsprechend anhob. Neuere Untersuchungen weisen darauf hin, daß das Risiko für angeborene Herzfehler sowie orofaciale Fehlbildungen (Lippen-Kiefer-Gaumenspalten) ebenfalls durch eine Folsäuresupplementierung gesenkt werden kann (Institute of Medicine 1998, Czeizel et al. 1996, Hayes et al. 1996, Munger et al. 1997).

Atherosklerose

Unabhängig von der möglichen Beteiligung des Homocysteins an der Entstehung von Neuralrohrdefekten ist diese Substanz offensichtlich auch an der Pathogenese der Atherosklerose beteiligt. Schlaglichtartig beleuchtet wurden diese Zusammenhänge in den 60er Jahren des 20. Jahrhunderts, als die Homocystinurie als angeborene Stoffwechselerkrankung erstmals beschrieben wurde und sich zeigte, daß u.a. die dabei extrem erhöhten Homocysteinspiegel für die klinische Symptomatik verantwortlich sind. Unbehandelt führt diese Erkrankung bereits im jugendlichen Alter neben anderen Symptomen zu ausgeprägten atherosklerotischen Gefäßwandveränderungen. In den meisten Fällen liegt der Homocystinurie ein Defekt des Enzyms Cystathionin-Synthase zugrunde, wodurch der Abbau des Homocysteins zu Cystathionin und Cystein gestört ist. Da Vitamin B_6 als Cofaktor dieses Enzyms fungiert, kann durch pharmakologische Dosierungen von Vitamin B_6 (1–2 g/Tag) eine ausreichende Enzymbindung erreicht und der Homocysteinabbau gefördert werden.

Eine Vielzahl von Studien hat sich mit dem Zusammenhang Homocystein und atherosklerotische Erkrankungen beschäftigt. Eine Meta-Analyse, in der die zwischen 1988 und 1994 durchgeführten epidemiologischen Studien zu diesem Thema zusammengefaßt und gepoolt ausgewertet wurden, konnte eine positive Korrelation zwischen der Plasma-Homocysteinkonzentration und dem Risiko für atherosklerotische Erkrankungen bestätigen. Patienten mit koronaren, peripheren und cerebrovaskulären Erkrankungen weisen signifikant höhere Homocysteinspiegel auf als gesunde Kontrollpersonen. Aus den vorliegenden Daten wurde von den Autoren abgeleitet, daß jede Erhöhung der Nüchtern-Homocysteinkonzentration um 5 µmol/l oberhalb eines Ausgangswertes von 10 µmol/l mit einem Anstieg des Risikos für koronare Herzerkrankungen um 60% bei Männern und 80% bei Frauen verbunden ist. Es wurde ebenfalls gezeigt, daß ein erhöhter Homocysteinspiegel als eigenständiger Risikofaktor vaskulärer Erkrankungen betrachtet werden muß und in seiner Bedeutung für dieses Krankheitsgeschehen der Hypercholesterinämie gleichzusetzen ist. Während in der Mehrzahl der retrospektiven Untersuchungen eine positive Beziehung zwischen erhöhtem Homocystein und atherosklerotischen Erkrankungen festgestellt wurde, sind die Ergebnisse prospektiv angelegter Studien weniger konsistent. In der Physicians' Health Study zeigte sich, daß das Risiko, einen Herzinfarkt zu erleiden, bei Männernn mit einem Homocysteinspiegel oberhalb der 95-Perzentile unter Berücksichtigung anderer Risikofaktoren dreifach höher ist als bei Männern mit niedrigeren Homocysteinspiegeln. In der norwegischen Tromso-Studie konnte ein zwar geringfügig, aber signifikant erhöhtes Risiko für koronare Herzerkrankungen mit dem Anstieg des Homocysteinspiegels um 4 µmol/l beobachtet werden. In der Framingham Heart Study wurde ein direkter Zusammenhang zwischen einem leicht erhöhten Homocysteinspiegel und dem Risiko für eine Carotis-Stenosierung gezeigt. Männer mittleren Alters mit Homocysteinkonzentrationen oberhalb von 10,25 µmol/l wiesen in der British United Provident Association Study ein um 33% erhöhtes Risiko für ischämische Herzerkrankungen auf. Im Gegensatz dazu wurde durch den Multiple Risk Factor Intervention Trial mit männlichen Teilnehmern mittleren Alters und in einer finnischen Studie die Rolle des Homocysteins bei koronarer Herzkrankheit nicht bestätigt.

Von der amerikanischen Heart Association wird derzeit bei Personen mit prämaturen kardiovaskulären Erkrankungen in der persönlichen bzw. familiären Anamnese ein Homocysteinwert > 10 µmol/l als kritisch angesehen.

Inzwischen ist Homocystein als eigenständiger Risikofaktor der Atherosklerose anerkannt und weltweit wird an Strategien gearbeitet, den Homocysteinspiegel zu senken. Da an der Regulation des Homocysteinspiegels die drei B-Vitamine B_6, B_{12} und Folat beteiligt sind (s. Kap. 3.4.4.1), bieten sich entsprechende Behandlungsstrategien an, um erhöhten Homocysteinspiegeln vorzubeugen.

Krebs

Eine Vielzahl wissenschaftlicher Arbeiten liefern ferner überzeugende Hinweise dafür, daß eine fehlerhafte Ernährung wesentlich an der Entwicklung bösartiger Tumore beteiligt ist. Nach einem Bericht des World Cancer Research Fund (WCRF), in dem 4500 Studien zum Thema Krebs und Ernährung zusammengefaßt und bewertet wurden, ließen sich mit einer gesunden Ernährung 30 bis 40% der Todesfälle an Krebs vermeiden. Es ist zwar lange bekannt, daß eine ballaststoffreiche Ernährung, die gleichzeitig arm an tierischen Proteinen ist, zur Krebsprävention geeignet ist, jedoch sind die Wirkmechanismen der beteiligten Einzelsubstanzen weitestgehend ungeklärt. Neben sekundären Pflanzeninhaltsstoffen sind offensichtlich auch bestimmte Vitamine bei der Entstehung von Tumorerkrankungen von präventiver Bedeutung.

Eine Anzahl von Studien weist auf einen inversen Zusammenhang zwischen dem Folatstatus bzw. der Folataufnahme und dem Risiko für kolorektale Neoplasien und Mammakarzinom hin.

Deutliche Hinweise auf einen Zusammenhang zwischen der Folatversorgung und dem Auftreten kolorektaler Adenome ergab eine Zwischenauswertung der Daten von mehr als 25 000 Teilnehmern aus zwei laufenden, prospektiven Kohortenstudien: der sogenannten Nurses' Health Study (nur weibliche Teilnehmerinnen) und der Health Professionals Follow-up Study (nur männliche Teilnehmer). Die Nährstoffzufuhr – und damit auch die Folataufnahme über die Nahrung und Supplemente – wurde in beiden Studien über Fragebögen erfaßt. Bei Vergleich der höchsten Quintile der Folat- bzw. Folsäureaufnahme (Median = 847 µg/Tag bei Männern, 711 µg/Tag bei Frauen) mit der niedrigsten Quintile (Median = 241 µg/Tag bei Männern, 166 µg/Tag bei Frauen) betrug das relative Risiko (RR) für kolorektale Adenome 0,63 (95% CI = 0,41–0,98) für Männer und 0,66 (95% CI = 0,46–0,95) für Frauen, d.h. das Risiko für ein kolorektales Adenom liegt in der höchsten Quintile der Folat- bzw. Folsäureaufnahme um fast 40% niedriger. Diese inverse Beziehung war unabhängig von potentiellen Confoundern, die durch eine multiple logistische Regression bei der Datenauswertung berücksichtigt wurden. Für die Folataufnahme allein über die Nahrung ergab sich allerdings lediglich eine schwache, nichtsignifikante inverse Beziehung zum Adenomrisiko.

In den bereits beim kolorektalen Adenom erwähnten zwei großen prospektiven Kohortenstudien, der Health Professionals Study und der Nurses' Health Study, wurde neben anderen Fragestellungen überprüft, inwieweit Ernährung und Lebensstil einen Einfluß auf die Entstehung von Kolonkarzinomen haben könnten. In der Health Professionals Study wurden über einen Zeitraum von sechs Jahren 47 931 Männer hinsichtlich ihrer Ernährungsgewohnheiten, Krankengeschichte, Medikamenteneinnahme und Lebensstilfaktoren beobachtet. In diesem Zeitraum wurde bei 205 Personen ein Kolonkarzinom diagnostiziert.

Die Datenauswertung zeigte, daß eine steigende Alkoholaufnahme zu einer signifikanten Verdoppelung des Risikos für ein Kolonkarzinom führt (RR = 2,07, 95% CI = 1,29–3,32; 2 Drinks/Tag versus < 0,25 Drinks/Tag). Die Kombination einer hohen Alkoholaufnahme mit einer gleichzeitig geringen Folat- und Methioninaufnahme führte zu einer weiteren Steigerung des Kolonkarzinomrisikos (RR = 3,30, 95% CI = 1,58–6,88; methylreiche versus methylarme Ernährung) sowie für das Karzinom des distalen Kolons (RR = 7,44, 95% CI = 1,72–32,1). Das Risiko für die Entstehung von Kolonkarzinomen wurde dabei weder durch Rauchen, Fett-, Fleisch- oder Ballaststoffaufnahme, sportliche Aktivität, BMI noch durch Einnahme von Multivitaminen oder Aspirin beeinflußt.

In der mit ähnlichem Design konzipierten Nurses' Health Study mit mehr als 88 000 Teilnehmerinnen wurden in einem Beobachtungszeitraum von 14 Jahren 442 Kolon- und 143 rektale Karzinome registriert. Es konnte gezeigt werden, daß eine energieadjustierte höhere Folat/Folsäureaufnahme zu Beginn der Studie ein um ca. 30% niedrigeres Risiko für Kolonkarzinome beinhaltet (RR = 0,69, 95% CI = 0,52–0,93, > 400 µg Folat/Tag versus > 200 µg/Tag). Bei der Auswertung waren sowohl das Alter der Frauen, die Familienanamnese, die Einnahme von Aspirin, Rauchen, BMI, sportliche Aktivität und weitere Ernährungsfaktoren berücksichtigt worden. Folsäurehaltige Multivitaminpräparate wirkten sich trendmäßig bereits nach fünf Jahren positiv auf das Kolonkarzinom-Risiko aus. Eine statistisch signifikante Risikoreduktion um 75% konnte nach einer Einnahmedauer von mindestens 15 Jahren festgestellt werden (RR = 0,25, 95% CI = 0,13–0,51, Einnahme folsäurehaltiger Multivitaminsupplemente > 15 Jahre versus keine Einnahme), Nahrungsfolat allein führte nur zu einer moderaten Risikoreduktion.

Demenz

Weniger gut belegt sind neuropsychiatrische Störungen, die evtl. auch auf ein Mißverhältnis zwischen den B-Vitaminen (Folat, B_6, B_{12}) und Homocystein zurückzuführen sind. So werden bei Patienten mit vaskulärer Demenz häufig erhöhte Homocysteinkonzentrationen beobachtet, die ursächlich für cerebrale Durchblutungsstörungen verantwortlich sein können. Dadurch könnte das klinische Bild der Demenz zumindest teilweise erklärt werden. Zur näheren Klärung dieser Zusammenhänge sind jedoch weitere Studien erforderlich.

3.4.6 Bedarfsdeckung

3.4.6.1 Säuglinge und Kinder

Bei der Beurteilung des Folatstatus bei Kindern gilt die Versorgungssituation gesunder Kinder von gut mit Folat versorgten Müttern als optimal. So liegen bei gestillten Kindern die Serum- und Erythrozyten-Folatwerte höher als bei Kindern, die mit kommerziellen adaptierten Säuglingsnahrungen ernährt werden. Begünstigend für die Versorgungslage der gestillten Säuglinge kommen neben den fehlenden Zubereitungsverlusten die nahezu quantitative Proteinbindung der Folate in der Muttermilch in Frage, da der intakte Folat-Protein-Komplex bevorzugt resorbiert wird.

Bei Säuglingen, die mit kommerziellen Milchpräparaten ernährt werden, verläuft der postnatale Abfall der Serum- und Erythrozyten-Folatkonzentration steiler und kann unter ungünstigen Umständen schon im ersten Lebensjahr unter die für Erwachsene ermittelten Referenzbereiche abfallen. Mit zunehmendem Alter der Kinder fallen die Erythrozyten-

und Serumwerte dann weiter ab und erreichen mit der Pubertät die niedrigsten Konzentrationen, um dann beim Erwachsenen wieder anzusteigen. Die abfallenden Folatspiegel korrelieren mit einem Anstieg der Segmentationsrate der neutrophilen Granulozyten und machen deutlich, daß dieser Abfall keine physiologische Ursache hat, sondern auf einen echten Mangel zurückzuführen ist. Bei Kindern in der Pubertät wird aufgrund des Wachstumsschubs ein Folatmangel wesentlich häufiger diagnostiziert als bei jüngeren Kindern und Erwachsenen (Hages und Pietrzik 1985).

3.4.6.2 Erwachsene

Der wesentliche Faktor für die unzureichende Folatversorgung der erwachsenen Bevölkerung ist die – trotz energetischer Überversorgung – nur geringe alimentäre Folatzufuhr, begünstigt durch einen Mangel an frischem Obst und Gemüse sowie die zunehmende Tendenz zur Außer-Haus-Verpflegung.

Auf Bevölkerungsebene ist davon auszugehen, daß bei einer mittleren Zufuhr (EAR vgl. Kap. 2.1) von 320 µg Folat mit der Nahrung alle folatabhängigen Stoffwechselparameter optimiert sind und auch der Homocysteinspiegel niedrig ist. Die tatsächliche Folataufnahme mit der Nahrung liegt zur Zeit in Deutschland bei 235 µg für Männer bzw. bei 214 µg. für Frauen (DGE, 2000 b). Setzt man bei dieser mittleren Aufnahme eine Gauß'sche Normalverteilung voraus, dürfte die mittlere Aufnahme der Bevölkerung deutlich links vom US-EAR-Wert (320 µg) liegen.

Bei der gegeben Zufuhrverteilung dürfte ebenfalls ein hoher Prozentsatz der Bevölkerung eine tägliche Folataufnahme haben die unterhalb der 2,5-Perzentile des untersuchten gesunden (Homocystein niedrig) US-Kollektivs liegt. Funktionelle Störungen (erhöhte Homocysteinspiegel) und morphologische Zellveränderungen (Übersegmentierung der neutrophilen Granulozyten) sind dementsprechend aufgrund der bei uns vorherrschenden Ernährungspraktiken zu erwarten. Das Ausmaß der bestehenden Unterversorgung läßt sich dennoch nicht konkret quantifizieren, zumal bei der Berechnung der Folatzufuhr (sowohl im Rahmen des Bundesgesundheitssurveys [Thamm et al, 1999] als auch der Bayerischen Verzehrsstudie [1997]) angereicherte Lebensmittel nicht berücksichtigt wurden, da die einschlägigen, auf dem Bundeslebensmittelschlüssel basierenden Berechnungsprogramme keine Informationen über angereicherte Lebensmittel beinhalten.

Die Deckung des Folatbedarfs ist also schwierig, zumal ein erheblicher Anteil der Nahrungsfolate beim Kochen durch Hitze und Sauerstoffeinfluß zerstört bzw. aufgrund der Wasserlöslichkeit ins Wasch- bzw. Kochwasser übergeht und häufig verworfen wird. Im Einzelfall können die Folatverluste durch die küchentechnische Zubereitung zwischen 30 und 90% betragen. Folatmangel wird nicht allein durch Ernährungsfehler gefördert, sondern die Bedarfsdeckung ist auch bei der Aufnahme einer «ausgewogenen Mischkost» nicht immer möglich, es sei denn, daß die Empfehlung zur Aufnahme von fünf Portionen Obst und Gemüse am Tag (600–700 g) realisiert würde.

3.4.6.3 Schwangerschaft

Die Schwangerschaft stellt bei gesunden erwachsenen Frauen eine besonders kritische Phase der Folatversorgung dar, da sich vor allem durch den erheblichen Folatbedarf des Föten die essentiell notwendige tägliche Folataufnahmemenge bei schwangeren gegenüber nicht schwangeren Frauen um 50% zunimmt.

Eine annähernd adäquate Deckung des hohen Folatbedarfs in der Schwangerschaft ist auch bei guten Ernährungskenntnissen kaum möglich. So deckt eine nach ernährungsphysiologischen Gesichtspunkten ausgewählte Kost, die schon bei nicht-schwangeren Frauen den Folatbedarf nur zu 80% deckt, den Bedarf Schwangerer auch bei ausreichender Energieaufnahme nur noch zur Hälfte. Eine unzureichende Folatversorgung ist daher vor allem bei Müttern, die zu Schwangerschaftsbeginn nur über geringe Folatreserven verfügen, fast unvermeidlich (Hages et al. 1989).

Die Angaben zur Folatmangelfrequenz während der Schwangerschaft liegen in Industriestaaten zwischen 20–50%. Untersuchungen zur Folatversorgungssituation während der Schwangerschaft zeigen, daß Blutbildveränderungen (Übersegmentierung der neutrophilen Granulozyten) gegen Ende der Schwangerschaft häufiger auftreten als zu Beginn der Schwangerschaft bzw. auch im Vergleich zu nicht schwangeren Frauen (Prinz et al. 1990, Pietrzik 1991). Besonders betroffen von einem Folatmangel sind Mütter mit Zwillingsschwangerschaften bzw. Zweit- und

Drittschwangerschaften. Ein Zusammenhang zwischen einer unzureichenden Folatversorgung und Schwangerschaftskomplikationen (Plazenta-Ablösung, Fehl- bzw. Frühgeburten) wird diskutiert.

So konnte z.B. in einer groß angelegten Studie mit über 400 Schwangeren gezeigt werden, daß zwischen niedrigen Folatblutspiegeln und dem Auftreten von Aborten eine signifikante Korrelation bestand, wobei andere Ursachen (B_{12}-Mangel, Zinkmangel, Eisenmangel etc.) anhand biochemischer Untersuchungen ausgeschlossen werden konnten (Pietrzik et al. 1992). Darüber hinaus wiesen Frauen mit habituellen Aborten (mehr als 3 Aborte unbekannter Genese) nochmals eine signifikant schlechtere Folatversorgung auf als Frauen mit nur einem Abort (unbekannter Genese) (Pietrzik et al. 1992; Bung et al. 1994). Diese Befunde können zwar nicht als kausaler Beweis gewertet werden, sollten jedoch aufgrund der auffälligen Korrelation die Bedeutung einer optimalen Folatversorgung – insbesondere in der Schwangerschaft – unterstreichen.

Das Vorkommen von Neuralrohrdefekten (z.B. Spina bifida, Anencephalus) ist mit großer Wahrscheinlichkeit auf Störungen im Folatstoffwechsel zurückzuführen, die offensichtlich durch zusätzliche Folsäuregaben kompensiert werden können. Deshalb wird allen Schwangeren, bei denen bereits solche Komplikationen beobachtet wurden, empfohlen, nicht nur während der Schwangerschaft, sondern bereits vorher eine medikamentöse Folatsupplementierung vorzunehmen. Darüber hinaus wird auch allen Frauen im gebärfähigen Alter empfohlen, bereits 4 Wochen vor und 8 Wochen nach der Empfängnis 400 µg Folsäure in Form von Supplementen zuzuführen (Anonym 1991, Frauenarzt 1995, BgVV 1998). Falls eine Schwangerschaft nicht auszuschließen ist, sollte regelmäßig auf eine ausreichende Folsäurezufuhr geachtet werden.

Eigene Untersuchungen, die sich mit der Folatversorgung in der frühen Fetalphase befassen, kommen zu dem Ergebnis, daß ein extrem hoher Folatbedarf, insbesondere während der frühkindlichen Entwicklung, vorliegt (Holzgreve u. Pietrzik 1991). Ein signifikanter Unterschied der Folatblutspiegel bei abortierten Feten mit Neuralrohrdefekten im Vergleich zu gleichaltrigen Fetalproben, die aufgrund anderer Ursachen gewonnen wurden, ergab sich dabei jedoch nicht (Holzgreve und Pietrzik 1991). Entschließt sich die Mutter, nach der Geburt ihr Kind zu stillen, so stellt diese Entscheidung zusätzliche Anforderungen an die Folatversorgung.

Aufgrund des hohen Folatbedarfs während der Schwangerschaft beginnen Mütter die Stillperiode häufig mit erschöpften Folatreserven. Diese werden durch die zunehmende Folatabgabe in die Milch sowie durch die erhöhte Stoffwechselleistung während der Stillzeit zusätzlich erschöpft.

3.4.6.4 Alkoholiker

Der bei Alkoholikern häufig beschriebene Folatmangel (28–80% der Untersuchten) ist wesentlich auf den zunehmenden Ersatz normaler Nahrung durch Alkoholkalorien zurückzuführen. Er trifft häufig für Wein- und Schnaps-Trinker zu, nicht dagegen für Biertrinker. Außer der Fehlernährung kommen verminderte Resorption und vermehrte Ausscheidung für den Folatmangel in Frage. Daneben wird auch ein direkter toxischer Effekt des Alkohols auf den Folat-Metabolismus vermutet. So wurde eine Verminderung der biliären Folatsekretion unter akutem Alkoholeinfluß und damit verringerte zelluläre Folatversorgung postuliert (Hillman und Steinberg 1982).

3.4.6.5 Bedarfsdeckung bei Erkrankungen

Auch bei verschiedenen Erkrankungen läßt sich ein Folatmangel auf drei wesentliche Einflußfaktoren zurückführen. Entweder besteht eine ungenügende Folataufnahme, z.B. bei Patienten mit chronischer Hämodialyse in Folge besonderer Diätvorschriften mit folatarmen Nahrungsmitteln bzw. eine Abdiffusion während der wiederholten Hämodialyse, eine gestörte Folatresorption in Folge entzündlicher Darmerkrankungen (Morbus Crohn, Colitis ulcerosa, Zöliakie) oder ein gesteigerter Bedarf aufgrund physiologischer bzw. pathophysiologischer Situationen wie erhöhter Umsatz im Knochenmark bei chronischen Hämolysen. Nicht zuletzt muß auch damit gerechnet werden, daß die Folatversorgung durch die Folat-antagonistische Wirkung verschiedener Pharmaka beeinflußt wird (Tab. 3-13). Eine Reihe von bestimmten Medikamenten schränkt die Bioverfügbarkeit von Folat ein mit den Folgen einer unausweichlichen Folatverarmung. Unter einer anitepileptischen Behandlung mit Primidon, Diphenylhydantoin, Phenobarbital, Carbamazepin und Valproat bzw. nach Anwendung von Folatantagonisten wie z.B. Methotrexat, Tri-

Tab. 3-13: Ursachen von Folatmangel

	FOLATMANGEL	
ungenügende Folatzufuhr	erhöhter Bedarf	Pharmakainterferenzen
– Fehlernährung	– Frühgeburten	– Folatanaloga
– ungenügende Nahrungsmenge	– Wachstum	Methotrexat
– Zubereitungs- und Lagerverluste	– biologische Reifung	Aminopterin
– Malabsorptionssyndrom	– Infekte	Pyrimethamin
Zoeliakie	– hämolytische Anämie	Triamteren
Morbus Crohn	– Hämodialyse	Trimethoprim
Colitis ulcerosa	– generalisierte maligne	Pentamidin
– Lebererkrankungen	Tumoren	– Pharmaka mit Einfluß auf
– Alkoholiker	– Schwangerschaft	Resorption/Utilisation
	– Laktationen	Diphenylhydantoin
		Primidon
		Barbiturate
		Cycloserin
		Salazosulfapyridin
		orale Kontrazeptiva
		Acetylsalicylsäure

methoprim, Pyrimethamin und Triamteren kommt es zu einer verminderten Resorption von Folat. Bei entzündlichen Darmerkrankungen ist die Resorption von Folat nicht nur durch die Erkrankung selbst, sondern auch durch die Therapie mit Sulfasalazin beeinträchtigt. Häufig ist bei Frauen, die hormonelle Antikonzeptiva einnehmen, der Serumfolatspiegel signifikant erniedrigt. Ob orale Kontrazeptiva tatsächlich die γ-Glutamylcarboxypeptidase beeinflussen und damit die Aufspaltung von Polyglutamaten verhindern, ist nach wie vor umstritten; da derartige Präparate heute deutlich geringere Östrogengehalte aufweisen als früher, wird eine Beeinflussung der Folatresorption kaum noch beobachtet.

3.4.7 Klinische Symptomatik

Unter den gegenwärtigen Ernährungsbedingungen liegt der Folatgehalt der Nahrung an der Grenze des von der DGE als wünschenswert erachteten Zufuhrmenge. Es ist jedoch zu berücksichtigen, daß die Angaben über den Folatgehalt in Lebensmitteln häufig insuffizient sind und keine zuverlässige Berechnung der täglichen Folataufnahme erlauben. So ist bei der Bevölkerung in den Industriestaaten trotz eines vielseitigen Lebensmittelangebots der Folatmangel ein weit verbreitetes Ernährungsproblem. Nach Pietrzik (1985) besteht ein Folatmangel, wenn die Folatkonzentration im Serum unter 3,5 ng/ml und in den Erythrozyten unter 250 ng/ml fällt. Die beobachteten Symptome beschränken sich aber im wesentlichen auf Veränderungen des «prälatenten» und «latenten» Folatmangels, während die Diagnose einer «klinisch-manifesten» Megaloblastenanämie die Ausnahme bleibt. Mangelhafte Versorgung mit Folat führt zunächst zu einer verminderten Folatausscheidung im Urin, nach etwa 3–4 Wochen zu einem Abfall der Folatkonzentrationen im Serum und in den Erythrozyten. Parallel dazu steigt die Ausscheidung von Formiminoglutaminsäure (FIGLU) im Harn nach Belastung mit Histidin an. Nach 10–12 Wochen tritt eine Übersegmentierung der polymorphkernigen Granulozyten auf, bevor dann nach 4–5 Monaten eine makrozytäre

Tab. 3-14: Stufen des Folatmangels (Pietrzik 1985)

	STADIEN EINES FOLATMANGELS					
	Konzentration		**Funktion**	**morph. und funktionelle Störungen**		
			Enzymaktivität/	reversibel		irreversibel
	Depots	Blut/Urin	Metaboliten	subklinisch	klinisch	
1						
2						
3	5 CH$_3$-THF + 10 CHO-THF	Folat im Serum u. in Erythrozyten	Homocystein / FIGLU	Übersegmentierung d. Neutrophilen/Makroovalocytose/medulläre Megaloblastose	Megaloblastische Anämie	Endstadium
4						
5						
6						

Erniedrigung der Vitaminkonzentration in verschiedenen Geweben und Körperflüssigkeiten	metabolische Störungen	morphologische und/oder funktionelle Störungen
praelatent	latent	manifest

---------- statistisch nicht signifikante Veränderungen

Anämie, polymorphkernige Leukopenie und Thrombopenie nachzuweisen ist (Herbert 1962) (Tab. 3-14). Bei der Erythropoese ist die Bildung der Zellen infolge gestörter Nucleinsäure-Synthese, die Zellreifung und in geringerem Ausmaß auch die Hämoglobin-Synthese betroffen. Man findet daher eine makrozytäre hyperchrome Anämie, verbunden mit Anisozytose. Hämatologisch ist die Folat-Mangel-bedingte Megaloblastenanämie von der durch einen Vitamin-B_{12}-Mangel ausgelösten Perniziosa nicht zu unterscheiden. Deshalb muß wegen der Gefahr einer funikulären Myelose vor alleiniger Anwendung von Folsäure ein Vitamin-B_{12}-Mangel ausgeschlossen werden. Weitere Symptome des Folatmangels sind u.a. Schleimhautveränderungen im Bereich der Mundhöhle, gastrointestinale Störungen (Durchfälle), Wachstumsstörungen, Herabsetzung der Bildung von Antikörpern, Störung der Fortpflanzung, Auftreten von Mißbildungen wie angeborene Neuralrohrdefekte (Inzidenz 1–1,5/1000 Lebendgeborene) sowie in seltenen Fällen ein hirnorganisches Syndrom, Störungen der Pyramidenbahn und Neuropathien. Die Beurteilung des Folatstatus erfolgt heute hauptsächlich durch die Bestimmung der Folatkonzentration im Serum bzw. der Erythrozyten und weniger anhand der FIGLU-Exkretion und der Segmentationszahl der neutrophilen Granulozyten.

3.4.8 Anwendungsgebiete für Folsäure

Die Anwendungsgebiete der Folsäure reichen von der prophylaktischen Einnahme, z.B. bei unzureichender Folatzufuhr mit der Nahrung oder einem erhöhten Bedarf in der Schwangerschaft, bis hin zur parenteralen Therapie bei Resorptionsstörungen, Zustand nach Dünndarmresektion und insbesondere bei akuten Vergiftungen mit Folsäure-Antagonisten. In Tab. 3-15 sind die wichtigsten Indikationen für eine Folsäuresubstitution zusammengefaßt (Monographie Folsäure 1987).

3.4.8.1 Megaloblasten-Anämie

Die Megaloblasten-Anämie ist das Ergebnis eines bereits länger bestehenden Folat- und Cobalamin-Mangels. Dieses klinische Mangelstadium ist durch morphologische und funktionelle Störungen gekennzeichnet.

Tab. 3-15: Anwendungsgebiete von Folsäure

1. Megaloblasten-Anämie (aufgrund eines Folatmangels)

2. Neurologische und psychiatrische Störungen
   - hirnorganisches Psychosyndrom
   - Störungen der Pyramidenbahn
   - Neuropathie

3. Mangel- und Fehlernährung
   - chronischer Alkoholismus
   - Malabsorptionssyndrom z.B. Resektion des oberen Dünndarms, «blind loop»-Syndrom, Zöliakie, einheimische Sprue (Glutenenteropathie), tropische Sprue, Morbus Crohn, verminderter enterohepatischer Kreislauf
   - überwiegend Fast Food-Ernährung
   - Dauerhämodialyse

4. Gesteigerter Bedarf
   - Schwangerschaft und Laktation
   - Erkrankung mit hoher Zellumsatzrate, chronischem Blutverlust
   - hämolytische Anämien
   - Dauerhämodialyse

5. Arzneimittel-Wechselwirkungen
   - Therapie mit Antikonvulsiva z.B. Barbituraten, Diphenylhydantoin, Phenytoin, Primidon
   - Therapie mit Folat-Antagonisten z.B. Methotrexat, Pyrimethamin, Triamteren, Trimetoprim
   - hormonale Kontrazeptiva bei langfristigem Gebrauch

Im peripheren Blut zirkulieren megaloblastär veränderte Erythrozyten. Durch eine unvollständige DNA-Neubildung verläuft die Erythropoese im Knochenmark ineffektiv. Das Auftreten von Megaloblasten im peripheren Blut läßt differentialdiagnostisch offen, ob ursächlich ein Folat- oder ein B_{12}-Mangel vorgelegen hat. Ursachen des klinisch manifesten Folatmangels sind ungenügende alimentäre Zufuhr, insbesondere in Phasen eines erhöhten Bedarfs, Störungen der Folat-Resorption, aber auch Arzneimittelinteraktionen (Tab. 3-13). Die Reservekapazität für Folat beträgt etwa 2–3 Monate. In diesem Zeitraum werden unter Mangelbedingungen die Speicher, vornehmlich die Leber, entleert. Biochemische Symptome wie z.B. reduzierte Serumspiegel und hypersegmentierte neutrophile Granulozyten treten wesentlich früher auf (Herbert 1982, 1987).

3.4.8.2 Fehl- und Mangelernährung

Von den 13 Vitaminen wirft die Deckung des Folatbedarfs die wohl größten Probleme auf. In allen Altersgruppen findet man relativ häufig Folatwerte, die für eine unsichere Bedarfsdeckung sprechen (Ernährungsbericht 1988). Ausgesprochene Risikogruppen sind frühgeborene Kinder, Jugendliche und junge Erwachsene. Besonders auffallende Lücken in der Bedarfsdeckung zeigen junge Mädchen und Frauen im Alter von 13–24 Jahren. In der Schwangerschaft kann es zu einer relativ raschen Erschöpfung der Folatreserven kommen, wodurch die Versorgung des voll gestillten Säuglings gefährdet ist. Bei geriatrischen Patienten und Bewohnern von Altersheimen ist häufig eine Megaloblasten-Anämie und Folatmangel nachzuweisen. Schouten (1979) fand bei einer Untersuchung an 837 älteren Personen bei 22,6% eine Megaloblastenanämie und bei 13,0% einen Folatmangel. Von 110 Bewohnern eines Städtischen Altersheims hatten 52% eine Anämie und 60% gleichzeitig einen Folatmangel (Heilmann 1988).

Von den Patienten mit einem Malabsorptionssyndrom sind besonders solche mit einer Zöliakie gefährdet, deren Diät Gluten enthält. Patienten mit einem Morbus Crohn, aber auch mit einer Colitis ulcerosa weisen gehäuft einen Folatmangel auf. Störungen der intraluminalen Digestion, z.B. durch einen Mangel an konjugierten Gallensäuren oder einer exogenen Pankreas-Insuffizienz bedingt, können ebenfalls zu einem Folatmangel führen (Mössner et al. 1986).

Der bei Alkoholikern häufig festgestellte Folatmangel beruht primär auf einer unzureichenden alimentären Folatzufuhr, die zusätzlich durch eine reduzierte Resorptionskapazität infolge Schädigung der Darmschleimhaut verstärkt wird (Kanazawa und Herbert 1986). Vielfach besteht gleichzeitig eine Megaloblasten- bzw. Sideroblasten-Anämie (Eichner und Hillman 1971, Heilmann 1988, Lindenbaum 1983). Darüber hinaus nimmt unter Alkohol die renale Folatausscheidung zu und fördert zusätzlich die Depletion an diesem Vitamin.

Folatantagonisten vom Typ der Dihydrofolatreduktase-Inhibitoren führen zu einer kompetitiven Hemmung von intestinalem Folat-Transport und -Resorption (Zimmermann et al. 1987).

3.4.8.3 Erhöhter Bedarf

Schwangerschaft und Stillzeit erfordern eine deutliche Mehrzufuhr an Folat. In zahlreichen älteren (Pritchard et al. 1971, Balmelli und Huser 1974) und neueren Berichten (Heilmann 1988, Mulinare et al. 1988, Milunsky et al. 1989, Fischer et al. 1989, Prinz et al. 1990, MRC Vitamin Study Research Group 1991, Bung et al. 1993) wird übereinstimmend häufig über niedrige Folatwerte in Serum und den Erythrozyten bei Schwangeren und ein Zusammenhang mit Blutbildungsstörungen, niedrigen Geburtsgewichten, Entwicklungsstörungen des Säuglings, einer höheren Rate an Abortus imminens sowie embryonalen Neuralrohrdefekten aufgezeigt. Die Inzidenz an schweren Fehlbildungen wie Anenzephalie, Enzephalozele und Meningo- beziehungsweise Meningomyelozele ohne und mit Hydrozephalus wird auf 1–1,5 auf 1000 Lebendgeborene geschätzt. Nach einer vorausgegangenen Schwangerschaft mit Neuralrohrdefekt liegt das Wiederholungsrisiko für weitere Kinder 10- bis 20fach höher als in der Allgemeinbevölkerung (Rinke und Koletzko 1994). Besonders betroffen sind Schwangere aus unteren sozio-ökonomischen Schichten. Bei diesen Risikopatienten sollten täglich 4 mg Folsäure 1 Monate vor der geplanten Schwangerschaft sowie in den ersten 3 Monaten verabreicht werden (Committee on Genetics 1993). Da der Schluß des Neuralrohrs zwischen dem 22. und dem 28. Tag der Schwangerschaft erfolgt, wird heute generell eine tägliche Supplementation mit 400 µg empfohlen. Zu Erkrankungen mit einer hohen Zellumsatzrate zählen auch Knochenmarkstransplantationen. Hier addieren sich erhöhter Bedarf für das sich regenerierende Knochenmark, insuffiziente Einnahme und gleichzeitig reduzierte intestinale Resorption (Link et al. 1986). Patienten mit terminaler Niereninsuffizienz während chronischer Hämodialyse geraten besonders bei den Vitaminen Folat, Ascorbinsäure und Riboflavin in eine unsichere Bedarfsdeckung. So kann der Verlust an Folaten etwa 150 µg pro Dialyse betragen (Mackenzie et al. 1968). Hauptursache ist der Verlust an Folatdurch den Dialysevorgang, da Folat durch die Dialysemembranen diffundiert. In den Untersuchungen von Fischer und Peters (1977) fiel bei 13 Patienten während einer Dialyse die Folatkonzentration im Plasma um 31,8% bzw. 15,0 µg/l ab und verhielt sich proportional zum Ausgangswert. Nach vierwöchigem Aussetzen einer Folatsubstitution war die Folsäurekonzentration in den Erythrozyten nicht zurückgegangen, was darauf hinweist, daß der Folatkonzentration im Plasma nur eine geringe Bedeutung zukommt. Entscheidender sind Folatkonzentrationen in den Erythrozyten. Zur Substitution des Folatverlustes unter die Dialyse werden 1–5 mg Folsäure pro Dialyse empfohlen (Fischer und Peters 1977, Hörl 1984, Skoutakis et al. 1975).

Das Enzym 5,10-Methylentetrahydrofolat-Reduktase (MTHFR) katalysiert die Bildung des für die Umwandlung von Homocystein notwendigen Folatmetaboliten 5-Methyl-THF. Zwei häufige Mutationen im MTHFR Gen, die 677 C→T und die 1298 A→C Mutation, führen zur Ausprägung bestimmter mit verminderter Aktivität einhergehender Enzymvarianten (Klang et al. 1988, van Put et al. 1998). Die homozygote C677T Mutation (677TT Genotyp, ≈12% der Bevölkerung) und die kombinierte Heterozygosität für beide MTHFR Mutationen (677CT/1298AC Genotyp, ≈20% der Bevölkerung) ist mit marginaler Hyperhomocysteinämie assoziiert, erstere vor allem bei gleichzeitigem Vorhandensein eines suboptimalen Folatstatus. Studien belegen, daß der Erfolg einer Folatsupplementation zur Senkung des Homocysteinspiegels vom individuellen MTHFR Genotyp abhängt (Malinow et al. 1997, Fohr et al. 2002). Der Einfluß derartiger Mutationen auf den Homocystein- und Folatmetabolismus könnten durch eine adäquate Folatversorgung kompensiert werden und so gilt zu überprüfen, inwieweit bestimmte Personengruppen aufgrund ihrer genetischen Ausstattung einen höheren Folatbedarf haben.

3.4.8.4 Arzneimittel-Wechselwirkungen

Antikonvulsiva (wie Phenytoin, Primidon, Barbiturate) greifen in den Folsäurestoffwechsel ein und führen bei Langzeittherapie zu ausgeprägten Mangelerscheinungen. Nach längerer Einnahme von hormonalen Kontrazeptiva wurden verminderte Serumspiegel von Folsäure beobachtet. Verschiedene Chemotherapeutika (Trimethoprim, Pyrimethamin, Salazulfapyridin), das Antikaliuretikum Triamteren und Zytostatika (Methotrexat, Cycloserin) sind Antagonisten der Folsäure, welche die Dihydrofolatreduktase (DHFR) hemmen und damit die Nucleinsäurebiosynthese und Zellteilung beeinflussen. Subklinische und klinische Folatmangelzustände werden deshalb häufig unter der Therapie mit DHFR-Inhibitoren beobachtet (Zimmermann et al. 1987).

3.4.9 Behandlung des Folsäuremangels

3.4.9.1 Prophylaxe

Für die Prophylaxe reicht in der Regel eine Tageszufuhr im Bereich des halben bis dreifachen DGE-Wertes. Dies entspricht etwa 0,1–0,5 mg Folsäure/Tag. In der Monographie zur Folsäure aus dem Jahre 1987 werden zur Prophylaxe 0,16–1 mg/Tag empfohlen. Bei noch nicht krankheitswertigen Zuständen erscheinen vorbeugende Tagesdosen von über 1 mg nicht zweckmäßig. Eine Prophylaxe ist insbesondere bei Risikogruppen wie jungen Frauen, Schwangeren, Stillenden und Alkoholikern angezeigt. Sie hat ausschließlich oral zu erfolgen. Eine Ausnahme bildet eine längerfristige parenterale Ernährung mit Standardtagesdosen von im Mittel 400 µg Folsäure (Deutsche Arbeitsgemeinschaft für künstliche Ernährung 1990).

3.4.9.2 Therapie

Zur therapeutischen Anwendung bei latenten wie manifesten Mangelzuständen reichen Folsäuremengen im unteren DGE- bzw. RDA-Bereich (ca. Faktor ½–5) nicht mehr aus. Hier liegen die Empfehlungen für die oralen Tagesdosen bei 1–15 mg (Monographie Folsäure 1987). Hierzu gehören Patienten mit gastrointestinalen Erkrankungen z.B. endemische oder tropische Sprue, Morbus Crohn, aber auch akute, meist durch Rotaviren verursachte kindliche Diarrhöen.

Parenterale Folsäuregaben sind im Rahmen der parenteralen Ernährung, bei schweren Resorptionsstörungen und zur raschen initialen Aufsättigung manifester Folat-Mangelzustände notwendig. Bei den sehr seltenen angeborenen Störungen des enzymatischen Folatstoffwechsels sind hohe parenterale Folsäuredosen erforderlich (Brody et al. 1984).

Seit Jahrzehnten werden Folatantagonisten wie Methotrexat oder Aminopterin als Zytostatika in der Krebsbekämpfung eingesetzt. Zur Antidot- und Schutztherapie kommt vornehmlich Folinsäure (Citrovorum-Faktor, Leucovorin, 5-Formyl-THF) zur Anwendung, die den Mangel an reduzierten Folaten kompensieren kann. Bei akuter Vergiftung mit Folat-Antagonisten sind 6–12 mg i.v. oder i.m. reduzierter Folsäure (5-Formyl-THF) gefolgt von 3mal 12 mg in 6stündigem Abstand indiziert.

3.5 Cobalamin (Vitamin B_{12})

3.5.1 Chemie

Das Grundgerüst von Vitamin B_{12} ist das fast flache Corrin-Ring-System, eine porphyrinähnliche Verbindung, bestehend aus vier reduzierten Pyrrol-Ringen (A, B, C, D bezeichnet), mit einem zentralen Kobaltatom. Die Ringe A und D sind im Gegensatz zum Porphyrin direkt und die Ringe B und C über eine Methinbrücke verbunden. Das zentrale Kobaltatom ist fest an den vier N-Atomen der Pyrrol-Ringe und als fünfter Ligand außerhalb des Corrin-Ringes mit dem Stickstoff des 5,6-Dimethylbenzimidazol gebunden (Abb. 3-22). Die Substitution am sechsten Liganden des Kobaltatoms führt durch CN^- zum Cyanocobalamin, durch OH^- zum Hydroxocobalamin, durch H_2O zum Aquocobalamin, durch NO_2 zum Nitrocobalamin, durch CH_3 zum Methylcobalamin und durch 5-Desoxyadenosyl zum Adenosylcobalamin (Ellenbogen 1984). Die Kobalt-Liganden OH^- und H_2O befinden sich im neutralen Milieu im Gleichgewicht. Vitamin B_{12} ist ein Sammelbegriff für eine Reihe unterschiedlich substituierter Corrinoide mit biologischer Wirkung beim Menschen. Sie werden auch Cobalamine genannt. Für die Strukturaufklärung mittels Röntgenanalyse erhielt Dorothy Hodgkin 1964 den Nobelpreis (Hodgin et al. 1956).

Therapeutisch spielen von den aufgeführten Derivaten nur Cyanocobalamin (CAS-Nr.: 68-19-9, Summenformel $C_{63}H_{88}CoN_{14}O_{14}P$, M_r = 1355,40) und Hydroxocobalamin (CAS-Nr.: 13422-51-0 Summenformel $C_{62}H_{89}CoN_{13}O_{15}P$, M_r = 1346,40) eine Rolle. Es sind Vorstufen (Prodrugs), die im Organismus erst zu den aktiven Coenzymen Methylcobalamin oder 5'-Adenosylcobalamin umgewandelt werden. Wegen der besseren Stabilität in der jeweiligen Arzneiform wird Cyanocobalamin dem Hydroxo- bzw. dem im Gleichgewicht stehenden Aquocobalamin vorgezogen. Corrinoide werden im allgemeinen als primitive Coenzyme angesehen, da anaerob und im Dunkeln lebende Wesen viele Vitamin-B_{12}-abhängige Enzymsysteme besitzen, während höhere Pflanzen weitgehend Vitamin-B_{12}-unabhängig sind und den Vitamin-B_{12}-Coenzymen bei höher entwickelten Tieren und Menschen nur noch bei drei Reaktionen eine vitale Bedeutung zukommt.

Cyano- bzw. Hydroxocobalamin sind in stark polaren Lösungsmitteln, vor allem Wasser, niederen aliphatischen Säuren, Phenolen löslich, praktisch unlöslich in Aceton, Chloroform, Ether; empfindlich gegen Licht und sollten luftdicht verschlossen sowie kühl aufbewahrt werden (Pharmazeutische Stoffliste 1994). Die Cobalamine und ihre natürlichen Derivate haben eine rote, orange-rote bzw. gelbe Farbe.

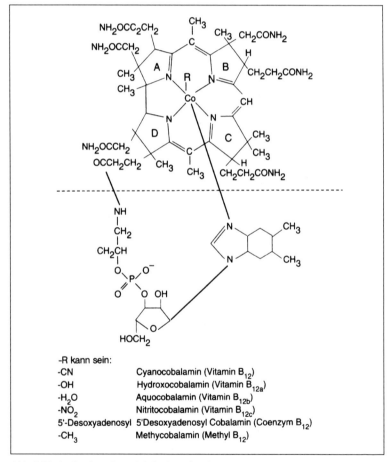

-R kann sein:
- -CN   Cyanocobalamin (Vitamin B_{12})
- -OH   Hydroxocobalamin (Vitamin B_{12a})
- -H_2O Aquocobalamin (Vitamin B_{12b})
- -NO_2 Nitritocobalamin (Vitamin B_{12c})
- 5'-Desoxyadenosyl 5'Desoxyadenosyl Cobalamin (Coenzym B_{12})
- -CH_3 Methycobalamin (Methyl B_{12})

Abb. 3-22: Strukturformel von Cobalamin und Derivaten

3.5.2 Vorkommen

Mikroorganismen scheinen die einzigen Lebewesen zu sein, die Vitamin B_{12} synthetisieren können. Somit wird bei verschiedenen Tierarten (artspezifisch) über die enterale Synthese (Darmflora) ein mehr oder weniger entscheidender Beitrag zur Bedarfsdeckung geleistet. Bei vielen Tieren (Herbivoren) reicht die enterale Eigensynthese (bzw. gastroenterale Synthese bei Wiederkäuern) völlig aus, Carnivoren decken ihren Bedarf

Tab. 3-16: Cobalamin (Vitamin B_{12})-Gehalte in verschiedenen Lebensmitteln bzw. deren Nährstoffdichte (s. Glossar) nach Bundeslebensmittelschlüssel (BLS) 1999

	Gehalt µg/100 g	Nährstoffdichte µg/1000 kcal
Schweinefleisch		
Leber	25,0	157,1
Muskelfleisch	3,0	17,1
Filet	2,9	18,6
Schnitzel	2,8	15,2
Rindfleisch		
Leber	70,0	517,0
Muskelfleisch	2,0	9,9
Steak	1,1	4,6
Kalbfleisch		
Leber	80,0	534,0
Muskelfleisch	2,0	19,1
Schnitzel	1,9	12,3
Kaninchen	10,0	69,8
Huhn	0,5	2,0
Fisch		
Hering	7,1	54,4
Forelle	4,5	38,8
Kabeljau	0,8	9,3
Milch/Milchprodukte		
Gorgonzola	1,2	3,1
Frischkäse	0,9	4,9
Vollmilch	0,4	6,0
Hühnerei	2,5	14,9

nicht nur über die Synthese durch die Darmflora, sondern gleichzeitig durch die Vitamin-B_{12}-Aufnahme mit Fleisch.

Der Mensch kann enteral (Dickdarm) synthetisiertes Vitamin B_{12} nur unzureichend ausnutzen und ist deshalb auf die zusätzliche Aufnahme von Vitamin B_{12} mit der Nahrung angewiesen. Wesentliche Cobalaminquellen, die zur Bedarfsdeckung beitragen, sind tierische Produkte, vor allem Leber, Niere, Herz, aber auch Eier und Milch.

Cobalamin-reiche Lebensmittel sind in Tab. 3-16 aufgeführt (BLS 1999).

Rein vegetarische Kost ist nahezu frei von Vitamin B_{12}. Einzelne Pflanzenteile können Spuren von Vitamin B_{12} enthalten, wenn sie in Symbiose, z.B. mit Knollenbakterien, leben, die Vitamin B_{12} synthetisieren, und dies von der Pflanze aufgenommen wird. In vergorenen Produkten pflanzlicher Herkunft (z.B. Sauerkraut, Bier) sind ebenfalls Spuren von Vitamin B_{12} enthalten. Das gelegentliche und sehr geringe Vorkommen in Pflanzen leistet jedoch nur einen unzureichenden Beitrag zur Bedarfsdeckung.

3.5.3 Stoffwechsel und Pharmakokinetik von Vitamin B_{12}

Vitamin B_{12} kann nur durch bestimmte Mikroorganismen synthetisiert werden und kommt, von bestimmten Blaualgen abgesehen, nicht im Pflanzenreich, sondern nur in Mikroorganismen und tierischen Erzeugnissen vor. Für den Transport und die Speicherung von Vitamin B_{12} sind spezifische Vitamin-B_{12}-bindende Proteine erforderlich. Extrazellulär sind es der Intrinsic-Faktor (IF), Transcobalamin (TC), Haptocorrine (HC) (ein Glykoprotein, auch als R-Protein bezeichnet, R = elektrophoretisch schneller wandernd), die Membran-gebundenen IF-TC-Rezeptoren und intrazellulär die Methylmalonyl-CoA-Mutase und Methionin-Synthase. Aus der Nahrung durch Ansäuern oder Proteolyse freigesetztes Cobalamin wird sowohl an den Intrinsic-Faktor als auch an R-Proteine gebunden. Nach Spaltung der Haptocorrin-Cobalamin-Verbindung durch Pankreastrypsin erfolgt die Bindung an den Peptidase-resistenten IF (Friedrich 1987). Die Resorption von Vitamin B_{12} geschieht über einen aktiven und passiven Mechanismus:

- Die aktive Resorption erfolgt nach Bindung von Vitamin B_{12} an den Castleschen Intrinsic-Faktor (Berk et al. 1948), ein Glykoprotein (M_r = 44200), das von den Parietalzellen der Magenschleimhaut gebildet wird. Mit der Nahrung aufgenommenes Vitamin B_{12} wird mit Hilfe der Magensäure und Pepsin aus der Proteinbindung freigesetzt und anschließend an Haptocorrin gebunden. Dieser Cobalamin-Intrinsic-Faktorkomplex wird zum Ileum transportiert und energieabhängig an spezifische Rezeptoren in den Microvilli-Membranen der Enterozyten des Ileum gebunden. Nach Abdissoziierung von Cobalamin vom IF-Cobalamin-Komplex durch den «Releasing-Faktor», ein Ca^{2+} und ATP erfordernder Prozeß, erfolgt die Aufnahme in die Mucosazelle.
Wenn bei Pankreasinsuffizienz die Spaltung des Haptocorrin-Cobalamin-Komplexes unterbleibt, wird Cobalamin dem IF und damit der Resorption entzogen, es kommt zum Vitamin B_{12}-Mangel.
- Unabhängig von IF kann Vitamin B_{12} durch einen unspezifischen Mechanismus über den Magen-Darm-Trakt oder Schleimhäute in den Blutstrom gelangen. Hierzu sind jedoch hohe Dosen erforderlich, wobei nur etwa 1% der applizierten Menge resorbiert wird (Heinrich 1967).

Das Ausmaß an resorbiertem Vitamin B_{12} hängt von der Menge an IF, der exkretorischen Pankreas-Funktion und der Rezeptordichte im Ileum ab. Maximale Plasmaspiegel treten etwa 4–8 Stunden nach oraler Applikation auf. Aufgrund eines enterohepatischen Kreislaufs werden die täglich 3–8 µg mit der Galle ausgeschiedenen Mengen an Cobalamin rückresorbiert. Dies ist ein Grund dafür, daß bei Veganern erst nach jahrelanger einseitiger Ernährung mit einem Vitamin-B_{12}-Mangel zu rechnen ist. Andererseits wird nach Gastrektomie bzw. bei Perniziosa-Patienten der Vitamin-B_{12}-Vorrat durch den Ausfall des enterohepatischen Kreislaufs schneller aufgebraucht. Das im unteren Teil des Verdauungstraktes aufgrund einer bakteriellen Besiedlung gebildete Vitamin B_{12} wird kaum resorbiert, sondern mit dem Stuhl ausgeschieden.

Die geeignetste Methode zur quantitativen Erfassung der Vitamin B_{12}-Resorption ist der Ganzkörperretentionstest (Heinrich 1966, 1967). Bei diesem Verfahren wird die Retention von oral verabreichtem radioaktivem ^{60}Co-Cobalamin im Körper mit Hilfe eines Großraum-Radioaktivitäts-Detektors gemessen.

Nach der klassischen Untersuchung von Heinrich ist die maximale, aktiv resorbierte Vitamin B_{12}-Menge 1,5 µg. Diese Maximalmenge ist bereits bei einer oralen Dosis von 10 µg ^{60}Co-Vitamin B_{12} erreicht. Ursache für die maximal auf 1,5 µg beschränkte aktive, IF-abhängige Vitamin$_{12}$-Aufnahme ist die limitierte Inkorporationskapazität der Ileummucosa für den Vitamin B_{12}-IF-Komplex. Oberhalb einer physiologischen Zufuhrmenge von 10 µg gewinnt dagegen die IF-unabhängige, passive Vitamin B_{12}-Resorption zunehmend an Bedeutung. Dieser Resorptionsweg ist jedoch lange nicht so effektiv wie der aktive, energieabhängige Transportmechanismus. Absolut nimmt daher die resorbierte Gesamtmenge mit steigender Vitamin B_{12}-Dosis zwar zu, relativ jedoch ab.

Die bei Applikation einer Vitamin B_{12}-Dosis aktiv bzw. passiv resorbierten Cobalaminmengen lassen sich durch eine einfache mathematische Formel berechnen:

$$R\ (\%) = \frac{1,5}{D + 1,5} \cdot 100 + (1 - \frac{1,5}{D + 1,5}) \cdot 0,9$$

bzw.

$$R\ (\mu g) = \frac{1,5 \cdot D}{D + 1,5} + (1 - \frac{1,5}{D + 1,5}) \cdot 0,009\ D$$

R (%) = Intestinale Vitamin B_{12}-Resorption in % der oralen Testdosis
R (µg) = Intestinale Vitamin B_{12}-Resorption in µg der oralen Testdosis
D = Orale Vitamin B_{12}-Testdosis in µg

Der erste Summand in beiden Formeln beschreibt jeweils den Anteil der IF-abhängigen Resorption an der Gesamtresorption. Der zweite Summand beschreibt den durch passive Diffusion resorbierten Vitaminanteil.

Im Blut ist Vitamin B_{12} zum größten Teil an Transcobalamin I, II oder III, ein β-Globulin, zum größten Teil an Transcobalamin I (ca. 80%), gebunden. Dieses Transportprotein erleichtert die Aufnahme von Vitamin B_{12} vor allem in die Leber und in die verschiedenen Zellen. Gewebszellen besitzen Rezeptoren für das an den Transcobalamin II-Komplex gebundene Vitamin B_{12}, das in Anwesenheit von Ca^{2+} durch Endozytose in die Zellen aufgenommen und aus dem Cobalamin freigesetzt wird. Bei

Mischkost-ernährten gesunden Erwachsenen beträgt der Gesamtvorrat an Vitamin B_{12} 2 bis 5 mg, wovon etwa 60% auf die Leber, 30% auf die Skelettmuskulatur und der Rest auf die übrigen Gewebe entfallen. Die mittlere biologische Halbwertszeit des Pools beträgt 485 Tage. Pro Tag werden 0,143% ausgeschieden. Für die Aufrechterhaltung eines hohen Gesamt-B_{12}-Gehaltes von 5 mg wäre eine tägliche Aufnahme von 7,2 µg B_{12} und für die eines Gesamtkörper-B_{12}-Gehaltes von ca. 2 mg eine tägliche Aufnahme von ca. 2,9 µg B_{12} erforderlich (Heinrich und Gabbe 1990). Die hohen Körperbestände und die geringe Turn-over-Rate (2 µg/Tag) sind Ursachen dafür, daß Vitamin-B_{12}-abhängige Krankheitssymptome erst Jahre nach einer Gastrektomie bzw. bei strikt vegetarisch lebenden Personen auftreten. In der Leber erfolgt die Umwandlung und Speicherung der aktiven Coenzyme Methylcobalamin und 5-Desoxyadenosylcobalamin.

Beim Menschen kommt es zur Vitamin-B_{12}-Hypo- bzw. -Avitaminose, wenn durch pathologische Veränderungen im Gastrointestinaltrakt die Resorption gestört und die Speicher erschöpft sind. Ursachen sind u.a. (Abb. 3-23): (a) langjährige Mangel- und Fehlernährung bei Vegetariern, (b) Gastrektomie, Hypo- bzw. Achlorhydrie, Mangel an Intrinsic-Faktor, (c) «blind loop», intestinale Infektionen, pathologische Darmflora, selektiv angeborene B_{12}-Resorptionsstörung, (d) Imerslund-Gräsbeck-Syndrom, gestörte Spaltung des B_{12}-Haptocorrin-Komplexes im Duodenum bei Trypsinmangel, (e) kongenitales Fehlen von Transcobalamin, (f) Erschöpfung der Speicher in der Leber, (g) Anwesenheit hoher Plasmaspiegel an Transcobalamin, (h) gestörte Methylcobalamin-Bildung durch Mangel an Folsäure sowie Beeinflussung der Resorption und Verwertung durch verschiedene Pharmaka, Alkohol und Tabakrauch (Hillman 1980).

Nach Untersuchungen von Heinrich aus dem Jahre 1967 wird die nach oraler Aufnahme von 0,1–500 µg ^{60}-Co-Cyanocobalamin-resorbierte ^{60}Co-Vitaminmenge im Gesamtkörper quantitativ retiniert und entspricht exakt der intestinalen ^{60}Co-Vitamin B_{12}-Resorption. Durch Überschreiten der Retentionskapazität wird mit zunehmender Dosis ein immer größerer Anteil des resorbierten Vitamin B_{12} im Harn ausgeschieden. Nach 1000 µg verabreichten Cyanocobalamin werden von den resorbierten 9,6 µg Vitamin B_{12} noch 94% (9,06 µg) retiniert und 6% (0,54 µg) renal eliminiert. Mit steigender oraler Dosis sinkt der vom Gesamtkörper retinierte Anteil an resorbiertem Vitamin B_{12} von 94% auf 47% und der

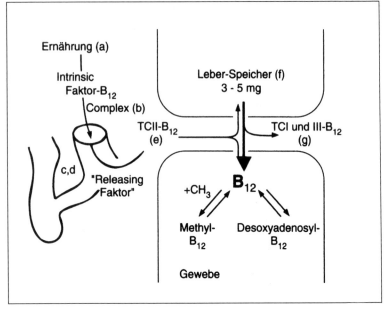

Abb. 3-23: Schematische Darstellung der Resorption von Vitamin B_{12}

renal eliminierte Anteil steigt entsprechend von 6 auf 53% an. Bei normaler Produktion und Sekretion von Intrinsic-Faktor werden aus oral verabreichtem Vitamin B_{12} trotz steigender Dosen maximal nur 1,5 µg mit Hilfe des IF resorbiert. Umgekehrt steigt der diffusionsbedingte Anteil dosisabhängig bis zu 0,9% der oral verabreichten Menge an. So werden nach oraler Verabreichung von 1000 µg Vitamin B_{12} über den Intrinsic-Faktor nur noch 14% (1,5 µg) und Diffusions-bedingt bereits 86% (9 µg) resorbiert. Nach oraler Verabreichung von 10 000 µg Vitamin B_{12} beträgt die Diffusions-bedingte Gesamtresorption 98% und nach 100 000 µg 99,8% an der Gesamtresorption. Ursache der begrenzten IF-abhängigen Vitamin-B_{12}-Resorption ist die limitierte Inkorporierungs-Kapazität der Ileum-Mukosa für den Vitamin-B_{12}-Intrinsic-Faktorkomplex.

Aufgrund der geringen Resorption von Cyanocobalamin zwischen 1–3% wird in der Regel die parenterale Verabreichung bevorzugt. Jedoch kann bei bestimmten Patientengruppen bei guter Compliance auch eine orale Therapie sinnvoll. Dies geht aus Studien zur Bioverfügbarkeit von Vitamin B_{12} nach oraler Gabe hervor. Nach Hages beträgt der Konzentrationsanstieg nach einmaliger Gabe von 300 µg Cyanocobalamin als Lösung oder Kapsel im Mittel 63,5 bzw. 49,3 pg/ml. Wie aus Tabelle 3-17 hervorgeht, stieg bei 12 gesunden Probanden in einer eigenen Studie die Konzentration von C_{max} nach der ersten Applikation von 660 µg Methylcobalamin um 167 pg/ml und nach der 8. Gabe um 151 pg/ml signifikant gegenüber dem Ausgangswert an. Sowohl nach Einmal- wie auch Mehrfachgabe lag die Urinausscheidung signifikant über dem Ausgangswert (Abb. 3-24). Bezogen auf die verabfolgte Dosis betrug der renal eliminierte Anteil nach oraler Gabe am ersten Tag 0,3‰ und am 8. Tag 0,15‰ und nach parenteraler Gabe am 1. Tag 25,3% bzw. 38,5% am 8. Tag. Schümann et al. (1997) fanden ebenfalls nach Dosen von 500 µg, 1000 µg und 2000 µg oral verabreichtem Cyanocobalamin einen Vitamin B_{12}-Anstieg im Plasma von 41,5 pmol/l, 52,4 pmol/l bzw. 67,8 pmol/l. Als orale Dosis können deshalb 0,3–1,0 mg Vitamin B_{12}/Tag durchaus sinnvoll sein.

Aufgrund physikalisch-chemischer Eigenschaften unterscheiden sich Cyanocobalamin und Hydroxocobalamin nach parenteraler Verabreichung im Hinblick auf Ausscheidung und Retention. Im Dosisbereich zwischen 50 und 1000 µg wird Hydroxocobalamin nach intramuskulärer Injektion deutlich besser retiniert. Die Retentionsrate steigt von 1,12% nach 50 µg auf 3,65% nach 1000 µg an (Heinrich und Gabbe 1990). Durch die geringere Proteinbindung fällt der Plasmaspiegel nach parent-

Tab. 3-17: Pharmakokinetische Kenngrößen nach einmaliger Gabe von 330 µg Cyanocobalamin bzw. 660 µg Methylcobalamin über 8 Tage.

	Nüchternwert pg/ml	C_{max} pg/ml	t_{max} h	Anstieg C_{max} pg/ml	AUC pg/mlxh
Hages et al 330 µg Cyanocobalamin					
Lösung	336 ± 127	400 ± 136	7 ± 3	64 ± 38	315 ± 266
Kapsel	342 ± 155	391 ± 151	7 ± 2	49 ± 21	208 ± 208
Loew 660 µg Methylcobalamin					
1. Tag	442 ± 240	609 ± 247	7 ± 5	167 ± 89	2035 ± 1217
8. Tag	559 ± 214	710 ± 267	3 ± 4	151 ± 115	3305 ± 2619

3 Cobalamin (Vitamin B_{12})

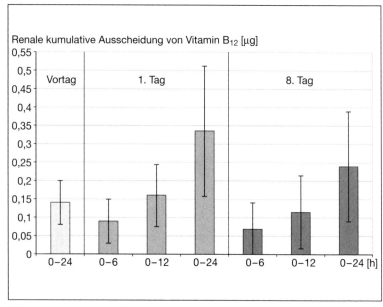

Abb. 3-24: Kumulative renale Ausscheidung von Vitamin B_{12} bei 12 Probanden am Vortag und nach oraler Gabe von 660 mg Methylcobalamin am 1. Tag sowie am 8. Tag

eraler Verabreichung von 1000 µg Cyanocobalamin rasch mit einer Halbwertszeit von ca. 7 Stunden ab. Innerhalb der ersten 6 Stunden werden ca. 67%, in den folgenden 6 Stunden weitere 13% und in den anschließenden 12 Stunden noch ca. 3% renal ausgeschieden (Loew 1991). Aufgrund von pharmakokinetischen Berechnungen deckt 1 mg Cyanocobalamin den Vitamin-B_{12}-Bedarf für etwa 1 Monat, so daß zur Erhaltung monatliche Injektionen zwischen 0,5 und 1 mg erforderlich sind. Da Hydroxocobalamin stärker an Protein gebunden wird, resultieren länger anhaltende Plasmaspiegel, eine geringere renale Ausscheidung und eine höhere Retention und nach Mehrfachgabe (Abb. 3-25) eine Kumulation (Loew 1991). Die Eliminationsphase von parenteral verabreichtem Hydroxocobalamin verläuft biphasisch. Die erste Verteilungsphase ist nach 5–7 Stunden abgeschlossen. In der anschließenden terminalen Eli-

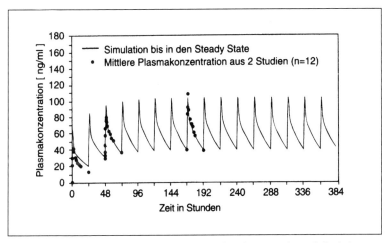

Abb. 3-25: Plasmakonzentrationen von Vitamin B_{12} nach tägl. 1 mg Hydroxocobalamin i.m. am 1., 3. und 8. Tag

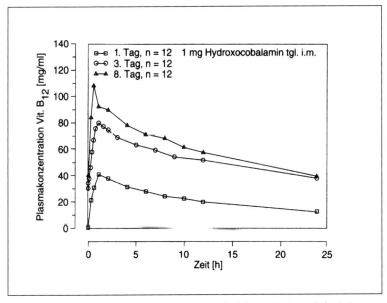

Abb. 3-26: Plasmakonzentrationen von Vitamin B_{12} nach tägl. 1 mg Hydroxocobalamin i.m. am 1., 3. und 8. Tag

minationsphase fallen die Konzentrationen langsamer ab. Die terminale Eliminationshalbwertszeit liegt zwischen 21 und 29 Stunden. Die Approximation bis in den Steady State ergibt, daß nach 6–7 Injektionen ein Sättigungsplateau erreicht ist (Abb. 3-26). Nach Abschätzung der Gesamtbilanz ergibt sich somit, daß nach i.m.-Injektion von 1 mg Hydroxocobalamin etwa 0,3 mg in körpereigene Vitamin-B_{12}-Depots überführt werden. Bei einem Tagesbedarf von 2–5 µg Vitamin B_{12} deckt damit 1 mg Hydroxocobalamin den Bedarf von etwa 100 Tagen ab. Nach Aufsättigung des Organismus sind zur Erhaltungstherapie etwa alle 3 Monate Injektionen von 0,5 bis 1 mg Hydroxocobalamin erforderlich (Loew et al. 1988, Heinrich und Gabbe 1990).

3.5.4 Biochemische Funktionen

Es gibt zahlreiche Vitamin-B_{12}-abhängige Stoffwechselreaktionen in Mikroorganismen, aber bei Säugetieren und beim Menschen kennt man nur drei. An diesen Reaktionen sind zwei verschiedene Coenzym-Formen von Vitamin B_{12} beteiligt, die in getrennten Zellkompartimenten gebildet werden und wirksam sind: Methylcobalamin im Cytosol und Adenosylcobalamin in den Mitochondrien. Bei diesen Coenzymen ist der Rest R am Kobaltatom des Cobalamin (Abb. 3-22) entweder durch eine Methylgruppe oder durch einen Adenosylrest (Abb. 3-27) ersetzt.

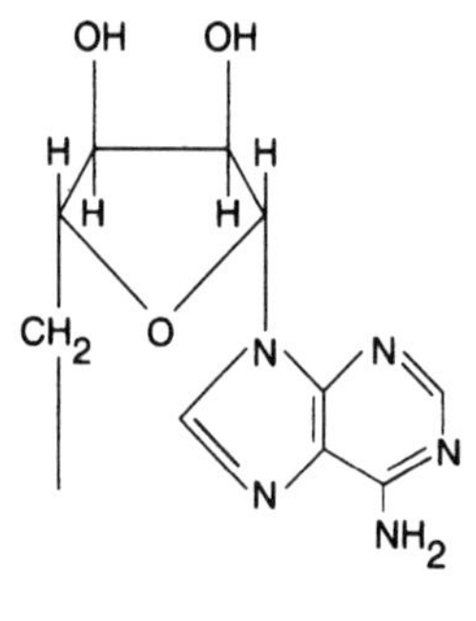

Abb. 3-27: Der 5'-Desoxyadenosylrest des Adenosylcobalamins

Cobalamin wird als Komplex mit Transcobalamin nach Bindung an einen Rezeptor in Gegenwart von Ca^{2+}-Ionen durch Endocytose in die Zellen aufgenommen. Dort wird Transcobalamin in den Lysosomen proteolytisch abgebaut und Cobalamin als Cbl^{3+} (3-wertiges Kobalt) ins Cytosol freigesetzt und anschließend zu Cbl^{2+} reduziert. Dieses wird an die Apomethioninsynthase gebunden, aktiviert deren enzymatische Aktivität und ist als Methylcobalamin der Methylgruppenüberträger bei der Synthese von Methionin aus Homocystein, bei welcher Methyl-THF der eigentliche Methyldonator ist. An dieser Reaktion ist außerdem S-Adenosylmethionin in katalytischen Mengen beteiligt. Es dient entweder als Aktivator der Methionin-Synthase oder es ist erforderlich zur erstmaligen Methylierung des Cobalamins. Ferner ist ein reduzierendes System beteiligt, welches Cbl^{1+}, das im Laufe mehrerer Methylierungszyklen spontan zu Cbl^{2+} oder Cbl^{3+} oxidiert wird, in reduziertem Zustand enthält. Nur Cbl^{2+} bzw. Cbl^{1+} wird an die Apoenzyme Methioninsynthase (im Cytosol) oder Adenosyltransferase in den Mitochondrien gebunden. Es ist daher für den intrazellulären Stoffwechsel gleichgültig, in welcher Form Cobalamin der Zelle angeboten wird (Cyano-, Hydroxo- oder Methylcobalamin), weil die Liganden bei der Freisetzung aus den Lysosomen und der Reduktion abgespalten werden. Auch präformiertes Methylcobalamin muß nach Freisetzung aus den Lysosomen und Reduktion zu Cbl^{2+} an der Methioninsynthase wieder neu methyliert werden (Chu et al. 1993; Kohlhouse et al. 1991). Deshalb hat Methylcobalamin, welches in Japan produziert und zur Behandlung von Cobalamimangel empfohlen wird, keinerlei Vorteil gegenüber Hydroxo- oder Cyanocobalamin.

Abb. 3-28 zeigt im oberen Teil die Aufnahme von Cobalamin in die Zelle und den Methylierungsprozeß im Cytosol, und im unteren die Umwandlung in Adenosylcobalamin und die Methylmalonyl-CoA-Mutase-Reaktion in den Mitochondrien. Das Schema ist summarisch und vereinfacht. Die äußerst komplexen Details der molekularen Prozesse können hier nicht erörtert werden. Sie können, soweit sie bis jetzt bekannt sind, in einem Übersichtsreferat von Banerjee (1997) nachgelesen werden.

Adenosylcobalamin entsteht in den Mitochondrien aus Cobalamin nach Reduktion von Cbl^{2+} zu Cbl^{1+} (mitochondriales reduzierendes System) durch Adenosyltransfer von ATP unter Abspaltung von Triphosphat.

$$Cbl^{1+} + ATP \xrightarrow{\text{Adenosyltransferase}} \text{Adenosylcobalamin} + PPP$$

Adenosylcobalamin ist bei Säugetieren an zwei intramolekularen Umlagerungsreaktionen beteiligt:

1. Die Umlagerung von Methylmalonyl-CoA zu Succinyl-CoA durch Methylmalonyl-CoA-Mutase.

   Substrat dieses Enzyms ist (2R)-Methylmalonyl-CoA, in welches das durch Carboxylierung von Propionyl-CoA entstandene (2S)-Methylmalonyl-CoA erst durch Methylmalonyl-CoA-Racemase umgewandelt werden muß. Bei der Methylmalonyl-CoA-Mutasereaktion wandert der CO-S-CoA-Anteil im Austausch gegen ein Wasserstoffatom an den Methylkohlenstoff.

$$\begin{array}{c} COOH \\ | \\ H_3C-C-H \\ | \\ CO-S-CoA \end{array} \rightleftharpoons \begin{array}{c} COOH \\ | \\ H_2C-CH_2 \\ | \\ CO-S-CoA \end{array}$$

   Durch diese Reaktion bekommt Propionsäure, die beim Abbau ungeradzahliger Fettsäuren oder der Aminosäuren Methionin, Threonin und Isoleucin entsteht, sowie Methylmalonyl-CoA, das beim Abbau von Valin entsteht, Anschluß an den Zitronensäurezyklus.

2. Die reversible Umwandlung von Leucin in 3-Aminoisocapronsäure (β-Leucin):

$$\begin{array}{c} H_3C \\ \diagdown \\ H_2C \diagup \end{array} CH-CH_2-\underset{\underset{NH_2}{|}}{\overset{\overset{H}{|}}{C}}-COOH \rightleftharpoons \begin{array}{c} H_3C \\ \diagdown \\ H_3C \diagup \end{array} CH-\underset{\underset{NH_2}{|}}{\overset{\overset{H}{|}}{C}}-CH_2-COOH$$

   Bei dieser Reaktion wandert die Aminogruppe von C-Atom 2 an das C-Atom 3 im Austausch gegen ein Wasserstoffatom. Die L-α-Leucinmutase ist in Rattenlebern sowie in menschlichen Leukozyten und Haarwurzeln gefunden worden (Poston 1980). Ihre Bedeutung ist noch unklar.

Abb. 3-28: Aufnahme in die Zellen und intrazellulärer Stoffwechsel von Cobalamin. TC = Transcobalamin, Cbl = Cobalamin, CH3-Cbl = Methylcobalamin, Ado-Cbl = Adenosylcobalamin, SAM = S-Adenosylmethionin, SAH = S-Adenosylhomocystein, THF = Tetrahydrofolat, CH_3-THF = 5-Methyl-Tetrahydrofolat, PPP = Tripolyphosphat, R = -OH, -CN oder -CH_3

Biochemische Funktionen

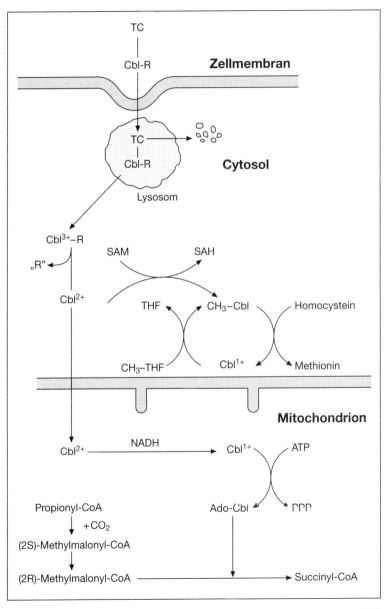

Es gibt verschiedene angeborene Defekte an Enzymen des Cobalaminstoffwechsels, die zum Mangel an Methylcobalamin und/oder Adenosylcobalamin führen (Matthews und Linnell 1982, Cooper und Rosenblatt 1987). Mangel an Methylcobalamin hat Homocystinurie und eine megaloblastische Anämie zur Folge, Mangel an Adenosylcobalamin führt zu Methylmalonazidämie und -urie. Bei Mangel an beiden Coenzymformen treten diese Stoffwechseldefekte kombiniert auf.

Ursache für Methylcobalaminmangel kann ein Defekt des reduzierenden Systems sein, welches enzymgebundenes Cobalamin im 1wertigen Zustand erhalten muß. Defekte des intramitochondrialen reduzierenden Systems oder der Adenosyltransferase führen dagegen zu Mangel an Adenosylcobalamin. Ein Defekt der Reduktion von Cbl^{3+} zu Cbl^{2+} im Cytosol (Abb. 3-28) führt sowohl zu Mangel an Methylcobalamin als auch an Adenosylcobalamin. Da derartige Defekte oft nicht vollständig sind, können sie mit hohen Dosen von Cobalamin behandelt werden.

Ursache für die hämatologischen Symptome des Vitamin B_{12}-Mangels ist ein funktioneller Folatmangel, der dadurch entsteht, daß sich die Folatderivate als 5-Methyltetrahydrofolsäure anhäufen und eine Regeneration von Tetrahydrofolat unmöglich wird, sowie durch eine verringerte intrazelluläre Retention von THF wegen Störung der Umwandlung in die Polyglutamatform (siehe bei Folsäure: Methyl-Trap, Abschnitt 3.4.4). Dadurch wird die Purin- und DNA-Synthese und infolgedessen die Zellvermehrung gestört. Diese Störung kann durch therapeutische Dosen von Folsäure behoben werden.

Als Ursache für die funikuläre Spinalerkrankung bei Vitamin B_{12}-Mangel hat man zunächst eine abnorme Fettsäurezusammensetzung der Lipide des Nervensystems angenommen. Die Inaktivierung der Adenosylcobalamin-abhängigen Methylmalonyl-CoA-Isomerase-Reaktion führt zu einer Anhäufung von Methylmalonyl-CoA und Propionyl-CoA. Beide Verbindungen sind auch Substrate für die Kettenverlängerung an der Fettsäuresynthase, so daß höhere methylverzweigte und ungeradzahlige Fettsäuren entstehen und in Lipide eingebaut werden. Rattengliazellen, die in einer Kultur mit ungenügendem Vitamin B_{12}-Gehalt des Mediums gewachsen sind, enthalten erhöhte Mengen an ungeradzahligen Fettsäuren mit 15 und 17 C-Atomen (Barley et al. 1972). Auch im Nervengewebe von Patienten mit perniciöser Anämie wurden vermehrt Fettsäuren mit 15 und 17 C-Atomen nachgewiesen (Chanarin 1969; Frenkel 1973). Bei einem Kind mit einer Methylmalonazidämie als Folge eines angeborenen Defekts der Umwandlung von Cobalamin in Adenosylcobalamin fanden sich in allen untersuchten Geweben, vor allem aber in Anteilen des Nervensystems ungeradzahlige und methylverzweigte Fettsäuren (Kishimoto et al. 1973). Da jedoch bei Fällen mit Methylmalonazidämie, die nicht auf primären Vitamin B_{12}-Mangel zurückgehen, keine funikuläre Spinalerkrankung auftritt, ist die Störung der Methylmalonyl-CoA-Isomerase als Ursache eher unwahrscheinlich (Rosenberg u. Fenton 1989).

In jüngerer Zeit wurde von Scott et al. (1981) gezeigt, daß N_2O die Reduktion von Cobalamin im aktiven Zentrum der Methionin-Synthase verhindert (s.a. Abb. 3-28) und damit die Bildung von Methionin und S-Adenosylmethionin blockiert. Dabei entstehen bei Affen degenerative Veränderungen am Rückenmark, die der funikulären Spinalerkrankung gleichen und durch Methionin-Supplementierung verhindert werden können. Ursache der Demyelinisierung ist also ein Störung der von Methionin bzw. S-Adenosylmethionin ausgehenden Methylierungsreaktionen im Nervensystem. Da Cycloleucin, ein Hemmstoff der Bildung von S-Adenosylmethionin, bei Hühnern (Small et al. 1981) und bei Ratten (Ramsey et al. 1978) eine der menschlichen funikulären Spinalerkrankung ähnliche Vakuolisierung des Myelins verursacht und die Methylierung von Arginin 107 im basischen Myelinprotein hemmt, wird dies als Mechanismus für die Entstehung der funikulären Myelose vermutet. Das basische Myelinprotein bindet hydrophob an saure Lipide und bildet auf diese Weise lamelläre Strukturen. Die Methylierung von Arginin 107 erhöht die Hydrophobie und unterstützt so den Transfer und den Einbau des Myelinproteins in die mehr hydrophoben Regionen von Myelin. Diese Erklärung für die Entstehung der funikulären Myelose ist zwar nicht unwidersprochen geblieben (Deacon et al. 1986), aber die bisher plausibelste. Allerdings ist nicht ausgeschlossen, daß auch Störungen anderer Methylierungsreaktionen zusätzlich eine Rolle spielen.

Folsäure kann, wie oben erwähnt, in therapeutischen Dosen die im Vitamin B_{12}-Mangel durch funktionellen Folatmangel (Methyl-trap) gestörte Purin- und DNA-Synthese wiederherstellen und damit die megaloblastische Anämie rückgängig machen. Sie kann aber nicht die Cobalamin-abhängige Methylierung von Homocystein zu Methionin beeinflussen (zur Erklärung s.a. Abb. 3-21), so daß die von S-Adenosylmethionin ausgehenden Methylierungsreaktionen gestört bleiben und sich eine funikuläre Myelose ausbilden kann. Deshalb ist die Anwendung von Folsäure ohne gleichzeitige B_{12}-Therapie bei Megaloblasten-Anämie infolge eines isolierten B_{12}-Mangels (z.b. Fehlen des Intrinsic Faktors) absolut kontraindiziert (Monographie Folsäure 1987). Dies hat zu Diskussionen darüber geführt, ob routinemäßige Supplementierung von Folsäure bei einem unbekannten Vitamin B_{12}-Mangel zu einer zunächst unbemerkten Entwicklung von funikulärer Myelose führen könnte. Derartige Fälle sind jedoch nur bei unphysiologisch hohen Folsäuredosen (5 bis 50 mg/Tag) beschrieben worden und bei einer präventiven Supplementierung nicht zu erwarten (Bässler 1997, DRI 1998, DACH 2000).

3.5.5 Bedarf

Der Vitamin-B_{12}-Bedarf des Menschen wurde über verschiedene methodische Ansätze ermittelt. Einerseits wurde in kurativen Tests die Menge an Vitamin B_{12} eingegrenzt, die erforderlich ist, um eine bereits bestehende megaloblastische Anämie zu heilen, andererseits wurde über die Ermittlung der Körperspeicher und der Turnover-Rate der Bedarf errechnet. Daneben gab auch der Vergleich der Blut- und Leber-Vitamin-B_{12}-Spiegel von Gesunden und Mangelpersonen Hinweise auf die wünschenswerte Höhe der Zufuhr. Die Ergebnisse der durchgeführten Untersuchungen lassen den Schluß zu, daß mit täglichen Aufnahmemengen von weniger als 1 µg Vitamin B_{12} unter der Voraussetzung der völligen Bioverfügbarkeit der Minimumbedarf des Menschen zu decken ist. Da bei höherer Zufuhr die Ausnutzungsrate des Vitamin B_{12} sinkt (Intrinsic-Faktor-abhängige Resorption), empfiehlt die Deutsche Gesellschaft für Ernährung (2000) dem Erwachsenen eine regelmäßige tägliche Aufnahme von 3 µg Vitamin B_{12} mit der Nahrung (Tab. 3-18). Die mittlere Zufuhr innerhalb der verschiedenen Altersgruppen von Erwachsenen liegt zwischen ca. 5 und 8 mg/Tag bei Männern und erreicht mit 3,5 bis 5,5 mg/Tag bei Frauen einen Zufuhrbereich, der deutlich oberhalb des Referenzwertes von 3 mg/Tag (DACH 2000) liegt. Die geringen Zufuhrmengen für Säuglinge und Kleinkinder ergeben sich z.T. aus der besseren Ausnutzung von Vitamin B_{12} aus der Nahrung. So ist z.B. aufgrund häufiger, kleinerer Mahlzeiten (anfangs mindestens 5, später 4) die Bindungskapazität des kontinuierlich synthetisierten Intrinsic-Faktors relativ

Tab. 3-18: Vitamin B_{12} (Cobalamin), empfohlene tägliche Zufuhr (DACH 2000)

Alter	Vitamin B_{12}		
	mg/Tag	$\mu g/MJ^1$ Nährstoffdichte	
		m	w
Säuglinge			
0 bis unter 4 Monate²	0,4	0,20	0,21
4 bis unter 12 Monate	0,8	0,27	0,28
Kinder			
1 bis unter 4 Jahre	1,0	0,21	0,23
4 bis unter 7 Jahre	1,5	0,23	0,26
7 bis unter 10 Jahre	1,8	0,22	0,25
10 bis unter 13 Jahre	2,0	0,21	0,24
13 bis unter 15 Jahre	3,0	0,27	0,32
Jugendliche und Erwachsene			
15 bis unter 19 Jahre	3,0	0,28	0,35
19 bis unter 25 Jahre	3,0	0,28	0,37
25 bis unter 51 Jahre	3,0	0,29	0,38
51 bis unter 65 Jahre	3,0	0,33	0,41
65 Jahre und älter	3,0	0,36	0,43
Schwangere³	3,5		0,38
Stillende⁴	4,0		0,37

[1] Berechnet für Jugendliche und Erwachsene mit überwiegend sitzender Tätigkeit (PAL-Wert 1,4)
[2] Hierbei handelt es sich um einen Schätzwert
[3] Zur Auffüllung der Speicher und zur Erhaltung der Nährstoffdichte
[4] Ca. 0,13 μg Vitamin B_{12}-Zulage pro 100 g sezernierte Milch

höher als bei einmaliger (auch höherer) Vitamin-B_{12}-Zufuhr, die schnell zur Absättigung des Transportproteins und damit zu einer schlechteren Ausnutzung von Vitamin B_{12} führt. Außerdem ist die Vitamin-B_{12}-Menge, die mit Frauenmilch abgegeben wird, für den Säugling voll verfügbar, jedoch erfordert die Abgabe mit der Muttermilch eine durchschnittliche Mehrzufuhr von 1 μg/Tag für die Mutter. Der erhöhte Bedarf während der Schwangerschaft (fetaler Bedarf und zusätzlicher erhöhter metabolischer Bedarf der Mutter) kann bereits durch die Zulage von 0,5 μg ausgeglichen werden.

3.5.5.1 Empfehlung zur Prävention

Neuere Untersuchungen weisen darauf hin, daß insbesondere beim alten Menschen ein erhöhter Cobalaminbedarf besteht, der sich häufig auf dem Boden einer atrophischen Gastritis langsam entwickelt. 30% der über 65jährigen zeigen derartige Veränderungen, die dazu führen, daß die für die Vitamin B_{12}-Resorption erforderlichen Mengen an Intrinsic Faktor nicht mehr gebildet werden können. Zwar äußert sich dies in der Regel nicht in einer megaloblastischen Anämie, jedoch in einer nicht mehr optimalen Metabolisierung des Homocysteins (s. Kap. 3.4 Folsäure/Folat). Da Homocystein ein wesentlicher Risikofaktor der Atherosklerose ist und diese Homocysteinspiegel durch Vitamin B_{12} (insbesondere unter den zuvor genannten Bedingungen) gesenkt werden können, sollte älteren Menschen generell empfohlen werden, auf eine höhere Vitamin B_{12}-Zufuhr zu achten. Da die Vitamin B_{12}-Resorption jedoch das Vorhandensein von Intrinsic Faktor voraussetzt, muß möglicherweise im Alter sogar zu einer medikamentösen Hochdosierung (100 µg B_{12}/Tag) geraten werden (Ubbink et al. 1994, Clarke 2001), damit geringe Mengen des Vitamins per Diffusion vom Körper aufgenommen werden können (vgl. Stoffwechsel und Pharmakokinetik).

Deshalb sollte überlegt werden, ob nicht doch eine generelle Vitamin B_{12}-Anreicherung durchgeführt werden könnte, und zwar in einer Größenordnung von etwa 100 µg/Tag. Diese potentielle Maßnahme basiert nicht primär auf der Überlegung, daß man durch hochdosierte Vitamin B_{12}-Gaben beim älteren Menschen mit Instrinsic Factor-Mangel den Homocysteinblutspiegel beeinflussen könnte, sondern es liegt ihr die Tatsache zu Grunde, daß man bei Intrinsic Factor-Mangel durch Folsäuregaben die Entwicklung einer Vitamin B_{12}-Mangel-bedingten Anämie (Perniziosa) kompensieren könnte und dadurch das reversible Leitsymptom eines schweren B_{12}-Mangels, der schließlich in einer nicht reversiblen funikulären Myelose münden könnte, verschwinden würde. Hierzu bestehen jedoch unterschiedliche Auffassungen. So ist z.B. in der Literatur kein Fall beschrieben, daß nach Folsäuresupplementierung im Mikrogrammbereich (bei der Anreicherung von Lebensmitteln in den USA stehen 100 µg/100 g Lebensmittel zur Diskussion) eine Intrinsic Factor-Mangel-bedingte Blutbildveränderung (Perniziosa) kompensiert worden wäre. Die wenigen Literaturbefunde dazu wurden Ende der vierziger und Anfang der fünfziger Jahre publiziert. Dabei wurden Folsäuresupplementierungen zwischen 3 und 50 mg gewählt, wodurch eine hämatologische Remission eintrat, die ursächlich auf einem B_{12}-Mangel (Intrinsic Factor Mangel) beruhte.

3.5.6 Bedarfsdeckung

Vitamin B_{12} wird aufgrund der in Mitteleuropa üblichen Ernährungsgewohnheiten in der Regel in bedarfsüberschreitenden Mengen aufgenommen. In der Bundesrepublik tragen Fleisch und Wurstwaren mit ca. 50% ganz wesentlich zur Bedarfsdeckung bei, gefolgt von Milch und Milchprodukten, wodurch weitere 30% des Bedarfs zugeführt werden (BVS 1997). Auch durch Bier (Hefe), das hauptsächlich von Männern in ernährungsphysiologisch unerwünscht hohen Mengen aufgenommen wird, erfolgt ein 10%iger Beitrag an der gesamten Vitamin-B_{12}-Aufnahme.

Nicht nur Berechnungen zur Vitamin-B_{12}-Aufnahme zeigen, daß der Bedarf gedeckt wird, sondern auch die in verschiedenen Bevölkerungsgruppen durchgeführten biochemischen und hämatologischen Untersuchungen ergeben – von seltenen Fällen abgesehen – keinen Hinweis auf die Existenz von klinischen Mangelzuständen. Alle Untersucher sind sich darin einig, daß Vitamin B_{12} nicht zu den kritischen Nährstoffen zu rechnen ist.

Da Milch und Milchprodukte, vor allem Käse, relativ viel Vitamin B_{12} enthalten, ist auch bei einer (Ovo)lakto-vegetarischen Ernährung nicht mit einer Vitamin-B_{12}-Unterversorgung zu rechnen. Nur bei Veganern (Personen, die weder Fleisch, noch Milch, noch Eier essen) sind Mangelerscheinungen möglich und entwickeln sich erst nach mehrjähriger Vitamin-B_{12}-freier Ernährung, da die Speicher (Leber) über Jahre die für den Stoffwechsel erforderlichen Mengen bereitstellen können. Darüber hinaus unterliegt Vitamin B_{12} einem sehr starken enterohepatischen Kreislauf. Aufgrund der hohen Reutilisationsraten werden sich leichte Mangelerscheinungen frühestens nach 5- bis 10jähriger Vitamin-B_{12}-freier Ernährung einstellen.

Eine derartige langfristige Bedarfsdeckung durch Abbau der Körperspeicher ist bei Vorliegen bestimmter Krankheiten nicht möglich. Falls z.B. die Intrinsic-Faktor-Produktion ausfällt (Gastrektomie) oder bei pathologischen Veränderungen der Dünndarmschleimhaut (Malabsorptions-Syndrom) ist der enterohepatische Kreislauf unterbrochen, und der Anteil, der üblicherweise durch Reutilisation zur Bedarfsdeckung beigesteuert wird, entfällt. Dennoch reichen die Speicher auch in diesen Fällen aus, um die Bedarfsdeckung noch für ca. 3 Jahre zu gewährleisten, bevor es zur Perniziosa, dem ausgeprägten klinischen Bild eines Vitamin-B_{12}-Mangels, kommt, wobei neben megaloblastischen Blutbildveränderungen häufig auch neurologische Ausfallserscheinungen beobachtet werden.

Niedrige Plasmacobalamin-Spiegel werden häufiger bei Personengruppen mit einseitiger Nahrungsauswahl (z.B. makrobiotische Kost) beobachtet (Dagnelie 1989), die mit einem signifikanten Anstieg des Homocysteinspiegels verbunden sind (s. Kap. 3.5.5.1, Empfehlungen zur Prävention). So konnten Krajcovicova-Kudlackova et al. (2000) eindrucksvoll zeigen, daß bei Vegetariern aufgrund eines bestehenden Vitamin B_{12}-Defizits erhöhte Homocysteinblutspiegel (> 15 µmol/l) mit 29% deutlich häufiger vorkommen als bei Omnivoren (lediglich 5% zeigten erhöhte Homocysteinspiegel). Hingegen wiesen 53% der untersuchten Veganer Homocysteinspiegel oberhalb von 15 µmol/l auf, die nach einschlägigen Untersuchungen bereits als kritisch einzustufen sind. Auffallend war in dieser Untersuchung, daß mit zunehmend besserer Folatversorgung (Omnivoren→Vegetarier→Veganer) der Homocysteinspiegel kontinuierlich von durchschnittlich 10,1 auf 15,7 µmol/l anstieg, bei gleichzeitiger Abnahme der Vitamin B_{12}-Zufuhr (7,6 µg/Tag bei Omnivoren, 0,0 µg/Tag bei Veganern). Aktuelle Untersuchungen von Herrmann et al. (2001) bestätigen dies auch für Deutschland, so daß auch vor diesem Hintergrund vor einseitigen Ernährungsgewohnheiten zu warnen ist. Es bleibt abzuwarten, wie sich zukünftig die Vitamin B_{12}-Versorgung darstellt, denn vor dem Hintergrund der BSE-Krise ist zu erwarten, daß der Anteil von Vegetariern und Veganern in der Bevölkerung zunimmt, weshalb dieser Personengruppe eine besondere Aufmerksamkeit geschenkt werden sollte, indem z.B. auch von offizieller Stelle (z.B. DGE) klare Empfehlungen zur Vitamin B_{12}-Supplementierung für Veganer ausgesprochen werden. In diesem Kontext kann die Studie von Louwman et al. (2000) zitiert werden, in der schlechtere kognitive Funktionen bei makrobiotisch ernährten Jugendlichen, die ein Vitamin B_{12}-Defizit hatten, gefunden wurden im Vergleich zu Vollkost ernährten Gleichaltrigen.

3.5.7 Klinische Symptomatik

Ein Vitamin-B_{12}-Mangel äußert sich beim Menschen in folgenden Krankheitsbildern:
- Im Vordergrund stehen Störungen der Erythropoese, aber auch der Granulopoese und Thrombopoese. Am auffälligsten ist die gestörte Erythropoese (70–90%) mit übergroßen Formen (Megalozyten bzw. Vorstufen der Erythrozyten, die Megaloblasten) sowie die hyperchrome makrozytäre Megaloblastenanämie (perniziöse Anämie, Morbus Addison, Morbus Biermer). Sie beruht zu 95% auf einem Vitamin-B_{12}- und/oder Folat-Mangel und zu 5% auf anderen Ursachen. Folgen eines Vitamin-B_{12}-Mangels sind Störung der Methionin-Synthese, Mangel an Folsäure-Coenzymen und eine unzureichende Thymidylat- und DNA-Synthese. Die klinischen Symptome der Perniziosa äußern sich in Blässe der Haut und Schleimhäute, Hunterscher Glossitis mit Zungenbrennen bis zur Atrophie der Zungenschleimhaut, Schwäche, Ermüdbarkeit, Antriebsarmut, Schwindel. Die Diagnose ergibt sich aus dem typischen Knochenmarks- (Abb. 3-29) und Differential-Blut-

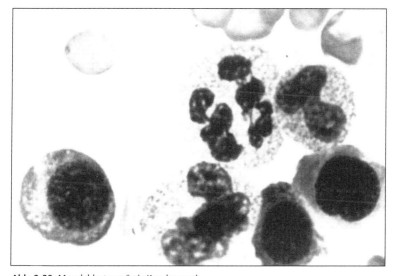

Abb. 3-29: Megaloblastenanämie Knochenmark

3 Cobalamin (Vitamin B$_{12}$)

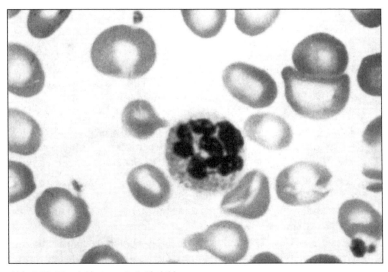

Abb. 3-30: Megaloblastenanämie Blutbild

bild (Abb. 3-30), erhöhtem mittlerem Zellvolumen, verminderten Retikulozyten sowie Serum-Vitamin-B$_{12}$-Spiegel < 200 pg/ml. Ein Kardinalsymptom ist die Histamin-refraktäre Anazidität.
- Aus epithelialen Veränderungen der Mucosa des Verdauungstraktes mit Verkürzung der Villi, Verringerung der Mitoseanzahl und Megalozyten der Epithelzellen resultiert eine Beeinträchtigung der Resorption.
- Bei der schweren funikulären Myelose bzw. Vitamin-B$_{12}$-Mangelpsychose können Blutbildveränderungen fehlen wie auch umgekehrt bei einer schweren Perniziosa nicht unbedingt neurologische und psychiatrische Symptome vorliegen müssen. Die Symptome der funikulären Myelose, eine Entmarkung im Hinterstrang und der Pyramidenseitenbahn des Rückenmarks sind symmetrische Parästhesien, akro-distale Störungen der Oberflächen-Tiefensensibilität, des Tast-, Schmerz- und Vibrationssinnes, spinale Ataxie, motorische Schwäche, Muskelatrophie mit Gehunsicherheit sowie Reflexsteigerung und Spastik. Die psychiatrischen Symptome äußern sich in akuter Verwirrung mit Apathie, Stupor, Halluzination, Erregung, Störung von Gedächtnis

und Urteilsfähigkeit, Paranoia sowie depressiver dysmanischer Psychose.

3.5.8 Anwendungsgebiete für Vitamin B_{12}

Vitamin-B_{12}-Mangelzustände können auf einer unzureichenden Zufuhr, Malabsorption und Transportdefekten beruhen. Hieraus leiten sich die in Tab. 3-19 aufgeführten Anwendungsgebiete ab, soweit Vitamin B_{12}-Mangelzustände durch die Ernährung nicht behoben werden können.

Tab. 3-19: Anwendungsgebiete für Vitamin B_{12}

1. Hyperchrome makrozytäre Megaloblastenanämie (Perniziosa, Biermer-Anämie, Addison-Anämie)
2. Funikuläre Spinalerkrankung
3. Jahrelange Mangel- und Fehlernährung durch:
   – streng vegetarische Ernährung
   – Malabsorption in Folge ungenügender Produktion von Intrinsic Faktor (Antikörper, Atrophie der Parietalzellen, Gastrektomie), Erkrankungen im Endabschnitt des Ileums (Sprue), Pankreasinsuffizienz, «blind loop»-Syndrom, Fischbandwurmbefall
4. Hyperhomocysteinämie (Vitamin B_{12} in Kombination mit Folsäure)

3.5.8.1 Megaloblastenanämie

Ein Mangel an Cobalamin führt zwangsläufig zu einer Störung der Vitamin-B_{12}-abhängigen Stoffwechselprozesse, da die aktiven Coenzyme Methyl- und Adenosylcobalamin in nicht ausreichender Menge vorliegen. Die Folgen sind Störungen von Transmethylierungsprozessen, wodurch die eng verknüpften Stoffwechselwege der Folate, des Methionins und der Purinnucleotide entscheidend beeinträchtigt werden (Methyltrap-Hypothese).

Als Hauptsymptom treten spezifische morphologische Veränderungen an Blut- und Knochenmarkszellen auf. Aufgrund ihrer hohen Zellumsatzrate reagiert die Hämatopoese schnell und sensibel auf den blockierten Nucleinsäurestoffwechsel. Die gestörte DNS-Replikation beeinträchtigt die Kernreifung, während die Entwicklung des Cytoplasmas nahezu normal verläuft. Ausdruck dieser Reifungsstörung sind megaloblastäre (übergroße) Zellen. In der Peripherie sind morphologisch mehr oder weniger stark veränderte Zellen nachweisbar. Das mittlere Zellvolumen (MCV > 110 fl; Makrozytose) und der mittlere Hämoglobingehalt des Einzelerythrozyten (MCH > 40 pg; Hyperchromasie) sind erhöht.

Die megaloblastäre Umwandlung der Erythropoese im Knochenmark kann prinzipiell durch einen Cobalamin- oder Folsäuremangel ausgelöst sein. Eine morphologische Differentialdiagnose ist somit nicht möglich. Auch die Granulo- und Thrombopoese können betroffen sein.

Nur selten kann die Megaloblastenanämie auf eine nicht bedarfsgerechte Ernährung zurückgeführt werden. Häufig liegt eine Atrophie der Parietalzellen der Magenmucosa mit konsekutiver Achlorhydrie vor. Autoantikörper gegen die Parietalzellen und gegen den Intrinsic-Faktor (IF) sowie IF-Mangel aufgrund einer Gastrektomie sind die Hauptursachen für die perniziöse Anämie, die klassische Vitamin-B_{12}-Mangelkrankheit. Im manifesten Stadium sinkt der Serum-Cobalamin-Spiegel unter 200 pg/ml. Neben den charakteristischen Veränderungen im peripheren Blutbild und im Knochenmark sowie dem reduzierten Cobalamin-Serumspiegel spricht die «Retikulozytenkrise» für das Vorliegen einer perniziösen Anämie. Unter physiologischen Bedingungen beträgt der Anteil der Retikulozyten an den Gesamterythrozyten etwa 1%. Im Zug der parenteralen Initialbehandlung der perniziösen Anämie mit Vitamin B_{12} kommt es zu einer raschen Verjüngung der Erythrozyten-Population. Schwer anämische Patienten können dann Retikulozytenwerte über 30% aufweisen (am 5.–8. Tag nach Therapiebeginn).

3.5.8.2 Funikuläre Spinalerkrankungen

Neben der megaloblastären Anämie zählt die funikuläre Spinalerkrankung zu den Hauptsymptomen des klinisch-manifesten Vitamin-B_{12}-Mangels. Die funikuläre Spinalerkrankung (Myelose) ist die häufigste neurologische Folgeerkrankung eines Cobalamin-Mangels. Die neurologischen wie psychiatrischen Störungen können viele Monate bis Jahre den hämatologischen Anomalien vorausgehen. So zeigten in einer Untersuchung an 141 Patienten mit klinischem Cobalaminmangel und neuropsychiatrischen Auffälligkeiten immerhin 25 Patienten keine Makrozytose (MCV > 100 fl) und 34 Patienten normale Hämatokritwerte (Lindenbaum et al. 1988).

Die neuro-psychopathologischen Symptome können in funikuläre Spinalerkrankungen, Enzephalopathie (Perniziosa-Psychose) und Polyneuropathien differenziert werden.

Die funikuläre Spinalerkrankung zeigt als häufigstes Symptom Parästhesien. Diese Reizerscheinungen umfassen Ausfälle der Oberflächen- und Tiefensensibilität. Als Beschwerdebild wird vornehmlich Prickeln, Ameisenlaufen, Störungen des Vibrations- und Lageempfindens, Gangunsicherheit und spastische Lähmungen beobachtet. Auch das periphere Nervensystem (Polyneuropathie) kann in Mitleidenschaft gezogen sein.

Das histologische Bild der funikulären Spinalerkrankung zeigt einen Schwund der Markscheiden. Die Hinterstränge und die Pyramidenbahnen im Bereich des Hals- und Brustmarks sind besonders betroffen. Zum pathogenetischen Prinzip siehe Abschnitt 3.5.4.

3.5.8.3 Fehl- und Mangelernährung, Resorptionsstörungen

Aufgrund der hohen Vitamin B_{12}-Speicherkapazität und des geringen Turnover ist ein Vitamin B_{12}-Mangel selten. Vitamin B_{12}-Hypo- bzw. Avitaminosen treten erst dann auf, wenn nach langfristiger Fehl- und Mangelernährung oder durch Erkrankungen des Gastrointestinaltraktes die Absorption anhaltend gestört und die Speicher erschöpft sind. Zwar ist in hochzivilisierten Industrienationen die alimentäre Mangelernährung selten geworden, dennoch sind Fehlernährungen aufgrund weltanschaulicher und tradierter Verhaltensnormen häufiger als angenommen. Ursachen (Tab. 3-20) sind langjährige Fehl- und Mangelernährung bei vegetarischer Ernährung, totale bzw. partielle Gastrektomie, chronische Gastritis mit resultierender Hypo- bzw. Achlorhydrie, Mangel an Intrinsic Faktor (IF), exokrine Pankreasinsuffizienz und gestörter Spaltung des B_{12}-Haptocorrin-Komplexes im Duodenum bei Trypsinmangel, Darmerkrankungen, z.B. tropische Sprue, ein langstreckiger Dünndarmbefall bzw. bevorzugter Befall des terminalen Ileums bei Morbus Crohn, malabsorptive Zustände nach intestinaler Bypass-Anlage, Blindloop-Syndrom, ausgedehnter Parasitenbefall (z.B. Fischbandwurm), sowie eine selektiv angeborene B_{12}-Resorptionsstörung (Imerslund-Grasbeck-Syndrom). Seltener sind mit der Absorption interagierende Arzneimittel (z.B. Colchizin), Alkohol oder Drogen beteiligt. Diskutiert wird, daß durch eine nervale (Vagotomie) oder medikamentös (Protonenpumpen-Inhibitoren) bedingte Achlorhydrie bzw. verminderte Säuresekretion die Freisetzung von Vitamin B_{12} aus der Nahrung verzögert wird. Metabolische Ursachen sind ein Transcobalaminmagel (TC II) als physiologisches Transportmittel für aktives Vitamin B_{12} im Blut und seine Aufnahme in die Zelle. Defekte des TC II bzw. inaktive Vitamin-B_{12}-Analoga sind in der gleichen Richtung wirksam, ebenso Defekte in der Synthese und der enzymatischen Aktivität auf zellulärer Ebene (Loew et al. 1998). Besonders gefährdet sind voll gestillte Kinder, deren Mütter Veganer sind (Specker et al. 1988).

Tab. 3-20: Ursachen für Vitamin B_{12}-Malabsorption

Gastrische Ursachen
  – Mangel an Intrinsic Faktor
  – Totale bzw. partielle Gastrektomie
  – Hypochlorhydrie, Achlorhydrie
Pankreasinsuffizienz
Darmerkrankungen
  – Ileumresektion > 100 cm
  – Tropische Sprue
  – Morbus Crohn
  – Zollinger-Ellison Syndrom
  – Intestinaler Bypass
  – Imerslund-Gräsbeck-Syndrom
Sonstiges
  – Bakterielle Überwucherung
  – Parasiten
  – Xenobiotika (Alkohol, Arzneimittel, Drogen)

Sieht man von der vermeidbaren Fehl- und Mangelernährung ab, dann ist nach einer totalen Gastrektomie und fehlender Vitamin B_{12}-Substitution nach 5 Jahren und nach einer partiellen Gastrektomie (Festen 1991) auf Grund des teilweisen Intrisic Faktor-Verlusts in ca. 30% mit einem symptomatischem Vitamin B_{12}-Mangelsymptom zu rechnen. Der Mangel an Intrinsic Faktor ist zwar die klassischste Ursache für eine Vitamin B_{12}-Malabsorption mit den Folgen einer perniciösen Anämie, sie ist jedoch aus klinischer Sicht nur ein geringer Teil der vorkommenden Vitamin

B_{12}-Mangelzustände. Das Manifestationsalter liegt meist über 45 Jahren. Eine genetische Disposition wird vermutet und eine Autoimmungenese angenommen.

Der IF-Mangel ist Folge einer chronischen Gastritis. Nach derzeitiger Klassifikation ist dabei zwischen dem Typ A, B und C zu unterscheiden. Bei der chronischen Gastritis vom Typ A mit einer Häufigkeit von 3–5% handelt es sich um eine Autoimmunerkrankung mit Autoantikörpern gegen Beleg-/Parietalzellen (90% der Fälle) bzw. gegen den Intrinsic Faktor (50% der Fälle). Topographisch sind Fundus und Corpus diffus betroffen. Endoskopisch auffällig ist dabei oft schon das Erscheinungsbild einer Atrophie der Magenschleimhaut mit deutlich erkennbarer Gefäßzeichnung sowie histologisch dem Bild einer fortgeschrittenen Atrophie mit Metaplasie. Auch fortgeschrittene B-Gastritiden (H. pylori-bedingt) können zu einer Atrophie der Magenschleimhaut führen, während eine C-Gastritis in aller Regel ein akutes Erscheinungsbild darstellt. Bei der Gesamtbeurteilung der absorptiven Seite muß bedacht werden, daß Vitamin B_{12} unabhängig vom Intrinsic Faktor passiv durch unspezifische Mechanismen im Dünndarm absorbiert werden kann, wobei diese Form der Absorption konzentrationsabhängig ist.

3.5.8.4 Angeborene Cobalamin-Transportstörungen

Es sind wenige Fälle eines angeborenen Mangels an dem Transportprotein Transcobalamin II bekannt. Diese Erkrankung manifestiert sich in den ersten Lebenswochen und führt – trotz meist physiologischer Serumcobalamin-Spiegel – zu schwerster Megaloblastenanämie. Sehr hohe Hydroxocobalamin-Gaben führen zur Symptomfreiheit.

3.5.9 Behandlung des Vitamin-B_{12}-Mangels

3.5.9.1 Prophylaxe

Die orale Cobalamin-Anwendung ist lediglich im Rahmen der Prophylaxe spezifischer Risikogruppen sowie zur Dauertherapie der kompensierten perniziösen Anämie bei zuverlässigen Patienten angezeigt. Zur Substitution bei Fehl- und Mangelernährung, z.B. bei streng vegetarischer Ernährungsweise, sind zur Sicherung der Bedarfsdeckung prophylaktische Tagesdosen im Bereich von 3–10 µg ausreichend (Council Report 1987, Monographie Vitamin B_{12} 1989). Höhere Tagesdosen sind weder notwendig, noch sinnvoll, da lediglich die unsichere alimentäre Zufuhr ausgeglichen werden sollte.

Der voll kompensierte Perniziosa-Patient hat aufgefüllte Vitamin-B_{12}-Depots. Die z.T. lebenslängliche Dauersubstitution gelingt auch in Form einer oralen Erhaltungstherapie. Dies wurde inzwischen durch zahlreiche Kasuistiken bzw. Langzeitbeobachtungen an einem größeren Krankengut von Patienten mit perniziöser Anämie und Malabsorption bestätigt (Lederle 1991, Lederle 1998, Watts 1994, Hartcock und Troendle 1991, Altay und Cetin 1997, Kurminski et al. 1998, Kondo 1998, Elia 1998, Cobcroft 1999). So gelangen unabhängig vom IF-vermittelten Transport per Diffusion von einer täglichen oralen Dosis von 300 µg ca. 2,7 µg zur Resorption (Heinrich und Wolfsteller 1966). Nach heutigen klinischen Erfahrungen sollten Perniciosa-Patienten initial zur Auffüllung der Vitamin B_{12} Speicher 5- oder 6mal Cobalamin-Injektionen à 1000 µg und zur Erhaltungsdosis monatlich eine Injektion à 1000 µg Cyanocobalamin oder 300–1000 µg oral täglich erhalten (Lederle 1991, Hathcock und Troendle 1991, Watts 1994). Diese oral verabreichte Dosis deckt den erforderlichen Tagesbedarf und kommt für Patienten mit guter Compliance, Überempfindlichkeit gegenüber der i.m. Anwendung und mit erhöhter Blutungsneigung (Hämophilie, orale Antikoagulantien) infrage. Auch die Erhaltungstherapie bei einem Transcobalamin II-Mangel kann erfolgreich peroral durchgeführt werden (Zeitlin et al. 1985).

Peroral wird Vitamin B_{12} als ^{57}Co- oder ^{58}Co-Cyanocobalamin im Rahmen der nuklearmedizinischen Bestimmung der Resorptionskapazität mittels des Urinexkretionstests nach Schilling verwendet.

3.5.9.2 Therapie

Zur Therapie stehen Hydroxo- und Cyanocobalamin zur intramuskulären und intravenösen Gabe zur Verfügung. Die meisten klinischen Erfahrungen liegen über Cyanocobalamin vor, welches galenisch wesentlich stabiler ist als Hydroxocobalamin. Letzteres besitzt jedoch gegenüber Cyanocobalamin wegen der höheren Retentionsrate Vorteile (Hall et al. 1984, Loew et al. 1988).

Zur Initialbehandlung der perniziösen Anämie haben sich parenterale Injektionen von täglich 0,1–1 mg Cobalamin bewährt. Die Auffüllung der reduzierten Körperspeicher erfordert eine tägliche Injektion von 100 µg Vitamin B_{12} über 2 Wochen oder, wie im vorstehenden Abschnitt bereits erwähnt, sowohl aus pharmakokinetischen Gründen als auch aus Kostengründen 5 bis 6 Cobalamin-Injektionen à 1000 µg in zweiwöchentlichen Abständen und anschließend monatlich eine Injektion à 1000 µg Cyanocobalamin (Loew et al. 1988, Watts 1994). Nach eingetretener Retikulozytenkrise und Normalisierung des Blutbildes reichen monatlich 0,5–1 mg Cyanocobalamin bzw. 3monatlich 0,5–1 mg Hydroxocobalamin aus. Die bei nachgewiesener Resorptionsstörung vorzunehmende lebenslange Erhaltungstherapie kann nach dem gleichen Dosierungsregime erfolgen (Chanarin 1979, Monographie Vitamin B_{12} 1989).

3.6 Biotin

3.6.1 Chemie

Anfang dieses Jahrhunderts stellte Wildiers fest, daß Hefen zu ihrem Wachstum einen bestimmten Faktor, den er «Bios» nannte, benötigen. Bios war jedoch kein einheitlicher Faktor, sondern eine Mischung aus Bios I (später als meso-Inosit identifiziert), aus Bios II A (später Pantothensäure) und aus Bios II B, dem eigentlichen Biotin, das sich als identisch erwies mit verschiedenen anderen Bezeichnungen wie Coenzym R, Vitamin Bw, Vitamin B_7, Vitamin H (H = Haut). Biotin wurde 1936 von Kögl und Tönnis aus Eidotter isoliert und die Struktur zwischen 1940 und 1943 durch die Arbeitsgruppen um Kögl in Europa bzw. Vigneaud in den USA aufgeklärt. Zur gleichen Zeit stellte sich auch heraus, daß die im Tierversuch mit rohen Eiern erzeugten schweren Hautveränderungen auf dem Biotinantagonist Avidin beruhen. Durch die Behandlung mit einem hitzestabilen Faktor aus Hefe oder Leber ließen sich derartige Hautveränderungen vermeiden.

Biotin (CAS-Nr. 58-85-5, Summenformel $C_{10}H_{16}N_2O_3S$) ist nach der IUPAC-Klassifikation eine cis-Hexahydro-2-oxo-1H-thieno(3,4-d)-imidazol-4-yl-valeriansäure und besitzt 3 asymmetrische C-Atome, weshalb

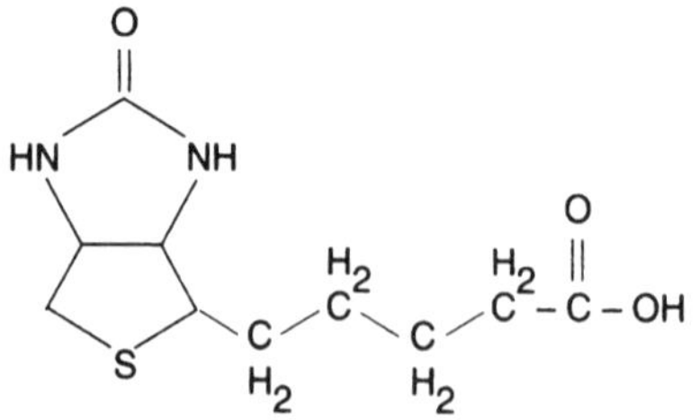

Abb. 3-31: Strukturformel von Biotin

8 Stereoisomere möglich sind (Abb. 3-31). In der Natur kommt nur das biologisch aktive D(+)-Biotin vor (Bonjour 1984). Biotin (M_r 244,31) kristallisiert in feinen farblosen Nadeln und ist in dieser Form gegen Luft, Tageslicht und Hitze stabil, weniger jedoch gegen UV-Licht. In verdünnten Alkalien sowie heißem Wasser ist Biotin gut löslich, unlöslich jedoch in organischen Lösungsmitteln. Durch Erhitzen in starken Säuren und stark alkalischen Lösungen wird die biologische Aktivität von Biotin zerstört. Biotin soll lichtgeschützt aufbewahrt werden.

3.6.2 Vorkommen

Biotin ist in der Natur weit verbreitet, seine Konzentration in den Nahrungsmitteln ist jedoch sehr gering. Teilweise liegt es in freier Form vor. In tierischen Geweben kommt es dagegen hauptsächlich an Proteine gebunden vor. In Abhängigkeit von der Bindungsform unterliegt die biologische Verwertbarkeit beachtlichen Schwankungen.

Für die menschliche Ernährung sind Leber, Niere, Milch und Eier sowie verschiedene Gemüsesorten und Cerealien gute Biotinquellen (Souci et al. 1989, BLS 1999). Eine Auswahl an Lebensmitteln und deren Biotingehalte zeigt Tab. 3-21. Wie auch bei anderen B-Vitaminen variiert der Biotingehalt in den verschiedenen Getreidearten ganz erheblich in Abhängigkeit vom Ausmahlungsgrad. Die mittleren Biotingehalte liegen zwischen 1 μg und 30 μg/100 g Produkt, wobei die höchsten Gehalte

Tab. 3-21: Biotin-Vorkommen in verschiedenen Lebensmitteln bzw. deren Nährstoffdichte (s. Glossar) nach Bundeslebensmittelschlüssel (BLS) 1999

		Gehalt µg/100 g	Nährstoffdichte µg/1000 kcal
Obst	Bananen	5,0	56,9
	Erdbeeren	3,0	92,3
	Aprikosen	1,0	20,2
	Grapefruit	0,7	16,9
	Kirschen	0,4	6,6
	Birnen	0,1	1,8
Gemüse	Tomaten	3,0	160,4
	Erbsen	2,1	60,5
	Spinat	2,0	113,0
	Blumenkohl	1,0	46,9
	Spargel	0,7	37,4
	Kartoffeln	0,2	1,0
Ei		23,8	141,5
Nüsse	Erdnuß	34,0	56,0
	Walnuß	20,0	71,0
	Mandel	10,0	16,0
Milch/Milchprodukte			
	Brie	6,0	15,5
	Vollmilch	3,5	52,6
	Gouda	2,6	7,4
Fleisch			
	Rinderleber	100,0	738,6
	Schweineleber	30,0	188,6
	Schweinefleisch	3,3	18,8
	Rindfleisch	1,9	9,4
Fisch	Hering	9,0	69,0
	Forelle	7,7	66,4
	Rotbarsch	4,8	40,9
	Kabeljau	2,7	31,4
Cerealien			
	Haferflocken	20,0	52,0
	Roggenmehl Type 1740	4,0	13,3
	Reis, ungeschält	3,0	27,8
	Reis, geschält	1,0	8,2
	Weizenmehl Type 405	1,0	2,7

in Weizenkeimen, Weizenkleie und Haferflocken zu finden sind. Die vorliegenden Gehaltsangaben müssen unter dem Vorbehalt gesehen werden, daß die eingesetzten Analyseverfahren nicht immer über die methodische Schärfe verfügen, um in jeder Hinsicht verläßliche quantitative Angaben zu erhalten.

3.6.3 Stoffwechsel und Pharmakokinetik

In der Nahrung kommt Biotin frei zum größten Teil jedoch an Eiweiß gebunden vor (Mock 1996). Die Resorption erfolgt erst nach Freisetzung aus der Eiweißbindung durch das Enzym Biotinidase im proximalen Dünndarm im niedrigen Konzentrationsbereich carriervermittelt, Na^+- und energieabhängig, entsprechend einer Sättigungskinetik und nach höheren Dosen durch passive Diffusion. Neuere Untersuchungen weisen auf einen aktiven Transport eines in der Bürstensaum-Membran lokalisierten Biotransporters hin. Der Transport ist strukturspezifisch, temperaturabhängig, elektroneutral, sättigbar, erfolgt in Gegenwart eines Na^+-Gradienten gegen ein Konzentrationsgefälle und nach hohen pharmakologischen Dosen durch einfache Diffusion. Oral aufgenommenes Biotin wird mit einer Resorptionsrate von ca. 50% aus Lebensmitteln und einer Bioverfügbarkeit um 100% nach therapeutischen Dosen rasch resorbiert. Im Plasma ist Biotin zu 80% an Protein gebunden. Die Blutspiegel des freien oder nur schwach gebundenen Biotins liegen zwischen 200 und 1200 ng/l und sind bei chronischen Alkoholikern häufig reduziert. Die Erythrozyten enthalten etwa 10% der Plasmakonzentration. Intrazellulär wird Biotin kovalent an einen Lysinrest gebunden (s. Holocarboxylase-Synthetase, Kap. 3.6.4). Im Lauf des normalen Zellumsatzes werden diese Holocarboxylasen proteolytisch aufgespalten, wobei Biocytin (an Lysin oder kurze Lysylpeptidreste gebundenes Biotin) entsteht, aus dem Biotin durch Biotinidase freigesetzt wird und wiederverwendet werden kann. Ein Teil des Biotins wird mit Urin und Fäzes ausgeschieden. Bei normaler Ernährung schwankt die Biotinausscheidung im Urin zwischen 6 und 90 µg/24 h und ist bei einem Biotinmangel bis auf 5 µg/24 h vermindert (Bonjour 1984). Neben freiem Biotin werden zahlreiche Metabolite ausgeschieden, die zum Teil bekannt, zum Teil noch nicht identifiziert sind. Die mengenmäßig wichtigsten sind Bisnorbin (auf 2 C-Atome verkürzte Seitenkette an C-Atom 2), Bisnorbinmethylketon, Biotin-d, 1-sulfoxid und Biotinsulfon (Mock 1996, Zempleni et al. 1997). Bedingt durch eine enterale Biosynthese durch Mikroorganismen im Colon (Bonjour 1991) kann die mit den Fäzes ausgeschiedene Biotinmenge oft größer sein als die Biotinaufnahme mit der Nahrung. Es ist unklar, ob mikrobiell im Colon gebildetes Biotin resorbiert wird und zur Versorgung beiträgt. Die Eliminationshalbwertszeit ist von der Dosis abhängig und beträgt bei oraler Einnahme von 100 µg/kg Körpergewicht Biotin ca. 26 Stunden. Bei Patienten mit Biotinidase-Mangel ist sie bei gleicher Dosis auf ca. 10–14 Stunden verkürzt (Munnich et al. 1987). Der genetische Defekt führt zur juvenilen Form des multiplen Carboxylase-Mangels (Baumgartner und Suomala 1997, Munnich et al. 1980, Friedrich 1987). Eine Senkung der Biotinexkretion im Harn und eine erhöhte Ausscheidung von 3-Hydroxyisovaleriansäure sind Indikatoren für einen Biotinmangel (Mock 1996).

3.6.4 Biochemische Funktionen

Biotin ist Coenzym bei einer Reihe von Carboxylase-, Transcarboxylase- und Decarboxylase-Reaktionen, von denen jedoch nur 4 Carboxylase-Reaktionen bei Tieren und beim Menschen eine Rolle spielen. Bei diesen Carboxylierungsreaktionen ist Biotin kovalent an einem Bindungsort (ε-Aminogruppe eines Lysinrests) der Carboxylase gebunden. Diese Bindung an die Apocarboxylasen erfolgt unter der Wirkung von Holocarboxylase-Synthetase in zwei Schritten: Reaktion von Biotin mit ATP unter Bildung von Biotinyl-5'-adenylat und Transfer des Biotinylrests auf einen Lysinrest der Apocarboxylase:

1. Biotin + ATP → Biotinyladenylat + Pyrophosphat
2. Biotinyladenylat + Lysin-E → Biotinyl-Lysin-E + AMP

Eine Holocarboxylase-Synthetase scheint mit allen vier Säugetier-Carboxylasen zur reagieren. Hereditärer Defekt der Holocarboxylase-Synthetase betrifft alle biotinabhängigen Carboxylasen (neonatale Form des multiplen Carboxylase-Mangels).

Das enzymgebundene Biotin übernimmt in einem ersten Schritt CO_2 aus Bicarbonat unter Bildung von 1-N-Carboxybiotin (Abb. 3-32), wel-

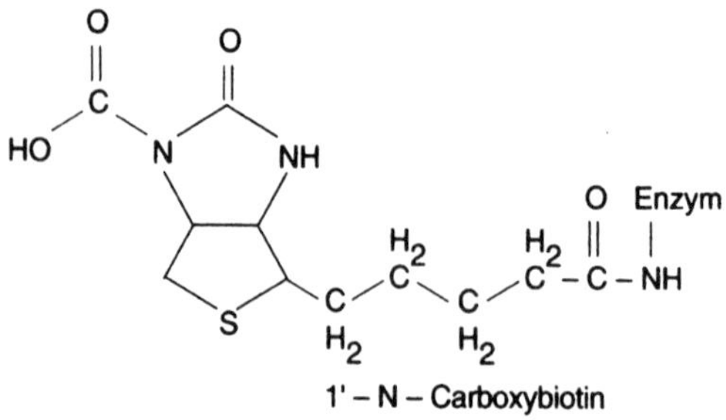

Abb. 3-32: 1′-N-Carboxybiotin, über die ε-Aminogruppe eines Lysinrests an Enzym gebunden

ches dann in einem zweiten Schritt ein Akzeptor-Substrat carboxyliert (Knappe et al. 1961).

1. ATP + HCO_3^- + Biotin-Enzym $\xrightarrow{Mg^{2+}}$ 1′N-Carboxybiotin-Enzym + ADP + P

2. 1′N-Carboxybiotin-Enzym + Akzeptor → Biotin-Enzym + carboxylierter Akzeptor

3. Gesamtreaktion:
ATP + HCO_3^- + Akzeptor → carboxylierter Akzeptor + ADP + P

Die 4 biotinabhängigen Carboxylasen bei Tieren und beim Menschen sind
1. Pyruvatcarboxylase. Dieses Enzym carboxyliert Pyruvat zu Oxalacetat, wird durch Acetyl-CoA allosterisch aktiviert und ist ein Schlüsselenzym der Gluconeogenese. Außerdem erfüllt es eine anaplerotische Funktion für den Citronensäurezyklus: Werden Zwischenprodukte aus dem Zyklus für andere Stoffwechselreaktionen abgezweigt, so fehlt am Ende Oxalacetat als Acetyl-Akzeptor für den nächsten Umlauf. Durch die Pyruvatcarboxylase-Reaktion kann der Zyklus wieder mit Oxalacetat aufgefüllt werden.
2. Acetyl-CoA-Carboxylase. Dieses Enzym carboxyliert Acetyl-CoA zu Malonyl-CoA und ist ein Schlüsselenzym der Fettsäuresynthese. Es

wird durch Citrat allosterisch aktiviert, während Malonyl-CoA und langkettige Acyl-CoA-Derivate negative Effektoren sind (Feedback-Kontrolle).
3. Propionyl-Carboxylase carboxyliert Propionyl-CoA zu (2S)-Methylmalonyl-CoA. Dadurch und durch die nachfolgende Umlagerung zu Succinyl-CoA (s. bei Vitamin B_{12}) bekommt Propionyl-CoA aus dem Abbau ungeradzahliger Fettsäuren oder der Aminosäuren Methionin, Threonin und Isoleucin Anschluß an den Citronensäurezyklus.
4. Methylcrotonyl-CoA-Carboxylase katalysiert die Carboxylierung von Methylcrotonyl-CoA zu β-Methylglutaconyl-CoA, ein Schritt beim Abbau der verzweigten Aminosäure Leucin.

3.6.5 Bedarf

Biokinetische Untersuchungen zum Biotin-Turnover liegen ebensowenig vor wie aussagekräftige Mangelexperimente, die eine Bedarfsableitung ermöglichen könnten. Bei Unkenntnis des tatsächlichen Bedarfs handelt es sich dementsprechend bei den Angaben zur wünschenswerten Höhe der Zufuhr lediglich um Schätzwerte. Da mit der Kost im Mittel zwischen 50 und 100 μg Biotin pro Tag zugeführt werden und unter diesen Bedingungen ernährungsabhängige Mangelerscheinungen nicht auftreten, wird von der DGE der für den Erwachsenen als angemessen erscheinende Zufuhrbereich mit 30–60 μg Biotin/Tag angegeben (DACH 2000).

Für Kinder von 7–10 Jahren liegt der Schätzwert bei 30 μg Biotin pro Tag und bei Säuglingen und Kindern bis 6 Jahren steigt die wünschenswerte Zufuhr von anfangs 5 μg bis auf 15 μg Biotin pro Tag. Zuschläge für physiologische Sonderbedingungen wie Schwangerschaft und Stillzeit werden von den verschiedenen nationalen Gremien nicht gemacht. Die mit der Muttermilch abgegebene Biotinmenge (10 μg/l) (Kuhmilch enthält etwa 5mal mehr) wird offensichtlich durch die übliche Ernährung ausgeglichen und ist auch von der Größenordnung nicht bedarfsrelevant.

Ein erhöhter Biotinbedarf besteht bei Biotinidase-Mangel, Zustand nach Gastroektomie, seborrhoischer Dermatitis bei Kindern und vor allem nach Einnahme von Biotin-Antagonisten.

Tab. 3-22: Biotin, Schätzwerte für eine angemessene Zufuhr (DACH 2000)

Alter	Biotin µg/Tag
Säuglinge	
0 bis unter 4 Monate	5
4 bis unter 12 Monate	5 – 10
Kinder	
1 bis unter 4 Jahre	10 – 15
4 bis unter 7 Jahre	10 – 15
7 bis unter 10 Jahre	15 – 20
10 bis unter 13 Jahre	20 – 30
13 bis unter 15 Jahre	25 – 35
Jugendliche und Erwachsene	
15 bis unter 19 Jahre	30 – 60
19 bis unter 25 Jahre	30 – 60
25 bis unter 51 Jahre	30 – 60
51 bis unter 65 Jahre	30 – 60
65 Jahre und älter	30 – 60
Schwangere	30 – 60
Stillende	30 – 60

3.6.6 Bedarfsdeckung

Die Biotinzufuhr mit der Nahrung unterliegt beachtlichen Schwankungen und beträgt bei durchschnittlichen Kostgewohnheiten 50–100 µg/Tag. Ob auch enteral synthetisiertes Biotin zur Bedarfsdeckung beiträgt, wird nach wie vor kontrovers diskutiert. Unabhängig von bestehenden Wissenslücken zum Bedarf an sich und zum Beitrag der Enteralsynthese kann man davon ausgehen, daß beim gesunden Menschen mit gemischter Kost der Bedarf gedeckt und die wünschenswerte Höhe der Zufuhr erreicht wird. Lediglich bei Personen mit extremen Ernährungsgewohnheiten (z.B. bei regelmäßigem Verzehr roher Eier) ist die Bedarfsdeckung gefährdet. Denn in rohen Eiern ist ein biotinspezifisches Antivitamin enthalten. Dabei handelt es sich um das Protein Avidin, das einen Komplex mit Biotin bildet, der durch proteolytische Enzyme nicht angegriffen werden kann und deshalb im Darm nicht resorbiert wird (Bonjour 1977).

Pro Mol Avidin werden 4 Mol Biotin fest gebunden. Erst längeres Erhitzen auf 100 °C denaturiert das Avidin und setzt Biotin frei, weshalb eine unzureichende Bedarfsdeckung nur bei den zuvor genannten Ernährungsgewohnheiten auftritt.

Darüber hinaus ist beim multiplen Carboxylasedefekt der Biotinbedarf aufgrund eines genetischen Defekts erhöht. In diesen Fällen ist eine Biotinbedarfsdeckung mit der Nahrung nicht mehr möglich, sondern dies erfordert eine therapeutische Substitution.

3.6.7 Klinische Symptomatik

Die ersten Hinweise auf charakteristische Symptome eines Biotinmangels waren Dermatitis, Haarausfall, neuromuskuläre Störungen und Störung der Fortpflanzung nach Verfütterung von rohem Eiweiß an Ratten. Man nannte diese Störung «egg white injury». Diese Störungen waren durch Biotingabe heilbar. Erst später stellte sich heraus, daß hierfür das im Eiklar vorkommende Avidin verantwortlich ist, welches Biotin komplexartig derartig fest bindet, daß es durch die Enzyme des Verdauungstraktes nicht abgespalten und resorbiert werden kann. Basierend auf dieser Vorstellung erhielten freiwillige Versuchspersonen über einen längeren Zeitraum rohes Hühnereiweiß. Sie entwickelten nach 3–4 Wochen eine feinschuppige Desquamation der Haut und nach weiteren Wochen eine makulosquamöse Dermatitis sowie Depressionen, extreme Mattigkeit, Schlafrigkeit, Muskelschmerzen, Überempfindlichkeit, lokale Parästhesie und Anorexie mit Übelkeit. Alle Symptome verschwanden innerhalb von 5 Tagen nach parenteraler Applikation von 75–300 µg Biotin/Tag (Friedrich 1987).

Bei normaler Ernährung ist ein Biotinmangel äußerst selten und bei Erwachsenen bisher kaum beobachtet worden. Bei bestimmten Risikogruppen wie z.B. Schwangeren, vollgestillten Säuglingen, Hämodialyse-Patienten, nach längerfristiger oraler Einnahme von Antibiotika, Antikonvulsiva sowie beim chronischen Alkoholismus ist die Biotin-Bedarfsdeckung kritisch. Hier können die klassischen Symptome eines Biotinmangels wie Dermatitis, Glossitis, Anorexie, Übelkeit, Haarausfall, brüchige Nägel, Hypercholesterinämie, Störung der Herzfunktion, Anämie und Depressionen auftreten (USP Convention 1994). Mitunter beruhen

Alopezie, Ataxie und Keratokonjunktivitis auf einem angeborenen biotinabhängigen Enzymdefekt. Derartige Störungen können durch entsprechende Substitution mit Biotin beseitigt werden (Thoene et al. 1981, Marcus und Coulston 1996). Nach einer Anwendungsbeobachtung (Sebastian und Bartel 1994), unkontrollierten Studien (Floersheim 1989), sowie placebokontrollierten Studien (Gehring 1995) besserten sich brüchige, splitternde und weiche Fingernägel nach einer mehrmonatigen Behandlung mit 2,5 mg/Tag Biotin. Die subjektiven Behandlungserfolge wurden anhand rasterelektronenmikroskopischer Untersuchungen von Nageldicke und Aussehen der dorsalen Nageloberfläche im Vergleich mit einer gesunden Kontrollgruppe vor und nach Gabe von 2,5 mg Biotin über 6 Monate verifiziert. In der Gruppe mit brüchigen Nägeln stieg die Nageldicke von 256 ± 53 µm auf 319 ± 86 µm signifikant an und lag im Normbereich von 307 ± 50 µm bei Frauen und 350 ± 52 µm bei Männern. Rasterelekronenmikroskopisch zeigten 5 Nägel normale und 4 Nägel nach der Biotinbehandlung deutlich homogenere Oberflächenbilder (Colombo et al. 1990).

3.6.8 Anwendungsgebiete

Eine Übersicht über die Anwendungsgebiete von Biotin gibt Tab. 3-23.

Tab. 3-23: Anwendungsgebiete für Biotin

Zur Prophylaxe und Therapie eines klinisch-chemischen Biotinmangels bei:
1. Fehl- und Mangelernährung durch Aufnahme von rohem Eiklar, bei parenteraler Ernährung, Malabsorptionssyndrom und nach Resektion des oberen Dünndarms
2. Dialysepatienten
3. Genetische Defekte, multipler Carboxylasemangel

3.6.8.1 Fehl- und Mangelernährung

Erst in den letzten Jahren wird dem Biotin ein größeres Interesse geschenkt, nachdem Fälle von iatrogenen Mangelzuständen im Gefolge langfristiger parenteraler Ernährung und bei angeborenen Störungen der Aktivität biotinabhängiger Carboxylasen eingehender beschrieben werden (Munnich et al. 1980). Biotin ist für die Funktion verschiedener Carboxylasen als Cofaktor erforderlich, da diese Enzyme für die Glukoneogenese, die Fettsäuresynthese und den Aminosäurestoffwechsel wichtig sind. Die Biotinidase setzt Biotin aus Biocytin und biotinhaltigen Peptiden frei.

Extreme Ernährungsgewohnheiten: Isolierte klinische wie subklinische Biotin-Mangelzustände als Folge eines quantitativen oder auch qualitativen Nahrungsmangels sind äußerst selten. Mangelzustände sind jedoch aufgrund extrem einseitiger Nahrungswahl nach Verzehr roher Eier bekannt geworden. Ursache ist das im Eiklar enthaltene Avidin, ein basisches Glykoprotein. Es besitzt eine tetramere Struktur mit identischen Untereinheiten (M_r je 16 000). Jede Untereinheit enthält eine Bindungsstelle für Biotin. Der Avidin-Biotin-Komplex ist über einen weiten pH-Bereich stabil und wird im Gastrointestinaltrakt nicht aufgespalten. Erst durch Erhitzen auf 100 °C denaturiert Avidin und der Komplex zerfällt.

Der monatelange Verzehr von täglich 2–6 rohen Eiern kann zu klinischen Biotin-Mangelzuständen führen. Die klinische Mangelsymptomatik ist unter 3.6.7 beschrieben. Alle diese Symptome sind erstaunlich rasch innerhalb weniger Tage durch therapeutische Biotingaben rückbildbar (Sweetman und Nyhan 1986).

Alkoholabusus: Bei Patienten mit alkoholinduzierter Leberzirrhose wie auch bei Patienten mit einer Fettleber werden deutlich reduzierte Biotingehalte in der Leber und reduzierte Biotinblutspiegel beobachtet (Bonjour 1977).

Schwangerschaft und Stillzeit: Kritische Versorgungszustände können bei langfristig gestillten Säuglingen ohne Beikost nicht ausgeschlossen werden. Die mittlere Biotinkonzentration in der Muttermilch beträgt 4 µg pro Liter, wohingegen die Kuhmilch mindestens 5mal soviel enthält. In den ersten 4 Laktationsmonaten unterliegt die Biotin-Konzentration in der Muttermilch großen individuellen Schwankungen. Deshalb betrug bei ausschließlich gestillten Säuglingen die Biotin-Aufnahme im 4. Laktationsmonat 0–10 µg (im Mittel 4 µg pro Tag). Damit erreichen viele voll gestillte Säuglinge mit Sicherheit nicht die wünschenswerte

Biotin-Tageszufuhr (Salmenperä et al. 1985). Bei entsprechend gelagerten Fällen sollte ein ausreichender Vitaminversorgungszustand – sowohl des Säuglings als auch der Stillenden – durch eine zusätzliche Supplementierung sichergestellt werden.

Langfristige parenterale Ernährung: Biotin-Mangelzustände werden in den letzten Jahren häufiger nach langfristiger parenteraler Ernährung beobachtet als nach enteralen Ernährungsregimen. McClain et al. (1982) beschreiben die Kasuistik eines 36jährigen Mannes, der wegen eines Morbus Crohn jahrelang ohne Biotin-Supplementation ernährt wurde. Es traten typische Symptome des Biotinmangels mit Lethargie, Depressionen, Parästhesien und Alopezie auf. Nach einer intravenösen Biotin-Substitution mit 60 μg tägl. über drei Wochen besserten sich die psychischen Symptome und der Haarausfall. Nach drei Monaten war eine komplette Restitution eingetreten. Biotin kann sogar zu den kritischen Vitaminen gezählt werden, deren Bedarfsdeckung bei parenteraler Ernährung nicht selten unzureichend ist (Mock et al. 1988). Bei einigen parenteral ernährten Patienten kam es zum Haarverlust bis hin zu einer Alopecia totalis, zu Dermatitiden und zu psychischen Symptomen wie Depressionen, Lethargie, Halluzinationen, Niedergeschlagenheit und starker Müdigkeit. Darüber hinaus führt ein Biotin-Mangel bei langfristig parenteral Ernährten zu unphysiologisch hohen Spiegeln an ungeradzahligen Fettsäuren (z.B. C 15:0; 17:0; Mock et al. 1988).

Aktuelle Biotin-Mangelfälle wurden bei Säuglingen mit Kurzdarmsyndrom beobachtet, die nach frühestens 4 Monaten eine schuppende Dermatitis im Bereich des Gesichtes, des behaarten Kopfes und des Halses entwickelten. Auch in diesen Fällen enthielt die totale parenterale Ernährung kein Biotin. Die Substitution mit Biotin führt rasch zur kompletten Restitution (Rusche und Heine 1989).

Dünndarmresektionen und eine Schädigung der Darmflora durch Antibiotika prädisponieren bei langfristig parenteral ernährten Patienten zu kritischen Versorgungszuständen. Deshalb sollte jede parenterale Komplettlösung zwingend Biotin enthalten. Zahlreiche vitaminhaltige Infusionslösungen sind jedoch nach wie vor biotinfrei (Lowry und Brennan 1985).

3.6.8.2 Haemodialysepatienten

Zur Bedarfsdeckungssituation bei Patienten, die sich einer kontinuierlichen ambulanten Peritoneal-Dialyse zu unterziehen haben, liegt kein ausreichendes Erkenntnismaterial vor. Uneinheitlich sind die Befunde bei chronisch-intermittierender Hämodialyse. Hierbei wurden zum Teil erhöhte Blutspiegel an Biotin beobachtet (De Bari et al. 1984). Klassische Biotin-Mangelsymptome wie z.b. eine seborrhoische Dermatitis und Konjunktivitis wurden auch nie beschrieben (Dobbelstein 1987). Hingegen kann durch sehr hohe Biotin-Tagesdosen von 10 mg die periphere Neuropathie bei chronischen Hämodialysepatienten bereits nach 3monatiger Verabreichung klinisch relevant beeinflußt werden (Yatzidis et al. 1984).

Für Hämodialysepatienten liegen nur sehr beschränkte Kenntnisse zur Bedarfsdeckungssituation vor. Zahlreiche Dialysezentren empfehlen keine routinemäßige Verabreichung von Biotin (Allman et al. 1989). Auf der anderen Seite würde eine Biotin-Substitution in der Größenordnung von 50 µg pro Dialysebehandlung eine ausreichende Bedarfsdeckung sicherstellen, ohne das Risiko einer evtl. Hypervitaminose in Kauf zu nehmen.

Bei chronischen Dialysepatienten mit peripherer Neuropathie konnten hohe Biotin-Tagesdosen von 10 mg die Neuropathie entscheidend verbessern.

3.6.8.3 Genetische Defekte biotinhaltiger Enzyme

Es sind eine Reihe verschiedener genetischer Defekte biotinabhängiger Enzyme bekannt. Isolierte angeborene Mangelzustände an Propionyl-CoA-Carboxylase, Pyruvat-Carboxylase, 3-Methylcrotonyl-CoA-Carboxylase, Acetyl CoA-Carboxylase sind bekannt. Von Einzelfällen abgesehen, sind diese genetischen Defekte nicht Biotin responsiv.

Neben diesen isolierten Enzymdefekten werden multiple Carboxylase-Mangelzustände beobachtet, die auf eine rechtzeitige hochdosierte Biotin-Therapie ansprechen und symptomlos verlaufen können. Kinder mit einem Carboxylasemangel fallen unter anderem durch Krampfanfälle, Hypotonie, Ataxie, Optikusatrophie, Hörprobleme, Entwicklungsverzögerung, exfoliative Dermatitis, periorale Dermatitis und Alopezie auf

(Williams et al 1983, Pontz 2000). Für den Nachweis einer Mangelsituation empfiehlt sich die Bestimmung der Aktivität biotinabhängiger Carboxylase oder abnormer organischer Säuren im Urin wie 3-Methylorotsäure oder β-Hydroxyisovaleriansäure. Bei Kindern mit atopischer Dermatitis wurde erfolgreich mit 5 mg Biotoin über 2 Wochen behandelt (Iikura 1988). Bei einer Alopezie wurden 2,5–5 mg Biotin wöchentlich empfohlen (Iikura et al 1988, Pontz 2000).

Beim angeborenen Mangel an Biotinidase kann gebundenes Biotin, z.b. in Form von Biocytin oder anderer biotinhaltiger Peptide, nicht abgespalten werden, so daß die Rezyklisierung von Biotin mißlingt. Der Körper verarmt an Biotin, das als Cofaktor für die Funkion verschiedener wichtiger Carboxylasen in Glukoneogenese, Fettsäuresynthese und Aminosäurestoffwechsel erforderlich ist und dekompensiert metabolisch. Unbehandelt führt dieser autosomal rezessiv vererbte Stoffwechseldefekt zum Tode (Wolf et al. 1985). Gelingt die Diagnosestellung des Biotinidasemangels im Zuge des Neugeborenen-Screening noch im präsymptomatischen Zustand, können jegliche irreparable Schäden mittels hochdosierter Biotingaben im Bereich von 5–10 mg pro Tag vermieden werden. Diese Symptome beim angeborenen Mangel an Biotinidase treten typischerweise einige Monate später auf (sog. juveniler Typ) als beim Defekt der Holocarboxylase-Synthetase. Patienten mit Defekt der Holocarboxylase-Synthetase sprechen auf pharmakologische Dosen (10–30 mg/Tag) von Biotin an (Burri et al. 1985).

3.6.8.4 Prophylaxe und Therapie

Zur Vorbeugung eines Biotinmangels sind 0,2 mg Biotin am Tag ausreichend. Die Behandlung manifester Biotin-Mangelzustände aufgrund extrem einseitiger Nahrungsaufnahme wird mit oralen (5–10 mg) oder parenteralen Tagesdosen (5–100 µg) durchgeführt. Die Symptome verschwinden innerhalb weniger Tage.

Zur Behandlung des Biotinidasemangels werden 5–10 mg Biotin/Tag, zur Behandlung eines multiplen Carboxylasemangels 5–10 mg/Tag frühzeitig und lebenslang benötigt (Baumgartner und Suormala 1997).

3.7 Niacin

3.7.1 Chemie

Niacin ist ein Sammelbegriff für chemische Strukturen der Pyridin-3-Carbonsäure mit einer Antipellagra-Wirkung. Hierzu gehören Nicotinsäure, deren Amid, das Nicotinamid, und die biologisch aktiven Coenzyme Nicotinamid-Adenindinucleotid (NAD) und Nicotinamid-Adenindinucleotid-Phosphat (NADP) (Abb. 3-33). Das Vitamin wurde früher «PP»-Faktor («pellagra preventing factor») genannt, nachdem experimentell gezeigt werden konnte, daß die Mais-induzierte Pellagra durch Nicotinsäure beseitigt werden kann. Den entscheidenden Zusammenhang zwischen Maiskonsum und der Pellagra lieferte Krehl, indem er nachwies, daß dem Tryptophan die gleiche pathogenetische bzw. therapeutische Bedeutung zukommt wie der Nicotinsäure. In späteren Untersuchungen stellte sich dann heraus, daß Tryptophan eine wichtige Vorstufe von NAD ist und die Pellagra nach Maiskonsum auf den niedrigen Konzentrationen von Nicotinsäure und Tryptophan beruht.

Nicotinsäure (CAS-Nr. 59-67-6, Summenformel $C_6H_5NO_2$, M_r = 123,1) und Nicotinamid (CAS-Nr. 98-92-0, Summenformel $C_6H_6N_2O$, M_r = 122,1) sind weiße kristalline Pulver oder farblose Kristalle. Nicotinsäure ist eine geruchlose, nicht-hygroskopische, in Luft und bei Erhitzen im Autoklaven labile Substanz von schwach saurem Charakter. Sie ist gut löslich in Alkalien, weniger in Wasser und Alkohol, schwer löslich in Aceton, Chlorofom, Methanol und praktisch unlöslich in Ether. Aufgrund des amphoteren Charakters bildet Nicotinsäure Salze mit starken Säuren und Basen.

Nicotinamid besitzt einen schwachen charakteristischen Geruch und einen salzig-bitteren Geschmack. Es ist gut löslich in Wasser und Alko-

Abb. 3-33: Strukturformel von Nicotinsäure und Nicotinamid

hol, schwer löslich in Chloroform und Ether. In saurer und alkalischer Lösung wird Nicotinamid zu Nicotinsäure hydrolisiert (Pharmazeutische Stoffliste 1994).

3.7.2 Vorkommen

Nicotinsäure und Nicotinamid werden im intermediären Stoffwechsel ineinander übergeführt. In der Natur liegen diese Verbindungen hauptsächlich in gebundener Form vor, wobei die Nicotinsäure bevorzugt in Pflanzen zu finden ist, und in tierischen Zellen vornehmlich Nicotinamid vorliegt.

Nicotinamid tritt in der Zelle in Form der Pyridincoenzyme NAD und NADP auf. Besonders reich an Nicotinamid sind Hefen, Leber, Herz und Nieren sowie Muskelfleisch. Nicotinsäure ist in unterschiedlicher Konzentration zwar auch in den zuvor genannten Nahrungsmitteln enthalten, jedoch kommt es hauptsächlich in pflanzlichen Nahrungsmitteln vor, unter denen Getreide und Getreideprodukte die höchste Konzentration aufweisen.

In Getreidekörnern liegt Nicotinsäure in den verschiedenen Schichten in unterschiedlicher Menge vor, so finden sich im Weizenkorn ähnlich wie im Reis 84% des Vitamins in der Aleuronschicht. Da die Nicotinsäure im Getreide überwiegend an Makromoleküle gebunden (Niacytin) ist und diese für den menschlichen Organismus nicht ausreichend verwertbar sind, ist der Beitrag, den das Getreide zur Niacinbedarfsdeckung leistet, nicht sicher zu bewerten. Nicotinsäure ist auch in Sorghum und Mais – ähnlich wie im Getreide – meist kovalent gebunden und für den menschlichen Organismus in dieser Form nicht verwertbar. Durch eine Vorbehandlung mit Calciumhydroxidlösung gelingt es, die biologische Verwertbarkeit der Nicotinsäure aus Mais beachtlich zu steigern, so daß man in Ländern, in denen Mais der wesentliche Niacinlieferant ist (z.B. Mexiko), durch entsprechende Maßnahmen dem Auftreten von Mangelerscheinungen vorbeugen kann. In der Regel erhöht eine Alkalibehandlung den Anteil an freier Nicotinsäure, eine Verbesserung der Ausnutzung läßt sich auch durch Rösten erreichen.

Besonders hoch ist der Nicotinsäuregehalt in Kaffeebohnen. Im ungerösteten Zustand handelt es sich um die Methylnicotinsäure (Trigonellin), die vom Menschen nicht verwertet werden kann.

Tab. 3-24: Niacin-Vorkommen in verschiedenen Lebensmitteln bzw. deren Nährstoffdichte (s. Glossar) nach Bundeslebensmittelschlüssel (BLS) 1999

		Gehalt mg/100 g	Nährstoffdichte mg/1000 kcal
Fleisch			
	Schweineleber	15,0	94,3
	Rinderleber	14,5	107,1
	Huhn	8,1	32,6
	Kaninchen	8,0	55,8
	Kalbfleisch	5,8	37,6
	Rindfleisch	5,2	25,8
	Schweinefleisch	4,5	25,7
Fisch	Lachs	7,2	34,4
	Hering	3,8	29,1
	Forelle	3,2	27,6
	Kabeljau	2,1	24,4
Milch und Milchprodukte			
	Vollmilch	0,1	1,5
	Camembert	1,0	3,0
	Emmentaler	0,2	0,5
	Frischkäse	0,1	0,5
Gemüse			
	Erbsen	1,7	49,0
	Grünkohl	1,4	46,8
	Kartoffeln	1,2	6,0
	Broccoli	0,7	26,8
	Möhren	0,6	21,4
	Chicoree	0,5	37,9
	Kopfsalat	0,4	29,9
	Blumenkohl	0,4	18,8
Obst	Avocado	1,5	7,1
	Pfirsich	0,9	21,4
	Bananen	0,6	6,8
	Erdbeeren	0,5	15,4
	Apfel	0,2	4,1
Cerealien			
	Roggen	1,7	5,4
	Reis, ungeschält	1,5	13,9
	Haferflocken	1,0	2,6
	Weizenmehl Type 405	0,8	2,2
	Reis, geschält	0,5	4,1

Durch das Rösten kommt es zur Demethylierung des Trigonellins, wodurch der Gehalt an freier Nicotinsäure von zuvor 2 mg (pro 100 g grüne Kaffeebohnen) auf ca. 40 mg/100 g Röstkaffee ansteigt (Offermanns et al. 1984). In Tab. 3-24 sind die Niacingehalte verschiedener Nahrungsmittel angegeben (BLS 1999, Friedrich 1987). Bei der küchentechnischen Bearbeitung erfährt der Niacingehalt nur unwesentliche Einbußen. So sind z.b. Nicotinsäure und Nicotinamid in wäßriger Lösung gegen Licht und Wärme relativ stabil. Die DGE geht von mittleren Zubereitungsverlusten von 10% aus.

3.7.3 Stoffwechsel und Pharmakokinetik von Niacin

Nicotinamid liegt in der Nahrung meist in Form der Coenzyme NAD und NADP vor. Nach Aufspaltung der Coenzyme erfolgt die Resorption im Magen und Dünndarm rasch (Bechgaard und Jaspersen 1977); in niedriger Konzentration natriumabhängig bzw. Carrier-vermittelt, nach höheren Dosen (3–4 g) durch passive Diffusion vollständig. Nicotinsäure wird ebenfalls im gesamten Dünndarm rasch und nahezu vollständig nach dem gleichen Mechanismus resorbiert. Dünndarmbakterien können Nicotinamid zu Nicotinsäure spalten, die dann resorbiert wird. Eine gleichzeitige Nahrungsaufnahme hat keinen Einfluß auf die Resorption von Nicotinamid und Nicotinsäure.

Maximale Plasmaspiegel werden bei oraler Applikation nach 10–20 Minuten und bei direkter Instillation in den Dünndarm nach 5–10 Minuten erreicht (Bechgaard u. Jesperson 1977). Nach der Resorption werden Nicotinamid und Nicotinsäure als NAD und NADP vorrangig in der Leber, aber auch in den Erythrozyten und in Geweben gespeichert. Die Gewebekonzentration an NAD ist abhängig von der extrazellulären Nicotinamidkonzentration und unterliegt der Kontrolle der Leber (Henderson und Gross 1979). Die Leber ist zusätzlich in der Lage aus Tryptophan Niacin zu bilden. Niacin besitzt einen hohen first-pass-Metabolismus, so daß im niedrigen Dosisbereich Nicotinamid lediglich in Form der Coenzyme NAD und/oder NADP in die systemische Zirkulation gelangt. Nach Applikation von 5 mg/kg KG i.p. markierter Nicotinsäure bei der Ratte findet sich nur ein geringer Teil unverändert im Urin (Weiner 1979), während nach hohen Dosen (500 mg) bzw. unter steady state

Bedingungen einer oralen Dosis von 3 g/Tag Niacin über 88% der verabreichten Dosis als Summe von unveränderter und metabolisierter Form im Urin wiedergefunden werden, was auf eine nahezu vollständige Resorption schließen läßt (Miller et al. 1960, Bechgaard und Jespersen 1977).

Eine posthepatische Diskriminierung zwischen zugeführtem und in der Leber gespeicherten Nicotinamid ist deshalb nicht möglich (Henderson 1983). Unter Basalbedingungen werden hauptsächlich N1-Methyl-6-Pyridon-3-Carboxamid, N1-Methyl-Nicotinamid und N1-Methyl-4-Pyridon-3-Carboxamid eliminiert. Nach höheren Dosen ändert sich das Ausscheidungsmuster der Metabolite. So sind bei Dosen von 3 g/d Nicotinamid vorwiegend N1-Methyl-4-Pyridon-3-Carboxamid, Nicotinamid-N2-Oxid und unverändertes Nicotinamid im Harn zu finden. Es sinkt also die Ausscheidung von N1-Methyl-6-Pyridon-3-Carboxamid (Hankes 1984). Hinweis auf einen grenzwertigen Niacin-Status ist eine Ausscheidung von N-Methyl-Nicotinamid von 17,5–5,8 µmol/Tag und für einen Niacin-Mangel < 5,8 µmol/Tag (Sauberlich et al. 1974). Die Reservekapazität eines Erwachsenen an Niacin liegt bei 2–6 Wochen (Kübler 1980). Plasmakonzentrationen von Niacin bzw. Metaboliten sind zum Nachweis eines Niacin-Mangels ungeeignet. Aussagekräftiger ist die Bestimmung von NAD in den Erythrozyten (Fu et al. 1989). Die Plasmahalbwertzeit beträgt etwa 1 Stunde. Im Gegensatz zu Nicotinamid kann Nicotinsäure nicht die Blut-Hirn-Schranke passieren, sondern muß erst in NAD und über den Abbau von NAD in Nicotinamid umgewandelt werden.

3.7.4 Biochemische Funktionen

Die Coenzymformen von Niacin (Abb. 3-34) sind die beiden Codehydrogenasen Nicotinamid-Adenindinucleotid (NAD) und Nicotinamid-Adenindinucleotid-Phosphat (NADP).

Im NADP ist die Hydroxylgruppe am 2′C-Atom der Ribose im Adenosinanteil mit Phosphorsäure verestert. NADP entsteht aus NAD durch Phosphorylierung mittels ATP und NAD-Kinase:

$$NAD^+ + ATP \rightarrow NADP^+ + ADP$$

3 Niacin

Eine große Anzahl von Dehydrogenasen hat als Coenzym NAD oder NADP. Die oxidierten oder reduzierten Codehydrogenasen bilden mit den Apodehydrogenasen dissoziable Komplexe. NAD-abhängige Dehydrogenasen findet man vorwiegend im mitochondrialen Kompartiment. Hier haben sie direkten Anschluß an die Atmungskette zur energieliefernden Oxidation und deshalb überwiegt hier die oxidative Form des NAD. NADP-abhängige Dehydrogenasen sind dagegen überwiegend im Cytosol lokalisiert. Hier liegt das NADP-System vorwiegend in der reduzierten Form vor und ist verfügbar für reduktive Biosynthese-Prozesse wie Fettsäuresynthese, Hydroxylierungsreaktionen und andere mehr. Die Hauptquelle für NADPH im Cytosol ist der Pentosephosphatzyklus, die Glucose-6-phosphat-Dehydrogenase und 6-Phosphogluconsäure-Dehydrogenase; ferner die Transhydrogenierung von NADH auf NADP durch Zusammenwirken von Malat-Dehydrogenase (MDH) und Malatenzym (ME):

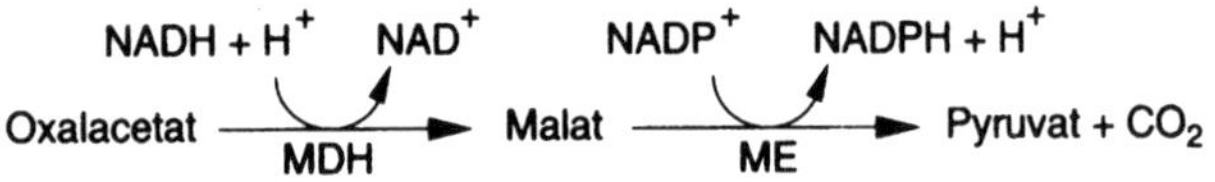

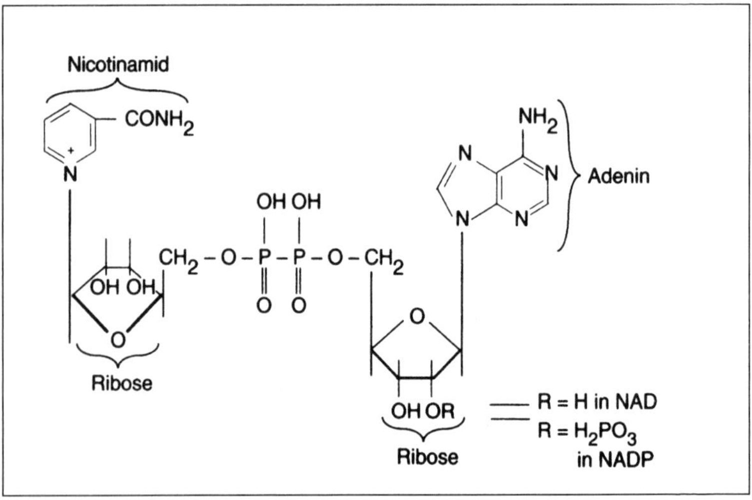

$$\text{Oxalacetat} \xrightarrow[\text{MDH}]{\text{NADH} + \text{H}^+ \quad \text{NAD}^+} \text{Malat} \xrightarrow[\text{ME}]{\text{NADP}^+ \quad \text{NADPH} + \text{H}^+} \text{Pyruvat} + CO_2$$

Abb. 3-34: Nicotinamid-Adenin-Dinucleotid (NAD) und Nicotinamid-Adenin-Dinucleotid-Phosphat (NADP)

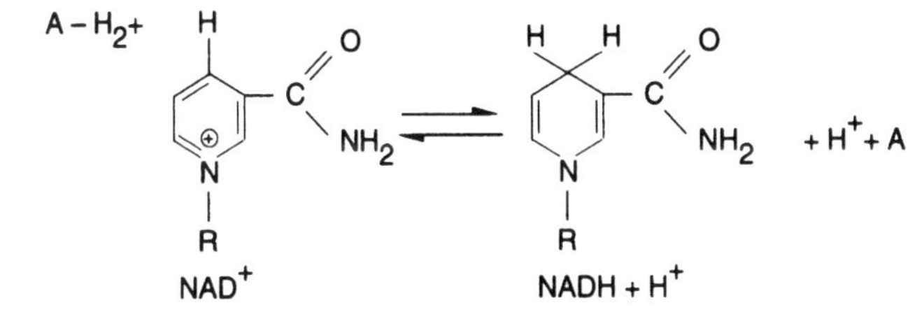

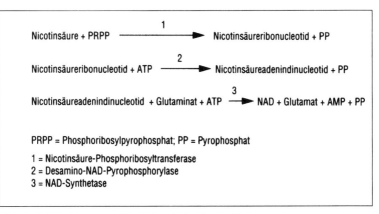

Abb. 3-35: Wasserstoffübertragung durch NAD; A-H$_2$ = Substrat in reduzierter Form; A = oxidierte Form

Bei der Übertragung von Substratwasserstoff auf die Codehydrogenasen NAD und NADP lagert sich ein Wasserstoffatom mit einem Elektronenpaar als Hydridion an den Nicotinamidring an, während das andere, ein Proton (H$^+$), ergibt (Abb. 3-35). Deshalb werden für die oxidierten und reduzierten Coenzyme die Symbole NAD(P)$^+$ und NAD(P)H + H$^+$ verwendet.

Die chinoide Struktur der reduzierten Form gibt Anlaß zu einer starken Lichtabsorption bei 340 nm, die zur quantitativen Bestimmung der reduzierten Coenzyme verwendet werden kann.

Es gibt drei Wege zur Synthese von NAD. Der erste geht von Nicotinsäure aus und wird nach Preiss und Handler benannt (Abb. 3-36). Der

$$\text{Nicotinsäure + PRPP} \xrightarrow{1} \text{Nicotinsäureribonucleotid + PP}$$

$$\text{Nicotinsäureribonucleotid + ATP} \xrightarrow{2} \text{Nicotinsäureadenindinucleotid + PP}$$

$$\text{Nicotinsäureadenindinucleotid + Glutaminat + ATP} \xrightarrow{3} \text{NAD + Glutamat + AMP + PP}$$

PRPP = Phosphoribosylpyrophosphat; PP = Pyrophosphat

1 = Nicotinsäure-Phosphoribosyltransferase
2 = Desamino-NAD-Pyrophosphorylase
3 = NAD-Synthetase

Abb. 3-36: NAD-Synthese aus Nicotinsäure (Preiss-Handler-Weg)

zweite Weg geht von Nicotinamid aus (Abb. 3-37). Der dritte Weg ist unabhängig von der Vitamin-Vorstufe und geht von L-Tryptophan aus (Abb. 3-38). Der vom Tryptophan ausgehende Weg der NAD-Synthese spielt nur in Leber und Niere eine Rolle. Im Durchschnitt kann der Mensch aus ca. 60 mg L-Tryptophan das NAD-Äquivalent von 1 mg Nicotinamid herstellen. Deshalb werden bei der Berechnung der Vitaminversorgung 60 mg L-Tryptophan als ein Niacin-Äquivalent zugrunde gelegt. Ist jedoch die Tryptophan-Zufuhr so gering, daß die Proteinsynthese dadurch begrenzt wird, gilt diese Berechnungsweise nicht, weil die Aminosäure dann so lange ausschließlich zur Proteinsynthese verwendet wird, bis ein Überschuß über den Bedarf zur Proteinsynthese die NAD-Synthese ermöglicht.

Unabhängig von der Coenzymfunktion spielt NAD eine Rolle als Quelle für ADP-Ribose bei der ADP-Ribosylierung von Proteinen und bei der Poly-ADP-Ribolysierung von Nucleoproteinen.

ADP-Ribosyltransferasen wirken auf NAD wie Glycohydrolase (Spaltung der energiereichen Bindung zwischen Nicotinamid und Ribose), aber der Akzeptor ist nicht Wasser (unter Bildung von Adenosindiphosphatribose), sondern ein Arginin-, Lysin- oder Asparaginrest von Akzeptorproteinen, sodaß N-Glycoside als Proteinmodifikationen entstehen (Henderson 1983). Eine Reihe von Guanosinnucleotid-bindenden Proteinen (G-Proteinen), die als Regulatoren der Adenylcyclase-Aktivität bei der Signaltransduktion beteiligt sind, oder das Transducin der

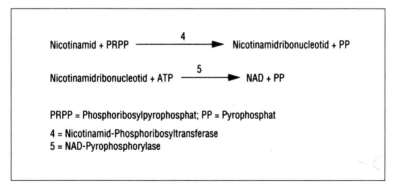

Abb. 3-37: NAD-Synthese aus Nicotinamid

Retina (s. Kap. 3.10 Vitamin A), sind Akzeptoren für ADP-Ribose. Dabei wird die Aktivität der Adenylcyclase gesteigert und die intrazelluläre Konzentration an cyclo-AMP erhöht, was zu einer Öffnung von Calcium-Kanälen der Membran führt.

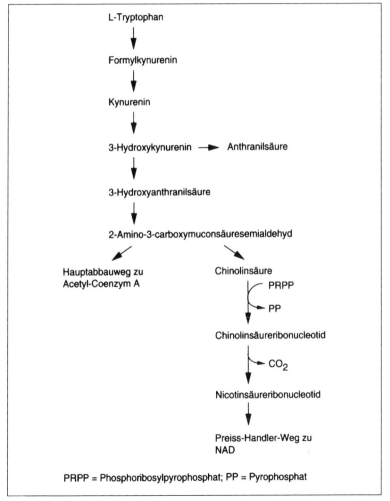

Abb. 3-38: NAD-Synthese aus L-Tryptophan

Poly-ADP-Ribose-Synthetasen übertragen einen ADP-Riboserest von NAD auf einen Glutaminsäurerest oder auf die Carboxylgruppe eines Lysinrestes von Akzeptorproteinen unter Bildung eines O-Glycosids. Darauf folgt ein sukzessiver ADP-Ribosetransfer unter Bildung von Poly-ADP-Ribose. Derartige Poly-ADP-ribosylierte Proteine des Zellkerns (meist Histone) sind an DNA-Replikation, DNA-Reparatur und an der Zelldifferenzierung beteiligt (Hilz 1981; Vaughan und Moss 1983).

Der Niacinstatus beeinflußt über den Umfang der ADP-Ribosylierung auch die Modulation von Enzymaktivitäten.

3.7.5 Bedarf

Der Niacinbedarf des Menschen läßt sich nur schwer exakt quantifizieren, da durch die Gegebenheiten im intermediären Stoffwechsel aus der essentiellen Aminosäure Tryptophan ebenfalls Nicotinsäureamid gebildet werden kann, wobei man davon ausgeht, daß aus 60 mg Tryptophan im Durchschnitt 1 mg Nicotinsäureamid entsteht. Dies setzt jedoch voraus, daß eine ausreichende Versorgung mit den Vitaminen Folat, B_2 und B_6 gegeben ist, da diese Vitamine im Tryptophanstoffwechsel beteiligt sind. Daneben wird der Niacinbedarf auch durch die Qualität des Proteinkonsums beeinflußt, da nicht nur der Gehalt an Tryptophan Auswirkungen auf den Niacinbedarf hat, sondern zusätzlich berücksichtigt werden muß, daß ein Überschuß an der Aminosäure Leucin zu Störungen des Tryptophanstoffwechsels führt. Die Umsetzung von Tryptophan zu Nicotinsäureamid schwankt dementsprechend in Abhängigkeit von der Qualität der Nahrung. Zwar werden 60 mg Tryptophan zu 1 mg Niacinäquivalent gesetzt (Abkürzung mg NÄ), jedoch liegt die Schwankungsbreite zwischen 34 und 86 mg Tryptophan (Souci et al. 2000).

Aufgrund der Stoffwechselgegebenheiten kann der Tagesbedarf des Erwachsenen an Niacin nur geschätzt werden, da über die Eigenproduktion des Organismus aus Tryptophan keine genauen Angaben möglich sind, und die notwendige Tagesmenge außerdem von der Höhe der Tryptophanzufuhr abhängig ist.

Da Niacin in Form verschiedener enzymatischer Reaktionen am Energieumsatz beteiligt ist, wird der Niacinbedarf vom Energieumsatz abgeleitet. Für Erwachsene werden ca. 1,6 mg Niacinäquivalente pro Megajoule empfohlen. Bei energiereduzierten Kostformen sollte jedoch eine tägliche Zufuhr von 10–15 mg Niacinäquivalenten nicht unterschritten werden.

Zur Verhütung von Pellagra, der typischen Niacin-Avitaminose, wird eine durchschnittliche Menge von 6,7 mg Niacinäquivalenten/1000 kcal angegeben (DGE 1991). Die Empfehlungen für die Niacinzufuhr der Deutschen Gesellschaft für Ernährung sind in Tab. 3-25 aufgeführt. Frauen wird empfohlen, täglich 13 mg Niacinäquivalente aufzunehmen. Bei Männern sinkt die Empfehlung mit zunehmende Alter von 17 mg in der Gruppe der 19–24 jährigen auf 13 mg in der Gruppe älter als 65 Jahre. Die aktuellen amerikanischen Empfehlungen (DRJ 1998) sind für alle Erwachsenen in allen Altersgruppen identisch und betragen für Männer

Tab. 3-25: Niacin, empfohlene Zufuhr (DACH 2000)

Alter	Niacin mg-Äquivalent[1]/Tag	
	m	w
Säuglinge		
0 bis unter 4 Monate[2]	2	
4 bis unter 12 Monate	5	
Kinder		
1 bis unter 4 Jahre	7	
4 bis unter 7 Jahre	10	
7 bis unter 10 Jahre	12	
10 bis unter 13 Jahre	15	13
13 bis unter 15 Jahre[3]	1	15
Jugendliche und Erwachsene		
15 bis unter 19 Jahre	17	13
19 bis unter 25 Jahre	17	13
25 bis unter 51 Jahre	16	13
51 bis unter 65 Jahre	15	13
65 Jahre und älter	13	13
Schwangere		
ab 4. Monat		15
Stillende		17

[1] 1 mg Niacin-Äquivalent = 60 mg Tryptophan
[2] Hierbei handelt es sich um einen Schätzwert
[3] Der hohe Wert ergibt sich durch den Bezug zur Energiezufuhr

oberhalb von 19 Jahren 16 mg/Tag und für Frauen 14 mg/Tag. Schwangeren werden aufgrund des höheren Energiebedarfs pro Tag zusätzlich 2 mg Niacinäquivalente und Stillenden eine Zulage von 4 mg Niacinäquivalenten empfohlen (DACH 2000). Letzteres errechnet sich aus der pro Tag durchschnittlich in Frauenmilch ausgeschiedenen Menge an Niacinäquivalenten.

Wie beim Erwachsenen wird auch der Niacinbedarf von Kindern auf den Energieumsatz bezogen. Bei Säuglingen orientiert man sich am Niacingehalt der Muttermilch. Da gestillte Säuglinge keine Mangelerscheinungen erkennen lassen, muß der durchschnittliche Gehalt der Frauenmilch an Niacinäquivalenten 0,8 mg NÄ/100 kcal (ca. 1,91 mg NÄ/MJ; Schanler 1988) den Bedarf des Säuglings decken. Unter Berücksichtigung eines Sicherheitszuschlages von 20% errechnet sich für Säuglinge bis zum 4. Lebensmonat eine empfohlene Zufuhr von 2 mg. Aufgrund der im Verlauf der kindlichen Entwicklung abnehmenden Wachstumsintensität reduziert sich dieser Wert bis zum Pubertätsbeginn auf 1,6 mg NÄ/MJ (d.h. 13 mg NÄ/d).

3.7.6 Bedarfsdeckung

Die Versorgung der Bevölkerung in der Bundesrepublik mit Niacin ist gesichert (DGE 2000). Weit mehr als die Hälfte des Niacinbedarfs wird über den Fleischverzehr gedeckt. Aufgrund des hohen Konsums tierischen Proteins (Rindfleisch und Eier enthalten besonders viel Tryptophan) wird ebenfalls über die intermediäre Umwandlung von Tryptophan in Nicotinsäureamid ein nicht unerheblicher Beitrag zur Bedarfsdeckung geleistet. Unter den pflanzlichen Lebensmitteln trägt hauptsächlich der Verzehr von Cerealien (insbesondere Weizenprodukte und Hülsenfrüchte) zur Bedarfsdeckung bei (DGE 1988, DACH 2000).

In vielen Ländern der Welt bestehen in Abhängigkeit von den Verzehrgewohnheiten oft große Lücken in der Bedarfsdeckung. So werden inzwischen in vielen Ländern der Welt Nahrungsmittel mit Nicotinamid oder Nicotinsäure angereichert, um das Defizit auszugleichen. In den USA werden z.B. Mais und Maisprodukte, Reis und auch andere Nahrungsmittel mit Vitaminen angereichert. Die dabei eingesetzten Niacinmengen liegen im allgemeinen zwischen 35,0 und 75,0 mg/kg, sind jedoch besonders hoch in Maisprodukten, so haben z.b. Cornflakes einen Niacinzusatz, der zwischen 100 und 300 mg/kg liegt (Souci et al. 2000).

Abgesehen von der kovalenten Niacinkomplexbildung zeichnet sich der konventionelle Mais durch hohe Leucin- und niedrige Tryptophangehalte aus und wirkt damit sehr stark pellagrogen. Durch züchterische Verbesserungen wurde mit der Maissorte Opaque-2 ein Nahrungsmittel geschaffen, das bei relativ hohem Protein- und auch Tryptophangehalt wenig Leucin enthält. Durch gleichzeitige Erhöhung des Gesamtniacingehaltes, wobei das freie und damit verfügbare Niacin eine Steigerung um das dreifache erfuhr, steht hiermit ein Grundnahrungsmittel zur Verfügung, das wesentlich zur Bedarfsdeckung beiträgt (Chen et al. 1983). Auch wenn diese Neuzüchtungen noch nicht überall zum Einsatz kommen, kann durch herkömmliche Behandlung (Alkali) eine verbesserte Niacinbedarfsdeckung erreicht werden. In der Praxis wird das Maisbrot (Torta de maiz) mit Kalkwasser zubereitet.

3.7.7 Klinische Symptomatik

Das charakteristische Krankheitsbild eines Niacinmangels ist die Pellagra. Wenn auch die Hauptsymptome vorwiegend auf einem Niacinmangel beruhen, so muß die Pellagra nicht unbedingt eine reine Niacin-Avitaminose sein, da häufig auch ein Mangel an Thiamin, Riboflavin und Pyridoxin besteht. Das Prodromalstadium verläuft uncharakteristisch mit Allgemeinsymptomen wie Appetitmangel, Gewichtsverlust, Abnahme der körperlichen und geistigen Leistungsfähigkeit, Unlust, Verstimmung, Schlaflosigkeit, Verwirrungszustände, Gedächtnisstörungen, Zungenbrennen und Diarrhoen (Schlütz und McLaren 1973). Im weiteren Verlauf treten charakteristische Hautveränderungen an sonnenlichtexponierten Stellen wie Pellagra «rauhe Haut» auf. Die Veränderungen imponieren als entzündliches Erythem der Haut sowie Hyperkeratose und Hyperpigmentation. Weitere charakteristische Zeichen sind Glossitis («Himbeerzunge»), Stomatitis, Cheilosis und Rhagaden im Mundwinkelbereich. Im fortgeschrittenen Stadium kommen depressive Psychosen mit Stupor, Demenz, Halluzinationen, schwere Verwirrtheitszustände und neurologische Symptome wie Neuritiden bzw. in schweren Fällen Paresen hinzu. Die sog. Niacinmangel-Enzephalopathie ist gekennzeichnet durch träge Lichtreaktion der Pupillen, Störung der Bewegungsabläufe, Tremor, Rigor, Verlust der Sehnenreflexe und das Auftreten von spastischen Paresen. Häufig besteht gleichzeitig ein Mangel an anderen Vitaminen des B-Komplexes (Schlütz und McLaren 1973). Bei manifester Pellagra wird häufig eine makrozytäre, hyperchrome, gelegentlich auch normozytäre hypochrome Anämie beobachtet (Hankes 1984). Das Hartnup-Syndrom ist eine seltene familiäre Störung mit autosomal-rezessivem Erbgang und beruht auf einer Malabsorption sowie verminderter renaler Rückresorption von Monoamino-monocarbonsäuren einschließlich L-Tryptophan (Navab und Asatoor 1970).

3.7.8 Anwendungsgebiete

Niacin-Mangelzustände können durch eine unzureichende alimentäre Zufuhr, durch angeborene Störungen und durch unerwünschte medikamentöse Interaktionen verursacht werden (Tab. 3-26).

Die medikamentöse Gabe, sei es zur Prophylaxe oder zur therapeutischen Substitution, erfolgt fast ausschließlich mit Nicotinamid, sehr selten mit Nicotinsäure. Der Grund liegt im unterschiedlichen Nebenwir-

Tab. 3-26: Anwendungsgebiete für Nicotinamid und Nicotinsäure

Nicotinamid:
1. Mangel- und Fehlernährung
2. Malabsorption
   - Gastrointestinale Erkrankung
   - Hartnup-Syndrom
3. Erhöhter Bedarf
4. Probatorisch
   - polymorphe Lichtdermatose
   - Granuloma anulare, Necrobiosis lipoidica

Nicotinsäure:
Primär diätetisch nicht ausreichend beeinflußbare Hyperlipoproteinämie mit erhöhten Plasmaspiegeln von LDL, VLDL, und IDL.

Bei sekundären Hyperlipoproteinämien, sofern die jeweilige Grundkrankheit nicht ausreichend behandelbar ist.

kungsprofil dieser beiden Vitamere im mittleren und höheren Tagesdosenbereich. Nicotinamid und die Nicotinsäure besitzen zwar eine identische Vitaminwirksamkeit, üben jedoch bei entsprechend höherer Dosierung unterschiedliche pharmakologische Wirkungen aus. Diese pharmakologischen Wirkungen, die über die eigentlichen Vitaminwirkungen hinausgehen, lassen sich nicht im Bereich des mittleren und leicht erhöhten Tagesbedarfs (etwa 1- bis 5facher DGE- bzw. RDA-Wert), also bei prophylaktisch angemessenen Tagesdosen beobachten.

Bei größeren applizierten Mengen wirkt die Nicotinsäure vasodilatierend und kann die fibrinolytische Aktivität des Blutes steigern. Ab Tagesdosen über dem 100fachen des Bedarfs (ca. 1,5–6 g/Tag) übt die Nicotinsäure einen Blutcholesterin- und Triglycerid-senkenden Effekt aus. Neben diesen arzneilich erwünschten Wirkungen treten aber auch unerwünschte Wirkungen in Form von Flush, Pruritus und in höherer Dosierung bei langer Anwendungsdauer eine verminderte Kohlenhydrattoleranz, Leberfunktionsstörungen und Blutdruckabfall auf. Mit Nicotinamid wurden diese pharmakologischen Effekte nicht beobachtet. Zur Prophylaxe und Therapie des klassischen Niacinmangels stellt Nicotinamid die erste Wahl dar.

3.7.8.1 Fehl- und Mangelernährung

Chronische Fehl- und Mangelernährung kann zu einer deutlichen Verarmung an Tryptophan und Niacin führen. Im klinisch manifesten Stadium der Niacin-Avitaminose zeigt sich häufig, jedoch nicht obligatorisch die typische Symptomentrias der Pellagra: Diarrhoe, Demenz und Hautveränderungen.

Da Niacin in zahlreichen Grundnahrungsmitteln enthalten ist, bedarf es einer oft langfristigen einseitigen Ernährung bis zum Auftreten klinischer Symptome. In der Regel haben sich die Pellagra-Patienten vornehmlich von konventionellen tryptophanarmen Maisprodukten ernährt. Eine Proteinmalnutrition sowie ein nicht adäquater Folsäure-, Riboflavin- und Pyridoxinstatus erschweren zudem die endogene Niacinbiosynthese aus Tryptophan. Chronischer Alkoholabusus und Störungen der resorbierenden Oberfläche beschleunigen die Niacinverarmung. In einer retrospektiven Untersuchung an 18 Pellagrapatienten fanden sich immerhin 15 Alkoholiker (Spivak und Jackson 1977). Auf dem Boden einer

Anorexia nervosa vermag sich ebenfalls eine Pellagra mit ihren klassischen Hautveränderungen (Dermatitis, Desquamation, Erythem) entwickeln (Rapaport 1985). Pellagrafälle wurden auch nach langfristiger ausschließlich parenteraler Ernährung ohne ausreichende Niacinsubstitution beobachtet.

3.7.8.2 Malabsorption aufgrund gastrointestinaler Erkrankungen

Bei dem seltenen familiär-bedingten Hartnup-Syndrom liegt sowohl ein Defekt der intestinalen Tryptophanresorption als auch der renalen Rückresorption von Monoamino-monocarbonsäuren vor (Navab und Asatoor 1970). Bei Hartnup-Patienten wird durch den Resorptionsdefekt vermehrt Tryptophan im Intestinum zum Indol abgebaut. Nach erfolgter Resorption können hohe Indolkonzentrationen im ZNS zu toxischen Schäden führen. Sowohl die starke Zunahme der Indolaceturie als auch die erhöhte fäkale Tryptophanausscheidung sprechen differentialdiagnostisch für das Vorliegen eines Hartnup-Syndroms (Comaish et al. 1976). Neben dem intestinalen Resorptionsdefekt führt auch eine primäre Störung am proximalen Tubulus-System der Niere zu einer reduzierten Rückresorption vorwiegend für neutrale Aminosäuren. Eine hoch dosierte Nicotinamidtherapie ggf. in Kombination mit Pyridoxin, Antibiotika und diätetischer Führung vermag eine Regression der neurologischen und biochemischen Störungen zu bewirken.

3.7.8.3 Arzneimittel-induzierter Niacinmangel

Bestimmte Arzneistoffe greifen in den Niacinstoffwechsel ein und vermögen einen Niacinmangel zu induzieren. Am geläufigsten ist die durch das Tuberkulosetherapeutikum Isoniazid (INH; Isonicotinsäurehydrazid) ausgelöste Pellagra (Thomas et al. 1981). Einzelfälle von Pellagra wurden auch nach Abusus mit einem morazonhaltigen Kombinationsanalgetikum (Morazon, Salizylamid, Dextropropoxyphen) beobachtet (Kingreen und Breger 1984). Nach chronischem Medikamenten-Abusus von Diazepam sowie einem Kombinationspräparat aus Butetamazitrat, Ethenzamid, Phenobarbital, Salizylamid und Phenazetin wurden die typischen Hautveränderungen der Pellagra jedoch ohne Darm- und neurologische Symptomatik festgestellt (Stadler et al. 1982). Tab. 3-27 faßt

Tab. 3-27: Arzneimittel, die Niacinmangel induzieren können

Tuberkulostatika Isoniazid	**Antiepileptika** Phenytoin Phenobarbital
Analgetika/Antirheumatika Morazon Salizylamid Dextropropoxyphen Paracetamol Ethenzamid	**Immunsuppressiva** Azathioprin **Zytostatika** Mercaptopurin
Psychopharmaka Diazepam	

jene Arzneimittel zusammen, die über direkte oder sekundäre Mechanismen den Niacinstoffwechsel antagonisieren können. Diese Arzneistoffe haben als Bestandteil von Mono-, jedoch häufiger von Kombinationspräparaten zu klinisch relevanten Niacinmangelzuständen geführt. Über die exakten Mechanismen der jeweiligen Arzneimittelinteraktionen kann größtenteils nur spekuliert werden. Ein chronischer Analgetika-Abusus kann zu toxischen Leberzellschäden wie auch zu Schädigungen der Intestinalmukosa führen. Phenobarbital könnte über eine Induzierung mikrosomaler Enzyme in der Leber in den Tryptophankatabolismus zur Nicotinsäure eingreifen. In diesem Zusammenhang ist von Interesse, daß Nicotinamid die antikonvulsive Wirkung von Phenobarbital verstärken kann. Über eine Inhibierung von Cytochrom P-450 erniedrigt Nicotinamid die Konversion von Primidon zum Phenobarbital (Bourgeois et al. 1983).

3.7.8.4 Erhöhter Bedarf

Ein gesteigerter Bedarf besteht in der Schwangerschaft und Stillzeit. Neoplasien bedingen ebenfalls einen erhöhten Niacin-Bedarf. Beim Karzinoid-Syndrom werden bis zu 60% des Tryptophans zu Serotonin metabolisiert (normalerweise nur ca. 1%), so daß die endogene Niacinbiosynthese kaum noch eine Relevanz für die Bedarfsdeckung besitzt (Schlütz und McLaren 1973). Bei chronischer Dialysebehandlung werden häufig niedrige Nicotinsäure-Blutspiegel gefunden, weshalb auf eine bedarfsgerechte Zufuhr zu achten ist.

3.7.8.5 Polymorphe Lichtdermatose

Eine hochdosierte orale Nicotinamidtherapie vermag bei Patienten mit polymorpher Lichtdermatose die Symptomatik abzuschwächen (Mattheus et al. 1988). Die genaue Ätiologie der polymorphen Lichtdermatose (PLD), deren Auslösung Sonnenlicht erfordert, ist noch unbekannt. Einige Stunden bis Tage nach Sonnenexposition, besonders im Frühjahr, treten vor allem an den Prädilektionsstellen wie Dekolleté, Streckseite Oberarm Juckreiz und Hauterscheinungen auf. Die Hauterscheinungen heilen in der Regel spätestens nach 2–3 Wochen ab, können aber wegen hoher Rezidivneigung bei erneuter Sonnenexposition wiederkehren. Neben dem starken Juckreiz treten meist Exantheme auf. Diese bestehen aus papulösen, papulovesikulären und pruriginösen Effloreszenzen. In einer Untersuchung an 42 Patienten, die an dieser Lichtdermatose seit mindestens 2 Jahren erkrankt waren, verhinderte 3mal täglich 1 g Nicotinamid über 2 Wochen bei 60% der Patienten die PLD vollständig. Es wird spekuliert, daß Nicotinamid den Kynureninstoffwechsel im Sinne einer Feed-back-Inhibierung der Tryptophan-Pyrrolase beeinflußt. Dadurch fällt im Stoffwechsel eine geringere Menge an Kynurensäure an, die als phototoxisches Agens im PLD-Geschehen vermutet wird (Neumann 1986).

3.7.8.6 Granuloma anulare, Necrobiosis lipoidica

Eine versuchsweise Anwendung empfiehlt sich bei einem generalisierten Granuloma anulare. Über einen Behandlungserfolg mit hochdosiertem Nicotinamid (1,5 g pro Tag) haben Ma und Medenica 1983 berichtet. Von dieser Bindegewebsnekrose unterscheidet sich die Necrobiosis lipoidica durch deutliche Fetteinlagerung. Die Ätiopathogenese ist bisher noch unklar. Auch hier vermochte hochdosiertes Nicotinamid (1,5 g pro Tag) die klinische Symptomatik entscheidend zu verbessern (Handfield-Jones et al. 1988).

3.7.8.7 Nicotinsäure bei Hyperlipoproteinämien

Die Nicotinsäure und ihr Derivat 3-Pyridylmethanol zählen zu den am längsten bekannten cholesterinspiegelsenkenden Substanzen. Der Wirkmechanismus besteht primär in einer Verminderung der hepatischen VLDL-Synthese. Darüber hinaus wird die Lipolyse im Fettgewebe gehemmt und die Lipoproteinlipase aktiviert, was zu einem gesteigerten Lipoproteinkatabolismus führt.

Somit kann die Nicotinsäure sowohl bei primären Hyperlipoproteinämien, die mit erhöhtem Plasmaspiegel von LDL, VLDL und IDL einhergehen, als auch bei sekundären Hyperlipoproteinämien eingesetzt werden (Monographie Nicotinsäure 1990). Die Blutcholesterinspiegel werden durch die Nicotinsäure im Mittel um 20%–30% gesenkt. Aufgrund der fast regelmäßig auftretenden Flush-Problematik sowie gelegentlich auftretender gastrointestinaler Nebenwirkungen in Form von Durchfällen und Erbrechen, ist die Compliance bei einer lipidsenkenden Tagesdosierung von ca. 3–9 g relativ schlecht. Selbst niedrig dosierte Nicotinsäure (1 g pro Tag) führte bei ca. 40% der Patienten zu einem vorzeitigen Therapieabbruch aufgrund von Nebenwirkungen (Luria 1988).

3.7.9 Behandlung

Zur Prophylaxe werden mittlere Tagesdosen von Nicotinamid zwischen 8–40 mg oral empfohlen (Monographie Nicotinamid 1989). Bei ausschließlich parenteraler Ernährung sollte die gleiche Dosis von Nicotinamid zur Anwendung kommen.

Je nach Schwere der Grundkrankheit kommen therapeutisch orale oder parenterale Dosen zwischen 40–150 mg in Frage. Zur initialen Therapie bei Hartnup-Syndrom (Navab und Asatoor 1970) und bei Pellagra (Goerz und Hammer 1984) werden z.T. noch höhere Tagesdosen verabreicht. Positive Behandlungserfolge sind auch nach topisch verabreichtem Nicotinamid bei INH-induzierter Pellagra beobachtet worden (Comaish 1976). Versuchsweise kann Nicotinamid bei dermatologischen Erkrankungen wie polymorphe Lichtdermatose, Granuloma anulare, Necrobiosis lipoidica mit oralen Tagesdosen von 1,5–2,5 g eingesetzt werden.

Zur Therapie der Hyperlipoproteinämien (Typ II–Typ V nach Fredrickson) wird Nicotinsäure, nicht jedoch Nicotinamid eingesetzt. Eine ausreichende Wirkung wird meist erst bei einer Tagesdosierung von 3–6 g verteilt auf 3–6 Einzelgaben erzielt. Als maximale Tagesdosis gelten 9 g Nicotinsäure. Wegen der unerwünschten Nebenwirkungen ist eine langsame, über Wochen einschleichende Dosierung zu empfehlen (Monographie Nicotinsäure 1990).

3.8 Pantothensäure

3.8.1 Chemie

Pantothensäure wurde 1931 von Williams als essentieller Wuchsstoff von Hefen entdeckt. Von anderen Arbeitsgruppen wurde später aufgezeigt, daß Milchsäurebakterien den gleichen Faktor zum Wachstum benötigen. Ein Fehlen von Pantothensäure verursacht bei Küken eine Dermatitis und bei jungen Ratten Wachstumsstörungen. Da sich «Wachstumsfaktor», «Antidermitisfaktor» und «Filtratfaktor» als identische Substrate erwiesen, wurden sie später unter dem Begriff Pantothensäure zusammengefaßt (pantothen = überall).

Pantothensäure (CAS-Nr. 79-83-4,, Summenformel $C_9H_{17}NO_5$, M_r = 219,2) besteht aus β-Alanin und 2,4-Dihydroxy-3.3-dimethyl-butyrat (Abb. 3-39). Die Substanz besitzt ein chirales Zentrum. In der Natur kommt nur das (R)-Enantiomer, auch als D(+)-Pantothensäure bezeichnet, vor und ist biologisch aktiv, während die (S)-Form keine Vitaminaktivität besitzt. Dagegen ist der Alkohol, das D-Panthenol, biologisch aktiv. Pantothensäure ist ein gelblich visköses Öl, und die meist verwendeten Calcium- oder Natriumsalze sind farblose Kristalle. In neutraler Lösung ist Pantothensäure beständig, wird aber in saurer oder alkalischer Lösung, vor allem durch Hitzeeinwirkung, zerstört. Eine Erhitzung über 70 °C kann zu einer Racemisierung führen. Bedeutend beständiger sind Lösungen des D-Panthenols (Bässler 1989). Die Stabilität ist vom pH-Wert abhängig und ist zwischen pH-Werten von 4 bis 6 am besten. Je weiter der pH-Wert vom Optimum entfernt ist, desto stärker ist der Verlust der biologischen Wirksamkeit in Folge von Hydrolyse. Trocken und kühl gelagert sind die Salze der Pantothensäure und das Panthenol stabil

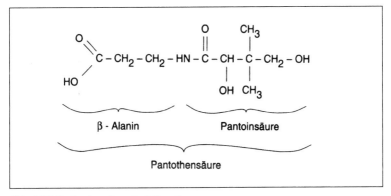

Abb. 3-39: Strukturformel von Pantothensäure

gegen Luftsauerstoff und Licht. Wegen der extremen Hygroskopie sollten die Salze luftdicht gelagert werden (Pharmazeutische Stoffliste 1994).

3.8.2 Vorkommen

Die Trivialnamen in der Nomenklatur der Vitamine sind häufig kennzeichnend für die Funktion oder das Vorkommen dieser Substanzen. Von der Pantothensäure nimmt man im allgemeinen an, daß sie in fast allen Lebensmitteln enthalten und bei einer ausgewogenen Kost in ausreichenden Mengen in der Nahrung vorhanden ist.

Reich an Pantothensäure sind Innereien, insbesondere Leber, aber auch Herz und manche Fleischsorten sowie verschiedene Getreidearten (Souci et al. 2000). Auch hier gilt, daß mit zunehmender Ausmahlung die Pantothensäure-Verluste steigen. Pilze und Hefe gelten als gute Pantothensäurequellen, spielen aber in der praktischen Ernährung nur eine untergeordnete Rolle.

Pantothensäure liegt in der Natur nur in sehr geringen Mengen in freier Form vor. Sie ist aber praktisch in jeder lebenden Zelle als Bestandteil des Coenzym A vorhanden.

Einen Überblick zum Pantothensäuregehalt einiger Nahrungsmittel gibt Tab. 3-28. Es muß darauf hingewiesen werden, daß in verschiedenen Tabellen für ein und dasselbe Lebensmittel oft unterschiedliche Gehalts-

Tab. 3-28: Pantothensäure-Vorkommen in verschiedenen Lebensmitteln bzw. deren Nährstoffdichte (s. Glossar) nach Bundeslebensmittelschlüssel (BLS) 1999

		Gehalt mg/100 g	Nährstoffdichte mg/1000 kcal
Fleisch			
	Rinderleber	8,0	59,1
	Kalbsleber	8,0	53,4
	Schweinsleber	6,8	42,7
	Kalbfleisch	0,8	5,2
	Schweinefleisch	0,7	4,0
	Rindfleisch	0,5	2,5
Fisch	Hering	7,4	56,7
	Lachs	1,0	4,5
	Makrele	0,4	2,0
Milch und Milchprodukte			
	Camembert	1,0	3,0
	Edamer	0,8	2,9
	Vollmilch	0,3	4,5
Hühnerei		1,4	8,3
Gemüse			
	Tomaten	1,0	53,5
	Broccoli	0,6	23,0
	Blumenkohl	0,5	23,5
	Mais	0,5	4,8
	Chicoree	0,4	30,3
	Kartoffeln	0,3	3,6
	Kopfsalat	0,2	14,9
Obst			
	Avocado	1,0	4,7
	schw. Johannisbeere	0,4	6,9
	Erdbeeren	0,3	9,2
	Apfelsine	0,3	6,1
	Aprikose	0,3	6,1
	Apfel	0,1	2,1
Cerealien			
	Weizen Vollkorn	1,2	3,7
	Haferflocken	1,1	2,9
	Reis, ungeschält	0,4	3,7
	Reis, geschält	0,2	1,6
	Weizenmehl Type 405	0,2	0,5

angaben gemacht werden. Neben den natürlichen Schwankungen im Gehalt an Pantothensäure sind die unterschiedlichen Angaben nicht zuletzt auch auf Schwierigkeiten bei der Bestimmung zurückzuführen.

Zur quantitativen Erfassung der Pantothensäure-Gehalte in Lebensmitteln ist es erforderlich, zunächst das gebundene Vitamin durch enzymatische Hydrolyse freizusetzen, wobei wiederum verschiedene Verfahren mit unterschiedlicher Ausbeute zur Anwendung kommen. Dementsprechend geben viele der gegenwärtig verfügbaren Analysendaten nicht die tatsächlichen Gehalte wieder.

3.8.3 Stoffwechsel und Pharmakokinetik

Die mit der Nahrung hauptsächlich in Form des Coenzyms A aufgenommene Pantothensäure ist zu mehr als 50% verfügbar (Sauberlich 1985) und wird im Intestinallumen zu Pantethein und Pantothensäure hydrolysiert (Shibata et al. 1983). Eine Pantetheinase des Dünndarmgewebes spaltet das Pantethein zu Pantothensäure (Friedrich 1987). Pantothensäure, Pantethein und Panthenol werden in allen Abschnitten des Dünndarms rasch und weitgehend vollständig in niedrigen Dosen aktiv sättigbar und nach hohen Dosen passiv resorbiert. Inwieweit die intestinale Mikroflora des Menschen Panthotensäure synthetisiert, ist ungeklärt. Panthenol wird als alkoholisches Analogon der Pantothensäure im Organismus in die Säure überführt und unterliegt nach oraler Gabe demselben Resorptionsmechanismus, wird aber besser resorbiert als die Säure. Nach unphysiologisch hohen Dosen beträgt die Resorptionsquote 90% (Pietrzik und Hornig, 1980). Neben einer passiven Diffusion wird ein aktiver Carrier-vermittelter Na^+-abhängiger Transport mit Sättigungskinetik vermutet (Fenstermacher und Rose 1986). Im Blut ist Pantothensäure an Plasmaproteine gebunden. Die Spiegel im Vollblut liegen mit 1000 ng/ml deutlich höher als im Serum mit 100–200 ng/ml. Während das Serum weitgehend freie Pantothensäure enthält, liegt in den Erythrozyten Pantothensäure überwiegend als Coenzym A vor. Der Transport von Pantothensäure durch die Zellmembran ist ein Na^+-abhängiger aktiver Prozeß. In der Zelle wird dann in fünf Reaktionsstufen Pantothensäure in Coenzym A umgewandelt (Abb. 3-41). Hohe Konzentrationen an Coenzym A finden sich vor allem in Leber, Nebennieren, Nieren, Gehirn, Herz und

Testes. Im Gehirn ist Coenzym A u.a. bei der Synthese des Neurotransmitters Acetylcholin beteiligt. Pantothensäure wird überwiegend unverändert bzw. als 4-Phosphopantothenat mit dem Harn ausgeschieden. Etwa 15% der zugeführten Pantothensäure werden als CO_2 abgeatmet bzw. erscheinen im Kot. In der Niere wird Pantothensäure nicht nur tubulär sezerniert, sondern auch aktiv tubulär rückresorbiert. Vitamin B_1 und Riboflavin steigern die Serumkonzentrationen und renale Ausscheidung von Pantothensäure, nicht dagegen Vitamin C und Vitamin A. Zwischen der Einnahme von oralen Kontrazeptiva und Pantothensäure besteht keine negative Interaktion (Lewis und King 1980). Nach lokaler Applikation wird Dexpanthenol/Panthenol von der Haut gut resorbiert. Gelangt es in die Coriumschichten der Haut, wird es von den Hautanhangsgebilden (einschließlich Haarwurzeln und Haarschaft) aufgenommen (Stüttgem und Krause 1960).

3.8.4 Biochemische Funktionen

Pantothensäure ist Baustein von 4-Phosphopantethein und von Coenzym A (Abb. 3-40).

Da die SH-Gruppe des Cysteaminanteils die reaktive Gruppe ist, wird Coenzym A in Reaktionsschemata einfach mit CoA-SH abgekürzt, sonst nur mit CoA.

Die Synthese von Coenzym A aus Pantothensäure erfolgt in fünf Reaktionsschritten (Abb. 3-41).

4-Phosphopantethein ist eine prosthetische Gruppe des Acyl-Carrier-Proteins im Fettsäuresynthetase-Komplex. Es ist über die Phosphatgruppe kovalent an die Hydroxylgruppe eines Serinrests gebunden und dient mit seiner SH-Gruppe als Akzeptor für Malonyl-CoA und zum Weiterreichen der intermediären Acylderivate zu den verschiedenen Enzymuntereinheiten des Komplexes.

Coenzym A kann mit verschiedenen Carbonsäuren S-Acylverbindungen mit hohem Gruppenübertragungspotential bilden («aktivierte Verbindungen») und dient so zur Übertragung von Acylresten bei einer großen Anzahl von Reaktionen:

– Acylreste werden über Acetyl-Coenzym A übertragen bei der Bildung von Estern wie z.B. Acetylcholin aus Cholin oder bei der Acetylierung

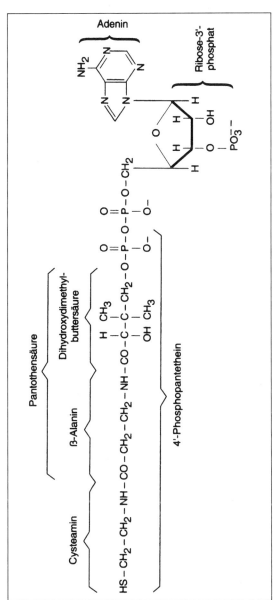

Abb. 3-40: Coenzym A

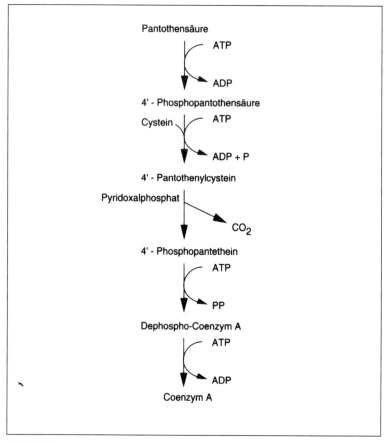

Abb. 3-41: Synthese von Coenzym A aus Pantothensäure

von Aminen, Aminozuckern, Arzneistoffen u.a. In diesen Fällen reagiert die Carboxylgruppe des Acetylrestes mit den Akzeptoren.
- Die Methylgruppe des Acetylrestes reagiert bei der Synthese von Citronensäure aus Oxalacetat und Acetyl-Coenzym A (Einleitung des Citronensäurezyklus) und bei der Synthese von β-Hydroxy-β-methylglutaryl-Coenzym A aus Acetyl-Coenzym A und Acetacetyl-Coenzym A als Reaktionsschritt bei der Ketonkörperbildung in der Leber und bei der Cholesterinsynthese.

- Höhere Acyl-Coenzym A-Derivate sind Substrate der β-Oxidation oder können zur Acylierung von Glycerin bei der Triglycerid- oder Phosphatidsynthese verwendet werden.
- Succinyl-Coenzym A (Zwischenprodukt des Citronensäurezyklus) kann mit Glycin zu 5-Aminolävulinsäure kondensiert werden (Einleitung der Hämsynthese).
- Gallensäuren werden zur Paarung mit Taurin oder Glycin an Coenzym A gebunden und Benzoesäure zur Bildung von Hippursäure
- Die Acylierung von Proteinen wird für den intrazellulären Transport und die Ausschleusung von Proteinen aus der Zelle benötigt (Glick und Rothman 1987).

Die Acyl-Coenzym A-Verbindungen können auf verschiedene Weise entstehen. Die wichtigsten Mechanismen sind:

1. Durch Thiokinasen katalysierte Aktivierung in zwei Schritten

    1. Carbonsäure + ATP → Acyladenylat + PP
    2. Acyladenylat + CoA-SH → Acyl-S-CoA + AMP

2. Die Bildung in 2-Oxosäureoxidase-Systemen (Kap. 3.1.4). So entsteht aus Pyruvat Acetyl-CoA, aus 2-Oxoglutarat Succinyl-Coenzym A und aus den verzweigten 2-Oxosäuren beim Abbau der verzweigten Aminosäuren die um ein C-Atom verkürzten verzweigten Acyl-Coenzym A-Verbindungen.

3. Zur Einleitung der Verwertung von Ketonkörpern in den nichthepatischen Geweben wird Acetessigsäure durch Coenzym A-Transfer von Succinyl-Coenzym A aktiviert:

Succinyl-CoA + Acetacetat $\rightleftharpoons$ Succinat + Acetacetyl-CoA

3.8.5 Bedarf

Da klinisch manifeste Mangelerscheinungen nur in seltenen Fällen beobachtet wurden, hat man der Bedarfsdeckung von Pantothensäure beim Menschen bisher keine größere Aufmerksamkeit zugewandt. Zudem ist die Pantothensäure aufgrund unzureichender analytischer Kenntnisse und methodischer Schwierigkeiten beim Menschen nicht bilanzierbar.

Bei der Abschätzung einer angemessenen Zufuhr stützt man sich deshalb auf Verzehrserhebungen und geht davon aus, daß die mit der Nahrung aufgenommenen Pantothensäuremengen offensichtlich eine ausreichende Versorgung gewährleisten. Die DACH-Referenzwerte (2000) geben den Schätzwert für die tägliche Zufuhr mit 6 mg an (Tab. 3-29). Die amerikanischen Empfehlungen geben den Schätzwert (AI) mit 5 mg an.

Verschiedene Autoren schlagen höhere Bedarfszahlen vor. Die meisten Untersucher weisen jedoch darauf hin, daß Mangelerscheinungen üblicherweise nicht auftreten, selbst wenn die tägliche Zufuhr lediglich 1 mg beträgt. Die Ernährungsgesellschaften vieler Länder tragen diesem Umstand Rechnung und geben wegen der bestehenden Unsicherheiten Bedarfszahlen für Pantothensäure nicht an.

Tab. 3-29: Pantothensäure, Schätzwerte für eine angemessene Zufuhr (DACH 2000)

Alter	Pantothensäure mg/Tag
Säuglinge	
0 bis unter 4 Monate	2
4 bis unter 12 Monate	3
Kinder	
1 bis unter 4 Jahre	4
4 bis unter 7 Jahre	4
7 bis unter 10 Jahre	4
10 bis unter 13 Jahre	5
13 bis unter 15 Jahre	6
Jugendliche und Erwachsene	
15 bis unter 19 Jahre	6
19 bis unter 25 Jahre	6
25 bis unter 51 Jahre	6
51 bis unter 65 Jahre	6
65 Jahre und älter	6
Schwangere	6
Stillende	6

Tatsächlich ist der Pantothensäurebedarf des Menschen nach wie vor nicht genau bekannt. Trotz der bestehenden Unklarheiten ist nicht auszuschließen, ob der Bedarf während der Schwangerschaft erhöht ist. Dies erklärt sich einerseits aus der zentralen Rolle der Pantothensäure im intermediären Stoffwechsel, andererseits liegen experimentelle Befunde vor, die während Phasen verstärkten Wachstums einen deutlich gesteigerten Pantothensäurebedarf vermuten lassen (Friedrich 1987).

Da mit der Muttermilch etwa 2–3 mg Pantothensäure/l abgegeben werden, ergibt sich für stillende Frauen ein entsprechender Mehrbedarf. Aufgrund bestehender Unsicherheiten bzgl. einer zuverlässigen Pantothensäureempfehlung wird dieser Mehrbedarf nicht gesondert ausgewiesen (DACH 2000). Hingegen wird in den amerikanischen Empfehlungen (DRI 1998) für Schwangere eine tägliche Aufnahmeempfehlung von 6 mg und für Stillende 7 mg empfohlen.

Besondere Lebensumstände und Ernährungsgewohnheiten haben ebenfalls einen erhöhten Pantothensäurebedarf zur Folge. Unter dem Gesichtspunkt, daß der Pantothensäurehaushalt (CoA Homöostase) möglicherweise auch endokriner Kontrolle unterliegt (Fox 1984), lassen insbesondere Streßeinflüsse erhöhte Anforderungen an den Pantothensäurebedarf vermuten. Die bisher vorliegenden Daten aus tierexperimentellen Studien (Remer und Pietrzik, 1989) lassen noch keine endgültige Aussage zu.

Hoher Alkoholkonsum führt zum Verlust von Pantothensäure in Geweben und hat einen zeitlich begrenzten Anstieg des Vitaminblutspiegels zur Folge, woraus zu schließen ist, daß Ethanol die Utilisation der Pantothensäure mindert (Friedrich 1987). Bestimmte Erkrankungen haben ebenfalls einen Einfluß auf den Pantothensäurebedarf. Diabetiker z.B. scheiden im Harn erhöhte Mengen an Pantothensäure aus.

Die frühere Annahme, daß die enterale Synthese wesentlich zur Bedarfsdeckung beiträgt, ist nach neueren Befunden nicht länger haltbar. Das dort von Darmbakterien gebildete Vitamin liegt intrazellulär vor und ist dementsprechend für den Menschen nicht verfügbar. Dies ist anders bei Tieren, die Koprophagie betreiben (z.B. Ratte) bzw. bei Wiederkäuern (Pansenflora), bei denen die intrazellulär vorliegende Pantothensäure beim erneuten bzw. weiteren Gang durch den Verdauungskanal freigesetzt wird und dementsprechend auch resorbiert werden kann. Wird jedoch bei Versuchstieren (z.B. Ratte) die Koprophagie verhindert, so entwickeln sich auch hier typische Mangelsymptome, die ebenfalls darauf hinweisen, daß enteral synthetisierte Pantothensäure nicht wesentlich zur Bedarfsdeckung beiträgt (Pietrzik 1977).

3.8.6 Bedarfsdeckung

Unter Berücksichtigung der Tatsache, daß der eigentliche Pantothensäure-Bedarf noch nicht genau bekannt ist (Schätzwerte), lassen sich Angaben zur Bedarfsdeckung nur mit Einschränkung machen. Geht man jedoch von den gegenwärtigen Schätzwerten für eine angemessene Zufuhr aus (DACH 2000) und betrachtet gleichzeitig die im Ernährungsbericht 1988 aufgelisteten Zufuhrmengen, wonach Männer im Mittel 7,9 mg Pantothensäure/Tag aufnehmen, ist die Versorgung damit nach heutigen Vorstellungen mehr als ausreichend. Die mittlere tägliche Pantothensäureaufnahme bei Frauen wurde laut Ernährungsbericht 1988 mit 6 mg berechnet, die danach ebenfalls angemessen versorgt sind.

Es ist jedoch zu berücksichtigen, daß bei der Ermittlung der durchschnittlichen Pantothensäureaufnahme durch die Tageskost lediglich «Produktionsdaten» unter Beachtung von Import und Export zugrunde gelegt wurden.

Schwankungen im Vitamingehalt aufgrund unterschiedlicher Erzeugungsbedingungen gehen in die Berechnung nicht ein. Darüber hinaus treten Verluste an Pantothensäure auf, die durch Inaktivierung bei der Be- und Verarbeitung von Lebensmitteln, ihre Lagerung sowie durch die sog. «Topf- und Tellerverluste» bedingt sind. Diese Verluste können nur abgeschätzt werden; man nimmt an, daß üblicherweise 30% verloren gehen (DACH 2000). Die tatsächliche Pantothensäureaufnahme ist unter heutigen Ernährungsbedingungen demnach weit geringer, als dies aus den zitierten Berechnungen hervorgeht. Die Berechnung der mittleren Pantothensäureaufnahme aus Verbrauchsstatistiken kann zwar einen allgemeinen Einblick in den jeweiligen «Konsumtrend» geben, eine genaue Ableitung, mit deren Hilfe sich die tatsächliche Pantothensäureaufnahme ermitteln läßt, ist auf diesem Wege jedoch nicht möglich.

Zur besseren Abschätzung der täglichen Pantothensäure-Aufnahme wurden Verzehrsprotokolle ausgewertet, die die Aussage zulassen, daß die mittlere tägliche Pantothensäureaufnahme der Bevölkerung der

Bundesrepublik Deutschland in der Größenordnung um 5 mg/Tag liegt (Pietrzik 1977).

Entsprechende Erhebungen aus anderen Industrieländern kommen zu ähnlichen Daten. Vergleicht man die Ergebnisse der letzten Jahre, so ist zu erkennen, daß sich die Verzehrsgewohnheiten deutlich geändert haben. Wie die Verbrauchsstatistiken der Bundesrepublik und der Europäischen Gemeinschaft aus neuerer Zeit ergeben, werden heute weniger pantothensäurereiche Lebensmittel wie Innereien und Hülsenfrüchte verzehrt. Dagegen stieg der Verbrauch von Fleisch, Fett, Süßwaren und feinen Backwaren in den letzten Jahren an. Bei vielen Verbrauchern besteht heute der Wunsch und oft auch die Notwendigkeit, eine energiearme Kost aufzunehmen, denn ein Großteil der Bevölkerung ist übergewichtig. Bei einer Verringerung der Gesamtenergieaufnahme wird im allgemeinen aber auch die Aufnahme an essentiellen Nährstoffen reduziert, wenn nicht genau berechnete Kostpläne eingehalten werden, die diese Tatsache berücksichtigen.

Dementsprechend ist es nicht verwunderlich, daß Personen, die eine Reduktionskost einhalten, nur ca. 3–4 mg Pantothensäure pro Tag aufnehmen (Pietrzik 1977).

Ergebnisse biochemischer Untersuchungen lassen im Einzelfall auf eine unzureichende Versorgung schließen. Nach allgemeiner Übereinkunft ist man der Auffassung, daß eine Pantothensäureausscheidung mit dem Urin, die unter 1 mg/Tag liegt, auf eine unzureichende Aufnahme aus der Nahrung hinweist. Aufgrund methodischer Schwierigkeiten werden derartige Untersuchungen nur in begrenztem Umfang durchgeführt. Unabhängig von diesen Schwierigkeiten lassen die vorliegenden Daten jedoch vermuten, daß Mangelerscheinungen eher die Ausnahme sein dürften.

3.8.7 Klinische Symptomatik

Wegen des weit verbreiteten Vorkommens von Pantothensäure sind Mangelerscheinungen, die auf einem isolierten Defizit an Pantothensäure beruhen, relativ selten. Häufig fehlen dann auch die anderen wasserlöslichen B-Vitamine wie Thiamin, Riboflavin und Niacin. Die spezifischen Symptome des Pantothensäuremangels lassen sich nur experimentell durch eine Pantothensäure-freie Ernährung oder Verabreichung des Pantothensäure-Antagonisten ω-Methyl-Pantothensäure ermitteln. Zu den im Tierexperiment erzeugten Mangelsymptomen zählen u.a. Wachstumshemmung, Degeneration zentraler und peripherer Nervenbahnen, Leberverfettung, Insuffizienz und Atrophie der Nebennierenrinde, Störung der Fortpflanzung und Dermatitis. Die Schädigung der Haut mit Depigmentierung des Haar- und Federkleids beruht jedoch häufig auf dem Fehlen von mehreren Vitaminen. Beim Menschen tritt dies unter normalen Ernährungsbedingungen nicht auf. Hinweise über Mangelerscheinungen stammen u.a. aus dem zweiten Weltkrieg sowie unterernährten Bevölkerungsgruppen. Hier wurden als charakteristische Symptome u.a. angetroffen allgemeine Abgeschlagenheit, Müdigkeit, Schwäche, Schlaflosigkeit, Magen-Darmstörungen wie Übelkeit, Erbrechen oder Bauchkrämpfe, neurologische Störungen wie Taubheit oder Parästhesien, Muskelkrämpfe, Hypoglykämie, erhöhte Insulinempfindlichkeit, Erkrankungen der Haut in Form einer Dermatitis und insbesondere das «burning feet» Syndrom, d.h. Mißempfindungen und Schmerzen im Bereich der Zehen und Fußsohlen (Fry et al. 1976, Glusman 1947). Bei Patienten mit diesen Mangelerscheinungen ist häufig eine erniedrigte Pantothensäure-Ausscheidung im Harn nachzuweisen. Bei einem schweren Pantothensäuremangel ist zusätzlich die Nebennierenrindenfunktion beeinträchtigt und besteht eine herabgesetzte Resistenz gegen Infektionen.

3.8.8 Anwendungsgebiete

Da die Pantothensäure in tierischen wie pflanzlichen Quellen nahezu ubiquitär vorkommt, stellen isolierte Avitaminosen an diesem Vitamin eine Rarität dar. Zweifellos tritt bei einer chronischen Mangelernährung, wie z.B. beim Marasmus, ein Pantothensäuremangel auf. Dieser ist jedoch stets vergesellschaftet mit weiteren Vitamin- und sonstigen Nährstoffmangelzuständen. Essentielle Nährstoffe mit sehr begrenzter Reservekapazität, wie z.B. Thiamin, geraten schnell ins Minimum und maskieren mit ihrer Mangelsymptomatik einen ebenfalls vorliegenden Pantothensäuremangel.

Die Pantothensäure und der in galenischer Zubereitung stabilere Alkohol Dexpanthenol üben gleiche Vitaminwirksamkeit aus und gelangen topisch wie systemisch (oral und parenteral) zur Anwendung. Tab. 3-30 faßt die wesentlichsten Indikationen zusammen (Monographie Dexpanthenol, Panthenol, Pantothensäure zur topischen und systemischen Anwendung 1993).

Tab. 3-20: Topische und systemische Anwendungsgebiete für Pantothensäure, Dexpanthenol

1. Fehl- oder Mangelernährung
   – Vitaminsubstitution im Rahmen der kompletten parenteralen Ernährung
   – Supplementierung bei chronischen Dialysepatienten
   – durch Panthotensäure-Mangel bedingtes Burning-feet-Syndrom
2. Topische Anwendung von Dexpanthenol
   – Zur unterstützenden Behandlung der Heilung von Haut- und Schleimhautläsionen

3.8.8.1 Prophylaxe und Therapie von Pantothensäuremangelzuständen aufgrund von Fehl- und Mangelernährung

Aktuelle Statusuntersuchungen belegen, daß auch in hochentwickelten Industrieländern teilweise unbefriedigende Bedarfsdeckungszustände gegeben sind. In einer amerikanischen Erhebung an Studenten konsumierten 38% der weiblichen und 27% der männlichen Probanden weniger als 2 mg Pantothensäure pro 1000 kcal. Die absolute Tageszufuhr lag zwischen 1,7 und 12,7 mg. Damit lagen unerwartet viele Untersuchte unterhalb der vom Food und Nutrition Board als «safe and adequate» beschriebenen Tageszufuhr (Eissenstat et al. 1986).

Bei Alkoholikern können Pantothensäuremangelzustände beobachtet werden. Es wird angenommen, daß nicht nur die ernährungsphysiologisch dürftige Tageskost des Alkoholikers, sondern auch ein direkter Ethanoleffekt, der die Utilisation der Pantothensäure reduziert, zu einer Mangelsituation führen kann.

Ein mögliches Problemkollektiv können auch Patienten mit Diabetes mellitus darstellen, die im Harn erhöhte Mengen an Pantothensäure ausscheiden (Fox 1984). Auch deshalb ist bei Diabetikern auf eine ausreichende Vitaminsubstitution zu achten.

Im alimentären Pantothensäuremangel treten nach etwa 10 Wochen Übelkeit, Erbrechen, Abgeschlagenheit, Infektneigung, Parästhesien, Muskelschwäche und Persönlichkeitsveränderungen auf (Fry et al. 1976).

3.8.8.2 Komplette parenterale Ernährung

Als essentieller Nährstoff ist die Pantothensäure für die langfristige, vollständige parenterale Ernährung zwingend zu berücksichtigen. Für Reifgeborene und Kinder wird eine Tagesdosis von 5 mg Pantothensäure empfohlen. Die Muttermilch von Reifgeborenen weist eine Pantothensäurekonzentration von etwa 2,5 µg/ml auf. In Anlehnung an diese Zufuhrgröße werden frühgeborenen Kindern 2,0 mg/kg KG als Tagesdosis empfohlen (Green et al. 1988). Für Erwachsene werden 10–20 mg/Tag im Rahmen total parenteraler Ernährungsregime für ausreichend erachtet (Lowry and Brennan 1985; DAKE 1990).

3.8.8.3 Dialysepatienten

Widersprüchlich sind die Empfehlungen zur Frage der Pantothensäuresupplementierung bei Dialysepatienten – vornehmlich bedingt durch analytische Schwierigkeiten. Eine 7tägige Ernährungsanalyse, die an 40 chronischen Dialysepatienten durchgeführt wurde, erbrachte eine mittlere Pantothensäureaufnahme von 3,0 mg bei Heimdialysepatienten und 2,9 mg pro Tag bei Zentrumsdialysepatienten. Damit werden die DGE-Empfehlungen für gesunde Erwachsene von 8,0 mg deutlich unterschritten (Schaeffer et al. 1977). Erniedrigte Pantothensäureplasmaspiegel wurden zudem bei chronischen Dialysepatienten beobachtet (Mackenzie et al. 1968), so daß auf eine ausreichende Vitamin-Substitution beim Niereninsuffizienten, bedingt durch seine spezifische Nahrung, Resorptionsstörungen und Verluste in das Dialysat, zu achten ist.

3.8.8.4 Zur versuchsweisen Anwendung bei der postoperativen Darmatonie

Bei Vergiftungen, Verletzungen, nach Operationen kann es zur einer deutlich herabgesetzten Abnahme der Kontraktionsfähigkeit der Darmmuskulatur kommen. In hohen pharmakologischen Dosen scheint die Pantothensäure die Peristaltik anzuregen, wobei der Wirkungsmechanismus in keiner Weise geklärt ist (Übersicht bei Hanck 1977, 1982). In aller Regel wird Panthenol parenteral verabreicht, sinnvollerweise unmittelbar nach der Operation.

Bei Hunden konnten Schang et al. (1980) eine Verlängerung des sog. myoelektrischen Komplexes am Dünndarm nachweisen, während Panthenol keine Wirkung auf den Dickdarm hatte. Dieser Pantothenoleffekt wurde von Adams et al. (1984) am Jejunum nicht bestätigt. Von mehreren Autoren wurden meist in älteren klinischen Studien nach parenteraler Gabe von Panthenol bei Patienten mit postoperativer Darmatonie eine peristaltikanregende Wirkung beschrieben (Bonnet und Mercier 1980, Frazer et al. 1959, Haycock et al. 1959, Schulte 1957, Warlitz 1955). Sachs et al. (1990) untersuchten bei 7 Patienten am 4. postoperativen Tag nach elektiven kolorektalen Operationen den Metabolismus von Panthenol. Nach i.v. Applikation von 2,0 g Panthenol wurden 10–30% der verabreichten Menge innerhalb von 24 Stunden renal ausgeschieden. Gleichzeitig war die Ausscheidung des biogenen Amins β-Alanin im Urin signifikant erhöht, während bei den anderen Aminosäuren kein Unterschied bestand. Der peristaltikanregende Effekt des Panthenols wird mit einer vermehrten Synthese von Coenzym A und Acetylcholin in den autonomen Nervenplexus des Intestinaltraktes erklärt.

3.8.8.5 Zur topischen Anwendung

Seit Jahrzehnten wird Dexpanthenol in zahlreichen galenischen Zubereitungen wie z.B. Augen- und Nasensalbe, Vaginaltabletten, Lösung zur Inhalation, zum Besprühen und Betupfen, zur Rollkur bei Gastritis topisch angewendet. Dexpanthenol wird von Haut und Schleimhäuten gut resorbiert und erreicht in ausreichender Konzentration tiefere Abschnitte, wo es die pharmakodynamische Wirkung entfaltet. Aufgrund neuerer klinischer Studien kann Dexpanthenol die Wundheilung von Haut- und Schleimhautläsionen verschiedenster Ätiologie unterstützen.

Versuchsweise kommt der Einsatz von Dexpanthenol bei weiteren Indikationen in Frage:
– Bei banalen Brandwunden, zur Förderung der Epithelisierung nach Verbrennungen (Klein 1981)
– Bei obstruktiven Lungenerkrankungen. Hierbei wird Dexpanthenol im Rahmen einer Aerosoltherapie eingesetzt (Hertle 1981)
– Bei Reizungen, Entzündungen und Verletzungen der Binde- und Hornhaut (Meythaler 1980)

– Bei Strahlenschäden als Folge der onkologischen Radiotherapie, die z.T. gemildert werden konnten.

3.8.9 Behandlung mit Pantothensäure, Dexpanthenol

Die Prävention und Therapie eines möglicherweise vorliegenden isolierten Vitaminmangels sollte eine unzweifelhafte Diagnose mit Methoden der klinischen Chemie und Biochemie voraussetzen. Dies ist für einige Vitamine relativ gut möglich, wie z.B. mit Hilfe der Erythrozytenenzym-Aktivierungsteste für Thiamin, Riboflavin und Pyridoxin. Die Vitamin-Status-Untersuchung und deren Interpretation für Pantothensäure bleibt nur wenigen Speziallaboratorien vorbehalten. Hinzu kommen die immensen Analysekosten, so daß die Prävention in aller Regel im Rahmen einer möglichst kompletten, ausgewogenen Multivitamingabe erfolgen sollte. Zur Prophylaxe des Vitaminmangels werden bis zu 10 mg tägl. oral und zur Therapie bis zu 100 mg oral bzw. parenteral empfohlen. Die Tageshöchstdosis soll 500 mg, auf mehrere Einzeldosen verteilt, nicht überschreiten (Monographie Dexpanthenol, Pantothensäure 1993). Zur Prophylaxe und Therapie der postoperativen Darmatonie werden überwiegend Dosen von 500 mg i.m. oder i.v. am Operationstag angewandt und erforderlichenfalls über 2–3 Tage fortgeführt.

Zur Behandlung eines existenten Pantothensäuremangels erscheint die von der AMA (1987) vorgeschlagene untere Tagesdosisgrenze von 5 mg sehr niedrig angesetzt zu sein.

Bei der topischen Anwendung von Dexpanthenol wird dies in geeigneter Darreichungsform (z.B. 5 g/100 g Salbe bzw. Lösung) ein bis mehrmals täglich auf die befallenen Stellen aufgetragen bzw. aufgesprüht. Die Lösung kann auch in Form von Pinselungen, Spülungen oder Umschlägen angewendet werden.

3.9 Vitamin C

3.9.1 Chemie

Vitamin C zählt zu den historisch interessantesten Vitaminen. Ein Mangel an diesem Vitamin ist bereits im Papyrus Ebers 1550 v.Chr. beschrieben. Zahlreiche Berichte über Skorbutepidemien nach Schiffsexpeditionen, Entdeckungsfahrten, Kreuzzügen, kriegerischen Auseinandersetzungen liegen seit dem Mittelalter vor. Obwohl seit dieser Zeit der Skorbut erfolgreich mit Zitrusfrüchten und Frischgemüse verhindert werden konnte, erfolgte erst in diesem Jahrhundert die exakte Austestung zahlreicher Nahrungsmittel auf ihre antiskorbutische Wirkung und der Nachweis eines kausalen Zusammenhangs mit einem Vitamin C-Mangel gelang. Die Namensgebung geht auf Drummond zurück.

Vitamin C ist der Gattungsname für L-Threo-hex-2-enono-1,4-lacton

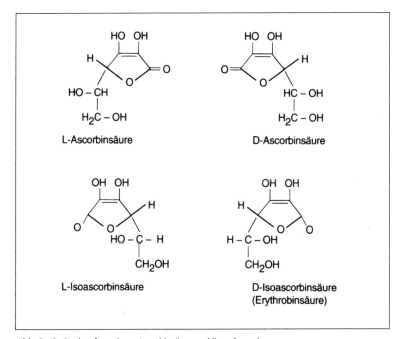

Abb. 3-42: Strukturformel von Ascorbinsäure und ihrer Stereoisomere

und deren Derivate mit biologischer Wirkung von L-(+)-Ascorbinsäure, während die Stereoisomere wie D-Ascorbinsäure, L-Isoascorbinsäure und D-Isoascorbinsäure (Erythrobinsäure) biologisch inaktiv sind (Abb. 3-42).

L-Ascorbinsäure (CAS- Nr. 50-81-7, Summenformel $C_6H_8O_6$, M_r = 176,12) ist leicht autoxidabel, in kristalliner Form und sauren wäßrigen Lösungen (pH < 6) auch in Gegenwart von Luftsauerstoff stabil. In alkalischen Lösungen erfolgt rasche Oxidation. Spuren von Schwermetallionen, insbesondere Kupfer, beschleunigen die oxidative Zerstörung von Vitamin C. Durch Zusatz von Schutzstoffen wie verschiedenen Säuren z.B. Citronensäure, Mono- und Polysacchariden, Peptiden, Flavoniden ist Ascorbinsäure gut haltbar (Bässler 1989). Ascorbinsäure reagiert durch Dissoziation der beiden enolischen Hydroxylgruppen als zweibasige Säure (pK_1 = 4,1 und pK_2 = 11,8). Sie bildet Salze, von denen das Natrium-, Calcium- und Magnesiumsalz am wichtigsten sind. Unter schonender Oxidation entsteht Dehydroascorbinsäure mit voller Vitaminwirksamkeit, da sie im Organismus zu Ascorbinsäure reduziert werden kann.

3.9.2 Vorkommen

Ascorbinsäure wird von höheren Pflanzen und den meisten Tieren aus Glucose synthetisiert und ist dementsprechend in pflanzlichen und tierischen Produkten weit verbreitet. Besonders hoch ist der Gehalt in frischem Gemüse und Obst (Souci et al. 2000, BLS 1999). Zwar sind Kartoffeln im Vergleich zu grünen Gemüsesorten nicht besonders reich an Vitamin C, werden jedoch in größerem Umfang verzehrt, weshalb deren Ascorbinsäuregehalt besondere Beachtung verdient. In Abhängigkeit von den Erzeugungs- (Sorte) und Lagerungsbedingungen kommt es jedoch zu mehr oder weniger großen Vitamin C-Verlusten. Ascorbinsäure ist besonders licht- und sauerstoffempfindlich. In alkalischem Medium sowie bei Anwesenheit von Schwermetallen (Spuren) treten ebenfalls beachtliche Verluste auf (Pietrzik 1983). Industrielle Fertigungsprozesse berücksichtigen die hohe Labilität der Ascorbinsäure, und unter Anwendung geeigneter Techniken gelingt es bei der Haltbarmachung durch Eindosen bzw. Einfrieren, die Vitamin C-Verluste relativ niedrig zu halten, so daß derartig verarbeitete Produkte häufig mehr Vitamin C enthalten als Obst und Gemüse, das bereits einige Tage gelagert wurde. Die gewöhnlich sehr lange Lagerungsdauer von Kartoffeln hat zur Folge, daß die Vitamin C-Verluste bis zu 75% der Ausgangskonzentrationen ausmachen (Elmadfa und Leitzmann 1988).

Berücksichtigt man ferner, daß die Vitamin C-Gehalte in der Schale (nicht nur bei der Kartoffel) und direkt darunter am höchsten sind, so wird verständlich, daß durch die küchentechnische Bearbeitung und anschließendes Kochen weitere Verluste eintreten, die unter ungünstigen Bedingungen (dickes Schälen, lange Koch- und Warmhaltezeiten) bis zu 100% betragen können (siehe Tab. 1–4).

In tierischen Lebensmitteln ist der Vitamin C-Gehalt meist bedeutend niedriger als in Pflanzen. Lediglich Leber und Nieren können als relativ ascorbinsäurereich (10–40 mg/100 g) angesehen werden, wohingegen in Milch und Fleisch nennenswerte Ascorbinsäuregehalte nicht vorliegen. Eine Übersicht der Vitamin C-Gehalte verschiedener Lebensmittel gibt Tab. 3-31.

Neben den natürlichen Gehalten in tierischen und pflanzlichen Produkten wird Ascorbinsäure auch von seiten der Lebensmittelindustrie aus technologischen Gründen bei der Lebensmittel-Verarbeitung als Antioxidans zu Stabilisierungszwecken eingesetzt, wodurch oft ein Ausgleich der Verarbeitungsverluste gegeben ist.

3.9.3 Stoffwechsel und Pharmakokinetik

Vitamin C wird dosisabhängig vorrangig im Duodenum und proximalen Jejunum, aber auch durch die Mundschleimhaut resorbiert (Rumsey und Levine 1998, Tsao 1997). Der Mechanismus ist speziesspezifisch und erfolgt bei Ratten sowie Hamstern durch einfache Diffusion, während beim Menschen und Meerschweinchen für Acorbinsäure ein Glucose- und Na^+-abhängiger sattigbarer Transport besteht. Niedrige Dosen von Ascorbinsäure werden aktiv, hohe Dosen durch Diffusion resorbiert. Das Oxidationsprodukt Dehydroascorbinsäure (DHA) passiert die Zellmembran ausschließlich durch erleichterte Diffusion (Malo und Wilson 1999). Mit steigender Einzeldosis sinkt die Resorptionsquote von Vitamin C. Sie liegt im Rahmen der üblichen Nahrungsaufnahme bzw. oralen Dosen bis 180 mg/Tag bei 80–90%, nach 1 g bei 65–75%, nach 3 g bei 40%

Tab. 3-31: Vitamin C-Gehalte in verschiedenen Lebensmitteln bzw. deren Nährstoffdichte (s. Glossar) nach Bundeslebensmittelschlüssel (BLS) 1999

	Gehalt mg/100 g	Nährstoffdichte mg/1000 kcal
Gemüse		
Gemüsepaprika (gelb)	294	2933
Gemüsepaprika (rot)	150	5225
Gemüsepaprika (grün)	139	6602
Broccoli	47	1791
Grünkohl	47	1568
Feldsalat	30	1959
Blumenkohl	30	1390
Kohlrabi	25	974
Tomaten	22	1179
Spinat	21	1198
Weißkohl	19	786
Kartoffel	14	165
Obst		
Johannisbeere (schwarz)	180	3109
Kiwi	80	1393
Zitrone	61	1314
Apfelsine	50	1025
Stachelbeere	35	693
Pflaumen	5	87
Birne	4	83
Milch		
Vollmilch	2	34
Fleisch		
Rinderleber	25	185
Schweineleber	23	145
Fisch		
Lachs	3	14
Forelle	2	10

und nach 12 g nur noch bei 16% (Kübler und Gehler 1970, Hornig et al. 1980). Der nichtresorbierte Anteil wird von der Dickdarmflora überwiegend zu CO_2 und organischen Säuren abgebaut und ist nach hohen Dosen Ursache für Nebenwirkungen wie Diarrhoe und abdominale Beschwerden. Bei funktionellen Störungen im Jejunum und Duodenum ist die Resorption gestört.

Der Plasmaspiegel an Vitamin C schwankt beim Gesunden zwischen 8 und 14 mg/l, wobei Ascorbinsäure zu etwa 24% an Protein gebunden ist. Der zelluläre Transport von Ascorbinsäure und DHA varriiert von Zelle zu Zelle (Jacob 1999, Tsao 1997). Normalerweise liegt die reduzierte Form von Vitamin C vor, die die Zellmembran passiert und intrazellulär zu Ascorbinsäure reduziert wird.

Die Verteilung im Organismus ist sehr unterschiedlich. Besonders reich an Vitamin C beim Menschen sind Hypopyhse, Gehirn, Nebennieren, Leukozyten, Lymphozyten Augenlinse, Leber, Milz, Magen und Pankreas. In den Leukozyten und Lymphozyten ist Vitamin C vorrangig im Cytosol lokalisiert.

L-Ascorbinsäure wird beim Menschen entweder über eine reversible Oxidation zu DHA oder zu Oxalsäure, L-Threonsäure, L-Xylose und Ascorbinsäure-2-sulfat abgebaut (Jakob 1999). Nach physiologischen Dosen werden Ascorbinsäure (10–20%), DHA (ca. 20%), Dioxogulonsäure (ca. 20%) und Oxalsäure (ca. 40%) als wichtigste Metabolite neben geringen Mengen an Ascorbinsäure-2-sulfat renal eliminiert. Trotz der Ausscheidung von Oxalsäure besteht selbst nach hohen Dosen von Vitamin C kein Risiko zur Bildung von Oxalatsteinen. Dies geht u.a. aus den prospektiven Harvard School of Public Health Studien von 1993 bzw. 1996 hervor, wobei in der Gruppe mit einer täglichen Vitamin C-Einnahme >1,5 mg/Tag bzw. Kalzium >1,3 mg/Tag ein niedrigeres Risiko für Nierensteine bestand. Keiner unter den 45.000 männlichen Personen mit Nierensteinen hatte hohe Dosen Vitamin C oder Kalzium eingenommen (Gerster 1997). Lediglich Patienten mit eingeschränkter Nierenfunktion oder einem Defekt im Metabolismus sollten täglich nicht mehr als 50–100 mg Vitamin C einnehmen.

Der Abbau zu CO_2 mit nachfolgender Abatmung ist nach normaler Dosierung zu vernachlässigen. Nach Zufuhr hoher Dosen wird der größte Teil faecal ausgeschieden bzw. als nichtmetabolisierte Ascorbinsäure glomerulär filtriert. Die Nierenschwelle für Vitamin C liegt bei > 1 mg/dl, d. h. eine renale Ausscheidung erfolgt erst bei Plasmakonzentrationen zwischen 1,2 und 1,8 mg/dl. Unterhalb dieser Konzentration wird Ascorbinsäure aktiv im proximalen Tubulus Na^+-abhängig, Carrier-vermittelt rückresorbiert. Über einen aktiven Transportmechanismus wird Ascorbinsäure diaplacentar auf den Foetus übertragen. Neugeborene haben höhere Ascorbinsäurespiegel als die Mutter.

Der Mensch verfügt über keine größeren Reserven an Ascorbinsäure. Jede übermäßige Zufuhr wird entweder nicht resorbiert oder faecal/renal eliminiert. Bei voller Sättigung beträgt der Gesamtkörper-Pool 1,5 bis maximal 3 g. Symptome eines Skorbuts treten erst bei einem Abfall des Ascorbinsäure-Pools auf weniger als 300 mg auf. Bei gesunden Erwachsenen wird der maximale Turnover von 40–80 mg/Tag bei maximalen Plasmaspiegeln von 0,8–1,0 mg/dl erreicht, dies entspricht einer Tageszufuhr von 80–100 mg Vitamin C. Nach höheren Dosen steigt der Turnover an und die Halbwertszeit nimmt ab. Auf Grund der homöostatischen Regulation schwankt die biologische Halbwertszeit von 8–40 Tagen. Die renale Elimination wird häufig als Maß für die Resorption herangezogen. Da die Ausscheidung nicht linear verläuft, ist sie lediglich ein Anhaltspunkt für die gesamte Gewebssättigung. Zur Kontrolle des Vitamin C-Status kommen Konzentrationen im Plasmas, in den Leukozyten bzw. das Verhältnis von Acorbinsäure und DHA in Frage. Letzterer Quotient ist trotz des hohen Aufwandes die aussagekräftigere Methode. Je mehr DHA vorliegt, desto höher ist Gesamtversorgung in der Zelle.

3.9.4 Biochemische Funktionen

Eine besondere Wirkform oder Coenzymform wie bei den B-Vitaminen gibt es bei Vitamin C nicht. In den meisten Fällen ist Vitamin C an biochemischen Redoxsystemen beteiligt. Bei einer Reihe von Hydroxylierungsreaktionen, an denen Ascorbinsäure als Cofaktor teilnimmt, besteht keine große Spezifität, und Ascorbinsäure kann oft auch durch andere Reduktionsmittel, wie beispielsweise Tetrahydrobiopterin, ersetzt werden. Über Redoxprozesse hinaus gibt es aber auch Wirkungen der Ascorbinsäure, deren molekulare Mechanismen noch völlig unbekannt sind. Die wichtigsten Wirkungsbereiche der Ascorbinsäure sind in den folgenden Abschnitten aufgeführt.

3.9.4.1 Ascorbinsäure als Radikalfänger

Ascorbinsäure reagiert in einer nicht-enzymatischen Reaktion mit dem Superoxidanionradikal unter Bildung von Wasserstoffperoxid und Semidehydroascorbinsäure.

Mit Wasserstoffperoxid, sei es durch die letztgenannte Reaktion, durch Superoxiddismutase oder durch Flavinenzym-katalysierte Reaktionen entstanden, reagiert Ascorbinsäure enzymatisch (Ascorbinsäure-Peroxidase) unter Bildung von Wasser und Semidehydroascorbinsäure.

Aus Semidehydroascorbinsäure, die durch diese oder andere Elektronentransferreaktionen entstanden ist, kann Ascorbinsäure durch folgende Reaktionen wieder regeneriert werden:

a) Semidehydroascorbinsäure-Reduktase (vor allem Leber- und Nebennierenmikrosomen):

NADH + H$^+$ + 2 Semidehydroascorbat $\rightleftharpoons$ NAD$^+$ + 2 Ascorbat

b) Ascorbinsäure-Cytochrom b-Reduktase (Lebermikrosomen):

Ascorbat + Ferricytochrom b_5 $\rightleftharpoons$
Semidehydroascorbat + Ferrocytochrom b_5

c) Disporportionierung von 2 Molekülen Semidehydroascorbinsäure zu je einem Molekül Ascorbinsäure und Dehydroascorbinsäure.

d) Dehydroascorbinsäure kann mit reduziertem Glutathion zu Ascorbinsäure reduziert werden. In Säugetiergeweben katalysieren Thioltransferase (Glutaredoxin) und Proteindisulfid-Isomerase diese Reaktion (Wells et al. 1990). Thioltransferase ist im Cytosol, Proteindisulfid-Isomerase in mikrosomalen Membranen lokalisiert.

3.9.4.2 Beteiligung an mikrosomalen Hydroxylierungsreaktionen

Bei mikrosomalen Hydroxylierungen ist ein Elektronentransportsystem mit Cytochrom P-450 beteiligt.

NADPH + H$^+$ ⇾ FAD ⇾ Ascorbat ⇾ Fe^{3+} ⇾ P-450$_{red}$ ⇾ O$_2$
NADP$^+$ ⇽ FADH$_2$ ⇽ Semidehydroascorbat ⇽ Fe^{2+} ⇽ P-450$_{ox}$

Mikrosomale Hydroxylierungsreaktionen spielen eine entscheidende Rolle beim Stoffwechsel und bei der Inaktivierung vieler Arzneistoffe und Gifte. Die eingeschränkte mikrosomale Hydroxylierung bei skorbutischen Meerschweinchen läßt sich auf einen verringerten Cytochrom P-

450-Gehalt der Leber zurückführen (Degkwitz 1985). Bekannt ist die verlängerte Schlafzeit nach Evipan bei Ascorbinsäuremangel. Wahrscheinlich auf die verringerte 7α-Hydroxylierung von Cholesterin beim Abbau zu Gallensäuren ist die Anhäufung von Cholesterin beim Skorbut bzw. umgekehrt die cholesterinsenkende Wirkung der Ascorbinsäure zurückzuführen (Ginter 1977).

3.9.4.3 Beteiligung an Oxygenase-Reaktionen

Oxygenase-Reaktionen, an denen Ascorbinsäure beteiligt ist oder sein kann, sind:
a) Monooxygenase-Reaktionen, die Kupfer, molekularen Sauerstoff und ein Reduktionsmittel wie Ascorbinsäure benötigen. Solche Reaktionen sind Dopamin-β-Hydroxylase in den Granula des Nebennierenmarks, die Dopamin zu Noradrenalin hydroxyliert, und die Peptidylglycin-α-amidierende Monooxygenase, welche Peptide mit einem Carboxyl-endständigen Glycin α-amidiert, indem durch molekularen Sauerstoff Glyoxylat und Wasser abgespalten werden, während die Aminogruppe an der vor dem endständigen Glycin befindlichen Aminosäure verbleibt:

$$R-\underset{H}{\underset{|}{\overset{O}{\overset{\|}{C}}}}-\underset{R'}{\underset{|}{N}}-\underset{H}{\underset{|}{\overset{H}{\overset{|}{C}}}}-\underset{H}{\underset{|}{\overset{O}{\overset{\|}{C}}}}-\underset{H}{\underset{|}{N}}-\underset{H}{\underset{|}{\overset{H}{\overset{|}{C}}}}-COOH \xrightarrow{O_2} R-\underset{H}{\underset{|}{\overset{O}{\overset{\|}{C}}}}-\underset{R'}{\underset{|}{N}}-\underset{H}{\underset{|}{\overset{H}{\overset{|}{C}}}}-\overset{O}{\overset{\|}{C}}-NH_2$$

$$+ O = \underset{|}{\overset{H}{\overset{|}{C}}} - COOH + H_2O$$

Durch diese Reaktion, die von großer biologischer Bedeutung ist, entstehen aus inaktiven Vorstufen Bombesin (menschliches Gastrin-freisetzendes Peptid), Calcitonin, Cholecystokinin, Corticotropin-releasing factor, Gastrin, Wachstumshormon-releasing factor, Thyreotropin-releasing Hormon, α- und γ-Melanotropin, Ocytocin, Vasopressin und andere (Englard und Seifter 1986).
b) Dioxygenase-Reaktionen, bei denen beide Atome eines Sauerstoffmoleküls in ein Produkt eingebaut werden, wie bei der 4-Hydroxyphe-

nylpyruvat-Dioxygenase, die Homogentisinsäure bildet, und bei der Homogentisinsäure-1,2-Dioxygenase, die Maleylacetessigsäure bildet. Beide Reaktionen sind am Abbau von Tyrosin beteiligt. Skorbutische Meerschweinchen scheiden deshalb die entsprechenden Zwischenprodukte aus. Der Wirkungsmechanismus der Ascorbinsäure bei diesen Reaktionen ist nicht völlig klar. Möglicherweise wird Ascorbinsäure zur Reduktion von Fe^{3+} zu Fe^{2+} benötigt.

c) Dioxygenase-Reaktionen, die 2-Oxoglutarat als Cosubstrat sowie Fe^{2+} benötigen, wobei ein Atom des Sauerstoffmoleküls in Succinat und das zweite in das Oxidationsprodukt eines spezifischen Substrats eingebaut wird. Derartige Enzyme sind Prolyloxidase und Lysyloxidase, die für die Quervernetzung von Kollagen erforderlich sind, sowie 6-N-Trimethyl-L-lysin-Hydroxylase und γ-Butyrobetain-Hydroxylase, die für die Carnitinsynthese aus Lysin erforderlich sind, wobei Ascorbinsäure möglicherweise durch Reduktion des Eisens wirkt.

3.9.4.4 Beeinflussung des Eisenstoffwechsels

Ascorbinsäure begünstigt die Eisenresorption durch Reduktion zu Fe^{2+}. Dazu muß das Vitamin in Mengen von 25–75 mg oder mehr gleichzeitig mit der Mahlzeit aufgenommen werden (Hallberg et al. 1989). Zusätzlich werden postresorptive Effekte diskutiert: Ascorbinsäure soll die Stabilität von intrazellulärem Ferritin erhöhen und damit seine Phagozytose in die Lysosomen verhindern, in denen Ferritin in Hämosiderin umgewandelt wird, dessen Eisen nur schwer verfügbar ist (Nutrition Reviews 1987).

3.9.4.5 Hemmung der Nitrosaminbildung

Ascorbinsäure hemmt die Nitrosaminbildung aus Nitrit und sekundären Aminen (Tannenbaum 1989). Nitrosamine sind hepatotoxische und cancerogene Verbindungen.

3.9.4.6 Einflüsse auf das Immunsystem

Ascorbinsäure schützt die Zellmembran von Phagozyten vor Selbstzerstörung durch aggressive Sauerstoffspezies, die bei dem durch Phagozytose ausgelösten „respiratory burst" zur Zerstörung phagozytierter Zellen produziert werden (Winterbourne 1990). Polymorphkernige Leukozyten akkumulieren Ascorbinsäure bis zur 20fachen Umgebungskonzentration. Bei Ascorbinsäuremangel kommt es zu einer Verringerung der chemotaktischen Antwort.

Ein weiterer Einfluß auf das Immunsystem besteht über die Ascorbinsäure-abhängige Amidierung des Thyreotropin-releasing Hormons. Dieses wirkt außer auf die Schilddrüse auch auf die Darmepithelzellen und induziert dort die Bildung von Thyreoidea-stimulierendem Hormon (TSH). Dieses wiederum stimuliert die spezifischen Abwehrzellen der Darmschleimhaut (Wang et al. 1997).

Eine Reihe weiterer Einflüsse der Ascorbinsäure auf das Immunsystem oder auf endokrine Regelsysteme (Degkwitz 1985) können noch nicht erklärt werden.

3.9.5 Bedarf

Im Verlauf der Evolution ging den Primaten (Menschen sowie Menschenaffen) und Meerschweinchen die Fähigkeit zur Biosynthese der Ascorbinsäure verloren. Als Folge einer Mutation kann das für die Synthese erforderliche Enzym L-Gluconolacton-Oxidase nicht mehr gebildet werden, weshalb Vitamin C regelmäßig mit der Nahrung zugeführt werden muß.

Über die Höhe des Bedarfs ist man geteilter Auffassung. Einige Autoren sind der Ansicht, daß tägliche Zufuhrmengen im Grammbereich das Optimum an Gesundheit und Leistungsfähigkeit garantieren (Pauling 1982, Stone 1977), andere hingegen vertreten die Auffassung, daß bereits 10 mg/Tag Mangelsymptome verhüten, und setzen den Minimumbedarf in dieser Größenordnung an (RDA 1989). Vertreter der Hochdosierung leiten die Bedarfszahlen von den täglichen bei Tieren synthetisierten Ascorbinsäuremengen ab und kommen zu dem Ergebnis, daß der Mensch – sofern er das Enzym Gluconolacton-Oxidase noch synthetisieren könnte – täglich etwa 2–4 g Ascorbinsäure bilden würde, und unter Streßbedingungen sogar noch über eine weit höhere Synthesekapazität (bis zu 15 g Vitamin C) verfügen müßte (Friedrich 1987). Auf der anderen Seite fand man, daß zur Verhütung des Skorbuts – der klassischen klinischen Mangelsymptomatik, – bereits tägliche Ascorbinsäuremengen von 10 mg ausreichend sind. Der Gesamtkörperbestand des Menschen würde unter diesen Bedingungen 300 mg betragen. Zur Aufrechterhaltung höherer Körperreserven, die z.B. bei ascorbinsäurefreier Ernährung das Auftreten von Mangelsymptomen noch für 2 Monate verhindern, wäre eine tägliche Aufnahme von etwa 50 mg erforderlich, wodurch ein Gesamtkörper-Pool von etwa 1500 mg – dies entspricht der Halbsättigung – erreicht wird.

Die DACH-Referenzwerte gehen bei der wünschenswerten Höhe der Ascorbinsäurezufuhr von einem durchschnittlichen täglichen Bedarf in dieser Größenordnung aus und empfehlen unter Berücksichtigung von

Tab. 3-32: Vitamin C, empfohlene tägliche Zufuhr (DACH 2000)

Alter	Vitamin C		
	mg/Tag	mg/MJ[1] Nährstoffdichte	
		m	w
Säuglinge			
0 bis unter 4 Monate[2]	50	25	26
4 bis unter 12 Monate	55	18	19
Kinder			
1 bis unter 4 Jahre	60	13	14
4 bis unter 7 Jahre	70	11	12
7 bis unter 10 Jahre	80	10	11
10 bis unter 13 Jahre	90	10	11
13 bis unter 15 Jahre	100	9	11
Jugendliche und Erwachsene[3]			
15 bis unter 19 Jahre	100	9	12
19 bis unter 25 Jahre	100	9	12
25 bis unter 51 Jahre	100	10	13
51 bis unter 65 Jahre	100	11	14
65 Jahre und älter	100	12	14
Schwangere			
ab 4. Monat	110		12
Stillende[4]	150		14

[1] Berechnet für Jugendliche und Erwachsene mit überwiegend sitzender Tätigkeit (PAL-Wert 1,4)
[2] Hierbei handelt es sich um einen Schätzwert
[3] Raucher 150 mg/Tag
[4] Unter Berücksichtigung der mit 750 ml Frauenmilch sezernierten Vitamin C-Menge

präventiven Aspekten für Jugendliche und Erwachsene aller Altersklassen, täglich 100 mg Vitamin C zuzuführen (DACH 2000). Säuglinge und Kleinkinder sollten entsprechend weniger aufnehmen, für Stillende und Schwangere werden Zuschläge empfohlen, die sich einerseits aus dem Vitamin C-Gehalt der Frauenmilch errechnen (die Milch gut versorgter Mütter enthält im Durchschnitt ca. 65 mg Ascorbinsäure pro Liter), andererseits durch den erhöhten Bedarf, besonders im letzten Trimenon, ergeben (Tab. 3-32).

Die Empfehlungen der USA bewegen sich etwa in der gleichen Größenordnung und liegen zwischen 75 mg (Frauen) und 90 mg (Männer) (Institute of Medicine, 2000). Eine mögliche Risikogruppe stellen Raucher dar. Bei diesen liegen die Plasma- und Leukozytenspiegel des Vitamin C um 30–40% niedriger als bei nicht rauchenden Vergleichspersonen. So zeigen die NHANES III-Daten bei Rauchern signifikant niedrigere Plasma Vitamin C-Werte, sowohl bei Männern als auch bei Frauen, als bei Nichtrauchern ($p < 0.001$) (Wei et al. 2001). Um diesem entsprechend erhöhten Bedarf nachzukommen, empfiehlt die DGE für Raucher 150 mg Vitamin C/Tag, also 50% mehr als für Nichtraucher (DACH 2000).

Für passive Raucher gibt es nur vorläufige Daten (Jacob et al 2000), die jedoch darauf hinweisen, daß passive Raucher die gleiche Vitamin C-Aufnahme anstreben sollten wie dies Rauchern empfohlen wird. Spezielle Aufmerksamkeit muß man den Kindern und Jugendlichen widmen, die dem Tabakrauch ausgesetzt sind. Nach den NHANES III-Daten haben diese signifikant reduzierte Vitamin C-Spiegel (Strauss 2001).

Unbestritten ist inzwischen, daß Streßsituationen (Verletzungen, Operationen, extreme psychische Leistungsanforderungen etc.) mit einem gesteigerten Vitamin C-Bedarf – aufgrund der ascorbinsäure-abhängigen gesteigerten Katecholamin-Bildung – verbunden sind. Ebenfalls werden unter Streß erhöhte Histaminblutspiegel beobachtet, die durch Ascorbinsäuregabe gesenkt werden können (Friedrich 1987). Da sich ein hoher Histaminblutspiegel häufig auch in der Schwangerschaft einstellt und dieser negative Auswirkungen auf den Schwangerschaftsverlauf hat, ist auch hierin der erhöhte Vitamin C-Bedarf für Schwangere begründet.

Es besteht zur Zeit noch Unklarheit darüber, ob die volle Sättigung der Körperspeicher mit Ascorbinsäure (ca. 3000 mg) zur Erhaltung optimaler Gesundheit und Leistungsfähigkeit erforderlich ist. Dies würde eine tägliche Ascorbinsäurezufuhr von etwa 200 mg erfordern. Bei derartigen Aufnahmemengen ist der prozentual absorbierte Anteil bereits deutlich herabgesetzt, ebenso ist unter diesen Umständen der Abbau von Vitamin C gesteigert (Friedrich 1987) und die renale Exkretion des nicht metabolisierten Vitamins ist erhöht (Jacob 1994). Auch bei Tieren, die das Vitamin selbst synthetisieren können, liegt keine Gewebssättigung vor.

Offensichtlich wegen dieser bekannten Regelmechanismen ging man bisher davon aus, daß eine höhere Zufuhr als zur Zeit empfohlen nicht wünschenswert ist. Untersuchungen einer Forschergruppe des National Institute of Health (Levine et al. 1996) zur Pharmakokinetik von Vitamin C in Depletions-Repletions-Studien an gesunden männlichen Freiwilligen mit 7 verschiedenen Dosen zwischen 30 und 2500 mg täglich zeigen, daß die Plasmakonzentration als Funktion der Dosis eine steile sigmoidale Funktion ergibt. Die den gegenwärtigen RDA entsprechende Dosis von 75 mg/ Tag liegt im unteren steilen Drittel der Kurve, eine 100 mg Dosis im oberen Drittel und die erste Dosis jenseits des sigmoidalen Teils im flachen oberen Abschnitt ist 200 mg/Tag. Vollständige Plamasättigung wird bei 1000 mg/Tag erreicht. Neutrophile, Monozyten und Lymphozyten sind bei 100 mg/Tag gesättigt und enthalten dann eine 14fach höhere Konzentration als das Plasma. Die Bioverfügbarkeit einer oralen Einzeldosis von 200 mg ist vollständig und nimmt mit höheren Dosen ab. Die Ausscheidung von Harnsäure und Oxalat ist erst bei 1000 mg/Tag erhöht.

Andere Untersuchungsbefunde erfordern, die bereits jahrzehntelang üblichen Empfehlungen einer erneuten kritischen Prüfung zu unterziehen. Nicht nur, daß Ascorbinsäure die Ausnutzung von Eisen (häufig kritische Versorgung bei menstruierenden Frauen) zu fördern vermag (Hallberg 1985), sondern insbesondere die in vielen Untersuchungen gemachte Beobachtung, daß hohe Mengen von Ascorbinsäure den Ausbruch von Infektionskrankheiten lindern bzw. verhindern können (Stimulierung des Immunsystems) (Jaffe 1984), erfordern eine ständige Neuorientierung der Bedarfszahlen am aktuellen Wissensstand.

3.9.5.1 Empfehlungen zur Prävention

Krebs

Inzwischen weist eine Vielzahl von retrospektiven und prospektiven Untersuchungen auf den protektiven Effekt von Ascorbinsäure bei der

Krebsentstehung (Block 1991, 1993; Stähelin et al. 1991; Kushi et al. 1996), jedoch lassen die Ergebnisse noch keine abschließende Bewertung zu.

Vitamin C ist hoch wirksam gegen die Bildung von Nitrosaminen, die potente kanzerogene Eigenschaften besitzen, insbesondere im Magen, Ösaphagus, Nasopharynxbereich und in der Blase. Vitamin C kann die Nitrosaminbildung im Magen verhindern (Mirvish, 1993). Dies hat bereits früher zu der Empfehlung geführt, beim Verzehr nitratreicher Gemüse gleichzeitig vermehrt Vitamin C zuzuführen.

Magenkrebs

Bei Magenkrebs ist die hohe Inzidenz in Verbindung mit niedrigen Vitamin C-Plasmaspiegeln auffällig (Block 1991). Bei der Entwicklung von Magenkrebs könnten zwei Vitamin C-spezifische Eigenschaften zum Tragen kommen, die anderen Antioxidantien fehlen. Vitamin C kommt durch aktive Sekretion in hohen Konzentrationen im Magensaft vor. Anazidität, nach neueren Erkenntnissen in Verbindung mit Heliobacter pylori-Infektion, führt zu stark erniedrigten Vitamin C-Werten im Magen, die in direktem Zusammenhang mit der Entwicklung von Magenkrebs gesehen werden (Sobala 1993; Schorah et al. 1991; Jarosz et al. 2000). Trotz der epidemiologischen Assoziation und der Evidenz, daß dem Vitamin C eine Schutzfunktion zukommt, haben die bisherigen Studien mit Vitamin C-Supplementierung keine subsequente Reduktion in der Magenkrebs-Inzidenz bewiesen (Blot et al. 1993; O'Toole und Lombard 1996).

Brustkrebs

Bei Brustkrebs dürfte Vitamin C als das wichtigste Plasmaantioxidans bei der Abwehr phagozytärer Oxidantien eine Rolle spielen. Seine primäre biologische Aufgabe ist wahrscheinlich die Abwehr der von Granulozyten gebildeten hypochlorigen Säure (HOCl) bzw. deren aggressivem Radikal zum Erhalt der Phagozyten- und Lymphozytenfunktion (Hu et al. 1993). Aber auch hier gibt es widersprüchliche Studienergebnisse. In der von Howe et al. (1990) durchgeführten Metaanalyse wurde Vitamin C am deutlichsten mit dem Brustkrebsrisiko bei postmenopausalen Frauen assoziiert. Jede zusätzliche Erhöhung der Vitamin C-Aufnahme von 300 mg wurde mit einer Risikoreduktion von 37% assoziiert (Kushi et al.

1996). Auch in der Iowa Women's Health Study wurden bei einer zusätzlichen Zufuhr von 500 mg Vitamin C eine 20%ige Reduktion des Brustkrebsrisikos beobachtet. Dagegen wurde in der Nurses' Health Study (Hunter et al. 1993) keine solche Assoziation beschrieben.

Lungenkrebs

Die meisten Studien, die eine mögliche protektive Wirkung der Ascorbinsäure gegenüber dieser Krebsart analysiert haben, weisen darauf hin, daß bei täglichen Aufnahmen von 140 mg Vitamin C mit einer Risikoreduktion zu rechnen ist. Dies hat man bei finnischen (Knet et al. 1991), holländischen (Ocke et al. 1997) und amerikanischen (Bandera et al. 1997) Männern beobachten können. Auch NHANES I-Daten weisen in diese Richtung (Yong et al. 1997). Diese Risikoreduktion könnte bei Nichtrauchern oder moderaten Rauchern von noch größerer Bedeutung sein (Fontham et al. 1988).

Auch bei anderen Krebsarten, vor allem Kolorektal- (Freudenheim et al. 1990; Bostick et al. 1993), Pankreas- (Howe et al. 1992) und Ösophagus-Krebs (Terry et al. 2000), weisen die Ergebnisse verschiedener Studien auf eine inverse Beziehung zwischen Vitamin C-Aufnahme und der Krankheit hin.

Koronare Herzkrankheit (KHK)

Die Hinweise darauf, daß Probanden mit hohen Blutspiegeln an Vitamin C ein reduziertes Risiko an ischämischen Herzerkrankungen aufweisen (Gey 1989; Langlois et al. 2001), sowie die Erkenntnisse, daß ein direkter Zusammenhang zwischen Ascorbinsäure und HDL-Cholesterol (Hallfrisch 1991) und der Inhibition der Oxidation von LDL-Cholesterol (Jialal et al. 1991; Reilly et al. 1996) besteht, sollten bei den Überlegungen zur wünschenswerten Höhe der Vitamin C-Zufuhr nicht unberücksichtigt bleiben.

Jedoch ist die Bedeutung, die Vitamin C bei der Prävention der Atherosklerose und der KHK zukommt anhand der publizierten Studienergebnisse bisher nicht eindeutig und definitiv zu beurteilen, da Interaktionen und Wechselwirkungen mit anderen Antioxidantien eine objektive Bewertung nicht zulassen. So wurde z.B. bei einem dreijährigen Follow-up der ASAP-Studie eine retardierte Plaqueprogression in der Carotis bei kombinierter Gabe von Vitamin C und Vitamin E (91 mg Vitamin E +

250 mg Vitamin C zweimal am Tag) beobachtet (Salonen et al. 2000). Diese synergistische Wirkung von Vitamin C und E in der Prävention und Progression der Atherosklerose ist anhand von Studienergebnissen gut dokumentiert (Carr et al. 2000) und auch biochemisch verständlich.

Die Ergebnisse schließen jedoch eine eigenständige Wirksamkeit von Vitamin C nicht aus (Enstrom et al. 1992; Simon 1992; Langlois et al. 2001). Eine negative Korrelation zwischen Vitamin C-Einnahme und der Wandstärke der Carotis wurde in der Atherosclerosis Risk in Communities Studie beobachtet, bei der eine hohe Vitamin C-Aufnahme gegen eine niedrige Zufuhr verglichen wurde (Männer 982 mg/Tag vs. < 56 mg/Tag; Frauen > 728 mg/Tag vs. 64 mg/Tag). Personen im hohen Zufuhrbereich hatten eine 50%ige (Männer) bzw. 20%ige (Frauen) Risikoreduktion. Es gibt mehrere solche Untersuchungen, die innerhalb derartig extremer Zufuhrunterschiede eine negative Korrelation feststellen. Wenn jedoch unterschiedliche Zufuhrbereiche, die jeweils oberhalb von 92 mg liegen, verglichen werden, ist kein signifikanter Effekt auf die KHK-Prävention mehr nachweisbar (Stampfer et al. 1993; Rimm et al. 1993), so daß offensichtlich eine bestimmte Vitamin C-Konzentration im Körper ausreicht, um diese Schutzwirkung zu erzielen.

Eine deutlichere Beeinflussung des KHK-Risikos zeigt sich im niedrigen Zufuhrbereich. Kuert et al. (1994) verglichen eine Vitamin C-Zufuhr unterhalb von 25 mg/Tag mit einer täglichen Aufnahme zwischen 60 und 90 mg und fanden, daß die hohe Vitamin C-Zufuhr mit einer 49%igen Risikoreduktion verbunden war. Bezogen auf die Vitamin C-Konzentration im Körper haben Plasmaspiegel unter 0,5 mg/l ein erhöhtes KHK-Sterblichkeitsrisiko zur Folge. Mit den neuen Empfehlungen von 100 mg pro Tag (DACH 2000) werden diese Plasmakonzentrationen erreicht (Brubacher et al. 2000). Auch hier gilt es, die Bevölkerung weiterhin auf die Kampagne «5 am Tag», also fünfmal am Tag Obst und Gemüse, aufmerksam zu machen.

Katarakt

Verschiedene Studienergebnisse weisen auf einen potentiellen protektiven Effekt von Vitamin C gegen die Kataraktbildung, obwohl die meisten eine Risikoreduktion erst bei Dosen beobachtet haben, die oberhalb von 300 mg/Tag (Robertson et al. 1989) bzw. 490 mg/Tag liegen (Jacques et

Chylack 1991). Auch die Dauer der Supplementierung scheint von Bedeutung zu sein, da in der Nurses' Health Studie erst ab einer zehnjährigen Supplementation ein protektiver Effekt festgestellt worden konnte. Anhand dieser Ergebnisse ist es noch zu früh, für die Allgemeinbevölkerung eine Supplementierung zu empfehlen, obwohl dies bei Patienten mit erhöhtem Risiko durchaus sinnvoll zu sein scheint.

Kognitive Funktion

Den Zusammenhang zwischen Vitamin C und der kognitiven Funktion ist ein relativ neuer Forschungsansatz. Die oxidative Streß-Hypothese als eine der Multifaktoren beim Ursprung von Alzheimer-Demenz und anderen Demenzformen gewinnt anhand neuerer Studienergebnissen immer mehr Aufmerksamkeit (Behl und Holsboer 1998). Das Gehirngewebe hat niedrige endogene Antioxidantienlevels, wodurch es den freien Radikalen im vergrößertem Ausmaß ausgesetzt ist. In einer französischen Studie, hat man bei Alzheimer-Patienten niedrigere Plasmawerte festgestellt im Vergleich zur Kontrollgruppe (Riviere et al. 1998). In der gleichen Studie reduzierten sich die Vitamin C-Plasmawerte proportional zum progressiven Verlust der kognitiven Funktion bei gleicher Vitaminaufnahme in allen Gruppen. In einer anderen Studie korrelierten höhere Plasmawerte mit besserer Memory Performance (Perrig et al. 1997). Trotzdem muß man weitere Studienergebnisse abwarten, um einen kausalen Effekt begründen zu können.

Vitamin C und Gesamtmortalität

In der Seven Countries Study korreliert die Vitamin C-Aufnahme negativ mit der Gesamtmortalität nach einem 25jährigen Follow-up (Kromhout et al. 2000). Die Autoren schließen, daß eine Erhöhung von 20 mg Vitamin C/Tag, in Verbindung mit einer 5%igen Energiereduktion in Form von gesättigten Fettsäuren und einer gleichzeitigen Reduktion der Raucherprävalenz um 10%, die 25 Jahres-Mortalitätsrate um 12,5% (95% CI: 5,6–19,4%) sinken würde. Auch andere Studien haben bei einer erhöhten Vitamin C-Aufnahme eine niedrigere Gesamtmortalitätsrate gefunden, z.B. zeigte die EPIC-Study (Khaw et al. 2001), daß ein Vitamin C-Anstieg um 20 μmol/l im Blut (was ungefähr 50 g Obst und Gemüse entspricht) einer Risikoreduktion von 20% entsprach. Dies wird auch aus der NHANES I-Studie deutlich, die bei steigender Vitamin C-Zufuhr bei

Männern einen ausgeprägt inversen, bei Frauen einen schwach inversen Bezug zur Gesamtmortalität feststellte.

3.9.6 Bedarfsdeckung

Berechnungen verschiedener Länder zur Ascorbinsäureversorgung der Bevölkerung zeigen, daß dieses Vitamin bei uns in Mitteleuropa reichlich aufgenommen wird. In der Bundesrepublik Deutschland erreicht die mittlere Zufuhr die von der DGE als wünschenswert erachteten Mengen, wobei frische Grüngemüse, Kartoffeln, Obst und Zitrusfrüchte als hauptsächliche Vitamin C-Lieferanten fungieren (BVS 1997). Die Vitaminierung von Lebensmitteln gewinnt insbesondere bei Säften, Nektaren und Limonaden zunehmend an Bedeutung. Der steigende Absatz von Orangensäften/Orangennektar und Multivitaminsäften bedingt, daß Erfrischungsgetränke inzwischen mit 28% vorrangig zur Vitamin C-Bedarfsdeckung beitragen (NVS 1991). Die Vitamin C-Aufnahme durch Frischgemüse macht 20–30% (je nach Altersklasse) der Gesamtzufuhr aus; trotz des mengenmäßig geringen Verzehrs tragen Südfrüchte (incl. Zitrusfrüchte) immerhin noch mit 17% zur Gesamt-Vitamin C-Zufuhr bei (NVS 1991).

Die Berechnungen zur täglichen Vitamin C-Aufnahme, die im Rahmen des Ernährungsberichts (2000) sowie der bayerischen Verzehrsstudie (1997) durchgeführt wurden, zeigen ebenfalls, daß die Vitamin C-Versorgung der Bevölkerung als gesichert angesehen werden kann. Auch wird anhand biochemischer Untersuchungen (Vitamin C im Serum) nur sehr selten auf eine nicht ausreichende Vitamin C-Versorgung geschlossen. Die erniedrigten Serumwerte bewegen sich allerdings nicht in Bereichen, in denen mit signifikanten Mangelerscheinungen zu rechnen ist, sondern lassen lediglich eine leichte Beeinträchtigung des psychischen Wohlbefindens oder der Infektabwehr erwarten (DGE 1988).

3.9.7 Klinische Symptomatik

Bei einer C-Avitaminose sind klinisch manifeste Mangelzustände wie der Skorbut des Erwachsenen, die Moeller-Barlowsche Erkrankung des Kindes und subklinische (präskorbutische) Symptome zu unterscheiden.

Sie sind Folge einer ungenügenden Aufnahme oder eines erhöhten Bedarfs an Ascorbinsäure, z.b. bei Fehl- und Mangelernährung, Malabsorption, Schwangerschaft und Stillzeit, im Alter, nach schweren Krankheiten, Infektionen, Streß, aber auch nach langfristiger Einnahme verschiedener Arzneimittel.

Das klassische und bereits seit der Antike bekannte Bild eines Vitamin C-Mangels ist der Skorbut. Er äußert sich zunächst in unspezifischen Frühsymptomen wie verminderte körperliche Leistungsfähigkeit, erhöhte Erschöpfbarkeit, Müdigkeit und Schlafbedürfnis, Reizbarkeit, Schmerzen in Gelenken und Gliedern. Später kommt es zu erhöhter Kapillarbrüchigkeit mit Blutungen in Haut, Schleimhäuten, Muskulatur, inneren Organen, Gelenken, Pleurahöhle und Myocard. Weitere Symptome sind schwammiges Zahnfleisch, Lockerung und Ausfall von Zähnen, Gingivitis, Fötor ex ore. Blutgerinnung und Blutungszeit sind normal, als Zeichen der Kapillarfragilität ist das Rumpel-Leedsche-Zeichen positiv. Häufig ist eine hypochrome, mikrozytäre (oft eisenrefraktäre) Anämie anzutreffen. Die Wundheilung ist gestört, die bindegewebige Narbenheilung behindert und die Infektanfälligkeit erhöht.

Bei Säuglingen ist die Moeller-Barlowsche-Krankheit aufgrund größerer Vitamin C-Reserven zunächst latent und tritt erst nach dem 6.–8. Lebensmonat auf. Im Vordergrund stehen Störungen der Knochenbildung, Verbreiterung der Knorpel-Knochen-Grenze, oft verbunden mit Epiphyseolyse, pathologischen Knochenbrüchen, subperiostalen Hämatomen, Wachstumstörungen sowie Schmerzen bei Bewegungen und Belastungen.

Wenn auch die klassische C-Avitaminose heute in den industrialisierten Ländern nicht mehr vorkommt, so sind dennoch subklinische Mangelsymptome wie Leistungsschwäche, Müdigkeit, verlangsamte Erholung nach Krankheiten, abgeschwächte Funktion des Immunsystems, Hautveränderungen und verschlechterte Wundheilung nicht selten. Besonders betroffen sind ältere Personen.

3.9.8 Anwendungsgebiete

Eine Übersicht zur Therapie oder Prävention von klinischen Vitamin-C-Mangelzuständen, die ernährungsmäßig nicht behoben werden können, enthält Tab. 3-33.

Tab. 3-33: Anwendungsgebiete von Ascorbinsäure

- Skorbut, Moeller-Barlow-Krankheit, Präskorbut
- Fehl- und Mangelernährung, parenterale Ernährung
- Infektionskrankheiten
- schwere Traumen
- Hämodialysen
- Tumorkachexie
- Methämoglobinämie im Kindesalter
- Cystin-Harnsteinleiden

3.9.8.1 Fehl- oder Mangelernährung

Klinische Mangelzustände an Vitamin C lassen sich nur noch in Einzelfällen beobachten. Als einzige relevante Risikogruppe fallen Betagte auf. Besonders Männer über 65 Jahren zeigen häufiger Deckungslücken (Ernährungsbericht 1988, Mandal und Ray 1987). In einer repräsentativen Querschnittuntersuchung an 149 Senioren mit einem Durchschnittsalter von 72 Jahren bewegten sich über 15% im kritischen Bereich (Serum-Ascorbinsäure unter 5 mg/l, Heseker und Kübler 1983). Nach einer Studie von Birlouez-Argon et al. 1995 lag der Vitamin-C-Plasmaspiegel bei 14/20 institutionalisierten älteren Personen unter 20 µmol/l und bei der Hälfte im Bereich des Skorbut-Risikos (< 5 µmol/l). Täglich 100 ml Grapefruit-Saft erhöhte den Vitamin-C-Spiegel um das Doppelte, effektiver war jedoch die Supplementation mit 150 mg bzw. 750 mg/Tag Vitamin C. Bei Verabreichung der hohen Dosis fielen die Plasmaspiegel ab dem 85. Tag wieder ab.

Aktuelle Fälle von Skorbut werden vornehmlich bei Alleinstehenden gesehen, deren Verzehrsgewohnheiten nicht selten extrem einseitig sind. Auch selbst zusammengestellte Spezialdiäten können vereinzelt zu klinischen Mangelzuständen führen (Hughes et al. 1986). Oft ist ein Alkoholabusus vergesellschaftet (Reuler et al. 1985). Beachtung verdienen neuere Studienergebnisse zur pharmakologischen Wirkung von Vitamin C im Rahmen der Alkoholmetabolisierung. Eine Vitamin C-Vorbehandlung in Form einer zweiwöchigen Aufsättigung mit täglich 5 g Ascorbinsäure führte im Rahmen einer Placebo-kontrollierten Doppelblindstudie unter Ethanolbelastung zu einer beschleunigten Blutethanol-Clearance, einer besseren motorischen Koordinationsfähigkeit wie auch zu einem verbesserten Farbendiskriminationsvermögen (Susick und Zannoni 1987).

3.9.8.2 Erhöhter Bedarf

Ein erhöhter Vitamin C-Bedarf ist vor allem im letzten Trimenon der Schwangerschaft, bei Präeklampsie (Hubel et al. 1997) und während der Stillzeit gegeben. So lag der Vitamin C-Spiegel bei Frauen mit Präeklampsie signifikant unter den Werten von normal entbindenden Frauen und die Oxidase-Aktivität der Ascorbinsäure war gesteigert, eine mögliche Ursache für die Dysfunktion in der Eklampsie.

Auch eine starke körperliche Belastung, eine große Flüssigkeitszufuhr und verschiedene Erkrankungen können den Vitamin C-Bedarf erhöhen (Deutsche Gesellschaft für Ernährung 1991).

Zigarettenrauchen führt zu erniedrigten Vitamin C-Plasmaspiegeln (Keith und Mossholder 1986). Im Vergleich zu Nichtrauchern zeigen Raucher einen erhöhten Ascorbinsäure-Turnover und eine beschleunigte Elimination. Um zu einem vergleichbaren Vitamin C-Status zu gelangen, benötigen Raucher eine etwa 40%ige Mehrzufuhr.

Eine chronische Dialyse-Behandlung kann zu relevanten Vitamin C-Verlusten in das Dialysat führen und den Leukozytenspiegel an Ascorbinsäure zu behandlungsbedürftigen Konzentrationen reduzieren (Kelleher et al. 1983). 8 von 10 Patienten unter chronischer Dialyse-Behandlung zeigten unzureichende Serumspiegel von unter 42 mg pro Liter (Pönkä und Kuhlbäck 1983). Während einer einzigen Dialyse-Behandlung kann die Leukozyten-Ascorbinsäure-Konzentration um 26% abfallen (Sullivan und Eisenstein 1972). Es wird deshalb eine Vitamin C-Substitution von 100 bis 200 mg pro Tag bei Dialyse-Patienten empfohlen.

3.9.8.3 Malabsorption

Länger andauernde Resorptionsstörungen bei Magen- und Darmerkrankungen wie z.B. bei Ulzera können eine Vitamin C-Substitution erforderlich machen.

3.9.8.4 Cystinurie/Cystin-Urolithiasis

Die Cystinurie ist eine seltene Ursache für das Nierensteinleiden mit einer Inzidenz von 0,2–3% aller Harnsteine (Brundig et al. 1986, Brundig et al. 1992, Hautmann 1986). Sie beruht auf einer autosomal vererbten Störung der tubulären Rückresorption und enteralen Resorption von Cystin, den dibasischen Aminosäuren Arginin, Lysin sowie Ornithin und kann von einer Hyperurikämie begleitet sein. Der tubuläre Transportblock führt zu einer erhöhten renalen Clearance und vermehrten Ausscheidung der betroffenen Aminosäuren, während deren Konzentration im Blut weitgehend normal ist. Die schlechte Wasserlöslichkeit von Cystin hat eine erhöhte Kristallisationsbereitschaft mit der Bildung von Cystingrieß und Cystinsteinen zur Folge. Die Löslichkeitsgrenze des Cystins im Urin liegt bei 200–450 mg/l. Wird diese Grenze überschritten, fällt Cystin in kristalliner Form aus. Eine renale Cystinausscheidung bis zu 0,33 mmol/Tag ist normal. Sie ist bei heterozygoten Patienten auf 0,6 bis 1,2 mmol/Tag (Janitzky 1992) und bei homozygoten Cystinurikern auf mehr als 1,25 bis 7,5 mmol/Tag erhöht (Janitzky 1992, Brundig 1989). Aufgrund des Ausscheidungsmusters im Urin lassen sich drei verschiedene allele Mutationen unterscheiden mit unterschiedlicher phänotypischer Ausprägung der Erkrankung. Ohne gezielte Therapie haben homozygote und heterozygote Genotypen eine schlechte Prognose (Brundig et al. 1992, Rosenberg et al. 1966). Von den betroffenen Patienten bilden ca. 50–83% nachweisbare und klinisch relevante Cystinsteine (Brundig 1989, Hautmann 1986). Dies entspricht einer absoluten Cystinlithiasis von ca. 1:16000 und einer relativen Häufigkeit von 0,0062% der Erkrankung (Janitzky 1992).

Neben der Konzentration an Cystin spielen pH-Wert des Urins, Konzentrationsinhibitoren und Verhältnis Cystin/Cystein eine Rolle bei der Lithogenese. Die Cystinsättigungsgrenze im Urin beträgt 1,25 mmol/l bei einem pH von 6,0 und steigt auf 6,25 mmol/l bei einem pH von 7,9.

Männer und Frauen werden etwa gleich häufig befallen. Die Krankheit verläuft bei Männern deutlich schwerer als bei Frauen. Klinische Merkmale der Cystinurie sind rezidivierende Urolithiasis, Koliken, Obstruktion der ableitenden Harnwege, chronische Harnwegsinfekte mit den Folgen einer fortschreitenden Niereninsuffizienz. Die Diagnose einer Cystinurie erfolgt durch den Suchtest der Nitroprussidprobe auf

Disulfide im Urin (Berg und Janitzky 1992, Berg und Kilian 1988). Da Cystinsteine nur schwach schattengebend sind, können sich kleine Konkremente dem röntgenologischen Nachweis entziehen. Der Sonographie kommt bei der Diagnostik eine große Bedeutung zu. Optimale diätetische Maßnahmen und medikamentöse Therapie senken das Rezidivrisiko auf 10% gegenüber ca. 80% ohne adäquate Therapie. Die Therapie hat lebenslang zu erfolgen. Zu den Allgemeinmaßnahmen zählen reichlich Flüssigkeit (> 2,5 l/Tag), vegetarische, methioninarme Kost, mäßiger Konsum von Alkohol, Tee und Kaffee. Medikamentös kommen Harnalkalisierung (pH nicht über 7,2 wegen der Bildung von Phosphat- und Calciumsteinen), Lösungsvermittler (D-Penicillamin, N-Acetyl-DL-Penicillamin, N-Acetyl-Cystein) und Reduktionsmittel Ascorbinsäure in Frage. Von Asper und Schmucki (1981) wurde die Hypothese aufgestellt, daß das Cystein-Cystin-Verhältnis durch Ascorbinsäure vom schlecht löslichen Cystin zugunsten des gut löslichen Cystein verschiebbar ist. Die entsprechende Reaktionsgleichung lautet:

$$\frac{\text{Ascorbinsäure} \xrightarrow{\text{(Oxidation)}} \text{Dehydroascorbinsäure} + 2\ H^+ + 2\ e^-}{\text{Cystin} + 2\ H^+ + 2\ e^- \xrightarrow{\text{(Reduktion)}} 2\ \text{Cystein}}$$

$$\text{Cystin} + \text{Ascorbinsäure} \longrightarrow 2\ \text{Cystein} + \text{Dehydroascorbinsäure}$$

Bei der Oxidation der renal unverändert ausgeschiedenen Ascorbinsäure zu Dehydroascorbinsäure wird das schwer lösliche L-Cystin zu 2 besser löslichen Cystein-Molekülen reduziert. Durch Gabe von 5 g Ascorbinsäure konnte bei 18 Patienten der Anteil des schlecht löslichen Cystins um 40 % im Harn reduziert werden (Asper und Schmucki 1981, 1982). Die Summe der korrigierten Konzentrationen aus Cystein und Cystin blieb nahezu gleich. Während der zweijährigen Behandlung traten bis auf zwei Spontansteinabgänge keine Rezidive auf. In einer Langzeitstudie mit einer durchschnittlichen Beobachtungszeit von 23 Monaten (19–30 Monate) wurden bei 4 Patienten unter der täglichen Gabe von 3 g Ascorbinsäure ein Rückgang der Cystinausscheidung auf 20 bis 40% der Ausgangswerte gemessen mit deutlicher Reduktion der Cystinsteinrezidive (Lux und May 1983). Weitere Kasuistiken von Birwe (1991) und Janitzky (1994) bestätigen die Theorie, daß unter metaphylaktischer Therapie bei Patienten mit bekanntem Cystinsteinleiden und milder Cystinurie durch hochdosierte Ascorbinsäure (2,0–5,0 g/Tag) die Cystinausscheidung reduziert und langfristig die Rezidivrate gesenkt werden kann.

Für die Vitamin C-Therapie bei der Cystinurie spricht die risikoarme Anwendung, insbesondere unter dem Gesichtspunkt der beschränkten Alternativen (Weitnauer 1988) und der mit zum Teil schweren Nebenwirkungen behafteten Lösungsvermittler. Nicht eindeutig geklärt ist der mögliche therapeutische Beitrag von Natriumbicarbonat. Es ist nicht auszuschließen, daß der alkalisierende Effekt des in vielen Präparaten enthaltenen Hilfsstoffes zum Erfolg der Vitamin C-Therapie beiträgt. Es bleibt deshalb weiteren Studien vorbehalten, den therapeutischen Effekt von natriumbicarbonatfreien Ascorbinsäure-Präparaten zu belegen.

3.9.8.5 Therapieversuch bei Infektionen und Tumorerkankungen

Umstritten ist nach wie vor die klinische Relevanz der immunstimulierenden Wirkung der Ascorbinsäure. Insbesondere die Vertreter der «orthomolekularen» Medizin empfehlen den Einsatz hoher Vitamin C-Dosen bei Erkrankungen wie z.B. bei rezidivierenden bakteriellen Infektionen, Virusinfekten und Tumorerkrankungen. Für eine Stimulierung des Immunsystems sprechen Beobachtungen wie ein Anstieg der Serumkonzentrationen von IgA, IgM und C 3-Komplement sowie der chemotaktischen Aktivität unter der Gabe von 1–3 g Vitamin C pro Tag (Prinz et al. 1977). Bei skorbutischen Patienten weisen die Makrophagen eine reduzierte Migration auf. In einigen Tiermodellen wurde eine gesteigerte Interferon-Produktion durch Vitamin C-Zulagen erzielt (Anderson 1981), jedoch konnte eine erhöhte Antikörperproduktion nicht nachgewiesen werden. In einer Placebo-kontrollierten Doppelblindstudie, die an über 800 Probanden über mindestens 2 Monate durchgeführt wurde, konnten keine signifikanten Unterschiede bei den Parametern «Zahl der Erkältungen» und «Gesamtzahl der Krankheitstage» beobachtet werden. Jedoch war im Vitamin C-Kollektiv (1 g Vitamin C pro Tag) die Bettlägerigkeit um 30% vermindert (Anderson 1974). Hemilä (1997) gibt eine Übersicht über eine große Zahl von Studien zur Frage der Wirksamkeit von Vitamin C bei Erkältungskrankheiten. In 10 Placebo-kontrollierten Doppelblindstudien bei Kindern ergab sich bei einer Dosierung von 1 g/Tag im Median eine Abnahme der Dauer und Schwere der Symptome um 22%. Bei der Häufigkeit des Auftretens von Erkältungen ergab sich aus den sechs größten Studien für die allgemeine Population kein nennenswerter Effekt einer Behandlung mit Vitamin C. Bei Gruppen unter starkem physischen Stress war jedoch ein signifikanter Rückgang der Häufigkeit von Erkältungskrankheiten zu verzeichnen. Ferner zeigte sich, daß eine Verkürzung der Krankheitsdauer durch therapeutische Vitamin C-Supplementierung nur erreicht werden kann, wenn die Behandlung innerhalb 24 Stunden nach dem Auftreten der ersten Symptome erfolgt. Bei Kollektiven, die von vornherein reichlich mit Vitamin C versorgt sind, bringt offensichtlich eine zusätzliche Supplementierung keinen zusätzlichen Effekt. Die unterschiedlichen Ergebnisse zahlreicher Untersuchungen mögen u.a. auch darauf zurückzuführen sein, daß diese verschiedenen Bedingungen in vielen Studien nicht berücksichtigt worden sind. Anhand des vorliegenden Erkennntnismaterials läßt sich nicht entscheiden, ob es sich lohnt, bei bereits vorhandenen Erkältungssymptomen eine hochdosierte Vitamin C-Behandlung einzuleiten.

Strittig ist die Sinnhaftigkeit einer Vitamin C-Interventionsbehandlung bei Tumorerkrankungen. Gesichert ist, daß das Vitamin C die Bildung der hoch cancerogenen Nitrosamine reduzieren kann. Die Nitrosamine entstehen in vivo aus Reaktionen zwischen Nitrit und Aminen. Es liegen genügend Hinweise darüber vor, daß bestimmte Tumoren, vor allem Magen- und Ösophagus-Karzinome, mit der Substanzklasse der Nitrosamine in Zusammenhang gebracht werden können. Am besten belegt ist die Hemmung der Nitrosamin-Bildung durch Vitamin C, sofern eine ausreichende Konzentration an Ascorbinsäure im Gastrointestinaltrakt vorliegt.

Berichte über die Besserung subjektiver und klinischer Befunde bei inoperablen Tumorpatienten (Cameron und Pauling 1978, Cameron 1982, Hoffmann 1985) blieben nicht unwidersprochen. In einer Placebo-kontrollierten Doppelblindstudie, die an 100 Patienten mit fortgeschrittenen kolorektalen Karzinomen ohne bisherige Chemotherapie durchgeführt wurde, führte Vitamin C (10 g/Tag) nicht zu einer verlängerten Überlebenszeit (Moertel et al. 1985). Die Wirksamkeit einer Vitamin C-Intervention bei verschiedenen Tumorerkrankungen kann somit weder als gesichert noch als widerlegt angesehen werden. Angesichts der teilweise widersprüchlichen Befunde aus der experimentellen wie klinischen onkologischen Forschung kann eine versuchsweise Anwendung im Rahmen der Tumorprävention zum gegenwärtigen Zeitpunkt nicht per se abgelehnt werden (Simmons 1986, Bertram et al. 1987).

3.9.9 Behandlung

3.9.9.1 Prophylaxe

Eine prophylaktische Vitamin C-Anwendung empfiehlt sich für Risikokollektive und für Personen mit einem gesteigerten Bedarf. Anhaltspunkte für eine unzureichende Vitamin C-Versorgung sind erniedrigte Konzentrationen im Plasma und in Leukozyten (z.B. < 2 mg/l im Plasma, wobei der Bereich von 2–4 mg/l bereits als kritisch anzusehen ist).

Für Schwangere, Stillende, starke Raucher, alleinstehende ältere Personen sowie prinzipiell Personen mit einseitigem Ernährungsverhalten sind zusätzliche Tagesdosen im Bereich von 50–200 mg Vitamin C angemessen (ca. ½- bis 3facher DGE-Wert). Kinder bis 8 Jahre erhalten die halbe Erwachsenendosis.

Starke Raucher haben einen täglichen Mehrbedarf von etwa 40 mg zu berücksichtigen (Hornig und Glatthaar 1985).

Dialyse-Patienten können eine ausreichende Bedarfsdeckung mit Substitution von 100–200 mg pro Tag sicherstellen.

3.9.9.2 Therapie

Zur Therapie existierender Vitamin C-Mangelzuständen werden Tagesdosen von 200–1000 mg empfohlen, die auf mindestens zwei Einzeldosen aufgeteilt werden sollten. Kinder bis 8 Jahre erhalten die halbe Erwachsenendosis.

Bei bestimmten Indikationen wie z.B. bei der Cystinurie können höhere Tagesdosen erforderlich sein. Unter der Langzeittherapie von 5 g Vitamin C pro Tag kann bei einem Großteil der Cystinsteinträger ein Rückgang der Anzahl der Steinrezidive erwartet werden (Brundig et al. 1989).

Zur parenteralen Anwendung werden 225–500 mg/Tag und bei akuter toxisch bedingter Methämoglobinämie 500–1000 mg i.v. empfohlen.

Zur versuchsweisen Anwendung bei verzögerter Wundheilung, zur Immunmodulation, Reduzierung der Nitrosaminbildung und bei Tumorerkrankungen werden vornehmlich Tagesdosen von 1–5 g empfohlen.

3.10 Vitamin A

3.10.1 Chemie

Vitamin A ist ein Oberbegriff für eine Reihe natürlicher und synthetischer Verbindungen mit ähnlicher chemischer Struktur, jedoch unterschiedlicher Wirkungsweise. Für die eindeutige klare Sprachregelung im Umgang mit Vitamin A-Derivaten wurde von der IUPAC-IUB Joint Commission on Biochemical Nomenclature eine einheitliche Nomenklatur aufgrund der chemischen Gemeinsamkeiten vorgeschlagen (1982). Danach gilt die Bezeichnung Vitamin A für Verbindungen, die keine Carotinoide sind und qualitativ die biologische Aktivität des Retinols, also des Vitamin A-Alkohols, aufweisen. Der biologische Vitamin A-Begriff umfaßt Retinol (CAS-Nr.: 68-26-8, M_r = 286,44) und seine Ester: Retinylacetat (CAS-Nr.: 127-47-9, M_r = 328,5), Retinylpalmitat (CAS-Nr.: 79-81-2, M_r = 468,8), Retinylpropionat (M_r = 342,5). Nur diese Verbindungen besitzen die Vitamin A-Wirkung, weil sie metabolisch in Retinal und Retinsäure umgewandelt werden können (Bässler 1988).

«Retinoide» ist ein allgemeiner chemischer Oberbegriff, der sowohl die natürlich vorkommenden Verbindungen mit Vitamin A-Aktivität als auch synthetische Derivate des Retinols, d.h. der Retinsäure mit und ohne Vitamin A-Aktivität umfaßt. Sie bestehen aus vier Isoprenoideinheiten, besitzen fünf C=C-Doppelbindungen und eine funktionelle Gruppe am Ende des azyklischen Anteils (Abb. 3-43). Retinsäure deckt nur einen Teil der biologischen Vitamin A-Wirkung ab. Nach Bässler (1988) ist diese Trennung aus ernährungsphysiologischer und biochemischer Sicht nicht nur sinnvoll, sondern sogar erforderlich, da die einzelnen Verbindungen unterschiedliche erwünschte bzw. toxikologische Wirkungen besitzen. Um Mißverständnisse zu vermeiden, sollte deshalb die Unterteilung in das biologisch aktive Retinol bzw. seine Ester und in Retinoide

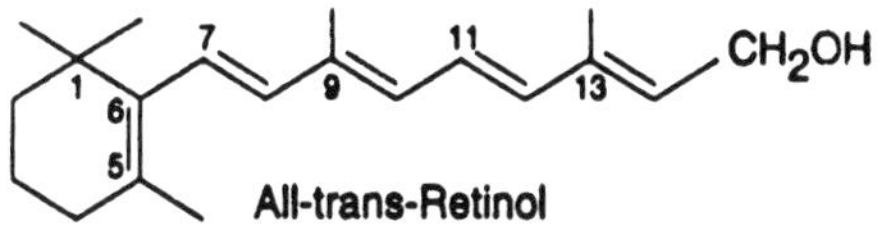

Abb. 3-43: Strukturformel von Retinol

als Bezeichnung für natürliche und synthetische Retinsäure-Derivate erfolgen, die als Endprodukt der Vitamin A-Stoffwechselkette nicht alle Wirkungen von Vitamin A besitzen. Die Angabe der biologischen Vitamin A-Wirkung erfolgt in I.E. bzw. in Retinol-Äquivalenten. Eine I.E. Vitamin A entspricht 0,3 µg Retinol. Nach WHO-Angabe entspricht einem Retinol-Äquivalent (RE) 1 µg Retinol oder 6 µg β-Carotin oder 12 µg anderer als Provitamin fungierender Carotinoide (Bundesanzeiger Nr. 86 vom 6.5. 1994, Monographie «Retinol und seine Ester»). Es hat sich jedoch inzwischen gezeigt, daß die Bioverfügbarkeit von Provitamin A-Carotinoiden und ihre Biokonversion zu Retinol bei alimentärer Vitamin A-Aufnahme bisher überschätzt wurden. Neuere Untersuchungen haben in Abhängigkeit von unterschiedlichen Carotinoid-haltigen Lebensmitteln ergeben, daß unter optimalen Bedingungen bei Zufuhr in Öl 3,3 β-Carotin zu 1 µg Retinol umgewandelt werden können. Bei gemischten Kostformen liefern 4–10 µg β-Carotin 1 µg Retinol. Bei Zufuhr von Früchten können 12 µg, bei dunkelgrünen Gemüsen 26 µg und einer Mischung von Obst und Gemüsen (im Verhältnis 1:4) 21 µg β-Carotin zu 1 µg Retinol umgewandelt werden (West, 2000).

In der Pflanzenwelt kommt Vitamin A nicht vor, sondern die als Provitamin A bezeichneten Carotinoide, die im tierischen Organismus in Retinol umgewandelt werden.

Vitamin A ist aufgrund der mehrfach ungesättigten Polyenstruktur sehr empfindlich gegenüber Luftsauerstoff, Licht und Hitze. Die Ester sind stabiler als der Alkohol. Als Oxidationsschutz kann Vitamin E (α-Tocopherol) zugesetzt werden. Gegenüber Basen ist Vitamin A stabil, jedoch gegenüber Säuren sehr empfindlich. Die meisten Vitamin A-Formen sind farblose Kristalle. Retinol ist in Fettlösungsmitteln löslich, unlöslich in Wasser.

3.10.2 Vorkommen

Vitamin A kommt ausschließlich im tierischen und menschlichen Organismus vor, wobei das Vitamin selbst wiederum weitgehend aus dem Abbau von Carotinoiden stammt, die der Mensch bzw. die Tiere mit der Nahrung aufnehmen. Carotinoide werden von höheren Pflanzen und Mikroorganismen synthetisiert. Sie haben für den Menschen die Funktion von Provitaminen und werden nach dem Verzehr vor allem in den Zellen der Darmmucosa in unterschiedlichem Ausmaß (Retinol-Äquivalente) enzymatisch in Vitamin A überführt.

Natürliche Quellen an vorgebildetem Vitamin A sind dementsprechend tierische Produkte, wobei Leber, Butter und Eigelb einen besonders hohen Gehalt aufweisen. Daneben sind Milch, Käse und Sahne gute Vitamin A-Lieferanten. Aber auch mancher Seefisch, insbesondere Haifisch, Heilbutt und Makrele, sind außerordentlich reich an Vitamin A. Der Gehalt an Vitamin A ist in tierischen Produkten teilweise sogar so hoch, daß bei einseitigen Verzehrsgewohnheiten Intoxikationserscheinungen aufgetreten sind. Fischfressende Säugetiere (wie z.B. Eisbären) verfügen über so hohe Vitamin A-Speicher in der Leber, daß bei Eskimos, die unkontrolliert Eisbärleber in rohem Zustand verzehrt haben, unerwünschte Wirkungen aufgetreten sind.

Aufgrund der Ernährungsgewohnheiten in Mitteleuropa ist bei Aufnahme einer ausgewogenen Mischkost eine derartig überhöhte Vitamin A-Zufuhr mit Lebensmitteln auszuschließen. Jedoch wurden in letzter Zeit aufgrund relativ hoher Vitamin A-Gehalte im Tierfutter insbesondere bei entsprechenden Innereien, z.B. Leber, unphysiologisch hohe Vitamin A-Spiegel beobachtet, weshalb von Seiten des früheren BGA Schwangere (als besonders empfindliche Gruppe) vor dem regelmäßigen Verzehr von Schweineleber gewarnt wurden (BGA 1990). Insgesamt gelten Leber, Milch und Butter als Hauptquellen für Vitamin A. Säuglinge decken ihren Bedarf direkt über die Muttermilch ab. In Tab. 3-34 sind nähere Angaben zum Vorkommen von Vitamin A in Lebensmitteln zusammengestellt.

Neben Vitamin A sind die verschiedenen Provitamin A-Carotinoide nach entsprechender Umwandlung in mehr oder weniger großem Umfang (s. Retinoläquivalente Tab. 3–34) ebenfalls geeignete Vitamin A-Lieferanten.

Provitamin A-Carotinoide sind in der Natur weit verbreitet und kommen in allen pflanzlichen Produkten vor. Sie werden auch von einigen Mikroorganismen, die zur Photosynthese befähigt sind, synthetisiert. Als Provitamine fungieren einige der verschiedenen Carotinoide, die (neben dem Chlorophyll) als Farbstoffe für die charakteristische Einfärbung von Früchten, Gemüsen, Pilzen verantwortlich sind. Aber auch die Farbe von Eigelb und Butter sowie die Fleischfarbe bei manchen Fischarten

Tab. 3-34: Vitamin A- bzw. Carotin-Gehalte in verschiedenen Lebensmitteln bzw. deren Nährstoffdichte nach Bundeslebensmittelschlüssel (BLS) 1999 (angegeben in Retinoläquivalenten)

		Retinoläquivalent* µg/100 g	Nährstoffdichte µg/1000 kca
Obst	Mango	433	6094
	Aprikose	283	5715
	Zuckermelone	167	5411
	Pfirsich	80	1879
Gemüse	Karotten	1833	65487
	Feldsalat	633	41343
	Fenchel	583	21566
	Grünkohl	569	19027
	Spinat	452	25532
	Gemüsepaprika (rot)	333	11599
	Gemüsepaprika (gelb)	265	2644
	Broccoli	215	8245
	Chicoree	167	12692
	Rosenkohl	46	1209
Hühnerei		209	1243
Milch und Milchprodukte			
	Camembert	402	1188
	Sahne	330	1064
	Gouda	293	831
	Frischkäse	172	890
Fette und Öle			
	Lebertran	24000	25257
	Butter	667	863
	Margarine	638	843
Fleisch	Rinderleber	14158	104559
	Schweineleber	9002	56584
	Schweinefleisch	325	2084
Fisch	Aal	1234	3024
	Thunfisch	531	2817
	Lachs	83	263
	Forelle	58	308

* 1 µg Vitamin A (Retinoläquivalent, 1 RE) entspricht 6 µg β-Carotin bzw. 12 µg anderer Provitamin A-Carotinoide; nach den aktuellen Äquivalenzfaktoren gemäß DRI 2001 entspricht 1 µg all-trans-Retinol (Retinolaktivitätsäquivalent, 1 RAE) 12 µg all-trans-β-Carotin bzw. 24 µg anderer Provitamin A-Carotinoide

(Lachs) ist durch verschiedene Carotinoide bedingt. Unter den Carotinoiden, die eine Provitamin A-Funktion ausüben, nimmt das β-Carotin eine vorrangige Stellung ein, nicht nur, weil es in der Natur weit verbreitet, sondern auch weil es innerhalb der Carotinoide die Substanz mit der höchsten (Pro)Vitamin A-Wirksamkeit ist (Friedrich 1987).

3.10.3 Stoffwechsel, Pharmakokinetik und Toxikologie

Retinylester werden vor der Resorption durch die Enterozyten mittels einer Esterase im Darmlumen zu Retinol gespalten und mizellar fast vollständig resorbiert, wobei Fette und Gallensäuren die Resorption begünstigen. Im physiologischen Konzentrationsbereich erfolgt die Resorption nach einer Sättigungskinetik energieunabhängig entsprechend einer Carrier-vermittelten passiven Diffusion und nach pharmakologischen Dosen durch passive Diffusion. In den Mukosazellen findet eine Reveresterung von Retinol mit Fettsäuren, hauptsächlich mit Palmitinsäure, statt. Untersuchungen von Helgerud et al. (1983) und Ong et al. (1987) belegen, daß an der Veresterung zwei Enzyme, die Acyl-CoA-Retinol-Acyltransferase (ARAT) und die Lecithin-Retinol-Acyltransferase (LRAT) beteiligt sind. Dies führt überdies zu einer Inkorporation in Chylomikronen; diese Vitamin A-Ester-angereicherten Lipidfraktionen erreichen den allgemeinen Kreislauf über die intestinale Lymphbahn und werden in den Blutkapillaren zu den Chylomikronen-Remnants, welche das gesamte resorbierte Retinol enthalten, umgeformt. Diese Remnants werden hauptsächlich von den Parenchymzellen der Leber aufgenommen; dieses Hauptspeicherorgan ist mit einem Kurzspeicher in den Parenchymzellen und einem Langspeicher in den perisinusoidalen Stellatumzellen ausgestattet. Zur Mobilisierung werden die in beiden Zelltypen lokalisierten Retinylester enzymatisch hydrolysiert und das freie Retinol an das Retinol-bindende Protein (RBP) gebunden, welches in dieser Form direkt ins Blutplasma sezerniert wird. Dort wird ein Großteil des Retinol-RBP-Komplexes reversibel an Transthyretin (TTR) gebunden und im Blut transportiert. Vermutlich wird nur das nicht komplexierte Retinol-RBP in verschiedenen extrahepatischen Zielzellen aufgenommen, deren Zelloberfläche spezifische RBP-Rezeptoren aufweist. Das aufgenommene Retinol wird von dort zum größten Teil dem Plasma erneut zugeführt und an das dort vorliegende RBP gebunden (Blomhoff, 1994). Am Rezeptor der Zielzelle wird Retinol nach endständiger Decarboxylierung des RBP an zelluläres Retinol-bindendes Protein (CRBP) abgegeben, wobei bisher zwei intrazelluläre, cytoplasmatische Carrierproteine spezifisch für Retinol (CRBP (I)/(II)) und zwei weitere für den aktiven Metaboliten Retinsäure (CRABP (I)/(II)) isoliert und kloniert wurden (Wolf, 1991). Das extrazellulär verbleibende Apo-RBP wird renal eliminiert (De Luca, 1977). Im Zielorgan kann eine Speicherung in Form der Retinylester erfolgen, die zur kurzfristigen Überbrückung eines Versorgungsdefizits dient. Ferner wird Retinol oder der Metabolit, die Retinsäure, in den Zielzellen nach Bindung an zytoplasmatische Rezeptoren in den Kern transportiert, um nach Bindung an nukleäre Retinsäure-Rezeptoren, die zur Familie der Steroid-Thyroid-Hormonrezeptoren gehören (Evans, 1988) die Proteinsynthese-Leistungen zu beeinflussen (Mangelsdorf, 1990, 1994). Weiterhin beeinflußt Retinsäure posttranslationale Reaktionen wie Glykoprotein-Synthese (Roberts & Sporn, 1984).

Faktoren, die grundsätzlich die Bioverfügbarkeit von Vitamin A beeinflussen, sind Geschlecht, Alter und der Vitamin A-Status. Die abnehmende Clearance von Chylomikronenremnants bei älteren Menschen ist vielleicht die Erklärung für deren stärkeren Anstieg postprandialer Retinylester-Plasmaspiegel nach Ingestion im Vergleich zu jüngeren Personen (Krasinski et al., 1990). Frauen zeigen im Vergleich zu Männern einen geringeren Anstieg der Retinylester-Konzentration im Plasma nach der Resorption und eine niedrigere Retinol-Plasmakonzentration (Herbeth et al., 1986). Green und Green (1994) legten an der Ratte dar, daß der Vitamin A-Status den Abbau und Umsatz des Vitamins beeinflußt.

Eine direkte Korrelation wurde zwischen der Serumkonzentration von Retinol und dem Hämoglobin beobachtet (Suharno et al., 1993); für eine veränderte Verteilung der Vitamin A-Konzentrationen zwischen Plasma und Leber wurde bei jungen Ratten ein Eisenmangel verantwortlich gemacht (Rosales et al., 1999). Bei kombinierter Supplementation mit Vitamin A und Eisen zeigten indonesische Mädchen einen wirkungsvolleren Hämoglobin-Anstieg als bei Monotherapie mit Eisen (Suharno et al., 1993). Eine positive Wechselwirkung wurde erst jüngst bei Einnahme von Vitamin A und Eisen im Zusammenhang mit einer Eisenmangelanämie während der Schwangerschaft ermittelt. Hierbei erhielten insgesamt 242 indonesische Frauen, die sich in der 16. bis 20. Woche der

Schwangerschaft befanden, wöchentlich Eisensulfat (120 mg Eisen), Folsäure (500 µg) bzw. zusätzlich Vitamin A (4800 RE). Die kombinierte Gabe der drei Mikronährstoffe verbesserte die Verwertung von Eisen bei der Hämatopoese, nachvollziehbar an der effektiveren Wirkung hinsichtlich der Zunahme der Hämoglobin-Konzentration und der signifikanten Abnahme der Ferritin-Serumkonzentration im Vergleich zur alleinigen Eisengabe (Muslimatun et al., 2001 a). Lynch hatte schon 1997 postuliert, daß ein Vitamin A-Mangel die Eisenmobilisierung aus den Speichern verschlechtert und daher eine Vitamin A-Supplementation die Hämoglobin-Konzentration verbessert. Im Rahmen der synergistischen Beziehung zwischen Vitamin A und Eisen sind ferner die Isotopenstudien von Garcia-Casal et al. (1998) erwähnenswert, die belegen, daß relativ geringe Vitamin A- bzw. β-Carotin-Dosen die Absorption von endogenem Nicht-Hämeisen aus dem Getreide bei anämischen Erwachsenen aus Venezuela verdoppelt haben. Muslimatun et al. (2001 b) untersuchten im Rahmen der genannten indonesischen Interventionsstudie ferner den Einfluß während der Laktationsphase. Hierbei wurden erhöhte Retinolkonzentrationen in der Muttermilch, nicht aber im Serum gemessen; im Vergleich zur Eisengruppe gab es jedoch signifikant weniger Personen mit einer Retinolkonzentration ≤ 0,70 µmol/l Serum. Hinsichtlich Eisenstatus und dem Eisengehalt in der Muttermilch war in beiden Gruppen kein Unterschied vorhanden.

Daß mit einem an drei Tagen pro Woche verabreichten Supplement bestehend aus 5000 I.E. Vitamin A und 200 mg Eisen nach drei Monaten im Vergleich zum Plazebo die größtmögliche Verbesserung der Parameter Hämoglobin-Konzentration, Körpergewicht und Größe von 136 anämischen, 9–12jährigen Schulkindern aus Tansania erzielt wurde, stützt die Vorstellung, daß mit dieser Behandlung neben der Eisenmangel-Anämie, die weltweit den häufigsten Ernährungsschaden darstellt und nach den Daten der WHO bis 46 % aller Kinder im Schulalter in den Entwicklungsländern betrifft, auch die Wachstumshemmung, die dort ebenfalls ein wesentliches Gesundheitsproblem ist, vorgebeugt werden könnte (Mwanri et al., 2000).

Bei einem anämischen Teenager-Kollektiv aus dem urbanen Bangladesh führte eine begleitende Vitamin A-Gabe (2,42 mg Retinylester) neben Eisen (120 mg) und Folsäure (3,5 mg) nach 12 Wochen zu einer Abnahme der Anämie um 92 %, des Eisenmangels um 90 % und des

Vitamin A-Mangels um 76 % im Vergleich zu Plazebo. Dieser signifikante Nutzen für die Gesundheit durch eine Anhebung des Ernährungsstatus dieser armen jungen Frauen wird als ideales Basisprogramm vor einer Schwangerschaft angesehen (Ahmed et al., 2001).

Weiterhin ist eine Interaktion von Vitamin A mit dem essentiellen Mikronährstoff Zink bekannt. Zink ist wesentlich bei der hepatischen Synthese des Retinolbindungsproteins (RPB) beteiligt und erhöht die lymphatische Absorption von Retinol und seinen inter- bzw. intrazellulären Transport (Christian und West, 1998), wohingegen Vitamin A die Synthese des Zink-abhängigen Bindungsproteins und damit Absorption und Transport von Zink beeinflußt. Synergistische Aktivitäten beider Substrate wurden am Auge und RBP beschrieben (Udomkesmalee et al., 1992). Ersteres wird durch aktuelle Ergebnisse aus Nepal gestützt. 202 schwangere Frauen, die trotz Vitamin A-Zufuhr eine Nachtblindheit entwickelten, erhielten drei Wochen lang täglich zusätzlich 25 mg Zink. Trotz des Ansprechens der Serumkonzentrationen auf die Zinkeinnahme, konnte dies allein die Dunkeladaptation nicht verbessern. Sofern nachtblinde Schwangere jedoch einen niedrigen initialen Serumspiegel von < 9,9 µmol/l Zink aufwiesen und eine Kombination aus Vitamin A und Zink erhielten, potenzierte Zink die Vitamin A-Wirkung bei der Wiederherstellung der Nachtsichtigkeit (Christian et al., 2001).

Vitamin E, ein fettlösliches Antioxidans, verhindert den oxidativen Abbau von Vitamin A im Magen-Darm-Trakt (Yang und Desai, 1977) und steigert dadurch dessen Speicherung im Gewebe und in der Leber (Napoli et al., 1984). Fette sind Transportvehikel für Vitamin A und dienen als Stimulans für den Gallefluß. Gallensalze wiederum fördern die schnelle Spaltung der Retinylester und die Aufnahme dieser lipidlöslichen Strukturen in die Mukosazelle. Carotinoide werden in Gegenwart von Galle vorwiegend im Dünndarm zu Retinal gespalten, resorbiert und in der Darmmukosa durch das Enzym Retinalreduktase zu Retinol reduziert, das nach Veresterung mit langkettigen Fettsäuren über die Lymphe in den Kreislauf gelangt. Die Resorption erfolgt durch passive Diffusion und ist langsamer als der aktive Transport des Retinols.

Chronischer Alkoholkonsum erhöht die Toxizität von Vitamin A, da er den Retinoid-Metabolismus durch Cytochrom P-450-Induktion und Kompetition beider Alkohole um dieselben Enzyme stört (Leo und Lieber, 1999) und zur Verminderung der Retinsäurespeicher der Leber, Abschwächung des Retinoid-Signalaustausches sowie Erhöhung der Expression des Aktivator-Proteins-1 (AP1 = c-Jun, c-Fos) führt. Somit werden molekulare Mechanismen geschaffen, die in hepatischen Stellatumzellen die Proliferation und Fibrogenese aktivieren (Wang, 1999).

Der Retinol-Plasmaspiegel bleibt unabhängig von der Zufuhr über einen langen Zeitraum konstant; insofern erlauben die Angaben der Blutspiegel wegen der hohen Speicherkapazität der Leber (Raica et al., 1972) und der peripheren, homöostatischen Regulation des Vitamin A-Spiegels keine zuverlässige Diagnose einer Hypovitaminose. Genauere Aussagen zum Vitamin A-Status ergeben sich aus der Quantifizierung der Retinylester und des Retinol-bindenden Plasmaproteins (Gerlach et al. 1988).

Ca. 20% des oral aufgenommenen Vitamin A werden nicht resorbiert und innerhalb 1–2 Tagen über die Fäzes ausgeschieden. Zum Abbau wird Vitamin A in der Leber durch das Cytochrom-P-450-System hydroxyliert, anschließend glukuronidiert und über die Galle bzw. den Urin ausgeschieden. Ein Großteil der Metabolite ist noch nicht aufgeklärt. Vorwiegend handelt es sich um glukuronidierte und freie Retinsäure bzw. 4-Ketoretinsäure. Ein geringer Anteil des im Blut zirkulierenden und an Präalbumin gebundenen Holo-RBP wird wegen des niedrigen Molekulargewichtes glomerulär filtriert und in den Tubuli rückresorbiert. Bei Patienten mit gestörter tubulärer Rückresorption werden größere Mengen an RBP ausgeschieden. Umgekehrt sind bei Patienten mit chronischer Niereninsuffizienz glomeruläre Filtration und Abbau von RBP verzögert, so daß die Plasmaspiegel an Apo- und Holo-RBP ansteigen. Bei gesunden Erwachsenen beträgt die durchschnittliche Konzentration der Retinylester in der Leber 100–300 µg/g Leber, bei Kindern 20–100 µg/g Leber. Zur Versorgung der nicht vaskularisierten Cornea werden die in den Tränendrüsen gespeicherten Retinylester zu Retinol hydrolysiert, das an die Tränenflüssigkeit abgegeben wird und zu den cornealen Zielzellen gelangt. Topisch appliziertes Retinol wird auf der Conjunctiva und Cornea rasch verteilt und resorbiert. Eine Keratisierung des Corneaepithels setzt die Permeabilität herab (Monographie 1994).

Der Plasma-Turnover von Holo-RBP ist sehr rasch. Die Halbwertszeit des Retinol-RBP-Präalbumin-Komplexes beträgt 11–16 Stunden (Olson 1984). Die Reserven an Retinylestern der Leber hingegen weisen eine Halbwertszeit von 50–100 Tagen auf, die bei chronischem Alkoholkonsum herabgesetzt ist.

Die Normwerte für Retinol im Plasma werden mit 30–70 µg/dl beschrieben, die sexspezifische Differenzierung ergab bei Männern eine etwas höhere durchschnittliche Konzentration als bei Frauen (♂ 35–70 µg/dl; ♀ 30–60 µg/dl). Überdies ist eine altersabhängige Abstufung zu beobachten. (Jugendliche 30–60 µg/dl, Kinder bis 10 J. 20–50 µg/dl, Kleinkinder bis 1 J. 15–40 µg/dl und Neugeborene 10–30 µg/dl) (Biesalski et al., 1985). Nach WHO-Richtlinien wird von einem ausgeprägten Mangel bei einem Retinolplasmaspiegelwert von < 10 µg/dl, von einem beginnenden Mangel bei Werten zwischen 10–19 µg/dl gesprochen.

Bei stets ausreichender Versorgung mit Vitamin A stellen Werte von 100–300 µg/g den Normbereich der Retinolkonzentration der Leber dar (Underwood, 1984). Plasmamittelwerte des Transportproteins (RBP) betragen bei Erwachsenen 42 resp. 47 µg/dl (♀, ♂) und in der Altersklasse bis zu 10 Jahren 20–30 µg/dl (MSD-Manual, 1993).

Eine Hypervitaminose A im Sinne einer akuten Vergiftung kann durch kurzfristig hochdosierte Aufnahme von Vitamin A ausgelöst werden, wie dies nach Verzehr von Eisbär-, Robben- und Haifischleber, die mehr als 150000 I.E./g Leber (entsprechend 50 mg/g) an Vitamin A enthalten, beobachtet wurde. Einnahme von 500 mg (1,5 Mio. I.E.) können bei Erwachsenen, 100 mg (300000 I.E.) beim Kind und 30 mg (100000 I.E.) beim Kleinkind zu akuten Symptomen wie Kopfschmerzen, starke Müdigkeit, Übelkeit, Papillenödem und Abschälen der Haut führen. Diese Anzeichen sind 36 Stunden nach Absetzen der Medikation voll reversibel (Bauernfeind, 1980). Labordiagnostisch lassen sich bei einer akuten Intoxikation eine erhöhte Fibrinolysezeit, ein erniedrigter Quickwert, erhöhte GOT- und GPT-Werte und eine mäßig beschleunigte BSG verifizieren (Bundesanzeiger Nr. 86 vom 6.5. 1994). Retinylester-Serumkonzentrationen, die mehr als 10 % der gesamten Vitamin A-Konzentration, d.h. an RBP gebundenes Retinol und alle Retinylester, ausmachen, werden als Indikator einer potentiellen Hypervitaminose bzw. Toxizität diskutiert (Ballew et al., 2001). Physiologische Retinylester-Konzentrationen liegen bei < 244 nmol/l (7 µg/dl), was in etwa < 8 % des gesamten Vitamin A im Serum entspricht.

Eine chronische Vergiftung bei Kindern und Erwachsenen entwickelt sich nach einer täglichen Einnahme von 30–60 mg Vitamin A über 2 Jahre hinweg. Frühsymptome sind dünnes Haar, trockene, rauhe Haut, aufgeplatzte Lippen, Hämorrhagie und Knochenschmerzen. Spätere klinische Befunde sind u.a. ein beschleunigter Knochenabbau bis hin zu Spontanfrakturen, eine erhöhte alkalische Phosphatase (AP), hohe Osteoblastenaktivität, Hyercalzämie, Gelenkschmerzen, Leberabnormitäten wie erhöhte Enzymaktivitäten, Fibrose, Hyperplasie, Hypertrophie, Zirrhose, eine vergrößerte Milz, ein Pseudotumor cerebri. Aus experimentellen Untersuchungen geht hervor, daß ein Übermaß an Vitamin A die Knochenresorption beschleunigt und die Knochenbildung hemmt. Diese Kombination könnte zu einem Knochenverlust führen und zur Entwicklung einer Osteoporose beitragen (Binkley und Krueger, 2000). Aufgrund von Fehlern bei der statistischen Auswertung, der Auswahl eines zu jungen und heterogenen Studienkollektivs sowie der Wahl einer nicht für Knochenmasseverluste geeigneten lokalen Diagnosestelle, wurde zunächst keine Beziehung zwischen der radialen Knochenmasse und der Vitamin A-Aufnahme bzw. dem Gesamtretinol erkannt (Sowers und Wallace, 1990). Eine große, fachgerecht angelegte epidemiologische Studie aus Nordeuropa legte aufgrund des beobachteten hohen Risikos für osteoporotische Frakturen und einer hohen Vitamin A-Einnahme nahe, daß ein Zusammenhang zwischen diätetischer Vitamin A-Einnahme, Knochendichte (BMD) und Hüftfrakturrisiko besteht (Melhus et al., 1998). Die Vitamin A-Zufuhr wurde von 175 schwedischen Frauen im Alter von 28 bis 74 Jahren über vier Wochen per Fragebogen protokolliert und die Knochendichte (BMD) an vier Stellen bzw. für den gesamten Körper röntgenologisch erfaßt. Die BMD war mit der Retinol-Einnahme negativ verknüpft; bei Frauen mit einer chronischen Einnahme von > 1,5 mg pro Tag lag die Knochendichte um ca. 10% niedriger als bei einer täglichen Einnahme von < 0,5 mg. Melhus und Mitarbeiter (1998) gehen davon aus, daß ein Risiko für Knochenmineralverlust und Hüftfraktur bei einer Retinol-Einnahme von über 1,5 mg pro Tag besteht. Dies würde bedeuten, daß das Skelett das empfindlichste Gewebe gegenüber niedrigdosierter Langzeit Vitamin A-Toxizität ist. Bei dieser Vorstellung ist beunruhigend, daß die genannte Vitamin A-Menge (1,5 mg Retinol = 1500 RE = 5000 I.E.) nur in etwa der doppelten Menge der empfohlenen Tagesdosis gemäß DGE 2000 bzw. DRI 2001 (USA/Canada) entspricht, also leicht über eine Supplementeinnahme erreichbar und niedriger als der vorläufige LOAEL ist. Im Gegensatz zu den Melhus-Ergebnissen liefern zwei US-Studien keine Hinweise für einen erhöhten

Knochenmasseverlust bei Frauen, die bis zu 1,5–2 mg Vitamin A pro Tag aufnahmen (Freudenheim et al., 1986; Houtkooper et al., 1995). Somit müssen die widersprüchlichen Ergebnisse zur Erhöhung des Frakturrisikos durch eine chronisch erhöhte Vitamin A-Zufuhr durch weitere Studien erst bestätigt werden. Bei Hypervitaminose A können Retinolwerte von 100–2000 µg/dl Serum erreicht werden. Die Prognose ist auch in diesen Fällen ausgezeichnet, da sich die Symptome innerhalb von 1–4 Wochen zurückbilden (MSD-Manual, 1993).

Da Vitamin A und seine synthetischen Derivate wie z.B. Isotretinoin plazentagängig sind und als teratogen bei Tieren und beim Menschen gelten, wird in Anlehnung an die Empfehlungen der WHO/FAO (1998) während der Schwangerschaft aus Sicherheitsgründen eine tägliche nicht zu überschreitende Vitamin A-Einnahme von 10000 I.E. (3000 RE) und ein wöchentliches Supplement nicht über 25000 I.E. (7500 RE) vorgeschlagen.

Obwohl Tagesdosen von 10000 I.E. oder weniger an Vitamin A als Retinol bzw. Retinylester als sicher gelten, wurde von Supplementen mit Tagesdosen über 10000 I.E. in einer einzigen epidemiologischen Studie berichtet, daß diese ein signifikant höheres Risiko bzgl. Mißbildungen hervorrufen (Prävalenzrate: 4,8; Rothman et al., 1995). Diese Untersuchung wurde jedoch zum größten Teil kritisch bewertet, insbesondere im Zusammenhang mit einer vermuteten Fehlklassifikation der Malformationen (Werler et al., 1996). In einer von Dudas und Czeisel (1992) durchgeführten klinischen Studie aus Ungarn wurde nach Vitamin A-Gabe von 6000 I.E. (1800 RE) kein Inzidenzanstieg fetaler Fehlbildungen beobachtet; da neben Vitamin A Folsäure verabreicht wurde, sind nur begrenzte Schlüsse hinsichtlich der Inzidenz von Neuralrohrdefekten möglich. Auch im Bereich über 10000 I.E. pro Tag (= 3 mg Retinol) wurden mit Vitamin A-Supplementen keine bestätigten Fälle von teratogenen Schäden beim Menschen festgestellt (Miller et al., 1998).

Um zu klären, wieviel perikonzeptionelles Vitamin A teratogen wirkt, wurde mit Hilfe eines Primatenmodells für Teratogenitätsstudien von Retinoiden der NOAEL-Wert (No Obseved Adverse Effect Level) von 7500 I.E./kg bestimmt. Werden diese am Cynomolgus-Affen erhobenen Daten auf den Menschen extrapoliert, so ergibt sich für präformiertes Vitamin A ein NOAEL-Äquivalent von 30000 I.E./d (9 mg Retinol = 9000 µg RE/d) für schwangere Frauen, was in etwa der 10fachen empfohlenen Tagesdosis der DGE entspricht (Wiegand et al., 1998).

Epidemiologische Humanstudien beweisen nicht, ab welchem Gehalt Vitamin A teratogen wirkt; jedoch zeigen pharmakokinetische Daten, daß Retinoid-Blutspiegel von Frauen, die täglich 30000 I.E. präformiertes Vitamin A eingenommen hatten, nicht größer waren als die von Schwangeren im ersten Trimester, die gesunde Kinder zur Welt brachten (Miller et al., 1998).

Da Vitamin A für die normale Reproduktion und embryonale Entwicklung essentiell ist, und ein Vitamin A-Mangel ebenfalls teratogene Folgen haben kann (Underwood, 1984), muß das Vitamin in ausreichender Menge zugeführt werden. Im Dosisbereich 5000–10000 I.E./Tag (entsprechend 3 mg Retinoläquivalenten) bei einer Einzeldosis von maximal 3000 I.E., sollten Schwangere sich genau an diese Dosierungsanleitung halten (Council for Responsible Nutrition, 1987; Monographie, Banz. 86, 1994)

Auch neuere Empfehlungen des Food and Nutrition Board/Institute of Medicine für Schwangere verweisen auf eine täglich tolerierbare obere Aufnahmemenge, einem UL (Tolerable Upper Intake Level) von 3000 µg präformiertem Vitamin A, der unter Berücksichtigung eines Unsicherheitsfaktors von 1,5 aus einem NOAEL von 4500 µg/Tag errechnet wird (DRI, 2001); für schwangere Frauen ≤ 18 Jahren wird der UL in Relation zum mittleren Körpergewicht auf 2800 µg herabgesetzt.

3.10.4 Biochemische Funktionen

Vitamin A hat keinen einheitlichen Wirkungsmechanismus, sondern eine Reihe von Wirkungsbereichen. Schwerpunkte sind:
– Wachstum, Differenzierung von Epithel- und Knochengewebe. Hierbei sind Retinol und Retinsäure wirksam. Überdies greift Vitamin A regulierend in Induktions- und Wachstumsvorgänge von Neoplasmen ein (Bertram & Martner, 1985), (Sporn & Roberts, 1983). Antikanzerogene Eigenschaften sind evident, da Tumorinduktion und Wachstum einiger maligner Zellen in vivo gehemmt werden.
– Reproduktion (Spermatogenese, Oogenese, Plazentaentwicklung, Embryonalentwicklung). Bei diesen Vorgängen ist Retinol wirksam und kann nicht durch Retinsäure ersetzt werden.

– Testosteronproduktion: In den Testes wird Retinsäure zur Testosteronsynthese und Retinol zur Aufrechterhaltung des Samenleiterepithels benötigt.
– Sehvorgang: Wirksam sind Retinol und Retinal.
– Immunsystem: Wirksam sind Retinol und Retinsäure.

Bei den somatischen Funktionen Wachstum und Differenzierung sowie bei der Testosteronproduktion ist Retinsäure das wirksame Prinzip (bzw. aktive Metabolite der Retinsäure). Retinol ist nur deshalb wirksam, weil es über Retinal zur Retinsäure oxidiert werden kann. Bei den Funktionen von Retinol (Reproduktion) oder von Retinal (Sehvorgang) ist Retinsäure unwirksam, weil sie nicht zu Retinal und Retinol reduziert werden kann.

3.10.4.1 Wachstum und Differenzierung

Zum Mechanismus der Wachstumsförderung durch Vitamin A gibt es verschiedene Vorstellungen, und wahrscheinlich treffen mehrere Faktoren zusammen. Einige Wissenschaftler nehmen an, daß die Wachstumsförderung durch direkte Stimulierung der Zellreplikation erfolgt (Zile et al. 1977, 1979). Andere (Jetten 1984) haben nachgewiesen, daß Retinsäure durch Zunahme der Rezeptorendichte die Bindung des «epidermal growth factor» an Gewebszellen fördert. Kürzlich konnte gezeigt werden, daß Retinsäure die Gen-Expression des Wachstumshormons reguliert (Bedo et al. 1989).

Der Einfluß auf die Zelldifferenzierung wird hauptsächlich auf nukleäre Effekte zurückgeführt. Grundlage dieser Vorstellung ist die Existenz spezifischer Bindungsproteine im Cytosol, die Retinol bzw. Retinsäure binden und zum Zellkern transportieren, um nach spezifischer Bindung an nukleäre Retinsäure-Rezeptoren, von denen bislang sechs identifiziert wurden (RAR α, β, γ und RXR α, β, γ), über die Beeinflussung der Gen-Expression die Synthese von Enzymen und anderen Proteinen zu steuern, die in Proliferation und Differenzierung eingeschaltet sind (Petkovich et al. 1987; Brand et al. 1988, Friedrich, 1987). Über eine direkte Interaktion mit spezifischen DNS-Sequenzen, die als retinoic acid response elements (RARE) bezeichnet werden, kontrollieren die letztgenannten Rezeptoren somit die Transkription bestimmter Gene, die Proteine kodieren, welche antiproliferativ und differenzierungsfördernd wirken (Umesono et al., 1988).

Weiterhin wird dem Einfluß von Vitamin A auf die Synthese bestimmter Glykoproteine der Zelloberfläche eine Rolle bei der Differenzierung zugeschrieben (Olson 1984). Derartige Glykoproteine können u.a. auch als Hormonrezeptoren eine Rolle spielen. Der Wirkungsmechanismus bei der Synthese von Glykoproteinen ist noch ungeklärt. Die Vorstellung, daß Retinylphosphat als Überträger für Mannose wirkt, hat sich als nicht richtig erwiesen, es handelt sich dabei wohl um einen in-vitro-Effekt (DeLuca et al. 1987).

Retinsäure stimuliert die Bildung von «gap-junctions» Zellverbindungen, die eine wichtige Rolle beim Austausch von Zellinformationen spielen (Wolf 1984).

Im Vitamin A-Mangel geht die Kontakthemmung des Zellwachstums verloren. Viele Folgen des Vitamin A-Mangels im Bereich der Differenzierung von Epithel-Zellen und Geweben (z.B. Keratinisierung von Haut und Schleimhäuten, Metaplasie der Mucosa) gleichen Vorstadien der Kanzerogenese.

Die im Vitamin A-Mangel oft beobachtete Überfunktion der Schilddrüse geht auf eine Störung der Rückkoppelung der Schilddrüsenhormone auf die TSH-produzierenden Zellen zurück und ist möglicherweise durch verringerte Rezeptorsynthese (Glykoprotein!) zu erklären (Anonymus 1979).

3.10.4.2 Reproduktion

Alle höheren Tiere brauchen zur Fortpflanzung Retinol. Bei weiblichen Tieren ist Retinol für die Entwicklung der Plazenta und für die Embryonalentwicklung erforderlich und kann nicht durch Retinsäure ersetzt werden. Bei männlichen Tieren wird Retinol über spezifische Rezeptoren in die Leydigschen Zwischenzellen aufgenommen (McGuire et al. 1981). Es hat eine zweifache Funktion: In den Zellen wird Retinol teilweise zu Retinsäure oxidiert, welche für die Testosteronproduktion erforderlich ist (Appling u. Chytil 1981). Das nicht oxidierte Retinol wird zu den Samenkanälchen transportiert, um nach rezeptorvermittelter Aufnahme das Samenleiterepithel und die Spermatogenese funktionsfähig zu erhalten. In dieser Funktion kann Retinol nicht durch Retinsäure ersetzt werden (Anonymus, 1982). In den Rattentestes wurde ferner das zelluläre Retinsäure-bindende Protein (RABP) nachgewiesen (Friedrich, 1987).

3.10.4.3 Sehvorgang

Die Lichtrezeptoren in der Retina enthalten Sehpigmente, die aus einer Proteinkomponente und einem Chromophor bestehen. Der Chromophor ist 11-cis-Retinal (bei Fischen 11-cis-3-Dehydroretinal). Rhodopsin, das Sehpigment der Stäbchen (Dämmerungssehen) und Jodopsin, das Sehpigment der Zapfen (Sehen bei hohen Lichtintensitäten, Farbensehen) unterscheiden sich nur in der Proteinkomponente.

11-cis-Retinal ist über einen Lysinrest als Schiffsche Base an die Proteinkomponente gebunden. Die Schiffsche Base ist protoniert. Wenn ein Lichtstrahl auf die dunkeladaptierte Retina trifft, wird 11-cis-Retinal zu all-trans-Retinal isomerisiert, und unter Änderung der Proteinkonformation entsteht in wenigen Picosekunden Bathorhodopsin, welches dann über verschiedene Konformationszustände mit den Bezeichnungen Lumirhodopsin und Metarhodopsin I in Metarhodopsin II übergeht. Beim letzten Schritt wird die Schiffsche-Basen-Verknüpfung deprotoniert, so daß Metarhodopsin II zu Opsin und all-trans-Retinal hydrolysiert wird. Letzteres wird teils nach Reduktion als all-trans-Retinol im Pigmentepithel gespeichert, teils in der Dunkelphase wieder zu 11-cis-Retinal isomerisiert und mit Opsin zu Rhodopsin verbunden. Diese Vorgänge wurden von Wald (1968) als Isomerisierungszyklus bezeichnet.

Bei der Lichteinwirkung auf die Photorezeptoren schließen sich die Natriumkanäle der Plasmamembran der äußeren Stäbchensegmente. Die dadurch induzierte Hyperpolarisation der Zelle moduliert die Transmitterausschüttung an der Synapse, wo der Nervenimpuls entsteht und kontrolliert so die Weiterleitung des Impulses, der im Sehzentrum verarbeitet wird (O'Brien, 1982).

Ein einzelnes Photon genügt zur Auslösung eines Nervenimpulses. Es muß demnach einen Verstärkermechanismus geben. Die dabei ablaufenden Vorgänge sind im Schema in Abb. 3-44 vereinfacht dargestellt (nach Stryer 1987). Die Vermittlung zwischen Sehpigment und Vorgängen an der Plasmamembran geschieht durch das Protein Transducin. Das lichtaktivierte Sehpigment führt an dem Komplex von Transducin mit GDP zu einem Austausch von GDP durch GTP. GTP-Transducin aktiviert

Abb. 3-44: Molekulare Vorgänge beim Sehprozeß

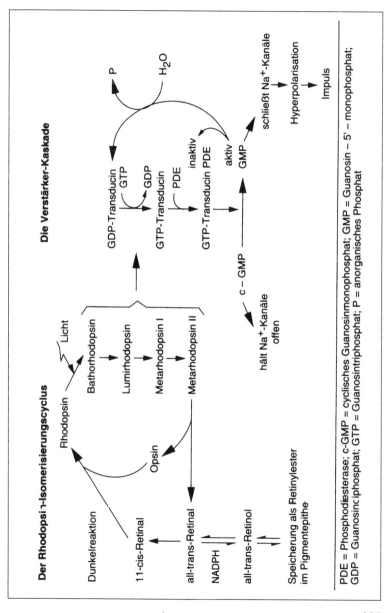

durch Bildung eines Komplexes die inaktive Phosphodiesterase (PDE), welche nun ihrerseits zyklisches GMP (c-GMP) zu Guanosin-5′-monophosphat (GMP) aufspaltet. c-GMP hält die Na^+-Kanäle offen. Die Abnahme der c-GMP-Konzentration unter der Wirkung der aktivierten Phosphodiesterase führt zum Schließen der Na^+-Kanäle und verursacht so die Hyperpolarisation. Der Ausgangszustand nach Ende der Belichtung wird dadurch wiederhergestellt, daß eine eingebaute GTPase GTP im GTP-Transducin-Phosphodiesterase-Komplex zu GDP hydrolysiert, so daß der Komplex wieder zu GDP-Transducin und inaktiver Phosphodiesterase aufspaltet. Die Hydrolyse von GTP zu GDP scheint darüber hinaus für den energetischen Antrieb des Zyklus eine Rolle zu spielen. Offen ist noch, auf welche Weise c-GMP regeneriert wird.

Die oben erwähnte Verstärkung kommt dadurch zustande, daß ein Molekül lichtaktiviertes Rhodopsin den GDP-GTP-Austausch an Hunderten von Transducin-Molekülen katalysiert und jedes dadurch aktivierte Molekül Phosphodiesterase wiederum Hunderte von c-GMP-Molekülen spaltet.

Diese Vorgänge sind vorwiegend an den Stäbchen untersucht worden, weil diese leichter zugänglich sind als die Zapfen. Die geschilderte Verstärker-Kaskade gleicht im Prinzip den intrazellulären Verstärker-Kaskaden bei der Wirkung eines an Membranrezeptoren gebundenen Hormons.

3.10.4.4 Immunsystem

Vitamin A reguliert die Glykoproteinsynthese durch direkte Einwirkung auf die Genexpression. Da hierzu auch die Immunglobuline gehören, wird die Aktivität des Immunsystems durch Retinol beeinflußt. Als Auswirkung einer Vitamin A-Defizienz auf die Immunfunktion wurde die Antwort durch Antikörper auf T-Zell-abhängige Antigene beschrieben (Ross, 1992); hierbei nahm die Antikörperbildung gegenüber einigen bakteriellen Antigenen ab. Die abgeschwächte Immunantwort wird als eine Ursache für Intensität und/oder Dauer von Primärinfektionen, welche die Anfälligkeit für sekundäre Infektionen wiederum erhöhen können, diskutiert.

Die Gruppe um A.C. Ross zeigte überdies, daß ein Vitamin A-Mangel verschiedene Zellpopulationen des Immunsystems dahingehend beeinflußte, daß eine geringere Anzahl von natürlichen Killerzellen (NK) vorhanden und auch die Zahl der Granulozyten und B-Lymphozyten in Blut und Milz im Vergleich zu Kontrollratten signifikant vermindert waren. Wurden die Vitamin A-defizienten Tiere für 28 Tage mit Retinsäure supplementiert, so näherte sich die Zahl der weißen Blutzellen wieder den Kontrollen an, die NK-Zelltoxizität wurde signifikant stimuliert und die Menge an zirkulierenden Lymphozyten nahm um 40 % aufgrund des Anstiegs der B- und T-Zellen (CD5+ -, CD4+ -, CD8+ -Anteile) zu (Zhao und Ross, 1995).

Da neutrophile Zellen eine der ersten Abwehrzellen sind, die auf eine Infektion ansprechen, können diese deren Ausmaß begrenzen. Twining et al. (1997) untersuchten die Funktionen der polymorphkernigen Leukozyten von Ratten im Vitamin A-Mangel. Dieser wirkte sich negativ aus auf die Chemotaxis, die Adhäsion von Organismen, die Phagozytose und die Bildung von reaktiven Sauerstoffspezies. Durch achttägige Gabe von Retinylpalmitat wurde dieser negative Einfluß aufgehoben.

Die mit einem Vitamin A-Mangel verbundenen Defizite beinhalten:
– eine Beeinträchtigung der Synthese spezifischer Antikörper,
– eine geringere Zahl von natürlichen Killerzellen,
– eine abnorme T-Zell-Proliferation,
– eine erhöhte Interferon-γ-Sekretion von T-Zellen.

Somit scheinen Veränderungen der Funktionen von Neutrophilen, T-und B-Zellen sowie natürlichen Killerzellen Vitamin A-defizienter Tiere zu einer verminderten Fähigkeit beizutragen, Infektionen zu bekämpfen.

Ein interessanter Zusammenhang zwischen einer Hyporetinolämie, dem Anstieg von Akutphase-Proteinen und der Infektionserkrankungshäufigkeit bei Kindern mit und ohne Xerophthalmie wurde von Semba et al. (2000) im Rahmen einer Studie mit immunologischen Endpunkten berichtet. Daß die dargestellte Korrelation nicht zwingend einen ausgeprägten Vitamin A-Mangel repräsentiert, geht daraus hervor, daß Retinol-Serumkonzentrationen während einer Akutphase-Reaktion aufgrund einer milden Infektion meist vorübergehend abnehmen, da aus dem Leberspeicher das Retinol-RBP vermindert freigegeben wird; wohingegen schwere Infektionen und Traumata zu Vitamin A-Verlusten der Körperspeicher führen. Dieses Phänomen kompliziert den Einsatz von Serumretinol als Indikator für den Vitamin A-Status, da es im Fall einer Beurteilung während der Akutphase-Reaktion zu einer Fehleinschätzung einer Vitamin A-Defizienz kommen könnte (Stephensen, 2000). Die durch eine Infektion ausgelöste Hyporetinolämie wird vom Wirkungsmechanismus zur Zeit als das Ergebnis einer beeinträchtigten Synthese oder Freigabe von Retinoltransportproteinen RBP und Transthyretin oder beidem durch die Leber angesehen (Ross, 2000).

Es ist ferner bekannt, daß proinflammatorische Zytokine wie TNF-α, Il-1, -6 und -8 während einer Infektion die hepatische de-novo-Synthese von Akutphase-Proteinen wie CRP (C-reaktives Protein) induzieren, während die Bildung und Serumkozentrationen von RBP und Transthyretin infolge der Akutphase vermindert werden (Beisel, 1998).

3.10.5 Bedarf

Obwohl der Vitamin A-Mangel nach wie vor ein brennendes Problem in verschiedenen Ländern der Dritten Welt ist, sind einschlägige Untersuchungen zur Ableitung des Bedarfs bisher nur für Erwachsene und oft nur mit unzureichender Methodik (Anzahl der Versuchspersonen) durchgeführt worden. Dennoch läßt sich aus den vorliegenden Ergebnissen ableiten, daß der tägliche Bedarf für den männlichen Erwachsenen mit 1 mg Vitamin A gedeckt wird (DGE 2000). Zwar wird die sog. Sheffield-Studie (Hume und Krebs 1949) immer wieder für die Begründung der Bedarfszahlen herangezogen, jedoch ist bei zwei Versuchspersonen eine zuverlässige Ableitung nicht möglich. Die Untersuchungen wurden später von Sauberlich et al. (1974) mit 8 Versuchspersonen wiederholt und bestätigen die Ergebnisse der Sheffield-Studie zumindest in der Größenordnung. Unseren heutigen Bedarfsempfehlungen liegen diese experimentellen Untersuchungen zugrunde. Durch eine gezielte Vitamin A-Mangelernährung über mehrere hundert Tage, ein Experiment, das unter heutigen Voraussetzungen ethisch nicht mehr vertretbar wäre, wurden bei den Versuchspersonen zunächst die Speicher soweit entleert, daß es trotz ausgeprägter Vitamin A-Blut-Homöostase zum deutlichen Abfall des Vitaminspiegels kam, ohne daß klinische Veränderungen (Hyperkeratose und unzureichende Hell-Dunkel-Adaptation) vorlagen. Durch Zulage unterschiedlicher Vitamin A-Mengen ließen sich die Symptome beseitigen und der Blutspiegel wieder auf ein physiologisches Niveau von 20 µg/dl anheben. Aufgrund der vorliegenden Daten wird von den Autoren der Mindestbedarf bei 0,6 mg Retinol/Tag angesetzt (Sauberlich et al. 1974).

Zur Abdeckung der physiologischen Schwankungsbreite wird gemäß DGE (2000) ein Zuschlag von etwa 60% für ausreichend erachtet; dementsprechend wird für den Erwachsenen eine Aufnahme von 0,8 mg/Tag für Frauen und 1,0 mg/Tag für Männer empfohlen. Die für Frauen empfohlene Vitamin A-Zufuhr wird um 10 bis 20 % geringer angesetzt, da ihr Plasmaspiegel im Durchschnitt entsprechend niedriger liegt, wie die VERA-Studie 1992 zeigte (Frauen: 0,178 µmol/dl, Männer: 0,204 µmol/dl). Man nimmt an, daß für Frauen unter physiologischen Sonderbedingungen wie Schwangerschaft und Stillzeit ein Mehrbedarf entsteht. Da Vitamin A als fettlösliches Substrat in die Muttermilch übergeht, werden während der Stillphase ca. 0,5 mg Retinol-Äquivalente pro

Tab. 3-35: Vitamin A (Retinol), β-Carotin, empfohlene Zufuhr (DACH 2000)

Alter	Retinol			
	mg-Äquivalent[1]/Tag		mg-Äquivalent[1]/MJ[2] (Nährstoffdichte)	
	m	w	m	w
Säuglinge				
0 bis unter 4 Monate[3]	0,5		0,25	0,26
4 bis unter 12 Monate	0,6		0,20	0,21
Kinder				
1 bis unter 4 Jahre	0,6		0,13	0,14
4 bis unter 7 Jahre	0,7		0,11	0,12
7 bis unter 10 Jahre	0,8		0,10	0,11
10 bis unter 13 Jahre	0,9		0,10	0,11
13 bis unter 15 Jahre[2]	1,1	1,0	0,10	0,11
Jugendliche und Erwachsene				
15 bis unter 19 Jahre	1,1	0,9	0,10	0,11
19 bis unter 25 Jahre	1,0	0,8	0,09	0,10
25 bis unter 51 Jahre	1,0	0,8	0,10	0,10
51 bis unter 65 Jahre	1,0	0,8	0,11	0,11
65 Jahre und älter	1,0	0,8	0,12	0,12
Schwangere				
ab 4. Monat		1,1		0,12
Stillende[4]		1,5		0,14

[1] 1 mg Retinol-Äquivalent = 1 mg all-trans-β-Carotin = 12 mg andere Provitamin A-Carotinoide = 1,15 mg all-trans-Retinylacetat = 1,83 mg all-trans-Retinylpalmitat; 1 IE = 0,3 µg Retinol
[2] Berechnet für Jugendliche und Erwachsene mit überwiegend sitzender Tätigkeit (PAL-Wert 1,4)
[3] Hierbei handelt es sich um einen Schätzwert
[4] Ca. 70 µg Retinol-Äquivalente Zulage pro 100 g sezernierte Milch

Tag über die Milch abgegeben. Da während längerer Stillphasen häufig ein Absinken der mütterlichen Plasma-Vitamin A-Spiegel beobachtet wird, hat man für diesen Zeitraum eine relativ hohe Zulage von zusätzlich 0,7 mg RE pro Tag empfohlen (DGE, 2000).

Zu den Individuen mit einer kritischen Versorgung gehören Neugeborene, deren Versorgung wesentlich von der Zufuhr während der Schwangerschaft abhängt, ferner Kinder mit häufig auftretenden Infektionskrankheiten und alte einseitig ernährte Menschen. Insbesondere mit Fieber verbundene Infektionen führen zu einer Erhöhung des Vitamin A-Bedarfs (Rahman et al., 1996; Rosales et al., 1996) bei gleichzeitig vermehrter Exkretion (Semba, 1994; Stephensen et al., 1994), was vor allem für Kleinkinder, die über geringe Reserven verfügen, fatale Folgen haben kann.

Der Vitamin A-Bedarf gemäß DACH 2000 wird in Retinol-Äquivalenten angegeben, da neben dem Retinol auch verschiedene Carotinoide in unterschiedlichem Ausmaß zur Bedarfsdeckung beitragen. Die in Tab. 3-35 angegebenen Umrechnungsfaktoren berücksichtigen die mittlere Resorptionsrate der verschiedenen Provitamin A-Carotinoide und die Effizienz ihrer Umwandlung in Retinol, wobei landesübliche Verzehrs- und Zubereitungsformen berücksichtigt wurden, da Zubereitungsverluste von ca. 20% das Ausmaß der Ausnutzung erheblich beeinflussen können. Im Rahmen des 4. DRI-Berichts für die USA und Kanada, erstellt vom Food and Nutrition Board of the Institute of Medicine (FNB/IOM), wurden die bisher gewohnten Retinoläquivalente (RE) durch die Retinolaktivitäts-Äquivalente (RAE) ersetzt. Ein tabellarischer Vergleich (Tab. 3-36) der

Tab. 3-36: Aktuelle Bezugsgrößen der Umrechnung von Vitamin A bzw. Provitamin A

	RDA 1989 (NRC)* 1 Retinoläquivalent (RE)	DRI 2001 (IOM)** 1 Retinolaktivitäts-Äquivalent (RAE)
All-trans-Retinol	= 1 µg	
All-trans-β-Carotin, in Öl	= 2 µg	
All-trans-β-Carotin, diätetisch	= 6 µg	= 12 µg
Andere Provitamin A-Carotinoide, diätetisch	= 12 µg	= 24 µg
Vitamin A-Aktivität von Retinol	= 3,33 I.E.	

* NRC: National Research Council
** IOM: Institute of Medicine

aktuellen Bezugsgrößen verdeutlicht den Stand der Umrechnung von Vitamin A bzw. Provitamin A (Trumbo et al., 2001).

Die Äquivalenzfaktoren untermauern die Tatsache, daß die Vitamin A-Aufnahme aus der Nahrung bisher zu optimistisch bewertet wurde und mehr Provitamin A-Carotinoide zur Bedarfsdeckung von Vitamin A aufgenommen bzw. mehr carotinoidhaltiges Obst und Gemüse verzehrt werden müssen.

Die früher gebräuchlichen Angaben in Form Internationaler Einheiten (I.E.) werden nur noch im pharmazeutischen Bereich angegeben. Danach entspricht 1 I.E. 0,3 µg Retinol. Bei der Nahrung, die der Mensch zu sich nimmt, wird durch β-Carotin weniger Vitamin A gebildet (Einfluß durch Zubereitung und Lebensmittelkombination), als dies unter tierexperimentellen Standardbedingungen der Fall ist.

Aufgrund der Fähigkeit der Carotinoide, zusätzlich als Radikalfänger zu fungieren, kommt ihnen eine besondere Bedeutung im Rahmen der Prophylaxe radikal-induzierter Krankheiten zu. In verschiedenen Studien wurde beobachtet, daß niedrige Carotinoid-Werte häufiger bei solchen Personen beobachtet wurden, die später an Krebs erkrankten (Friedrich 1987, Ernährungsbericht 1992). Obwohl eindeutig gesicherte Schlußfolgerungen noch nicht möglich sind, weisen epidemiologische Studien (Ziegler 1989), Tierexperimente (Krinski 1989) und erste Interventionsstudien am Menschen (Connet 1989, Stich 1991) darauf hin, daß es sich beim β-Carotin und anderen Carotinoiden um potentielle Teilfaktoren in der Krebsprävention handeln könnte. Ebenso aktuell sind Gesichtspunkte, die dem β-Carotin (neben anderen antioxidativen Vitaminen wie z.B. Vitamin E und C) protektive Effekte bei der Entwicklung von Herz-Kreislauf-Krankheiten zusprechen (Gaziano et al. 1990, Manson et al. 1991). Dementsprechend sollte überlegt werden, ob man bei den Empfehlungen zur wünschenswerten Höhe der Vitamin A-Zufuhr nicht einen gesonderten Anteil für β-Carotin ausweist.

Bereits in älteren Lehrbüchern wurde darauf hingewiesen, etwa ein Drittel des Vitamin A als Retinol und zwei Drittel als Carotin zuzuführen (Rapoport 1969), ohne daß dies bisher – bis auf einige Ausnahmen – von den einschlägigen Organisationen, die sich mit Nährstoffempfehlungen beschäftigen, umgesetzt wurde. In den Niederlanden z.B. haben diese Überlegungen Eingang in die Nährstoffempfehlungen gefunden, indem für Erwachsene eine tägliche Aufnahme von 0,45 mg Retinol und 2,4 mg β-Carotin als wünschenswert angesehen wird (Recommended Dietary Intakes around the World 1983). Weltweit betrachtet nehmen nur noch Bulgarien (0,19 mg Vitamin A und 6,6 mg β-Carotin) und Indien (0,57 mg Vitamin A und 3 mg β-Carotin) eine ähnliche Differenzierung vor.

Für die eigentliche Vitamin A-Bedarfsdeckung ist zwar β-Carotin nicht unbedingt erforderlich, aufgrund der potentiellen Schutzwirkung des β-Carotins als Radikalfänger sollte jedoch generell dem Vorgehen der genannten Länder gefolgt und eine regelmäßige tägliche Zufuhr von Carotinoiden empfohlen werden. Diese Zusammenhänge haben das National Cancer Institut veranlaßt, eine carotinoidreiche Ernährung zu empfehlen. Danach sollte eine β-Carotin-Zufuhr von 5–6 mg/Tag gewährleistet sein, was einer Steigerung der durchschnittlichen Zufuhr an Vegetabilien in den USA um etwa das Vierfache entspricht. Auch die DGE, die im Rahmen einer Zusammenarbeit der Ernährungsgesellschaften von Deutschland, Österreich und der Schweiz gemeinsame Referenzwerte für die Nährstoffdichte (DACH-Referenzwerte) veröffentlicht hat, weist in ihren aktuellen Ausführungen darauf hin, daß den Carotinoiden eine von der Provitamin A-Wirkung unabhängige Eigenschaft als Radikalfänger zukommt und bewertet eine reichliche Carotinoid-Zufuhr positiv. Aus Studien zu krankheitsvorbeugenden Wirkungen des β-Carotin wurde ein Schätzwertbereich von 2–4 mg/Tag abgeleitet (DGE 2000) (s. Kap. 3.11.6).

Erfahrungen aus Entwicklungsländern haben gezeigt, daß eine Deckung des Vitamin A-Bedarfs ausschließlich mit Provitamin A-Carotinen nicht möglich ist. Nur bei einer Basisversorgung mit minimal 30 µg Retinol kann der Rest durch β-Carotin substituiert werden.

3.10.6 Bedarfsdeckung

Unter den Vitaminmangelzuständen rangiert der Vitamin A-Mangel – weltweit gesehen – an erster Stelle. Schwerwiegende ophthalmologische Störungen bis hin zur totalen Blindheit sind in vielen Ländern der Dritten Welt auf eine unzureichende Vitamin A-Versorgung zurückzuführen. In Industriestaaten dagegen ist der Vitamin A-Mangel eher die Ausnahme. Für das Gebiet der Bundesrepublik kann statistischen Berechnungen anhand von Verzehrserhebungen zufolge die mittlere Vitamin A-

Aufnahme (Retinol-Äquivalent) im allgemeinen als gut bezeichnet werden.

Bezüglich der Carotinzufuhr zeigen Erhebungen des U.S. Department of Agriculture (USDA) über den Verzehr von Lebensmitteln, daß die Aufnahme von β-Carotin bei rund 1,5 mg täglich liegt (Lachance 1988).

In den Niederlanden wurde eine längerfristige Überprüfung der Verzehrssituation bei achtzehnjährigen Männern durchgeführt und ergab eine durchschnittliche Tageszufuhr von 1,48 mg Vitamin A (Retinol-Äquivalente). Davon stammten etwa 40% aus Carotinoiden. In Abhängigkeit von der Jahreszeit wurden 1 bis 2 mg β-Carotin zugeführt (van Dokkum et al. 1990).

In Japan wurden die Serumspiegel von β-Carotin bei Männern und Frauen bestimmt, um den Zusammenhang mit der Verzehrshäufigkeit gelbgrüner Gemüse zu prüfen. Erwartungsgemäß führte häufiger Gemüsekonsum zu höheren Carotin-Konzentrationen im Blutserum. Darüber hinaus wiesen Frauen signifikant höhere Carotinspiegel auf als Männer. Für diesen Zusammenhang, der auch aus anderen Studien bereits bekannt ist, gibt es bis heute noch keine befriedigende Erklärung (Shibata et al. 1989).

Daten der VERA-Studie belegen für die (alte) BRD, daß bei Frauen im Durchschnitt um 40% höhere Plasmakonzentrationen gemessen werden als bei Männern. Der Anteil niedriger β-Carotin-Meßwerte ist bei Männern mit 10,7% dreimal höher als bei Frauen (3,4%). Bei den 35- bis 44jährigen Männern haben 20% niedrige β-Carotinkonzentrationen im Plasma. Personen mit hohem Alkohol- und/oder Zigarettenkonsum haben besonders häufig niedrige β-Carotin-Versorgungsmeßwerte (Ernährungsbericht, 1992).

Bei den Berechnungen zur Bedarfsdeckung müssen Zubereitungsverluste in Höhe von 20% berücksichtigt werden, und es darf auch nicht außer acht gelassen werden, daß Provitamin A-Carotinoide je nach Art der Zubereitung einer Mahlzeit einen deutlichen Unterschied in der Bioverfügbarkeit aufweisen. Dies wird zwar durch die Umrechnung auf Retinol-Äquivalente berücksichtigt, verdient jedoch gesonderte Beachtung. So ist z.B. die Annahme, durch Karotten relativ viel β-Carotin aufzunehmen, richtig, jedoch ist das Ausmaß der Ausnutzung von vielen Faktoren abhängig. Aus rohen Möhren werden nur etwa 1% vom Körper aufgenommen, da die Wurzelzellen aus unverdaulichen Zellulosemembranen bestehen. Die Carotin-Kristalle im Inneren werden von den Verdauungssäften nicht erreicht und gelangen unverändert zur Ausscheidung. Mit zunehmendem mechanischen Aufschluß (geriebene Möhren) erhöht sich die Ausnutzung. Wenn bei der küchentechnischen Zubereitung gleichzeitig noch Fett eingesetzt wird, trägt dies zusätzlich zur Verbesserung der Bioverfügbarkeit bei. So ist ein Möhrenhomogenat in Vollmilch bestens verwertbar.

Zwar haben Grüngemüse (Grünkohl, Spinat) nicht einen so hohen Provitamin A-Gehalt wie Karotten, aber das darin enthaltene Carotin ist besser verfügbar, denn die Zellwände sind leichter durch die Verdauungssäfte aufschließbar und die Carotinoide in den Chromo- und Chloroblasten liegen feiner verteilt vor. Schließlich wird das Ausmaß der Resorption von der Höhe der aufgenommenen Carotinmenge beeinflußt, wobei der nicht verwertete Anteil um so größer ist, je höher die Einzeldosen an Carotinoiden sind.

Da die alten Umrechnungsfaktoren zu optimistisch waren, müssen die älteren Daten über die Pro-Kopf-Versorgung mit Vitamin A in verschiedenen Ländern revidiert werden. Gemäß NHANES III (Third National Health and Examination Survey 1988–1994) wird in den USA die Vitamin A-Versorgung bei Männern jetzt zu 26% und bei Frauen zu 34% von Provitamin A-Carotinoiden bestritten. In Deutschland läßt sich nach dem Ernährungsbericht 2000 aus der Differenz von durchschnittlich aufgenommenen mg Retinoläquivalenten und mg präformiertem Retinol ein diesbezüglich prozentualer Anteil für Männer von 36% und für Frauen von 33% berechnen (Gassmann, 2001).

3.10.7 Klinische Symptomatik

Aufgrund der zahlreichen physiologischen Funktionen, die Vitamin A erfüllt, äußert sich ein Vitamin A-Mangel in verschiedenen klinischen Erscheinungen. Bei der Ätiologie des Vitamin A-Mangels sind primäre Ursachen als Folge einer verminderten Zufuhr nach einer längeren Ernährungskarenz von einem sekundären Mangel in Folge einer beeinträchtigten Resorption, Speicherung, eines Transports von Vitamin A oder einer verminderten Proteinaufnahme (gestörte RBP-Synthese) abzugrenzen. In den Ländern der Dritten Welt mit entsprechenden sozialen Problemen ist auch heute noch ein ernährungsbedingter Vitamin A-Mangel weit verbreitet (Underwood, 1994), wobei schätzungsweise über 124 Millionen Kinder betroffen sind (Humphrey et al., 1992). Nach dem Ernährungsbericht 1992 liegt in den Industrienationen eine Unterversorgung nur bei 0,1% der untersuchten Personen vor.

Der Beginn eines Vitamin A-Mangels entzieht sich der klinisch-chemischen Diagnostik, da die Vitamin A-Konzentration im Blut auch dann noch homöostatisch im Normalbereich reguliert wird, wenn die Leber nahezu vollständig geleert ist (Gerlach et al., 1988).

Frühsymptome eines Vitamin A-Mangels manifestieren sich am Auge in einer Verlangsamung der Dunkeladaption bis hin zur Nachtblindheit (XN, Hemeralopie), verbunden mit einer erhöhten Reizschwelle für Lichteindrücke. Nach einer Einteilung der WHO (Sommer, 1982) stehen weitere charakteristische ophthalmologische Vitamin A-Mangel-Symptome entsprechend ihrem Schweregrad im Vordergrund: Die konjunktivale Xerose (X1A, Faltenbildung und graue Pigmentierung der Bindehaut), die Bitot-Flecke (X1B, schaumige, aus epithelialen Absonderungen bestehende Flecken auf der bulbären Bindehaut), die corneale Xerosis (X2), die corneale Ulzeration/Keratomalazie (X3A, wenn die geschädigte Corneaoberfläche < 1/3 ist), die Keratomalazie, eine abnorme Keratinisation, die zur Verhornung der Corneazellen führt und die Permeabilität der Hornhaut herabsetzt (X3B, wenn die geschädigte Oberfläche > 1/3 ist), die corneale Vernarbung (XS) und die Fundus-Xerophthalmie (XF, Verhornung des Epithels der Tränendrüsen und Austrocknung der Binde- und Hornhautzellen).

Da die Hornhaut keine Gefäße besitzt, ist sie auf die Versorgung durch den Tränenfilm angewiesen. Mit Hilfe der Tränenflüssigkeit wird Retinol, welches zunächst in Form von Retinylestern in der Tränendrüse gespeichert und bei Bedarf zu Retinol hydrolysiert wird, zu den cornealen Zielzellen gelangen; dort wurde ein zelluläres Bindungsprotein (CRBP) nachgewiesen; vermutlich befinden sich im Zytosol des Epithels bzw. Endothels spezifische Retinolrezeptoren. Im Kammerwasser wurde bisher kein Vitamin A identifiziert. Interessant sind Befunde aus der Augenklinik Tübingen, die an zwei weiblichen Geschwistern im Alter von 17 und 13 Jahren, die an Nachtblindheit und einer fortgeschrittenen retinalen Atrophie litten, keine weiteren klinischen Symptome eines Vitamin A-Mangels beobachten konnten, obwohl im Blut nur Konzentrationen von 0,19 bzw. 0,18 µmol/l all-trans-Retinol (Normalwerte: 0,7–1,7 µmol/l) gemessen wurden; beim «Dose-Response Test» (s. Kap. Vitamin-Bestimmung) sprachen diese nicht an. Das Retinol-Bindungsprotein (RBP) konnte im Plasma nicht detektiert werden; erstaunlicherweise wiesen die Geschwister normale postprandiale Plasmakonzentrationen an Retinylestern auf. Die Genanalyse von RBP4, welches für das Serum RBP kodiert, offenbarte zwei hereditäre Punktmutationen (Ile41Asn und Gly75Asp) (Seeliger et al., 1999). Da bis auf Akne keine weiteren Organveränderungen diagnostiziert wurden, aber nur ein Sechstel des üblicherweise vorhandenen Retinolgehalts gemessen wurde, war dies ein Hinweis dafür, daß neben dem Retinol-RBP-TTR (Transthyretin)-Komplex alternative Vitamin A-Quellen für das Gewebe zur Verfügung stehen wie die Retinylester aus den Chylomikronen-Remnants. Da die Geschwister nicht unter einer Xerophthalmie litten, was aufgrund des Vorhandenseins physiologischer Retinolkonzentrationen in den Tränendrüsen bzw. in der Tränenflüssigkeit erklärbar war, gehen die Autoren derzeit davon aus, daß es organspezifische RBP-Formen gibt, die nicht von dem genetischen Defekt betroffen sind.

Weitere Vitamin A-Mangelerscheinungen gehen im Hals-Nasen-Ohren-Bereich mit einer herabgesetzten Geruchsempfindlichkeit und Geschmacksstörung einher. Die Entwicklung einer Plattenepithel-Metaplasie, die Austrocknung und Keratinisation im Respirationstrakt (Tracheal- und Kehlkopfbereich) hat überdies eine Atrophie der Schleimdrüsen und Zerstörung des Flimmerepithels zur Folge, was wiederum zu erhöhter Infektionsanfälligkeit und Häufung gelegentlich rezidivierender Bronchitiden und Bronchopneumonien führt. Diese stark erhöhte Infektionsempfindlichkeit der Atemwege kann im latenten Vitamin A-Mangel auftreten noch bevor es zu den klassischen Mangelsymptomen am Auge kommt (Sommer et al., 1984). Ferner wurden im Mangel Atrophien der Speicheldrüsen, der Darmschleimhaut sowie des Urogenitaltraktes beschrieben. Im letzteren Fall scheint die mit dem Mangel einhergehende Keratinisation der Epithezellen zu einem erhöhten Risiko einer Urolithiasis beizutragen, wie dies auch im Rahmen einer indischen Studie mit Vitamin A-defizienten Kindern (Retinol ≤ 13 µg/dl Serum) im Vergleich zur Kontrolle anhand der häufig auftretenden Calziumoxalat-Kristallurie beobachtet wurde (Kancha und Anasuya, 1992). Überdies sind epitheliale Strukturveränderungen im Bereich der Haut, z.B. eine follikuläre Hyperkeratose in Verbindung mit Akne beobachtbar, die neben der gestörten Dunkeladaptation, einer retinalen Dysfunktion, zu den wichtigsten Frühsymptomen gehören. Durch Gewebeschwund der Testes und Ovarien ist im Mangel die Fortpflanzung gestört. Unter experimentellen Bedingungen führt ein Vitamin A-Mangel bei trächtigen Tieren zum Absterben und zur Resorption der Feten. Die überlebenden Feten zeigten schwere teratogene Veränderungen (s. auch Abschnitt 3.10.4) im Bereich des Gesichtsschädels (Ausbildungen von Lippen-, Kiefer-, Gaumenspalten) sowie des Gastrointestinal- und Urogenitaltraktes. Da Vitamin A essentiell für das Wachstum ist, resultieren aus einem Defizit ein Wachstumsstillstand, Knochendeformationen in Form von Dickenwachstum und Störungen beim «Zahnen» (Dentition). Anhaltspunkte für einen Vitamin A-Mangel (s. dazu auch 3.10.4) sind nach Empfehlung der Deutschen Gesellschaft für Ernährung (DGE) eine Retinolplasmakonzentration von < 300 ng/ml. Hierbei ist die homöostatische Regulation zu beachten, die einen Abfall des Plasmaspiegels erst nach weitgehender Entspeicherung der Leber zur Folge hat.

Physiologisch grenzwertige Retinol- bzw. RBP-Plasmaspiegel und unzureichende Leberspeicher Frühgeborener werden für eine für diese Entwicklungsphase häufig auftretende Veränderung im Respirationstrakt, die bronchopulmonale Dysplasie (BPD), als endogene Prädispositionsfaktoren (Shenai et al. 1985) neben einer Defizienz der hyalinen Membranen (HMD) (Northway et al. 1967) und hohen Sauerstoffkonzentrationen angesehen. Aufgrund der Fortschritte im Bereich der Versorgung Frühgeborener hat die hochprozentige Sauerstofftherapie in den letzten Jahrzehnten ihren Stellenwert verloren. Dennoch nahm die Inzidenz für BPD nicht signifikant ab. Neueste Untersuchungsergebnisse liefern Hinweise, daß Frühgeborene, die diese chronische Lungenkrankheit entwickeln, in den ersten Lebenstagen besonders ausgeprägte qualitative und quantitative Unterschiede im Oxidationsmuster ihrer Lipide und Proteine aufweisen. Dies stützt die Vorstellung, daß der Läsionsprozeß in der Lunge, der letztlich zur Entwicklung der BPD führt, sich um den Entbindungszeitraum ereignet und die Oxidation ein Hauptfaktor der pathologischen Prozesse ist. Bisherige Versuche, Antioxidantien zu diesem Zeitpunkt gezielt in den gefährdeten Lungenbereich einzubringen, sind gescheitert (Welty, 2001). Da in Abhängigkeit vom Ausmaß des Vitamin A-Mangels Wachstum und Differenzierung tracheobronchialer Epithelzellen typischen morphologischen Veränderungen unterliegen, die eine

Basalzellproliferation, Gewebsnekrose oder squamöse Metaplasie zur Folge haben können (Wong, Buck, 1971; McDowell et al., 1984), kommt es im weiteren pathologischen Verlauf zu einer Beeinträchtigung der mukoziliären Clearance, hervorgerufen durch den Verlust von Flimmerepithel (Biesalski et al., 1986). Die so verminderte Reinigungsfunktion der Lunge schafft eine Voraussetzung für schwere rezidivierende Infekte (Wanner, 1977, Reidl, Jones, 1979).

3.10.8 Anwendungsgebiete

3.10.8.1 Längere Mangel- und Fehlernährung

Wie bereits im Kapitel Bedarfsdeckung ausgeführt, wirft die Vitamin A-Versorgung in der Bundesrepublik keine nennenswerten Probleme auf. Eine Übersicht über die wesentlichen Anwendungsgebiete ist in Tab. 3-37 zusammengefaßt (Monographie 1994).

Tab. 3-37: Anwendungsgebiete für Vitamin A

Prophylaxe und Therapie von klinischen Vitamin-A-Mangelzuständen verschiedenster Ursachen, die ernährungsmäßig nicht behoben werden können.
Ein Vitamin-A-Mangel kann auftreten:
- bei chronischer Mangel- und Fehlernährung
- bei Maldigestion und Malabsorption im Rahmen gastrointestinaler Erkrankungen wie bei Morbus Crohn, Sprue, Ileo-jejunaler Bypässe
- bei parenteraler Ernährung über längere Zeit
- bei Pankreaserkrankungen, Alkoholismus
- in der Ophthalmologie:
  1. Topische Therapie
     – Zur unterstützenden Behandlung von Vitamin-A-Mangel-bedingten atrophischen Zuständen der Horn- und Bindehaut wie Keratomalazie und Xerophthalmie.
     – Zur unterstützenden Behandlung bei trophischen Störungen der Horn- und Bindehaut mit Muzinmangel bei weitgehend erhaltenem wäßrigen Tränenfilm.
  2. Systemische Therapie
     – Behandlung von Vitamin-A-Mangelzuständen des Auges wie Keratomalazie, Xerophthalmie und Hemeralopie.
- in der HNO-Heilkunde:
  – Zur unterstützenden Behandlung bei chronischen Erkrankungen und atrophischen Zuständen der Hals- und Nasenschleimhaut, Epipharyngits sicca, Pharyngitis sicca, Rhinopathia medicamentosa und Ozaena.

Ein besonderes Risikokollektiv stellen Frühgeborene dar. Sie haben zu einem hohen Prozentsatz im Vergleich zu Reifgeborenen signifikant erniedrigte Plasmaretinolwerte (Navarro et al., 1984), Plasma-RBP-Spiegel (Shenai et al., 1981), inadäquate hepatische Retinol-Konzentrationen (Montreevasuat, Olson, 1979) und teilweise eine unsichere Bedarfsdeckung an Zink und Vitamin E, die bekanntlich in den Retinol-Stoffwechsel eingreifen (Zachmann 1989). Ein Vitamin A-Mangel bei Frühgeborenen geht mit typischen morphologischen Veränderungen im Respirationstrakt einher, die chronische Lungenerkrankung und als Endausprägung der multifaktoriellen Ätiologie eine bronchopulmonale Dysplasie (BPD) zur Folge haben können (Chytil, 1992). In diesem Zusammenhang zeigte eine randomisierte kontrollierte Doppelblind-Studie, daß durch i.m. verabreichtes Retinylpalmitat bei Kindern signifikant höhere mittlere Retinol- bzw. RBP-Plasmakonzentrationen erreicht werden und dies mit einer niedrigeren BPD-Inzidenz verbunden war (Shenai et al., 1987). Um bei Frühgeborenen normale Retinolplasmakonzentrationen zu erreichen, sind nach Werkman et al. (1994) ≈ 800 RE · kg^{-1} · d^{-1} notwendig. Sie schlagen eine parenterale Retinylpalmitatsupplementierung in Form einer 10–20%igen intravenösen Lipidemulsion vor.

Klinisch manifeste Symptome des Vitamin A-Mangels sind vor allem ophthalmologische wie Nachtblindheit, Bitotsche Flecken, corneale Xerose, corneale Ulzerationen und Vernarbungen bis hin zur Xerophthalmie (u.a.). Nicht ophthalmologische Symptome des Vitamin A-Mangels umfassen z.B. eine generelle Wachstumshemmung; neuere an kleinwüchsigen Kindern erhobene Befunde stellen einen Zusammenhang zwischen niedrigen Vitamin A-Plasmaspiegeln und nächtlichen Wachstumshormonausscheidungen her, indem Evain-Brion und Mitarbeiter (1994) postulierten, daß niedrige Vitaminkonzentrationen an der Entstehung des neurosekretorischen GH-Dysfunktionssyndrom beteiligt sein könnten. Ein weiteres Vitamin A-Mangel-Symptom ist eine allgemein gesteigerte Infektanfälligkeit durch Beeinträchtigung des Immunsystems. Blomhoff und Mitarbeiter (1992) beschreiben plasmatisches Vitamin A als einen physiologischen Modulator der B-Zell-Funktion, dessen Wirkung durch seine Hemmung auf das Wachstum von B-Lymphozyten und seine Reduktion der Interleukin-6-Bildung hervorgerufen wird. Lie und Kollegen (1993) finden nach 1jähriger Supplementation mit 200000 I.E. Vitamin A im Serum von Kleinkindern sowohl einen höheren Retinol- als auch

IgA-Gehalt im Vergleich zur unbehandelten Kontrolle. Eine neuere immunologische Arbeit zeigt am Beispiel der mit Trichinella spiralis infizierten Maus, daß die Antikörper-vermittelte Immunität in der Hypovitaminose A stark beeinträchtigt ist (Cantorna et al., 1994). Insgesamt wurde beschrieben, daß Retinoide einen stimulierenden aber auch einen hemmenden Effekt auf die humorale und zelluläre Immunität ausüben (Futoryan, Gilchest, 1994). Mit niedrigen Retinsäure-Dosen wurde in vitro die zellvermittelte Zytotoxizität gegenüber Tumoren stimuliert, während hohe Dosen der Substanz hemmend wirken (Dennert, Lotan, 1978, Dennert, 1984).

Überdies gibt es Hinweise, daß die Infektanfälligkeit von Neugeborenen durch den mütterlichen Vitamin A-Status der späten Gestationsphase determiniert wird und daß für die Vitamin A-Reserven der Säuglinge im nachhinein eine adäquate Versorgung beim Stillen zu gewährleisten ist (Underwood, 1994); entsprechende Empfehlungen wurden von der DGE, dem Food and Nutrition Board und der FAO/WHO formuliert.

Einen weiteren interessanten Aspekt zu diesem Thema stellt die Untersuchung von Semba und Kollegen (1994) in Malawi an einem HIV-Typ I-infizierten Kollektiv von 567 schwangeren Frauen dar. Diese veranschaulicht sehr beeindruckend, daß in Abhängigkeit der mütterlichen Vitamin A-Defizienz, die bei schwangeren afrikanischen HIV-infizierten Frauen üblich ist, eine zunehmende Infektionsübertragung auf das Kind streng assoziiert ist ($p < 0{,}0001$). Das relative Risiko der HIV-Übertragung war 4mal größer für Mütter, die eine Serumkonzentration kleiner als 0,70 µmol/l gegenüber denjenigen mit Werten von über 1,40 µmol/l Vitamin A aufwiesen.

In zahlreichen klinischen Studien werden nach oraler oder topischer Anwendung von Retinoiden günstige Effekte bei Hauterkrankungen beschrieben, die überwiegend die Epithelzellpathologie betreffen wie die Akne vulgaris (Peck et al., 1979), Psoriasis vulgaris (Ellis, Voorhees, 1987), Ichthyosis und Hyperkeratosis (Moriarty et al., 1982). Experimentelle Arbeiten über Hautkrebs zeigen, daß Retinoide in der Promotionsphase der Karzinogenese interferieren. Die antikanzerogenen Effekte der verschiedenen Retinsäuren sollen auf molekularer Ebene durch Interaktion mit den entsprechenden nukleären Rezeptoren und den dadurch hervorgerufenen Veränderungen der Genexpression vermittelt werden. De Luca et al. (1993) berichten am Hautmodell der SENCAR-

Maus über eine starke Hemmung der Umwandlung von Papillom- in Karzinomzellen in Abhängigkeit der Retinsäure-Dosis; das Ausmaß der Papillomzellbildung wurde hierdurch jedoch nicht signifikant beeinträchtigt. Ihre Hypothese versucht den Retinsäureeffekt über eine Up-Regulation der Retinoid-Rezeptorexpression in Verbindung mit einer Komplexbildung zwischen dem Rezeptor- und dem AP-1-Protein (c-fos) zu erklären, die auf diese Weise die maligne Konversion verhindert (De Luca et al., 1994). Die topische Anwendung der Vitamin A-Säure (Tretinoin) bei der sogenannten «Lichtalterung», die histologisch eine Elastose und Kollagenfaserverminderung einschließt, ist derzeit noch in der Diskussion (Yamamoto et al., in press).

Klinische Vitamin A-Mangelzustände sind in den Ländern der Dritten Welt nach wie vor weit verbreitet. Mehr als 100 Millionen Kinder im Vorschulalter leben in Regionen mit entsprechendem Risiko (UNICEF, 1997). Schätzungsweise weisen über 3,3 Millionen Kinder klinische Zeichen und Symptome eines Vitamin A-Mangels auf (ACC/SCN, WHO 1997).

Chronische Retinol-Defizienz ist die folgenschwerste Vitamin-Mangelkrankheit. Nach Ermittlungen der WHO (1994) werden 35 Millionen Menschen als «blind» klassifiziert, wobei bisher aufgrund hochgerechneter Daten für den asiatischen Lebensraum insgesamt 5 Millionen Xerophthalmie-Fälle verschiedener Ausprägung mit jährlicher Entwicklung von 500 000 Fällen cornealer Xerophthalmie, insbesondere bei Kindern, vorausgesagt werden (Sommer, 1982).

Zwei Drittel dieser Kinder sterben innerhalb weniger Wochen nach der Erblindung (WHO 1988). Selbst der minderschwere Vitamin A-Mangel (Nachtblindheit und/oder Bitotsche Flecken) ist mit einem deutlichen Mortalitätsanstieg gegenüber gesunden Kontrollen korreliert (Sommer et al. 1983). Haupttodesursachen sind Masern, Diarrhöen und Infekte des Respirationstraktes. Der Vitamin A-Mangel zerstört die Integrität der epithelialen Barrieren im Gastrointestinum und Tracheobronchialgebiet, was die Infektentwicklung entscheidend begünstigt (Sommer et al. 1984). Eine Studie von Sommer (1993) belegt, daß das Ausmaß des Vitamin A-Mangels das Risiko der Inzidenz von Infekten im Atemtrakt bzw. Darmbereich oder von Todesfällen determiniert. Eine Prophylaxe mit Vitamin A-Supplementen als Kurz- oder Langzeitanwendung (Hussey, Klein, 1990, Coutsoudis et al., 1991) bei entsprechend defizienten Kindern im Vorschulalter (1–5 Jahre) zeigte im Durchschnitt eine 35%ige Abnahme der Kindersterblichkeit. Im Rahmen einer afrikanischen Studie konnte die Masern-assoziierte Mortalität sogar bis zu 50% gesenkt werden (Sommer, 1993). Ferner wird eine Vitamin A-Therapie mit einer verbesserten Immunität verknüpft (Semba et al., 1993). Eine Metaanalyse von einigen großen Studien ergab, daß eine Vitamin A-Supplementation bei Kindern im Alter von sechs Monaten bis fünf Jahren, die in Gebieten mit häufig auftretendem Vitamin A-Mangel lebten, deren Mortalitätsrisiko um durchschnittlich 23% vermindern konnte (Beaton et al., 1993).

Die weltweite Abnahme der Kindersterblichkeit wurde als eine der wichtigsten Fortschritte bei der Gesundheitsentwicklung des letzten Jahrhunderts gewertet. Da die bisherigen Ergebnisse jedoch nicht eindeutig zeigten, ob eine Supplementation in den ersten sechs Lebensmonaten notwendig und sicher ist oder einen Nutzen bringt, gab es hierzu erst kürzlich einen Beitrag im Rahmen der plazebokontrollierten EPI-Studie (Expanded Programme on Immunisation), bei der stillenden Müttern 200000 I.E. Vitamin A bei der Entbindung und ihren Säuglingen zu den drei Impfterminen bis zum 5. Lebensmonat jeweils 25000 I.E. verabreicht wurden. Diese Dosierung war sicher, hatte aber keine Auswirkung auf die Morbidität oder Mortalität der Säuglinge (WHO/CHD Study Group, 1998).

Aus Studien von Bangladesh, Brasilien und Indonesien ging hervor, daß über 90% der untersuchten halbjährigen Säuglinge unzureichende Leberspeicher aufwiesen. Eine Nekropsie-Studie von 1984 belegt anhand der Daten von amerikanischen Säuglingen defizitäre Vitamin A-Konzentrationen der Leber (< 0,07 µmol/g) bei zwei Drittel der Säuglinge unter drei Monaten, bei einem Viertel der 4–6 Monate alten Kinder, aber bei keinem der 6–12 Monate alten Kinder. Es hat sich aufgrund von Untersuchungen herausgestellt, daß der Vitamin A-Mangel bei der Geburt und im frühen Säuglingsalter als physiologisch zu bewerten ist und normalerweise im Alter von sechs Monaten überwunden ist, da sich die Größe der Leber verdoppelt und aufgrund der zugeführten Milch die Vitamin A-Konzentration ansteigt. Sofern Kinder jedoch von unterernährten Müttern gestillt werden, bleibt deren Vitamin A-Defizit auch im Alter von sechs Monaten bestehen und sie benötigen zusätzliches Vitamin A, um physiologische Speicher aufzubauen. Gemäß den Analysenergebnissen der von der Muttermilch auf die Säuglinge übertragenen Vitamin A-Gehalte, erweist sich als erfolgreiches Dosierungsschema einerseits eine Vitamin A-Einnahme von 200000 I.E. der Mutter zum Zeitpunkt der Entbindung und andererseits die viermalige Verabreichung von 50 000 I.E. an die Säuglinge bei der Geburt und den drei Impfterminen 6, 10 und 14 Wochen danach (Humphrey und Rice, 2000).

In Industriestaaten ist die Retinol-Avitaminose nicht mehr anzutreffen. Es treten jedoch subklinische Vitamin A-Mangelzustände aufgrund unzureichender alimentärer Zufuhr oder verschiedener Erkrankungen auf. Die Symptome sind unspezifisch und entziehen sich in der Regel einer klinischen und laborchemischen Diagnostik. Patienten, insbesondere Kinder, mit unzureichender Vitamin A-Bedarfsdeckung weisen ein erhöhtes Risiko für Erkrankungen des Respirations- und Darmtraktes (z.B. Durchfall) auf. Das Ergebnis einer randomisierten, Placebo-kontrollierten brasilianischen Doppelblind-Studie, welche 1240 Kinder im Alter von 6–48 Monaten einschließt, und den Supplementationseffekt einer Dosis von 100 000–200 000 I.E. (3mal jährlich) auf die Diarrhö-Inzidenz untersucht, belegt eine signifikante 20%ige Abnahme der Vorfälle in der Vitamin A-Gruppe (Barreto et al., 1994). Zwischen einem milden Vitamin A-Mangel und der Häufigkeit respiratorischer Infekte besteht eine nachgewiesene Korrelation (Biesalski 1988).

Eine Vitamin A-Supplementation bei unsicherer Bedarfsdeckung sollte dann in Erwägung gezogen werden, wenn prädisponierende Faktoren wie längere Mangel- und Fehlernährung oder chronisch rezidivierende Infekte vorliegen (Pinnock et al. 1986).

Da aktuelle Untersuchungsergebnisse aus Entwicklungsländern mit substantieller Mangelernährung gezeigt haben, daß viele Kinder nicht Vitamin A-defizient sind und durch globale Vitamin A-Verabreichungskampagnen sogar Schaden nehmen könnten, wird daraufhin von den Experten eine Abschätzung des Vitamin A-Mangels vor Intervention gefordert. Dies ist sinnvoll, um die Subgruppen unter den Kindern zu identifizieren, die nach heutigem Kenntnisstand einen Nutzen von der Supplementation haben. Danach profitieren Kinder, die HIV-infiziert sind, die aufzehrende Krankheiten haben, was an dem auf das Alter bezogene zu niedrige Körpergewicht erkennbar ist, ein hohes Risiko für schwere Diarrhöen, Masern und unverhohlen einen Vitamin A-Mangel aufweisen; Schaden nehmen könnten HIV-seronegative und ausreichend ernährte Kinder (Griffiths, 2000).

Zusammenfassend ist festzustellen, daß ein Vitamin A-Mangel der epithelialen Unversehrtheit sowie der Immunität schadet und das Auftreten und die Intensität von Infektionen während der Kindheit steigert. Die Ergebnisse der Studien zur Vitamin A-Supplementation sind jedoch nicht einheitlich (Villamor und Fawzi, 2000). So hat die Vitamin A-Gabe in mehreren, aber nicht allen, groß angelegten Studien an Bevölkerungsgruppen mit anscheinend gesunden Kindern die Mortalität signifikant gesenkt. Auch die Schwere von Diarrhöen wurde in den meisten Vitamin A-Studien gemildert. Die auf einem Krankenhausaufenthalt basierenden Untersuchungen zeigen übereinstimmend eine Minderung der Intensität von Masern, aber keinen Effekt auf Infektionen im Respirationstrakt ohne Masern.

Es ist verwirrend, daß Vitamin A auf die Pneumonie, als akute Infektion im unteren Respirationstrakt und weltweit führende Todesursache bei Kindern bekannt, keinen Einfluß nimmt, obwohl das Agens die Gesamtmortalität bei Kindern senkt. Dieser Widerspruch kann darin begründet sein, daß die Vitamin A-Supplementation möglicherweise gegen Pneumonie bei mangelernährten Kindern schützt, die wahrscheinlich Vitamin A-defizient sind, und schadet, sofern die Kinder zulänglich ernährt sind. Eine unterschiedliche Auswirkung der Vitamin A-Einnahme kann grundsätzlich auf dem kindlichen Vitamin A-Ernährungszustand basieren (Griffiths, 2000). In einigen Fällen wurden die Supplemente mit einem scheinbar erhöhten Risiko für akute Infektionen im unteren Respirationstrakt verbunden. Es liegen Hinweise vor, die dies stützen, sofern Kindern mit Pneumonie Vitamin A unter besonderen Umständen verabreicht wird. So belegt eine Studie aus Ecuador einen bedeutenden Anstieg der Pneumonierate von gut ernährten Kindern, die im Vergleich zur Kontrollgruppe wöchentlich eine Vitamin A-Dosis von 10000 I.E. erhielten (Rate Ratio = 2,21, P = 0,005), und einen überzeugenden protektiven Einfluß im Falle der Supplementation mangelernährter Kinder (RR = 0,38, P = 0,01) (Sempertegui et al., 1999). Ferner berichteten Fawzi et al. (2000) aus Tansania, daß die Vitamin A-Supplementation bei Kindern im Alter von 6–60 Monaten, verabreicht zum Zeitpunkt des Krankenhausaufenthaltes wegen Pneumonie und dann vier und acht Monate nach der Entlassung, im Vergleich zu Plazebo offensichtlich mit einem zunehmenden Risiko für Infektionen im Respirationstrakt (RR = 1,38, P = 0,005 für Husten und Tachypnoe) und für klinische Visiten (RR = 1,34,

P = 0,003) über das folgende Jahr verbunden ist. Diese Vitamin-Wirkung war am auffallendsten bei HIV-seronegativen Kindern, wohingegen die HIV-positiven Individuen offenbar ein abnehmendes Risiko aufwiesen. Sofern Fawzi et al. (1999) ihre Gesamtdaten hinsichtlich Ernährungszustand und HIV-Status analysierten, stellte sich aufgrund der Vitamin A-Supplementation eine Abnahme der Gesamtmortalität in den HIV-positiven Kindern dar; darüber hinaus verschlechterte sich die Intensität der Pneumonie, sobald Vitamin A während eines akuten Schubs gegeben wurde (Fawzi et al., 1998).

3.10.8.2 Maldigestion und Malabsorption

Sekundäre Vitamin A-Mangelerscheinungen gründen sich auf eine Beeinträchtigung der Resorption, der Speicherung oder des Transports von Vitamin A. Bei Malabsorption und Maldigestion, insbesondere bei manifesten Fällen von Morbus Crohn, Zöliakie, Sprue und parasitären Darmerkrankungen, wie auch bei Ileo-jejunalem Bypass, ist die intestinale Resorption sowohl des Vitamin A als auch seiner Provitamine behindert. Deutlich erniedrigte Retinol- und RBP-Plasmaspiegel werden sowohl bei parasitären Darmerkrankungen wie Ascariasis und Giardiasis, aber auch nach Morbus Crohn beschrieben (Biesalski 1989). Ausgedehnte intestinale Erkrankungen und Resektionen, die mit einer deutlichen Verminderung der resorbierenden Oberfläche einhergehen, wie z.B. Dünndarm-Bypass wegen massiver Fettsucht, Pankreas-Operation, aber auch Gallengangverschluß, Leberzirrhose (Zeng et al., 1992) können zu klinischen Vitamin A-Mangelzuständen mit Nachtblindheit und keratotischen Läsionen führen (Wechsler 1979). Einige Beobachtungen lassen annehmen, daß Entzündungen im Bereich des Gastrointestinal- und Bronchialtraktes zu einer Abnahme des Retinol-bindenden Proteins und Transthyretins führen. Die beobachteten erniedrigten Plasma-Vitamin A-Spiegel können als eine echte Reduktion der Vitamin A-Verfügbarkeit infolge der vorausgegangenen Infektion interpretiert werden. Eine kontrollierte Untersuchung zum Eliminationsverhalten von Vitamin A bei der akuten Infektion zeigt, daß Patienten mit Pneumonie und Sepsis eine signifikante Menge an Retinol und RBP mit dem Urin sezernieren. Bei 35% des Verumkollektivs wurde eine Vitaminmenge eliminiert, die in der Größenordnung dem halben RDA-Wert entspricht. Dieser Verlust wird mit den pathologischen Veränderungen assoziiert (Stephensen et al., 1994) und infolge eines gesteigerten Bedarfs depletieren die Körperspeicher unter der Infektion (Biesalski 1989). Da ein Vitamin A-Mangel die Anfälligkeit für Infektionen und Durchfälle erhöht, leistet dies wiederum Vorschub für Mangelerkrankungen wie Marasmus oder Kwashiorkor, die aufgrund von unzulänglichen Transport- und Speicherungssystemen zur Proteinverarmung führen.

Auch Patienten mit zystischer Fibrose (ZF) sind hinsichtlich eines Vitamin A-Mangels aufgrund ihrer Fettmalabsorption und des entzündlichen Stresses der pulmonalen Exazerbation ihrer Krankheit gefährdet. Die klinische Untersuchung von 35 Patienten mit ZF ergab, daß die Retinol-Plasmakonzentrationen während der akuten Exazerbation gesenkt waren und entsprechend defizitäre Plasmagehalte üblich sind. Die niedrigeren Retinolkonzentrationen waren mit einer Akutphase-Änderung im Bereich der hepatischen Proteinsynthese verbunden, denn neben einem Anstieg im Plasma-RBP erfolgte eine Abnahme der CRP-Konzentration (Duggan et al., 1996).

3.10.8.3 Parenterale Ernährung (PE)

Bei jeder längerdauernden und ausschließlichen PE muß selbstverständlich auch Vitamin A substituiert werden. Der gesunde Erwachsene vermag relativ große Vitamin A-Mengen in der Leber abzuspeichern, so daß Mangelerscheinungen erst nach monatelanger Drosselung der Vitamin A-Zufuhr auftreten. Die Leberspeicherkapazität von Kindern beträgt jedoch nur wenige Wochen. Frühgeborene sind ihrer hepatischen Reserven fast vollständig beraubt (Olson et al. 1984).

Periphere Vitamin A-Mangelzustände können dann auftreten, wenn der Lebervorrat nicht mobilisiert werden kann. Dies ist beim Zinkmangel oder bei Protein-Synthesestörungen, die einen Mangel an Retinol-bindendem Protein (RBP) nach sich ziehen, der Fall (Aktuna et al., 1993). Bei Intensivpatienten werden relativ häufig subnormale Vitamin A-Plasmaspiegel gefunden. Auch Fälle von manifesten klinischen Vitamin A-Mangelzuständen sind nach langfristiger PE bekannt geworden. Eine ausreichende Vitamin A-Substitution, ganz besonders bei langfristigen PE-Regimen der oftmals multimorbiden Patienten mit präoperativ depletierten Speichern, ist nicht zuletzt aufgrund ihrer Rolle bei der Wundheilung und bei Immunreaktionen von überragender Bedeutung. Sehr hohe Dosen oder ein Vitamin A-Mangel beeinträchtigen die Immunantwort durch eine Depression der Antigen-spezifischen Antikörperbildung und der T-Lymphozyten-Proliferation (Friedman & Sklan, 1989a; 1989b; Prabhala et al., 1991). Eine entsprechende Vitaminergänzung bei Defizienz führt zur Wiederherstellung der Immunfunktion (Friedman et al., 1991; Hatchigian et al., 1989).

Durch Verwendung des Palmitinsäure-Esters, durch lichtgeschützte Infusion zur Reduzierung der Fotodegradation sowie durch Zumischen des Vitamin A-haltigen Vitamin-Supplements zur Infusionslösung unmittelbar vor Infusionsbeginn läßt sich die Inaktivierung des Vitamin A infolge von Aufbewahrungsfehlern deutlich reduzieren.

3.10.8.4 Pankreaserkrankungen und Alkoholismus

Die Mukoviszidose [zystische (Pankreas)-Fibrose] geht nicht selten mit niedrigen Vitamin A-Spiegeln einher. In einer aktuellen Erhebung an 31 Patienten mit zystischer Fibrose wiesen 3 Patienten eine konjunktivale Xerose auf, obwohl diesen Patienten routinemäßig Vitamin A-Supplemente verordnet wurden (Vernon et al. 1989).

Bei alkoholischer Hepatopathie wird eine Entspeicherung der Vitamin A-Leberreserven beobachtet, die letztlich zu einem Absinken der Vitamin A-Plasmaspiegel führt (Leo et al. 1983). Die gewöhnlich unzureichende biologische Wertigkeit der Eiweißfraktion in der Nahrung des chronisch Alkoholkranken bedingt zusätzlich eine RBP-Synthesestörung.

3.10.8.5 Seltene Indikationen

Bei der sehr seltenen **A-β-Lipoproteinämie ist die Fraktion der** β-Lipoproteine durch das völlige Fehlen von Apolipoprotein B kaum bis gar nicht mehr existent. Demzufolge beträgt der Serumtriglyceridspiegel nur noch 0–20 mg/100 ml. Vitamin A ist durch die Fettmalabsorption und Chylomikronenbildungsstörung kaum verfügbar. Die schweren Organdefekte können durch eine frühzeitige symptomatische Therapie verhindert werden.

Bei **insulinpflichtigen Diabetikern** lassen sich erniedrigte Spiegel sowohl an Retinol als auch an RBP nachweisen (Basu und Leichter 1989). Die zugrundeliegenden Mechanismen sind weitestgehend ungeklärt.

Klinische Bedeutung haben Retinoide inzwischen bei der Behandlung einiger Tumorerkrankungen. Bei der malignen akuten promyelozytischen Leukämie (APL) werden antikanzerogene Effekte, die sich anhand von Vollremissionen bei Kindern und Erwachsenen manifestieren, durch Anwendung oral verabreichter all-trans Retinsäure im Vergleich zur konventionellen Chemotherapie erzielt (Degos et al., 1990; Mahmoud et al., 1993; Warrel et al., 1993). Die Wirksamkeit von all-trans-Retinsäure (Tretinoin) bei Patienten mit APL wurde in einer größeren randomisierten Studie aus Frankreich realisiert; die all-trans-Retinsäure war hierbei der alleinigen Chemotherapie hinsichtlich Gesamtüberlebens signifikant überlegen (Fenaux et al., 1993).

Eine weitere randomisierte amerikanische Studie analysierte an 346 Patienten mit unbehandelter APL die Wirksamkeit des Retinoids mit einer konventionellen Chemotherapie mit Daunorubicin in Verbindung mit Cytoarabin. Wurde die all-trans-Retinsäure während der Induktions- und Erhaltungstherapie gegeben, so verbesserte sie das Gesamt- und erkrankungsfreie Überleben der Patienten im Vergleich zur alleinigen Chemotherapie (Tallman et al., 1997).

Bei der APL findet sich eine reziproke Translokation zwischen den Chromosomen 15 und 17, deren strukturelle Veränderung zur Fusion von zwei Genen führt, welche auf Chromosom 15 (PML) bzw. 17 (Retinsäure-α-Rezeptor, RARα) liegen. Diese chimären Gene kodieren ein abnormes Fusionsprotein (PML-RARα), das die Proliferation und Differenzierung unreifer myeloischer Vorläuferzellen beeinflußt und eine entscheidende Rolle in der Pathogenese der APL spielt. Unter dem Einfluß von Tretinoin scheint die Wirkung die Degradation des PML-RARα und die daraus resultierende Ausdifferenzierung leukämischer Vorläuferzellen zu reifen neutrophilen Granulozyten darzustellen (Anonymus, AMB, 1998; Wolf u. Smas, 2000). Eine Pilotstudie zur Therapie der juvenilen chronischen myelogenen Leukämie, einer seltenen, bei Kindern vorkommenden Erkrankung, die u.a. durch eine Proliferation der Myelozyten charakterisiert ist, führte bei oraler täglicher Gabe von 13-cis-Retinsäure zu einer positiven klinischen Reaktion des weißen Blutbildes; die Überlebenszeiten für nicht Knochenmark-transplantierte Patienten wurde mit

36–83 Monaten nach der Diagnosestellung angegeben (Castleberry et al., 1994). Heute gelten die wachstums- und differenzierungsregulierenden Eigenschaften wie auch die antipromovierende Wirkung des Retinols als gesichert. Vitamin A beeinflußt das Immunsystem, die Glykoproteinsynthese und die Genexpression auf den verschiedensten nukleären und extranukleären Ebenen und greift in spezifische Differenzierungs- und Proliferationsvorgänge durch Induktion resp. Inhibition regulierend ein. In verschiedenen Studien konnte gezeigt werden, daß ein systemischer oder lokaler Vitamin A-Mangel die Sensibilität der Tracheobronchialschleimhaut gegenüber Karzinogenen und Kokarzinogenen steigert (Nettesheim et al., 1979) und umgekehrt eine Zufuhr von Retinoiden squamös metaplastische Veränderungen der Schleimhaut, wie sie durch Karzinogene des Zigarettenrauchkondensats verursacht werden, sowohl verhindern (Gouveia et al., 1982; Rutten et al., 1988) als auch zurückbilden (Mathe et al, 1983). Auch Madani & Elmongy (1986) haben gezeigt, daß eine optimale Vitamin A-Versorgung die Tumorinduktionsschwelle – z.B. für Benzo(a)pyren und Promotoren – relevant erhöht.

Epidemiologische Studien offenbaren, daß das relative Risiko an einem Lungenkrebs zu erkranken bei Rauchern mit gleichzeitiger obstruktiver Ventilationsstörung (FEV_1 < 60% bzw. < 70%) signifikant höher war im Vergleich zur gesunden Kontrollgruppe (Melvyn et al., 1987; Skillrud et al., 1987). Das Risiko an einer obstruktiven Atemwegserkrankung zu erkranken nimmt mit sinkender Vitamin A-Zufuhr statistisch zu (Morabia et al., 1989; 1990). An einem kleineren Kollektiv wurde mit einer täglichen oralen Zufuhr von 25000 I.E. Vitamin A über 30 Tage erfolgreich zur Verringerung milder obstruktiver Ventilationsstörungen beigetragen (Lorenz & Biesalski, 1993).

Eine aktuellere Interventionsstudie aus Indien untersuchte insgesamt 160 Personen mit oraler Leukoplakie mittels doppelblind plazebokontrolliertem Design, randomisiert auf das chemopräventive Potential von jeweils Vitamin A oder β-Carotin. Die wöchentliche Dosierung betrug 300 000 I.E. Retinylazetat über 12 Monate bzw. 360 mg β-Carotin oder Plazebo; die Kontrolluntersuchungen erfolgten einmal alle zwei Monate. Die komplette Regressionsrate der präkanzerogenen Läsionen betrug 10% in der Plazebogruppe, 52% unter Vitamin A und 33% mit β-Carotin (p < 0,0001). Sofern die Zufuhren unterbrochen wurden, erlitten zwei Drittel der Vitamin A-Gruppe und die Hälfte der β-Carotin-Anwender, bei denen die Behandlung angeschlagen hatte, einen Rückfall. Die Vitamin A-Verabreichung resultierte in einer signifikanten Remission der oralen Leukoplakie ohne jede Nebenwirkung einer längerfristigen Vitamin A-Supplementation (Sankaranarayanan et al., 1997).

Eine eigene Pilotstudie zur Chemoprävention zeigte an elf Patienten, davon neun Rauchern, mit Dysplasien und squamösen Metaplasien, die per Weißlicht in Kombination mit Autofluoreszenz-Bronchoskopie biopsiert wurden, bei Anwendung von inhalativem Retinypalmitat eine Responderrate von 55%; die inhalative Tagesdosis von dreimal 6000 I.E. (18 000 I.E./d) Vitamin A-Ester führte nach dreimonatiger Behandlung zu einer kompletten Remission in 44% und einer partiellen Remission in 12% der Biopsien. Diese vorläufigen Daten einer inhalativen Anwendung von Vitamin A, einem physiologischen Vorläufer der Retinsäure, stützen den vielversprechenden therapeutischen Ansatz dieser Chemoprävention von Lungenkrebs. Als Vorteile dieser topischen Darreichungsform sind überdies zu werten, daß die Retinylpalmitat-Konzentrationen im Plasma zwar anstiegen, sich aber im Mittel nicht signifikant von den Ausgangswerten der Patienten unterschieden und daß darüber hinaus keine kausal mit Vitamin A verknüpften Nebenwirkungen beklagt wurden (Kohlhäufl et al., 2002).

Weitere Perspektiven in der Chemoprävention von Tumoren im Kopf- und Halsbereich ergeben sich durch die positiven Ergebnisse kontrollierter Studien mit Isotretinoin, die zur Regression oraler Leukoplakien (Hong et al. 1986) und zur Verhinderung neuer Primärtumoren (Hong et al., 1990) führten.

In einer Mailänder Studie wurden insgesamt 307 Patienten mit nichtkleinzelligem Stadium-I-Lungenkrebs nach der operativen Tumorresektion entweder für 12 Monate lang täglich mit einer oralen Dosis von 300 000 I.E. Retinylpalmitat versorgt (n = 150) oder keiner weiteren Medikation unterzogen (n = 157). Die Kontrolluntersuchung dieser adjuvanten Krebstherapie ergab nach 48 Monaten in der Verumgruppe weniger Rückfälle und neue Primärtumoren im Vergleich zur Kontrolle (37% vs. 48%). Außerdem verlängerten sich für die Behandlungsgruppe die krankheitsfreien Intervalle (Pastorino et al., 1993).

3.10.9 Behandlungsmaßnahmen

3.10.9.1 Orale und parenterale Applikation

In der Monographie von 1994 zu Retinol und seinen Estern (Vitamin A) werden für Emulsion, Suspension, Tropfen, Lösungen, Kapseln, Tabletten, Dragees und Injektionslösungen zur Prophylaxe und Therapie altersabhängige Dosierungsempfehlungen ausgesprochen (Tab. 3-38).

Schwangere sollten wegen der Gefahr von kindlichen Mißbildungen ohne ärztliche Verordnung eine Tagesdosis von 10000 I.E. Vitamin A nicht überschreiten.

Tab. 3-38: Systemische Anwendung von Vitamin A. Systemische Gabe als Emulsion, Suspension, Tropfen, Lösungen, Kapseln, Tabletten, Dragees, Injektionslösungen zur Vitaminsubstitution

Altersgruppe	Prophylaxe		Therapie	
	IE	µg	IE	µg*
Kinder 1 – 3 Monate	3 000	900	6 000	1 800
Kinder 1 – 3 Jahre	6 000	1 800	12 000	3 600
Kinder 4 – 6 Jahre	10 000	3 000	25 000	7 500
Kinder 7 – 10 Jahre	15 000	4 500	50 000	15 000
Jugendliche 11–17 Jahre	20 000	6 000	100 000	30 000
Erwachsene, weiblich**	25 000	7 500	125 000	37 500
Erwachsene, männlich	30 000	9 000	150 000	45 000

*: Retinol-Äquivalente in Form von Retinylestern verabreicht
**: Unter Ausschluß einer Schwangerschaft

3.10.9.2 Topische Anwendung

Zur lokalen Anwendung am Auge werden 3mal täglich 1 Tropfen einer Lösung, die 1000 I.E. Vitamin A pro ml enthält, in den Bindehautsack eingetropft. Analog kann 3mal täglich ein 1cm langer Salbenstrang einer Augensalbe mit 250 I.E. Vitamin A pro g in den Bindehautsack eingestrichen werden.

Zur topischen Anwendung an der Nase werden mehrmals täglich 2–4 Tropfen Nasenöl (z.B. mit 15 000 I.E. Retinolpalmitat pro ml) in beide Nasenöffnungen bei zurückgebeugtem Kopf eingetropft.

Da in vielen Entwicklungsländern (Indonesien, Indien) die Xerophthalmie die Hauptursache der Blindheit bei Kindern ist, werden dort zur Prophylaxe Dosen von 200 000 I.E. (66 mg) des Retinylpalmitats empfohlen. Die orale einmalige Verabreichung dieser hohen Dosis soll für Kinder zwischen 1–4 Jahren (für Säuglinge die halbe Dosis) in Zeitabständen von 6 Monaten wiederholt erfolgen. In mehreren kontrollierten Studien ging eine Vitamin A-Supplementierung bei Defizienz, wenn auch in unterschiedlichem Ausmaß (55%, Vijayaraghavan et al., 1990; 90%, Tarwotjo et al., 1975) mit einer Reduktion der Xerophthalmie-Inzidenz einher. Auch neuere indische Untersuchungen berichten über eine Verbesserung der Krankheitsentwicklung bei 0–6jährigen im Zusammenhang mit der Wirksamkeit einer Vitamin A-Prophylaxe. (Gujral et al., 1993; Gopaldas et al., 1993).

3.11 β-Carotin

3.11.1 Chemie

β-Carotin (CAS-Nr. 7235-40-7, M_r 563,85) gehört zur Gruppe der Carotinoide, worunter man eine große Zahl fettlöslicher hochungesättigter Polyenfarbstoffe pflanzlicher Herkunft zusammenfaßt, von denen mehr als 50 Provitamin A-Aktivität in unterschiedlichen Spezies besitzen. β-Carotin ist neben α-Carotin, Lycopin (Carotine) und β-Cryptoxanthin, Lutein, Zeaxanthin (Xantophylle) das mengenmäßig wichtigste natürliche Carotinoid. β-Carotin, ein Polypren, hat eine symmetrische Struktur und besteht aus einer Isoprenkette mit je einem endständigen β-Iononring (Abb. 3-45). Das Molekül enthält 11 konjugierte Doppelbindungen. Natürliches β-Carotin liegt vorrangig (etwa 98%) als stabiles all-trans-Isomer vor, meist von geringen Mengen von α- und γ-Carotin begleitet. Das orange-rote bis rote Polyen ist in Alkohol schlecht und in Wasser praktisch unlöslich. Es ist gut löslich in Schwefelkohlenstoff,

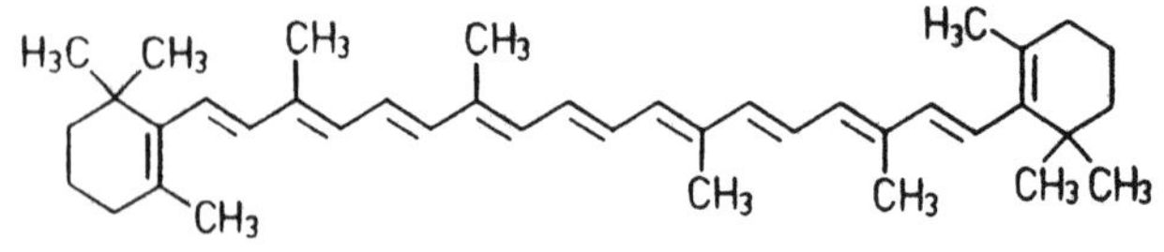

Abb. 3-45: β-Carotin

Benzol und Chloroform, weniger in Petrolether, Ether und Ölen. In Lösung ist die Substanz luft- und lichtgeschützt bei niedrigen Temperaturen aufzubewahren, da sonst farblose Oxidationsprodukte gebildet werden bzw. bei höheren Temperaturen eine Isomerisierung vor allem zum 13- oder 15-cis Isomer eintritt. Antioxidantien (z.B. Vitamin E) können die Bildung von farblosen Oxidationsprodukten verhindern. Als Einheit für die biologische Wirkung von Vitamin A wurden bisher IU (IE) bzw. Retinol-Äquivalente (RE) verwendet. Dabei entspricht 1 Retinol-Äquivalent 1 µg Vitamin A bzw. 6 µg β-Carotin sowie 3,33 IE Vitamin A-Aktivität von Retinol bzw. 10 IE Vitamin A-Aktivität von β-Carotin (1 IE = 0,3 µg Retinol bzw. 0,6 µg β-Carotin). Seit 2001 wurden die RE wiederum durch Retinolaktivitäts-Äquivalente (RAE) ersetzt (s. Kap. 3.10, Vitamin A, Tab. 3-36). Sofern β-Carotin in öliger Lösung und in einer Dosis von ≤ 2 mg aufgenommen wird, beträgt das Äquivalent-Verhältnis von Retinol:Carotin ungefähr 1:2 (µg:µg). Aufgrund neuerer Untersuchungen zur Absorption von entsprechenden Supplementen aus öliger Lösung bzw. gemischten Kostformen wird die Absorptionsrate für Carotinoide aus der Nahrung nur noch halb so hoch eingeschätzt.

3.11.2 Vorkommen

Mehr als 600 Carotinoide kommen in der Natur nur in Pflanzen vor und werden von diesen als Schutz vor phototoxischen Prozessen gebildet und sind Bestandteil der Chromoplasten. Sie können sowohl reaktive Sauerstoffverbindungen quenchen, als auch Strahlungsenergie über den Triplettzustand direkt absorbieren und desaktivieren. Da jede Pflanze Carotinoide bildet, steht im Pflanzenmaterial weltweit eine ungeheure Syntheseleistung und ein immenses Reservoir zur Verfügung.

Die wichtigste Quelle von Carotinoiden sind für den Menschen Gemüse und Obst, wobei gelb/orange-farbenen Sorten sowie dunkelgrünen Blattgemüsen die wesentliche Bedeutung zukommt (vgl. Tab. 3-34 in Kap. 3.10). Bis zu 50 Carotinoide sind in stark variabler Menge je nach Sorte, Jahreszeit und Reifegrad in diesen Lebensmitteln enthalten (Mangels et al. 1993; Chug-Ahuja et al. 1993). Milde Hitzebehandlung bei der Nahrungszubereitung führt kaum zu Aktivitätsverlusten, erst bei längerer Hitzebehandlung oder Hitzesterilisation treten Aktivitätsverluste von mehr als 30 % auf, die durch cis-Isomerisierung, Oxidation und Cyclisierung bedingt sind (Khachik et al. 1992).

Trotz teilweise hoher Gehalte in einzelnen Lebensmitteln sind Carotinoide nicht immer auch bioverfügbar. Aus rohen Karotten wird β-Carotin z.B. nur ungenügend resorbiert (nur etwa 1 bis 2 Prozent). Der Grund ist, daß β-Carotin in der Zelle kristallin vorliegt und von einer festen unverdaulichen Cellulosematrix umschlossen wird. Stellt man jedoch Karottensaft bzw. Karottenmus her, und wird dies noch gekocht und mit etwas Fett versetzt, so ist eine optimale Carotinoidausnutzung gewährleistet.

3.11.3 Stoffwechsel und Pharmakokinetik

β-Carotin wird als fettlösliche Substanz im Dünndarm intra- und interviduell unterschiedlich resorbiert. Aus pflanzlichen Nahrungsbestandteilen beträgt die Resorption je nach Fettanteil zwischen 30 bis 60% (Rao 1979, Dimitrov et al. 1988, Erdman 1988). Ein Teil passiert die Darmwand unverändert und gelangt über die Pfortader in die Leber. Der andere Teil wird in der Mukosazelle an der zentralen Doppelbindung oder an einer bzw. mehreren exzentrischen Doppelbindungen gespalten. Hieran ist ein zytosolisches, nicht membrangebundenes Enzym, die β-Carotin-15,15'-Dioxygenase beteiligt, die charakterisiert ist durch ein Molekulargewicht von 60,3 kDa und 526 Aminosäuren. Die zentrale Spaltung von diätetischem β-Carotin zu Retinal stellt den vorherrschenden Mechanismus dar, wohingegen Apo-Carotenale, die aus der exzentrischen Spaltung hervorgehen, nur eine geringe Rolle spielen (Wolf, 2000). Die Konversion hängt von der Versorgungslage des Organismus, der β-Carotin-, Protein- und Fettzufuhr, der Vitamin E-Versorgung ab (Arthur et al. 1979, Cornwell et al., 1962, Goodman 1984). Werden mit β-Carotin geringe Mengen an Vitamin A angeboten, so ist die zentrale Spaltung vermindert und der Anteil an ungespaltenem β-Carotin steigt (Biesalski al. 1992). Aus der exzentrischen Spaltung entstehen zwei Moleküle apo-Carotinal, aus denen ein Molekül Retinal gebildet wird. Die Konversion von β-Carotin zu Retinol in den Enterozyten wird auf 17% geschätzt (Food and Nutrition Board 1980). Nach einmaliger Gabe von 15 bzw. 30 mg β-Carotin werden maximale Plasmaspiegel frühestens nach 5–7 (Henderson et al. 1989) und spätestens nach 15–24 Stunden (Canfield et al. 1991) erreicht. Eine längerfristige Gabe von β-Carotin führt erst nach 6–8 Wochen zu konstant erhöhten Plasmaspiegeln (Costantino et al. 1988). Der Transport von Carotinoiden im Blut erfolgt zu 75–80% an LDL, zu 10–25% an HDL und zu 5–10% an VLDL gebunden (Mathews-Roth und Gulbrandson 1974). Die Normalwerte im Serum betragen 20–40 µg/l (Staceqicz-Sapntakis et al. 1987); der Konzentrationsbereich der Carotine liegt in Abhängigkeit von den Ernährungsgewohnheiten für β-Carotin bei 0,04–2,26 µmol/l, für α-Carotin bei 0,02–0,47 µmol/l und für Lycopin bei 0,05–1,05 µmol/l und ist bei den Xanthophyllen β-Cryptoxanthin im Bereich von 0,03–0,7 µmol/l, Lutein von 0,1–1,23 µmol/l und Zeaxanthin von 0,05–0,5 µmol/l angesiedelt (Food and Nutrition Board, DRI 2000). Ab einer Serumkonzentration von etwa 4000 µg/l spricht man von einer Hypercarotinämie, mit einer Gelbfärbung der Haut. β-Carotin wird vorwiegend im subcutanen Fettgewebe (80–85%), in der Leber (8–12%) und gering in der Haut, Muskelgewebe und anderen Organen in einer Gesamtmenge von 100 bis 150 mg gespeichert (Erdmann 1988, Parker 1988). Das Ausmaß der Gewebespeicherung korreliert direkt aber nicht linear mit der Carotinoid-Aufnahme (Parker 1989). Aus den Gewebespeichern wird β-Carotin nach Aussetzen der Zufuhr nur sehr langsam über Wochen freigesetzt. Der Metabolismus erfolgt durch eine zentrale oder exzentrische Spaltung vornehmlich im Jejunum, der Leber, der Lunge und der Muskulatur in Abhängigkeit vom Proteinstatus und invers von der Versorgungslage an Vitamin A. Das nach der zentralen Spaltung gebildete Retinal kann entweder zu Retinol reduziert, als Retinylester in der Leber gespeichert oder zu Retinsäure oxidiert werden. Die aus der exzentrischen Spaltung entstehenden β-apo-Carotinale können oxidiert, reduziert oder zu Retinal gespalten werden (Olson 1989, Wang et al. 1991). Nach in-vitro Untersuchungen von Napoli und Race (1988) wird β-Carotin durch Cytosol-Lösungen von Darmzellen der Ratte nur begrenzt zu Retinol und Retinsäure konvertiert. Nicht resorbiertes β-Carotin wird mit den Faeces ausgeschieden. Die Verweildauer der Carotinoide nach einmaliger Gabe beträgt zwischen fünf bis zehn Tagen.

Im menschlichen Serum und der Muttermilch wurden bisher 34 Carotinoide einschließlich 13 geometrischer all-trans Isomere identifiziert (Khachik et al. 1997). Cis-Isomere des β-Carotins sind im Serum erheblich weniger verbreitet; im Gegensatz zum Serumprofil ist 9-cis-β-Carotin in den Speichergeweben ständig vorhanden.

3.11.4 Biochemische Funktionen

β-Carotin ist wie andere Carotinoide, die einen β-Iononring besitzen, ein Provitamin A. Es hat aber unabhängig von dieser Provitaminfunktion wichtige andere Wirkungen als Antioxidans. Dies gilt auch für viele andere Carotinoide, gleich ob sie Provitamine sind oder nicht. Eingehendere Untersuchungen dazu liegen aber bis jetzt nur für β-Carotin vor. Als Antioxidans steht es in enger Wechselwirkung mit den Vitaminen E und C (siehe 4.6 «Antioxidative Vitamine»).

J. Olson (1989) unterscheidet zur Charakterisierung der Carotinoid-Wirkungen Funktionen, Effekte und Assoziationen:

Funktionen:
- Provitamin A-Wirkung beim Menschen
- Licht- und Oxidationsschutz bei Pflanzen

Wirkungen:
- Verminderung der Bildung freier Radikale (antioxidative Aktivität)
- Erhöhung der Singulett-Sauerstoff-Inaktivierung (antioxidative Aktivität)
- Hemmung der Zelltransformation in vitro
- Hemmung der Mutagenese
- Steigerung der Immunabwehr in vivo
- Erhöhung der Zellkommunikation
- Verminderung der Hautreaktion bei Lichtdermatosen
- Verminderung von Leukoplakien
- Verminderung von lichtinduzierten Neoplasmen beim Tier

Assoziationen:
- Verminderung des Lungenkrebsrisikos
- Wahrscheinlich Risikoverminderung für weitere Krebsformen
- Wahrscheinlich Verminderung des Risikos für Atherosklerose und Herz-/Kreislauf-Erkrankungen
- Verminderung des Risikos für Makuladegeneration und Kataraktbildung.

3.11.4.1 Funktion

Als Provitamin A wirkt β-Carotin dadurch, daß es in der Darmschleimhaut durch eine 15,15′-Dioxygenase zu Retinal aufgespalten wird, das nachfolgend zu Retinol reduziert wird. Da die Dioxygenase durch höhere Retinolkonzentrationen gehemmt wird, ist β-Carotin eine sichere Vitamin A-Vorstufe und es besteht auch bei sehr hohen Dosierungen keine Gefahr einer Hypervitaminose A. Provitamin A-Aktivität weisen neben all-trans-β-Carotin auch all-trans-α-Carotin sowie all-trans-β-Cryptoxanthin und 13-cis-β-Carotin auf.

3.11.4.2 Wirkungen

β-Carotin ist ein Radikalfänger in der Lipidphase, der im Gegensatz zu Vitamin E vor allem bei niedrigen Sauerstoff-Partialdrucken wirksam ist (Burton und Ingold 1984; Kennedy und Liebler 1991, 1992). Dies erklärt sich dadurch, daß bei hohem Sauerstoff-Partialdruck mehr β-Carotin durch Autoxidation verloren geht. β-Carotin ist das wirksamste Mittel zur Entschärfung von Singulett-Sauerstoff (Foote und Denny 1968; Krinsky 1979). Dieser wird durch Übertragung von Energie auf das Carotinoid in den Grundzustand gebracht und das Carotinoid strahlt die übernommene Energie als Wärme ab. Ein einziges Molekül β-Carotin kann bis zu 1000 Singulett-Sauerstoffmoleküle inaktivieren, bevor es selbst oxidiert wird.

Ähnlich wie bei Vitamin A kann β-Carotin durch verbesserte Kommunikation zwischen normalen und karzinogen initiierten Zellen über die Synthese von gap junctions zur Unterdrückung der Entwicklung entarteter Zellen führen (Hossain et al. 1989; Zhang et al. 1992; Acevedo und Bertram 1995). Diese Wirkung ist unabhängig von der Provitaminfunktion.

Auch die Immunstimulation durch β-Carotin dürfte an der Krebsprävention beteiligt sein (Watson et al. 1991).

Bei der unter β-Carotinbehandlung beobachteten Verminderung von Hautreaktionen bei Lichtdermatosen, bei der Verminderung von lichtinduzierten Neoplasmen beim Tier und der Verminderung von Leukoplakien dürfte ebenfalls die Radikalfängereigenschaft von β-Carotin und die Inaktivierung von Singulett-Sauerstoff die entscheidende Rolle spielen.

Im Gegensatz zu chemopräventiven in vivo Versuchen wurde in einem Zellkultursystem menschlicher Hautfibroblasten ein prooxidativer Effekt sowohl durch eine Vorinkubation mit β-Carotin (0,5 oder 5,0 µmol/l) als auch Lycopin beobachtet. Als Marker für den oxidativen Streß wurde die

Induktion des Streßproteins Hämoxygenase 1 (HO-1) nach UV-A-Bestrahlung herangezogen. Ein starker Anstieg der HO-1 mRNA und eine Proteininduktion wurde nach UV-A-Exposition der Zellen und einer Präinkubation mit β-Carotin über 7 Tage gemessen; eine zusätzliche Vitamin E-Gabe zur Zellkultur vermochte diesen Effekt offensichtlich zu unterdrücken (Obermüller-Jevic et al., 1999).

Aufgrund des überraschenden Ergebnisses dieses in vitro-Versuchs wird analog zu den kritisch beschriebenen prooxidativen Fähigkeiten anderer Antioxidantien deutlich, daß die Zellkultur grundsätzlich nicht dafür geeignet ist, das komplexe physiologische Netzwerk eines homöostatisch geregelten Abwehrsystems zu imitieren.

3.11.5 Bedarf und Bedarfsdeckung

Da β-Carotin für den Menschen nicht als essentieller Nährstoff gilt, werden in den einschlägigen Empfehlungen der verschiedenen Länder auch keine Angaben zum Bedarf gemacht. Jedoch gibt es durchaus Empfehlungen über die wünschenswerte Höhe der Zufuhr, da β-Carotin als Provitamin A fungiert. So haben Vegetarier durchaus einen β-Carotin-Bedarf, da bei Verzicht auf Fleisch (mit präformiertem Vitamin A) eine suboptimale Vitamin A-Versorgung resultiert, die durch β-Carotin-Aufnahme kompensiert werden kann.

Zwar können aus β-Carotin theoretisch 2 Moleküle Retinol gebildet werden, unter Praxisbedingungen ist die Konversion zu Vitamin A jedoch begrenzt und ist im wesentlichen vom Versorgungszustand mit Vitamin A abhängig. Bei entleerten Speichern wird relativ viel β-Carotin in Vitamin A überführt, hingegen bei aufgefüllten Vitamin A-Speichern wird β-Carotin als solches gespeichert und im Blut transportiert. Unter Berücksichtigung der begrenzten Konversion sowie der aus verschiedenen Lebensmitteln stark variierenden Bioverfügbarkeit werden 6 mg β-Carotin 1 mg Retinol in der Wirkung gleichgesetzt (1 mg Retinol = 6 mg β-Carotin = 12 mg andere Carotinoide = 1 Retinoläquivalent; vgl. Kap. 3.10, Vitamin A, Tab. 3-36 und Kap. 3.11.1). Da für die Konversion von Retinol die Absorption von Carotinoiden aus der Nahrung nur noch halb so hoch bemessen wird wie bisher, muß zur Deckung des Vitamin A-Bedarfs mehr Provitamin A-Carotinoid aufgenommen werden; die Retinolaktivitäts-Äquivalente (RAE) betragen daher für β-Carotin 12 und für alle anderen Provitamin A-Carotinoide 24 µg.

Der Bedarf für den Erwachsenen liegt gemäß DGE 2000 bei 1 mg RE (Männer) bzw. 0,8 mg (Frauen), so daß sich theoretisch dieser Bedarf auch durch 6 mg β-Carotin (Männer) bzw. 5 mg (Frauen) decken ließe. Die tatsächliche β-Carotin-Aufnahme in der Bundesrepublik liegt bei ca. 1,5 mg (DGE 1991) bis 2 mg (Heseker 1994) und trägt damit bis zu 30% zur Vitamin A-Bedarfsdeckung bei.

Folgt man den Empfehlungen des National Cancer Instituts der USA, dann sollten nach der «Five-a-Day»-Diät-Guideline nahezu 5,2 bis 6,0 mg Provitamin A durchschnittlich am Tag durch den Verzehr von verschiedenen Obst- und Gemüsesorten aufgenommen werden (Lachance 1997). Ähnliche Vorgehensweisen werden in Kanada propagiert (Health Canada 1997). Diese Empfehlung beruht auf der Tatsache, daß dem β-Carotin – neben seiner Funktion als Provitamin A – eine besondere Bedeutung als Antioxidans zukommt.

Zudem haben Studien gezeigt, daß Bevölkerungsgruppen mit hohen β-Carotin-Blutspiegeln seltener an bestimmten Krebsformen erkranken. Da jedoch nicht mit abschließender Sicherheit geklärt ist, ob allein dem β-Carotin dabei die entscheidende Schutzfunktion zukommt, oder aber andere Inhaltsstoffe, die mit β-Carotinhaltigen Pflanzen aufgenommen werden präventiv wirksam sind, wird z.B. vom National Cancer Institut der USA sowie auch vom US Department of Agriculture empfohlen, β-Carotinreiche Obst- und Gemüsesorten zu verzehren, damit das gesamte präventivmedizinische Potential der verschiedenen Pflanzeninhaltsstoffe zum Tragen kommt. Auch andere auf der Nahrungsmittelbasis arbeitende Diätmodelle empfehlen, zur Prävention von Krebserkrankungen und anderen chronischen Krankheiten täglich ungefähr 9 bis 18 mg Carotinoide bereit zu stellen (WCRF/AICR, 1997).

3.11.6 Empfehlungen zur Prävention

Epidemiologische Studien weisen eine hohe Korrelation zwischen niedrigen β-Carotin-Plasmaspiegeln und dem Risiko koronarer Herzkrankheiten und Myocardinfarkt auf (Gey 1992; Kardinaal eta al. 1993). Sehr eindrucksvoll ist der Effekt durch Interventionsstudien belegt, z.B. der

Physician's Health Studie. Diese an 22 071 männlichen Ärzten durchgeführte Studie zeigte im Zwischenergebnis an 333 Teilnehmern mit stabiler Angina pectoris, die 50 mg β-Carotin jeden zweiten Tag erhielten, eine signifikante Reduktion kardiovaskulärer Ereignisse um etwa 50% gegenüber Placebo (Gaziano et al. 1990). Hierfür könnte auch der Befund wesentlich sein, daß β-Carotin bei täglicher Gabe von 20 mg über zwei Jahre signifikant die prognostisch günstige HDL-Proteinfraktion erhöht (Gaffney et al. 1990).

Auch die Deutsche Gesellschaft für Ernährung spricht im Rahmen der aktualisierten Referenzwert-Empfehlungen für die Nährstoffzufuhr (2000) den Carotinoiden eine deutliche Schutzfunktion zu und führt unter dem Kapitel β-**Carotin** folgendes aus:

«Durch verschiedene epidemiologische Studien wird zunehmend wahrscheinlich, daß Carotinoide, unabhängig von ihrer Eigenschaft als A-Provitamine, das Risiko vermindern, an Lungen-, Speiseröhren- und Magenkrebs zu erkranken (Sies 1990; Ziegler 1989). Theoretisch wäre eine derartige Wirkung sehr gut zu erklären, denn Carotinoide (der Tomatenfarbstoff Lycopin ist noch wirksamer als das wichtigste Provitamin A-Carotinoid β-Carotin) sind sehr wirksam beim Abbau von Sauerstoffradikalen und ähnlichen aggressiven Oxidationsmitteln. Von diesen ist bekannt, daß sie u.a. auch die Bildung bösartiger Neubildungen begünstigen. Sie gelangen auf verschiedenen Wegen, u.a. durch Umweltverunreinigungen, in den Organismus. Sie werden aber auch (z.B. zur Abtötung von Mikroorganismen) vom Organismus selbst gebildet. Da Carotinoide sich im Blutplasma und im Fettgewebe anreichern, wird der Schutz um so intensiver, je mehr von ihnen aufgenommen wird.»

Um die notwendige Aufnahmemenge an β-Carotin festzulegen, orientierte sich die DGE an Studien, die entweder die errechnete Zufuhr oder die aufgrund der Ernährung resultierenden β-Carotin-Blutkonzentrationen als Indikator für prophylaktische Wirkungen herangezogen haben. Ein Schätzwertbereich von 2 bis 4 mg pro Tag wurde hieraus abgeleitet.

Die Beweislage für eine antikanzerogene Wirkung von β-Carotin ist zwar nach wie vor widersprüchlich, jedoch weisen ca. 100 epidemiologische Studien auf einen Zusammenhang zwischen erniedrigten β-Carotin-Plasmawerten bzw. geringem Verzehr von Früchten und Gemüse und erhöhtem Krebsrisiko hin (Gerster 1993; Eichholzer, Stähelin 1994). Früchte- und Gemüsekonsum ebenfalls der Blutspiegel an β-Carotin, sind mit dem Lungenkrebsrisiko deutlich invers assoziiert. Die hierzu durchgeführten Dosierungsstudien kommen jedoch nicht zu eindeutigen Ergebnissen. So führte die Linxian-Studie (Blot et al. 1993) bei kombinierter Supplementierung von β-Carotin, Vitamin E und Selen zu einem deutlichen Effekt auf die Krebsentwicklung und Mortalität. Bei dieser Studie kamen die Teilnehmer aus einem Gebiet mit den weltweit höchsten Raten an Magen- und Ösophaguskrebs, wobei die Ursachen für die Krebshäufigkeit nicht bekannt sind, jedoch ist davon auszugehen, daß Fehlernährung und Umweltbelastung ursächlich mitverantwortlich sind. Während der Supplementierung sank die Mortalität beim Magenkrebs signifikant um 21%, die gesamte Krebsmortalität reduzierte sich um 13%.

Während die Linxian-Studie zu einem positiven Ergebnis kam, zeigte die sogen. Finnland-Studie (Heinonen et al. 1994) mit einer Dosierung von 20 mg β-Carotin/Tag einen gegenteiligen Befund: in der β-Carotin-Gruppe wurde eine um 18% höhere Rate an Lungenkrebs festgestellt, ebenfalls eine um 8% höhere Todesrate.

Eine Klärung dieses unerwarteten Ergebnisses hoffte man von der Physician's Health Studie (Hennekens et al. 1996) und vom Caroten Retinol Efficacy Trial (CARET) (Omenn et al. 1996) ableiten zu können. Beide Studien beschäftigten sich mit der Frage, inwieweit bestimmte Nährstoffe zur Risikominderung von Krankheiten wie Krebs und kardiovaskulären Erkrankungen beitragen können. Die Physician's Health Studie stellt die zur Zeit längste Interventionsstudie dar und wurde an ungefähr 22 000 amerikanischen Ärzten durchgeführt. Über durchschnittlich 12 Jahre erhielten diese Teilnehmer entweder 50 mg β-Carotin (jeden zweiten Tag) oder Placebo. Endpunkte waren die Krebshäufigkeit und die Häufigkeit kardiovaskulärer Erkrankungen. Die CARET-Studie untersuchte bei 18 000 chronischen Rauchern und Personen mit vormaliger Asbestexposition über einen Zeitraum von durchschnittlich 4 Jahren eine mögliche Risikominderung von Krebs, insbesondere Lungenkrebs, nach täglicher Verabreichung einer Kombination von 30 mg β-Carotin und 25 000 IE Vitamin A.

Die CARET-Studie wurde nach vierjähriger Laufzeit 1996 abgebrochen, da sich eine erhöhte Morbidität und Mortalität in der supplementierten Gruppe abzuzeichnen begann. Dieser Befund zeigte sich deutlich in der chronischen Rauchergruppe sowie in der Gruppe, die zusätzlich vormalig Asbest-exponiert war. Dagegen zeigte die Gruppe der vormaligen Raucher, die bereits am Anfang der Studie das Rauchen eingestellt hatten und dann mit der Kombination β-Carotin und Vitamin A behandelt wurden, eine Reduktion der Lungenkrebsinzidenz gegenüber den supplementierten chronischen Rauchern. Allerdings waren die genannten

Resultate untereinander nicht signifikant verschieden (Omenn et al. 1996). Die Befunde der Physician's Health Studie mit 50 mg β-Carotin (jeden zweiten Tag) über 12 Jahre zeigte gesamthaft keine Risikoreduktion bei allen Krebsarten und keine Reduktion in der primären Risikoverminderung von kardiovaskulären Erkrankungen (Hennekens et al. 1996).

Die Krebsinzidenz in der Physician's Health Studie in den Jahren 5–9 war signifikant erniedrigt (Hennekens et al. 1996). Diese Verminderung hat sich jedoch über den Gesamtzeitraum der Studie von durchschnittlich 12 Jahren wieder ausgeglichen. Es ist möglich, daß die beobachtete Zunahme von Lungenkrebs in der CARET- beziehungsweise in der ATBC-Studie bei längerer Studiendauer sich durch ähnliche Effekte wieder hätte ausgleichen können. Die Resultate der Physician's Health Studie deuten darauf hin, daß auch hohe Einnahmen von β-Carotin (50 mg jeden zweiten Tag) unter diesen Studienbedingungen sowohl in Nichtraucher- als auch in Rauchergruppen, keine Hinweise auf unerwünschte Wirkungen geben. Auch eine Zwischenauswertung der Women's Health Studie nach 2 Jahren (50 mg β-Carotin jeden zweiten Tag, 40 000 Teilnehmerinnen) zeigte keine negativen Befunde unter β-Carotin-Einnahme (US National Cancer Institute 1996). Die an chronischen Rauchern in der Finnland-Studie (ATBC Cancer Prevention Study Group, 1994) beziehungsweise CARET-Studie gefundenen negativen Effekte mit Bezug auf die Lungenkrebsinzidenz werden zur Zeit unter Wissenschaftlern diskutiert. Zusätzliche Analysen konnten zeigen, inwiefern diese Beobachtungen einen kausalen Zusammenhang mit der Verabreichung von hohen Dosen β-Carotin an chronische Raucher darstellen.

Die Empfehlungen des US National Cancer Institutes, welches täglich den Verzehr von 5 bis mehr Portionen von Früchten und Gemüsen propagiert, ergibt z.B. für Carotinoide eine tägliche Aufnahme von etwa 6 mg (3 mg Betacarotin, 3 mg Lutein), die nach 6 Wochen den β-Carotin-Basiswert im Plasma von 0,30 µmol/l (16 µg/dl) signifikant auf 0,49 µmol/l (26 µg/dl) erhöhte (Micozzi et al., 1992), ein Plasmagehalt, der mit einem niedrigeren Krebsrisiko korreliert. Plasma-Konzentrationen kleiner als 0,28 µmol/l (15 µg/dl) sowie niedrige Aufnahmen von β-Carotin zeigen ein erhöhtes Risiko, insbesondere für Krebs und kardiovaskuläre Erkrankungen. Konzentrationen im Bereich von 0,28 bis 0,37 µmol/l (15–20 µg/dl) werden mit einem verminderten Risiko für viele Krebsformen verbunden. Zur Erreichung ausreichender Plasmaspiegel (> 0,5 µmol) wird eine Aufnahme von ca. 2–4 mg β-Carotin täglich für Personen empfohlen, die keinem besonderen Stress ausgesetzt sind. Eine regelmäßige Zufuhr von bis zu 10 mg β-Carotin wurde als unbedenklich eingestuft (Biesalski 1995). Da es Bevölkerungsgruppen gibt, die regelmäßig mehr als 10 mg β-Carotin mit der Nahrung aufnehmen, ist davon auszugehen (Ziegler et al. 1996), daß eine derartig regelmäßige β-Carotin-Zufuhr in dieser Größenordnung als sicher anzusehen ist. Diese Empfehlung wurde für β-Carotin vom wissenschaftlichen Lebensmittelausschuß der Europäischen Kommission (Scientific Committee on Food, SCF) in seiner Stellungnahme vom November 2000 bestätigt.

Ein Maximalwert der täglichen Einnahme, der sog. UL (Tolerable Upper Level of Intake), wurde von den Experten aufgrund unzureichender Datenlage jedoch weder für β-Carotin noch für Carotinoide ausgesprochen (SCF, 2000). Der bisher für β-Carotin, gemischte Carotinoide, Beta-apo-8′-Carotinal und Beta-apo-8′-Carotinsäure-Ethylester geltende Gruppen-ADI von 5 mg/kg Körpergewicht wurde von der SCF zurückgezogen, da gesundheitsschädliche Wirkungen bei starken Rauchern schon mit der täglichen Dosis von 20 mg beobachtet wurden, einer Dosis, die weit unter dem bisherigen ADI-Wert liegt.

Nach den Angaben der SCF bestehen keine Hinweise dafür, daß β-Carotin als Lebensmittelfarbstoff in Mengen von 1 bis 2 mg pro Tag aufgenommen, im Rahmen der Gesamtaufnahme aus Lebensmitteln eine Gefährdung darstellen.

Das Bundesinstitut für gesundheitlichen Verbraucherschutz und Veterinärmedizin (BgVV) empfiehlt seit April 2001 die Festsetzung von Höchstmengen für β-Carotin, die sicherstellen, daß pro Tag insgesamt nicht mehr als 2 mg des Provitamin A in isolierter Form aufgenommen werden. Dies entspricht 10% derjenigen Menge, die im Rahmen von Interventionsstudien bei starken Rauchern zu negativen gesundheitlichen Auswirkungen geführt hat.

Weder die FDA in den USA noch das SCF der EU-Kommission sehen aufgrund der aktuellen Datenlage Handlungsbedarf für eine derart drastische Begrenzung der Dosierung von β-Carotin in Nahrungsergänzungsmitteln. Das SCF wertet in seiner Risikoabschätzung eine Gesamtzufuhr in Höhe bis zu 10 mg β-Carotin pro Tag als unbedenklich. Diese Tagesmengenangabe setzt sich zusammen aus der Kombination von natürlichen Nahrungsquellen (ca. 2–5 mg/Europäer) und den Nahrungsergänzungen (1–2 mg/Person) und repräsentiert eine tägliche β-Carotin-Exposition von ca. 3–7 mg oder bis zu 10 mg in Abhängigkeit von der Jahreszeit und der Nahrungsvielfalt. Über diese Dosis hinaus wird β-Carotin als Supplement wegen des potentiell geringen Unterschieds bezüglich des Beitrags eines gesundheitlichen Nutzens oder des Auftretens von Nebenwirkungen bei Rauchern eher als kritisch erachtet.

Aufgrund der Ergebnisse der Interventionsstudien CARET (Omenn et al. 1996) und ATBC (1994) stellt die DGE die Unbedenklichkeit höherer β-Carotindosen von 20 bzw. 30 mg bei starken Rauchern derzeit in Frage. Inwieweit mit Bezug auf ein erniedrigtes Krebsrisiko eine kausale Beziehung zu β-Carotin vorliegt, ist nicht eindeutig geklärt. Es wird dem β-Carotin-Blutspiegel eine Markerfunktion zuerkannt, die einen erhöhten Obst- und Gemüseverzehr anzeigt. Der Marker ist jedoch nicht geeignet, um den Gesundheitszustand vorauszusagen.

3.11.7 Klinische Symptomatik

Charakteristische Symptome eines β-Carotin-Mangels sind bislang nicht bekannt, da präformiertes Vitamin A den Bedarf ausgleicht. Inwieweit jedoch trotz ausreichender Vitamin A Zufuhr eine β-Carotin-Unterversorgung radikal-induzierte Erkrankungen begünstigt, läßt sich derzeit nicht beantworten. Vorstellbar ist der Ausgleich eines Vitamin A-Defizits im Rahmen einer Fehl- und Mangelernährung wie z.B. Maldigestion, Malabsorption bei M. Crohn, Ileo-jejunalem Bypass, langfristige parenterale Ernährung, chronische Pankreaserkrankungen, Nicotin- und Alkoholabusus. Darüberhinaus belegen verschiedene retrospektive und prospektive Studien eine inverse Korrelation zwischen niedriger Aufnahme bzw. Serumkonzentration von β-Carotin und dem Auftreten von verschiedenen Krebsformen. Gesichertes Anwendungsgebiet für β-Carotin ist die symptomatische Behandlung der Lichtüberempfindlichkeit bei erythopoetischer Protoporphyrie (EPR), die auf einer phototoxischen Wirkung erhöhter Protoprophyrin-Konzentrationen beruht. Positive Erfahrungen mit β-Carotin liegen zum Pigmentausgleich bei Pigmentstörungen, vor allem der akralen Vitiligo vor (Raab et al. 1985). Nicht ausreichend belegt ist die Anwendung bei polymorphen Lichtdermatosen bzw. als allgemeiner Lichtschutz der Haut.

3.11.8 Anwendungsgebiete

3.11.8.1 Vitamin A-Mangel

β-Carotin kann Vitamin A nicht vollständig ersetzen, wohl aber eine unzureichende Bedarfsdeckung mit Vitamin A auf normale Werte aufstocken.

Zu den weitgehend akzeptierten Indikationen zählen die in Tab. 3-39 aufgeführten Anwendungsgebiete. Da β-Carotin nach der Resorption im Dünndarm in Abhängigkeit vom Vitamin A-Status des Organismus aufgrund einer homöostatischen Regulation bei erhöhtem Bedarf in Vitamin A-Derivate wie Retinal und Retinol metabolisiert wird, stellt es einen untoxischen Ersatz für die Therapie mit Retinylpalmitat dar; die Korrektur einer Vitamin A-Defizienz mit der Prodrug hat den Vorteil, daß auch bei sehr hohen β-Carotin-Gaben (200 mg/d), wie dies im Rahmen einer dermatologischen Langzeittherapie anzeigt sein kann, bisher keine Hypervitaminose A oder teratogene Risiken beobachtet wurden. Nach einem Einnahmezeitraum von ca. 4 Wochen bei einer Tagesdosis von 30 mg und Serumkonzentrationen größer 4000 µg/l, können Gelbfärbungen der Haut (Carotinodermia) zunächst im Bereich der Nasolabialfalten, auf den Handflächen und an den Fußsohlen ausgelöst werden (Micozzi et al., 1988), die jedoch reversibel sind, sobald die Carotinoid-Zufuhr reduziert wird. In einer randomisierten Blindstudie, die 510 senegalesische Vitamin A-unterversorgte Kinder im Alter von 2 bis 15 Jahren einschloß, wurde die Therapieäquivalenz einer jeweils einmaligen, hohen Dosis von β-Carotin und Retinylpalmitat nach einem siebenwöchigen Behandlungszeitraum durch ophthalmologische Untersuchungen bestätigt. Die Supplementierung führte im Bereich der Zytologie des

Tab. 3-39: Anwendungsgebiete für β-Carotin

- Beseitigung von latentem Vitamin-A-Mangel bei Maldigestion oder Malabsorption z.B. M. Crohn, ileo-jejunaler Bypass, langfristige parenterale Ernährung, Pankreaserkrankungen oder Alkoholismus,
- systemischer Lichtschutz bei erythropoetischer Protoporphyrie,
- Pigmentausgleich bei Pigmentstörungen, vor allem akraler Vitiligo, polymorphe Lichtdermatosen und andere Formen der Lichtüberempfindlichkeit.

Auges in beiden Fällen einerseits zu einer Normalisierung der Epithelzellen und andererseits zum Wiedererscheinen von Gobletzellen (Carlier et al., 1993).

Neuere Untersuchungen zur Diagnostik eines Malabsorption Syndroms schlagen als nützlichen Screening Test die Quantifizierung des β-Carotins im Serum vor, wie dies bei Patienten mit Steatorrhöe und HIV-infizierten Patienten mit chronischer Diarrhöe praktiziert wurde (Galvan-Guerra et al., 1994; Ullrich et al., 1994).

3.11.8.2 Lichtdermatosen

Porphyrien

Aufgrund seiner photoprotektiven Eigenschaft, die auf das Abfangen toxischer Radikale und die Entgiftung des Singulettsauerstoffs zurückgeht, ist β-Carotin derzeit Mittel der Wahl bei Porphyrien, einer Lichtüberempfindlichkeit, die auf eine phototoxische Wirkung einer Protoporphyrin-Kumulation in den Erythrozyten zurückzuführen ist. Bei oraler Einnahme von 15–180 mg β-Carotin pro Tag konnte bei 84% der untersuchten Patienten mit Protoporphyrie eine um den Faktor 3 erhöhte Lichttoleranz beobachtet werden (Mathews-Roth et al., 1977); zu einer deutlichen Minderung des lichtinduzierten Erythems kam es durch Supplementierung mit β-Carotin auch bei der Porphyria erythropoetica congenita (Mathews-Roth, 1981). Individuelle Unterschiede in den Provitamin-A-Serumkonzentrationen und dem Schweregrad der Protoporphyrie zwingen die Patienten jedoch oft, darüber hinaus einen zusätzlichen externen UV-Lichtschutz anzuwenden (Köstler und Rufener, 1990).

Pigmentstörungen

Auch bei Pigmentanomalien werden unter Verwendung von β-Carotin gute Erfolge im Pigmentausgleich erzielt. Hierzu zählen sowohl die Hypo- (akrale Vitiligo, Albinismus) als auch die Hyperpigmentierungen (Chloasma, Lentigines, Epheliden) (Pietzcker und Kuner-Beck, 1979).

Polymorphe Lichtdermatosen

Die Ergebnisse der Behandlungserfolge polymorpher Lichtdermatosen (PLD) mit β-Carotin sind widersprüchlich. So berichten Corbett und Mitarbeiter (1982) über geringe Schutzeffekte bei Einnahme bis zu

200 mg pro Tag; selbst eine erfolgreiche Supplementierung, die sich in einer hohen Serumkonzentration an β-Carotin widerspiegelt, scheint nicht zwingend mit einer Lichtschutzwirkung verknüpft zu sein (Thune, 1976). Die unterschiedliche Response auf diese Therapie kann verbunden sein mit den variierenden Krankheitserscheinungen an der Haut der einzelnen Patienten, die differentialdiagnostisch daher auch zu klinisch unterschiedlichen Erkrankungen führen. Trotz potentiellen Therapieversagens wird zur präventiven Therapie des Formenkreises der PLD u.a. die systemische Anwendung von β-Carotin weiterhin empfohlen (Kurzhals und Breit, 1994). In Kombination mit einem Carotinoid ohne Vitamin-A-Aktivität, dem Canthaxanthin, wurden wesentlich günstigere Effekte hinsichtlich der verminderten Lichtempfindlichkeit beschrieben (Jansen, 1974). Hierbei ist zu beachten, daß hohe Dosen desselben bei einigen Patienten zu einer Pigmentablagerung in der Retina geführt haben, welche die Dunkeladaptation einschränkte (Arden und Barker, 1991).

Andere Formen der Lichtüberempfindlichkeit

Bei topischer Applikation von β-Carotin ist die Substanz als Lichtschutzfaktor nicht wirksam. Es gibt jedoch Hinweise einer jüngst abgeschlossenen randomisierten Doppelblindstudie, daß regelmäßige orale Zufuhr die Haut endogen vor Schädigungen durch UV-Licht schützt. Im Rahmen dieser Berlin-Eilath-Studie wurde das Serum der nach speziellen Kriterien ausgewählten Probandinnen zunächst 10 Wochen vor Beginn der Sonnenexposition täglich durch orale Präsupplementation mit 30 mg Provitamin A aufgesättigt; anschließend fand unter gleichem Einnahmeregime eine zweiwöchige kontrollierte UV-Exposition am Roten Meer statt. Die Verumgruppe wies an den zu vergleichenden Hautfeldern eine deutlich höhere Erythemschwelle auf, was bei diesen Personen ein selteneres Auftreten von Sonnenbrand zur Folge hatte. Die vor Beginn und nach Sonnenexposition gewonnenen Gewebeproben dieser Studie zeigten eine zahlenmäßige Zunahme der immunkompetenten Langerhans-Zellen der Oberhaut in der β-Carotin-Gruppe und einen weniger starken Abfall nach der Exposition im Vergleich zur Plazebo-Gruppe (Gollnick et al., 1996). Vor dem Hintergrund früherer Untersuchungen von Mathews-Roth, die gezeigt haben, daß die β-Carotin-Serumspiegel nach Sonnenexposition abfallen können, und Arbeiten von White et al. (1988), die eine Beteiligung chemischer Reaktionen in der Haut nach UVA-/

UVB-Strahlung durch eine Verminderung der β-Carotin-Hautkonzentrationen verdeutlichen, wird das Konzept der Berlin-Eilath-Studie plausibel. Die Gruppe um Vahlquist hat schon 1982 die diskutierte Bedeutung des Betacaroten als protektive Substanz gegen lichtinduzierte Veränderungen durch pharmakokinetische Befunde gestützt, da sie in der direkt dem Licht exponierten Seite der Haut, in der Epidermis, und in der Subkutis die höchsten Konzentrationen fanden.

Um den Schutzeffekt von oral zugeführtem β-Carotin vor UV-Licht-induzierten Erythemen mit einem Extrakt der Alge Dunaliella salina zu demonstrieren, wurden 20 gesunde Probanden mit Hauttyp I und II zwölf Wochen lang täglich mit 25 mg Carotinoid behandelt. Das Gemisch setzte sich hauptsächlich aus 13,0 mg all-trans-β-Carotin, 10,5 mg 9-cis-β-Carotin und 5 weiteren Carotinoiden zusammen. Nach zwölf Wochen der Einnahme stieg die Serumkonzentration von β-Carotin im Mittel vom Basiswert 0,54 µmol/l auf 2,92 µmol/l an. Auch der Hautgehalt nahm um den Faktor 2,6 zu. Während der Supplementationsphase wurden die Personen am Tag 0, in der 4., 8. und 12. Woche einer UV-Bestrahlung (1 bis 1,95 MED) ausgesetzt. Die Erythembildung des durch UV-Licht sensibilisierten Rückenausschnitts wurde nach 8 Wochen der Carotinoideinnahme signifikant gehemmt ($p < 0.01$). Eine Steigerung dieser Erythemsuppression konnte überdies mit einer Kombination von zusätzlich hochdosiertem, oral zugeführtem Vitamin E erreicht werden (Stahl et al. 2000).

Adjuvanstherapie

Wenn β-Carotin in ausreichender Konzentration vorliegt, kann die Aktivierung phototoxischer Substanzen unterbunden werden. Provitamin A wird daher auch als Begleitmedikation bei Verabreichung phototoxischer Pharmaka wie Antimykotika, Psoralenen, Desmethylchlortetracyclin, Sulfonamiden, Amiodaron, Tiaprofensäure und Zytostatika eingesetzt (Raab, 1991).

3.11.8.3 Krebsprophylaxe

Zu den Indikationen, welche derzeit nicht zu den etablierten klinischen Konzepten zählen, gehört die Prophylaxe von Krebserkrankungen mit β-Carotin.

Eine Vielzahl verschiedener epidemiologischer Studien konstatierte bei Individuen mit der höchsten Aufnahme von Carotinoid-reichem Obst und Gemüse das niedrigste Risiko für eine Krebserkrankung im Bereich der Lunge und Mundhöhle (Ziegler, 1989). Weiterhin zeigte die risikoreichste Gruppe analog zu diesen inversen Korrelationen häufig die niedrigsten β-Carotin-Serumkonzentrationen (Van Poppel, 1993), wie dies beispielsweise in kontrollierten Studien für Patienten mit Pharynxkrebs beobachtet wurde (Ibrahim et al., 1977; Chaudhy et al., 1980). Hinsichtlich der Inzidenz von Lungenkrebs wird von Comstock et al. (1991) bestätigt, daß β-Carotin im Serum der vor ca. 20 Jahren entnommenen Blutproben von inzwischen an Lungenkrebs erkrankten Patienten im Vergleich mit den Kontrollpersonen signifikant niedrigere Werte aufweist. Obwohl die wichtigsten im Serum vorkommenden Carotinoide mit einem verminderten Risiko gegenüber einigen Krebsarten assoziiert sind, besteht für β-Carotin hierbei der größte Zusammenhang (Ziegler, 1993). Erwähnenswert ist die um etwa 15% höhere Carotinoid-Konzentration im Serum von Nichtrauchern in Vergleich zu Rauchern (Gerster, 1987). Neueste Befunde einer groß angelegten Studie von Mayne und Mitarbeitern (1994) belegen für Nichtraucher, die bei ihrer Ernährung vermehrt Obst und Gemüse berücksichtigen und somit für eine höhere Carotinoidzufuhr sorgen, ein signifikant niedrigeres Lungenkrebsrisiko.

Ein Ziel weiterer epidemiologischer Studien zu einzelnen Krebserkrankungen bestand darin, Anhaltspunkte für antikanzerogene Effekte des β-Carotin auch in anderen Zielorganen als dem Atemtrakt zu erhalten. Diesbezüglich wurden protektive Effekte im Zusammenhang mit inversen Korrelationen zwischen dem Serumspiegel und dem Erkrankungsrisiko für Zervix-Dysplasien bzw. Karzinomen diskutiert (Palan et al., 1988, 1991; La-Vecchia et al., 1988). Eine endgültige Beurteilung ist aufgrund kontroverser, statistisch nicht gesicherter retro- oder prospektiver Studienergebnisse sowie unzulänglichen Studiendesigns derzeit nicht möglich für Mamma-, Oesophagus-, Magen-, Prostata-, Colon- und Hautkarzinome.

Die Unzulänglichkeiten zahlreicher epidemiologischer Studien zur Nährstofferhebung und anschließenden Bewertung eines Zusammenhangs zwischen β-Carotin-Zufuhr und Krebsrisiko bestehen darin, daß eine exakte Zuordnung eines β-Carotin-Effekts nicht möglich ist, wenn eine Trennung von β-Carotin und Carotinoiden bzw. Retinoiden nicht durchgeführt wurde. Dies wird verständlich am Beispiel der Obst-/Gemüse-Zufuhr, die alle Carotinoide beinhaltet und β-Carotin dabei einen Anteil von nur 20% der Gesamtcarotinoide ausmacht. Ebenso ist eine Abgrenzung der sich überlappenden Wirkungen von Vitamin A und β-Carotin bei unkontrollierter Nahrungsaufnahme, jahreszeitlicher Variabilität der zugeführten Nahrungsbestandteile oder unbekanntem Vitaminstatus zu Beginn der Studie nicht möglich. Ferner ist eine Beteiligung antioxidativer Mikronährstoffe des täglichen Nahrungsangebots wie Vitamin C und E, die bei einigen Krebsarten in der Prävention eine Rolle spielen können, an protektiven Effekten des β-Carotin nicht auszuschließen. Darüber hinaus fanden Kriterien wie Alkohol-/Nikotin-Konsum sowie Vorerkrankungen oder Medikation des untersuchten Kollektivs bei der Bewertung oft keine oder ungenügende Berücksichtigung.

Die den epidemiologischen Studien zu entnehmenden Zusammenhänge zwischen der Höhe der Zufuhr an Obst und grünem Gemüse bzw. den β-Carotin-Serumkonzentrationen und einer verminderten Krebsmorbidität besonders bei Karzinomen der Lunge, der Mundhöhle, des Rachens, des Kehlkopfs und des Zervix haben in Folge zu experimentellen Untersuchungen und Interventionsstudien geführt, die verdeutlichen, daß Individuen mit präkanzerogenen Zellveränderungen prinzipiell größere Erfolgschancen gegenüber einer Behandlung mit β-Carotin aufweisen als vorerkankte Krebspatienten.

Hierbei sind insbesondere die Therapieerfolge bei prämalignen epidermoiden Läsionen des Respirationstrakts aufzuführen. Eine kontrollierte Chemopräventionsstudie aus Indien, deren Kollektiv sich aus Betelnuß- und Tabak-Kauern mit oralen Leukoplakien zusammensetzte, zeigte nach einem Behandlungszeitraum von 6 Monaten mit 180mg β-Carotin pro Woche eine 15%ige Remission der oralen Leukoplakien bei signifikanter Verringerung der Zahl der Mikronuklei buccaler mukosaler Zellen (Stich et al., 1988a). Überdies wurde die Ausbildung neuer Läsionen gehemmt (Stich et al., 1991). Unter den genannten Bedingungen konnte mit 60 mg Vitamin A eine 57%ige Remission mit vollständiger Suppression neuer Läsionen erzielt werden (Stich et al., 1988b). Wurde Canthaxanthin verabreicht, erwies sich die Therapie als wirkungslos, so daß die protektiven Effekte mit der Provitamin A-Wirkung verbunden werden (Stich et al., 1984). Eine neuere Studie beschreibt für ein kleineres Leukoplakie-Kollektiv westlicher Population nach Gabe von 30 mg β-Carotin pro Tag über 3–6 Monate eine Besserung bei 71%; 8% der

Patienten zeigten eine vollständige Remission bei sehr guter Verträglichkeit ohne beachtenswerte Nebenwirkungen (Garewal et al., 1990). Wurde mit gleicher Dosierung über einen 3 Monate längeren Zeitraum therapiert, so belegt eine weitere kontrollierte Studie aus Texas, die außerdem einen Vergleich zu einer niedrigdosierten Isotretinoin-Therapie einschließt, eine Stabilisierung resp. positive Veränderungen im Hinblick auf das Ausmaß der prämalignen Läsionen (Lippman et al., 1993). Hinsichtlich der vollständigen Abheilung stellen Untersuchungen mit einer Tagesdosis von 30 bzw. 90 mg an jeweils 18 Patienten mit oralen Schleimhaut-Dysplasien noch wesentlich günstigere Befunde mit 28% (Malaker et al., 1991) und 33% (Toma et al., 1992) vor. Das Ergebnis einer groß angelegten Plazebo-kontrollierten Doppelblind-Interventionsstudie des Nationalen Gesundheitsinstituts in Finnland, welche u.a. den Effekt von Provitamin A auf die Inzidenz des Lungenkrebses überprüfen sollte, steht jedoch im Widerspruch zu bisher veröffentlichten Befunden; diese werden gestützt durch den Sachverhalt, daß starke Raucher einen niedrigeren Carotinoidplasmagehalt als Nichtraucher aufweisen und sich dieser Vergleich auch für den Gehalt der buccalen Mukosazellen nachvollziehen läßt (Peng et al., 1993). Drei Jahre später publizieren Margetts u. Jackson Daten aus England, die zeigen, daß in Abhängigkeit der täglich gerauchten Zigaretten mittlere β-Carotin-Plasmaspiegel von 0,37 mmol/l beim Nichtraucher, 0,31 mmol/l beim Raucher (< 20 Zigaretten/d) und 0,25 mmol/l beim starken Raucher (> 20/d) gemessen wurden. Eine geringere mittlere β-Carotin-Zufuhr wurde sowohl bei schwachen als auch starken Rauchern im Vergleich zu Nichtrauchern ermittelt, was allgemeine Rückschlüsse auf weniger günstige Ernährungsgewohnheiten beim Raucherkollektiv erlaubt.

Im Rahmen der sog. ATBC-Studie (**A**lpha-**T**ocopherol, **B**eta-**C**arotene Cancer Prevention Study) wurden insgesamt 29 133 männliche, chronische Raucher (20 Zigaretten/d) im Alter von 50–69 Jahren über durchschnittlich 6 Jahre unter Beibehaltung der Rauchergewohnheiten mit einer täglichen Dosis von 20 mg β-Carotin versorgt. Im Vergleich zur Placebogruppe stieg bei den Behandelten die Lungenkrebshäufigkeit im Mittel um 18% und die Gesamttodesrate auf 8% an. Nach diesem unerwarteten Resultat gaben die Initiatoren der Studie zu bedenken, daß sich im Kollektiv Hochrisikopopulationen befanden, nämlich Personen mit einer 36jährigen Raucheranamnese. Überdies sei bei der statistischen

Auswertung der Alkoholkonsum nicht berücksichtigt und der Interventionszeitraum zum Zwecke präventiver Maßnahmen als zu kurz eingeschätzt worden. Kritiker des Studiendesigns spekulieren ferner, daß bei der langjährigen Exposition die Phase der Lungenkrebserkrankung, in der eine Prävention noch greifen kann, bei einigen Studienteilnehmern möglicherweise bereits überschritten war. Die anschließend durchgeführte Subgruppenanalyse der ATBC-Studie stützte dann tatsächlich die Vermutung, daß das erhöhte Risiko auf besonders starkes Rauchen (mindestens 20 Zigaretten pro Tag) oder auf Personen begrenzt ist, die zusätzlich überdurchschnittlich viel Alkohol konsumierten. Das Lungenkrebsrisiko war bei moderatem Zigarettengenuß nicht erhöht (Mayne et al., 1996). In diesem Zusammenhang ist die Untersuchung von Fukao et al. (1996) erwähnenswert, die signifikante β-Carotin-Konzentrations-Unterschiede im Serum sowohl von Nichtrauchern im Vergleich zu starken Rauchern als auch von nicht Alkohol konsumierenden Personen im Vergleich zu starken Trinkern beschrieben. Aufgrund der Trennung der beiden Risikokollektive und der in beiden Fällen zu beobachtenden Dosisabhängigkeit, die mit der β-Carotin-Abnahme im Serum assoziiert ist, werden das Rauchen und das Trinken als voneinander unabhängige Effekte auf den β-Carotin-Gehalt angesehen.

Nach den groß angelegten aber wenig erfolgreichen Interventionsstudien ATBC (Finnland) und CARET (USA) mit β-Carotin, suchte die Wissenschaft nach experimentell gestützten Erklärungen für die scheinbar reproduzierbaren negativen Ergebnisse hinsichtlich der klinischen Zielparameter Lungenkrebs-Inzidenz/-Mortalität. Der Kenntnisstand ist im folgenden dargestellt:

Es besteht derzeit kein Zweifel, daß Individuen, die carotinoidreiche Früchte und Gemüse konsumieren und einen hohen β-Carotingehalt im Serum haben, ein niedrigeres Risiko für Krebs- und kardiovaskuläre Erkrankungen aufweisen.

Da bisher keine klinische Studie im Rahmen einer Monotherapie mit β-Carotin die Risikoabnahme für Krebserkrankungen belegt hat, besteht jedoch die Möglichkeit, daß dieses Substrat nur als Marker für die Aufnahme anderer vorteilhafter Substanzen aus Früchten bzw. Gemüsen oder günstige Lebensgewohnheiten gedient haben könnte. Die einfachste Erklärung für die protektiven Ergebnisse der epidemiologischen Untersuchungen könnte dann grundsätzlich in therapeutischen Fähigkeiten begleitender Carotinoide begründet sein, welche bisher nicht ausreichend erforscht sind.

Die beobachtete Zielgruppe der oben genannten Studien war hohen Carzinogen-Konzentrationen und oxidativem Streß durch Rauchen und/oder Asbest ausgesetzt, so daß wahrscheinlich die Lungen der meisten Teilnehmer schon initiierte, aber nicht diagnostizierbare Tumoren enthielten. Obwohl dem β-Carotin eine protektive Rolle zuerkannt wird, verfügt dieses Agens für eine Intervention in der späten Phase einer Krebserkrankung weder über eine Repair-Funktion noch ist das Provitamin zur Regression eines etablierten Tumors geeignet.

Die ATBC-Humanstudie zur Chemoprävention mit hochdosiertem β-Carotin-Supplement (20 mg) führte bei Rauchern zu einem signifikanten Anstieg sowohl der Lungenkrebs-Inzidenz (RR = 1,18) – jedoch nicht vor 18 Monaten der Einnahme – als auch der Mortalität (RR = 1,08). Auffallend war der β-Carotin-Gehalt im Serum der behandelten Gruppe nach zwei Jahren; dieser war im Durchschnitt 17,5-fach angestiegen und entsprach damit 10 bis 15mal höheren physiologischen Blutkonzentrationen.

Weiterführende Subgruppen-Analysen der ATBC-Studie belegten ein höheres Risiko für starke Raucher mit einem täglichen Konsum von 20 oder mehr Zigaretten (RR = 1,25) als für schwache Raucher mit einem Verbrauch von 5 bis 19 Zigaretten (RR = 0,97), die keine Nebenwirkungen aufgrund von β-Carotin-Supplementen zeigten.

Ferner wurde für Raucher mit einer höheren Alkoholaufnahme, nämlich mehr als 11 g Äthanol pro Tag, ein Zusammenhang mit einem höheren Krebsrisiko (RR = 1,35) ersichtlich (Albanes et al. 1996). Nach bisherigen Veröffentlichungen ist die Alkoholzufuhr mit den β-Carotin- und Carotinoid-Konzentrationen invers korreliert und scheint nach der Kohortenstudie mit Männern von Fukao et al. (1996) überdies dosisabhängig zu sein. Ob nun die beobachteten Abnahmen vollständig der verminderten Zufuhr aufgrund einer Mikronährstoff defizienten Ernährung des Alkoholikers zuzuschreiben sind oder metabolische Konsequenzen der chronischen Alkohol-Ingestion reflektieren, ist nicht geklärt.

Die plazebokontrollierte CARET-Studie schloß neben Rauchern und Ex-Rauchern Hochrisikopatienten wie Asbest-exponierte Männer ein und supplementierte diese mit 30 mg β-Carotin und 25.000 I.E. Retinylpalmitat. Nach 4 Jahren wurde diese Studie vorzeitig abgebrochen, da unter Supplementation die Lungenkrebs-Inzidenz insgesamt um 28% zunahm (RR = 1,28) und darüber hinaus insgesamt 17% mehr Todesfälle registriert wurden (RR = 1,17); das entsprechend nur durch Lungenkrebs hervorgerufene Mortalitätsrisiko betrug RR = 1,46. Eine Unterscheidung, ob nur eines und wenn ja welches der in Kombination verabreichten Substrate für diese Auswirkungen verantwortlich war, konnte nicht getroffen werden (Omenn et al. 1996a, 1998). Hinsichtlich des Auftretens anderer Tumoren wurde kein statistisch signifikanter Unterschied evident.

Entsprechend ATBC konnten die unerwarteten Lungenbefunde im Rahmen der CARET Follow-up Analyse auch mit den höchsten Quartilen der Alkoholaufnahme der beteiligten Frauen (> 11,1 g/Tag) und Männer (> 18,7 g/Tag) in Verbindung gebracht werden (Omenn et al., 1996b). Ferner ist wichtig, zu erwähnen, daß Alkohol bekanntlich die Enzyme induziert, die beim Metabolismus der Zigaretten-Carzinogene involviert sind (Salgo et al., 1999).

Überdies wurde tierexperimentell belegt, daß chronische Alkoholaufnahme (hier 36% der Gesamtkalorienzufuhr) die Retinsäuresynthese sowohl der Leber (11-fach) als auch im Plasma (8,5-fach) hemmt. Im geringeren Ausmaß wurden durch den Alkohol die Retinol- und Retinylpalmitat-Konzentrationen der Rattenlebern gesenkt. Die Genexpression der Retinsäure-Rezeptoren (RARs) RAR-α, -β und -γ der Leber wurde nicht moduliert. Vorstellbare Mechanismen, die eine maligne Transformation durch Äthanol auslösen könnten, sind verminderte Retinoidsignale als Ergebnis der beobachteten funktionellen Herabregulierung von RARs-Genen durch die Biosynthesehemmung der Retinsäure sowie einer Überexpression vom Aktivator Protein-1 (AP-1)-Gen. Der Retinsäure werden aufgrund ihrer proliferativen Kontrolle chemoprotektive Wirkungen zugeschrieben; antiproliferative Effekte von RARs sollen auf Protein-Protein-Interaktionen wie AP-1 (c-Jun/c-Fos) basieren, indem die AP-1-Aktivität und AP-1-induzierte Gentranskription durch die beiden Kernrezeptor-Familien RAR und RXR ligandenabhängig inhibiert werden (Wang et al., 1998).

Beide negativen Studien haben gemeinsam, daß hohe Tagesdosen an β-Carotin in Supplement-Form verabreicht wurden; diese weisen im Vergleich zum entsprechend β-Carotin-reichen Nahrungsmittel eine bedeutend bessere Bioverfügbarkeit auf. Die Bioverfügbarkeit von Supplementen ist aber ein variabler Prozeß, der von Faktoren wie der Darreichungsform, dem Ernährungsstatus der Individuen und den Gewohnheiten der Nahrungszufuhr (z.b. der Fettaufnahme) abhängt. Substantielle Bioverfügbarkeits-Unterschiede führten daher zu einer Charakterisierung des Risikos als Funktion der β-Carotin-Konzentration im Plasma (Mayne, 1998). Im Rahmen der sog. Finnland-Studie stiegen die mittleren Serumkonzentrationen der Teilnehmer von 0,32 µmol/l (17 µg/dl) zu Beginn auf 5,66 µmol/l (300 µg/dl) β-Carotin nach 3 Jahren an. Diese Blutkonzentration wurde mit einem unerwünschten Ereignis assoziiert. Die mittlere Plasmakonzentration der CARET-Studie betrug nach der Intervention 3,96 µmol/l (210 µg/dl) und wurde ebenfalls mit dem Auftreten von Nebenwirkungen verknüpft (Omenn et al., 1996b). Die längste Interventionsstudie, die PHS (Physician's Health Study), in der 11% Raucher rekrutiert waren, wies nach 12 Jahren Follow-up weder für Raucher noch für Nichtraucher ein durch β-Carotin-Supplementation (50 mg jeden zweiten Tag) signifikant verändertes relatives Risiko für den Lungenkrebs aus. Die von Mayne (1998) im Rahmen dieses Studien Follow-ups dargestellten Plasma-Konzentrationen belaufen sich im Vergleich zu ATBC bzw. CARET auf einen wesentlich niedrigeren Mittelwert.

Interessant erscheint hier überdies der Plasmakonzentrations-Vergleich mit der 1. bis 99. Perzentile der NHANES III-Erhebung von 1988–1994 (Third National Health and Nutrition Examination Survey), die für alle Individuen Werte im Bereich von $3,0 \pm 0,1$ bis $82,6 \pm 2,7$ µg/dl (Mittelwert = $18,9 \pm 0,3$ µg /dl) β-Carotin vorstellt. Diese Daten wiederum veranschaulichen sehr deutlich, daß Plasmakonzentrationen, die an mögliche Anstiege eines Lungenkrebsrisikos gekoppelt werden, wohl jenseits der Konzentrationen liegen, die über eine Nahrungsmittelaufnahme erreicht werden können. Während 20 mg β-Carotin in isolierter Form den Blutspiegel in einen Bereich bringen kann, der das genannte Risiko fördert, sind Lebensmittel mit der gleichen Menge an β-Carotin nicht dazu in der Lage. Micozzi et al. (1992) haben diesbezüglich bewiesen, daß mit einem 30 mg-Supplement im Vergleich zu 29 mg β-Carotin in Karottenform ein fünffacher Plasmaspiegel-Anstieg an β-Carotin zu verzeichnen war. Vor diesem Hintergrund wird die derzeitige Empfehlung für gesunde Personen, fünf bis mehrmals am Tag frisches Obst und Gemüse zu verzehren, um dem Organismus täglich 3–6 mg β-Carotin zur Verfügung zu stellen, plausibel.

Welche Mechanismen diesen unerwarteten Nebenwirkungen von β-Carotin bei starken Rauchern letztlich zugrunde liegen, ist noch nicht geklärt. In einem Frettchenmodell, das der metabolischen Situation des Menschen vergleichbar erscheint, wurden die Tiere täglich sechs Monate lang mit einer physiologischen (low dose) oder pharmakologischen (high dose) Dosis – einer Humandosis von 6 bzw. 30 mg β-Carotin äquivalent – jeweils über denselben Zeitraum in An- oder Abwesenheit von Zigarettenrauch behandelt. Aufschlußreich war die deutliche Abhängigkeit histopathologischer Veränderungen der Lungen von den zugeführten β-Carotin-Dosen. Anstiege keratinisierter squamöser Metaplasien des Lungengewebes waren nur in der hochdosierten β-Carotin-Gruppe in An- und Abwesenheit von Rauch sowie in der ausschließlich Rauch-exponierten Kontrollgruppe zu verzeichnen. Diese Ergebnisse belegen ferner, daß im Gegensatz zur pharmakologischen β-Carotin-Dosis entsprechend 30 mg, die physiologische Dosis entsprechend 6 mg in An- und Abwesenheit von Zigarettenrauch nicht zu pro-canzerogenen Lungenzell-Veränderungen führte. Es verwundert nicht, daß bei Kontrolltieren, die ausschließlich dem Rauch ausgesetzt waren, lungenpathologische Befunde verifiziert wurden. Umso interessanter erscheint daher das Resultat, daß die Zigarettenrauch-exponierten Frettchen in der physiologisch-dosierten β-Carotin-Gruppe keine schädlichen Wirkungen davontrugen, was einer schwachen Protektion gegenüber dem durch Zigarettenrauch induzierten Lungenschaden gleichkommt.

Durch Rauch induzierte Veränderungen im β-Carotin-Metabolismus werden hinsichtlich einer Tumorentstehung eher promovierend als hemmend eingeschätzt. Ein substantieller Anstieg der β-Carotin-Oxidationsprodukte war in der Lunge der Rauch-exponierten Tiere meßbar. Unabhängig von einer Exposition mit Zigarettenrauch wurden bei Verabreichung hoher β-Carotin-Dosen eine signifikant verminderte Retinsäurekonzentration im Gewebe, eine 18–73%ige Senkung der RAR-β-, nicht aber der RAR-α- und -γ- Genexpression und drastische Promotion der Proliferation im Lungengewebe beobachtet. Mit Supplementation und einer gleichzeitigen Rauchexposition war ein drei- bis vierfacher Anstieg der Genexpression von c-jun und c-fos (Aktivator Protein-1, AP-1) verbunden. Da Raucher im Vergleich zu Nichtrauchern grundsätzlich einen höheren Oxidationsgehalt in der Lunge aufweisen, ist bei ihnen wahrscheinlich auch ein höherer Anteil von oxidierten Produkten des β-Carotin gegenüber nicht oxidierten Substraten in der Lunge zu erwarten (Wang et al. 1999). Dieses veränderte Metaboliten-Muster könnte erklären, inwiefern bei den Interventionsstudien die Anzahl der gerauchten Zigaretten das relative Lungenkrebsrisiko determiniert. Wurden mehr als 20 Zigaretten täglich geraucht, bestand ein höheres Risiko (ATBC); wurden 5–19 Zigaretten (ATBC) konsumiert oder ab Studienbeginn das Rauchen abgesetzt (CARET), war kein Risikoanstieg erkennbar (Omenn et al. 1996b).

Als Ergebnis einer Zigarettenrauch-Exposition ist ein veränderter β-Carotin-Metabolismus belegt. Wang et al. (1999) haben mittels oben beschriebenem Frettchenmodell dargelegt, daß Provitamin A durch Zigarettenrauch oxidiert wurde und dies zu einem Anstieg der Bildung von Carzinogenen führte. Im Speziellen bewirkte die Rauch-Exposition der Tiere eine stimulierte asymmetrische β-Carotin-Oxidation zu Apo-Carotinalen; in den Lungen wurde eine 2,5-fache Bildung von β-Apo-8'-Carotinal gemessen. Dies scheint den Retinoid-Metabolismus zu beeinträchtigen, da die pulmonale Retinsäure-Konzentration tatsächlich abnahm, und aller Voraussicht nach auch die Signaltransduktion, die die physiologische Zellproliferation der Lunge kontrolliert. Welche molekularbiologischen Veränderungen auch vorgeschaltet sein mögen, im Frettchenversuch von Wang et al. (2000) entwickelten sich letztlich squamöse Metaplasien in der Lunge.

Handelman et al. hatten bereits 1996 in vitro gezeigt, daß die Gasphase des Tabakrauches aufgrund seiner ausgeprägten oxidativen Eigenschaften β-Carotin und andere Carotinoide im menschlichen Plasma zerstört. Barker et al. bestätigten 1999, daß sowohl Rauch als auch die Gasphase des Rauches β-Carotin zu Carbonylen, Epoxiden und Nitroderivaten oxidiert. Auf diese Weise könnte der das Provitamin A in vivo oxidativ zerstörende Zigarettenrauch eine Erklärung für die Abnahme der zirkulierenden Konzentration im Plasma bieten, denn männliche Raucher mit einem Tageskonsum von 1 bis 100 Zigaretten weisen im Vergleich zu Nichtrauchern mit 0,34 µmol/l nur einen Serumspiegel von 0,20–0,25 µmol/l β-Carotin auf (Fukao et al. 1996).

Neuere Arbeiten berichten, daß die Oxidationsprodukte des β-Carotin die Bindung von Benzo[a]pyren-Metaboliten (B[a]P) an die DNA (Salgo et al. 1999), insbesondere das β-Apo-Carotinal (Prakash et al., 2000), stimulieren, wohingegen β-Carotin einen protektiven Effekt in diesem

Modellsystem zeigte, indem es die Mikrosomen-vermittelte B[a]P-DNA-Bindung verringerte.

Auch die Aktivierung der Cytochrom P-450 Enzyme in der Lunge durch Zigarettenrauch (Villard et al., 1998) und β-Apo-Carotinale könnte die Konversion von Pro- in Carcinogene beschleunigen. Im Gegensatz zu Canthaxanthin, Astaxanthin und dem Oxidationsprodukt β-Apo-8'-Carotinal zeigten β-Carotin, Lutein und Lycopen keinen Induktionseffekt auf die metabolisierenden Cytochrom P-450 Enzyme CYP1A1 und CYP1A2 der Rattenleber. Ein hochsignifikanter Anstieg der Aktivitäten von CYP1A1/2, CYP3A, CYP2B1 und CYP2A wurde nach hochdosierter β-Carotin-Supplementation (500 mg/kg KG täglich über 5 Tage) jedoch nur in den Lungen von Ratten beobachtet. Die stimulierenden Effekte auf die Carzinogen-aktivierenden Phase I Enzyme könnten anhand der co-canzerogenen Eigenschaften und der Kapazität zur Generierung eines oxidativen Streß erklären, weshalb β-Carotin-Einnahme das Lungenkrebs-Risiko des Rauchers fördern kann (Pryor et al., 2000). Paolini et al. (2001) haben aufgrund neuester Supplementations-Ergebnisse an der Ratte verdeutlicht, daß letztgenanntes Dosierungsschema in Gegenwart einer merklichen Überproduktion von reaktiven Sauerstoffspezies einen 33-fachen Cytochrom P-450-Anstieg durch Induktion auch in der Leber zur Folge hatte. Die Autoren gehen von prooxidativen und co-canzerogenen Eigenschaften des Provitamins aus, die im Falle großer Mengen auch für den Menschen schädlich sein können.

Die Lunge wurde in Humanstudien als Zielgewebe für eine Tumorbildung durch β-Carotin in Abhängigkeit von den β-Carotin-Metaboliten, die das Zellwachstum regulieren, und dem vor Ort vorhandenen relativ hohen Sauerstoff-Partialdruck, der die antioxidative Aktivität von β-Carotin möglicherweise in prooxidative Eigenschaften umwandeln könnte, erkannt; somit wären es ein relativ hoher Sauerstoff-Partialdruck kombiniert mit reaktiven Sauerstoffspezies aus dem Tabakrauch, die zur Autoxidation von β-Carotin führen und als oxidierte Metaboliten zur Vermehrung der Radikalenbildung in der Lunge des Rauchers beitragen. Palozza et al. (1997) stützen diese Hypothese durch Zellversuche, indem β-Carotin sich in der Tumorzelle des Thymus der Maus bei 150 mm O_2-Druck antioxidativ aber bei einer Atmosphäre (760 mm) von reinem Sauerstoff prooxidativ verhält. Burton und Ingold (1984) berichteten schon früher, daß β-Carotin bei niedrigem Sauerstoff-

Partialdruck ein besseres Antioxidans darstellt als bei normalen Druckverhältnissen.

β-Carotin wurde als Nahrungssupplement von der US-FDA als allgemein sicher (GRAS, generally recognized as safe) eingestuft (Code of US Federal Regulations, 1993). Hinsichtlich der oralen Leukoplakie wird durch neuere multizentrische Interventionsstudien aus den U.S.A. mit einer Tagesdosis von 60 mg β-Carotin weiterhin bestätigt (Garewal, 1995, Garewal u. Schantz, 1995), daß insgesamt gesehen die orale Langzeitgabe von β-Carotin zur Prävention von Leukoplakien in der Mundhöhle wegen fehlender Nebenwirkungen als aussichtsreich angesehen werden kann, auch wenn die Effektivität geringer ist als die von 13-cis-Retinsäure.

Dysplasien des Gebärmutterhalses sind ein weiterer Marker präneoplastischer Veränderungen, die im Vergleich zu zytologisch unauffälligen Frauen mit signifikant niedrigeren β-Carotin-Plasmaspiegeln einhergehen (Palan, et al., 1991). Im Gegensatz zu einer nicht signifikanten Beeinflussung zervikaler Dysplasien durch eine kontrollierte Therapie mit 10 mg/Tag BC über 3 Monate (De Vet et al., 1991) hat F. Meyskens auf der ‹Second International Conference on Antioxidant Vitamins and Beta-Carotene in Disease Prevention› (AOV, Berlin, 1994) eine Phase II-Studie vorgestellt, bei der 70% der rekrutierten Frauen, denen oral für 6 Monate 30 mg BC verabreicht wurde, eine positive Reaktion zeigten, die in 30% der Fälle bis zu einem Jahr anhielt. Die ermutigenden Resultate haben zu der aktuellen, größer angelegten randomisierten Phase III-Studie geführt.

In *vitro*-Untersuchungen mit Zell-Linien aus zervikalem Dysplasiegewebe zeigen nach Zufuhr von 10 µmol/l liposomalem β-Carotin zum Kulturmedium eine signifikante Verzögerung des Zellwachstums verknüpft mit einer Down-Regulation der EGF-Rezeptoren (Muto et al., AOV-Berlin, 1994).

Zahlreiche Mechanismen sind bei der Hemmung der Karzinogenese durch β-Carotin vorstellbar. Die chemopräventive Wirkung kann darauf beruhen, daß

– die Substanz aufgrund antioxidativer Eigenschaften die Initiation verhindert,
– sie bei erfolgter Initiation durch immunstimulierende Wirkungen der Krebsentwicklung entgegenwirkt,

– die Konversion zu Vitamin A die Zell-Differenzierung und -Proliferation beeinflußt, was während der Promotionsphase wichtig wird.
Experimentelle Arbeiten von Bertram et al. (1991) belegen, daß unter β-Carotin eine reversible Hemmung der Progression initiierter Zellen in deren transformierten malignen Zustand erfolgt. Die Inhibition neoplastischer Transformation und die erhöhte Zellkommunikation über die ‹gap junctions› wird auf eine intrinsische Aktivität des β-Carotin als Genregulator zurückgeführt; dieser löst eine erhöhte Expression an Connexin 43 Gen, welches mit Wachstumskontrolle assoziiert ist, aus. Connexin 43 ist eine strukturelle Protein-Komponente der sog. ‹gap junctions›, bei denen es sich um Zellmembrankanäle handelt, über die ein Informationsaustausch benachbarter Zellen stattfindet. Sobald diese Kommunikation zwischen gesunder und initiierter Zelle gestört ist und kontrollierte Wachstumssignale die Krebszelle nicht mehr erreichen, wird eine Zunahme maligner Transformationen beobachtet (Bertram, 1990). Da die Induktion der Zell-Zell-Kommunikation auch durch die Carotinoide Canthaxanthin und Lycopin sowie durch Carotinoid-Oxidation und -Metaboliten (Stahl et al., 1996) hervorgerufen werden kann, scheint diese nicht auf der Konversion zu Vitamin A zu beruhen (Zhang et al., 1992). Darüber hinaus wurden innerhalb von fünf Tagen Dosis-abhängige Wirkungen von Carotinoiden (α-/β-Carotin, Lycopin) auf die interzelluläre Kommunikation in der Rattenleber in Dosen von 0,5, 5 und 50 mg/kg KG untersucht und für die beiden höheren Dosierungen auch in der abnehmenden Reihenfolge β-Carotin > Lycopin > α-Carotin bestätigt (Krutovskikh et al. 1997).

Weiterführende in vitro Experimente der Gruppe um Bertram (Hieber et al. 2000) vergleichen die Wirkungen von all-trans und 9-cis β-Carotin bezüglich der Carzinogen-induzierten neoplastischen Transformation und Connexin 43-Expression in Murin 10T1/2-Zellen und der Differenzierung von humanen Keratinozyten. Das aus einem käuflich erhältlichen Extrakt der Alge Dunaliella salina (Betatene) eingesetzte 9-cis β-Carotin nahm einen schwächeren Einfluß auf die Proliferations-Hemmung sowie die Heraufregulierung von Connexin 43, hatte aber eine dem all-trans Isomer vergleichbare Fähigkeit im Hinblick auf die neoplastische Transformation. Die Keratinozyten-Tests ergaben mit 9-cis β-Carotin eine weniger aktive Induktion der Connexin 43-Expression und Suppression der Keratin K1-Expression. Wurden die Metaboliten all-trans und 9-cis Retinsäure der β-Carotin-Isomeren in diesen Zellkulturen bezüglich der genannten Parameter beforscht, so ist im Gegensatz zu den Carotinoiden der 9-cis Metabolit 10mal aktiver, was die Suppression der neoplatischen Transformation und die Induktion der Connexin 43-Expression beider Zelltypen angeht. Äquipotent zeigten sich die Retinsäure-Isomeren bei der Suppression der K1-Expression. Die verminderte Aktivität von 9-cis β-Carotin wurde teilweise mit einer verminderten Aufnahme der Substanz in die Zelle erklärt, da die Zellen einen nahezu 3,5-fach niedrigeren Gehalt an 9-cis im Vergleich zum all-trans Isomer aufwiesen. Da 9-cis β-Carotin im Zellversuch weniger aktiv war als das all-trans Isomer, die 9-cis Retinsäure im entsprechenden Vergleich generell jedoch wesentlich potenter ist, ging man unter diesen Zellkultur-Bedingungen davon aus, daß eine sehr geringe oder gar keine Konversion von Carotinoid zum Retinoid erfolgt.

Die Wirkungen von β-Carotin sind abhängig von der Zusammensetzung begleitender Antioxidantien wie Vitamin C und E, aber auch von der relativen Proportion der β-Carotin-Isomeren. Natürliche β-Carotin-Präparationen unterscheiden sich nämlich von synthetischem all-trans β-Carotin im relativen Verhältnis ihrer trans/cis Isomeren. Zur Zeit liegen unzureichende Informationen vor, wie wichtig die Einbeziehung des Faktors Isomerenform tatsächlich zur Beurteilung der Genotoxizität ist. Vorläufige unbestätigte Hinweise zur Modulation genotoxischer Effekte durch β-Carotin wurden im Rahmen einer mäßigen Studie mit positivem Ergebnis bei Anwendung von synthetischem β-Carotin erbracht. Vor dem Hintergrund der prooxidativen Aktivitäten und dem Hinweis der in vitro Induktion des Mikronukleus durch synthetisches β-Carotin (Xue et al., 1998) geht hervor, daß die in vitro Genotoxizität der β-Carotin-Formulierungen durch die Zusammensetzung ihrer relativen Stereoisomeren moduliert werden kann. Diese Befunde sollten bei der Auswertung von in vivo Studien, die β Carotin-Muster unterschiedlicher und/oder nichtspezifizierter Zusammensetzung genutzt haben, berücksichtigt werden. Chemopräventive Humanstudien (ATBC, CARET) haben einen Risikoanstieg der Lungenkrebs-Inzidenz/-Mortalität unter der Anwendung von all-trans β-Carotin beschrieben.

Zukünftig sollten klinische Studienprüfpläne nicht nur die Vielzahl der Carotinoide, sondern darüber hinaus deren cis- versus trans-Konfigurationen einbeziehen.

Die Daten von S. Tsugane (AOV, Berlin, 1994) belegen eine Korrelation zwischen der β-Carotin-Plasmakonzentration und dem Risiko einer atrophischen Gastritis, einem Frühstadium des Magenkrebses, welcher die führende Krebstodesursache innerhalb der japanischen Bevölkerung darstellt. Stieg der Plasmagehalt an, war das Risiko für eine atrophische Gastritis vermindert (OR, 2. Quartile = 0,7, p (Trend) = 0,0095). Diese Befunde werden gestützt durch die klinischen Studien von Bukin et al. (1993), die an 124 Patienten mit einer chronisch atrophischen Gastritis einen erheblichen Anstieg der Ornithin Decarboxylase (ODC)-Aktivität in der atrophischen Magenmukosa gegenüber Kontrollen ermittelt haben. Eine Zunahme der ODC-Aktivität wird als Indikator für Zellproliferation und Tumorpromotion angesehen. Die tägliche Supplementierung dieser Patienten mit 20 mg β-Carotin zeigte bereits nach 3 Wochen eine statistisch signifikante Abnahme der genannten Enzymaktivität in der Magenmukosa, was für eine Antipromotoraktivität dieser Substanz gegenüber Magenkrebs spricht. Die durch β-Carotin ausgelöste Reversibilität früh erkennbarer biologischer Marker der Karzinogenese sollte daher auch weiterhin Gegenstand intensiver klinischer Forschung sein.

Ob antioxidative Vitamine zur Prophylaxe von Dickdarmadenomen angewandt werden können, war Fragestellung der sog. Polyp Prevention Study. Hierbei erhielten Patienten mit mindestens einer Adenomresektion randomisiert vier Jahre lang täglich 25 mg β-Carotin per Kapsel. Obwohl die Serumkonzentrationen nach Supplementierung um den Faktor 3 anstiegen, offenbarten die Koloskopiebefunde nach 4 Jahren jedoch, daß sich die Behandlung für keinen Adenomtyp als wirksam erwiesen hatte und gleich viele Personen an der Darmkrebsvorstufe erkrankt waren (Greenberg et al., 1994). Dieses Ergebnis steht nicht im Widerspruch zu Befunden von MacLennan et al. (International Nutrition Congress in Adelaide, Australia, 1994), die im Rahmen des Australian Polyp Prevention Project (APPP) nach Intervention mit β-Carotin eine mäßige Zunahme an Adenomen und hyperplastischen Polypen diagnostizierten. Auch bei dieser Behandlung stellten die erhöhten Serumkonzentrationen (Wahlquist et al., 1994) kein Kriterium für eine erfolgreiche Therapie kolorektaler Adenome dar. Obwohl bei der australischen Studie im Gegensatz zur Finnland-Studie von vornherein Raucher ausgeschlossen wurden, blieb das erwartete Ziel der Prävention aus. Vor dem Hintergrund der Vorerkrankung der rekrutierten Patienten läßt sich erklären daß es sich nicht um eine prophylaktische Maßnahme sondern um eine Therapiestudie gehandelt hat, von der in der beschriebenen Phase des Krebsgeschehens aber keine Wirksamkeit mehr zu erwarten war.

Die im Rahmen einer Pilotstudie am Menschen bestätigten Lichtschutzeffekte durch β-Carotin, wenn dieses bereits 12 Wochen vor der UV-Strahlenexposition supplementiert wurde, sind im Hinblick auf die stetig steigende Hautkrebsrate von Bedeutung (Biesalski et al., 1994). Experimentelle Arbeiten, die am Hautmodell der SENCAR-Maus das Initiations-Promotionsschema der chemischen Karzinogenese nachvollziehen, zeigen, daß β-Carotin (600 µg/g Diät) die Umwandlung von Papillom- in Karzinomzellen substantiell hemmt (Chen et al., 1993). Dennoch sind diese experimentell erhobenen Befunde hochsensitiver Zellsysteme bisher nicht auf die Humansituation übertragbar. Ein bereits aufgetretenes Hautkarzinom kann durch eine anschließende, regelmäßige Therapie mit β-Carotin in seiner Progression nicht signifikant unterbunden werden. So hat eine vielleicht zeitlich zu begrenzte Studie zur Sekundärprävention nach 5 Jahren täglicher Supplementierung mit 50 mg Provitamin A an Patienten, die bereits an Nicht-Melanom Hautkrebs erkrankt waren, keinen Hinweis für eine protektive Wirkung hinsichtlich der Neubildung von Basalzell- oder Plattenepithel-Karzinomen der Haut erbracht (Greenberg et al., 1990).

Zehn Jahre später wurden die Ergebnisse der amerikanischen Physicians' Health Study (PHS) einer randomisierten doppelblind plazebokontrollierten Langzeitstudie über 12 Jahre veröffentlicht, die u.a. die Primärprävention von Nicht-Melanom Hautkrebs (NMSC) – den Basalzell- (BCC)- und Plattenepithelzell- (SCC)- Karzinomen – unter β-Carotin-Einnahme untersuchte. Auch diese groß angelegte Intervention mit 50 mg β-Carotin jeden zweiten Tag ergab bei den gesunden gut ernährten Männern keine Veränderung bezüglich der Entwicklung eines ersten NMSC (RR = 0,98), einschließlich BCC (RR = 0,99) und SCC (RR = 0,97). Ein wesentliches Ergebnis dieser Studie ist überdies der Befund, daß es keine signifikanten Hinweise weder für nützliche noch gesundheitsschädliche Effekte des β-Carotin ungeachtet des Raucherstatus gab (Frieling et al., 2000); in vorhergehenden Raucherstudien war das Risiko für Lungenkrebs durch das Vitamin erhöht worden.

Im Rahmen einer mehrarmigen randomisierten plazebokontrollierten australischen Studie (The Nambour Skin Cancer Prevention Trial) wurden 809 Teilnehmer beiderlei Geschlechts im Alter von 20 bis 69 Jahren in Queensland einer dermatologischen Krebsuntersuchung über 4,5 Jahre unterzogen. Die Gruppen, die täglich 30 mg β-Carotin bzw. Plazebotabletten erhielten, zeigten nach der langjährigen Supplementationsphase keine signifikanten Unterschiede hinsichtlich der Inzidenz von Basalzell- und Plattenepithelzell-Karzinomen der Haut. Auch die Tumorzahl der Basalzellkarzinome wurde durch Provitamin A nicht beeinflußt. Das zur Primärprävention von Hautkrebs verabreichte Carotinoid hatte demnach weder vorteilhafte noch schädliche Auswirkungen auf die Rate beider Hautkrebstypen (Green et al., 1999).

Fazit bisher am Menschen durchgeführter Interventionsstudien ist, daß β-Carotin die Karzinogenese negativ, gar nicht oder positiv beeinflußt, wenngleich nicht alle Entwicklungsstadien und auch nicht alle vom Krebs befallenen Organe gleichermaßen betroffen sind (Van Poppel, 1993).

Hinsichtlich des quantitativen Carotinoidprofils im Plasma werden sehr große interindividuelle Unterschiede beschrieben; diese werden mit Carotinoid-Interaktionen erklärt, die sich auf den verschiedenen Ebenen der Absorption und des postprandialen Metabolismus abspielen; darin inbegriffen sind Kompetitionen bei der Inkorporation in die gemischten Mizellen im intestinalen Lumen, eine Kompetition innerhalb der Enterozyten während des intrazellulären Transports, während des Metabolismus (Spaltung) und des Chylomikronen-Aufbaus sowie letztlich während des postprandialen Metabolismus, nämlich beim Plasmaprotein-Transport und bei der Freigabe bzw. Aufnahme ins Gewebe (van den Berg, 1999). Eine Untersuchung an Kindern zeigte jedoch eine reproduzierbare Zusammensetzung in der Reihenfolge abnehmender Konzentration von Lutein/Zeaxanthin, β-Carotin, β-Cryptoxanthin, Lycopin und α-Carotin (Apgar et al., 1996). Nach einer kontrollierten Zufuhr von Diät in Form von Obst und Gemüse, die Carotinoidgehalte von ungefähr 16 mg/d über 15 Tage sicherstellten, wurden bereits am sechsten Tag im Humanplasma Erwachsener das Ansprechen der einzelnen Carotinoide analysiert und ein signifikanter Konzentrationsanstieg von Lutein, Cryptoxanthin, α-Carotin, 13-cis-β-Carotin, all-trans-β-Carotin und cis- und trans-Lycopin gemessen (Yeum et al., 1996). Da β-Carotin nur eines von verschiedenen im Plasma vorhandenen Carotinoiden wie Lycopin, Lutein und Zeaxanthin ist, die in signifikanten Mengen vorliegen und sogar eine höhere antioxidative Kapazität als β-Carotin aufweisen (Palozza und Krinsky, 1992), scheint die bevorzugte Monosupplementierung hoher pharmakologischer Dosen von β-Carotin zu einer verminderten Aufnahme anderer Carotinoide mit höherem protektiven Potential zu führen (Olsen, 1994). Kinetische Verdrängungsvorgänge entlang der intestinalen Mukosa werden als Ursache diskutiert. Anhand neuerer Untersuchungen von Gugger und Erdman (1996) wird postuliert, daß der intrazelluläre Transport von Carotinoiden in Leber- und Darmgewebe nicht durch cytosolische Transportproteine vermittelt wird, aber die Beteiligung von membrangebundenen Proteinen bei der Membranfusion von β-Carotin zwischen subzellulären Kompartimenten nicht auszuschließen ist. Daß bei Langzeit-Supplementierung Wechselwirkungen zwischen den fettlöslichen Carotinoiden stattfinden, wird durch die Ergebnisse von Micozzi et al. (1992) bestätigt, die nach sechswöchiger Anwendung von 12 oder 30 mg β-Carotin/d im Vergleich zur Placebogruppe reduzierte Luteinplasmaspiegel beobachten. Wahlquist und Mitarbeiter (1994) stellten bei täglicher Gabe von 20 mg β-Carotin über ein Jahr sowohl eine Erhöhung von α-Carotin als auch Lycopin im Plasma fest, während Lutein- und Zeaxanthinkonzentrationen unbeeinflußt blieben. Gossage und Mitarbeiter (2000) verabreichten stillenden und nichtstillenden Frauen im Alter von 19 bis 39 Jahren für 28 Tage jeweils 30 mg β-Carotin. Die Plasma-Analyse ergab im Vergleich zum Beginn der Supplementation einen Anstieg der β- und α-Carotin-Konzentrationen; der Luteingehalt wurde signifikant vermindert; Lycopin blieb unverändert.

Werden Lipidfraktionen des Blutes gesunder Personen analysiert, welche eine einmalige Dosis einer natürlichen Carotinoidquelle, nämlich der Alge Dunaliella salina, bestehend aus β-Carotin, all-trans-, cis-β-Carotin, Lutein und Zeaxanthin (Betatene) erhalten haben, so zeigen die Chylomikronen eine Kumulation hinsichtlich Lutein und Zeaxanthin gegenüber dem ursprünglichen Betatene-Gehalt, so daß eine bevorzugte Aufnahme der Xanthophylle vom intestinalen Lumen her in die Chylomikronen erfolgte (Gartner et al., 1996). Die Konsequenz differenzierter Aufnahmen und Retentionen in Zielgeweben ist jedoch noch wenig geklärt. Gaziano et al. (1995) haben nach sechstägiger Verabreichung von 100 mg in Form von synthetischem oder natürlichem β-Carotin eine strenge Korrelation des β-Carotin-Anstiegs in der LDL-Fraktion und im Plasma beschrieben, dagegen wurde die Konzentrationsabnahme eines

Carotinoids, des Lycopins, in der Low-density Lipoproteinfraktion bewirkt. Im Rahmen der PHS haben Fotouhi et al. (1996) festgestellt, daß trotz der guten Korrelation der β-Carotin-Konzentrationen im Plasma und in roten und peripheren mononukleären Blutzellen, die Plasmakonzentration nicht als Indikator der Wahl für den gesamten Carotinoidstatus einzusetzen ist.

3.11.8.4 Prävention der Atherosklerose und Herz-/Gefäß-Erkrankungen

Verbunden mit einer hohen Mortalitätsrate kardiovaskulärer Erkrankungen nimmt deren Primär- und Sekundärprävention in der medizinischen Versorgung einen wichtigen Stellenwert ein. Die Pathogenese der Atherosklerose, die u.a. durch oxidierte Lipoproteinfraktionen gefördert wird, welche sich gegenüber Endothelzellen als toxisch erwiesen haben, und *in vivo* anschließend Schaumzellbildung und Läsionen an der Gefäßintima erkennen lassen, soll durch Supplementierung antioxidativer Vitamine erschwert werden und somit der Ablagerung von Plaques und Entstehung von Gefäßverengungen entgegenwirken, die letztlich zu chronischen ischämien Herzkrankheiten, Thrombose und Herzinfarkt führen können.

Da β-Carotin als fettlösliches Agens in zirkulierenden Lipiden und atherosklerotischen Plaques konzentriert wird, wie eine sechswöchige Supplementierung mit 160 mg pro Tag an einem 50fachen Anstieg innerhalb der Karotisplaque nach einem gefäßchirurgischen Eingriff erkennen ließ (Prince et al. 1988), scheint die pharmakokinetische Voraussetzung für die Wirksamkeit der Substanz vor Ort gegeben.

Obwohl bisher keine Ergebnisse vorliegen, die eine Verzögerung der in vitro LDL-Oxidation durch oral zugeführtes β-Carotin bei normal ernährten Probanden trotz deutlicher Anreicherung in der LDL-Fraktion bestätigen (Princen, et al. 1992; Reaven et al., 1993), und auch neueste Untersuchungen mit einer β-Carotin-Supplementierung von 20 mg keinen in vivo Effekt auf die Plasma-LDL-Fraktionen von gesunden Rauchern signalisieren (Van Poppel et al., 1994), wird die antioxidative Eigenschaft von Provitamin A mit der Prävention kardiovaskulärer Erkrankungen in Zusammenhang gebracht. Gestützt wird dies durch Ergebnisse zu Pentanexhalationen gesunder Individuen. Dieser Marker der Lipidperoxidation wurde unter dem Einfluß einer höheren β-Carotin-Zufuhr (120 mg/d über 4 Wochen) signifikant vermindert. Wurde die Tagesdosis auf ein Achtel reduziert, war der Effekt statistisch nicht mehr signifikant (Gottlieb et al., 1993). Mit einer Dosis von 20 mg pro Tag wurde plazebokontrolliert über 4 Wochen nur bei einem Risikokollektiv mit erhöhtem oxidativen Streß, nämlich Rauchern, ein signifikanter Abfall der Alkanexhalation gemessen (Allard et al., 1994).

Eine Kardioprotektion durch β-Carotin könnte auch durch den ansteigenden HDL-Lipidproteinanteil im Serum bedingt sein, der im Laufe einer 2jährigen Supplementierung mit 20 mg pro Tag (Gaffney et al., 1990) oder mit hohen Dosen über ein kurzes Einnahmeintervall ermittelt wurde (Ringer et al., 1991).

Ein Nachweis der Wirksamkeit von β-Carotin zur Prävention koronarer Herzkrankheiten wurde bisher nicht erbracht. So ergaben sich aus zahlreichen epidemiologischen Untersuchungen, die deskriptive, Kohorten- und Case-Control-Studien einschließen, über die Zusammenhänge zwischen dem Verzehr von Obst und grünem Gemüse und der Inzidenz der Koronarsklerose Hinweise, daß diese Art der Ernährung mit einem geringeren Risiko für kardiovaskuläre Erkrankungen einhergeht (Gaziano und Hennekens, 1993; Kohlmeier und Hastings, 1995; Manson et al., 1993). Weiterhin wurde im Rahmen der prospektiven Basel-Studie bei der Bestandsaufnahme nach 12 Jahren bei Männern mit niedrigen β-Carotin-Plasmakonzentrationen ein signifikant höheres Risiko für Koronarkrankheit (RR = 1,96; p = 0,022) und Infarkt (RR = 4,17; p = 0,002) nachgewiesen (Gey et al., 1993); aus diesen Beobachtungen konnte jedoch kein ursächlicher Zusammenhang abgeleitet werden. Kushi et al. (1996) haben mittels einer prospektiven Kohortenstudie an postmenopausalen Frauen gesehen, daß das geringste Risiko bezüglich einer KHK bei einer täglichen Carotinoid-Nahrungsaufnahme von > 8857 I.E. (RR = 0,77; p = n.s.) liegt. Die Ergebnisse der Rotterdam Studie mit 4802 Teilnehmern im Alter von 55 bis 95 Jahren, die zu Beginn der Beobachtung keinen Myokardinfarkt (MI) aufwiesen, bestätigte anhand semiquantitativer Ernährungsfragebögen im Follow-up nach vier Jahren die protektive, inverse Beziehung zwischen einer β-Carotin-reichen Diät und einem MI-Risiko. Mit entsprechenden Supplementen wurde die Verminderung des kardiovaskulären Risikos etwas deutlicher (Klipstein-Grobusch et al., 1999).

Gey schlug bereits 1993 Plasmakonzentrationen von 0,4 bis 0,5 µmol/l α-und β-Carotin oder 0,3 bis 0,4 µmol/l β-Carotin vor, die zur

Risikoverminderung der ischämischen Herzerkrankung notwendig seien. Diese optimalen Plasmaspiegel sollen durch den von der DGE/DACH 2000 zur täglichen Aufnahme empfohlenen Schätzwertbereich von 2 bis 4 mg β-Carotin abgedeckt werden.

Viele Studien konzentrierten ihre Analysen vornehmlich auf β-Carotin, obwohl es nur 15 bis 30% der zirkulierenden Carotinoide im Humanplasma ausmacht. Morris et al. (1994) untersuchten die Beziehung zwischen den Gesamtcarotinoid-Konzentrationen im Serum und dem Risiko einer koronaren Herzerkrankung innerhalb eines Beobachtungszeitraums von 13 Jahren bei 1899 Männern, die an Hyperlipidämie Typ IIa litten. Die primäre Präventionsstudie über Koronarerkrankungen der Lipid Research Clinics ergab nach Adjustierung eine inverse Korrelation zwischen dem Carotinoidgehalt im Serum und dem Risiko einer KHK. Männer, deren Gesamtcarotinoid sich im höchsten Quartil befand (> 3,16 µmol/l; 172 µg/dl), hatten ein um 36% niedrigeres relatives Risiko (RR = 0,64) einer koronaren Herzerkrankung als Männer im untersten Quartil.

Bei Männern, die noch nie geraucht hatten, lag das relative Risiko sogar um 72% niedriger (RR = 0,28). In anderen Studien (Evans et al., 1998; Sahyoun et al., 1996) wurden keine signifikanten Verknüpfungen zwischen Carotinoiden und KHK beobachtet. Eine Erklärung für diese kontroversen Ergebnisse liegt darin begründet, daß Carotinoide sich in ihren Provitamin A-Aktivitäten, ihrer Gewebelokalisation und ihren antioxidativen Eigenschaften unterscheiden. Somit könnten die Gesamtcarotinoide als unabhängige Variable bei Studienanalysen eine potentiell inverse Verknüpfung mit einem spezifischen Carotinoid maskieren. Ferner eignen sich die Carotinoide nicht stellvertretend in ihrer Gesamtheit für ein einzelnes Carotinoid, da das relative Mengenverhältnis der Carotinoide individuell sehr stark schwankt (Ascherio et al., 1992). Weitere Hinweise, daß β-Carotin eine Protektion gegen Atherosklerose bietet, offenbart eine in neun europäischen Ländern durchgeführte Fallkontroll-Studie. In der EURAMIC-Studie (European community multicenter study on antioxidants, myocardial infarction and breast cancer) wurden bei 683 männlichen Infarktpatienten unter 70 Jahren und 727 Kontrollpersonen u.a. erstmals die Konzentrationen von β-Carotin im Fettgewebe gemessen. Hohe Konzentrationen waren mit einem signifikant niedrigeren Risiko für Myokardinfarkt (MI) assoziiert. Dabei ergab der Vergleich zwischen der höchsten und niedrigsten Quintile eine um 44% verringerte Infarktinzidenz. Am deutlichsten profitierten die Raucher mit einer Reduzierung des MI-Risikos von nahezu 60%. Für Studienteilnehmer, die niemals geraucht hatten, war der β-Carotin-Wert für das Infarktrisiko unbedeutend (Kardinaal et al., 1993). Eine ähnliche Beobachtung wurde auch im Rahmen einer groß angelegten prospektiven Studie (Health Professionals Follow-up Study 1993) kurz zuvor von Rimm und Mitarbeitern erwähnt. Im Gegensatz zur inversen Korrelation der Raucher (RR = 0,30) und früheren Raucher (RR = 0,60) war die β-Carotinaufnahme bei Nichtrauchern nicht mit einem verminderten Risiko (RR = 1,09) für koronare Arterien-Erkrankungen verknüpft. Es ist auffallend, daß eine weitere Arbeit den protektiven Effekt des β-Carotin gegenüber Myokardinfarktpatienten auch nur bei Rauchern beschreibt. In dieser prospektiv angelegten Fall-Kontroll-Studie sind niedrige Serumwerte, die 7–14 Jahre vor dem Krankheitsereignis abgenommen worden waren, mit einem zweifach erhöhten MI-Risiko bei der genannten Risikogruppe verbunden (Street et al., 1994). Eine Analyse der Plasmakonzentration einer schottischen, männlichen Population in Relation zum wiederholten Auftreten von Angina pectoris zeigte zunächst im Vergleich zu gesunden Kontrollen ein signifikant größeres Risiko für Personen, die niedrige β-Carotin-Plasmaspiegel aufwiesen, wobei diese Korrelation nach Korrektur des Faktors Rauchen, welcher bekanntermaßen die Werte sowohl für β-Carotin als auch Vitamin C vermindert (Gerster, 1987; Kallner et al., 1981), deutlich abgeschwächt wurde (Riemersma et al., 1991). Die Physician's Health Study (PHS) verdeutlichte, daß Einnahme von 50 mg β-Carotin jeden zweiten Tag bei einer Subgruppe von 333 Teilnehmern (insgesamt 22071) mit stabiler Angina pectoris und/oder koronarer Revaskularisation sekundärpräventiv das Risiko für größere koronare Ereignisse signifikant um 49 % (RR = 0,51, 95% CI = 0,29–0,88, p = 0,015) im Vergleich zu Plazebo-Behandelten senkte; diese vorteilhafte Auswirkung zeigte sich erst während des zweiten Jahres der Supplementation (Gaziano und Hennekens, 1995; Gerster 1991). Nach Abschluß der PHS, in die 11% Raucher und 39% Ex-Raucher eingeschlossen waren, ergab die Auswertung der Ergebnisse jedoch, daß die β-Carotin-Supplementierung über 12 Jahre lang keinen signifikanten Effekt auf die Häufigkeit des Auftretens von Herzgefäß-Erkrankungen oder den Herztod aufwies. Dies galt für das Raucher- und auch Ex-Raucher-Kollektiv (Hennekens et al., 1996). Aufgrund der Ergebnisse einer ATBC-Subgruppen-Analyse und der CARET-Studie liegt nahe, daß β-Carotin-Supplemente im Kontext einer kardiovaskulären Erkrankung beim starken Raucher möglicherweise gesundheitsschädlich sein können. Bei der ATBC-Studie war in der supplementierten Gruppe eine 11% höhere Todesrate hinsichtlich kardiovaskulärer Ereignisse zu verzeichnen. Begrenzt auf 1862 Teilnehmer mit einer MI-Vorgeschichte, die ausschließlich β-Carotin erhielten, kristallisierte sich ein relatives Risiko von 1,75 bzw. 3,44 für eine fatale koronare Herzerkrankung bzw. für einen fatalen MI heraus (Virtamo et al. 1998). Ebenso wurde bei der CARET-Studie bei den mit β-Carotin und Retinol supplementierten Männern ein Anstieg der kardiovaskulären Todesfälle beobachtet (RR = 1,26) (Omenn et al., 1996). Greenberg et al. (1996) relativieren diese Ergebnisse wiederum, da bei einer Aufnahme von 50 mg β-Carotin über 4,3 Jahre im Rahmen der Skin Cancer Prevention Study kein Effekt auf die kardiovaskuläre Mortalität ausgeübt wurde (RR = 1,116). Durch die Befunde der Women's Health Study wurden ferner nach β-Carotin-Supplementation signifikante Vor- und Nachteile für alle wichtigen kardiovaskulären Ereignisse ausgeschlossen (Lee et al., 1999). Ein Vergleich der Serumkonzentrationen zwischen speziellen Hochrisikogruppen wie akuten Myokardinfarkt-Patienten (AMI) und atherosklerotischen Kasuistiken zeigte signifikant abnehmende Werte in der Reihenfolge: Kontrolle > Atherosklerotiker > AMI (Torun et al., 1994).

Die Ultraschall-Diagnostik zur Quantifizierung der Intimamedia-Dicke (IMT) der Carotisarterie konnte im Rahmen der ARIC-Studie keine Beziehung zum β-Carotingehalt im Serum aufzeigen (Iribarren et al., 1997). Auch Bonithon-Kopp et al. (1997) stellten zwischen den Gesamtcarotinoiden im Serum und den intermediären Biomarkern für eine kardiovaskuläre Erkrankung wie der IMT und Carotis Plaques keinen Zuammenhang her. Ein Vorteil aufgrund einer β-Carotin-Aufnahme wurde darüber hinaus auch nicht bei klinischen Studien demonstriert, die intermediäre Biomarker einer KHK analysierten. Eine tägliche Kombination bestehend aus pharmakologischen Dosen von Vitamin C (500 mg), Vitamin E (700 I.E.) und β-Carotin (30.000 I.E.) senkte die Restenoserate von Angioplastie-Patienten nicht (Tardif et al., 1997). Die chronische Einnahme von 15 mg β-Carotin hatte bei weiblichen und männlichen Nicht-Rauchern keine Auswirkung auf die Plättchenfunktion, einem Faktor bei der Thromboseentwicklung (Calzada et al., 1997). Nach einer durchschnittlichen Intervention von 5,8 Jahren mit 20 mg β-Carotin im Vergleich zu Plazebo wurde an männlichen Rauchern (50 bis 69 Jahre alt) das Risiko für Aneurysmen der großen Bauchaorta beurteilt. Diese Langzeit-Supplementation blieb beim untersuchten Kollektiv ohne Erfolg; das relative Risiko hinsichtlich der Aneurysmen-Ruptur wurde nicht beeinflußt (Tornwall et al., 2001).

Aus randomisierten klinischen Studien geht hervor, daß β-Carotin koronaren Herzerkrankungen nicht vorbeugt und möglicherweise sogar Nebenwirkungen auslöst. Epidemiologische Studienhinweise stützen im allgemeinen die Vorstellung, daß eine Ernährung, die reich an Carotinoid-haltigen Lebensmitteln ist, mit einem verminderten Risiko einer koronaren Herzerkrankung verbunden ist. Überdies werden niedrige Carotinoidgehalte im Serum als KHK-Risikofaktor angesehen. Ob an der Prävention ein oder mehrere Carotinoide oder weitere auf den Pflanzeninhaltstoffen beruhende Substanzen beteiligt sind, ist derzeit unklar.

3.11.8.5 Prävention von Katarakt und altersbedingter Makuladegeneration (AMD)

Carotinoide besitzen die Eigenschaft, Singulett-Sauerstoff zu quenchen. Sie sollen bei der Kataraktbildung, die auf Schädigung der Linsenproteine durch Licht und Sauerstoffradikale zurückzuführen ist, dem oxidativen Streß entgegenwirken, indem sie die Trübung der Linse und die Schädigung darin enthaltener proteolytischer Enzyme unterbinden.

Bei der AMD handelt es sich um einen Schaden an der Fovea auf der Netzhaut, der mit zunehmendem Alter eine Ursache für Erblindung sein kann. In der Retina wird selektiv Lutein und Zeaxanthin, nicht aber β-Carotin und Lycopin, angereichert. Die Untersuchungsergebnisse der Eye Disease Case-Control Study Group (EDCCSG, 1993), die ergaben, daß das Risiko einer AMD für Patienten mit hohen Carotinoid-Serumkonzentrationen nur ein Drittel im Vergleich zur Gruppe mit sehr niedrigen Konzentrationen betrug, führten zu der amerikanischen, multizentrischen Eye Disease Case-Control Study; diese belegt, daß Patienten im Alter von 55 bis 80 Jahren mit einem hohen Verzehr an dunkelgrünem Blattgemüse, das besonders viel Lutein und Zeaxanthin enthält, ein signifikant geringeres Risiko aufweisen, eine fortgeschrittene oder exsudative AMD zu entwickeln (p for trend = 0,001) (Seddon et al., 1994).

Eine Studie mit 3654 Australiern hingegen ergab keinen signifikanten Zusammenhang zwischen AMD und Carotin-Aufnahme (Smith et al., 1999). Auch die Intervention mit 20 mg β-Carotin- und Vitamin E-Supplementen zeigte im Rahmen der ATBC-Studie keine Risikoveränderung bzgl. AMD (Teikari et al., 1998).

Vorläufige Daten epidemiologischer Studien lassen eine signifikante inverse Beziehung zwischen einer hohen Aufnahme Carotinoid-reicher Ernährung und einem verminderten Risiko der Kataraktbildung erkennen (Hankinson et al., 1992). Inkonsistente Ergebnisse einiger Studien werden damit erklärt, daß die Nahrungsmittelaufnahme von den Studienteilnehmern selbst aufgeführt wurde, was zu einer falschen Abschätzung des Carotinoidstatus geführt haben könnte. Ferner schließt eine ausschließliche Dokumentation der Carotinoid-Aufnahme deren eigentliche Absorption aus; eine Supplementation von standardisierten Dosen verschiedener Carotinoide hat nämlich offenbart, daß große interindividuelle Schwankungen bezüglich der Plasmakonzentrationen von Carotinoiden ausgeprägt sein können. Viele Studien beurteilten den Carotinoidstatus in Verbindung mit dem Katarakt- bzw. AMD-Risiko aber nur auf der Basis der gemessenen Serumkonzentrationen (Jacques et al., 1998). Knekt et al. (1992) beschreiben anhand der Blutspiegel finnischer Studienteilnehmer, daß niedrige β-Carotinkonzentrationen mit einem höheren Risiko einer Linsentrübung assoziiert sind; die odds ratio betrug für Patienten mit β-Carotin- und Vitamin E-Gehalten im niedrigsten Drittel nach dem 15-Jahres-Follow Up 2,6 hinsichtlich des senilen Katarakt-Risikos. Dazu im Widerspruch stehen jedoch die Ergebnisse von Vitale et al. (1993), die im Rahmen der Baltimore Longitudinal Study on Aging hinsichtlich der β-Carotin-Plasmakonzentrationen keine Korrelation eines verminderten Risikos nukleärer oder kortikaler Linsentrübungen beobachten konnten. Auch die Ergebnisse der amerikanischen Querschnittsanalyse der Beaver Dam Eye Study führten zu der Aussage, daß bei 400 Personen im Alter von 50 bis 86 Jahren das Auftreten von Kernkatarakten nicht signifikant mit fünf spezifischen Serumcarotinoiden invers verknüpft war (Mares-Perlman et al., 1995). Ein marginaler inverser Zusammenhang wurde bei einer prospektiven Studie zur 5-Jahres-Inzidenz von altersabhängigen Kernkatarakten nur für den Serumgehalt von Lutein und Cryptoxanthin bei Personen ≥ 65 Jahre hergestellt (Lyle et al., 1999). Dies wurde gestützt durch zwei anschließende Kohortenstudien mit 77 466 Frauen (Nurses' Health Study) und 36 644 Männern (U.S. Health Professionals Follow-up Study); das Risiko der Linsen-Trübung bzw. -Extraktion wurde durch eine hohe Zufuhr von Lutein und Zeaxanthin, die beide in der Linse vorkommen, in der höchsten Quintile jeweils um 22% (RR = 0,78) und 19% (RR = 0,81) gesenkt. Ein vermindertes Kataraktrisiko konnte nicht mit höheren Aufnahmen anderer Carotinoide wie α-, β-Carotin, Lycopin oder β-Cryptoxanthin erzielt werden (Chasan-Taber et al., 1999; Brown et al., 1999).

Wird β-Carotin jedoch in Kombination mit dem Antioxidans Vitamin E und Selen verabreicht, ergab ein Nebenarm der sog. Linxianstudie für Ältere von 65–74 Jahren eine durchschnittlich um 44% gesenkte Häufigkeit des Auftretens von Kernstar (Sperduto et al., 1993). Diese protektiven Effekte hatten sich bereits in einer amerikanischen Studie abgezeichnet, in der Individuen mit höherer Einnahme von Vitamin C, E und β-Carotin besser vor Katarakt geschützt zu sein schienen (Leske et al., 1991). Diese Ergebnisse werden gestützt durch biochemische Befunde, daß Oxidationsprozesse in der Linse die Kataraktentwicklung beschleunigen. Im Gegensatz zu ermutigenden experimentellen und epidemiologischen Daten lieferte die neueste plazebokontrollierte Interventionsstudie, die Age-Related Eye Disease Study Research Group (AREDS, 2001) mit annähernd 4629 gut ernährten Teilnehmern im Alter von 55 bis 80 Jahren nach einer im Mittel 6,3 Jahre dauernden Supplementation mit einer Antioxidans-Kombination aus 500 mg Vitamin C, 400 I.E. Vitamin E und 15 mg β-Carotin keinen Hinweis für eine Risikobeeinflussung bei der Entwicklung bzw. Progression einer altersabhängigen Linsenopazität oder Sehschärfe.

Obwohl derzeit keiner der Biomarker für die antioxidative Kapazität als validierter Prädiktor für eine gesundheitliche Auswirkung von Carotinoiden betrachtet wird, da diese vom individuellen Versorgungsstatus und/oder dem oxidativen Streß der Versuchspersonen abhängt, gilt als gesichert, daß Plasmakonzentrationen je nach Carotinoid ≥ 0,19 µmol/l (10 µg/dl) α-Carotin und ≥ 0,74 µmol/l (40 µg/dl) β-Carotin mit dem geringsten Risiko einer AMD verbunden sind. Eine inverse Korrelation zum Kataraktrisiko besteht am ausgeprägtesten zum Lutein- und Zeaxanthin-Status (Gaßmann 2000).

Zwecks erfolgreicher Prävention von Krankheiten mit Carotinoiden wäre zukünftig eine gezieltere klinische Forschung wünschenswert, die unter Anwendung ausgewählter Kombinationen bzw. hochdosierter Monocarotine die zu schützenden Gewebe mit denjenigen Substraten anreichert, die physiologischerweise dort vorhanden und aller Wahrscheinlichkeit auch vor Ort wirksam sind.

3.11.8.6 Wirkungen auf das Immunsystem

Carotinoide stimulieren unabhängig von der Provitamin A-Aktivität einige Immunfunktionen, wie dies zunächst in Tierversuchen gezeigt wurde (Bendich, 1991). Dabei konnte durch β-Carotingabe eine Erhöhung der B- und T-Lymphozyten-Proliferation, eine stimulierte Bildung des Tumor-Nekrose-Faktors (TNF) und eine Aktivierung zytotoxischer T-Lymphozyten beobachtet werden.

Ein potentieller Beitrag des β-Carotins zur Krebsresistenz wird hinsichtlich seiner Sekretionsstimulation immunregulatorischer Zytokine, wie z.B. Interleukin-1 (Il-1), diskutiert. Auch die TNF-Sekretion zeigte innerhalb dieser in vitro Untersuchungen mit humanen peripheren mononuklearen Zellen eine zum Tierversuch analoge Immunregulation (Abdel-Fatth et al., 1993). Bei Patienten, die auf 30 mg β-Carotin pro Tag mit einer Regression der Leukoplakien reagierten, stieg der TNF α-Plasmagehalt um das 10fache an (Prabhala et al., 1993); die Zahl der natürlichen Killerzellen (NK-Zellen) war deutlich erhöht. Die Supplementierung führte zu einer verstärkten Expression für Interleukin-2-Rezeptoren dieser Zellen auf der Leukoplakie-veränderten Schleimhaut. Dadurch wurde ein vermehrtes Andocken dieser NK-Zellen mit nachfolgender Zerstörung der Leukoplakiezellen festgestellt.

Eine japanische plazebokontrollierte Studie an gesunden, männlichen Nichtrauchern zeigte nach einer Supplementation mit 60 mg β-Carotin pro Tag über 9 Monate einen signifikanten Anstieg des CD_4/CD_8-Verhältnisses (Murato et al., 1994); dieser immunologische Index ist normalerweise bei Patienten mit AIDS erniedrigt. Im Zusammenhang mit einer plazebokontrollierten, doppelblinden Cross-over-Studie an HIV-infizierten Patienten ergab die Verabreichung von 180 mg pro Tag für einen Monat einen signifikanten Anstieg der gesamten weißen Blutzellen, der prozentualen Veränderung der Helfer-T-Zellzahl (CD_4) und des prozentualen Quotienten für CD_4/CD_8. Statistische Signifikanz wurde nicht erreicht im Hinblick auf die absolute CD_4-Zellzahl, das absolute CD_4/CD_8 Verhältnis und die Gesamt- und B-Lymphozyten (Coodley et al., 1993). Im Gegensatz hierzu beobachtete Garewal et al. (1992) bei einer viermonatigen Tagesdosis von 60 mg β-Carotin in den ersten drei Monaten der Supplementation nur eine Erhöhung der NK-Zellmarker. Diese unterschiedlichen Ergebnisse werden im Zusammenhang mit dem Befund gesehen, daß HIV-infizierte Patienten prinzipiell eine verminderte intestinale Absorption fettlöslicher Mikronährstoffe aufweisen (Coodley, Girard, 1991) und die geringere Dosis daher nicht ausreichte, um die CD_4-Zellzahl zu erhöhen. Im Rahmen des AIDS-Related Complex wurde bei bisher einer Kasuistik mit 60 mg β-Carotin beschrieben, daß einerseits die Entwicklung der Krankheit verzögert und andererseits die effektive AZT-Dosis gesenkt werden konnte. Verknüpft war dies mit einem 2fachen Anstieg der CD_4-Zellzahl (Bianchi-Santamaria et al., 1992).

Da die einzelnen Studien im Hinblick auf das Design, die Dosis, das Einnahmeintervall und das rekrutierte Personenkollektiv sehr stark variieren, verwundert es nicht, daß die Auswirkungen der β-Carotin-Supplementierung am Menschen in der Literatur nicht einheitlich dargestellt werden. So berichtet eine Veröffentlichung über eine Hemmung der Immunantwort (Moriguchi et al., 1985); andere weisen keine Veränderung der Immunparameter nach (Ringer et al., 1991; Van Poppel et al., 1993; Daudu et al., 1994).

Die altersabhängige Abnahme der zellvermittelten Immunität kann bedingt sein durch einen verminderten Status an kleinmolekularen Antioxidantien und/oder eine Reduktion antioxidativer Enzymaktivitäten. Dadurch bestehen für den älteren Menschen größere Risiken, an Krebs oder einer Infektion zu erkranken. Eine Supplementation von 30, 45, 60 mg β-Carotin pro Tag über einen kurzen Einnahmezeitraum von zwei Monaten bewirkte bei gesunden Alten eine signifikante Zunahme der prozentualen NK-Zellzahl; diese Zellen töten nicht nur Tumor- sondern auch viral infizierte Zellen ab. Gleichzeitig wurde ein Anstieg der Lymphozyten mit Interleukin 2- und Transferrin-Rezeptoren in Prozent beobachtet, die jeweils repräsentativ sind für aktivierte Helfer-T-Zellen (CD_4) und aktivierte Lymphozyten (Watson et al., 1991). Diese Ergebnisse werden durch neuere Untersuchungen zur Immunantwort bei Alten von S.N. Meydani und Mitarbeitern gestützt, welche die Aufrechterhaltung des oxidativen/antioxidativen Gleichgewichts als eine wesentliche Determinante für Immunzellfunktionen betrachten. Ihre Kurz- und Langzeit-Supplementationen mit Betacaroten ergaben bei der gesunden, alten Population im Alter von 65 bis 86 Jahren effektive Anstiege zellvermittelter Immunität, nämlich eine erhöhte NK-Zellaktivität, die mit einer Abnahme der Morbiditätsinzidenz in Zusammenhang stehen sollen (Santos et al., 1996). Sofern gesunde Personen über 65 Jahre mit einer geringen Tagesdosis von nur 8,2 mg β-Carotin über zwölf Wochen supplementiert wurden, blieb die Stimulation der zellvermittelten Immunität jedoch aus (Corridan et al., 2001). Eine Einnahme von 15 mg über 26 Tage hatte im Vergleich hierzu einen Anstieg sowohl der Expression von Adhäsionsmolekülen, der ex vivo Ausscheidung von TNF-α als auch von Monozyten, die den Haupt007histokompatibilitätskomplex II exprimieren – einem Oberflächenmolekül, das für die Antigenpräsentation gegenüber T-Helferzellen verantwortlich ist – zur Folge (Hughes et al., 1997).

1997 berichteten Kramer und Burri, daß Carotinoide die Lymphozytenreaktion gegenüber Mitogenen verstärken. In einer neueren Untersuchung mit Stillenden wirkte sich eine vierwöchige Verabreichung von 30 mg β-Carotin nicht auf die Reaktion der T-Lymphozyten-Proliferation gegenüber Phytohämagglutinin aus. Demnach wurde die Immunkompetenz der T-Lymphozyten gesunder Frauen nicht aktiviert (Gossage et al., 2000).

Mit einer UV-Lichtexposition sind sowohl eine signifikante Lymphozytenreduktion als auch eine Carotenoidabnahme im Plasma verbunden. Bei Einnahme von 30 mg β-Carotin pro Tag für eine Woche wird die UV-induzierte Immunsuppression blockiert, was mit Hilfe des DTH-Hauttests verifiziert wurde (Fuller et al., 1992).

3.11.9 Behandlungsmaßnahmen

Aufgrund der Luft- und Lichtempfindlichkeit steht β-Carotin nur in Form von Kapseln oder Dragees zur oralen Anwendung zur Verfügung. Die Applikation sollte zu den Hauptmahlzeiten erfolgen. Die Dosierung ist vom Indikationsgebiet abhängig.

Als präventive Dosis werden vom amerikanischen Krebsinstitut 3–6 mg β-Carotin/Tag angegeben, die sich aus der Empfehlung ableiten, fünf bis mehrmals am Tag Früchte- bzw. Gemüse-Portionen zu verzehren. Ein UL-Wert wurde für β-Carotin/Carotinoide nicht definiert. Der wissenschaftliche Ausschuß für Lebensmittel der EU-Kommission (SCF) hat in 2000 einen Höchstwert der täglichen β-Carotin-Zufuhr von 10 mg für die Gesamtsituation diskutiert. Die DACH-Referenzwerte gehen in ihren neuesten Empfehlungen von einem Schätzwertbereich von 2–4 mg β-Carotin/Tag aus. In Interventionsstudien lag die Dosis für β-Carotin zwischen 20–50 mg/Tag (Heinonen et al., 1994; Santamaria et al., 1988).

Um eine tägliche Zufuhr von 800 µg bei Frauen und 1000 µg bei Männern Retinol durch β-Carotin zu ersetzen, sind mindestens 9,6 bis 12 mg RAE β-Carotin erforderlich.

Zur Therapie der erythropoetischen Protoporphyrie erhalten Kinder von 1–4 Jahren 60–80 mg/Tag, von 5–8 Jahren 90–120 mg/Tag, von 9–12 Jahren 120–150 mg/Tag. Jugendliche und Erwachsene 150–180 mg/Tag. Die Dosis kann bei Erwachsenen auf 300 mg/Tag erhöht werden.

Pigmentstörungen werden initial über 2–5 Wochen mit 75 mg/Tag und anschließend mit 25–50 mg/Tag behandelt.

Zu polymorphen Lichtdermatosen liegen keine genauen Dosisangaben vor. Als Richtdosis können 75–200 mg/Tag empfohlen werden.

3.12 Vitamin D

3.12.1 Chemie

Vitamin D ist ein Oberbegriff für Seco-Steroide (der B-Ring im Steroid ist aufgebrochen) mit biologisch aktiver Wirkung. Von medizinischer Bedeutung (Abb. 3-46) sind Vitamin D_2 (Ergocalciferol, CAS-Nr. 50-14-6; Summenformel $C_{28}H_{44}O$, $M_r = 396,63$), Vitamin D_3 (Cholecalciferol, CAS-Nr. 67-97-0; Summenformel $C_{27}H_{44}O$, $M_r = 384,62$), die Provitamine 7-Dehydrocholesterol, Ergosterol und die biologisch ebenfalls aktiven Metabolite Calcidiol (25-Hydroxycholecalciferol), Calcitriol (1,25-Dihydroxycholecalciferol). Die Bezeichnung Vitamin D geht auf McCollum zurück, der 1922 nachwies, daß die antirachitische Wirkung des Fischlebertrans auf einem Wirkstoff beruht, der für den Knochenstoffwechsel essentiell ist. Bereits 1919 heilte Mellanby eine diätetisch erzeugte Rachitis bei jungen Hunden mit Fischleberöl und Huldschinsky rachitische Kinder mit ultravioletter Bestrahlung (Miller und Norman 1984). Die Strukturaufklärung von Vitamin D_2 erfolgte durch Windaus

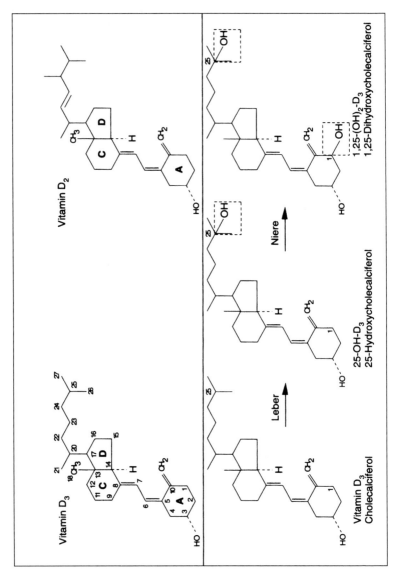

Abb. 3-46: Strukturformel von Vitamin D und schrittweise Hydroxylierung von Vitamin D$_3$ zu 25-Hydroxycholecalciferol und 1,25-Dihydrocholecalciferol

und Askew 1932 und von Vitamin D_3 1936 durch Windaus. Etwa zur gleichen Zeit erfolgte durch Brockmann die Isolierung und Strukturaufklärung des antirachitischen Faktors im Fischleberöl (Friedrich 1987).

Vitamin D_2 und D_3 sind ein weißes bis gelbliches Pulver, unlöslich in Wasser, mäßig löslich in Fetten, Öl, Ethanol, leicht löslich in Aceton, Ether und Chloroform. Vitamin D ist empfindlich gegen O_2, Licht und Hitze, in trockener Form jedoch unter Lichtschutz sowie in Gegenwart von Antioxidantien stabil. 1µg Vitamin D entspricht 2,6 nmol oder 40 IU.

3.12.2 Vorkommen

In tierischen Lebensmitteln findet man Vitamin D_3 (Cholecalciferol), das aus dem Provitamin 7-Dehydrocholesterol entsteht. Pflanzen bilden dagegen das Provitamin Ergosterol, eine Vorstufe von Vitamin D_2 (Ergocalciferol). Beide Vitamine wirken beim Menschen in gleicher Weise, wobei Vitamin D_2 einen etwas geringeren Effekt auf den Anstieg der Serumkonzentrationen des 25-Hydroxyderivats besitzt (Trang et al. 1998).

Vitamin D ist in unterschiedlichen, meist aber sehr geringen Mengen in Lebensmitteln enthalten, und wenn, dann hauptsächlich in tierischen Produkten (Cholecalciferol = Vitamin D_3) vorhanden. So enthalten einige Seefischarten wie z.B. Lachs, Sardinen und Heringe durchaus nennenswerte Mengen, wobei Fisch(leber)öle (Lebertrane) sogar extrem Vitamin D-reich sind (Souci et al. 1986). Aufgrund der Verzehrsgewohnheiten kommt dem Gehalt in Fisch(leber) allerdings nicht die überragende Bedeutung bei der Bedarfsdeckung zu. Der Gehalt in sonstigen Lebensmitteln tierischer Herkunft ist eher gering. Lediglich in der Leber einiger Tierarten sind nennenswerte Vitamin D-Mengen vorhanden. Da der Verzehr von Innereien relativ niedrig ist, kommt dem Vitamin D-Vorkommen hier ebenfalls keine besondere Bedeutung zu.

Bei Milch und Butter hängt der Vitamin D-Gehalt wesentlich von der Jahreszeit ab, da unter intensiver UV-Bestrahlung die Eigensynthese im Sommer größer ist als im Winter (Friedrich 1987). Entsprechend mehr Vitamin D wird ausgeschieden, wodurch die Schwankungen z.B. in der Milch um den Faktor von 1:10 erklärt werden können. Über das Vorkommen von Vitamin D in Lebensmitteln informiert Tab. 3-40 (Souci et al. 1999; BLS 1999).

Tab. 3-40: Vitamin D-Gehalte in verschiedenen Lebensmitteln bzw. deren Nährstoffdichte (s. Glossar) nach Bundeslebensmittelschlüssel (BLS) 1999

	Gehalt µg/100 g	Nährstoffdichte µg/1000 kcal
Hühnerei	2	14
Milch und Milchprodukte		
Gorgonzola	1	3
Weichkäse	1	3
Sahne	1	3
Gouda		
Camembert	1	2
Fette und Öle		
Lebertran	300	316
Margarine	3	3
Butter	1	1
Mayonnaise	1	1
Fleisch		
Rinderleber	2	13
Schweineleber	1	7
Fisch		
Hering	27	120
Lachs	22	69
Aal	22	54
Sardine	10	43
Forelle	7	39
Thunfisch	6	34
Kabeljau	1	14
Makrele	1	8
Obst		
Avocado	5	24
Pilze		
Champignon	2	92

Pflanzen enthalten bis auf wenige Ausnahmen so gut wie kein vorgeformtes Vitamin D (Ergocalciferol = Vitamin D$_2$), jedoch ist dessen Provitamin (Ergosterol) hier enthalten. Generell gilt jedoch die Feststellung, daß die normale Durchschnittskost des Menschen nur eine dürftige Quelle für Vitamin D ist. Deshalb werden bereits seit Jahren einzelne Grundnahrungsmittel in vielen Ländern mit unterschiedlichen Mengen von

Vitamin D angereichert. In der Bundesrepublik Deutschland wurde z.B. eine Vitamin D-Anreicherung hauptsächlich bei Babynahrung und Margarine vorgenommen. Beschränkung der Anreicherung auf einige wenige Lebensmittel gibt einerseits höchstmöglichen Schutz vor einer potentiellen Überdosierung und trägt andererseits wesentlich zur Rachitisprophylaxe bei.

3.12.3 Stoffwechsel und Pharmakokinetik

Mit der Nahrung aufgenommenes Vitamin D wird durch passive Diffusion aus dem gesamten Dünndarm über Chylomikronen des Lymphsystems resorbiert. Gallensäuren, Milch und Fett fördern die Resorption. Vitamin D wird nicht nur über die Nahrung aufgenommen, sondern reichlich in der Haut aus 7-Dehydrocholesterol, welches in Darmschleimhaut und Leber durch Einwirkung einer Dehydrogenase aus Cholesterol entsteht, durch Einwirkung von UV-Strahlung gebildet. Dabei kommt es durch eine photo-chemische Reaktion zuerst unter Aufspaltung des B-Rings im Steran-Skelett zur Bildung von Prävitamin D_3, welches dann durch eine lichtunabhängige thermische Isomerisierung in Vitamin D_3 übergeht (Abb. 3-47) (Webb u. Holick 1988).

Bei Körpertemperatur kommt es in 28 Stunden zu einer Umwandlung von 50% und es dauert 4 Tage um das Gleichgewicht zu erreichen, in dem 80% Prävitamin D_3 in Vitamin D_3 umgewandelt sind.

Analog wird das nur in Pflanzen vorkommende Ergosterol durch Bestrahlung in Vitamin D_2 überführt.

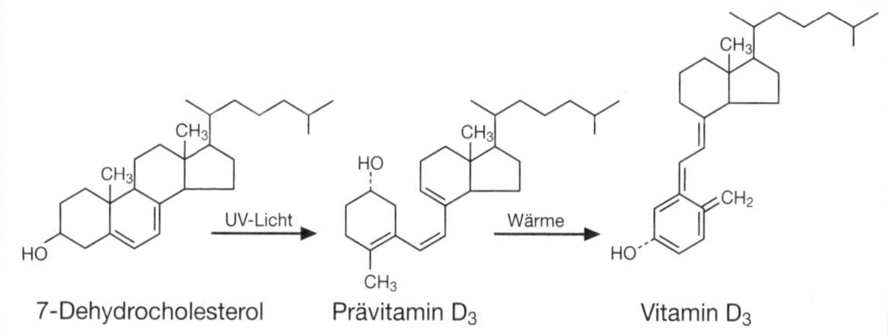

Abb. 3-47: Photochemische Umwandlung von 7-Dehydrocholesterol in Vitamin D_3

Das Provitamin 7-Dehydrocholesterol findet sich in der höchsten Konzentration im Stratum basale und Stratum spinosum der Haut (Holick et al. 1980). Die Umwandlung in das Prävitamin D erfordert Wellenlängen zwischen 280 und 310 nm mit einem Wirkungsmaximum um 295 nm.

Unter langdauernder Bestrahlung steigt die Prävitamin D_3-Konzentration nicht über 10–15% der ursprünglichen Konzentration von 7-Dehydrocholesterol an, weil das Prävitamin weiter zu den inaktiven Isomeren Lumisterol und Tachysterol umgesetzt wird und Vitamin D_3 selbst zu 5,6-trans-Cholecalciferol und inaktiven Suprasterolen photodegradiert wird. Eine Hypervitaminose ist deshalb durch Bestrahlung nicht möglich, sondern nur durch orale oder parenterale Überdosierung.

Vitamin D selbst hat keine biologische Wirkung. Es ist ein Prohormon, das durch Hydroxylierungen erst in aktive Steroidhormone umgewandelt werden muß. Resorbiertes Vitamin D gelangt an Chylomikronen gebunden zur Leber und wird beim Abbau der Chylomikronen auf ein Vitamin D-bindendes Protein (DBP) in der α-Globulinfraktion übertragen. In der Haut gebildetes Vitamin D wird an DBP gebunden im Blut transportiert. DBP bindet sowohl Vitamin D_3 und D_2 als auch die hydroxylierten Verbindungen. Es findet sich im Blut in großem Überschuß über Vitamin D und seine Metabolite. Vitamin D wird überwiegend in Fett und Muskulatur gespeichert.

Der erste Hydroxylierungsschritt erfolgt in der Leber und zu einem geringeren Teil auch in Niere und Darm (Abb. 3-48). Durch eine mischfunktionelle Oxygenase aus der Cytochrom P-450-Familie (CYP27) wird Cholecalciferol zu 25-Hydroxycholecalciferol (Calcidiol) hydroxyliert (Okuda et al. 1995). Dies ist der überwiegende im Plasma zirkulierende Vitamin D-Metabolit, dessen Konzentration der beste Indikator für den Versorgungszustand mit Vitamin D ist. Calcidiol wird dann durch eine weitere Hydroxylase (CYP1) in der Niere zu 1,25-Dihydroxycholecalciferol (Calcitriol) umgewandelt, welches für die meisten Wirkungen von Vitamin D verantwortlich ist. Geringere Aktivitäten der CYP1-Hydroxylase findet man auch in anderen Geweben, die Vitamin D-Rezeptoren besitzen, möglicherweise für verschiedene parakrine Funktionen jenseits der Wirkung auf den Calciumhaushalt. Das CYP1-Gen wurde kloniert; es ist auf dem menschlichen Chromosom 12q13 lokalisiert (Glorieux et al. 1997).

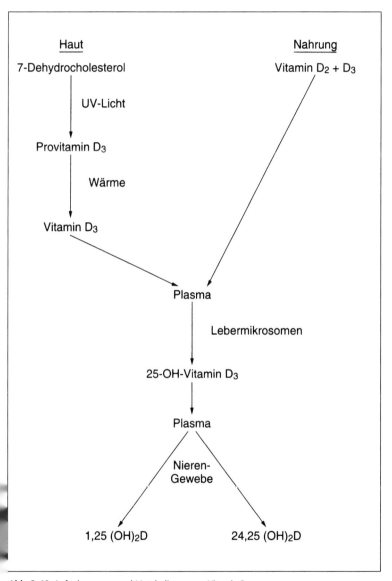

Abb. 3-48: Aufnahmewege und Metabolismus von Vitamin D

Eine alternative Hydroxylierung durch eine andere Hydroxylase (CYP24) kann zu 24,25-Dihydroxycholecalciferol führen, welches wahrscheinlich Funktionen im Knochenstoffwechsel hat (siehe dort). Beim Menschen ist das Gen für CYP24 auf dem Chromosom 20q13 lokalisiert. Weitere Metabolisierung durch andere Mechanismen führen über Lactonbildung in der Seitenkette, 3-Epimerisierung und weitere noch unbekannte Reaktionen zu über 30 Metaboliten, deren Funktion unbekannt ist und die als Abbauprodukte angesehen werden (Bouillon et al. 1998).

Die Ausscheidung von Vitamin D und seinen Metaboliten erfolgt über die Galle und nur in geringem Umfang über die Niere.

Die Eliminationshalbwertszeit von Cholecalciferol beträgt bei einer Konzentration von 9×10^{-8} mol/l 4,5 Tage, die von Calcidiol bei gleicher Konzentration 31 Tage und die von Calcitriol bei 10^{-10} mol/l 1–5 Stunden (Hanck 1986). Calcidiol und Calcitriol passieren die Placentaschranke und gehen in den fetalen Kreislauf über.

3.12.4 Biochemische Funktion

Vitamin D muß als Vorstufe für hormonartige Wirkstoffe gesehen werden, die in die Regulation des Calcium- und Phosphathaushalts eingreifen. Der wichtigste, wenn auch höchstwahrscheinlich nicht der einzige metabolisch aktive Metabolit ist 1,25-Dihydroxycholecalciferol (1,25-$(OH)_2D_3$), ein Steroidhormon, welches die Transcription spezifischer Gene reguliert. Calcitriol wird hierzu an einen Vitamin D-Rezeptor gebunden, der zur Steroid-Thyroid-Hormon Rezeptorfamilie der Transkriptionsfaktoren gehört. Die Vitamin D-abhängige Gentranskription ist ein außerordentlich komplexer Vorgang (Zu Einzelheiten siehe Übersichten bei Bouillon et al. 1998 und bei DeLuca und Zierold 1998). Die wichtigsten Wirkorte für die Vitamin D-Hormone sind Darm, Niere und Knochen. Man kennt darüber hinaus etwa 50 weitere Gene, die durch den Vitamin D-Status reguliert werden. Im Darm wird die Calcium- und Phosphatresorption gefördert, im Knochen die Mobilisation von Calcium und Phosphat sowie die Mineralisation, und in der Niere die Rückresorption von Calcium und Phosphat. Durch diese Effekte, die im Zusammenhang mit den Wirkungen von Parathormon und Calcitonin gesehen werden müssen, werden Calcium- und Phosphatspiegel aufrechterhalten, die für die normale Ossifikation erforderlich sind.

3.12.4.1 Wirkort Darm

1,25-$(OH)_2D_3$ wird in der Darmschleimhaut an spezifische Rezeptoren im Chromatin gebunden und induziert die Synthese eines calciumbindenden Proteins (Calbindin-D) und anderer Proteine wie alkalische Phosphatase, Calcium-stimulierbare ATPase und Phytase (Miller und Norman 1984). Calbindin-D der Säugetier-Mukosa ist ein kleines Protein mit M_r = 8000–11000 und bindet Calcium mit hoher Affinität. Während es nach Calcitriol-Verabreichung etwa 48 Stunden dauert, bis ein maximaler Spiegel an Calbindin erreicht ist, setzt die Stimulation der Calciumresorption schon viel früher ein und erreicht ein Maximum nach etwa 12 Stunden. Bei Tieren mit Vitamin D-Mangel fehlt dagegen die frühe Phase der Stimulation der Calciumresorption (Lucas et al. 1989). Es wird angenommen, daß die rasche Antwort auf Calcitriol auf einer Permeabilitätserhöhung der Bürstensaummembran beruht, während die Induktion von Calbindin die intrazelluläre Anhäufung und den Transport von Calcium ermöglicht. Der rasch einsetzende Transport wird ermöglicht durch die Wirkung von bereits vorhandenem Calbindin, während bei Mangeltieren die Zunahme des Calciumtransports trotz erhöhter Permeabilität der Membran erst nach ausreichender Calbindin-Synthese erfolgen kann. Calcium-bindende Proteine werden auch in vielen anderen Organen und Zellen gefunden und vermitteln dort Wirkungen von Calcitriol (siehe auch 3.12.4.5).

3.12.4.2 Wirkort Knochen

Durch die Tätigkeit der Osteoklasten und Osteoblasten besteht im Knochen ein Gleichgewicht zwischen Demineralisation (Calcium- und Phosphat-Mobilisation) und Mineralisation, welches Wachstum und Anpassung an unterschiedliche Beanspruchung ermöglicht. Vitamin D beeinflußt sowohl den Auf- als auch Abbau des Knochens. Es erhöht die Knochenresorption über eine verstärkte Bildung von knochenabbauenden Osteoklasten aus Makrophagen. Desweiteren regt Vitamin D die knochenbildenden Osteoblasten zur Ausschüttung eines Resorptionsfaktors an, der die Osteoklastenaktivität stimuliert; durch die Aktivität der Osteoklasten wird ein Skelettwachstumsfaktor freigesetzt, der die Osteoblasten und somit den Knochenaufbau aktiviert (Mundy 1995, Boden 1999). Auf diese Weise kommt es unter der Mitwirkung von Vitamin D zu einem Gleichgewicht zwischen Aufbau und Abbau des Knochens, welches zu einer optimalen Knochenbildung und Knochendichte beiträgt.

Die Heilung von Knochendefekten bei der Osteomalazie wird durch 1,25-$(OH)_2D_3$ nicht so wirkungsvoll gefördert wie durch Cholecalciferol oder 25-OH-D_3 (Bordier et al. 1978). Es wird daher angenommen, daß andere Vitamin D-Metabolite, entweder 24,25-$(OH)_2D_3$ oder 25-OH-D_3 spezifisch für die Mineralisation erforderlich sind (Fraser, 1984).

1,25-$(OH)_2D_3$ induziert in Osteoblasten die Synthese eines Osteocalcin-Vorläufers, welcher durch Vitamin K-abhängige γ-Carboxylierung in Osteocalcin umgewandelt wird (zur Bedeutung von Osteocalcin siehe Vitamin K).

3.12.4.3 Wirkort Niere

In den distalen Nierentubuli fördert 1,25-$(OH)_2D_3$ die Calcium-Rückresorption, die sich jedoch nur auf etwa 1% der filtrierten Ca^{2+}-Ionen bezieht (Friedrich, 1987).

3.12.4.4 Calcium- und Phosphat-Homöostase (DeLuca 1979)

Alle Wirkungen von Vitamin D-Metaboliten auf die Calcium- und Phosphat-Homöostase stehen in engem Zusammenhang mit zwei weiteren Hormonen: Parathormon und Calcitonin (Abb. 3-49).

Ein Absinken des Calcium-Spiegels im Plasma unter den Sollwert führt zur Ausschüttung von Parathormon. Dieses hemmt die Phosphatrückresorption in der Niere und fördert den Calcium-Rücktransport. Es stimuliert in der Niere die 25-OH-D_3-1α-Hydroxylase, wirkt also als Tropin für die Synthese von 1,25-$(OH)_2D_3$. Zusammen mit letzterem mobilisiert Parathormon Calcium und Phosphat aus dem Knochen. 1,25-$(OH)_2D_3$ fördert zugleich die Calcium-Resorption aus dem Darm. Insgesamt führen die Vorgänge zu einem Anstieg des Calcium-Spiegels im Plasma. Wird der Sollwert überschritten, führt das zu einer Sekretion von

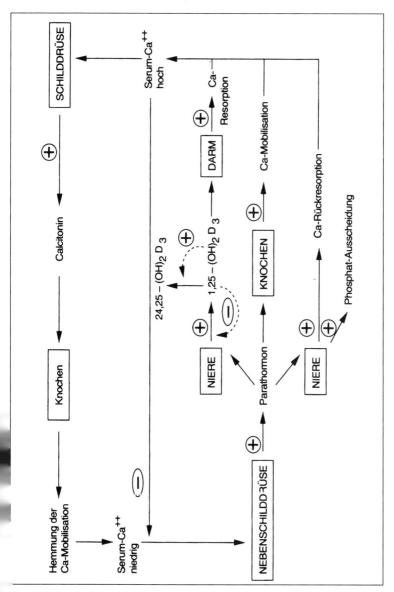

Abb. 3-49: Regelkreis der Calcium-Homöostase

Calcitonin. Dieses hemmt die Calcium- und Phosphatmobilisation aus dem Knochen. 1,25-$(OH)_2D_3$ steuert die alternative Bildung von 1,25- oder 24,25-$(OH)_2D_3$: Hohe Konzentrationen reprimieren die Synthese der 25-OH-D3-1α-Hydroxylase im Sinne einer Feedback-Kontrolle und induzieren die Synthese der 24-Hydroxylase. Die alternative Bildung von 1,25- oder 24,25-$(OH)_2D_3$ kann aber auch über den Spiegel an anorganischem Phosphat direkt reguliert werden: niedrige Phosphatspiegel stimulieren die Synthese von 1,25-$(OH)_2D_3$ und hemmen die Synthese von 24,25-$(OH)_2D_3$; bei hohen Phosphatspiegeln ist es umgekehrt.

Eng mit diesen Vorgängen ist die Homöostase von anorganischem Phosphat verknüpft. Ein Absinken des Phosphatspiegels verursacht eine gesteigerte Synthese von 1,25-$(OH)_2D_3$ in der Niere und führt über einen Anstieg des Spiegels an ionisiertem Calcium zum Absinken von Parathormon. 1,25-$(OH)_2D_3$ fördert die Phosphatresorption im Darm. Die Hypophosphatämie und der niedrige Spiegel an Parathormon führen zu maximaler Stimulierung der Phosphatrückresorption in der Niere, während die Calcium-mobilisierende Wirkung von 1,25-$(OH)_2D_3$ am Knochen wegen des geringen Parathormonspiegels minimal ist. Die Vorgänge führen zu einem Anstieg des Phosphatspiegels, der die gesamten Effekte wieder rückgängig macht.

Vitamin D_2 (Ergocalciferol) hat die gleichen Wirkungen wie Vitamin D_3 (Cholecalciferol) und wird in gleicher Weise metabolisiert. Die Produktion von 25-Hydroxyergocalciferol und 1,25-Dihydroxyergocalciferol ist nachgewiesen worden (Jones et al., 1976).

3.12.4.5 Weitere Wirkorte

Vitamin D-Rezeptoren wurden unerwartet auch in Zellen und Geweben gefunden, die mit dem Calciumstoffwechsel im Knochen nichts zu tun haben, wie in den Inselzellen des Pankreas, in hämatopoetischen Zellen, Promyelozyten, aktivierten Lymphozyten, T-Zellen des Thymus, Keratinozyten der Haut und in reproduktiven Organen (Übersicht bei DeLuca und Zierold, 1998).

Endokrine Drüsen: Calcitriol ist, vermutlich auch über die Induktion von Calbindin, welches Aufnahme und Retention von Calcium in Zellen beeinflußt, erforderlich für die Sekretion von Insulin, für Synthese und

Freisetzung von Schilddrüsenhormonen und für die Sekretion von Parathormon. In diesen Fällen hat Calcitriol keine primär regulierende Wirkung, sondern eher einen permissiven Effekt auf andere Regulationsmechanismen (Norman et al., 1982).

Die Insulinsekretion ist bei Tieren mit Vitamin D-Mangel schwer beeinträchtigt, während andere Pankreashormone nicht betroffen sind. Die Calbindin-Synthese ist nur in den B-Zellen des Pankreas abhängig von Calcitriol. In den anderen Zelltypen ist Calbindin ein konstitutionelles Protein (Norman et al., 1980).

Immunsystem: Calcitriol beeinflußt Proliferation, Differenzierung und Immunfunktion von Lymphozyten und Monozyten (Rigby, 1988; Manolagas et al., 1989). Es besteht ein Zusammenhang zwischen dem Vitamin D-Status und der Konzentration an zirkulierenden Immunproteinen (Sedrani 1988). Periphere Monozyten und Makrophagen besitzen Calcitriol-Rezeptoren in allen Stadien von Entwicklung und Differenzierung. Aktivierte Makrophagen besitzen Calcidiol-1-Hydroxylase. Ruhende Lymphozyten haben keine Calcitriol-Rezeptoren, exprimieren sie aber bei Aktivierung.

Calcitriol hemmt Interleukin-2 und supprimiert T-Lymphozyten-Funktionen (Manolagas et al., 1985). Eine exakte Beurteilung der Rolle von Vitamin D im Immunsystem ist angesichts der vielfältigen Wirkung noch schwierig. Es scheint aber, daß es bei Entzündungsreaktionen wirksam ist, indem es die Wirkung von T-Lymphozyten dämpft und die Cytotoxizität von Makrophagen steigert. Möglicherweise bedeutet die Calcitriol-Synthese in Makrophagen eine feed back-Kontrolle der T-Zell-Aktivierung und Lymphokinproduktion (Bender, 1992).

Von besonderem Interesse ist die Wirkung in einem Mäusemodell der multiplen Sklerose (experimentelle Autoimmun-Enzephalitis), die durch Injektion von isoliertem basischen Myelinprotein zusammen mit Pertussistoxin in B10.PL-Mäusen erzeugt werden kann (Cantorna et al., 1996). Injektion oder nutritive Zufuhr von Calcitriol (50 ng/Tag bei Weibchen bzw 200 ng/Tag bei Männchen) verhindert den Ausbruch bzw. den Fortschritt der Erkrankung. In ähnlicher Weise kann so die Entwicklung bzw. das Fortschreiten einer durch Injektion von Kollagen oder Borrelia burgdorferi erzeugten rheumatoiden Arthritis bei Mäusen durch Calcitriol verhindert werden. Bei Transplantat-Abstoßungs-Experimenten übertraf

Calcitriol die Wirksamkeit von Cyclosporin beim Verhindern der Abstoßung embryonaler Herztransplantate zwischen Tieren, die sich in den Histokompatibilitäts-Komplexen unterschieden (zitiert bei DeLuca und Zierold, 1998). Diese Befunde lassen großen Nutzen von Vitamin D-Verbindungen bei der Modulation immun-vermittelter Erkrankungen erwarten.

Man kennt gegenwärtig viele Genprodukte eukaryoter Genome, die durch Calcitriol kontrolliert werden und eine Vielzahl von Geweben, die Rezeptoren für Calcitriol besitzen (Hannah u. Norman, 1994). Calcitriol ist demnach ein Hormon, das bei zahlreichen biologischen Prozessen eine wichtige Rolle spielt. Eine Fülle von neuen Erkenntnissen ist noch zu erwarten.

Im Skelettmuskel hat Calcitriol Einfluß auf den Calciumtransport. Vitamin D-Mangel ist verbunden mit Abnormalitäten bei Kontraktion und Relaxation.

In einer Reihe von Tumorzellen hemmt Calcitriol die Zellproliferation.

Keratotinozyten erwiesen sich als ein Zielorgan für Vitamin D-Wirkungen, was zur Anwendung von Analogen von Calcitriol bei der Behandlung der Psoriasis, einer mit Proliferation von Keratozyten verbundenen Krankheit, geführt hat (Holick, 1989).

Rezeptoren finden sich auch im Gehirn und vielen anderen Geweben, bei denen die Funktion von Calcitriol noch unklar ist.

3.12.5 Bedarf

Vitamin D nimmt innerhalb der essentiellen Nährstoffe eine Sonderstellung ein, da es aufgrund körpereigener Synthesefähigkeit nicht immer unbedingt mit der Nahrung zugeführt werden muß. Der gesunde Erwachsene ist durchaus in der Lage, bei entsprechender Sonnenexposition seinen Bedarf durch Eigensynthese zu decken. Die Empfehlungen verschiedener Länder geben dementsprechend unterschiedliche Zufuhrdaten für den Erwachsenen an (z.B. Indien, Indonesien, Mexiko, Philippinen), die zwischen 2,5 und 10 µg/Tag liegen, wobei klimatische Verhältnisse ebenso berücksichtigt wurden wie die Häufigkeit entsprechender Mangelerscheinungen. Da die UV-Strahlung in nördlichen Ländern gering ist und ein Großteil der Bevölkerung in industriellen Ballungsgebieten lebt, deren Dunstglocke die UV-Einstrahlung zusätzlich mindert, wird auch bei uns eine tägliche Zufuhr von Vitamin D empfohlen, um das potentielle Risiko unzureichender Eigensynthese zu eliminieren. Es gibt widersprüchliche Ergebnisse, ob Sonnenschutzcreme auch die Synthese von Vitamin D reduziert (Matsouka et al., 1987; Marks, 1999). Daß die regelmäßige orale Zufuhr von Vitamin D gerechtfertigt ist, wird durch das immer noch vorkommende Auftreten der Rachitis bestätigt. Gegen Ende des 19. Jahrhunderts spielte diese Erkrankung noch eine sehr große Rolle. Erst nach Einführung geeigneter prophylaktischer Maßnahmen (früher Lebertran, später Vigantol-Stoß, heute über angereicherte Lebensmittel bzw. regelmäßige medikamentöse Vitamin D-Substitution) wurde eine Verbesserung der Situation erreicht. Unter diesen Aspekten scheint es deshalb gerechtfertigt, für Vitamin D Empfehlungen zur wünschenswerten Höhe der Zufuhr auszusprechen, auch wenn es sich im engeren Sinne nicht um einen essentiellen Nährstoff handelt. Die von der DACH 2000 als wünschenswert erachteten Mengen sind in Tab. 3-41 wiedergegeben. Die Empfehlungen werden in Gewichtseinheiten angegeben, wobei 1 µg Ergocalciferol bzw. Cholecalciferol 40 IU entspricht. Empfehlungen zur Vitamin D-Zufuhr werden von Seiten der DGE erst seit 1975 gegeben. Ergebnisse biochemischer Untersuchungen, die teilweise sehr niedrige Konzentrationen von Vitamin D-Metaboliten im Plasma (im Frühjahr häufiger Meßwerte im kritischen Bereich als im Herbst) bei verschiedenen Bevölkerungsgruppen in der Bundesrepublik zeigten (Ernährungsbericht 1984), führten zu der Empfehlung einer regelmäßigen Zufuhr von 5 µg/Tag für den Erwachsenen. Eine besonders kritische Phase für eine optimale Vitamin D-Versorgung stellt die frühe Kindesentwicklung dar. Dementsprechend hoch liegen die Empfehlungen.

Von der Geburt an bis zum 1. Lebensjahr wird eine orale Zufuhr von 10 µg/Tag als wünschenswert angesehen (DACH, 2000). In allen anderen Lebensabschnitten wird unabhängig von Geschlecht und Alter einheitlich eine Zufuhr von 5 µg/Tag empfohlen.

Da die Vitamin D-Gehalte von Muttermilch und auch Kuhmilch nicht ausreichend sind, werden die gebräuchlichen Säuglingsnahrungen mit Vitamin D angereichert (gewöhnlich 10 µg/l). Selbst eine noch höhere Zufuhr im frühen Kindesalter scheint vertretbar, wenn die klimatischen

Tab. 3-41: Vitamin D (Calci.), empfohlene tägliche Zufuhr (DACH 2000)

Alter	µg/Tag	Vitamin D[1] µg/MJ[2] (Nährstoffdichte)	
		m	w
Säuglinge[3]			
0 bis unter 4 Monate	10	5,0	5,3
4 bis unter 12 Monate	10	3,3	3,4
Kinder			
1 bis unter 4 Jahre	5	1,1	1,1
4 bis unter 7 Jahre	5	0,8	0,9
7 bis unter 10 Jahre	5	0,6	0,7
10 bis unter 13 Jahre	5	0,5	0,6
13 bis unter 15 Jahre[2]	5	0,4	0,5
Jugendliche und Erwachsene			
15 bis unter 19 Jahre	5	0,5	0,6
19 bis unter 25 Jahre	5	0,5	0,6
25 bis unter 51 Jahre	5	0,5	0,6
51 bis unter 65 Jahre	5	0,5	0,7
65 Jahre und älter	10	1,2	1,4
Schwangere	5		0,5
Stillende	5		0,5

[1] 1 µg = 40 IE; 1 IE = 0,025 µg
[2] Berechnet für Jugendliche und Erwachsene mit überwiegend sitzender Tätigkeit (PAL-Wert 1,4)
[3] Die Deutsche Gesellschaft für Kinderheilkunde empfiehlt unabhängig von der Vitamin D-Produktion durch UV-Licht in der Haut und der Vitamin D-Zufuhr durch Frauenmilch bzw. Säuglingsmilchnahrungen (Basisvitaminierung) zur Rachitisprophylaxe bei gestillten und nicht gestillten Säuglingen die tägliche Gabe einer Vitamin D-Tablette von 10 – 12,5 µg (400 – 500 IE) ab dem Ende der 1. Lebenswoche bis zum Ende des 1. Lebensjahres. Die Prophylaxe kann im 2. Lebensjahr in den Wintermonaten fortgeführt werden.

Verhältnisse eine ausreichende Sonnenexposition nicht erlauben. Durch die zusätzliche Zufuhr von 10–12,5 µg (entspricht dem Vitamin D-Gehalt in handelsüblichen Präparaten zur Rachitisprophylaxe) wird auch unter ungünstigen klimatischen Bedingungen ein ausreichender Schutz erreicht, wobei noch nicht mit dem Auftreten von Überempfindlichkeitsreaktionen zu rechnen ist. Daß dennoch in den letzten Jahren ein Anstieg der Rachitishäufigkeit zu beobachten ist, liegt am zunehmenden Trend, die Säuglinge zu stillen. Dabei ist eine Verlängerung der Stilldauer (> 1 Jahr) gelegentlich zu beobachten, so daß längerfristig eine unzureichende Vitamin D-Versorgung resultiert, die sich schließlich im wachsenden

Organismus in Knochenveränderungen manifestiert (Welch et al., 2000). Vor diesem Hintergrund wird es nicht verständlich warum die DACH-Empfehlungen für Schwangere und Stillende gegenüber den bisherigen Empfehlungen halbiert wurden. Denn die plazentare Übertragung vom Vitamin D der Mutter auf den Foetus ist ebenso gering wie die Vitaminmenge, die in die Muttermilch übergeht. Da nicht auszuschließen ist, daß mit den aktuellen DACH-Empfehlungen die Versorgung nicht immer gewährleistet ist (s. unten), ist eine Supplementierung bis zu 10 µg pro Tag wahrscheinlich für viele Schwangere und Stillende angebracht (Institute of Medicine, 1997).

Aktuelle Untersuchungen bei britischen Vorschulkindern, die im Rahmen des Diet and Nutrition Survey durchgeführt wurden, weisen auf einen mangelnden Vitamin D-Status, vor allem während der Wintermonate, hin (Davies et al., 1999). Auch der Ernährungsbericht (DGE, 2000) weist darauf hin, daß die Vitamin D-Aufnahme in Deutschland bei Kindern und Jugendlichen zu gering ist, sie beträgt bei den 4- bis 7-jährigen 2,3 µg und bei 7- bis 10-jährigen nur 2,1 µg, und erreicht damit noch nicht mal die Hälfte der aktuellen Referenzwerte (DACH, 2000). Angesichts dieser Situation scheint es angebracht, für Kinder eine allgemeine Supplementierung mit Vitamin D zu empfehlen.

Erstmals werden für ältere Menschen deutlich höhere Werte angegeben (10 mg/Tag; DACH, 2000). Die Ergebnisse von Studien in den letzten Jahren aus Österreich (König und Elmadfa, 2000), Frankreich (Essama-Tjani et al., 2000), Dänemark (Rasmussen et al., 2000), Deutschland (Scharla et al., 1999) und Irland (Hurson et al., 1997) bestätigen die Daten der SENECA-Studie (Haller, 1999), daß ungefähr 50% der EU-Senioren Vitamin D-Defizite aufweisen. Dies wurde auch anhand von biochemischen Untersuchungen bestätigt. In den USA findet man ähnliche Werte (Gilbride et al., 1998; Foote et al., 2000). Dies ist von besonderer Relevanz bei institutionalisierten älteren Menschen, die zudem noch bettlägerig sind und bei denen eine ausreichende Sonnenexposition unterbleibt.

Angesichts dieser Resultate, wird von mehreren Forschern empfohlen, ältere Menschen (> 65 Jahre) mit Vitamin D zu supplementieren (Rasmussen et al., 2000). Auch die amerikanischen DRI (Institute of Medicine, 1997) weisen auf die Notwendigkeit einer Supplementierung hin, um den Schätzwert (AI) von 15 µg pro Tag für Ältere (> 70 Jahre) zu erreichen.

Bestimmte Bevölkerungsgruppen, die nicht unter physiologischen Sonderbedingungen stehen, haben aufgrund kultureller oder geographischer Gegebenheiten einen erhöhten Vitamin D-Bedarf. So findet man ein vermehrtes Auftreten von Rachitis bei Afro-Amerikanern und Asiaten, die in nördliche Breiten migriert sind. Diese «Immigrantenosteomalazie» ist darauf zurückzuführen, daß dunkelhäutige Rassen aufgrund ihrer Hautfarbe einen natürlichen Schutz vor zu starker Eigensynthese (äquatornahe Länder) haben. Bei unzureichender UV-Exposition in industriellen Ballungsgebieten der nördlichen Länder ist besonders bei diesen Personen auf eine ausreichende Vitamin D-Zufuhr zu achten (Lawson et al., 1999; Kreiter et al., 2000)

Die Körperverhüllung bei Frauen moslemischer Länder führt dazu, daß selbst in diesen Breiten Vitamin D-Mangelzustände bis hin zu Rachitis auftreten (Seeler, 2001). Diese Situation wird zusätzlich erschwert, falls diese Frauen in nördlichen Ländern leben, z.B. Dänemark (Glerup et al. 2000). Neuere Studien zu diesem Thema weisen auf sehr niedriges 25-OH-Vitamin D im Serum hin und machen eine notwendige Vitamin D-Supplementierung erforderlich (Fuller und Casparian, 2000; Glerup et al., 2000).

Entsprechend waren früher häufig auch Ordensschwestern betroffen, die sich aufgrund von Kleidervorschriften und Lebensweise kaum der Sonne aussetzten. In neuerer Zeit haben sich bei strengeren Ordensvereinigungen die Vorschriften gelockert und dementsprechend treten Mangelzustände selten auf.

In welchem Umfang die lichtinduzierte Vitamin D-Synthese für die Bedarfsdeckung ausreicht, hängt vom Ausmaß der Luftverunreinigung, der Lebensweise, der Bekleidung und von klimatischen Bedingungen ab. In Regionen nördlich des 40. Breitengrades reicht die Strahlungsintensität in den Wintermonaten nicht für eine Vitamin D-Synthese in der Haut aus. Eine genaue Vorhersage über die Effizienz einer Sonnenlichtexposition ist nicht möglich. Bei älteren Personen ist die Vitamin D-Synthese wegen der geringeren Hautdicke und des geringeren Gehalts an 7-Dehydrocholesterol (bei 80jährigen etwa die Hälfte von 20jährigen) deutlich geringer als bei jüngeren. Es wurde abgeschätzt, daß für die ältere Bevölkerung in Boston (42,2 Grad nördlicher Breite) eine 10–15 Minuten dauernde Exposition von Gesicht, Händen und Armen an klaren Sommertagen 2–3mal wöchentlich genügen müßte, um einen ausreichenden Vitamin D-Status aufrecht zu erhalten (Holick, 1986, 2000).

Die Ursache, warum in Ländern mit viel Sonneneinstrahlung wie z.b. Süd-Ost-Asien Rachitis und Osteomalzie auftreten (bei Ausschluß der zuvor genannten kulturellen Gegebenheiten), ist nicht näher bekannt und Gegenstand weiterer Untersuchungen (Goswani et al., 2000).

Im Falle, daß Vitamin D-Supplemente eingesetzt werden, gelten diese in den handelsüblichen Dosierungen als sicher, da von verschiedenen Autoren die LOAEL- und NOAEL-Werte als zu niedrig bewertet werden (Vieth, 1999; Heaney, 1999; Vieth et al., 2001). Die DRIs (Institute of Medicine, 1997) haben die Obergrenzen (UL) für Säuglinge (0–12 Monate) auf 25 µg (1000 IE), für Kinder (1–18 Jahre) auf 50 µg (2000 IE) festgesetzt, so daß bei den angegebenen Mengen mit keiner Überdosierung oder negativen Reaktionen zu rechnen ist.

3.12.6 Bedarfsdeckung

Der Vitamin D-Bedarf wird hauptsächlich durch Eigensynthese gedeckt. Die Zufuhr durch Lebensmittel spielt nur eine untergeordnete Rolle. Dennoch kann es unter kritischen Bedingungen (Klima, Lebensweise, Rasse) durchaus von Bedeutung sein, vermehrt Vitamin D exogen zuzuführen. Jüngere Daten zur Vitamin D-Aufnahme der Bevölkerung kann man der Bayerischen Verzehrsstudie (1997) entnehmen. Danach stehen Fisch und Fischerzeugnisse, gefolgt von Eiern, an vorderster Stelle der Vitamin D-Lieferanten. Da Margarine keinen natürlichen Gehalt an Vitamin D hat, ist gesetzlich ein Zusatz von 25 µg/kg zugelassen; dadurch ist gewährleistet, daß eine vergleichbare Vitamin D-Aufnahme erfolgt, als ob Butter verwendet würde. Zur Verbesserung der Vitamin D-Versorgung kann die Empfehlung ausgesprochen werden, Fisch und Fischprodukte vermehrt zuzuführen, da ein stärkerer Konsum von Fetten (Cholesterol) nicht propagiert werden kann, zumal ein erheblicher Prozentsatz der Bevölkerung in Industriestaaten unter erhöhten Blutfettwerten leidet.

Man kann auch eine moderate Empfehlung zu einem höheren Eierkonsum verantworten, zumal in den letzten Jahren anhand von Studienergebnissen gezeigt werden konnte, daß der Einfluß von Nahrungscholesterol auf den Blutfettspiegel eher marginal ist. In der Bevölkerung besteht immer noch eine falsche Angst vor moderatem Eierkonsum, was Anfang der 90iger Jahre dazu beigetragen hat, daß der Konsum erheblich reduziert wurde.

Entsprechend dem unterschiedlichen Vorkommen von Vitamin D in Lebensmitteln pflanzlicher bzw. tierischer Herkunft nehmen Vegetarier deutlich weniger Vitamin D auf als Nicht-Vegetarier. Nach Angaben im Ernährungsbericht 1988 lagen männliche Nicht-Vegetarier mit ihrer Vitamin D-Aufnahme (hauptsächliche Vitamin D-Quelle Fisch und Milch) innerhalb der Empfehlungen von 5 µg/Tag. Dagegen unterschritten alle anderen Untergruppen die wünschenswerte Höhe der Zufuhr um mindestens 20%, wobei weibliche Vegetarier sogar nur 50% (hauptsächlich Vitamin D-Quelle Milch und Eier) erreichten (Ernährungsbericht, 1988).

Da Vitamin D in der Regel ausreichend im intermediären Stoffwechsel gebildet werden kann, wird die niedrige orale Vitamin D-Zufuhr der Vegetarier nicht als besonders kritisch angesehen. Dennoch sollte vor allem in den sonnenarmen Monaten auf eine vermehrte Zufuhr von Vitamin D mit der Nahrung geachtet werden. Diese Empfehlung gilt besonders für Frauen (bes. Vegetarier) im Seniorenalter (Kinyamu et al., 1998; Outila et al., 2000). Es besteht der Verdacht, daß zwischen der unzureichenden Vitamin D-Versorgung der Frauen und dem Auftreten der Osteoporose ein Zusammenhang besteht (Friedrich 1987). Zwar ist diese Erkrankung multifaktoriell bedingt (postmenopausale Hormonveränderung, zu geringe Calcium-Aufnahme), ursächliche Beziehungen zum Vitamin D-Haushalt sind jedoch nicht auszuschließen.

Im Rahmen der Diskussion einer ausreichenden Bedarfsdeckung muß ebenfalls berücksichtigt werden, daß unter bestimmten Krankheitsbedingungen bzw. bei Einnahme verschiedener Medikamente mit einer Störung im Metabolismus der Calciferole gerechnet werden muß.

Bei Störungen der exokrinen Pankreasfunktion bzw. unzureichender Gallensekretion muß mit einer unzureichenden Vitamin D-Resorption (betroffen sind auch andere fettlösliche Vitamine) gerechnet werden, was zweifellos Auswirkungen auf die Bedarfsdeckung hat. Weiterhin ist bei Leber- und Nierenerkrankungen mit Störungen der Calciferolmetabolisierung zu rechnen, die ebenfalls bedarfsrelevante Auswirkungen zur Folge haben. Darüber hinaus erhöhen Antiepileptika und Antikonvulsiva den Bedarf an Vitamin D, was bei mangelnder Substitution zu einer unzureichenden Bedarfsdeckung führt.

3.12.7 Klinische Symptomatik

Ein Vitamin D-Mangel führt zu einer ungenügenden Resorption und renalen Reabsorption von Calcium und Phosphat. Folgen hiervon sind Abfall des Calcium- und Phosphatspiegels und ein Anstieg der alkalischen Phosphatase im Serum. Auf den erniedrigten Calciumspiegel reagiert der Organismus mit einem Hyperparathyreoidismus. Klinisch äußert sich der Mangel in charakteristischen Symptomen am Knochen- und Nervensystem. Am bekanntesten ist die Rachitis beim Kind und die Osteomalazie beim Erwachsenen. Infolge einer mangelnden Kalkeinlagerung beim Säugling kommt es zu Kraniotabes, verzögertem Fontanellenschluß, dem sog. rachitischen Rosenkranz (Auftreibungen an der Knochen-Knorpel-Grenze des Brustbeins), Verformungen des Schädels, des Brustbeins und bei unzureichender Mineralisierung des Knochens im Wachstumsalter zu Deformierungen der statisch beanspruchten Wirbelsäule (Skoliose, Kyphose) sowie der Beine. Weiterhin bestehen verzögerter Durchbruch der Milchzähne, Kieferdeformierungen, Fehlstellungen der Zähne mit Schmelzdefekten und Neigung zu Knochenbrüchen.

Die Osteomalazie ist das charakteristische Krankheitsbild des Erwachsenen. Sie äußert sich subjektiv mit Schmerzen in den funktionellen und statisch beanspruchten Skelettanteilen wie Thorax, Schultern, Wirbelsäule, Becken und Beine. Zu den auffälligen Skelettdeformierungen gehören u.a. Trichterbrust, sog. Kartenherzform des Beckens der Frau, klimakterische Kyphose sowie Neigung zu Spontanfrakturen, besonders des Schenkelhalses. Neben charakteristischen Laborbefunden wird die Diagnose durch das Röntgenbild bzw. Knochenbiopsie nach Tetracyclinmarkierung erhärtet. Typisch sind Osteoporose, verspätete Verkalkung der Knochenkerne, becherförmige Metaphysengrenzen, unregelmäßige, bandförmige Aufhellungs- und Verdichtungsbezirke (Looser Umbauzonen) im meta-epiphysären Wachstumsbereich der Röhrenknochen. Häufig bestehen fortschreitende Muskelschwäche und erhöhte Infektanfälligkeit.

Am Nervensystem äußert sich der Calciummangel in einer latenten oder manifesten Spasmophilie. Schreckhaftigkeit, erhöhte Reizbarkeit und gesteigerte Nervenerregbarkeit sind Hinweise auf einen latenten Mangel, Tetanie mit Muskelspasmen im Bereich der Lippen, an Händen und Füßen (Pfötchenstellung), Laryngospasmus, generalisierte Krämpfe und schwere EKG-Veränderungen sind Zeichen eines manifesten Calciummangels. Letzterer tritt im Kindesalter vorwiegend in der spontanen Heilungsphase der Rachitis im Frühjahr auf. Durch die erste intensive Sonnenlichtexposition bzw. durch kleine Dosen von Vitamin D wird offenbar der Calciumsog des wachsenden Skeletts stärker stimuliert als die Calciumresorption im Darm, wodurch es zu einer Hypocalciämie kommt.

Zu den Erscheinungen der Hypervitaminose D siehe Kapitel 6.12.

3.12.8 Anwendungsgebiete

3.12.8.1 Prophylaxe und Therapie der Rachitis beim Säugling und Kleinkind

Seit Einführung der kontinuierlichen Rachitisprophylaxe vor etwa 20 Jahren wird die flächendeckende Rachitisprophylaxe mittels täglicher Vitamin D-Gaben als selbstverständlich vorausgesetzt (Tab. 3-42). Die Vitamin D-Mangelrachitis zählte in den 60er und 70er Jahren in der Bundesrepublik zu den Raritäten. Seit etwa 10 Jahren haben Rachitisfälle wieder zugenommen. Dies mag mit der teilweise kontroversen Diskussion in den Medien zusammenhängen, derzufolge gerade informierte Eltern sich häufig scheuen, den Kindern täglich eine Tablette zu geben.

Tab. 3-42: Anwendungsgebiete von Cholecalciferol und Ergocalciferol

Prophylaxe und Therapie von Vitamin D-Mangelzuständen wie z. B. (Monographie 1988):
- Vitamin D-Prophylaxe beim Säugling
- Prophylaxe bei erkennbarem Risiko einer Vitamin D-Mangelerkrankung
- Prophylaxe bei Malabsorption z. B. chronische Darmerkrankungen, biliäre Leberzirrhose, ausgedehnte Magen-Darmresektion,
- Rachitis und Osteomalazie durch Vitamin D-Mangel,
- unterstützende Behandlung bei Osteoporose,
- Hypoparathyreoidismus und Pseudohypoparathyreoidismus, Psoriasis.

Die Rachitis beim Säugling und Kleinkind kann durch einen Mangel an Vitamin D bzw. seiner endogen synthetisierten stoffwechselaktiven Metaboliten sowie durch einen Phosphat- und Calcium-Mangel entstehen (Tab. 3-43).

Die Deutsche Gesellschaft für Kinderheilkunde hält eine präventive Supplementierung mit 12,5 µg Vitamin D bei allen Säuglingen und Kindern im ersten Lebensjahr für absolut notwendig (bei Frühgeborenen 25 µg), unabhängig von der Jahreszeit und von der Tatsache ob sie gestillt oder mit Säuglingsnahrung ernährt werden. Im zweiten Lebensjahr genügt es im Herbst und Winter zu supplementieren (Kruse u. Brodehl 1993).

Darüber hinaus müssen als besondere Risikogruppen angesehen werden:

- streng vegetarisch ernährte Kinder,
- Kinder mit unzureichender Sonnenexposition,
- Kinder mit Malabsorption und Maldigestion,
- Kinder unter Antikonvulsiva-Therapie,bei denen eine gewissenhafte Einhaltung der Rachitisprophylaxe angezeigt ist (Hövels, 1983; Kruse, 1984).

Aufgrund der überaus positiven Erfahrung mit der kontinuierlichen Rachitisprophylaxe mittels täglicher Vitamin D-Dosen zwischen 500–1000 IE (12,5–25 µg) ist die ehemals durchgeführte Stoßprophylaxe mit z.B. 200 000 IU (5 mg) Vitamin D_3 nur noch als obsolet zu

---

Tab. 3-43: Wesentlichste Ursachen für die Entstehung von Vitamin-D-Mangel-Rachitis und -Osteomalazie

1. Ungenügende alimentäre Vitamin D_3-Zufuhr
2. Ungenügende UV-Exposition
3. Malabsorption und Maldigestion
4. Intermediäre Hydroxylierungsdefekte
   Leber: – verminderte 25-Hydroxylaseaktivität bei Leberzirrhose
   – beschleunigter Umsatz an 25-OH-D_3 durch Antikonvulsiva (Phenobarbital, Phenytoin)
   Niere: – verminderter 1-Hydroxylaseaktivität bei Niereninsuffizienz, Pseudo-Vitamin-D-Mangelrachitis Typ I
5. Endorganresistenz/Rezeptordefekt
   Ungenügendes Ansprechen des Intestinums und Skeletts gegenüber ausreichend hohen 1,25-$(OH)_2$-D_3-Spiegeln

bezeichnen. Die kontinuierliche Rachitisprophylaxe mit Vitamin D, insbesondere in Kombination mit der Kariesprophylaxe durch Fluoride ist nahezu nebenwirkungsfrei, hoch effektiv, extrem kostengünstig (etwa 10 Pfennig pro Tag) und Compliance-gerecht.

Rachitisfälle mit tetanischen Zustandsbildern können dann beobachtet werden, wenn diese schulmedizinisch eindeutig gesicherten prophylaktischen Maßnahmen negiert und der Säugling aus weltanschaulichen Gründen «alternativ» ernährt wird (Hellebostad et al., 1985). Ein Großteil der heute zu beobachtenden Rachitisfälle ist durch solche extremen Ernährungsformen bedingt (Kurlemann und Strauch, 1987).

Eine Vitamin D-Mangelrachitis kann nicht nur durch eine zu geringe alimentäre Vitamin D-Zufuhr und ungenügende UV-Exposition bedingt sein, sondern auch hepatische, renale und intestinale Defekte können zu unzureichenden Konzentrationen an Vitamin D-Metaboliten führen. Beim unreifen Frühgeborenen kann durch eine zu geringe 25-Hydroxylase-Aktivität zu wenig 25-(OH)-Cholecalciferol synthetisiert werden. Eine schwere Niereninsuffizienz führt durch eine verminderte 1-α-Hydroxylaseaktivität zu einem 1,25(OH)$_2$-Cholecalciferol-Mangel. Seltene Fälle einer Pseudo-Vitamin D-Mangelrachitis sind bekannt. Es ist gesichert, daß hierfür eine Endorganresistenz des Intestinums und des Skeletts gegenüber 1,25(OH)$_2$-Cholecalciferol verantwortlich zu machen ist.

3.12.8.2 Prävention von Hypovitaminose D-Osteopathien

Bei unzureichender Vitamin D-Versorgung (über Nahrung und Haut) werden die lebenswichtigen Funktionen von Calcium und der Calciumspiegel im Serum dadurch aufrecht erhalten, daß unter der Wirkung von Parathormon Calcium aus dem Skelett freigesetzt wird. Dies führt, abhängig vom Lebensalter und vom Ausmaß der Demineralisation, zu unterschiedlichen Krankheitsbildern. Parfitt (1990) hat auf der Basis der neueren Kenntnisse über die Biologie des Knochens vorgeschlagen, die Hypovitaminose D-Osteopathien in drei Stadien entsprechend dem Schweregrad einzuteilen. Im Stadium I, welches einem subklinischen Vitamin D-Mangel entspricht, findet man Malabsorption von Calcium, begleitet von physiologischen Kompensationsprozessen (erhöhte Produktion von Parathormon und gesteigerte Umbauvorgänge am Knochen), die im Laufe von Jahren zur Osteoporose führen. Im Stadium II ist die Knochenmasse ebenfalls verringert, der Knochenumbau geht weiter oder fällt auf normale Werte zurück; histologisch findet man subklinische, frühe Osteomalazie. Im Stadium III zeigt sich bei Kindern Rachitis mit Wachstumsstörungen, Skelettdeformationen usw., bei Erwachsenen dagegen eine ausgeprägte Osteomalazie. Der Knochenumbau ist zum Stillstand gekommen; teils weil nicht genügend Calcitriol zur Verfügung steht, teils weil nicht-mineralisiertes Osteoid eine Barriere für Osteoclasten darstellt.

In Mitteleuropa und Nordamerika sind Fälle von Stadium III selten geworden, weil 2,5 µg/d Vitamin D ausreichen, um overte Osteomalazie zu verhindern. Dies kann jedoch keinesfalls als Kriterium für ausreichende Vitamin D-Versorgung genügen. Die Osteoporose entwickelt sich zunächst über Jahre hinweg unbemerkt. Der Höhepunkt der Knochenmasse wird etwa im Alter von 30 Jahren erreicht. In den folgenden Jahren wird sie ständig verringert, bei Frauen nach der Menopause noch zusätzlich beschleunigt durch Östrogenmangel. Nach der Konsensuskonferenz des «National Institute of Arthritis and Musculoskeletal and Skin Diseases» zusammen mit dem «Office of Medical Applications of Research of the National Institutes of Health» vom 6.–8. Juni 1994 sind in den USA 25 Mio. Patienten von einer Osteoporose betroffen, mit den Folgen von Frakturen insbesondere bei Frauen in der Postmenopause sowie älteren Personen; es entstanden Behandlungskosten von ca. 10 Milliarden Dollar/Jahr.

Je größer die Knochenmasse mit 30 Jahren ist, desto länger hält der Vorrat. Zur Prävention einer späteren Osteoporose gehört also eine ausreichende Zufuhr von Calcium und Vitamin D vom Kindesalter an. Bis zum 6. Lebensmonat werden 400 mg, vom 6. Monat bis zum 1. Lebensjahr 600 mg, anschließend bis zum 5. Jahr 800 mg und vom 6. bis zum 10. Jahr 800–1200 mg und bis zum Abschluß des Knochenwachstums 1200 bis 1500 mg Calcium empfohlen. 1200 mg Calcium + 800 IE Vitamin E senken den Parathormonspiegel, erhöhen den Calcidiolspiegel, stärken dadurch den Knochen und verringern die Fraktur- und Mortalitätsrate (Peacock et al., 2000).

Mit Beginn der Menopause und dem Abfall der Östrogenspiegel kommt es leicht zur Osteoporose, wobei vorrangig der trabekuläre Knochen befallen wird mit der Gefahr der Wirbelkörperfraktur; im Gegensatz zur senilen Osteoporose, bei der meist der komplette Knochen befallen wird. Deshalb sollten gefährdete Frauen neben Östrogenen zusätzlich 1000 mg Calcium erhalten. Erfolgt keine Östrogensubstitution, so sind 1500 mg Calcium zu verabreichen. In höherem Alter ist der Knochenan- und -abbau nicht nur durch die verminderte Calciumresorption, sondern auch durch die reduzierte Calcitriolproduktion gefährdet. Bei Männern über 65 Jahren entspricht die Calciumhomöostase derjenigen der Frau; die tägliche Calciumzufuhr sollte 1500 mg betragen. In Schwangerschaft und Stillzeit sind zur ausreichenden Versorgung 1200 bis 1500 mg Calcium erforderlich.

Als Kriterium für eine ausreichende Vitamin D-Versorgung dient der Serumspiegel an Calcidiol. Strittig ist aber noch der Grenzwert, unterhalb dessen ein subklinischer Vitamin D-Mangel vorliegt. 1982 hatte eine Expertengruppe in den USA einen Grenzwert von 25 nmol/l vorgeschlagen, der als Standard beibehalten wurde, obwohl zahlreicher Hinweise existierten, daß er zu niedrig liegt. Heaney (1986) schlug einen Grenzwert von >80 nmol/l vor; MacKenna u. Freaney (1998) stellten folgende Skala auf: Wünschenswerter Calciol-Spiegel: >100 nmol/l; Hypovitaminose D (subklinischer Mangel): <100 nmol/l; Vitamin D-Insuffizienz: <50 nmol/l; Vitamin D-Defizienz: <25 nmol/l.

In einer Studie von Need et al. (2000) bei 496 postmenopausalen Frauen bestand eine signfikant positive Korrelation zwischen erhöhten Parathormon- und Calcitriolspiegeln und ein inverser Zusammenhang mit dem Calcidiol-Serumspiegel sowie dem Calciumgehalt im Plasma. Wegen der erhöhten Inzidenz an Knochenfrakturen werden Werte von >40 nmol/l gefordert.

Trägt man langfristige Vitamin D-Dosierung aus 27 Studien gegen den Spiegel an Calcidiol auf (Vieth, 1999), so zeigt sich ein nur sehr flacher Anstieg der Calcidiolkonzentrationen mit zunehmender Dosierung bis zu etwa 250 µg/Tag (10000 IE). Über dieser Dosierung steigt der Calcidiolspiegel steil an. Dies zeigt an, daß die Regulationsmechanismen nicht mehr mit der Zufuhr Schritt halten können, was dann zur Intoxikation führt. Der Knick der Kurve liegt zwischen Calcidiolkonzentrationen von 220 und 250 nmol/l. Hypercalcämie durch Vitamin D-Intoxikation ist immer begleitet von Serumspiegeln an Calcidiol über 220 nmol/l (Gertner und Domenech, 1977; Mawer et al., 1985; Rizzoli et al., 1994).

Menschen, die reichlich der Sonne ausgesetzt sind, erreichen Serumspiegel an Calcidiol über 100 nmol/l, z.b. Farmer in Puerto-Rico 135, Rettungschwimmer und Strandwachen in Isreal 148 und in St.-Louis 163 nmol/l, ohne die geringsten Anzeichen einer Intoxikation (Vieth, 1999). Solche Werte scheinen dem physiologischen Optimum zu entsprechen.

In einer neueren Untersuchung in Dänemark (Glerup et al., 2000) an verschleierten und nicht-verschleierten arabischen Frauen und dänischen Kontrollen mit Messung der Calcidiolkonzentrationen und der Konzentrationen von Parathormon stellten die Autoren fest, daß Vitamin D-Mangel bei Bevölkerungsgruppen ohne Sonnenlichtexposition die Regel sind, auch bei – an den Empfehlungen gemessen – sehr hohen nutritiven Zufuhren von 13,53 µg/Tag. Prädestiniert für einen Vitamin D-Mangel sind schwarzhäutige ältere Frauen, wie aus einer Studie von Semba et al. (2000) hervorgeht.

In Untersuchungen, in denen durch Vitamin D-Supplementierung osteoporotische Frakturen verhindert wurden, lagen die Calcidiolspiegel im Serum über 100 nmol/l (Dawson-Hughes et al., 1997; Chapuy et al., 1992).

Sicher ist, daß die neuen Empfehlungen für die Vitamin D-Zufuhr in den USA und die DACH-Werte in Europa nicht für eine wirksame Osteoporose-Prävention ausreichen (Utiger, 1998). Probleme bei der Etablierung besserer Empfehlungen liegen darin, daß sich die Vitamin D-Versorgung aus endogenen (Sonnenlichtwirkung) und exogenen (Ernährung) Faktoren zusammensetzt und die Lichteinwirkung individuell sehr unterschiedlich und nicht berechenbar ist. Das Kriterium für ausreichende Gesamtversorgung muß der Calcidiolspiegel sein, der wegen beträchtlicher Diskrepanzen in der Literatur sorgfältig definiert werden müßte. Bislang scheinen Werte um 100 nmol/l der am weitesten akzeptierte Wert zu sein (Heaney, 1999). Um diesen Wert zu erreichen, wären je nach der Höhe der Lichtexposition orale Zufuhren von 20–100 µg/Tag erforderlich (Vieth, 1999).

Die Aussage in den DACH Referenzwerten für die Nahrstoffzufuhr, bei einer dauernden Aufnahme von Vitamin D in einer Dosierung von 95 µg/d seien Fälle von Hypercalcämie beobachtet worden, bezieht sich auf eine Arbeit von Narang et al. (1984), welche die Basis für den in den USA aufgestellten LOAEL war. In dieser Untersuchung wurden nur Veränderungen von Serum-Elektrolyten berichtet. Die Dosen an Vitamin D wurden nicht verifiziert und Konzentrationen an Calcidiol nicht mitgeteilt. In einer neueren Untersuchung verabreichten Vieth et. al. (2001) an gesunde Männer und Frauen entweder 25 oder 100 µg Vitamin D_3 pro Tag über 2–5 Monate. Die Ausgangswerte für Calcidiol betrugen 40,7 ± 15,4 nmol/l. Nach 3 Monaten wurde in der 25 µg-Gruppe ein Plateau von 68,7 ± 16,9 nmol/l und in der 100 µg-Gruppe von 96,4 ± 14,6 nmol/l erreicht. Serum-Calcium und Calciumausscheidung zeigten bei keiner Dosierung eine signifikante Änderung. Die Autoren schließen daraus, daß 100 µg Vitamin D_3 eine sichere Dosis sind.

Wenn bei der Osteoporoseprävention eine Überdosierung mit Vitamin D befürchtet wird, ist die Bestrahlung mit ultraviolettem Licht eine gute, aber selten angewandte Alternative zur Supplementierung. Unter Verwendung von Lampen mit einem hohen Anteil im Spektrum unter 300 nm und einem geringeren Anteil von UV-Licht im langwelligeren Bereich werden mit suberythematösen Dosen gute Erfolge bei der Verbesserung der Knochen-Parameter und der Spiegel an Calcidiol und Parathormon erreicht, ohne daß Gefahr einer Hautschädigung durch UV-Licht besteht (Falkenbach et al., 1993). Eine Überdosierung von Vitamin D durch Bestrahlung ist aus den in Kapitel 3.12.3 genannten Gründen nicht zu befürchten.

3.12.8.3 Therapie der manifesten Hypovitaminose D-Osteopathien

Die Strategie der Behandlung manifester Osteoporose bzw. Osteomalazie richtet sich nach den zugrundeliegenden Ursachen. Ist die Ursache eine chronisch unzureichende Versorgung mit Vitamin D (ungenügende Lichtexposition bei geringer nurtritiver Zufuhr, geringe endogene Produktion bei stark pigmentierter oder gealterter Haut, Malabsorption), so liegt der Schwerpunkt auf der Substitution von Vitamin D und Calcium. Die Verringerung der Verluste an Knochenmasse durch Vitamin D-Supplementierung ist in vielen Untersuchungen nachgewiesen worden (z.B. Dawson-Hughes et al., 1991; Dawson-Hughes et al., 1995). Besonders zusammen mit Calcium erhöht Vitamin D die Knochendichte (Ooms et al., 1995; Chapuy et al.,1992), bessert die Ultraschall-Parameter bei älteren, institutionalisierten Frauen (Krieg et al., 1997) und verringert die Häufigkeit von Hüftfrakturen (Chapuy et al., 1994; Heikinheimo et al., 1992; Dawson-Hughes et al., 1992).

Ist Östrogenmangel bei Frauen nach der Menopause eine wesentliche

Ursache, so muß die Substitution von Vitamin D und Calcium durch adäquate Hormonbehandlung ergänzt werden.

Sind Organschäden, Enzymdefekte oder Rezeptordefekte bei an sich ausreichender Vitamin D-Zufuhr bzw. –Produktion die Ursache für einen Mangel an Calcidiol oder Calcitriol, so können die hydroxylierten Vitamin D-Derivate oder 1α-Hydroxy-Analoga eingesetzt werden. Einen Überblick über die verschiedenen Möglichkeiten und die Erfolgsaussichten geben Burckhardt u. Lamy (1998).

3.12.8.4 Prophylaxe bei Malabsorption

Eine Malabsorption kann verschiedene Ursachen haben wie z.B. chronische Darmerkrankungen, biliäre Leberzirrhose, ausgedehnte Magen-Darm-Resektion. Uneinheitlich ist die Befundlage zum Vitamin D_3-Status bei chronischen Leberleiden. Bei einigen chronischen cholestatischen sowie hepatozellulären Lebererkrankungen lassen sich reduzierte Konzentrationen an 25-Hydroxycholecalciferol nachweisen. Interessanterweise kann bei den meisten untersuchten Hepatopathien wie primär biliäre Zirrhose, alkoholische Lebererkrankungen und chronisch-aktive Hepatitiden keine reduzierte hepatische Hydroxylierungsaktivität festgestellt werden. Bei chronisch biliären Lebererkrankungen verschlechtert sich sowohl die Calcium- als auch die Vitamin D-Resorption. Es liegt nahe, die bei den einzelnen Hepatopathien zu beobachtenden osteomalazischen Veränderungen als ein multifaktorielles Geschehen zu verstehen. Hierbei gilt es besonders, auf eine ungenügende UV-Exposition sowie auf eine Vitamin D_3-Malabsorption bei Steatorrhö zu achten (Wegener et al., 1985).

Bei Kindern nach partieller Darmresektion konnten deutlich erniedrigte 25(OH)-D_3-Serumspiegel festgestellt werden (Ryzko et al., 1989). Diese werden auf eine ungenügende Vitamin D-Resorption als Folge der ausgedehnten Darmresektion, auf eine verminderte exokrine Pankreassekretion mit mangelhafter Mizellenbildung, auf bakterielle Überwucherung und auf eine Störung des enterohepatischen Kreislaufs zurückgeführt.

3.12.8.5 Hypoparathyreoidismus und Pseudohypoparathyreoidismus

Eine Unterfunktion der Parathyreoidea tritt am häufigsten bei der gewollten und ungewollten chirurgischen Entfernung der Nebenschilddrüsen anläßlich einer Strumaresektion oder Parathyreoidektomie auf. Alle anderen Ursachen treten deutlich in den Hintergrund, wie z.b. familiäres Vorkommen, autoimmunologisch oder infektiös bedingte Schädigung der Nebenschilddrüsen. Der Hypoparathyreoidismus erfordert eine engmaschig kontrollierte, streng individuelle Vitamin D-Behandlung unter Kontrolle des Serum-Calcium-Spiegels. Die umfangreichsten Erfahrungen in der Therapie des chronischen Hypoparathyreoidismus wurden mit dem klassischen Vitamin D_3 erhoben. Die Standardtherapie mit Cholecalciferol hat jedoch auch ihre Kritiker. Zum Teil wird Calcitriol bevorzugt, da es aufgrund seiner kürzeren Halbwertszeit besser steuerbar sei und die ausgefallenen Funktionen des Parathormons effektiver übernehmen könne (Horster und Keck, 1986). Gegen Calcitriol als Standardtherapeutikum sprechen die wesentlich höheren Tagestherapiekosten und die insgesamt geringeren therapeutischen Erfahrungen. Beim Pseudohypoparathyreoidismus besteht eine angeborene Endorganresistenz gegen Parathormon. Da dieses Zustandsbild passageren Charakter haben kann, sollte nach Erreichen einer Normocalcämie ein Auslaßversuch vorgenommen werden. Wegen der schnelleren Abklingquote können hier die Vitamin D-Metaboliten dem Vitamin D_3 vorgezogen werden (Ziegler, 1985).

Die Therapie des Pseudohypoparathyreoidismus ist auch mit Dihydrotachysterol möglich (Monographie zum Dihydrotachysterol 1987). Im Vergleich zum Cholecalciferol hat es eine stärkere Calcium-mobilisierende Wirkung aus dem Knochen, die jedoch unerwünscht ist. Es wird ebenfalls in der Leber 25-hydroxyliert und steigert die intestinale Calciumresorption. Es steht jedoch nicht als Substrat für die Calcitriolsynthese in der Niere zur Verfügung. Das Dihydrotachysterin hat aufgrund seiner im Vergleich zum D_3 kürzeren Halbwertszeit eine entsprechend kürzere Abklingdauer bei einer evtl. Hypercalcämie. Gleichgültig, ob Vitamin D_3, seine Metaboliten oder Dihydrotachysterol angewendet werden, immer bedarf es einer relativ engmaschigen Überwachung der Calciumhomöostase.

3.12.8.6 Die Psoriasis

Die Psoriasis ist durch eine gesteigerte epidermale Proliferation mit einer Verbreitung des unreifzelligen, proliferativen Kompartiments und Verzögerung der Differenzierung der Epidermis gekennzeichnet. Intrazellulärer Calciumgehalt und intrazellulär calciumbindendes Protein (Calmodulin) im Stratum granulosum sind erhöht und der Gehalt der membrangebundenen Transglutaminase vermehrt. Vitamin D_3 bzw. Analoga sollen über eine Hemmung der Fibroblasten- oder T-Zellaktivierung wirken und die Zelldifferenzierung fördern. Die ersten Therapieversuche mit Vitamin D gehen in die 30er Jahre zurück (Krafka, 1936; Thacker, 1940). Spier berichtete 1950 in 20% über ein gutes, in 25% über ein befriedigendes und in 25% über ein mäßiges Ansprechen der Psoriasis auf Vitamin D_2. Die Renaissance für Vitamin D begann 1985 als Morimoto und Kumahara über eine Abheilung der Psoriasis bei einer Patientin berichteten, die wegen einer Osteoporose mit 1-OH-D_3 oral behandelt wurde. In einer Folgestudie erreichten sie mit einer lokalen Behandlung von 0,5 µg/d 1,25(OH)$_2$D$_3$ unter Okklusion bei 84% der Psoriasis-Patienten innerhalb von 3,3 Wochen eine Besserung gegenüber 76% innerhalb 2,7 Monaten nach systemischer Therapie. Smith et al. 1988 registrierten mit 0,5–2,0 µg/d 1,25(OH)$_2$D$_3$ oral in 71% einen Erfolg. Inzwischen wurde Calcipotriol, ein synthetisches Analogon des 1,25(OH)$_2$D$_3$ in einer Doppelblindstudie wirksam bei der Psoriasis eingesetzt (Krabballe et al. 1988). Um einen Anstieg der Calciumkonzentration im Blut zu verhindern, wird heute die lokale Anwendung der systemischen Therapie vorgezogen. Nach Mahrle und Bonnekoth (1993) liegt die Ansprechrate von Calcipotriol bei der Behandlung eines kliniktypischen Kollektivs mit generell relativ therapieresistenter Psoriasis bei 50–70%. Sie erfolgt zweimal täglich bis zu 6–8 Wochen.

3.12.9 Behandlung mit Vitamin D und seinen Metaboliten

Übereinstimmend wird heute die kontinuierliche Rachitisprophylaxe für alle reif geborenen Säuglinge mit einer Tagesdosis von täglich 500 IE Vitamin D_3 (12,5 µg) empfohlen. Diese kontinuierliche Prophylaxe erfolgt bereits in der ersten Lebenswoche und wird während des gesamten ersten Lebensjahres durchgeführt. Diese Maßnahme gilt für gestillte wie nicht gestillte Kinder.

Risikokinder wie z.B. unreife Frühgeborene, chronisch kranke Kinder, die nicht ausreichend ins Freie kommen, erhalten 1000 IE Vitamin D_3 pro Tag (Monographie, 1988).

Bei floridet Rachitis und Osteomalazie kann einleitend eine initiale Gabe von 200000 IE (entspricht 5 mg Vitamin D_3) verabreicht werden. Anschließend wird mit wesentlich niedrigeren Vitamin D_3-Tagesdosen von 1000–5000 IE (25–125 µg) fortgefahren. Je nach Grunderkrankung wird diese Dosierung über einige Wochen bis zu einem Jahr durchgeführt.

Bei Malabsorptionszuständen sollten prophylaktische Tagesdosen im Bereich von 3000 IE (75 µg) Vitamin D_3 per os verabreicht werden. Ist die Resorptionsbeeinträchtigung zu ausgeprägt, können je nach Maßgabe des Serum-Calcium-Spiegels parenteral 50000–100000 IE (1250–2500 µg) Vitamin D_3 als Einzeldosis in individuellen Abständen (Regelfall: alle 3 Monate) verabreicht werden (Monographie Chole-, Ergocalciferol 1988).

Zur unterstützenden Therapie der Osteoporosen gleich welchen Typs werden niedrige Tagesdosen von 1000–3000 IE (25–75 µg) Vitamin D_3 empfohlen (Parfitt, 1988). Höhere Vitamin D-Dosen sind nur dann gerechtfertigt, wenn gleichzeitig eine osteomalazische Stoffwechsellage vorliegt.

Zur Therapie des Hypoparathyreoidismus und Pseudohypoparathyreoidismus gelangen je nach Stoffwechselsituation Tagesdosen von 10000 bis etwa 200000 IE (250 µg–5 mg) Vitamin D_3 zur Anwendung. In Einzelfällen werden sogar 400000 IE (10 mg) Vitamin D_3 pro Tag appliziert. Für Dihydrotachysterol liegt die orale Tagesdosis im Rahmen der Dauertherapie des Hypoparathyreoidismus zwischen 0,5 und 1,5 mg. Bei Unterfunktionszuständen der Nebenschilddrüsen können auch 0,5–2,0 µg/Tag Calcitriol im Rahmen der Erhaltungstherapie verabreicht werden.

3.13 Vitamin E

3.13.1 Chemie

Anfang der 20er Jahre wurde nachgewiesen, daß die Vermehrungsfähigkeit männlicher und weiblicher Ratten sowie die Verhinderung der Atrophie reproduktiver Organe von einem fettlöslichen Nahrungsfaktor abhängt, der später von Evans dem Alphabet folgend als Vitamin E bezeichnet wurde (Evans und Bishop, 1922).

Vitamin E ist die offizielle Bezeichnung für alle Tocol- und Tocotrienol-Derivate, die qualitativ die biologische Aktivität von RRR-alpha-Tocopherol (CAS Nr. 59-02-9, M_r = 430,69), dem natürlich vorkommenden Stereoisomer, besitzen (IUPAC-IUB-Kommission). Tocopherole bestehen aus einem Chromanring mit einer Seitenkette aus 3-Isopren-Molekülen (Abb. 3-50). Die einzelnen Tocopherole unterscheiden sich durch die Anzahl und Stellung der Methylgruppen am Chromanring, worauf die unterschiedliche Vitamin E-Aktivität beruht. Zu den acht Vitamin E-Verbindungen pflanzlicher Herkunft gehören vier Tocopherole (alpha-, beta-, gamma- und delta-Tocopherol) mit gesättigter Seitenkette und vier Tocotrienole (alpha-, beta-, gamma- und delta-Tocotrienol) mit ungesättigter Seitenkette. Tocol bzw. Tocotrienol sind die Grundgerüste ohne Methylgruppen am aromatischen Ring. Neben den freien Formen kommen auch Ester der Tocopherole und Tocotrienole vor, bei denen die phenolische Hydroxylgruppe am Chromanring mit Essigsäure bzw. Bernsteinsäure verestert ist. Die Tocopherole sind gelblich-braune Substanzen mit einem niedrigen Schmelzpunkt. Sie sind unlöslich in Wasser und

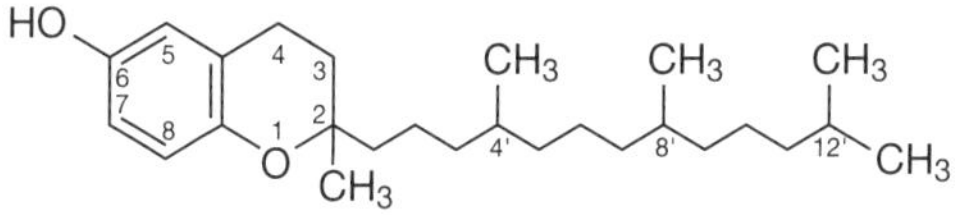

Tocol = 2-Methyl-2-(4', 8', 12'-Trimethyl-chroman-6-ol)

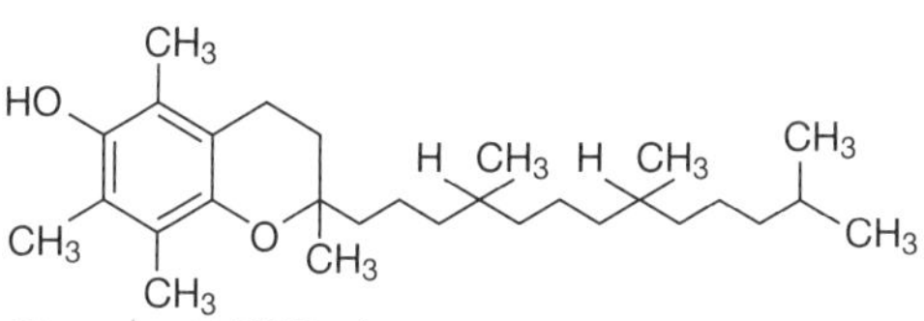

Tocopherol (RRR-α)

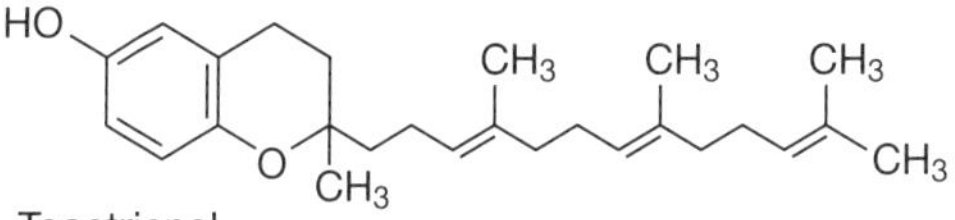

Tocotrienol

Abb. 3-50: Tocol-Grundgerüst, Tocopherol und Tocotrienol leicht löslich in organischen Lösungsmitteln wie Aceton, Dichlormethan, Ether und fetten Ölen. Während die Tocopherole leicht oxidieren, sind die Ester gegen Luftsauerstoff und Licht beständiger. Allerdings sind die Tocopherole sehr stabil gegen Säuren sowie Alkalien (Pharmazeutische Stoffliste 1989).

Die handelsüblichen Tocopherole sind RRR-alpha-Tocopherol, das einzige in der Natur vorkommende Isomer des alpha-Tocopherols, sowie vollsynthetisches alpha-Tocopherol, ein Gemisch aus acht Stereoisomeren (all-rac-alpha-Tocopherol) und die alpha-Tocopherol-Ester wie das Acetat, Succinat und Nicotinat. Die Standardisierung von Vitamin E erfolgt in einer Vielzahl von biologischen Tests. Nach der Deutschen Gesellschaft für Ernährung (DGE) sowie der US National Research Council (NRC) wird zur Standardisierung der Vitamin E-Aktivität eines Tocopherol-Derivates der Begriff «d-α-Tocopherol-Äquivalent» verwendet (α-TÄ), wobei 1 mg α-Tocopherol 2,32 µmol entspricht. Für die Praxis gelten die nachstehend genannten Umrechnungsfaktoren:

1 mg RRR-alpha-Tocopherol (alte Bezeichnung: D-α-Tocopherol, CAS-Nr. 59-02-9); = 1,00 mg RRR-alpha-Tocopherol-Äquivalent = 1,49 USP-Units

1 mg RRR-alpha-Tocopherylacetat (alte Bezeichnung: D-α-Tocopherylacetat; CAS-Nr. 58-95-7); = 0,91 mg RRR-alpha-Tocopherol-Äquivalent = 1,36 USP-Units

1 mg RRR-alpha-Tocopherylhydrogensuccinat (alte Bezeichnung: D-α-Tocopherylhydrogensuccinat, CAS-Nr. 4345-03-3); = 0,81 mg RRR-alpha-Tocopherol-Äquivalent = 1,21 USP-Units

1 mg all-rac-alpha-Tocopherol (alte Bezeichnung: D,L-α-Tocopherol, CAS Nr. 10191-41-0); = 0,74 mg RRR-alpha-Tocopherol-Äquivalent = 1,10 USP-Units

1 mg all-rac-alpha-Tocopherylacetat (alte Bezeichnung D,L-α-Tocopherylacetat; CAS-Nr. 52225-20-4); = 0,67 mg RRR-alpha-Tocopherol-Äquivalent = 1,00 USP-Units

1 mg all-rac-alpha-Tocopherylhydrogensuccinat (alte Bezeichnung: D,L-α-Tocopherylhydrogensuccinat, CAS-Nr. 47801-19.4); = 0,60 mg RRR-alpha-Tocopherol-Äquivalent = 0,90 USP-Units

Die verschiedenen Tocopherole unterscheiden sich in ihrer biologischen Aktivität, die im Fertilitätstest der Ratte – Resorption und Trächtigkeit betreffend – ermittelt wird, sehr stark voneinander (Weiser und Vecchi,

1982). Die biologische Aktivität nimmt mit der Methylsubstitution am Chromanring ab und hat keinen direkten Bezug zum antioxidativen Potential. Durch den Vergleich der Wirksamkeiten der einzelnen Verbindungen miteinander ergeben sich für die Tocopherole pflanzlicher Herkunft folgende relative Bioaktivitäten: RRR-α-(100%), RRR-β-(57%), RRR-γ-(10%), RRR-δ-(1%) und für Tocotrienole α-, β-, γ-, δ-(≤ 30%) (Weinmann und Weiser, 1991; Berger et al., 1994). Das synthetische all-rac-alpha-Tocopherol setzt sich aus acht Stereoisomeren zusammen und enthält drei chirale Kohlenstoff-Zentren, C2 am Chromanring und C4' und C8' am Ende der Phytylseitenkette. Im Vergleich zu RRR-α-Tocopherylacetat (100%) weisen die synthetischen Formen folgende biologische Aktivitäten auf: RRS-α-(90%), RSS-α-(73%), RSR-α-(57%), SRS-α-(37%), SRR-α-(31%) und SSR-α-(21%) (Weiser und Vecchi, 1982).

3.13.2 Vorkommen

In der Natur kommt Vitamin E in verschiedenen Tocopherol- und Tocotrienolformen vor. Zur Biosynthese aus Homogentisinsäure sind ausschließlich Pflanzen befähigt. Besonders beachtliche Vitamin E-Mengen sind in pflanzlichen Ölen enthalten (Souci et al., 1994; BLS, 1990), wo Vitamin E aufgrund seiner biochemischen Eigenschaften als Antioxidans fungiert. Der Vitamin E-Gehalt von Pflanzenölen ist in Tab. 3-44 wiedergegeben. Unter den aufgeführten Ölen weist Weizenkeimöl neben Sonnenblumen- und Olivenöl bei weitem die höchsten α-Tocopherol-Gehalte auf, wohingegen im Sojaöl überwiegende Anteile als γ-Tocopherol vorliegen. Der Vitamin E-Gehalt in den Ölen korreliert mit dem Anteil ungesättigter Fettsäuren, wodurch natürlicherseits ein Oxidationsschutz erreicht wird. Unter den Bedingungen der industriellen Bearbeitung (Raffination) können beachtliche Vitamin E-Verluste auftreten, die im Mittel zwischen 10 und 40% betragen, bei extrem ungünstigen Verfahrensweisen auch weit höher liegen können. Da die Oxidationsanfälligkeit der Fette von der Konzentration und dem Sättigungsgrad der Polyenfettsäuren (PUFA) abhängt, und im Tierversuch belegt wurde, daß die Zufuhr hochungesättigter Fettsäuren ohne ausreichenden Oxidationsschutz rasch zu einem Vitamin E-Defizit führt, werden Lebensmittel, die Polyenfettsäuren enthalten, mit Antioxidantien einerseits vor dem Ranzig-

Tab. 3-44: Vitamin E-Gehalt in Lebensmitteln (Gesamttocopherol) bzw. deren Nährstoffdichte (s. Glossar) nach Bundeslebensmittelschlüssel (BLS) 1999

	Gehalt mg/100 g	Nährstoffdichte mg/1000 kcal
Öle und Fette		
Weizenkeimöl	215,4	232,6
Sonnenblumenöl	55,8	60,1
Margarine	35,2	46,1
Maiskeimöl	30,9	33,2
Erdnußöl	17,2	18,6
Sojaöl	14,6	15,8
Olivenöl	12,0	12,9
Butter	2,2	2,8
Kokosfett	0,8	0,9
Getreide		
Weizenkleie	2,4	11,8
Roggen	2,0	6,4
Mais	2,0	5,7
Haferflocken	1,5	3,9
Weizen	1,4	4,3
Gemüse		
Fenchel	4,1	150,7
Spargel	2,0	108,4
Bohnen (weiß)	1,9	6,3
Tomate	0,9	49,8
Broccoli	0,9	33,8
Rosenkohl	0,8	19,8
Möhre	0,6	21,4
Bohnen (grün)	0,2	5,7
Blumenkohl	0,1	6,3
Nüsse		
Mandel	25,0	40,6
Haselnuß	25,0	36,7
Erdnuß	8,8	14,2
Walnuß	6,2	8,9
Pistazie	5,4	8,3
Kokosnuß	1,0	2,7

werden geschützt und andererseits mit Vitamin E als physiologischem Antioxidans ergänzt. Der Bedarf an Vitamin E orientiert sich an der Polyenfettsäurezufuhr, eine in vivo ermittelte Bezugsgröße bewegt sich zwischen 0,4 und 0,8 mg TÄ pro g PUFA (Gaßmann et al., 1995) und kann für Gemische von Polyenfettsäuren bei Kenntnis von deren Zusammensetzung formelmäßig berechnet werden (Muggli, 1994). Wird die in den Nahrungsmitteln tatsächlich vorhandene Vitamin E-Konzentration mit der Anzahl der Doppelbindungen ins Verhältnis gesetzt, dann werden pro Doppelbindung in 1 Gramm Fettsäure 0,3 mg Vitamin E zum Lipidperoxidationsschutz vorausgesetzt (Muggli, 1994).

Aber auch andere pflanzliche Produkte weisen nennenswerte Vitamin E-Gehalte auf, die jedoch beachtlichen Schwankungen unterliegen können. Generell kann davon ausgegangen werden, daß grüne Pflanzenteile relativ viel alpha-Tocopherol enthalten, wobei sich der Vitamin E-Gehalt zur Konzentration an Chloroplasten proportional verhält. Jahreszeit und Reifezustand sind von wesentlichem Einfluß auf den Vitamin E-Gehalt der Pflanzen. Während Phasen besonders schnellen Pflanzenwachstums liegen die Vitamin E-Gehalte niedriger als in Phasen mit langsamem Wachstum. Nicht nur in grünen Pflanzenteilen (Blätter) kommt Vitamin E vor, sondern auch in gelben Pflanzengeweben sowie in Stengeln, Wurzeln und Früchten grüner Pflanzen. Hier korreliert es mit dem Gehalt an Chromoplasten, wobei neben alpha-Tocopherol hauptsächlich gamma-Tocopherol nachgewiesen werden kann (Friedrich, 1987). Nichtgrüne Pflanzen enthalten meist nur Spuren an Vitamin E und tragen somit nur unwesentlich zur Bedarfsdeckung bei.

Getreide und Getreideprodukte stellen ein weiteres natürliches Vitamin E-Reservoir dar, wobei die verschiedenen Tocopherol-Isomere in den unterschiedlichen Schichten des Weizenkorns eine charakteristische Zusammensetzung aufweisen.

Zwar werden Tocopherole nur in Pflanzen synthetisiert, gelangen aber über die Nahrungskette in den tierischen Organismus und werden somit ebenfalls Inhaltsstoffe tierischer Lebensmittel. Die Vitamin E-Gehalte in Lebensmitteln tierischer Herkunft sind weit niedriger als in pflanzlichen Produkten. Die zuvor erwähnten Schwankungen werden aber auch hier beobachtet und erklären sich aus jahreszeitlichen Gehaltsschwankungen in grünen Futterpflanzen. So kann z.B. der alpha-Tocopherol-Gehalt in Kuhmilch je nach Saison um den Faktor 1–5 variieren (Machlin, 1991).

Ergebnisse von Humanuntersuchungen legen ebenso erhebliche saisonale Schwankungen des Plasmagehalts an Vitamin E und auch β-Carotin offen, die zufuhr- und genetisch bedingt sein können, aber ebenso durch umweltbedingte Einflüsse (u.a. Verluste durch Lagerung und den Kochprozeß) verursacht werden (Rautalahti et al., 1993).

3.13.3 Stoffwechsel und Pharmakokinetik

Da der Vitamin E-Gehalt des menschlichen Organismus zu annähernd 90% aus RRR-α-Tocopherol besteht, wird im folgenden diese Verbindung bevorzugter Gegenstand der Betrachtung sein. Die Resorption der Tocopherole nach oraler Gabe folgt den Mechanismen der fettlöslichen Vitamine. Sie erfolgt vorwiegend im proximalen Teil des Dünndarms, beträgt im physiologischen Bereich 25–60% und nimmt im höheren Dosisbereich ab. Der passive Diffusionsprozeß ist abhängig von Art und Menge der vorhandenen Nahrungsfette sowie der Anwesenheit von Gallensäuren und Pankreasesterasen.

Vor der Aufnahme über die Bürstensaummembran der Mucosazellen des Darms müssen die Ester des Tocopherols zunächst hydrolysiert werden. RRR-α-Tocopherol pflanzlicher Herkunft wird aus den Acetylestern schneller freigesetzt als SRR-α-Tocopherol. Im Tierexperiment zeigte sich bei einer vierwöchigen Vitamin E-Anreicherung im Futter, daß der scheinbare Absorptionskoeffizient für all-rac-alpha-Tocopherylacetat signifikant höher ist im Vergleich zu einer entsprechend eingesetzten Menge an Succinat. Die Bioverfügbarkeitsunterschiede der beiden Ester spiegelten sich in den Konzentrationen des Plasmas, der Muskeln, dem Fettgewebe und der Leber wider; der Succinatester wurde nur zu 69–76% verwertet. Dies sei bedingt durch eine höhere Affinität und Aktivität der Pankreascarboxylesterhydrolase (CEH) gegenüber dem α-Tocopherol-Acetat (Jensen et al., 1999).

Wurden äquimolare Mengen an freiem und verestertem α-Tocopherol jeweils in deuterierter Form verabreicht, wurden gleiche Konzentrationen im Plasma und in den roten Blutzellen der Probanden gemessen (Burton et al., 1988). Dieses Ergebnis zeigt, daß das freie α-Tocopherol und das entsprechende Acetat bei der Anwendung am Menschen dieselbe Bioverfügbarkeit aufweist.

Stereoisomere und unveresterte Homologe bilden u.a. mit Cholesterinderivaten, Triglyceriden und Apolipoproteinen Chylomikronen aus, welche in dieser Form den Transport in die Blutbahn und die Lymphwege aufrecht erhalten. Mit dem Lymphsystem gelangen alle Vitamin E-Verbindungen über Apolipoprotein-Rezeptoren mittels Endozytose der Parenchymzellen in die Leber, wo erstmals eine Differenzierung zwischen Tocopherolen und Tocotrienolen stattfindet. Ein α-Tocopherol-Bindungsprotein (α-TBP), bestehend aus 278 Aminosäuren mit einem Molekulargewicht von 31749 Dalton, welches auf dem Chromosom 8 kodiert wird, wurde bisher nur in der Leber nachgewiesen. Dieses zytosolische Protein, auch α-Tocopherol-Transferprotein (α-TTP) genannt, transportiert RRR-α-Tocopherol bevorzugt im Plasma in Form von Lipoproteinen weiter (Kaplowitz et al., 1989). Patienten mit einer familiären isolierten Vitamin E-Defizienz, bedingt durch einen genetischen Defekt im α-TTP-Gen, weisen dramatisch verminderte Vitamin E-Gehalte im Plasma auf, die mit neurologischen Funktionsstörungen wie zerebellarer Ataxie, Dysarthrie und positivem Babinski-Symptom einhergehen (Ouahchi et al., 1995; Gotoda et al., 1995). RRR-α-Tocopherol wird primär in den Lipoproteinen sehr niedriger Dichte, den VLDL gebunden (Traber und Kayden, 1989), die im wesentlichen die Plasmakonzentration des Vitamins bestimmen. Um zur VLDL-Synthese bereitgestellt zu werden, muß am Vitamin E-Molekül ein vollständig methylierter Chromanring mit freier Hydroxylgruppe vorliegen. Da diese Voraussetzung nur bei α-Tocopherol, nicht aber β-, γ-, δ-Tocopherol gegeben ist, scheint für letztere eine weitere Verwertung in der Leber zweifelhaft. Überdies ist das Vorhandensein der Kohlenstoffseitenkette mit einer R-stereochemischen Konfiguration am Chiralitätszentrum 2 des Tocopherolmoleküls für den Transport notwendig. Nach dem Katabolismus der genannten Lipidfraktionen in LDL (low density lipoproteins) kann das darin enthaltene Vitamin E (60–65%) auch auf Lipoproteine hoher Dichte, den HDL (20–25%) übertragen werden (Traber et al., 1988), welches seinerseits am Austausch von Vitamin E aus peripheren Zellen zurück zur Leber beteiligt ist. Untersuchungen mit deuteriertem α-Tocopherol zeigen, daß sowohl eine bevorzugte Aufnahme des RRR-α-Stereoisomers in die VLDL der Leber, als auch eine präferentielle Sekretion des natürlichen Stereoisomers aus der Leber ins Plasma erfolgt (Burton et al., 1990), von wo es unter Beteiligung der Lipoproteinlipase in die Zelle und durch passive Diffusion in die Zellmembran gelangt. Neuere Arbeiten offenbarten, daß α-TTP nicht nur die alpha-Form sondern auch die 2R-Stereoisomere favorisiert. Die 2R Epimere werden im Vergleich zu den 2S Epimeren in allen Geweben bis auf die Leber bevorzugt zurückbehalten. Der Plasmafaktor von 2:1 zugunsten der RRR-Form wurde in Humanstudien mehrfach beobachtet und übersteigt somit den derzeit definierten Umrechnungsfaktor für die biologische Aktivität der verschiedenen Formen von Vitamin E von 1,36 I.E. (natürlich zu synthetisch) (Kiyose et al., 1997; Burton et al., 1998). Darüber hinaus scheint auch die feto-plazentare Einheit und die fetale Leber zwischen dem Vitamin E pflanzlicher sowie synthetischer Herkunft zu unterscheiden. Bei 15 schwangeren Frauen, die kurz vor der Niederkunft Deuterium-markierte Tocopherol-Isotopen erhielten, wurde im mütterlichen Blut ein Verhältnis d3-RRR-α-Tocopherol zu d6-all-rac-α-Tocopherol von durchschnittlich 1,86 gefunden, welches im Nabelschnurblut zum Zeitpunkt der Entbindung sogar auf 3,42 anstieg (Acuff et al., 1998). Zwischen dem Gesamtlipidgehalt bzw. Gesamtcholesterin des Plasmas und dem Tocopherol-Plasmaspiegel besteht eine enge Korrelation. Wie im Experiment mit Long-Evans Ratten gezeigt, wurde die Sekretionsgeschwindigkeit des α-Tocopherol in VLDL signifikant erniedrigt, sofern den Tieren eine proteinarme Diät gefüttert wurde. Die Umverteilung von α-Tocopherol von der Leber zum peripheren Gewebe scheint somit durch eine Proteininsuffizienz beeinträchtigt zu werden. Dies stützt die Bedeutung des α-TBPs als Vermittler bei der Aufnahme von α-Tocopherol in die entstehende VLDL-Fraktion (Shaw und Huang, 2000). Der Transport von Vitamin E in Lymphe und Plasma erfolgt fast ausschließlich als freies Tocopherol. Der Plasmaspiegel liegt bei gesunden Erwachsenen um 11–37 µmol/l entsprechend 5–16 mg α-Tocopherol/l (Cohn, 1997). Als Mangel gelten Spiegel von weniger als 5 mg/l entsprechend 11,6 µmol/l, oder 0,8 µg pro mg Gesamtlipid (Machlin, 1991). Für eine Verdoppelung der Plasmakonzentrationen ist im allgemeinen eine 10fache Erhöhung der Einnahme von Tocopherol erforderlich (Bieri, 1983). Die Aufnahme von RRR-α-Tocopherol ins Plasma ist ein sättigbarer Prozeß, wobei sich der Gehalt auf ca. 80 µmol/l einstellt (Brigelius-Flohé und Traber, 1999).

Im Gegensatz zu Vitamin A gibt es kein spezifisches Speicherorgan für α-Tocopherol. Vitamin E wird in den meisten Körpergeweben nachgewiesen. Der höchste Gehalt ist im Fettgewebe (0,2 mg/g Lipid; 150 µg/g Feuchtgewicht) und in den Nebennieren (0,7 mg/g Lipid; 132 µg/g Feuchtgewicht), mittlere Konzentrationen in der Hypophyse, den Testes (1,2 mg/g Lipid; 40 µg/g Feuchtgewicht) und in den Blutplättchen (1,3 mg/g Lipid; 30 µg/g Feuchtgewicht), gefolgt von der Leber (0,3 mg/g Lipid; 13 µg/g Feuchtgewicht) und Muskeln (0,4 mg/g Lipid; 19 µg/g Feuchtgewicht) nachzuweisen (Friedrich, 1987). Trotz der großen Reserven im Fettgewebe ist die Mobilisierungsrate von Vitamin E hier vernachlässigbar. Die Gruppe um Machlin untersuchte die Tocopherol-Kinetik im humanen Fettgewebe anhand von Nadelbiopsien während einer 1jährigen täglichen Supplementation mit 800 mg all-rac-α-Tocopherol und 1 Jahr nach Absetzen der Vitamineinahme. Die ansteigende Tocopherolkonzentration im Fettgewebe blieb auch viele Monate nach Absetzen des Supplements im Gegensatz zum Plasmaspiegel sehr konstant auf diesem hohen Niveau. Die Autoren schließen daraus, daß die Mobilisierung des Vitamin E aus dem Lipid-Kompartiment ein sehr langsamer Prozeß ist (Handelman et al., 1994). Einem langsamen Umsatz unterliegt Tocopherol ebenso in den Erythrozyten, der Muskulatur, dem Gehirn und Rückenmark (Nervengewebe) mit Halbwertzeiten von 30–100 Tagen. Weniger beträchtliche Schwankungen der Mobilisierungsrate sind bei Geweben mit schnellen Umsätzen wie dem Plasma, der Leber, der Niere und Milz zu beobachten ($t_{0,5}$ = 5–7 Tage) (Gaßmann et al., 1995). Interessant ist die wiederholt berichtete Tatsache, daß bei intensiver Muskeltätigkeit, wie z.B. beim Leistungssport die Vitamin E-Konzentration im Plasma ansteigt (Smasal et al., 1995). In Fraktionen, die reich an Membranen sind, wie Mitochondrien, Mikrosomen, Zellkerne, ist die Konzentration von Vitamin E besonders hoch. Dort schützt Vitamin E die Membranen von Lipidperoxidationen.

Neben dem hepatischen α-TTP, das bevorzugt RRR-α-Tocopherol ins Plasma inkorporiert, hat die Gruppe um Azzi ein intrazelluläres α-Tocopherol-assoziiertes Protein (TAP) mit einer ubiquitären Gewebsverteilung entdeckt, von welchem eine höhere Expression im Leber-, Prostata- und Hirngewebe gemessen wurde (Stocker et al., 1999). TAP ist ein hydrophobes Liganden-Bindungsprotein, das die CRAL-Sequenz (cis-Retinal Bindungsmotiv) und eine GTP-Bindungsstelle gemein haben. Das gereinigte, rekombinante Protein bindet Tocopherol mit einem Bindungskoeffizienten von Kd entsprechend $4,6 \times 10^{-7}$ M. Aufgrund von

Datenbank-Analysen werden derzeit drei ähnliche TAP-Gene postuliert: TAP1, TAP2 und TAP3 (Zimmer et al., 2000).

Der Metabolismus von Vitamin E erfolgt am Chromananteil im Rahmen der antioxidativen Funktion. Die hepatische Oxidation führt hauptsächlich zum Tocopherylchinon, das bei der Reaktion von Tocopheroxyl-Radikal mit einem Peroxylradikal gebildet wird. Mittels NAD(P)H-abhängiger mikrosomaler Enzyme kann das Chinon zum α-Tocopherylhydrochinon reduziert werden (Hayashi et al., 1992). Letzteres wird über die Galle eliminiert oder kann in den Nieren weiter zur harngängigen Tocopheronsäure und entsprechendem Lacton, dem 1956 erstmals beschriebenen Simon-Metaboliten, abgebaut werden (Simon et al., 1956 a + b; Drevon, 1991). Nur etwa 1% des aufgenommenen Vitamin E werden in dieser Form mit dem Harn, der überwiegende auch intestinal nicht resorbierte Anteil wird mit den Fäzes ausgeschieden. In den Geweben wurden Metabolite mit chinoiden Strukturen sowie Dimere und Trimere gefunden. Schultz und Mitarbeiter (1995) analysierten einen neuen Metaboliten, das 2,5,7,8-Tetramethyl-2 (2′-carboxyethyl)-6-hydroxychroman (α-CEHC), welcher als wasserlöslicher Sulfatester oder als Glucuronid im Harn ausgeschieden wird. Da dieser Abbau jedoch individuell schwellenwertabhängig ab dem halbmaximalen Plasmaspiegel, zwischen 30–50 µmol α-Tocopherol/l, erfolgt, und die intakte Chromanstruktur dieses Metaboliten darauf hinweist, daß α-CEHC von einem α-Tocopherol-Molekül ableitbar ist, das nicht antioxidativ gewirkt hat, kann die α-CEHC-Ausscheidung möglicherweise als Indikator für eine adäquate oder übersschüssige Vitamin E-Versorgung herangezogen werden.

Sofern äquimolare Dosen von deuteriertem RRR- und all-rac-α-Tocopherylacetat sechs Probanden verabreicht wurden, zeigten Traber et al. (1998), daß die Plasmakonzentration des Vitamin E pflanzlicher Herkunft im Vergleich zum synthetischen Vitamin zweimal so hoch ist, wohingegen der Anteil der Urinausscheidung von α-CEHC, der von der all-rac-Form ableitbar war, den von der RRR-Form stammenden Metaboliten um den Faktor 3 bis 4 übertraf.

Neueste Untersuchungen von Birringer und Brigelius-Flohé (unveröffentlichte Daten, 2001) belegen, daß der Seitenkettenabbau zum CEHC sowohl bei α-, γ-, als auch δ-Tocopherol stattfindet. Im Urin von supplementierten Männern erscheinen 1–3% des aufgenommenen α-Tocopherols als α-CEHC, aber 50% des entsprechenden γ-Tocopherols. In HepG2-Zellen wird anhand von Strukturvergleichen deutlich, daß Isomere ohne Methylgruppe in Posititon 5 schneller zu CEHC abgebaut werden und daher signifikant höhere Mengen an γ- und δ-, als an α- und β-CEHCs vorliegen.

Ein vierfacher Anstieg der α-CEHC-Ausscheidung nach einer zweitägigen Behandlung der Zellen mit dem Enzyminduktor Rifampicin zeigt überdies, daß von der Cytochrom P-450-Familie das CYP3A4 an der Seitenkettenoxidation beteiligt ist.

3.13.4 Biochemische Funktionen

Die experimentellen Untersuchungen des letzten Jahrzehnts heben die physiologische Bedeutung von Vitamin E hervor und offenbaren ein wesentlich größeres Spektrum biologischer Aktivitäten als ursprünglich erwartet wurde. Die Beteiligung an biochemischen und zellbiologischen Prozessen ist vielfältig und ihre Mechanismen sind noch nicht vollständig geklärt. Neben der bisher bekanntesten Funktion als kettenbrechendes Antioxidans, welches als Schutzfaktor gegen die Lipidperoxidation mehrfach ungesättigter Fettsäuren (PUFA) in den Zellmembranen angesehen wird, kann Vitamin E immunmodulatorisch, antiinflammatorisch, antithrombotisch und antiatherogen sowie neuroprotektiv wirken. Über die Induktion der Apoptose und die Unterstützung des Immunsystems wird dem Vitamin auch ein schützender Einfluß vor Tumorzellen und somit vor der Entstehung von Krebserkrankungen eingeräumt.

Die biologischen Eigenschaften werden hierbei in antioxidative und nicht-antioxidative Wirkungen eingeteilt; entscheidende zelluläre Strukturen, die an diesen Reaktionen teilhaben, sind in Tab. 3-45 im Überblick aufgeführt.

Molekularbiologische Einflüsse von α-Tocopherol sind verbunden mit transkriptionalen und postranskriptionalen Ereignissen, wobei letztere mit einer Enzymhemmung der Cyclooxygenase, Lipoxygenase und Proteinkinase C einerseits sowie einer Enyzmaktivierung der Proteinphosphatase 2A und Diacylglycerolkinase andererseits einhergehen können. Regulationen auf der Ebene der Transkription finden in Abhängigkeit der α-Tocopherol-Konzentration im Rahmen einer Modulation der

Tab. 3-45: Zellstrukturen, die durch Vitamin E beeinflußt werden

- Erythrozyten
- Makrophagen
- Monozyten
- Neutrophile
- Endothelzellen
- Immunzellen (T-Lymphozyten)
- Thrombozyten
- Fibroblasten
- glatte Gefäßmuskelzellen
- Adhäsionsmoleküle

Genexpression des α-Tocopherol-Transfer-Proteins (Kim et al., 1998), der Collagenase (MPP1) (Ricciarelli et al., 1999), des Leberkollagens αI und des α-Tropomyosins (Aratri et al., 1999) statt. Überdies wird das in Makrophagen und glatten Muskelzellen befindliche CD36 Scavenger-Rezeptorgen (Ricciarelli et al., 2000) und die Aktivität eines Klasse-A-Scavenger-Rezeptors in Makrophagen (Teupser et al., 1999) herunterreguliert. In der Tab. 3-46 sind im einzelnen die Zellen mit entsprechenden Enzymen und resultierenden Mediatoren aufgeführt, welche durch α-Tocopherol beeinflußt werden. Einen Schwerpunkt stellen die Enzyme der Arachidonsäurekaskade und der Signaltransduktionswege dar. Nachgeschaltete biologische Effekte, die sich aufgrund von beeinträchtigten Enzymaktivitäten ableiten, sind die Regulation der Proliferation glatter Muskelzellen durch Hemmung der Proteinkinase C-Aktivität (Boscoboinik et al., 1991) und die Suppression des Arachidonsäuremetabolismus durch Hemmung der Phospholipase A_2 (Pentland et al., 1992).

Mit Sicherheit spielen die Wirkung der Tocopherole als Antioxidantien in vivo und ihre Fähigkeit, aggressive Sauerstoffradikale unschädlich zu machen, eine besondere Rolle.

Besonders oxidationsempfindlich sind Polyensäure-haltige Lipide in Membranen und anderen Zellstrukturen. In der Lipidphase biologischer Systeme sind Tocopherole die wichtigsten Antioxidantien (Sies 1989a). Die Autoxidation von Polyensäuren (Abb. 3-51, schematisch am Beispiel von Linolsäure) verläuft in einem autokatalytischen Prozeß, bei dessen Initiation durch chemische oder physikalische Einwirkungen (Hitze, Licht, ionisierende Strahlung) ein Wasserstoffatom aus der labilen

Tab. 3-46: Enzyme, die durch Vitamin E beeinflußt werden

Enzym		Zelle	Mediator		
Phospholipase A_2	↓	Thrombozyten			
Phospholipase A_2	↑	Endothelzellen	Prostacyclin I_2	↑	Arachidonsäure-Kaskade
Cyclooxygenase	↑	Endothelzellen	Prostacyclin I_2	↑	
Cyclooxygenase	↓	Makrophagen	Prostaglandin E_2	↓	
Cyclooxygenase	↓	Thrombozyten, Makrophagen	Thromboxan A_2	↓	
5-Lipoxygenase	↓	Neutrophile (PMNL) Monozyten	Leukotrien B_4	↓	
Proteinkinase C	↓	glatte Muskelzellen Fibroblasten Thrombozyten Monozyten Makrophagen Neutrophile Mesangiumzellen	AP-1	↑	
Proteinphosphatase 2A	↑				
Diacylglycerolkinase	↑		Diacylglycerol	↓	
Thrombin (Serumprotease)	↓				
Collagenase (MPP1)	↓	Fibroblasten (Haut)			

Methylengruppe (C-Atom 11 bei der Linolsäure) abgespalten wird. Das entstehende freie Radikal reagiert mit Sauerstoff unter Bildung eines Peroxyl-Radikals, welches unter Einwirkung auf ein weiteres Linolsäure-Molekül in das Hydroperoxid übergeht, wobei ein neues freies Radikal entsteht. So kann aus einem freien Radikal eine große Zahl von Hydroperoxiden gebildet werden in einer Kettenreaktion (Propagation), die immer mehr beschleunigt wird, zumal auch aus den Hydroperoxiden wieder freie Radikale entstehen können. Tocopherol führt zum Abbruch der Kettenreaktionen (Termination), indem es ein phenolisches Wasserstoffatom an das Lipidperoxyl-Radikal abgibt und dabei selbst über ein resonanzstabilisiertes, sehr reaktionsträges Semichinonradikal in das stabile Addukt Tocopheryl-Chinon übergeht (McCay und King, 1980; Krinsky, 1992):

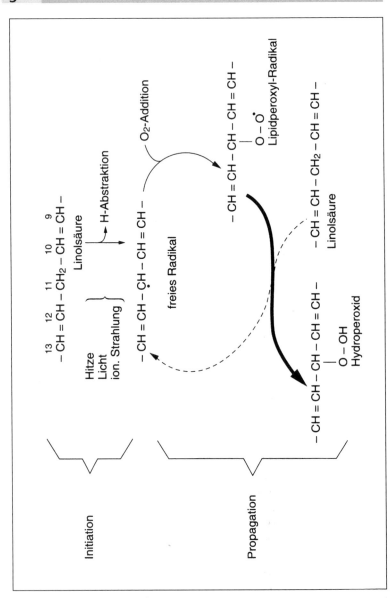

Abb. 3-51: Autoxidation von Linolsäure

$ROO^\bullet + \text{Vitamin E-OH} \Rightarrow ROOH + \text{Vitamin E-O}^\bullet$

Es wird somit bei der Reaktion verbraucht, soweit das Semichinon-Radikal nicht durch Ascorbat (AscH$^\bullet$) reduziert wird (McCay, 1985). Dies erklärt auch den zunehmenden Tocopherol-Bedarf mit steigender Zufuhr von Polyensäuren (s. Kap. 3.13.5):

$\text{Vitamin E-O}^\bullet + AscH^\bullet \Rightarrow \text{Vitamin E-OH} + Asc^\bullet$;

das hierbei gebildete Vitamin C-Derivat (Asc$^{\bullet-}$) wird zu Dehydroascorbat (Asc^{2-}), wobei beide Verbindungen durch die glutathionhaltige Reduktase wieder in Ascorbat überführt werden (Meister, 1994).

Glutathionperoxidase kann die Hydroperoxide zu Alkoholen reduzieren und wirkt damit primär antioxidativ. Die Tatsache, daß Glutathionperoxidase ein Selen-haltiges Enzym ist (Rotruck et al., 1973), erklärt den engen Synergismus zwischen Vitamin E und Selen in bestimmten Bereichen, in denen Vitamin E den Verbrauch von Selen senkt (Watson u. Leonard, 1986).

Der Kettenabbruch kann auch durch Reaktion zweier Peroxyl-Radikale zustandekommen, was zu molekularen Reaktionen und sekundären Prozessen führt, die gegenwärtig noch nicht in allen Einzelheiten geklärt sind. Es gibt dabei sowohl Spaltungs- als auch Kondensationsreaktionen. Im Laufe solcher Reaktionen können sowohl polymere Triglyceride und Fettsäuren entstehen als auch Aldehyde, Ketone, Hydroxysäuren, Aldehyd-Säuren, Ketosäuren und Epoxysäuren. U.a. entsteht auch Malondialdehyd, der sich durch eine Farbreaktion mit 2-Thiobarbitursäure nachweisen läßt. Dieser photometrische Thiobarbitursäure-Test wird häufig zum Nachweis einer Peroxidation verwendet, wobei zu beachten ist, daß man damit nicht Peroxidation selbst, sondern nur ein Spaltprodukt erfaßt. Aufgrund zahlreicher Neben- und Folgereaktionen wie Dimerisierungen und Disproportionierungen ist das Ausmaß dieser Quantifizierung nicht spezifisch. Eine sehr empfindliche Methode zur Feststellung der Lipidperoxidation in vivo ist die Messung der Abatmung von Ethan (Riely et al., 1974; Lawrence und Cohen, 1984) und Pentan (Kanter et al., 1991; Allard u. Jeejeebhoy, 1993). Pentan stammt aus Linolsäure, Ethan aus Linolensäure. Pentan ist als Indikator weniger verläßlich, weil es im Gegensatz zu Ethan in der Leber metabolisiert werden kann (Müller u. Sies, 1984).

Reaktive Sauerstoffspezies wie Hydroxyl- ($t_{0,5} = 10^{-9}$s), Alkoxyl- ($t_{0,5} = 10^{-6}$s), Peroxyl- ($t_{0,5} = 7$ s), Superoxid-Anion-Radikale sowie Singulett-Sauerstoff ($t_{0,5} = 10^{-5}$s) und Wasserstoffperoxid sind Produkte des normalen Zellstoffwechsels und des Stoffwechsels toxischer Substanzen (Sies, 1993). Sie entstehen durch physikalische Einwirkungen wie UV-Licht, ionisierende Strahlungen usw. Derartige Produkte schädigen die Zellmembranen, beschleunigen Alterungsprozesse (Lipofuszinpigment-Bildung) und können durch Schädigung der DNA mutagen und karzinogen wirken. Besonders empfindlich sind biologische Membranen gegen Peroxide und andere oxidierende Agentien wegen ihres Gehalts an Phospholipiden mit einem hohen Anteil an Polyensäuren. Durch Lipidperoxidation kommt es zu Veränderungen der Membranstruktur, nicht nur der Zellmembran, sondern auch der Mitochondrien und anderer zellulärer Partikel sowie zur Schädigung membrangebundener Enzyme. Auch die Lysosomenmembran kann destabilisiert werden, was zur Freisetzung von Enzymen wie Arylsulfatasen, Ribonucleasen, Kathepsinen, Glucuronidasen und anderen führt (Jackson, 1990). Diese Enzyme greifen Zellbausteine an, verursachen morphologische Veränderungen und funktionelle Störungen. Dies wurde z.B. bei der Muskeldystrophie als Folge von Tocopherol-Mangel nachgewiesen, bei der die vermehrte Spaltung von Zellbausteinen zu erhöhter Ausscheidung von Kreatin, Hydroxyprolin, 3-Methylhistidin und anderen Aminosäuren führt. Ein ungenügender Schutz vor Radikalen führten zu einer Peroxidation von Membranlipiden, deren Folgen in beeinträchtigter Membranfluidität, verminderter Rezeptorexpression und Ionenkanalpermeabilität liegen. Freigesetzte lysosomale Enzyme gefährden die Kontraktilität und die oxidative Phosphorylierung.

Neben Tocopherol gibt es eine ganze Reihe weiterer Schutzmechanismen gegen oxidative Schäden, die alle in einem engen funktionellen Zusammenhang stehen. In einer typischen Zelle fängt das lipidlösliche Tocopherol freie Radikale in stabilen und biologisch aktiven Membranen ab, wobei auf ein Tocopherolmolekül 1000–2000 Phospholipidmoleküle kommen (Packer, 1992). Lester Packer beschreibt ferner, daß Vitamin E als wichtigstes kettenbrechendes Antioxidans in der mitochondrialen Membran in einer niedrigeren Konzentration als 0,1 nmol pro mg Membranprotein vorliegt (Packer, 1994). Da einer massiven Peroxylradikalbildung (1–5 nmol/mg Protein und Minute) eine verschwindend geringe

Menge an Vitamin E in den biologischen Membranen gegenübersteht, wird die antioxidative Wirksamkeit mit einer sehr hohen Affinität zu Lipidperoxyl-Radikalen erklärt. Tatsächlich belegen die Reaktionsraten der verschiedenen Peroxylradikale (ROO$^\bullet$) für Vitamin E (TOH) hohe Geschwindigkeitskonstanten im Bereich von 10^4-10^9 M^{-1} s^{-1} (Niki u. Matsuo, 1992), die eine Umwandlung dieser Lipidradikale zum stabilen Hydroperoxid bis zu 90% gewährleisten.

$$ROO^\bullet + RH \to ROOH + R^\bullet \quad (1)$$

$$ROO^\bullet + TOH \to ROOH + TO^\bullet \quad (2)$$

Es wurde bestätigt, daß die Geschwindigkeit der in der Membran konkurrierenden Reaktion 2 um 10^2 bis 10^3 größer ist als die der ersten (Gaßmann et al., 1995).

Synergistisch hierzu reagiert Glutathion-Peroxidase mit Hydroperoxiden (Maiorino et al., 1989) und Superoxid-Dismutase mit Superoxidanion-Radikalen im Cytosol und in der Mitochondrien-Matrix. Katalase zerstört Wasserstoffperoxid in den Peroxisomen. β-Carotin ist der wirksamste Schutz gegen Singulett-Sauerstoff mit einer Quench-Aktivität von 5×10^9 (M^{-1} s^{-1}), gefolgt von Vitamin E (8×10^7 (M^{-1} s^{-1})) und Vitamin C (1×10^7 (M^{-1} s^{-1})) (Sies u. Stahl, 1992). Ascorbinsäure kann, überwiegend in der wäßrigen Lösung, eine Reihe aktiver Sauerstoff-Formen entschärfen, wie z.B Wasserstoffperoxid, Superoxidanion-Radikal und Hydroxyl-Radikale, und dient neben Thiolen (Glutathion) und Ubiquinol zur Regeneration von Tocopherol aus dem Tocopheroxyl-Radikal (Maiorino et al., 1989; Bowry u. Stocker, 1993; Niki, 1987; Wefers u. Sies, 1988; Golumbic u. Mattill, 1941; Doba et al., 1985).

Da im Rahmen der Arachidonsäure-Kaskade, die durch Phospholipase A_2, Lipoxygenase und Cyclooxygenase katalysiert wird, Reaktionen freier Radikale beteiligt sind, ist es naheliegend, daß Tocopherol bzw. ein Tocopherol-Mangel einen Einfluß auf die Stoffwechselprodukte hat. So wird die Expression von zytosolischer Phospholipase A_2 und Cyclooxygenase (COX) von Vitamin E erhöht (Tran et al., 1996; Chan et al., 1998); dies führt in humanen Endothelzellen zu einer gesteigerten Synthese von Prostacyclin, einem wirksamen Vasodilatator und Inhibitor der Plättchenaggregation (Tran u. Chan, 1990; Chan, 1993). Im Gegensatz hierzu reduziert Vitamin E in Makrophagen von alten Mäusen die Cyclooxygenase-Aktivität, was zu einer signifikanten Verminderung von TXB_2, einem stabilen Hydrolyseprodukt von Thromboxan A_2 (TXA_2), führt (Wu et al., 2001); ferner vermindert Vitamin E die Freisetzung von Thromboxan A_2 aus den Blutplättchen und hemmt deren Aggregation (Steiner u. Anastasi, 1976). Die Vitamin E-induzierte Hemmung der PKC-Aktivität der Blutplättchen führt zu einer beeinträchtigten Ausbildung von Pseudopodien, die für die Verankerung auf der adhäsiven Zelloberfläche verantwortlich sind. Kräftige, aber viel zu kurze Pseudopodien sind für diesen Zweck nicht entsprechend ausgerüstet und vermindern die Plättchen-Adhäsion. Diese funktionelle Beeinflussung durch Vitamin E steht in direktem Zusammenhang mit der α-Tocopherol-Konzentration in den Thrombozyten (Steiner, 1999). In diesem Zusammenhang ist ferner interessant, daß Vitamin E die plasmatische Generierung von Thrombin hemmt, das an Plättchenrezeptoren bindet und die Aggregation hervorruft (Rota et al., 1998). Ein weiteres Eicosanoid, dessen Konzentration unter dem Einfluß einer Tocopherol-Supplementation abnimmt, ist Prostaglandin (PGE_2), wodurch die Immunantwort beeinträchtigt wird (Tenderdy et al., 1986); diese Ergebnisse wurden gestützt durch die Untersuchungen von S. Meydani et al. (1990); eine mit Vitamin E angereicherte Diät führte bei alten Menschen zu einer Abnahme der PGE_2-Konzentration. Neueste Ergebnisse an Makrophagen von Mäusen belegen, daß eine Supplementierung mit 30 bzw. 500 ppm RRR-α-Tocopherol für 30 Tage den altersabhängigen PGE_2-Anstieg alter Mäuse gänzlich ausschaltet. Ein signifikanter Effekt bei der PGE_2-Bildung junger Mäuse konnte jedoch nicht beobachtet werden. Der Mechanismus soll auf einer Verminderung der COX-Aktivität beruhen, die durch Vitamin E post-translational ausgeübt wird (Wu et al., 2001).

Als Metaboliten der Arachidonsäure-Kaskade sind ferner die Leukotriene zu nennen, welche als chemotaktische Faktoren und Entzündungsmediatoren auf dem Lipoxygenaseweg entstehen. Anhand experimenteller Untersuchungen an Ratten zeigte die dosisabhängige Vitamin E-Zufuhr mit dem Futter eine gehemmte Synthese von Leukotrien B_4 (LTB_4) und 5-Hydroxy-Eicosatetraensäure (5-HETE) (Chan et al., 1989) in den Neutrophilen. Wurden gesunden Individuen täglich 800 I.E. RRR-α-Tocopherol verabreicht, ging dies mit einer signifikanten Abnahme der 5-Lipoxygenase-Aktivität (5-LO) einher, was sich in einer verminderten

Exkretion des 5-LO-Produkts, dem LTB_4, im Urin widerspiegelte (Denzlinger et al., 1995). Jialal et al. (2001) prüften den Einfluß von α-Tocopherol auf den LTB_4-Gehalt in aktivierten humanen Monozyten und bestätigten eine signifikante Abnahme des Mediators auch in den Blutzellen; verursachend hierfür soll eine post-transkriptionale Hemmung des 5-LO-Wegs sein (Devaraj et al., 1999). Für das Eicosanoidprofil bedeutet die Zufuhr von Vitamin E eine Abnahme der Leukotriene. In Anlehnung an die Bedeutung dieser Stoffwechselwege bei arteriellen Erkrankungen und Entzündungsprozessen leistet Vitamin E ausgehend von den bisher vorliegenden klinischen Ergebnissen einen relevanten Beitrag zur Normalisierung einer krankhaft veränderten Situation.

Ein weiterer Effekt, der über die antioxidative Wirkung hinausgeht, ist eine direkte stabilisierende Wirkung von Tocopherol auf biologische Membranen. Beispielsweise schützt alpha-Tocopherylacetat, welches in Erythrozyten nicht hydrolysiert werden kann, also nicht als Antioxidans wirkt, in vitro die roten Blutkörperchen vor Hämolyse (Mino und Sugita 1978) und erhöht die Lebensrate der Erythrozyten. Nach einer weiteren Hypothese soll Tocopherol spezifisch mit Arachidonsäure in biologischen Membranen in Wechselwirkung treten und so die Eigenschaften der Membran wie Permeabilität oder Fludität modulieren. Dagegen spricht allerdings der geringe Anteil von Tocopherol in Membranen: In der Erythrozytenmembran beträgt das molare Verhältnis von Tocopherol zu Arachidonsäure 1:500–1:1000 (Friedrich 1987); für einen Effekt spricht der schnelle Umsatz in der roten Blutzelle (Burton u. Traber, 1990).

Aufgrund der Veränderungen verschiedener Enzymaktivitäten im Vitamin E-Mangel wird vermutet, daß das Vitamin eine regulatorische Rolle bei der Proteinsynthese spielt. Erhöhte Aktivitäten (bzw. auch Mengen) von Xanthinoxidase und Kreatinkinase im Serum von Vitamin E-Mangeltieren werden als Hinweis gewertet, daß Tocopherol als Repressor bei der Synthese mancher Enzyme wirkt (Machlin 1991). Andererseits können solche Enzyme im Serum auch lediglich ein Hinweis für die Schädigung von z.B. Muskelgeweben (Zellmembran) sein, aus denen Enzyme wie Kreatinphosphokinase (CPK), Lactatdehydrogenase (LDH) und GOT ins Plasma übertreten (Chen u. Lin, 1980). Die Hemmung der Proteinkinase C (PKC)-Aktivität durch Vitamin E wurde 1991 entdeckt (Boscoboinik et al., 1991a) und mit der Proliferationshemmung von glatten

Muskelzellen in den Gefäßen in Verbindung gebracht (Boscoboinik et al., 1991b). Darauf folgende Ergebnisse bestätigten die Hemmung dieses Enzyms durch das Antioxidans in verschiedenen Zelltypen wie den Monozyten, Makrophagen, Neutrophilen, Fibroblasten, Thrombozyten und Mesangiumzellen (Devaraj u. Jialal, 1998; Freedman et al., 1996; Hehenberger u. Hansson, 1997; Studer et al., 1997). In Endothelzellen wird die Thrombin-induzierte PKC-Aktivierung durch α- nicht aber β-Tocopherol gehemmt (Martin-Nizard et al., 1998). Die PKC-vermittelte Superoxidbildung in Neutrophilen wird durch α-Tocopherol vermindert. Eine signifikante Abnahme von freigesetzten Superoxidanionen und der Lipidperoxidation ist aufgrund der PKC-Hemmung überdies in Monozyten zu beobachten.

Der hemmende Effekt von RRR-α-Tocopherol auf die PKC kann mit der Dephosphorylierung von PKC α korreliert werden (Ricciarelli et al., 1998). Azzi et al. hatten bereits 1995 veröffentlicht, daß physiologische RRR-α-Tocopherol-Konzentrationen an einen Rezeptor binden, der AP-1 aktiviert, welches zur Dephosphorylierung von PKC führt. Entscheidend für die Dephosphorylierung und darauf folgende Enzymdeaktivierung ist nach in-vitro-Befunden die Aktivierung der Proteinphosphatase vom Typ 2A (PP2A) (Clement et al., 1997).

Zelluläre Antioxidantien schützen vor endothelialer Dysfunktion, die mit Atherosklerose verbunden ist, durch die Aufrechterhaltung der endothelialen NO-Aktivität. Vitamin E übt direkte Gewebseffekte aus, die die vaskuläre Funktion bewahren, indem es inkorporiert in die Gefäßwand einer vermindertren NO-Freisetzung in derselben entgegenwirkt und den o-LDL-Anteil verringert, der grundsätzlich die PKC stimuliert (Keaney et al., 1996).

Eine Langzeit- und Kurzzeit-Supplementation mit RRR-α-Tocopherol führt zur Hemmung der Genexpression von Collagen α1(I) sowohl in der Leber der C57BL/6-Maus als auch in kultivierten Sternzellen der Leber (Chojkier et al., 1998). Weiterführende In-vitro-Untersuchungen an humanen Fibroblasten zeigten eine altersabhängige Zunahme der PKC-Expression sowie -Aktivität, die mit der Collagenase (MMP-1)-Gentranskription und -Proteinexpression korrelierte. Da α-Tocopherol die altersabhängige Zunahme des Kollagen-abbauenden Enzyms über die Hemmung der PKC vermindert, stellt diese molekulare Basis für das Antioxidans eine überzeugende Erklärung für den schützenden Effekt gegen die Hautalterung dar, sei es durch die direkte Wirkung aufgrund der Elimination von Radikalen sowie die indirekte durch die Enzymhemmung (Ricciarelli et al., 1999).

In der metabolisierten Form α-Tocopherylchinon stellt das Vitamin ein wirksames Antikoagulans dar, da dieser Metabolit durch Hemmung der Vitamin K-abhängigen Carboxylase die Blutgerinnung kontrolliert (Dowd u. Zheng, 1995).

Das Wirkungsspektrum von Vitamin E ist in Tab. 3-47 in Zusammenhang mit den jeweiligen Mechanismen dargestellt.

Tab. 3-47: Wirkprofil von Vitamin E

Wirkung	Mechanismus
antioxidativ	– Hemmung der Oxidation von Lipoproteinen und Zellmembranlipiden (OH• ↓, LOO• ↓) und zytotoxischer Effekte durch oxidierte Lipide (o-LDL ↓)
antiinflammatorisch	– Hemmung der Phospholipase A_2-, Lipoxygenase-, Cyclooxygenase-Aktivität (PGE_2 ↓, LTB_4 ↓) – Verminderung der Freisetzung reaktiver ROS durch die Monozyten und Neutrophile: Hemmung der Proteinkinase (PKC)
antiproliferativ	– Hemmung der Proliferation glatter Muskelzellen durch Hemmung der PKC
antiadhäsiv	– Verringerte E-Selektin Expression und Hemmung der Monozytenadhäsion an das Endothel (VCAM-1 ↓, ICAM-1 ↓) – Verminderte LDL-Bildung mit verminderter Expression von Adhäsionsfaktoren
Monozyten-Transmigrations-hemmend	– Verminderte o-LDL-Bildung verbunden mit verminderter MCP-1-Expression
Plättchenaggregations-hemmend-antiadhäsiv	– Verminderte Thromboxan- (TXA_2 ↓) und Thrombinbildung; Hemmung der PKC
blutgerinnungshemmend	– Hemmung der Vitamin K-abhängigen Carboxylase
vasodilatierend	– Schutz der oxidativen Zerstörung von EDRF und Hemmung der Proteinkinase C (NO, PGI_2 ↑)
membranstabilisierend	– Beeinflussung der Erythrozytenmembran-Fluidität
antiaging	– Hemmung der PKC und Collagenase (MMP-1)
immunstimulierend	– Beeinflussung von TNF α- u. Interleukin-Freigabe, Phagozytose, T-Lymphozyten-Aktivität

Gewisse neuromuskuläre Ausfallerscheinungen konnten eindeutig als Vitamin E-Mangelerscheinungen in Form von degenerativen Veränderungen an den Axonen der Hinterstränge des Rückenmarks und deren Kerne sowie des sensorischen Kerns des Trigeminus in der Medulla diagnostiziert werden (Guggenheim et al., 1982). Aufgrund eines sehr langsamen Vitamin E-Umsatzes im Nervengewebe sind neuropathologische und myopathische Veränderungen meist Folgen von schweren, chronischen Resorptionsstörungen (Sokol, 1988).

3.13.5 Bedarf

Ein allgemeingültiger Konsens über den Vitamin E-Bedarf des Menschen besteht nicht, selbst die Höhe der wünschenswerten täglichen Zufuhr ist noch immer Gegenstand der Diskussion (Horwitt 1986). Die bestehende Unsicherheit wird besonders darin deutlich, daß die USA in ihren RDA (Recommended Daily Allowances) von 1968 mehr oder weniger willkürlich zunächst 20 mg Vitamin E-Äquivalente pro Tag als Empfehlung angegeben hatten, bevor dann in der Neufassung von 1974 lediglich eine tägliche Zufuhr von 8 mg RRR-α-Tocopherol für Frauen resp. 10 mg für Männer als ausreichend erachtet wurde (RDA 1974). Die Zufuhr-Empfehlungen der USA sehen heute eine tägliche Vitamin E-Aufnahme von 15 mg als wünschenswert an (DRI 2000).

Vergleicht man weltweit die gegenwärtigen Empfehlungen zur wünschenswerten Höhe der Vitamin E-Aufnahme, so wird das unzureichende Wissen um den tatsächlichen Vitamin E-Bedarf noch deutlicher, denn die Empfehlungen schwanken zwischen Werten von 6 mg (Kanada) bis 20 mg (ehemalige UdSSR) (Recommended Dietary Intakes Around the World 1983). Der untere Wert dürfte sicherlich zu niedrig sein, da nach allgemeiner Auffassung 8 mg RRR-alpha-Tocopherol/Tag als Grenzwert anzusehen sind und dann auch nur für den Fall, daß die tägliche Nahrung nur einen mäßigen Anteil an ungesättigten Fettsäuren enthält (Horwitt 1986).

Die DGE (2000) hat nun im Rahmen einer Zusammenarbeit der Ernährungsgesellschaften in Deutschland, Österreich und der Schweiz gemeinsame Referenzwerte für die Nährstoffzufuhr veröffentlicht (DACH-Referenzwerte). Für Vitamin E werden aufgrund der für die Formulierung von Empfehlungen unzureichenden Datenlage jetzt nur noch Schätzwerte angegeben (Tab. 3-48). Unbestritten ist, daß der Bedarf an Vitamin E mit der aufgenommenen Menge hochungesättigter Fettsäuren ansteigt (Horwitt, 1960). Der derzeitige Schätzwert geht davon aus, daß für den Schutz von 1g Linolsäure (Dienfettsäure) in der Nahrung eine Vitamin E-Menge von 0,4 mg Tocopherol-Äquivalenten (TÄ) adäquat ist (Wittig und Lee, 1975). In den Monoen-, Dien-, Trien-, Tetraen, Pentaen- und Hexaenfettsäuren sind zum Schutz der Doppelbindungen Vitamin E-Mengen notwendig, die im Verhältnis $0,3:2:3:4:5:6$ stehen (Horwitt, 1974) (Tab. 3-49).

Tab. 3-48: Vitamin E (Tocopherole), Schätzwerte für eine angemessene Zufuhr (DACH 2000)

Alter	Tocopherol mg-Äquivalent[1,2]/Tag	
	m	w
Säuglinge		
0 bis unter 4 Monate	3	3
4 bis unter 12 Monate	4	4
Kinder		
1 bis unter 4 Jahre	6	5
4 bis unter 7 Jahre	8	8
7 bis unter 10 Jahre	10	9
10 bis unter 13 Jahre	13	11
13 bis unter 15 Jahre	14	12
Jugendliche und Erwachsene		
15 bis unter 19 Jahre	15	12
19 bis unter 25 Jahre	15	12
25 bis unter 51 Jahre	14	12
51 bis unter 65 Jahre	13	12
65 Jahre und älter	12	11
Schwangere		13
Stillende[3]		17

[1] 1 mg RRR-α-Tocopherol-Äquivalent = 1 mg RRR-α-Tocopherol = 1,49 IE; 1 IE = 0,67 mg RRR-α-Tocopherol = 1 mg all-rac-α-Tocopherylacetat

[2] 1 mg RRR-α-Tocopherol (D-α-Tocopherol) – Äquivalent = 1,1 mg RRR-α-Tocopherylacetat (D-α-Tocopherylacetat) = 2 mg RRR-β-Tocopherol (D-β-Tocopherol) = 4 mg RRR-γ-Tocopherol (D-γ-Tocopherol) = 100 mg RRR-δ-Tocopherol (D-δ-Tocopherol) = 3,3 mg RRR-α-Tocotrienol (D-α-Tocotrienol) = 1,49 mg all-rac-α-Tocopherylacetat (D, L-α-Tocopherylacetat)

[3] ca. 260 µg RRR-α-Tocopherol-Äquivalente-Zulage pro 100 g sezernierte Milch

3 Vitamin E

Tab. 3-49: Vitamin E-Bedarf in Abhängigkeit von mehrfach ungesättigten Fettsäuren und deren Doppelbindungen

Doppelbindungen	Fettsäure		Vitamin E (RRR-α-Tocopherol)-Bedarf in mg pro Gramm mehrf. unges. Fetts.
2	Linolsäure	18:2 n-6	0,6
3	γ-Linolensäure	18:3 n-6	0,9
3	α-Linolensäure	18:3 n-3	0,9
4	Arachidonsäure	20:4 n-6	1,2
5	Timnodonsäure	20:5 n-3	1,5
6	Cervonsäure	22:6 n-3	1,8

Die DGE geht von einem Grundbedarf von 4 mg α-Tocopherol-Äquivalenten pro Tag zum Schutz der bei Stoffwechselvorgängen im erwachsenen Körper gebildeten Doppelbindungen vor Peroxidation aus (Horwitt, 1974). Eine tägliche Zufuhr von 6–8 mg TÄ errechnet sich für Erwachsene, legt man die Empfehlungen für die Zufuhr von essentiellen Fettsäuren zuzüglich des Grundbedarfs zugrunde.

Bei einer zusätzlichen Aufnahme mehrfach ungesättigter Fettsäuren wird pro Gramm ein Mehrbedarf von 0,5 mg TÄ vorgesehen. Im Rahmen der Ergebnisse der VERA-Studie haben Heseker und Mitarbeiter (1994) berichtet, daß für den tatsächlichen Verzehr an TÄ in der BRD ein Mittelwert von 14,8 mg pro Tag errechnet wurde. Die DGE betrachtet diese Größenordnung nicht als starre Empfehlung, sondern berücksichtigt, daß der individuelle nutritive Vitamin E-Bedarf erheblich schwankt und unter bestimmten Ernährungsbedingungen weit höhere Mengen an mehrfach ungesättigten Fettsäuren als im Durchschnitt aufgenommen werden, die eine entsprechende Mehrzufuhr von Vitamin E erfordern.

Da während der Schwangerschaft eine um 13% erhöhte Energiezufuhr empfohlen wird, ergibt sich ein Mehrbedarf von 1 mg TÄ. Die Schätzwerte ergeben sich, wenn man die Richtwerte für die Fettmenge und prozentuale Aufteilung der Fettsäuren als Berechnungsbasis annimmt. Der zusätzliche Vitamin E-Bedarf während der Stillzeit errechnet sich aus dem Vitamin E-Gehalt der Muttermilch, der zwischen 1,3 und 2,3 mg RRR-alpha-Tocopherol/l schwankt. Unter Berücksichtigung der eingeschränkten Bioverfügbarkeit der Nahrungstocopherole läßt sich die wünschenswerte Höhe der Mehrzufuhr für Stillende (750 ml pro Tag) mit der etwa zweifachen Vitamin E-Menge, die mit der Milch abgegeben wird, veranschlagen.

Da Säuglinge über geringe Tocopherol-Speicher verfügen, ist während des ersten Lebensjahres eine relativ hohe Tocopherol-Zufuhr angezeigt. Bei unreif ausgetragenen Neugeborenen ist die Versorgung besonders kritisch, denn diese Kinder neigen zu erhöhter Hämolysebereitschaft mit Kreatinurie, beides frühe Symptome eines Tocopherol-Mangels.

3.13.6 Bedarfsdeckung

Im Ernährungsbericht 2000 wurde ermittelt, daß die Schätzwerte für Vitamin E bei den meisten Altersgruppen im Durchschnitt nicht erreicht werden. Die gleiche Bewertung wurde im Ernährungsbericht 1996 anhand der NVS-Daten getroffen.

Untersuchungen an älteren Menschen (> 80 Jahre) haben im Vergleich zu jungen Erwachsenen keinen höheren Bedarf ergeben, sofern diese keine Verdauungs- oder Absorptionsstörungen aufwiesen (DACH, 2000).

Besonderheiten bestehen bei Säuglingen und Kleinkindern. Im Gegensatz zu Frauenmilch und industriell hergestellter Säuglingsmilchnahrung, die ausreichend Vitamin E enthalten (Souci, 2000), wird die im Haushalt gefertigte Kuhmilchmischung wegen einer unsicheren Deckung des Tocopherolbedarfs für den Säugling nicht empfohlen (DACH, 2000).

Bei einseitigen Ernährungsgewohnheiten (vermehrter Fischkonsum mit hohem Anteil an Polyensäuren) ist die Bedarfsdeckung möglicherweise kritisch. Tierversuche zeigen nämlich, daß insbesondere mit PUFA-reichen Fischölen ernährte Ratten im Vergleich zu anderen mit hochungesättigten Pflanzenölen aus Leinsamen und Sonnenblumen gefütterten Tieren signifikant reduzierte Tocopherolgehalte in der Leber und im Serum aufweisen (Farwer et al., 1994). Dies gilt ebenso, wenn mehrfach ungesättigte Fettsäuren zur Behandlung überhöhter Cholesterinwerte in Form spezieller Zubereitungen aufgenommen werden. In diesen Fällen ergibt sich die Empfehlung, zusätzlich Vitamin E zuzuführen, da anderenfalls die Oxidationsprodukte der mehrfach ungesättigten Fettsäuren (Bildung freier Radikale) unerwünschte Auswirkungen zur Folge haben können.

Entscheidend ist die Frage, wieviel Vitamin E in einem Fett oder einem fetthaltigen Lebensmittel nach Abzug der Menge, die zum Schutz der enthaltenen Polyensäuren erforderlich ist (Berechnung nach Tabelle 3-42), noch für andere Zwecke im Organismus zur Verfügung steht: Netto-Vitamin E (Bässler, 1991). Nur diese Menge ist für die Berechnung der Vitaminaufnahme maßgebend. Dazu muß man nicht nur den Gehalt an Tocopheroläquivalenten kennen, sondern auch den Gehalt an den verschiedenen Polyensäuren. Berücksichtigt man diesen Netto-Vitamin E-Gehalt, so kommt man zu völlig anderen Zahlen als sie der reinen Vitamin E-Analyse entsprechen. Alle Fischöle haben einen negativen Netto-Vitamin-Gehalt, d.h. sie enthalten weniger als zum Oxidationsschutz ihrer eigenen Polyensäuren erforderlich wäre. Deshalb lassen sich durch Fischöle ohne Vitamin E-Substitution Vitamin E-Defizite erzeugen (Meydani et al., 1991). In einer späteren Studie mit 43 älteren Männern zur Überprüfung der protektiven Effekte von in Fischöl enthaltenen Omega-3-Fettsäuren bei koronaren Herzerkrankungen zeigte die Supplementierung mit Fischöl und/oder Vitamin E, daß die Vitaminverabreichung bei den Kontrollen zu einem signifikanten Plasmakonzentrationsanstieg führte; die mit Fischöl allein behandelten Testpersonen zeigten reduzierte Plasmaspiegel (Ware et al., 1992). Ferner ist zu beachten, daß ein Mehrbedarf bei langandauernder Anwendung bestimmter radikalbildender Arzneimittel wie Chemotherapeutika und bei speziellen Erkrankungen wie der A-β-Lipoproteinämie besteht, der in den Empfehlungen der DGE keine Berücksichtigung fand (Monographie: Vitamin E, 1994).

Nüsse, die allgemein als Vitamin E-reiche Lebensmittel gelten, haben sehr unterschiedliche Netto-Vitamin E-Gehalte: Haselnüsse und Mandeln haben einen Überschuß, Walnüsse ein deutliches Defizit. Gute Lieferanten für α-Tocopherol sind Weizenkeim-, Sonnenblumen-, Maiskeim- und Rapsöl, für γ-Tocopherol Maiskeim- und Sojaöl (DGE, 2000).

3.13.6.1 Empfehlungen zur Prävention

Trotz der detaillierten Zufuhrempfehlungen der DGE bleibt nach wie vor umstritten, ob nicht generell eine weit höhere tägliche Vitamin E-Aufnahme wünschenswert ist, zumal epidemiologische Untersuchungen und biochemische Erkenntnisse darauf hinweisen, daß eine hohe Vitamin E-Aufnahme in präventivmedizinischer Hinsicht von Bedeutung ist (Diplock 1987).

Erhöhte Cholesterinwerte, insbesondere erhöhte LDL, gelten als der Risikofaktor für die Entwicklung der Atherosklerose und koronarer Herzkrankheiten (KHK). Als primäre Noxe der Atherosklerose wurde oxidiertes LDL ermittelt. Dieses entsteht durch Radikaleneinwirkung, wird über die Rezeptoren nicht mehr aufgenommen, aber von Makrophagen verstärkt phagozytiert und lagert sich unter Schaumzellbildung in der Gefäßintima ab. Als Antioxidans verringert oder verhindert Vitamin E die Bildung von oxidiertem LDL.

Eindrucksvoll bestätigt wurde das verminderte KHK-Risiko in den Ergebnissen von zwei Kohortenstudien an etwa 87000 Frauen (Nurses Health Studie) (Stampfer et al. 1993) und 40000 Männern (Rimm et al. 1993) in den USA. Die Gruppe mit der höchsten Vitamin E-Zufuhr (durchschnittlich 208 IE/Tag) hatte ein um 41% verringertes Risiko im Vergleich zur Gruppe mit niedriger Zufuhr (Median 2,8 IE/Tag). Zufuhrmengen in einer Größenordnung zwischen 20 und 30 IE zeigten jedoch ebenfalls deutliche Effekte, so daß bei einer gesteigerten Vitamin E-Zufuhr über die Nahrung und lebenslanger Aufnahme höherer Mengen als dies gegenwärtig praktiziert wird, ebenfalls positive Effekte zu erwarten sind. Auch die Ergebnisse anderer Populationsstudien und Zwischenergebnisse derzeit laufender Studien sind für Vitamin E und andere Antioxidantien vergleichbar positiv (Gaziano und Hennekens, 1992).

Auch im Zusammenhang mit der Krebsentwicklung lassen verschiedene experimentelle Studien auf eine schützende Wirkung von Vitamin E schließen. In diesem Zusammenhang sind die Ergebnisse einer groß angelegten Studie zur Krebsprophylaxe, die bei 36265 Erwachsenen in Finnland durchgeführt wurde, von besonderem Interesse. Danach hatten Personen mit niedrigen Vitamin E-Blutspiegeln ein 1,5fach höheres Risiko an Krebs zu erkranken im Vergleich zu Personen mit höheren Vitamin E-Blutspiegeln (Knekt et al., 1991).

Anscheinend ist Vitamin E gegen tumorauslösende wie tumorfördernde Stoffe wirksam. Verschiedene Mechanismen werden hierzu diskutiert, darunter auch antioxidative Wirkungen in Verbindung mit einer Erhöhung der zellulären Immunität. In vielen retrospektiven und prospektiven Humanstudien wurde zwar ein Bezug zwischen Vitamin E-Plasmaspiegel und Krebsrisiko ermittelt, konnte aber noch nicht eindeutig abgesichert werden (Prasad und Edwars-Prasad 1992; Dorgan und Schatzkin, 1991).

Neuere Befunde weisen ebenfalls darauf hin, daß Raucher aufgrund höherer Radikalenbildung möglicherweise einen höheren Vitamin E-Bedarf haben als Nichtraucher (Duthie et al., 1989; Chow et al., 1989). Prüft man den Einfluß von Vitamin E auf die chronische und akute endotheliale Dysfunktion von starken Zigarettenrauchern, die einem erhöhtem oxidativen Streß ausgeliefert sind, so wurde nach einer täglichen, oralen Vitamin E-Zufuhr von 600 I.E. bzw. Plazebo über vier Wochen mittels flußgesteuerter Gefäßerweiterung der Oberarmarterie belegt, daß die vorübergehende Beeinträchtigung des Endothels durch Verum signifikant abgeschwächt wurde (Neunteufl, 2000). Eine endgültige Empfehlung für vermehrte Vitamin E-Aufnahme kann für den Raucher derzeit noch nicht ausgesprochen werden.

Bei sorgfältiger Abwägung der vorliegenden Befunde läßt sich jedoch eine gesteigerte Zufuhr von Vitamin E rechtfertigen, wobei die Vertreter der Hochdosierung >30–60 mg/Tag (teilweise sogar >100–200 mg/Tag) sich vornehmlich auf Interventionsstudien von begrenzter Dauer beziehen. Bei lebenslanger Aufnahme sollten jedoch Mengen ausreichen, die theoretisch auch mit der Nahrung zugeführt werden könnten.

Wie Kübler (1994) anhand von Berechnungen zeigen konnte (basierend auf Vitamin E-Plasmaspiegeln, die mit vermindertem Krankheitsrisiko verbunden sind), ist eine Zufuhr zwischen 20 und 30 mg Vitamin E/Tag ausreichend, um die gewünschten Effekte zu erzielen. Nicht zuletzt vor dem Hintergrund dieser Überlegungen wurde ein Konsens erzielt, der eine Aufnahme von 20–30 mg für die Prävention von Individuen, die keinem besonderen oxidativen Streß ausgesetzt sind, als sinnvoll erachtet (Biesalski, 1995).

3.13.7 Klinische Symptomatik

Während für eine Reihe von Tierspezies definierte Zeichen eines Vitamin E-Mangels ausreichend beschrieben sind, ist ein isolierter Vitamin E-Mangel beim Menschen selten. Eine Form kommt vor in Verbindung mit der Mutation eines Gens, das für das hepatische α-Tocopherol-Transfer Protein kodiert (Cavalier et al., 1998). Diese Mutation wurde weltweit bisher erst anhand von hundert Kasuistiken – meistens bei Kindern – beschrieben. Ein Mangelzustand kann auf Defekten in der Resorption und dem Stoffwechsel oder in einem erhöhten Verbrauch des Vitamins durch oxidative Belastung beruhen. Letztere kann exogener oder endogener Natur sein wie ionisierende Strahlung, Smog, Zigarettenrauchen, Alkoholabusus, erhöhte Zufuhr mehrfach ungesättigter Fettsäuren und intensive körperliche Bewegung. Eine Mangelsituation tritt primär nicht als Konsequenz von nahrungsbedingter Mangelversorgung auf, da in der gemischten Nahrung praktisch kein Vitamin E-Mangel vorkommt. Erniedrigte Vitamin E-Serumspiegel und eine Mangelversorgung können als Folge einer Malabsorption jeglicher Genese auftreten: Vor allem nach Gastrektomie, Sprue, Zöliakie, Enterokolitis, chronischer Pankreatitis, zystischer Fibrose, biliärer Atresie, Cholestase, Kurzdarmsyndrom sowie bei der A-β-Lipoproteinämie (Enteropathien) und nach längerer parenteraler Ernährung. Da Vitamin E die Plazenta schlecht passiert, sind Neugeborene, vor allem Frühgeborene, in deren Säuglingsnahrung ein sehr hoher Anteil an ungesättigten Fettsäuren vorliegt, von einem Vitamin E-Mangel bedroht, der sich in einer radikalinduzierten Zell- und Gewebeschädigung äußert, z.B. dem respiratorischen Distreß-Syndrom, der retrolentalen Fibroplasie oder der hämolytischen Anämie. Angeborene hämolytische Anämien wie z.B. β-Thalassämie, Sichelzellanämie und Glucose-6-phosphat-Dehydrogenasemangel sind ebenfalls mit niedrigen Tocopherolgehalten im Plasma assoziiert.

Nach experimentellen und klinischen Studien liegt ein Vitamin E-Mangel vor, wenn der Serumspiegel eines Erwachsenen <5 mg alpha-Tocopherol/l entsprechend 11,6 µmol/l (Machlin, 1991) oder 0,8 µg/mg Gesamtlipide beträgt. Der Bezug auf die Lipide ist deshalb wichtig, da bei Patienten mit Hypolipidämie und niedrigen Vitamin E-Spiegel nicht unbedingt ein Vitamin E-Mangel vorliegen muß und bei Personen mit Hyperlipidämie und erhöhtem Vitamin E-Plasmaspiegel ein Mangel nicht auszuschließen ist. Deshalb empfiehlt sich für die Beurteilung eines Vitamin E-Status die Relation: mg Plasmaspiegel Vitamin E/g Gesamtplasmalipide (Horwitt et al., 1972). Die Summe aus Cholesterin- und Triglyceridanteil im Plasma ist ebenso für einen Vergleich geeignet (Thurnham et al., 1986). Darüber hinaus wird eine Adjustierung von Vitamin E auf die Apolipoproteine A_1 und B diskutiert (Traber und Jialal, 2000).

Ein Vitamin E-Mangel mit Konzentrationen um 5 mg/l Plasma erhöht die Anfälligkeit der Erythrozytenmembran gegenüber oxidativen Prozessen und führt zur Hämolyse und zur Bildung Heinzscher Innenkörper, was die Lebensdauer der roten Blutzellen verkürzt (Machlin, L.J. 1991). Tocopherolmangel führt beim Menschen ferner zur Kreatinurie, Ceroidablagerung, vermehrten Lipofuszinbildung und Muskelschwäche. Neurologische Dysfunktionen bei Erwachsenen treten normalerweise erst nach 10 Jahren andauernder Fett- und Vitamin E-Malabsorption in Erscheinung; bei Kindern mit Vitamin E-Mangel entwickeln sich die Symptome innerhalb von 18–24 Monaten (Carpenter, 1985). Neurologische Veränderungen gehen einher mit progressiven Neuropathien wie Kleinhirnataxie, Ausfallserscheinungen der Columna posterior und einer peripheren Neuropathie. Merkmale hierfür sind eine Beeinträchtigung der Reflexe, Ataxie, Gliederschwäche und Empfindungsverlust in den Gließmaßen (Satya-Murti et al., 1986; Anonymus, 1986). Die bei manifestem, chronischen Mangelzustand zu beobachtenden neuromuskulären Ausfallserscheinungen, insbesondere die zerebellospinale Degeneration an den Axonen der Hinterstränge des Rückenmarks und deren Kernen, des sensorischen Kerns des Trigeminus in der Medulla zeigt neben der gegenüber anderen Organen 10fach erhöhten biologischen Halbwertszeit im Nervengewebe die Bedeutung von Vitamin E für eine optimale Entwicklung und Aufrechterhaltung der Funktion des Nervensystems und des Skelettmuskels auf (Sokol, 1988). Als Folge eines Vitamin E-Mangels bei parenteraler Ernährung mit hohem Anteil an ungesättigten Fetten wurde eine Enzephalopathie beobachtet (Hanck, 1986).

3.13.8 Anwendungsgebiete

3.13.8.1 Zur Vitamin E-Bedarfsdeckung und Prävention von Mangelzuständen

Die Vitamin E-Versorgung der entwickelten Industrienationen scheint weitgehend gesichert und kann, wie die VERA-Studie zeigt, mit 15–30 mg Vitamin E realisiert werden, wenn die natürliche Zufuhr vorwiegend über Fett (Weizenkeim-, Sonnenblumen-, Olivenöl) erfolgt, da Obst und Gemüse Tocopherol nur begrenzt enthalten (VERA, 1992). In der Population der 1–14jährigen Kinder in der Bundesrepublik ist die Vitamin E-Versorgung nahezu optimal. In diesem Kollektiv läßt sich ein mittlerer Vitamin E-Status von 1,8 mg alpha-Tocopherol/g Gesamtlipide nachweisen. In einer Erhebungsstudie unterschreitet kein Fall den Grenzwert von 0,6 mg alpha-Tocopherol/g Gesamtlipide (Laryea et al. 1989). Junge Frauen im Alter von 18–24 Jahren zeigten nach dem Ernährungsbericht von 1988 bei knapp 10% der Untersuchten Serum-Tocopherolspiegel unter 6 mg/l und damit eine unsichere Bedarfsdeckung, die signifikant höher liegt als der Erwartungswert.

Mit entsprechenden Untersuchungsmethoden läßt sich jedoch auch bei jungen und gesunden Männern eine unzureichende Versorgung an Vitamin E nachweisen. An über 1000 männlichen Probanden im Alter zwischen 17 und 29 Jahren wurde der Zusammenhang zwischen der Vitamin-Bedarfsdeckung und der psychischen Befindlichkeit und Leistungsfähigkeit untersucht. Abhängig vom Grad der Unterversorgung bestanden für Vitamin E einige ungünstige psychometrische Befunde. Sie äußerten sich im Wiener-Testsystem in einer geringeren Daueraufmerksamkeit- und Vigilanzleistung (Heseker et al. 1990).

Patienten, die sich regelmäßig einer Hämodialyse unterziehen, zeigen in der Mehrzahl der vorliegenden Erhebungsstudien einen ausreichenden Vitamin E-Versorgungszustand, so daß eine generelle Vitamin E-Prophylaxe für diese Patientengruppe überflüssig erscheint (Allmann et al. 1989). Trotz weitestgehend normaler Serum-Vitamin E-Spiegel bei Hämodialyse-Patienten können die Erythrozyten-Vitamin E-Spiegel erniedrigt sein, bei gleichzeitig erhöhter Lipidperoxidation in der Erythrozytenmembran. Hier führt die Vitamin E-Substitution zu einer markanten Senkung der Erythrozytenmalondialdehydspiegel und zu einem veränderten Fettsäuremuster in der Membran (Giardini et al. 1984). Bei einer erhöhten Hämolyseneigung urämischer Patienten unter chronischer Hämodialyse ist damit Vitamin E als weitgehend nebenwirkungsfreies Antioxidans indiziert (Tab. 3-50).

Tab. 3-50: Anwendungsgebiete für Vitamin E (Monographie 1994)

Gesicherte Anwendungsgebiete sind Prävention und Therapie von Vitamin E-Mangelzuständen. Ein labordiagnostisch nachweisbarer Mangel kann auftreten bei:
- verminderter Resorption z. B. durch Störungen der Gallen- und Pankreassekretion, sowie bei chronisch-entzündlichen Darmerkrankungen,
- langfristiger parenteraler Ernährung,
- Stoffwechselstörungen/-anomalien z.B. A-Beta-Lipoproteinämie und bestimmten Formen der hämolytischen Anämie.

Bisher nicht ausreichend belegt sind für Vitamin E die Indikationen retrolentale Fibroplasie, intraventrikuläre Blutungen des Frühgeborenen, brochopulmonale Dysplasie des Säuglings, respiratorisches Distress Syndrom des Erwachsenen, entzündlich proliferative Bindegewebserkrankungen sowie Prophylaxe und Therapie von Krebserkrankungen.

3.13.8.2 Resorptions- und Transportstörungen

Klinisch manifeste Vitamin E-Mangelzustände treten bei digestiven und resorptiven Störungen auf. Im Rahmen der hinreichend dokumentierten Fälle von cystischer Fibrose sind diese Defizite auch bei Nervenstoffwechselstörungen bei Kindern mit chronischen Lebererkrankungen und Patienten mit ausgedehnten Darmresektionen beobachtet worden. Ein spezifischer Vitamin E-Resorptionsdefekt bei gleichzeitig unauffälligem Lipidstoffwechsel und Resorptionsbedingungen ist bekannt (Harding et al. 1985). In diesem Fall kann überhaupt kein Vitamin E im Serum nachgewiesen werden. Das Lipidmuster sowie existierende Xanthome weisen auf eine familiäre Hypercholesterinämie hin. Die Serumspiegel an Vitamin A und D lagen im physiologischen Bereich. Erst massive orale Tagesdosen von 2 g alpha-Tocopherol-Acetat führten zur adäquaten Vitamin E-Serumkonzentration. Unter dieser hochdosierten Vitamin E-Therapie konnte eine weitere neurologische Verschlechterung aufgehalten werden.

Die schwerwiegendsten Vitamin E-Mangelzustände werden bei Patienten mit einer A-Beta-Lipoproteinämie (ABL) beobachtet (Kayden et al., 1983; Traber et al., 1987); die klinischen Merkmale einer Vitamin E-

Defizienz wurden hierbei erstmalig am Menschen dargelegt. Der Vitamin E-Metabolismus ist bei ABL-Patienten deutlich verändert, da der Plasmatransport des Vitamins normalerweise Apo B-enthaltende Lipoproteine voraussetzt (Kayden u. Traber, 1993). Aufgrund des genetisch bedingten Fehlens der Apoprotein B-Fraktion sind die Chylomikronen, die hepatische Very-low-density Lipoprotein (VLDL)-Sekretion, und die Low-density-Lipoproteine (LDL) im Serum für den Transport praktisch nicht vorhanden. Diese fungieren jedoch als Träger lipophiler Stoffe, so auch des Vitamin E. Die Patienten haben eine massive Steatorrhoe und entwickeln eine progressive ataktische Neuropathie und Retinopathie. Die rechtzeitige Gabe hoher oraler Vitamin E-Dosen kann sowohl die klinische Manifestation verhindern, als auch bereits bestehende neurologische, hämatologische und retinale Störungen lindern (Muller et al., 1985; Kayden u. Traber, 1990; Muller, D.P.R., 1982; Runge et al., 1986). Die derzeitige Dosierungsempfehlung liegt für diese Patientengruppe bei 150–200 mg/kg pro Tag, Erwachsene scheinen bis zu 20 000 mg pro Tag zu benötigen (Rader u. Brewer, 1993).

Die durchschnittlichen Vitamin E-Plasmawerte und das Verhältnis von Vitamin E zu den Gesamtlipiden waren bei Patienten mit chronischer, alkoholinduzierter Pankreatitis signifikant niedriger als in der Kontrollgruppe (Marotta et al., 1994). Bei einem Verhältnis Vitamin E/Gesamtlipide von weniger als 1,0 konnte in nahezu 100% der Fälle eine Steatorrhöe vorhergesagt werden.

Klinisch manifeste Vitamin E-Mangelzustände sind auch bei Patienten mit chronisch aktiver Hepatitis und Darmresektionen im Bereich des Dünndarms aufgrund verkürzter Darmpassage, verminderter Absorptionsoberfläche und einer Malabsorption von Gallensäuren und Fetten (Kurzdarmsyndrom) beobachtet worden (Muller et al., 1985). Neuere Untersuchungen von Traber und Mitarbeitern (1994) belegen nach einer 3jährigen Langzeitsupplementation mit einer oral einzunehmenden wasserlöslichen Vitamin E-Verbindung (Tocopherolsuccinatpolyethylenglykol 1000) normale Plasma- und zunehmende Fettgewebskonzentrationen von α-Tocopherol. Die eingenommenen Dosen lagen bei 10 360 mg pro Tag und verhinderten eine Progression neurologischer Veränderungen, wie die einer peripheren Neuropathie und eines spinozerebellaren Syndroms (Rayner et al., 1993), die aus einer Vitamin E-Defizienz resultieren (Traber et al., 1994). Chronisch entzündliche Darmerkrankungen (z.B. Morbus Crohn und Colitis ulcerosa) können aufgrund von Malabsorption mit Vitamin E-Serumkonzentrationen verbunden sein, die weniger als 25% des physiologischen Niveaus ausmachen, wie Daten von Machlin (1991) belegen. Möglicherweise bietet diese Mangelsituation bei entzündlichen Darmerkrankungen eine Erklärung für den Gewebeschaden durch exzessive Radikalproduktion (Grisham, 1993). Trotz einer Multivitamin-Gabe wurden im Plasma von Morbus Crohn-Patienten im Vergleich zu erwachsenen Kontrollen signifikant niedrigere Konzentrationen an Vitamin C, E und β-Carotin gemessen. Entsprechende pädiatrische Patienten hingegen zeigten im Plasma höhere Antioxidantiengehalte als gesunde Kinder. Levy und Mitarbeiter (2000) beobachteten als Ausdruck einer gesteigerten Lipidperoxidation der Patienten signifikant höhere Malondialdehyd- und Glutathionkonzentrationen, die mit niedrigeren Retinolkonzentrationen verbunden waren; sie beschrieben jedoch keine Veränderungen hinsichtlich der Vitamin E-, β-Carotin- oder γ-Tocopherol-Gehalte. Die Inkonsistenz der Berichte über zirkulierende Antioxidantien wird u.a. mit dem Entzündungsgrad der Patienten, deren Medikation und Supplement-Gebrauch sowie den enteralen Verlusten, der veränderten Darmmotilität und der abnehmenden Nährstoffaufnahme erklärt.

Bedingt durch eine chronische Lungenentzündung weisen Patienten mit cystischer Fibrose häufig eine erhöhte Bildung freier Sauerstoffradikale durch aktivierte neutrophile Zellen auf. Darüber hinaus fördert die begleitende exokrine Pankreasinsuffizienz einen Antioxidantienverlust, der das Oxidans-Antioxidans-Ungleichgewicht noch weiter zugunsten des ersteren verschiebt (Winklhofer-Roob, 1994).

Die cystische Fibrose (CF) beim Erwachsenen kann mit schweren neurologischen Veränderungen und fast vollständig fehlenden Serum-Vitamin E-Spiegeln einhergehen (Sitrin et al. 1987). Aufgrund der Tatsache, daß die intramuskuläre Verabreichung bzw. die orale Gabe einer Mischung von Vitamin E mit Gallensäuren zu einer Verbesserung des neurologischen Status führte, ist ein Vitamin E-Mangel als Ursache des gestörten Nervenstoffwechsels anzusehen. Bisherige Therapieempfehlung bei cystischer Fibrose war eine tägliche Dosis von 10 mg Vitamin E pro kg KG, mit der nach Ablauf von 6 Monaten ein Plasmaanstieg der Vitamin E-Konzentration auf 10 mg/l erreicht wurde (Hanck, 1986). Wurde ein wasserlösliches Präparat verabreicht, führte dies auch zu einer

Normalisierung des Vitamin E-Spiegels nach Gabe von 200 USP-Einheiten pro Tag (Bieri, 1983; Nasr et al., 1993). Neueste Studien von Winklhofer-Roob zeigen, daß eine erhöhte Oxidationsempfindlichkeit der Low Density Lipoproteine bei Patienten mit cystischer Fibrose durch RRR-alpha-Tocopherol-Gabe verbessert wurde. Dies stützt die antioxidative Funktion von Vitamin E als Schutzfaktor gegen die LDL-Oxidation. Eine Supplementierung mit 400 IE RRR-alpha-Tocopherol pro Tag über 2 Monate korrigierte den subklinischen Vitamin E-Mangel genannter Patienten und erhöhte die Resistenz der LDL-Fraktion um den Faktor 1,6 gegen Oxidation (Hermes Vitamin Preis 1994, Winklhofer-Roob et al., 1995). Ferner ist bekannt, daß die Erythrozyten von Tocopherol-defizienten CF-Patienten eine erhöhte Empfindlichkeit gegenüber Peroxid-induzierter Hämolyse aufweisen (James et al., 1991). Eine orale Einmaldosis von 100 mg all-rac-α-Tocopherylacetat wurde schnell in die Erythrozytenmembran dieses defizienten CF-Kollektivs inkorporiert, um so rote Blutzellen vor dem oxidativen Angriff (Lipidperoxidation) zu schützen (Winklhofer-Roob et al., 1992). Neuere Ergebnisse lassen den Schluß zu, daß CF-Patienten mit einer täglichen Dosis von 400 IE RRR-α-Tocopherol effizient supplementiert werden, da mit dieser Dosis nach drei Wochen die Plasmawerte gesunder Kontrollen erreicht werden (Winklhofer-Roob et al., 1996).

Vitamin E wird ähnlich wie andere lipophile Bestandteile des Chymus bei Patienten mit einer primären biliären Zirrhose eingeschränkt resorbiert. In einer neueren Untersuchung, die lipidadjustierte Vitamin E-Gehalte von Patienten mit akuten und chronischen Alkoholintoxikationen mit denen von Zirrhotikern vergleicht, konnte eine signifikante Erniedrigung des Vitamingehalts nur in den beiden erstgenannten Kollektiven beobachtet werden. Andere Lebererkrankungen, wie die Hämochromatose und die Wilsonsche Krankheit, die mit einer Eisen- bzw. Kupferüberladung in der Leber einhergehen und gleichermaßen eine signifikante Vitaminabnahme im Plasma zeigen, lassen letztlich daraus schließen, daß nicht eine beeinträchtigte Vitamin E-Resorption im GI-Trakt, sondern wahrscheinlich ein erhöhter oxidativer Streß für die erniedrigten Plasmawerte verantwortlich ist (Herbay et al., 1994). Im Gegensatz zu Kindern, die bei chronischer Cholestase in 50–75% der Fälle ein Vitamin E-Defizit entwickeln, wird dies bei den Erwachsenen aufgrund der Körperreserven wesentlich seltener beobachtet.

Nach Erschöpfung dieser Körperreserven besteht bei diesen Patienten jedoch das Risiko eines klinischen Vitamin E-Mangels. Im manifesten Vitamin E-Mangel entwickeln vornehmlich Kinder neuroaxonale Degenerationen, die mit schweren Ataxien einhergehen können. Aber auch Erwachsene mit chronischen cholestatischen Erkrankungen in Verbindung mit niedrigen Vitamin E-Serumspiegeln weisen klinisch offenkundige neurologische und psychomotorische Störungen auf (Arria et al., 1990). Ein fast kompletter Vitamin E-Resorptionsblock konnte bei 26 erwachsenen Patienten mit primärer biliärer Zirrhose festgestellt werden (Sokol et al. 1989). Die Vitamin E-Resorption lag im Mittel unter 5% des Kontrollkollektivs und zeigte sich auch in einer gesteigerten Hämolyserate der Erythrozyten. Basierend auf dieser Studie weisen folgende Grenzwerte auf eine deutlich gestörte Vitamin E-Resorption hin: Serumgesamtbilirubin >20 mg/l, alkalische Phosphatase >1000 IE/l sowie Serum-Vitamin E-Konzentrationen <10 mg/l. Zur Vermeidung von Folgen der ungenügenden Vitamin E-Resorption sollte bei diesen Patienten eine Vitamin E-Substitution erfolgen. Hier bieten sich vornehmlich die noch in der klinischen Prüfphase befindlichen wasserlöslichen Vitamin E-Ester an (Issa et al. 1989).

Eine multizentrische amerikanische Studie mit 60 chronisch cholestatisch erkrankten Kindern, die auf orale Vitamin E-Formen (70–212 IE/kg pro Tag) therapeutisch nicht ansprachen, belegt für RRR-α-Tocopherylpolyethylenglykol-1000-succinat (TPGS) eine dauerhafte Wirksamkeit bei der Behandlung des Vitamin E-Mangels. Die angewandte tägliche TPGS-Dosis von 20–25 IE/kg wurde über einen Therapiezeitraum von 2,5 Jahren als sicher und effektiv erachtet, um Defizienzen zu verhindern oder auszugleichen; neurologische Funktionen dieser Kindern wurden somit verbessert (Sokol et al., 1993).

Selten beobachtet wurden bisher neurologische Syndrome, die zwar mit einer Vitamin E-Defizienz jedoch nicht mit einer Fettmalabsorption verbunden waren (Traber et al., 1990). Diese sogenannte «familiäre isolierte Vitamin E-Defizienz» kann durch tägliche Ergänzung der Nahrung mit Vitamin E-Supplementen von 400–1200 IE zu physiologischen Plasmagehalten führen und auch bei diesen Patienten neurologische Funktionen verbessern (Traber u. Kayden, 1993).

3.13.8.3 Totale parenterale Ernährung (TPE)

Ein vollständig parenterales Ernährungsregime ist erst dann als komplett zu bezeichnen, wenn die Zufuhr aller 13 Vitamine erfolgt. Tocopherol ist besonders bei polyensäurereicher Ernährung wichtig. Als potentes natürliches Antioxidans vermag Tocopherol die aus dem Stoffwechsel der Polyensäuren anfallenden Radikale unschädlich zu machen. Bei hochkalorischen Infusionsregimen mit hohen Polyensäuregehalten sollte eine Mehrzufuhr an Tocopherol von 0,5–1 mg/g Linolsäure berücksichtigt werden (Bässler 1990). Die tägliche Zufuhr von 6 mg alpha-Tocopherol mit einer Emulsion bei parenteraler Ernährung reicht zur Erzielung eines ausreichenden Vitamin E-Status nicht aus. Die erhöhte Erythrozyten-Fragilität und reduzierten Vitamin E-Gewebespiegel konnten nur durch Sonderzulagen verbessert werden (Howard et al., 1979). Da TPE-Patienten nämlich ein signifikant niedrigeres durchschnittliches alpha-Tocopherol/Cholesterin-Verhältnis im Fettgewebe aufweisen als die Kontrollgruppe, wird offensichtlich, daß die derzeitige Vitamin E-Versorgung bei TPE-Patienten nach wie vor nicht ausreicht, um diesen Vitaminvorrat im Gewebe auf normalem Niveau zu halten (Steephen et al., 1991). Die Monographie für Vitamin E (1994) empfiehlt bei parenteraler Ernährung und bei Resorptionsstörungen 20–40 mg pro Tag entweder als Acetat einzeln i.m. oder zur i.v. Applikation in fixer Kombination mit anderen Vitaminen bis zur Behebung des Mangels. Neueste amerikanische Empfehlungen für eine Vitamin E-Supplementierung bei langfristiger TPE liegen bei einer täglichen Dosis von mehr als 10 I.E. (Meydani, 1995).

3.13.8.4 Zur Unterstützung bei hämolytischer bzw. anämischer Stoffwechselanomalie

Relativ heterogen sind die Angaben zum Vitamin E-Status bei Patienten mit Sichelzellanämie (SZA). In einigen Erhebungsstudien wurden deutlich erniedrigte Plasma-Vitamin E-Spiegel bei diesen Patienten gefunden. Aufgrund des konstant hohen Sauerstoffstresses in Gegenwart mehrfach ungesättigter Fettsäuren, sind zirkulierende Erythrozyten einem dauernden peroxidativen Angriff ausgesetzt. Die Erythrozyten-Membran von Patienten mit SZA ist empfänglicher gegenüber einer Lipid-Peroxidation als die von Gesunden. Die Folgen können irreversibel gesichelte Zellen sein. Die Inkubation derartiger Sichelzellen mit Vitamin E führt zu einer deutlich geringeren Produktion von Malondialdehyd. Auch kann die Vitamin E-Substitution bei Sichelzellpatienten zu einer Abnahme der Zahl zirkulierender irreversibel geschädigter Zellen führen (Natta et al., 1980). Im Gegensatz zu diesen Studien konnte in neueren Untersuchungen an 101 Patienten mit (SZA) (Colorado, USA) kein Vitamin E-Mangel festgestellt werden (Broxson et al., 1989). Obwohl neuere Untersuchungen an 62 afrikanischen Kindern mit SZA im Vergleich zur Kontrolle wiederum eine deutliche Vitamin-E-Defizienz und eine signifikant höhere Anzahl irreversibler Sichelzellen aufweisen, ein Sachverhalt, der α-Tocopherol als einen Inhibitor der irreversiblen Sichelzellform erscheinen läßt (Ndombi u. Kinoti, 1990), wird der therapeutische Nutzen einer Vitamin E-Behandlung vorläufig noch diskutiert (Meydani, M., 1995). Indem der Einfluß einer möglichen Modulation der Sichelhämoglobin-enthaltenden Erythrozyten bei der Gefäßokklusion erforscht wird, versuchen derzeitige Studien einen Kausalzusammenhang zwischen α-Tocopherol und klinischen Ereignissen zu belegen (Phillips u. Tangney, 1992).

Bei Patienten mit Beta-Thalassaemia major lassen sich ein erniedrigter Serum-Vitamin E-Spiegel (4,2 mg/l), ein erniedrigter Vitamin E-Gesamtlipid-Quotient und eine erhöhte Oxidationsempfindlichkeit der thalassämischen Erythrozyten nachweisen (Zannos-Mariolea et al., 1978). Eine Gruppe bestehend aus zehn Vitamin E-defizienten Thalassaemia-Patienten erhielt für 4–8 Wochen oral 200 mg Vitamin E. Die Supplementation bewirkte einen Anstieg der Tocopherol-Plasmaspiegel, eine Abnahme der H_2O_2-bedingten Hämolyse auf Normalwerte und eine zunehmende Resistenz roter Blutzellen vor oxidativem Schaden (Suthutvoravut et al., 1993). Was den abnehmenden Bedarf an Transfusionen oder den zunehmenden Hämoglobingehalt nach Vitamin E-Gabe angeht, wird bisher jedoch ein nur minimaler Vorteil beschrieben (Rachmilewitz et al., 1979). Bei Patienten mit Glucose-6-Phosphat-Dehydrogenase-Mangel vermag die orale Verabreichung hoher Vitamin E-Dosen (z.B. 800 IE/Tag) die reduzierte Erythrozyten-Lebensdauer zu verlängern, die deutlich reduzierten Hämoglobin-Gehalte zu normalisieren sowie die Schwere der Hämolyse zu mindern (Eldamhoughy et al., 1988).

Auch bei Patienten mit Glutathion-Mangel kann die Zufuhr hoher Vitamin E-Mengen über einen längeren Zeitraum die antioxidative Kompetenz deutlich verbessern. Dies läßt sich an einer reduzierten Hydrogenperoxid-Produktion, an einer gesteigerten bakteriziden Kapazität der polymorphkernigen Leukozyten und weiteren Parametern verifizieren (Boxer et al., 1979).

3.13.8.5 Retrolentale Fibroplasie, Intraventrikuläre Blutungen, Bronchopulmonale Dysplasie (BPD)

Die retrolentale Fibroplasie (Retinopathia praematurorum) droht als Komplikation trotz sorgfältiger Überwachung bei Frühgeborenen. Etwa 1⁄3 aller Kinder mit einem Geburtsgewicht unter 1200 g entwickeln diese Retinopathie. Immerhin erkranken allein in den USA daran jährlich über 1000 Kinder und entwickeln Sehstörungen bis hin zur Erblindung. Obwohl das Krankheitsbild seit ca. 50 Jahren bekannt ist, konnte die genaue Genese noch nicht eindeutig geklärt werden. Es ist sicher, daß die unreife Netzhaut und der artifiziell zugeführte Sauerstoff in den Inkubatoren eine wichtige Rolle bei der Pathogenese spielen. Es ist jedoch nicht richtig, daß die retrolentale Fibroplasie ausschließlich iatrogen durch eine Sauerstoffüberdosierung bedingt ist. Selbst sehr engmaschige Kontrollen der Blutgase und strengste Sicherheitsvorkehrungen können die retrolentale Fibroplasie nicht vollkommen vermeiden. Die bisherigen meist nicht lipidadjustierten Daten von neugeborenen Kindern weisen diese aufgrund niedriger Plasmagehalte und erhöhter H_2O_2-induzierter Hämolyse als Vitamin E-defizient aus (Mino et al., 1993). Weitere Zelluntersuchungen der Gruppe um Mino haben gezeigt, daß sowohl die roten Blutzellen (–27%), die Blutplättchen, die Leukozyten (MN –40%; PMN –50%) und die bukkalen mukosalen Zellen (–50%) bei der Geburt und innerhalb der ersten Lebenswoche im Vergleich zu älteren Kindern marginale Vitamin E-Konzentrationen aufweisen (Kaempf et al., 1993). Erklärbar ist dies vor dem Hintergrund einer schlechten Plazentapassage, einer ungenügenden Fettresorption sowie der geringen Gewebespeicherung. Frühgeborene Kinder verfügen über noch geringere Vitamin E-Spiegel und sind vorübergehend nicht in der Lage dieses Vitamin zu resorbieren. Der Verlust einer adäquaten Membranprotektion gegenüber der Lipidperoxidation ist vermutlich an der Pathogenese der daraus resultierenden hämolytischen Anämie beteiligt. Die Anwendung von Sauerstoff, die das respiratorische Distress Syndrom einerseits lindern soll, beschleunigt andereseits oxidative Reaktionen, die mit der Entwicklung einer bronchopulmonalen Dysplasie, einer retrolentalen Fibroplasie und intravaskulären zerebralen Blutungen verbunden sind. Die retrolentale Fibroplasie war die erste Krankheit, die 1949 am Menschen mit einem niedrigen Vitamin E-Gehalt in Zusammenhang gebracht wurde. Entsprechende Supplemente, die i.m. oder wegen der schlechten Resorption über den Darm von Frühgeborenen in sehr hohen oralen Dosen verabreicht wurden, hat man bei einer Therapie unter hyperoxischen Bedingungen als hilfreich erachtet (Packer, 1994). Die Gruppe um Elmadfa (1992) supplementierte frühgeborene Kinder mit einem Geburtsgewicht unter 1500 g mit 4,5 mg all-rac-alpha-Tocopherylacetat/kg pro Tag in Form einer Fettemulsion i.v. für 5 Tage. Der Ausgangswert von 0,33 mg alpha-Tocopherol/dl wurde um den Faktor drei erhöht. Dosis und Applikationsform waren geeignet, um bei diesem Risikokollektiv einen normalen Serumspiegel ohne Komplikationen zu erzielen. Auch eine Multivitamin-enthaltende Dextrose-Aminosäurelösung, die in Form einer Infusion mit einer Freigabe von 2 ml/kg pro Tag für sechs Stunden ab dem ersten Lebenstag parenteral verabreicht wurde, verbesserte den Vitamin E-Gehalt signifikant während der ersten 25 Lebenstage von Säuglingen mit niedrigen Geburtsgewichten (Inder et al., 1995). Eine Analyse von 9 randomisierten, kontrollierten Studien zur prophylaktischen Anwendung von Vitamin E bei Neugeborenen mit einem Gewicht unter 1500 g zeigte jedoch keine statistisch signifikante Reduktion im Hinblick auf die Inzidenz einer akuten Retinopathie. Da wahrscheinlich nicht mehr als 4% dieser Säuglinge von der Routinesupplementation profitieren, und Daten nahelegen, daß in diesem Fall die Toxizität von Vitamin E bei Konzentrationen nahe der therapeutischen Dosis liegen soll, erscheint die routinemäßige Anwendung angesichts der vorhandenen Anhaltspunkte derzeit als nicht gerechtfertigt (Law et al., 1990).

Intraventrikuläre Blutungen stellen die häufigste Todesursache bei Frühgeborenen in den ersten Lebenstagen dar. Eine rechtzeitige Vitamin E-Therapie kann manche Fälle von intraventrikulären und subependymalen Hämorrhagien bei Neugeborenen bessern. Es liegt nahe, daß der klinische Effekt von Vitamin E auf den Schutz der Endothelzellmembranen vor oxidativer Schädigung mit konsekutiven Rupturen zurückgeführt wird. In einer randomisierten, kontrollierten klinischen Studie an 210 Frühgeborenen wurde der Effekt intramuskulärer Vitamin E-Gaben auf die Häufigkeit periventrikulärer Hämorrhagien untersucht. Die Vitamin E-supplementierten Frühgeborenen erhielten 20 mg Vitamin E/kg KG pro Tag an den ersten zwei aufeinanderfolgenden Lebenstagen. Diese supplementierten Frühgeborenen wiesen im Rahmen einer Ultraschall-Diagnose gegenüber der Kontrolle weniger intraventrikuläre Hämorrhagien auf (8,8% versus 34,3%) (Chiswick et al., 1991). Im Rahmen einer weiteren randomisierten Doppelblindstudie an 149 Neugeborenen im Alter von einem Tag mit einem Gewicht kleiner 1000 g (501–1000 g) führte die i.m. Injektion von dl-alpha-Tocopherol in Verbindung mit einer initialen oralen Tocopherylacetatgabe von 100 mg/kg pro Tag zu keinem signifikanten Unterschied zwischen der Neugeborenen- und der Gesamtsterblichkeitsrate des involvierten Krankenhauses. In der Vitamin E-supplementierten Gruppe gab es jedoch signifikant weniger intracranielle Hämorrhagien (60% versus 29%) (Fish et al., 1990).

Das vorliegende klinische Erkenntnismaterial zum Einfluß medikamentöser Vitamin E-Gaben bei der bronchopulmonalen Dysplasie der Lunge ist widersprüchlich, so daß keine endgültigen Therapieempfehlungen ausgesprochen werden können. Untersuchungen an Frühgeborenen, denen intramuskulär Vitamin E verabreicht wurde, zeigten im Vergleich zur Kontrollgruppe einen wesentlich günstigeren Verlauf dieses Atemnotsyndroms. In einer kontrollierten Studie an 101 Frühgeborenen mit Atemnotsyndrom und einem Geburtsgewicht unter 1500 g erhielt ein Kollektiv 100 mg Vitamin E/kg KG pro Tag gegenüber 5 mg/kg KG pro Tag einer Vergleichsgruppe. In der mit der hohen Vitamin E-Dosis substituierten Gruppe kam es zu einer signifikanten Verminderung des Schweregrades der Erkrankung. Trotz der hohen Dosis von 100 mg/kg KG pro Tag traten keine toxischen Effekte auf (Hittner et al., 1981). Andere Studien konnten diesen Therapieerfolg nicht reproduzieren (Phelps, 1987). Eine randomisierte, plazebokontrollierte Studie an 268 Säuglingen, die ein Geburtsgewicht unter 1500 g aufwiesen, zeigte die Supplementierung mit 25 Einheiten einen signifikanten Vitamin E-Anstieg im Serum innerhalb von 48 Stunden. Da kein Unterschied in den Todesraten durch eine BPD zu verzeichnen war, ergab sich hieraus kein Hinweis dafür, daß die Vitamin E-Verabreichung einen Schutz gegenüber einer chronischen Lungenerkrankung bei leichtgewichtigen Säuglingen bieten würde (Watts et al., 1991).

Bei erwachsenen Intensivpatienten mit drohendem oder manifestem respiratorischem Distreß-Syndrom kann durch zusätzliche hochdosierte Tocopherol-Therapie eine deutliche Besserung des klinischen Verlaufs beobachtet werden. Hohe enterale Tagesdosen von 3–4 g D,L-alpha-Tocopherylacetat, die mittels einer Insulinspritze in die Magensonde zusammen mit der Sondenkost verabreicht wurden, führten bei langzeitbeatmeten Intensivpatienten zu längeren Überlebensraten (Wolf und Lasch, 1984).

Im Gegensatz zur Vitamin E-Malabsorption und einer Notfalltherapie mit hohen Dosen im Fall einer Schocklunge und eines hämolytisch-urämischen Syndroms sind positive Effekte in Verbindung mit einer täglichen Vitamin E-Verabreichung zur Prophylaxe einer Frühgeborenen-Retinopathie, einer BPD und intraventrikulären Enzephalorrhagie bei stark untergewichtigen Frühgeborenen insgesamt gesehen nicht gesichert. Die sehr fragwürdige Effizienz der Prophylaxe ist einem Risiko häufig schwerer Komplikationen gegenübergestellt (Cario, 1990). Es besteht der Verdacht, daß die Gabe von hohen Dosen Vitamin E (100 mg/kg pro Tag) an Säuglingen mit niedrigem Geburtsgewicht für eine erhöhte Inzidenz der nekrotisierenden Enterokolitis und einer Sepsis, möglicherweise auch für die abnehmende Sauerstoff-abhängige, intrazelluläre Fähigkeit zur Phagozytose der Lymphozyten und Makrophagen verantwortlich ist. Eine intravenös gegebene Vitamin E-Verbindung hat aufgrund einer Verschlechterung der Lungenfunktion, einer Thrombozytopenie und aufgrund von Leber- und Nierenversagen den Tod mehrerer Frühgeborenen herbeigeführt (MDS-Manual, 1993).

Die derzeit gültige Empfehlung des «Committee on Nutrition of the American Academy of Pediatrics» gibt für ein gesundes neugeborenes Kind 0,3 U Vitamin E pro 100 Kilokalorien und mindestens 0,7 U pro Gramm Linolensäure an; Frühgeborene hingegen sollen 0,7 U pro 100 Kilokalorien und mindestens 1,0 U pro Gramm Linolensäure erhalten (USP DI, 1991). Die DGE-Referenzwerte für die Nährstoffzufuhr für gesunde Säuglinge (w/m) im Alter von 0 bis 4 Monaten liegt bei einem Schätzwert von 3 mg TÄ pro Tag (2000).

3.13.8.6 Entzündliche und proliferative Bindegewebserkrankungen und rheumatischer Formenkreis

Die rheumatoide Arthritis (z.B. chronische Polyarthritis) und die Osteoarthrose gehören zu den häufigsten chronischen Erkrankungen, deren Beschwerdensymptomatik sich im Schmerz und in körperlicher Funktionseinschränkung manifestiert. Die progredient verlaufenden Gelenkserkrankungen haben ihre Ursachen in entzündlichen, immunologischen und degenerativen Prozessen, die u.a. mit der Bildung von reaktiven Sauerstoff- und Stickstoff-Spezies einhergehen. Hier besteht der Ansatzpunkt für die antioxidativen Vitamine, insbesondere den RRR-α-Tocopherol. Der antiphlogistische Effekt von Vitamin E wurde bisher in einem Tiermodell, bei der Adjuvans-Arthritis bestätigt. Biochemische Grundlage eines therapeutischen Potentials bei Erkrankungen des rheumatischen Formenkreises bildet einerseits die Radikalfängerfunktion des Tocopherols, da im entzündeten Gelenk eine überschießende Phagozytose mit vermehrter Produktion zytotoxischer Sauerstoffverbindungen (von Staden et al., 1993) und einer erhöhten Konzentration von Produkten der Lipidperoxidation einhergeht. Diese können zu Zellmembranschäden, Membrandestabilisierungen und Freisetzung von intrazellulären, lysosomalen Enzymen führen. Andererseits werden hierbei hypoxische und reperfusive Reaktionen im Wechsel beschrieben, die einen lokalen oxidativen Streß und damit Gewebe- bzw. Knorpelschäden verursachen können, was die Zuordnung dieser krankhaften Veränderungen zu den Free Radical Diseases rechtfertigt. Neben der eindeutig gesicherten Radikalfänger-Funktion vermag Vitamin E den Arachidonsäuremetabolismus zu beeinflussen, indem es die Phospholipase A_2 und die Bildung entzündungsfördernder Mediatoren wie Prostaglandin und Leukotrien, die über den Cyclooxygenase- und Lipoxygenaseweg synthetisiert werden, hemmt (Sies, 1989a).

Vitamin E wirkt auch über immunologische Faktoren der Entzündung entgegen, indem es den Anstieg von Zytokinen wie Il-1 und Il-6 verhindert, deren physiologische Wirkung die Induktion des hepatischen Akut-Phase-Proteins CRP ist (Canon et al., 1991); auch die Bildung des Tumornekrosefaktor (TNFα), aktiviert durch NF-κB, wird in den Monozyten durch das Vitamin unterbunden (Henning et al., 1994). Wurden Gesunde und Individuen mit Hypertriglyceridämie sechs Wochen lang mit 600 I.E. RRR-α-Tocopherol supplementiert, so war die Il-1β- und Il-8-Bildung in den Leukozyten signifikant gehemmt (Tits et al., 2000). Ferner konnte in Vitamin-defizienten alten Menschen durch eine tägliche Zufuhr von 400 oder 800 I.E. Vitamin E über 30 Tage sowohl die Il-2-Produktion als auch die Lymphozytenproliferation stimuliert und die Lipidhydroperoxidkonzentration des Serums verringert werden (Meydani S. et al., 1990). Eine tägliche α-Tocopherol-Supplementation von 200 I.E. zog bei Erwachsenen mit Infektionskrankheiten eine signifikante positive Korrelation im T-Helfer/T-Suppressor (CD4/CD8)-Zell-Verhältnis nach sich (Chavance et al., 1985). Überdies steigert die Vitamin E-Zufuhr im Bereich von 100 mg pro Tag die NK-Zell-Aktivität (Adachi et al., 1997). Auch die Phagozytose-Aktivität wird erhöht wie das Beispiel Vitamin E-defizienter Neugeborener zeigt, denen man im Vergleich zu unbehandelten Kindern gleichen Alters, Vitamin E i.m. appliziert hatte. Sowohl die humorale als auch die Zell-vermittelte Immunantwort werden durch Vitamin E-Ergänzungen, deren Gehalt höher als derjeniger täglicher Zufuhrempfehlungen angesiedelt ist, stimuliert (Meydani und Beharka, 1996). Da durch Vitamin E zelluläre Antworten auf reaktive Sauerstoffspezies (ROS) erfolgen, welche die Modulation von Signaltransduktionswegen einschließen, wird durch Inhibition der Proteinkinase C durch α-Tocopherol die Zellproliferation reguliert (Azzi et al., 1992). Durch Inhibition der Proteinkinase C wird durch Vitamin E die Zellproliferation reguliert; dadurch kann die infolge von gewebszerstörenden inflammatorischen Prozessen auftretende unerwünschte Bindegewebsproliferation in ihrem Ausmaß gehemmt werden. Derzeit hat Vitamin E aufgrund der vorhandenen Wirksamkeitsbelege in der rheumatologischen Anwendung noch keine offizielle schulmedizinische Akzeptanz erlangt, obwohl die Grundlagenforschung der Biochemie, Immunologie und Pathophysiologie hinreichende Wirkungsmechanismen aufzeigt, die das therapeutische Potential bezüglich der antioxidativen, antiinflammatorischen, antiphlogistischen, antiproliferativen und immunstimulierenden Wirkungen im Netzwerk des rheumatischen Formenkreises begründen (siehe auch Abb. 3-52).

Hinsichtlich der klinischen Wirksamkeit geht aus einzelnen Studien hervor, daß durch Vitamin E eine Einsparung der nichtsteroidalen Antirheumatika und Analgetika ermöglicht wird.

Im Vergleich zu Plazebo wurde an 50 Patienten mit aktivierter

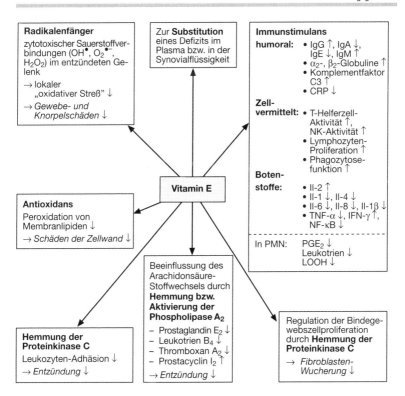

Abb. 3-52: Das therapeutische Potential von Vitamin E bei Erkrankungen des rheumatischen Formenkreises (Free radical diseases)

Arthrose ein signifikanter positiver Einfluß einer Einnahme von dreimal 544 I.E. (entsprechend 400 mg Vitamin E) RRR-α-Tocopherylacetat über einen Zeitraum von sechs Wochen auf die Symptomatik Ruhe-, Druck- und Bewegungsschmerz beobachtet (Blankenhorn, 1986). In kontrollierten Doppelblindstudien konnten im Vergleich zwischen hochdosiertem Vitamin E (1600 I.E. pro Tag) und 150 mg Diclofenac keine statistisch signifikanten Unterschiede bei den Patientengruppen festgestellt werden. Die vergleichbaren Wirksamkeiten gingen tendenziell auch aus klinischen Ergebnissen an 66 Patienten mit aktivierten Gonarthrosen mit niedriger dosiertem Vitamin E (300 I.E. pro Tag) und 75 mg Diclofenac-Natrium hervor (Bartsch et al., 1989). Bestätigt wurden diese antiphlogistischen Befunde auch durch doppelblind, randomisierte Untersuchungen an 53 Patienten mit aktivierter Cox- bzw. Gonarthrose, die täglich dreimal 400 mg RRR-α-Tocopherylacetat (entsprechend dreimal 544 I.E.) bzw. 150 mg Diclofenac pro Tag drei Wochen lang erhielten (Scherak et al., 1990). In beiden Therapiegruppen der Studie kam es zu einer signifikanten Verbesserung der Gehzeit und Zunahme der Gelenkbeweglichkeiten. Eine Kombination von 300 I.E. Vitamin E und 75 mg Diclofenac zeigte im Vergleich zur jeweiligen Monotherapie keine synergistischen Effekte (Bartsch, 1990). Vorläufige Ergebnisse einer multizentrischen Plazebo-kontrollierten, doppelblinden Parallelgruppen-Langzeitstudie, an der Patienten mit leichter und mittelschwerer Polyarthritis teilnahmen, stützen frühere Befunde, daß unter einer hochdosierten, täglichen Vitamin E-Therapie die Dosis von NSAR ohne Verringerung des antiinflammatorischen Effekts im Durchschnitt um 50 mg pro Tag gesenkt werden konnte. Bei unterschiedlicher Einstiegsdosis entsprach dies einem Dosisrückgang von 30–50%. Da die Gabe von Vitamin E im Vergleich zum Plazebo bei dem ausgewählten Patientenkollektiv zur signifikanten Schmerzreduktion führte, könnte aufgrund der hohen Fallzahl von insgesamt 134 Beteiligten die adjuvante Wirksamkeit des Vitamins im Rahmen dieser Studie als evident angesehen werden (Schattenkirchner u. Miehlke, 1996). Trotz berechtigter Kritik an den bisher vorgestellten Studienergebnissen aufgrund zu geringer Fallzahlen, heterogener Patientenkollektive und ungenügender Datendokumentation, werden antiinflammatorische/antiphlogistische Wirkungen des Vitamins im Rahmen der hochdosierten, adjuvanten Therapie bei entzündlichen rheumatischen Erkrankungen beobachtet, die zu einer Einsparung an nebenwirkungsreichen Schmerzmitteln wie NSAR führen. Schon 1996 wurde im Rahmen einer Kohortenstudie, der Framingham Osteoarthritis Study (FOS), anhand von semiquantitativen Ernährungsfragebögen die Bedeutung des Antioxidans bei Arthrose bestätigt, indem für 640 Patienten eine tendenzielle Schmerzverbesserung und Verringerung der röntgenologisch diagnostizierten Progression in Abhängigkeit von der täglichen Vitamin E-Zufuhr beschrieben wurde (McAlindon et al., 1996). Auch methodisch weniger aufwendige Patientenbefragungen von 955 Vitamin E-Anwendern mit Gelenkbeschwerden stützen die oben dargestellte Abnahme des Verbrauchs von Schmerzmitteln (Golly et al., 2000). In einem randomisierten, doppelblinden Parallelgruppenvergleich erhielten 42 Patienten mit gesicherter chronischer Polyarthritis dreimal 400 mg RRR-α-Tocopherylacetat pro Tag im Vergleich zu 43 Patienten mit entsprechend 150 mg Diclofenac-Natrium. Nach einer stationären Studiendauer von drei Wochen war der Anteil der Patienten mit einer Besserung hinsichtlich der untersuchten Parameter Griffstärke und Ritchie-Index in beiden Gruppen vergleichbar. Die Abnahme der Morgensteifigkeit und Schmerzlinderung war ausgeprägter bei den Patienten unter der Diclofenac-Therapie. Signifikante Unterschiede zwischen den Gruppen bzgl. der Veränderung der genannten Variablen konnten unter der Therapie jedoch nicht festgestellt werden (Wittenborg et al., 1998). In einer in England nach den europäischen GCP-Standards durchgeführten plazebokontrollierten Doppelblindstudie wurden 42 Patienten mit rheumatoider Arthritis gemäß den ARA-Kriterien (American Rheumatoid Association, 1987) randomisiert und unter Beibehaltung der Basismedikation zwölf Wochen lang täglich mit 1200 mg RRR-α-Tocopherylacetat supplementiert. Die klinischen und laborchemischen Parameter blieben unter Verum unbeeinflußt, wohingegen sich der Schmerzparameter ermittelt anhand der visuellen Analogskala (VAS) in der Vitamin E-Gruppe signifikant gegenüber Plazebo besserte. Die Autoren schließen aus ihren Ergebnissen, daß trotz der mit Vitamin E behandelten kleinen Gruppe ein vorläufiger Hinweis für einen leichten aber signifikanten analgetischen Effekt geliefert wurde (Edmonds et al., 1997). Die Arbeitsgruppe um Helmy rekrutierte 30 Patienten mit diagnostizierter rheumatischer Erkrankung gemäß ARA; in drei Kollektiven erhielten diese zwei Monate lang entweder nur eine Standardbehandlung bestehend aus Methotrexat, Sulfasalazin und Indometacin oder zusätzlich einen Antioxidantien-Cocktail bzw. nur 800 mg Vitamin E. Mit der adjuvanten Monotherapie aus hochdosiertem Vitamin besserten sich die Arthritissymptome vom ersten Monat an; die Testwerte wurden am Ende des zweiten Monats signifikant erniedrigt. Evaluiert wurde der Krankheitsstatus anhand der Dauer der Morgensteifigkeit und des Ritchie-Index. Das klinische Labor umfaßte den Rf, die BSG, die Vitamin E- und MDA-Plasmaspiegel sowie die (GPx)-Aktivität. Diese aktuellen Studienergebnisse zur klinischen Verbesserung sowie Verschiebung der Krankheitsindizes in Richtung Normalwert ermutigen zu weiteren Therapiestudien, in denen Vitamin E adjuvant angewendet werden sollte (Helmy et al., 2001).

Im Gegensatz zu den Ergebnissen kurzzeitiger Vitamin E-Supplementationen beim rheumatischen Formenkreis wurde von Brand und Mitarbeitern (2001) berichtet, daß Vitamin E-Anwendung im Rahmen einer 6monatigen, randomisierten, plazebokontrollierten australischen Doppelblind-Studie die Symptome der Knie-Osteoarthritis nicht erleichterte. Untersucht wurden an 77 Patienten, die täglich 500 I.E. Vitamin E bzw. Plazebo einnahmen, die klinischen Zielparameter Schmerz, Steifheit sowie Funktion. Die Kontrolluntersuchungen nach 1, 2 bzw. 6 Monaten zeigetn nach Vitamin E-Gabe keinen Vorteil gegenüber Plazebo.

Endgültige Empfehlungen zum Einsatz von Tocopherol als Adjuvans neben einer Basisrheumatherapie und zur Dosierung werden derzeit von Seiten des BfArM oder der Kommission Pharmakotherapie der Deutschen Gesellschaft für Rheumatologie nicht ausgesprochen. Die Anwendung wurde jedoch durch einige Experten des Hohenheimer Konsensusgesprächs gestützt (1999). in dem aufgrund des Nutzen-Risiko-Verhältnisses – nämlich in Anbetracht der sehr guten Verträglichkeit des Vitamins und der potentiellen Dosisverminderung der nebenwirkungsreichen NSAR zugunsten Vitamin E – eine adjuvante Therapie mit α-Tocopherol bei entsprechender Indikation auch vor dem Hintergrund der bis dahin vorliegenden klinischen Ergebnisse, empfohlen wurde (Biesalski et al., 1999). Untersuchungen zur Pathophysiologie rheumatischer Veränderungen belegen eindeutig, daß die Vitamin E-Konzentration in der Synovialflüssigkeit entzündeter Gelenke signifikant erniedrigt und somit der antientzündliche Schutz im Gelenk vermindert ist (Fairburn et al., 1992). Daneben wurde von Honkanen et al. (1989, 1991) berichtet, daß auch die Plasmaspiegel rheumatoider Patienten unter den Werten Gesunder liegen. Es ist jedoch noch abzuklären, ob diese Defizite eine Begleiterscheinung oder eine Ursache der Entzündung sind.

3.13.8.7 Prophylaxe und Therapie von Krebserkrankungen

In Untersuchungen an Zellkulturen der Maus ergab die Inkubation mit Vitamin E-Succinat eine Hemmung des Krebszellwachstums (Prasad u. Edwards-Prasad, 1982). In einem Krebsmodell an der Hamster-Backentasche wurde gezeigt, daß die chemisch durch 7,12-Dimethylbenz[a]anthracen (DMBA) induzierte orale Tumorentwicklung durch Vitamin E signifikant gehemmt werden konnte (Schwartz et al., 1993). Aufgrund immunhistochemischer Befunde dieser squamösen Tumorzellen wurde geschlossen, daß Tocopherol die Tumorbildung durch stimulierte Expression des Krebs-Suppressorgens p53 hemmt und durch diesen Mechanismus quasi indirekt ein antikanzerogenes Potential aufweist. In der Tumorkontrollgruppe wurde in den malignen Neoplasmen ein hoher Gehalt an p53-«Mutanten», aber verhältnismäßig wenig «Wildtyp», verifiziert. In den Vitamin E-behandelten Hamstern dagegen wurde eine Umkehr dieses Protein-Verhältnisses beobachtet, so daß Vitamin E den «Wildtyp» stimuliert und die Expression der Mutanten vermindert. Experimentell wurde von Schwartz et al. belegt, daß der «Wildtyp» von p53 bei Zellen mit DNA-Schäden einen programmierten Zelltod, d.h. eine Apoptose auslöst, «Mutanten» von p53 über diese Fähigkeit jedoch nicht verfügen, sondern im Gegenteil durch ihre Beteiligung am metastatischen Tumorwachstum als Onkogene wirken. Die Apoptose ist somit eine in Krebszellen supprimierte Eigenschaft. Thorgeirrson et al. (2000) zeigte im transgenen Mausmodell, daß Vitamin E einen oxidativ verursachten Chromosomenschaden vermindert, die Hepatozyten-Proliferationsgeschwindigkeit senkt und die Apoptose einschränkt. Dysplasien der Leber wurden verringert und die Lebensfähigkeit der Hepatozyten verlängert. Daß eine Vitamin E-Supplementation die Tumorbildung der Leber effektiv hemmt, lassen die Ergebnisse mit den transgenen Mäusen im Alter von sechs Monaten erkennen, indem die Inzidenz einer Adenomentwicklung um 65% abnahm und deren maligne Umwandlung verhindert wurde.

Obwohl kontrollierte klinische Studien mit Vitamin E am Menschen zum Thema Krebs nur sehr begrenzt zur Verfügung stehen und daher eine klinische Anwendung nicht ausreichend belegt ist, stützen epidemiologische Daten die Vorstellung, daß eine hohe Vitamin E-Aufnahme und der daraus resultierende hohe Plasmaspiegel das Risiko für bestimmte Krebsarten in Mundhöhle und Rachenraum (Gridley et al., 1992), besonders Brust- (Wald et al., 1984; Negri et al., 1996; Freudenheim et al., 1996), Colon- (Bostick et al., 1993), Lungen- (Stähelin et al., 1991) und Magenkrebs (Buiatti et al., 1990) vermindert und dies insgesamt eine geringere Krebssterblichkeitsrate zur Folge hat. Die Untersuchungen von Le Gardeur (1990) zeigten signifikant niedrigere Vitamin E-Konzentrationen im Serum von 59 kürzlich diagnostizierten Lungenkrebspatienten im Vergleich zur Kontrollgruppe. In einer Schweizer Studie für Personen mit niedrigen Plasmakonzentrationen sowohl von Vitamin E als auch

Vitamin C wurde nach 17jähriger Beobachtungszeit ein erhöhtes Lungenkrebsrisiko beobachtet. Bei Rauchern waren niedrige Vitamin E-Konzentrationen mit einem erhöhten Risiko für Prostatakrebs verbunden (Eichholzer et al., 1996). Darüber hinaus wurde auch durch die Food and Drug Administration (FDA) bestätigt, daß eine Ernährung, die viel Vitamin E enthält, das Krebsrisiko reduziert. In Untersuchungen von Knekt und Mitarbeitern (1991) wurden Vitamin E-Plasmakonzentrationen im Rahmen einer retrospektiven finnischen Studie mit 21 172 beteiligten Männern im Zusammenhang mit einer anschließenden Krebsinzidenz beurteilt. Dabei wurden tiefgefrorene Vitamin E-Blutproben von 453 Personen, die im Laufe der 6- bis 10-jährigen Studie einen Krebs entwickelten, im Vergleich zu 841 entsprechenden Kontrollen gemessen. Das korrigierte relative Risiko lag für die Krebsfälle in den beiden höchsten Quintilen der Vitamin E-Serumkonzentrationen im Vergleich zu allen anderen bei 0,7 und für nicht mit dem Rauchen assoziierte Fälle bei 0,6. In diesem Zusammenhang sind auch die Ergebnisse einer amerikanischen Studie zu nennen, die im Vergleich zu einer Kontrollgruppe eine signifikante Reduktion der Vitamin E-Plasmawerte bei Frauen mit Zervixkarzinom aufwiesen (Palan et al., 1991). Im Gegensatz zu diesem Befund zeigte das Krebsgewebe im Zervix und Endometrium im Vergleich zum angrenzenden Normalgewebe derselben Patienten einen um den Faktor 6,7 bzw. 5,3 höheren α-Tocopherolgehalt. Im Krebsgewebe von Brust, Vulva und Ovarien dagegen konnte im Vergleich zum gesunden Gewebe eine derartige Vitamin E-Anreicherung nicht festgestellt werden (Palan et al., 1994). Peng et al. (1998) zeigte bei Patientinnen mit Gebärmutterhalskrebs, daß die Plasmagehalte von α-Tocopherol, nicht aber von γ-Tocopherol, niedriger waren als bei dem Kollektiv mit präkanzerösen oder nichtkanzerösen Erkrankungen des Gebärmutterhalses.

Anhand der prospektiven Health Professionals Follow Up Study wurden nach 12 Jahren Beobachtung 320 Blasenkrebsfälle diagnostiziert. Die Auswertung der Fragebögen mit Lebensmittelhäufigkeitsangaben verdeutlichte eine inverse Verknüpfung zwischen der α-Tocopherol-Einnahme und dem relativen Blasenkrebsrisiko der entsprechenden Kohorte. Wurde ein Vitamin E-Supplement für zehn oder mehr Jahre eingenommen, verringerte sich das Risiko um mehr als 30% (Michaud et al., 2000).

Insgesamt ist die Wirksamkeit bei der Tumorprävention bei alleiniger Gabe von Vitamin E als Antioxidans noch nicht eindeutig gesichert, was sich auch in den uneinheitlichen Ergebnissen von Interventionsstudien widerspiegelt. Die randomisierte, plazebokontrollierte Linxian-Studie schloss 29584 erwachsene Chinesen ein, die fünf Jahre lang mit einer Kombination bestehend aus 30 I.E. Vitamin E, 15 mg β-Carotin und 50 µg Selen supplementiert wurden. In der Verumgruppe war die Krebsmortalität signifikant um 13% (p <0,03) und die auf Magen- bzw. Speiseröhrenkrebs zurückzuführende Mortalität um 10% vermindert (Blot et al., 1993).

Im Rahmen einer multizentrischen Studie wurden Patienten mit oralen Leukoplakien über 24 Wochen mit 800 I.E. Vitamin E pro Tag behandelt. Bei 20 von 43 Patienten wurden die präkanzerösen Zellveränderungen in der Mundhöhle positiv beeinflußt. 9 Patienten wiesen eine Reduktion des Schweregrads der Dysplasie auf (Benner et al., 1993).

Keine positiven Ergebnisse lieferte eine kontrollierte Studie, die Polyp Prevention Study, an der 864 Patienten beteiligt waren, denen ein kolorektales Adenom vor Aufnahme in die Studie entfernt worden war. Die tägliche Zufuhr von 400 I.E. Vitamin E in Kombination mit 1 g Vitamin C und/oder 30 mg β-Carotin über 4 Jahre führte nicht zu einer Senkung des Krebsrisikos in der Verumgruppe. Die Autoren erklären diesen Widerspruch im Hinblick auf die epidemiologischen Studienergebnisse damit, daß alle Beteiligten einen sehr hohen Basisgehalt von 31,3 bis 33,2 µmol/l Vitamin E im Serum aufwiesen und eine Wirkung möglicherweise erst bei bereits vorliegendem Adenom eintritt (Greenberg et al., 1994).

Bei der ATBC (Alpha-Tocopherol Beta-Carotene)-Studie aus Finnland handelt es sich um eine randomisierte, plazebokontrollierte Doppelblindstudie mit dem Ziel, die Lungenkrebsprävention zu untersuchen. Hierzu erhielten 29133 männliche starke Raucher im Alter von 50 bis 69 Jahren über einen Zeitraum von 5 bis 8 Jahren täglich Supplemente, nämlich 20 mg β-Carotin und/oder 50 mg α-Tocopherol bzw. Plazebo. Die Vitamin E-Gruppe zeigte keine signifikante Abnahme bei der Lungenkrebsinzidenz (ATBC-Study, 1994), während die Inzidenz für klinisch manifesten, im Gegensatz zu latentem Prostatakrebs unter der α-Tocopherol-Langzeitbehandlung um 32% verringert war. Die Prostatakrebs-Mortalität war in der α-Tocopherol-Gruppe mit einer noch deutlicheren Verringerung von 41% verbunden (Heinonen et al., 1998). Hartman und Mitarbeiter (2001) wählten aus dem ATBC-Studienkollektiv 200 gesunde Männer aus, deren Blut nach etwa vier Jahren auf die Konzentration von Vitamin E und männlichen Geschlechtshormonen hin analysiert wurde. Die Vermutung der Autoren, daß zur Senkung des Prostatakrebsrisikos die langfristige Vitamin E-Zufuhr einen positiven Einfluß auf den männlichen Hormonstatus im Blut nehmen könnte, wurde gestützt durch die Ergebnisse. Der α-Tocopherol-Gehalt stieg bei der Vitamin E-Gruppe im Mittel von 11,7 auf 17,5 mg/l, d.h. um etwa 50% an; die Serumkonzentrationen der Geschlechtshormone Testosteron und Androstendion nahmen im Vergleich zur Plazebogruppe jeweils signifikant ab. Diese Relationen zwischen der Vitamin E-Zufuhr und den Hormonkonzentrationen blieben auch nach Berücksichtigung des Faktors Rauchen bestehen. Erwähnenswert sind in diesem Zusammenhang auch die in vitro-Versuche an proliferierenden Prostata-Krebszelllinien wie ALVA-101 und LNCaP; hierbei wurden die Zellen mit α-Tocopherol behandelt und eine signifikante Hemmung des Zellwachstums ($p < 0,01$) beobachtet; die stimulierte Apoptose ($p < 0,01$) dieser sich aktiv teilenden Zellen wurde dem Einfluß des Antioxidans zugeschrieben (Gunawardena et al., 2001). Um zukünftig ein Prostatakrebsrisiko anhand der Antioxidantienexposition abschätzen zu können, wurde an 47 Männern mit Prostatektomie ein Vergleich zwischen dem Vitamin E-Status im Blut und der Prostata durchgeführt. Die Prostatagehalte waren signifikant korreliert mit dem Plasmagehalt, nicht jedoch mit der berichteten Aufnahme von Vitamin E über die Nahrung (Freeman et al., 2000). Faßt man die derzeit vorliegenden klinischen Ergebnisse zusammen, so wird deutlich, daß α-Tocopherol das Risiko bestimmter Krebserkrankungen verringert und dabei die Dosis, die Anwendungsdauer und die Gewohnheiten der untersuchten Population mit dem Antioxidans-Effekt entscheidend verknüpft sind. Vitamin E stellt kein therapeutisch einzusetzendes Antikrebsmittel dar, sondern findet seinen Anwendungsbereich in der Prävention, die frühzeitig beginnen und dauerhaft erfolgen sollte, um über indirekte Mechanismen (antioxidative Wirkung, Apoptose, antiproliferative Effekte, Erhöhung der zellulären Immunität, p53-Gen) einer malignen Tumorentwicklung vorzubeugen. Es wird jedoch noch weiterführende Grundlagenforschung notwendig sein, um die Bedeutung des Vitamin E bei der Regulation der Genexpression, der Zellteilungsprozesse und der Hemmung des NF-κB-Signal-Systems richtig einschätzen zu können.

Darüber hinaus ist bekannt, daß eine Krebsbehandlung, durchgeführt mit Chemotherapeutika oder im Rahmen einer Bestrahlungstherapie, mit einer vermehrten Bildung von reaktiven Sauerstoffspezies und einer

Antioxidantien-Depletion im Plasma und Gewebe verbunden ist. Letzteres bestärken neuere Ergebnisse von Jonas et al. (2000). Schon 1986 wurde von Milei et al. die negative Auswirkung einer Chemotherapie auf die Antioxidantien-Bilanz beschrieben; mit der Durchführung einer Adriamycinbehandlung war die Abnahme des Antioxidans-Schutzes im Herzgewebe assoziiert. Sofern die Vitamine E und A verabreicht wurden, wurden die biochemischen Marker der Lipidperoxidation und der damit verbundene Zellmembranschaden vermindert. Wurde eine Kombination aus Cyclophosphamid, Methotrexat und 5-Fluoruracil eingenommen, so waren sowohl ein Marker für den oxidativen Streß, z.B. der MDA-Gehalt signifikant höher, als auch die Serumkonzentrationen von Vitamin E und Glutathion signifikant vermindert gegenüber den Kontrollpatienten (Subramaniam et al., 1993). Auch die Untersuchung des Antioxidantien-Gehalts des Plasmas von Patienten unter einer kombinierten Cisplatin-Chemotherapie ließ einen signifikanten Abfall der Werte kurz nach der Chemotherapie erkennen, wobei sich diese bis zur nächsten Chemotherapie-Anwendung wieder den Basisgehalten annäherten. Die Autoren erklären den Antioxidans-Schwund mit der abnehmenden Antioxidans-Protektion, die durch den Chemotherapie-induzierten oxidativen Streß und den zunehmenden oxidativen Gewebeschaden bedingt sei (Weijl et al., 1998).

3.13.8.8 Prophylaxe der Atherosklerose und kardiovaskulärer Erkrankungen

Unter Atherosklerose versteht man eine Verdickung und Verhärtung der Arterienwand, die durch Fettablagerungen, Zellproliferationen, Entzündungen, Nekrosen, Bindegewebswucherungen und Verkalkungen der Gefäßwand ausgelöst werden. Die wichtigsten klinischen Manifestationen der Atherosklerose sind koronare Herzkrankheit (KHK), Infarkt, periphere Durchblutungsstörungen, Aneurysmen und Schlaganfall. Zelluläre Mechanismen, die diese pathophysiologischen Vorgänge steuern, sind neben der LDL-Oxidation chronisch entzündliche Prozesse der Arterienwand. Lange vor dem Auftreten einer klinischen Symptomatik kommt es im Rahmen der Atherogenese zu Endothel-Dysfunktionen, wie die Beeinträchtigungen von Blutzirkulation, Fluidität, Tonus, Leukozyten- und Thrombozyten-Adhäsion sowie Leukozyten-Transmigration. Die zellulären Komponenten des vaskulären Systems schließen grundsätzlich die Endothelzellen, glatte Muskelzellen, Thrombozyten und Immunzellen ein. Hohe Dosen von Vitamin E verhindern die Entwicklung bzw. verlangsamen die Progression arteriosklerotischer Veränderungen, indem das Vitamin die Oxidation von Lipoprotein (LDL) und damit die Aufnahme von oLDL in die Makrophagen unterbindet, die Expression von Adhäsionsmolekülen (ICAM-1, VCAM-1, E- und P-Selectin) auf Endothelzellen und Monozyten sowie deren adhäsive Interaktion vermindert, die Bildung von Chemokinen (IL-8, MCP-1) und die Proliferation glatter Muskelzellen und die Thrombozytenaggregation hemmt. Die Veränderung der Cyclooxygenase-2-Aktivität durch Vitamin E inhibiert einerseits die Thromboxanbildung (TXA_2) und stimuliert andererseits die Biosynthese von Prostacyclin (PGI_2); dies hat Aggregationshemmung und Vasodilatation zur Folge. Zusammen mit der ebenfalls durch Vitamin E hervorgerufenen Modulation der Bildung von endothelialem Mediator Stickstoffmonoxid (NO), entsprechend dem EDRF (Endothelium-derived relaxing factor), wird die vaskuläre Reaktivität hinsichtlich ihrer Antwort aus Streß in dem Maße beeinflußt, daß letztlich das KHK-Risiko eingeschränkt werden sollte (Meydani, M., 2001). Die Abbildung 3-53 führt im Überblick die wesentlichen molekularen und zellulären Prozesse auf, die nach dem Kenntnisstand bei der Atherogenese involviert sind und auf welche Weise diese durch pharmakologische Dosen von Vitamin E aus Sicht der Prophylaxe beeinflußbar sind. Weiterführende Erläuterungen zu den Mechanismen sind im anschließenden Text wiedergegeben.

Zahllose epidemiologische Untersuchungen haben nachgewiesen, daß die Ernährung der wichtigste exogene Faktor bei der Entstehung der KHK ist. Zwei bedeutsame Studien der Harvard Medical School, die Nurses Health Study mit 87 245 beteiligten Frauen (Stampfer et al., 1993) und die Health Professionals Follow-up Study mit 39 910 Männern (Rimm et al., 1993) haben bestätigt, daß eine tägliche Vitamin E-Aufnahme bzw. Supplementierung von 100–200 IE über einen Zeitraum von zwei Jahren zu einer signifikanten Risikominderung für koronare Herzkrankheit führt, bei Frauen um 41% und bei Männern um 37%. Neben der Höhe der Vitamin E-Zufuhr beeinflußte auch die Dauer der Supplementierung diesen positiven Effekt. Im Gegensatz hierzu zeigt eine prospektive Kohortenstudie, die Iowa Women's Health Study, mit 34 486 postmenopausalen Frauen nach einer Beobachtungsphase von sieben Jahren eine Risikoabnahme bezüglich der Todesursache aufgrund von Herzerkrankungen, die jedoch verknüpft war mit einem Vitamin E-Kon-

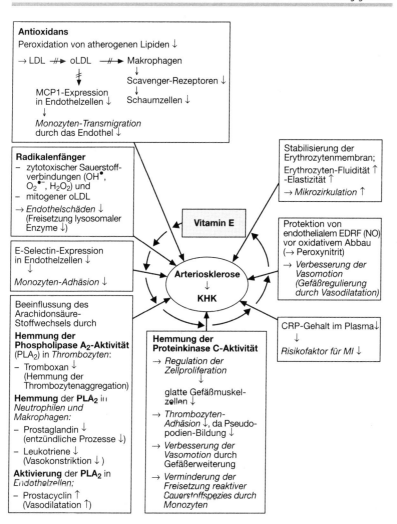

Abb. 3-53: Das therapeutische Potential von Vitamin E bei Arteriosklerose und KHK

sum, der durch eine Aufnahme über Lebensmittel und nicht Vitamin E-Supplemente erfolgte (Kushi et al., 1996). Eine kleinere Kohorte einer finnischen Studie mit nur 2385 Frauen und 2748 Männern belegte für beide Geschlechter mit statistischer Signifikanz eine inverse Beziehung zwischen diätetischer Vitamin E-Aufnahme und koronarer Mortalität (Knekt et al., 1994).

Diese Befunde stimmen überein mit der MONICA-Studie (The Monitoring of Cardiovascular Disease Project) an 16 europäischen Bevölkerungsgruppen hinsichtlich einer inversen Korrelation der KHK-Mortalität und der Vitamin E-Plasmakonzentration; es besteht ein geringeres Erkrankungsrisiko bei erhöhter Vitamin E-Zufuhr (Gey et al., 1991, 1993). 62% der Unterschiede bei den KHK-Mortalitätsraten der Länder im Norden und Süden Europas wurden mit diesen unterschiedlichen Vitamin E-Blutspiegeln erklärt. Die EPESE-Studie (Established Populations for Epidemiological Studies of the Elderly) mit 11 178 älteren Personen (67–107 Jahre) zeigt, daß Vitamin E-Supplemente das Risiko an einer koronaren Erkrankung zu sterben im Vergleich zu Nichtanwendern um 47% senkten (Losonczy, K.G. et al., 1996).

Eine inverse Korrelation zwischen den Vitamin E-Blutspiegeln und der Inzidenz der Angina pectoris zeigte ferner eine Studie aus Edinburgh (Riemersma et al., 1991). Die Hypothese, daß Vitamin E das Risiko kardiovaskulärer Erkrankungen reduziert, wird durch die Ergebnisse der Grundlagenforschung gestützt, die belegen, daß das Antioxidans die Low-density-Lipoprotein-Fraktion (LDL) vor oxidativem Angriff schützt (Steinberg et al., 1989; Reaven et al., 1993) und ihre Aufnahme ins Endothel der Koronararterie und somit zytotoxische Effekte verhindert (Keaney et al., 1993). Das oxidierte LDL (o-LDL) bzw. das oxidativ modifizierte Apolipoprotein B 100 wiederum wird zunehmend als primäre Noxe bei der Pathogenese der Atherosklerose betrachtet, da dieses über eine verstärkte Aufnahme über die scavenger Rezeptoren in die Makrophagen zu Schaumzellbildung führt und letztlich in den atherosklerotischen Plaques nachzuweisen ist (Carpenter et al., 1993). Orale Vitamin-E-Supplemente (150–300 I.E./d), die zu einer 1,9fachen Zunahme der Vitamin E-Konzentration in der LDL-Fraktion führen (Suzukawa et al., 1995), erhöhen dosisabhängig die LDL-Resistenz gegenüber der Peroxidation im ex vivo Versuch (Esterbauer et al., 1992). Eine Abnahme der LDL-Resistenz in unsupplementierten oder Vitamin E-defizienten Individuen konnte hingegen nicht beobachtet werden (Kleinveld et al., 1993). Bei Patienten mit Atherosklerose wurden neben erhöhten Serumspiegeln von Lipidperoxiden (Stringer et al., 1989) höhere Autoantikörpertiter gegen Epitope des oxidierten LDL's gefunden (Ylä-Herttuala, 1994), welche mit der Progression der Atherosklerose zu korrelieren scheinen. Weitere Ergebnisse belegen für ein Probandenkollektiv von zwanzig Personen bei einer täglichen Einnahme von 400–800 IE alpha-Tocopherol eine signifikante Reduktion der LDL-Oxidationsrate ex vivo um 13–17% (Princen et al., 1995). Die von Jialal und Mitarbeitern (1995) veröffentlichten Ergebnisse der amerikanischen, randomisierten plazebokontrollierten Studie mit 48 gesunden Männern zeigte im Rahmen einer achtwöchigen Vitamin E-Supplementierung mit täglich 60, 200, 400, 800 oder 1200 IE dosisabhängig einen Anstieg der alpha-Tocopherol-Plasmawerte. Es konnte erstmals eine minimale Dosis abgeleitet werden, bei der eine signifikante Abnahme der LDL-Oxidationsempfindlichkeit erfolgt. Nur die Personengruppen, die mindestens 400 IE täglich einnahmen, wiesen eine signifikante inverse Korrelation zwischen dem alpha-Tocopherolgehalt des Plasmas und der LDL-Fraktion und der Oxidationsgeschwindigkeit auf. Da ein erhöhter Lipidperoxidationsindex mit der Pathogenese der Atherosklerose assoziiert wird und die Blutplättchen an der Fibrinolyse beteiligt sind, sind die Befunde von Brown et al. (1994) nicht uninteressant, die anhand des Vergleichs zwischen jeweils 50 schottischen, männlichen Rauchern (10 Jahre > 15 Zigaretten/Tag) und Nichtrauchern herausfanden, daß die bei den Rauchern zunächst signifikant erhöhten Indikatoren für oxidativen Streß wie Lipidperoxide, Thiobarbitursäure-reaktive Substanzen und konjugierte Diene nach einer zehnwöchigen Behandlung mit 280 mg D,L-alpha-Tocopherylacetat signifikant abnahmen. Auch die Plättchenzahl wurde in beiden Kollektiven durch die Vitamin E-Zufuhr im Serum signifikant erniedrigt. Ebenso konnte die anfangs erhöhte Oxidationsempfindlichkeit der Erythrozytenmembranen von den Rauchern durch die antioxidativen und membran-stabilisierenden Eigenschaften von Vitamin E erniedrigt werden. Ungeachtet der Basiswerte für Raucher bzw. Nichtraucher profitierten beide Gruppen von der Vitamin E-Einnahme. Neben der Plättchenzahl beeinflußt Vitamin E die Funktion derselben. Bei Frauen, die über einen langen Zeitraum Kontrazeptiva einnahmen, kam es zu einem signifikanten Anstieg der Gerinnungsaktivität und der Reaktion der Blutplättchen auf die induzierte Aggregation und zu einer Abnahme der Vitamin E-Blutspiegel nach 3wöchiger Einnahme von hormonellen Kontrazeptiva; die Vitamin E-Gabe (200 mg/Tag über 2 Monate) resultierte in einer deutlichen Reduktion der Blutplättchenaktivität (Renaud et al., 1987).

Das Vitamin greift in das Gerinnungssystem ein, indem es die Thrombinbildung im Plasma hemmt, eine Protease, die an Plättchenrezeptoren bindet und die Aggregation induziert (Rota et al., 1998), ferner die Aggregation und Thrombozytenfreigabe inhibiert (Freedman et al., 1996; Steiner und Anastasi, 1976) und das Adhäsionsverhalten der Thrombozyten gegenüber Kollagen, Fibrinogen und Fibronektin herabsetzt (Steiner, 1983, 1991; Jandak et al., 1989). Diese Adhäsionsabnahme lag bei gesunden Erwachsenen nach einer zweiwöchigen Verabreichung von täglich 200 IE bei 75% und nach einer täglichen Gabe von 400 IE über 2 Wochen bei 82% (Jandak et al., 1989), wobei die Ausstülpungen von Pseudopodien, wie sie für aktivierte Plättchen typisch sind, nicht gebildet wurden (Jandak et al., 1988; Steiner, 1992). Um die Behandlung thromboembolischer Erkankungen (z.B. Myokardinfarkt) zu ergänzen, empfiehlt Steiner die tägliche Vitamin E-Gabe von 400 IE in Verbindung mit 325 mg des Thrombozyten-Aggregationshemmers Acetylsalicylsäure (ASS) (Steiner et al., 1995); diese Therapie führte nach einer 18monatigen Interventionsstudie, in die 200 Patienten involviert waren, zu einer statistisch signifikanten Reduktion des Auftretens von Schlaganfällen in der Sekundärprävention. Diese Kombinationstherapie ist nicht nur im Rahmen kardiovaskulärer Erkrankungen, sondern auch für den rheumatischen Formenkreis in der Diskussion. Da der analgetische Effekt von ASS nur durch hohe Einzeldosen erwirkt wird, die bei chronischer Anwendung zu den bekannten Nebenwirkungen der NSAR führen, wird mit adjuvanten Gaben pharmakologischer Vitamin E-Dosen angestrebt, proinflammatorische Enzyme wie die Cyclooxygenasen synergistisch mit niedrigeren Analgetika-Dosen zu hemmen. Die in vitro Untersuchungen an der Makrophagen-Zellinie J774.1A von Abate et al. (2000) beforschten den Kombinationseffekt beider Substrate auf die Expression und Aktivität der Cyclooxygenase-2 (Cox-2). Die Hemmung der Prostaglandin E_2-Bildung wurde von 59 auf 95% der Kontrolle verstärkt. Auch die LPS-stimulierte Cox-2-Protein- und mRNA-Expression wurde mit der Kombination im Vergleich zu den mäßigen Effekten der einzelnen Wirkstoffe nahezu aufgehoben. Eine Translokation des redox-sensitiven Transkriptionsfaktors NF-κB wurde mit Vitamin E und Aspirin nicht bewirkt. Diesen Ergebnissen zufolge sollte eine gleichzeitige Gabe von Vitamin E einen neuen Weg weisen, um die Cox-2 gegenüber einer Enzymhemmung durch ASS sensitiver zu machen und die antiinflammatorische Therapie insgesamt mit niedrigeren ASS-Dosen und vermeidbaren unerwünschten Wirkungen durchführen zu können.

Eine neuere klinische Studie aus Italien untersuchte die Wirksamkeit der einzeln verabreichten Substrate, nämlich die niedrig dosierte ASS (100 mg/d) oder das synthetische Vitamin E (300 mg/d) zur Primärprävention kardiovaskulärer Ereignisse an Patienten, die einen oder mehrere kardiovaskuläre Risikofaktoren wie Bluthochdruck, Hypercholesterinämie, Diabetes mellitus, Adipositas oder familienbedingten vorzeitigen Myokardinfarkt aufwiesen. Das Primary Prevention Project (PPP) schloß 4495 Personen, darunter 2583 Frauen über 50 Jahre, ein und wurde nach 3,6 Jahren vorzeitig abgebrochen, nachdem diese klinische Studie – ähnlich der HOT-Studie (Hypertension Optimal Treatment, 1998) – einen signifikant protektiven Effekt von niedrig dosierter ASS erzielt hatte. Im Gegensatz zu dem etablierten Thrombozyten-Aggregationshemmer gab es keine Hinweise für eine Minimierung des kardiovaskulären Risikos auf der Basis einer Behandlung mit dem Antioxidans Vitamin E. Diese Befunde wurden von den Autoren als falsch-negativ bewertet, da der vorzeitige Studienabbruch statistisch gesehen zu einer inadäquaten Power geführt hat (Collaborative Group of the Primary Prevention Project [PPP], 2001). Eine erfolgreiche Sekundärprävention zeigte eine Interventionsstudie mit Vitamin E bei Patienten nach Koronarangioplastie. 440 Patienten wurden seit 1990 nach erfolgreicher Ballondilatation von R.J. DuBroff nachbeobachtet. Während in der Kontrollgruppe eine übliche Restenosierungsrate von rund 30 Prozent auftrat, fiel diese in der Therapiegruppe signifikant um fast die Hälfte auf 15,8 Prozent ab. Vitamin E-Supplementation verlangsamt demnach die Progression einer vorhandenen atherosklerotischen koronaren Veränderung (Du Broff et al., 1994). Eine kleinere doppelblind plazebokontrollierte Studie mit 100 auswertbaren Kasuistiken, die vier Monate lang dreimal täglich 400 I.E. ($\triangleq$1200 I.E./d) in Form von synthetischem Vitamin E (D,L-α-Tocopherol) erhielten, um das Ausmaß des Auftretens einer Restenose nach perkutaner transluminaler Koronarangioplastie (PTCA) zu ermitteln, zeigte bei verifizierter Compliance gegenüber Plazebo eine 12%ige Verbesserung der angiographisch dokumentierten Restenose-Entwicklung. Für die nicht erreichte Signifikanz des Unterschieds zwischen den beiden Patientengruppen (p = 0.06) geben die Autoren die inadäquate Fallzahl an, da aufgrund von unvorhersehbaren Verzögerungen die geplante Zahl von 400 nicht rekrutiert werden konnte (DeMaio et al., 1992).

Howard Hodis, der Leiter der randomisierten, plazebokontrollierten Cholesterol Lowering Atherosclerosis Study (CLAS) in Los Angeles, beschreibt nach 2jährigem Patienten-Follow up im Rahmen seiner koronarangioplastischen Auswertungen (eine quantitative, nicht-invasive Methode zur Charakterisierung der Arterienwand), daß Lipidsenker in Verbindung mit einer täglichen Dosis von mindestens 100 IE Vitamin E-Supplement das Fortschreiten der Atherosklerose der Koronarien nach einer Bypass-Operation aufgrund des verminderten Risikos einer Restenose verzögern (Hodis et al., 1995). Eine vergleichbare Untersuchung wurde mittels Ultraschalldiagnostik zur Arterioskleroseprogression der Halsschlagader durchgeführt. Hierbei wurde jedoch keine Wirkung in der Vitamin E-behandelten Gruppe, wohl aber in der Plazebogruppe festgestellt; in Anlehnung an die Befunde an der Koronararterie steht dieses Ergebnis der Gruppe um Azen et al. (1996) im Widerspruch.

Mit der im Vergleich zur Angiographie weniger invasiven Ultraschallmethode zur Messung des Okklusionsgrads von Arterien, hatte die Gruppe um Kritchevsky (1995) ein Jahr zuvor an verschiedenen Stellen der Arteria Carotis die Intimamedia-Wanddicke an 11 307 symptomlosen Individuen (6318 Frauen und 4989 Männer) im Alter zwischen 45 und 64 Jahren bestimmt. Im Rahmen dieser ARIC-Studie (Atherosclerosis Risk in Community Study) – einem Programm zur Beeinträchtigung der Atherosklerose-Entwicklung mit Diät und anderen Mitteln – sollte der Zusammenhang zwischen der Einnahme von α-Tocopherol, Vitamin C, β-Carotin und der Wanddicke der Halsschlagader untersucht werden. Die Nahrungsaufnahme inklusive der Nahrungsergänzungen wurden mit einem 66 Punkte umfassenden Fragebogen semiquantitativ erfaßt. Ein inverser signifikanter Zusammenhang wurde zwischen der Carotiswanddicke und der α-Tocopherol-Einnahme jedoch nur für Frauen beobachtet, die überdies älter als 55 Jahre waren. Es ist für eine abschließende Abschätzung aber zu ergänzen, daß die Studie insofern limitiert war, da nur 5% der Befragten Vitamin E Supplemente einnahmen.

Die ASAP-Interventionsstudie (Antioxidant Supplementation in Atherosclerosis Prevention) kontrollierte über einen Zeitraum von drei Jahren an insgesamt 520 Rauchern, Nichtrauchern und postmenopausalen Frauen, deren Einschlußkriterien eine Hypercholesterinämie ($\geq 5,0$ mmol/l) war, die Wirksamkeit einer Kombination, bestehend aus 182 mg (272 I.E.) RRR-α-Tocopherol und 500 mg langsam freisetzendem Vitamin C im Vergleich zu den Monopräparaten, bezüglich der Progression einer Atherosklerose der Halsschlagader. Die finnische Studie zur Primärprävention belegte per Ultraschalldiagnostik, daß die durchschnittliche Dickenzunahme der mittleren Intimamedia im Vergleich zur Plazebogruppe nur mit der genannten Kombination und nur bei den Männern signifikant verhindert wurde (Salonen et al., 2000). Dieselbe Gruppe zeigte anhand des ASAP-Studienkollektivs ferner, daß die Vitaminkombination nicht erfolgreicher war als Vitamin E allein, wenn es um die Senkung der 7β-Hydroxy-Cholesterin-Konzentration im Serum ging, einem Marker für die Cholesterin-Autoxidation in vivo. Daß eine hochdosierte, tägliche Vitamin E-Supplementierung mit 1200 IE RRR-α-Tocopherol über 8 Wochen zur Reduzierung der Progression atherosklerotischer Veränderungen führt, zeigen auch plazebokontrollierte Untersuchungsergebnisse am Patienten mit Diabetes mellitus. Innerhalb der supplementierten Gruppe wird die Beeinflussung der Oxidationskinetik der LDL aufgrund der signifikanten Abnahme der LDL-Oxidierbarkeit in Form der Zeitverlaufskurven, die eine verringerte Bildung von konjugierten Dienen und Lipidperoxiden darstellen, belegt (Fuller et al., 1996), (s. auch Kap. 3.13.8.9). Eine der ersten großen Interventionsstudien, die Alpha-Tocopherol Betacarotene (ATBC) Cancer Prevention Study Group (1994), bei der 29 133 finnische Raucher u.a. ein Supplement aus synthetischem Vitamin E (50 mg α-Tocopherylazetat) erhielten, wurde auf Herzerkrankungen hin analysiert. Bei 27 271 Männern ohne Myokardinfarkt zu Beginn der Studie wurden nach ca. sechs Jahren der Vitamin E-Einnahme um 4% weniger primäre Hauptereignisse am Herzen diagnostiziert. Die Inzidenz der fatalen KHK wurde um 8% herabgesetzt. Obwohl das Vitamin einen schwachen Schutz in Bezug auf die Mortalität ischämischer Herzerkrankungen vermittelte, wurde ein statistisch signifikanter Nutzen diesbezüglich nicht erkennbar (Virtamo et al., 1998). Eine weitere Analyse, ob die Vitamin E-Anwendung der ATBC-Studienteilnehmer das Wiederauftreten einer Angina verhindert, weist ein relatives Risiko von 1,06 und somit keinen signifikant protektiven Effekt für Vitamin E aus (Rapola et al., 1998). Die Originaldaten der ATBC-Berichte weisen in der α-Tocopherol-Gruppe einen 50%igen Anstieg aus, einen tödlichen hämorrhagischen Schlaganfall zu erleiden. Für das Auftreten eines ischämischen Schlaganfalls wurde im Gegensatz dazu im Rahmen der genannten Primärpräventionsstudie (ATBC Study Group, 1994) ein 20%iger Schutz durch Vitamin E beschrieben. Auch im Rahmen der CHAOS-Studie (Cambridge Heart Antioxidant Study) scheint sich abzuzeichnen, daß Vitamin E in der Sekundärprävention des Herzinfarktes wirksam ist (Stephens et al., 1996). In dieser doppelblind plazebokontrollierten randomisierten klinischen Studie wurden insgesamt 2002 Patienten mit angiographisch gesicherter KHK eingeschlossen und die Wirkung von 400 IE RRR-α-Tocopherol im Mittel 510 (3–981) Tage lang auf das Risiko von Myokardinfarkten (MI)und kardiovaskulär bedingten Todesfällen bei Patienten mit ischämischer Herzerkrankung untersucht. Im letzteren Fall wurde in der Vitamin E-Gruppe zwar ohne Signifikanzniveau tendenziell eine höhere kardiale Gesamtletalität beobachtet, die aber nicht auf einem Effekt von Vitamin E beruht. Eine Subanalyse der Studie ergab nämlich, daß das Ergebnis von der Compliance der Patienten abhing. Die Patienten der Vitamin E-Gruppe, die ihre Medikation nicht eingestellt hatten, zeigten einen positiven Effekt hinsichtlich der Gesamtmortalität im Vergleich zur Plazebogruppe (Mitchinson et al., 1999).

Für den zu überprüfenden Endpunkt Myokard-Infarkt zeigte sich aufgrund einer signifikanten Reduktion nicht tödlich verlaufender Herzinfarkte, daß das relative Herzinfarkt-Risiko unter der Supplementierung um 77 Prozent vermindert wurde. Die tödlichen und nicht tödlichen Myokardinfarkte insgesamt gingen um 47% zurück. Beobachtet wurde überdies ein Anstieg der tödlichen Herzinfarkte, der statistisch nicht signifikant war, und keine Abnahme der Gesamtmortalität.

Eine weitere breit angelegte Interventionsstudie, die GISSI-Studie (Gruppo Italiano per lo studio della sopravivenza nell'infarto miocardico) wurde designed, um Sekundärprävention von Supplementen auf Morbidität und Mortalität an 11 324 Patienten, die drei Monate zuvor einen Herzinfarkt überlebt hatten, in 172 italienischen Krankenhäusern zu untersuchen. Die Patienten wurden über einen Zeitraum von 3,5 Jahren täglich entweder mit 1 g ω-3 polyungesättigter Fettsäure (n-3 PUFA

= Fischöl), 300 mg all rac-α-Tocopherol oder beiden Substraten in Kombination sowie die Kontrollen mit keinem von den beiden behandelt. Das Risiko der primären Endpunkte der Studie Tod, nicht tödlicher MI und Schlaganfall wurde bei der n-3 PUFA-Behandlung und der Kombination signifikant gesenkt; Vitamin E zeigte keinen Nutzen (Marchioli, R., 1999). Die Ergebnisse der offen randomisierten Studie sind komplex, da 55 relative Risiken präsentiert werden und erst die 4-Weg-Analyse für Vitamin E eine 11%ige, jedoch nicht signifikante Abnahme des Risikos für primäre Endpunkte offenbart (Pryor, W.A., 2000).

Die fehlende Übereinstimmung zwischen GISSI und CHAOS wurde von Brown (1999), einem Autor der CHAOS-Studie, dahingehend kommentiert, daß die GISSI-Teilnehmer vermutlich eine mediterane Diät reichhaltig an Antioxidantien aßen, während die englische Ernährung ärmer an Früchten und Gemüse war. Ferner wurden 50% der GISSI-Patienten mit Statinen, einem Pharmakon zur Prophylaxe kardiovaskulärer Erkrankungen, behandelt. Brown stellt bei dem Studienvergleich grundsätzlich in Frage, ob Postinfarktpatienten trotz lebenslanger mediteraner Diät und anschließender Statin-Behandlung von Vitamin E erwartungsgemäß überhaupt profitieren könnten, noch dazu, wenn MI-Komplikationen mehr vom Status des Myokards als vom Zustand der Koronararterien abhängen. Brown ergänzt, daß bei den Individuen der CHAOS-Studie ein 3,5fach häufigeres Auftreten eines Polymorphismus im Gen der endothelialen NO-Synthase (eNOS) festgestellt wurde, was mit einer verminderten endothelialen Funktion verbunden ist. Vitamin E soll NO vor schneller Destruktion schützen. Einen wichtigen Unterschied zwischen den Studien stellte auch die Natur des jeweils angewandten Vitamin E dar; CHAOS verwertete 400 bis 800 I.E. Vitamin E pflanzlicher Herkunft, GISSI nutzte 300 mg synthetisch hergestelltes Vitamin E, das mit 150 mg Vitamin E pflanzlichen Ursprungs äquivalent ist. Zusammenfassend wird das geringere Ansprechen auf Vitamin E im Rahmen der GISSI-Studie auf die ausgesprochenen Unterschiede der beiden Populationen Ostengländer bzw. Italiener, die unterschiedlich eingesetzten Vitamin E-Tagesdosen, die verschiedenen Diäten und Substrat-Profile sowie die genetischen Bedingungen zurückgeführt.

Eine weitere multizentrische (267 Zentren), multinationale (19 Länder in Nord-, Südamerika, Europa) Studie zur Sekundärprävention, die HOPE (The Heart Outcomes Prevention Evaluation, 2000) hatte zum

Ziel, die Wirksamkeit des ACE-Hemmers Ramipril und von Vitamin E hinsichtlich einer Abnahme von kardiovaskulär bedingten Todesfällen, Herzinfarkten und Schlaganfällen bei Patienten mit hohem kardiovaskulärem Risiko zu ermitteln. Rekrutiert wurden 9541 Patienten beiderlei Geschlechts im Alter von über 55 Jahren mit koronarer Herzerkrankung, peripherer Gefäßerkrankung oder Schlaganfall, Diabetes mellitus, Hypertonie und Hypercholesterinämie. Die Studie wurde 1999 vorzeitig abgebrochen, weil sich deutliche Gruppenunterschiede zugunsten von Ramipril herausgebildet hatten. Zu diesem Zeitpunkt war eine mittlere Beobachtungszeit von 4,5 Jahren erreicht, die jedoch im Vitamin E-Arm der Studie keine Verbesserung der Inzidenz von kardiovaskulären Ereignissen in der Verum-Gruppe zur Folge hatte; in keinem primären (RR = 1,05) oder sekundären Endpunkt (u.a. Gesamtmortalität, instabile Angina, Revaskularisation) trat ein signifikanter Unterschied zu Plazebo ein. Dieser neutrale Effekt bezüglich aller Endpunkte führte bei den beteiligten Klinikern zu der Annahme, daß eine Studienverlängerung über 5 Jahre hinaus möglicherweise die Wirkung von Vitamin E zur Verringerung kardiovaskulärer Ereignisse bei Hochrisikopatienten herauskristallisieren könnte. Die tägliche Supplementation von 400 I.E. (268 mg) RRR-α-Tocopherol war im Rahmen dieser doppelblind plazebokontrollierten randomisierten Studie nicht mit einer erhöhten Inzidenz für hämorrhagische Schlaganfälle oder andere signifikante Nebenwirkungen verbunden.

Für Hämodialysepatienten, die krankheitsbedingt einen erhöhten oxidativen Streß aufweisen, wird der kardiovaskuläre Tod exzessiv dokumentiert. Die Mortalitätsrate dieser Patienten wird 20mal höher im Vergleich zur Durchschnittsbevölkerung eingeschätzt. Da einige ex vivo Befunde dieses Patientenkollektivs belegt haben, daß orale Gaben von 50 bis 800 I.E. Vitamin E pro Tag über einen Zeitraum von zwei bis zwölf Wochen die LDL-Oxidation und deren MDA-Gehalt positiv beeinträchtigen, haben Boaz und Mitarbeiter (2000) den Effekt hochdosierter Vitamin E-Supplemente auf das Ergebnis kardiovaskulärer Erkrankungen von Patienten im Endstadium der renalen Erkrankung mit kardiovaskulärer Vergangenheit untersucht. In diese sogenannte SPACE-Studie wurden insgesamt 196 Hämodialysepatienten im Alter von 40 bis 75 Jahren aus Tel Aviv eingeschlossen und im Durchschnitt 519 Tage lang mit 800 I.E. Vitamin E pflanzlicher Herkunft im Vergleich zu einem Plazebo supplementiert. Als primärer Endpunkt wurde im Rahmen dieser Sekundärprävention mit Antioxidantien eine zusammengesetzte Variable, bestehend aus den Ereignissen Herzinfarkt (tödlich, nicht tödlich), ischämischem Schlaganfall, peripherer vaskulärer Erkrankung und instabiler Angina ausgewählt. Vitamin E besitzt nach den Ergebnissen ein überzeugendes Potential als protektives Adjuvans zur Verminderung des Atheroskleroserisikos, welches durch den die chronischen Nierenschäden begleitenden oxidativen Streß bedingt ist; die orale Behandlung mit pharmakologischen Dosen hatte bei der SPACE-Kohorte eine signifikante Verminderung vaskulärer Ereignisse einschließlich des MIs zur Folge. Das relative Risiko für den primären Endpunkt lag bei 0,46 ($p = 0{,}014$). Sekundäre Endpunkte dieser Studie stellten die Gesamtmortalität und der kardiovaskuläre Tod dar. Letztere zeigten nach der Behandlungsphase keine signifikanten Unterschiede trotz der signifikanten Abnahme des fatalen Herzinfarkts in der Vitamin E-Gruppe. Analysiert man die gesamten Todesfälle hinsichtlich ihrer Ursache, so wurden in der Verumgruppe zwei Hämorrhagien diagnostiziert, eine intestinale und eine Ösophagusvarize; die beiden Fälle weisen zur Plazebogruppe keine statistische Signifikanz auf.

Vitamin E moduliert überdies die Plättchenaggregation, indem es an der Regulierung des Arachidonsäuremetabolismus beteiligt ist. Untersuchungen an Zellkulturen und am Tier ergaben, daß Vitamin E die Thrombozytenaggregation und Prostaglandinbildung, welche die Aggregation weiterhin stimuliert, reduziert (Steiner, 1987; Scrivastava, 1986). Im Zusammenhang mit der Plättchenfunktion ist auch die Vitamin E-bedingte Hemmung der Phospholipase A_2-Aktivität zu nennen, welche die hydrolytische Voraussetzung für die Eicosanoidbildung (Lipoxygenase) und die Thromboxan A_2-Synthese (Cyclooxygenase), dem physiologischen Gegenspieler des Prostacyclins, ist. Weiterhin wurde gezeigt, daß alpha-Tocopherol in Endothelzellen die Synthese von Prostacyclin, dem Inhibitor der Plättchenaggregation und Vasodilatator, potenziert (Szczeklik et al., 1985), da Vitamin E in Endothelzellen die Expression zytosolischer Phospholipase A_2 und Cyclooxygenase hochreguliert (Chan et al., 1998) und zur Cyclooxygenase-Anreicherung beiträgt (Tran u. Chan, 1990). Bei verminderten Vitamin E-Konzentrationen in Plättchen ist die Aggregation erhöht. Dies wird durch Korrektur des Vitamin E-Status normalisiert. Bei Diabetikern besteht eine Tendenz zu reduzierten Vitamin E-Werten mit gleichzeitig gesteigerter Plättchenaggregation. Mehrere Studien mit Insulin-abhängigen und zum Teil mit nicht Insulin-abhängigen Diabetes mellitus-Patienten haben gezeigt, daß durch die Gabe einiger hundert IE Vitamin E die Aggregation sowie die Lipidperoxidation reduziert werden können (Colette et al., 1988). In gesunden Kontrollen konnte keine Wirkung auf die Aggregation festgestellt werden (Gerster, 1993). Da eine gesteigerte Thrombozytenaggregation mit einem erhöhten Atheroskleroserisiko verbunden ist, könnte Vitamin E aufgrund seiner Kontrollfunktion bei der Thrombozytenaggregation dabei helfen, die Tendenz für arterielle Erkrankungen, insbesondere bei Hochrisikogruppen zu senken (Steiner, 1983).

Zirkulierende Monozyten werden durch Chemokine vom Endothel angelockt und nach Adhäsion und Transmigration in den subendothelialen Raum zu Makrophagen umgewandelt, die durch übermäßige oLDL-Aufnahme in Schaumzellen übergehen, die sich zu Fettstreifen, dem frühen Stadium der Arteriosklerose, entwickeln. Vitamin E setzt die Adhäsion der Monozyten ans Endothel durch herunterregulierte Expression der Adhäsionsmoleküle herab (Devaraj et al., 1996; Islam et al., 1998; Martin et al., 1997) und ebenso die Superoxidbildung der Monozyten (Cachia et al., 1998). Cominacini und Mitarbeiter (1997) haben anhand von oxLDL exponierten Zellkulturen gezeigt, daß eine Vitamin E-Anreicherung von derart induzierten Endothelzellen zur gehemmten Expression von intrazellulären (ICAM-1) und vaskulären (VCAM-1) Adhäsionsmolekülen führt. Zusätzlich zu den in vitro Ergebnissen nehmen die klinischen Hinweise zu, welche die günstige Wirkung der Antioxidantien auf die endotheliale Funktion stützen. Vitamin E scheint aufgrund seiner antioxidativen Eigenschaften zur Verminderung der endothelialen Aktivierung, was die Abnahme des löslichen Markers P-Selectin und die damit verbundene beeinträchtigte Monozytenadhäsion angeht, und zur Verbesserung der Endothel-abhängigen Vasodilatation, wie die flußgesteuerte Gefäßerweiterung der Brachialarterie zeigte, beizutragen; dies trifft insbesondere bei Vorhandensein kardiovaskulärer Risikofaktoren wie Hyperlipidämie, Diabetes oder gesicherter KHK zu. Diese klinischen Studien mit Fallzahlen von 20–70 Patienten bzw. Gesunden wurden u.a. mit einer Vitamin E-Monosupplementation bei Tagesdosen von 300 bis 1200 I.E. und einer Behandlungsdauer von zwei Wochen bis drei Monaten durchgeführt (Brown und Hu, 2001).

Wesentliche in vitro Experimente offenbaren, daß Vitamin E Initiation und Progression der Atherosklerose durch einen Liganden-typischen Effekt, der nicht mit einer antioxidativen Wirksamkeit zusammenhängt, verhindern kann. So hat die Gruppe um Azzi gezeigt, daß zum Schutz der Endothelzellen durch physiologische Vitamin E-Konzentrationen die Proliferation der glatten Muskelzellen gehemmt wird (Boscoboinik et al., 1991). Interessant ist die Beobachtung, daß an den glatten Muskelzellen der menschlichen Aorta D-alpha-Tocopherol dosisabhängig im Bereich von 10–50 µM, aber nicht D-β-Tocopherol, die Proliferation unterbindet. In der Kaskade der Signaltransduktion, die das Rezeptor-vermittelte Zellwachstum kontrolliert, scheint Vitamin E neben der Zellvermehrung, die Bindung des Transkriptionsfaktors AP-1 an die DNA und die Proteinkinase C-Aktivität zu modulieren. Diese molekularen Ergebnisse stellen eine wichtige Ergänzung zu den epidemiologischen Informationen dar, welche eine Abnahme des Vitamin E-Plasmaspiegels mit einem erhöhten Risiko ischämischer Herzkrankheiten verbinden (Azzi et al., 1995).

3.13.8.9 Anwendung von Vitamin E bei Diabetes mellitus

Häufige Gesundheitsrisiken bei Diabetes mellitus (DM) sind Erkrankungen der Augen, Retinopathien, deren Folge die Erblindung sein können und Erkrankungen der Nieren, Nephropathien, die mit Nierenversagen enden können sowie periphere Durchblutungsstörungen, die mit Amputationen von Gliedmaßen einhergehen können. Bei dieser chronischen Stoffwechselkrankheit ist die Inzidenz vaskulärer Erkrankungen höher als bei nichtdiabetischen Kontrollpersonen. Die Haupttodesursache stellt bei Diabetikern das kardiovaskuläre Risiko dar, das 4fach erhöht ist. Die genannten vaskulären Komplikationen werden mit einem Ungleichgewicht zwischen der Bildung von Sauerstoffradikalen und der antioxidativen Kapazität erklärt, was auch als oxidativer Streß bezeichnet wird. Derselbe kann verursacht werden durch eine erhöhte Bildung reaktiver Sauerstoffspezies und/oder durch eine herabgesetzte Möglichkeit der Entschärfung derselben. Hierbei ist eine erhöhte Lipidperoxidation zu nennen, die sich bei den Diabetikern in einem Konzentrationsanstieg der Lipidperoxide, Lipidhydroperoxide und insbesondere oxidiertem LDL im Plasma sowie den Folgeprodukten wie den Thiobarbitursäure-reaktiven

Verbindungen (TBARS) bzw. dem Malondialdehyd (MDA) manifestiert.

Daß freie Radikale bei der Entwicklung des Altersdiabetes von Bedeutung sind, wurde gestützt durch epidemiologische Untersuchungen an 944 finnischen Männern im Alter von 42 bis 60 Jahren, die bei der Grunduntersuchung zu Beginn der vierjährigen Studie keinen Befund für Diabetes mellitus aufwiesen (Salonen et al., 1995); 45 der Teilnehmenden entwickelten während des Follow-up die Stoffwechselkrankheit. Das Diabetesrisiko erhöhte sich um das 3,9fache, sofern niedrige Vitamin E-Plasmaspiegel assoziiert waren; die mittleren Gehalte lagen bei 19,4 µmol/l und 60% führten Vitamin E unterhalb der empfohlenen Menge von 10 mg zu. Die Autoren schließen daher auf einen Zusammenhang zwischen einer Unterversorgung mit Vitamin E und dem Risiko, später an Diabetes zu erkranken.

Fuller et al. (1996) supplementierten sowohl Insulin- als auch nicht Insulin-pflichtigen Diabetikern pharmakologische Dosen eines Vitamin E-Esters pflanzlicher Herkunft, nämlich täglich 1200 I.E. Nach acht Wochen der Anwendung konnte anhand der Kinetik der konjugierten Diene und der Lipidperoxidbildung sowie der signifikanten Verlängerung der Lagphase der LDL in beiden Gruppen eine Einschränkung der LDL-Oxidation beim Diabetiker gezeigt werden. Diese Vitamin E-vermittelte Abnahme der Oxidationsanfälligkeit war nicht gleichzeitig an eine Veränderung der Blutglukosekonzentration geknüpft, da weder glykosyliertes Hämoglobin noch glykosyliertes Plasmaprotein vermindert wurde. Vergleichbare Ergebnisse hatten Reaven und Mitarbeiter (1995) bereits ein Jahr zuvor unter ähnlich kontrollierten Studienbedingungen mit synthetischem Vitamin E (1600 I.E. D,L-α-Tocopherol pro Tag) erzielt. Diese Ergebnisse zum Metabolismus unter dem Einfluß einer monatelangen Vitamin E-Anwendung stehen im Widerspruch zu Arbeiten von Ceriello et al. (1991), die bei Tagesdosen von 600 bzw. 1200 mg α-Tocopherol dosisabhängig bei 20 Typ I-Diabetikern eine Abnahme des labilen Hämoglobin A_{1c} und glykosylierter Plasmaproteine beobachteten. Der Blutglukosespiegel blieb jeweils unverändert. Während eine kontrollierte Studie mit 35 Typ I-Diabetikern und einer relativ niedrigen Dosierung von 100 I.E. α-Tocopherol pro Tag über drei Monate zu einer signifikanten Verminderung des glykosylierten Hämoglobin- und Plasmatriglyzerid-Gehalts sowie zu einer nichtsignifikanten Abnahme des Nüchternblutzuckers führte (Jain et al., 1996a). Die Gruppe um Paolisso (1993) hatte anhand der Vitamin E-Supplementierung mit 900 mg über drei Monate an 25 Typ II-Diabetikern eine verbesserte Stoffwechselkontrolle nachgewiesen, die sich überdies an signifikant verminderten Blutglukose-Konzentrationen äußerte.

Hinsichtlich einer weiteren positiven Wirkung auf die Stoffwechselkontrolle ging aus Untersuchungen der Gruppe Jain et al. (1996b) ferner hervor, daß erhöhte Plasmakonzentrationen an TBARS, einem Index für die Lipidperoxidation, in Typ I-Diabetikern, die drei Monate lang täglich mit 100 I.E. D,L-α-Tocopherol behandelt wurden, im Vergleich zur Plazebogruppe, signifikant gesenkt wurden.

Einen weiteren Indikator für den oxidativen Streß stellen die Isoprostane dar, welche nichtenzymatisch aus der Arachidonsäure autooxidativ synthetisiert werden. Die Bildung des spezifischen Markers 8-Epiiso-Prostaglandin $F_{2\alpha}$ ist bei Diabetikern im Plasma erhöht (Gopaul et al., 1995). Eine umfassende Studie von Davi et al. (1999) berücksichtigte die Urinausscheidung von F_2-Isoprostanen, dem 8-iso-Prostaglandin F_2 als oxidativen Streßmarker, und zeigte diesbezüglich hochsignifikante Anstiege bei Diabetikern auf; die Höhe der Ausscheidung korrelierte invers mit dem Grad der Kontrolle des Blutzuckers. Wurden diese Patienten für vierzehn Tage mit einer Tagesdosis von 600 mg α-Tocopherylazetat behandelt, so berichten die Autoren über eine statistisch signifikante Abnahme der F_2-Isoprostan-Ausscheidung von 37%.

Neben der erhöhten Lipoprotein-Oxidierbarkeit, die über die Schaumzell- zur Plaquesbildung und verfrühten Atherosklerose beim Diabetes mellitus führt, besteht bei diesen Patienten eine Tendenz zu verminderten Vitamin E-Werten in verschiedenen vaskulären Zellen, die mit einer erhöhten Reaktivität der Plättchen hinsichtlich ihrer Aggregation sowie Adhäsion einhergehen. Die Vitamin E-Menge innerhalb der Thrombozyten ist invers korreliert mit einer erhöhten Freisetzung von Thromboxan A_2, einem starken Stimulator der Plättchenaggregation. Vorherige Behandlung mit α-Tocopherol kann die steigende Tendenz positiv beeinflussen. So zeigten Colette et al. (1988) anhand einer Untersuchung zur Blutplättchen-Funktion von 9 Typ I-Diabetikern, die 35 Tage lang 1000 mg Vitamin E erhielten, eine geringe aber signifikante Abnahme der ADP-induzierten Plättchenaggregation. Im gleichen Jahr zeigte eine Arbeitsgruppe an vergleichbaren Risikopatienten und einer Vitamin E-

Anwendungsdauer von 28 Tagen bei einer Tagesdosis von nur 400 I.E eine signifikante Abnahme der ADP-induzierten Produktion von Plättchenthromboxan A_2 (Gisinger et al., 1988).

Interessant ist ferner, daß im Vergleich zu Kontrollpersonen oder Diabetikern ohne Retinopathie die ADP-induzierte Plättchenaggregation signifikant erhöht war bei Diabetikern mit Retinopathie. Die Vitamin E-Konzentration in den Blutplättchen der Diabetiker war im Vergleich zu Kontrollpersonen signifikant vermindert. Betrachtet man das Kollektiv aus Diabetikern und Kontrollen insgesamt, so besteht eine signifikante inverse Beziehung zwischen den Vitamin E-Plasmakonzentrationen und dem Ausmaß der ADP-induzierten Thrombozytenaggregation. Watanabe et al. (1984) gehen davon aus, daß eine Abnahme der Konzentration an Vitamin E in den Blutplättchen zur erhöhten Thromboxanbildung mit Hyperreaktivität der Plättchen führt, die über eine hyperaktivierte Aggregation zur Entwicklung vaskulärer Komplikationen beiträgt.

Im Rahmen einer dreimonatigen Doppelblindstudie wurde anhand der Laborwerte von Typ I-Diabetikern zunächst ein signifikanter Zusammenhang zwischen der Lipidperoxidbildung und dem Thromboxan B_2 (TxB_2), einem stabilen Thromboxanmetaboliten, der die zunehmende Plättchenaktivierung widerspiegelt, ermittelt. Die Patienten mit Hyperglykämie wiesen im Vergleich zu gesunden Kontrollen um 62% höhere Gehalte an TxB_2 und 15% höhere Konzentrationen an MDA im Plasma auf. Die tägliche Supplementierung der Patienten mit 100 I.E. D,L-α-Tocopherol senkte die Blutspiegel von MDA um 30, von TxB_2 um 51 und von Triglyzerid um 22% jeweils signifikant (Jain et al., 1998). Ein Jahr später berichtete Davi et al. (1999), daß aufgrund einer Vitamin E-Anwendung das Ausmaß der Ausscheidung des 11-Dehydrothromboxan B_2 auch im Urin signifikant vermindert wird.

Zu den nichtantioxidativen Effekten von Vitamin E zählen neben der Triglyzeridsenkung, der Glykosylierungsabnahme, der Verbesserung der Insulinwirkung und vaskulären Reaktivität, die Hemmung der Plättchenadhäsion (Jandak et al., 1989). Tagesdosen von nur 200 I.E. Vitamin E führten zu einer signifikanten Verminderung der Adhäsion, wobei die Ausstülpungen der sog. Pseudopodien, wie sie für aktivierte Thrombozyten typisch sind, nicht ausgebildet wurden.

Eine häufige Spätkomplikation bei Diabetes ist die Störung des peripheren Nervensystems, die Neuropathie, welche bei unzureichender nutritiver Versorgung des Nervengewebes gefördert wird. Bekannt sind die verminderte Durchblutung der Nerven und Defizite bei der Nervenreizleitung. Im Tierversuch wurde durch den Streptozotozin-induzierten Diabetes nach ca. vier Wochen bei den Ratten sowohl die motorische Reizleitung des Ischiasnerven (19%) als auch die Durchblutung desselben gehemmt (46%). Die gleichzeitige Gabe von Vitamin E und β-Carotin verhinderte diese Einschränkung der Parameter beinahe vollständig (Cotter et al., 1995). Eine plazebokontrollierte Interventionsstudie, bei der über ein halbes Jahr 900 mg eines synthetischen Vitamin E-Esters an 11 Typ II-Diabetiker mit leichter bis mäßiger Polyneuropathie verabreicht wurde, zeigte, daß die gestörte Nervenleitung verbessert werden kann. Die Veränderungen der elektrophysiologischen Parameter war signifikant für die Nervenleitungsgeschwindigkeit der medianen und tibialen motorischen Nervenfasern. Glykämische Indices wie Nüchternblutzucker, HbA_1 oder postprandiale Glucosespiegel wurden nicht beeinflußt (Tutuncu et al., 1998).

Daß Vitamin E überdies die Endothelfunktion von Typ I-Diabetikern fördert, belegt eine australische klinische Studie mit 41 Patienten im Durchschnittsalter von 23 bzw. 28 Jahren; zwanzig von ihnen erhielten über drei Monate 100 I.E. all-rac-α-Tocopherol, um zu überprüfen, ob die endotheliale vasodilatierende Funktion (EVF) der Leitungsbahn und Widerstandsgefäße und die systemische arterielle Compliance (SAC) beeinflußt werden. Die EVF wurde mit Hilfe des nichtinvasiven Ultraschalls und der flußgesteuerten Vasodilatation der Brachialarterie und der Unterarmwiderstandsgefäße zu den verschiedenen Zeitpunkten der Therapie gemessen. Die positiven Ergebnisse auf die EVF bei den jüngeren Typ I-DM-Patienten nach einer Kurzzeitbehandlung mit pharmakologischen Dosen legen den Schluß der Autoren nahe, daß dem Vitamin E eine regulierende Rolle im frühen Stadium der vaskulären Erkrankung dieses Patientenkollektivs zukommt (Skyrme-Jones et al., 2000). Wirkungslos blieb Vitamin E dagegen im Rahmen der SAC, dem simultanen Aorta-Blutfluß und dem Carotis-Druck.

Da eine hohe Glucose-Konzentration des Diabetikers die Generierung von Superoxidanion induziert und in Folge Transkriptionsfaktoren wie NF-κB aktiviert, das selbst eine Vielzahl von Genen reguliert, ist verständlich, weshalb proinflammatorische Bedingungen, eine Aktivierung der Immunantwort und Zellwachstum ausgelöst werden können und somit die Pathogenese der Artheriosklerose fördern. Die Ergebnisse neuerer Untersuchungen an 57 Typ II-Diabetikern, jünger als 75 Jahre, die 800 I.E. D-α-Tocopherol pro Tag über einen Zeitraum von vier Wochen placebokontrolliert einnahmen, weisen nach der Vitamin E-Behandlung einen um 49% signifikant niedrigeren CRP-Plasmagehalt auf (Upritchard et al., 2000). Dieses C-reaktive Protein (CRP) gilt als sensitiver Marker der systemischen Entzündung und kündigt ein erhöhtes Risiko für koronare Ereignisse an, sofern sich eine hohe Konzentration chronisch manifestiert.

Devaraj und Jialal (2000) empfehlen eine adjuvante Vitamin E-Therapie bei Diabetes mellitus zur Prävention der Artheriosklerose, da die inflammatorische Aktivität bei diesen Risikopatienten abnimmt. Die Typ II-Diabetiker ihrer Studie zeigen nach drei Monaten täglicher Einnahme von 1200 I.E. einerseits signifikant verminderte Plasmakonzentrationen von CRP und andererseits signifikante Abnahmen der Monozyten an Zytokin IL-6.

Die bisher verfügbaren Daten belegen, daß Diabetiker einem erhöhten oxidativen Streß ausgeliefert sind, die Oxidationsanfälligkeit ihrer Lipide und Lipoproteine aufgrund der Glykosylierung erhöht ist und dieser Prozeß durch Vitamin E-Anwendung teilweise umgekehrt werden kann (Yoshida et al., 1997). Auch eine Hemmung der Atherogenese scheint mit einer Vitamin E-Intervention im Falle von Diabetikern wirkungsvoller zu sein als bei Nichtdiabetikern. Es besteht jedoch derzeit noch eine Kluft zwischen der Validierung eines Zusammenhangs zwischen den positiven Wirkungen einer Vitamin E-Behandlung hinsichtlich der biochemischen Marker des oxidativen Streß und der klinischen Wirksamkeit. Da die Verbesserung bezüglich der Lipoprotein-Oxidierbarkeit ein sättigbarer und reversibler Prozeß ist, wird nach den Ergebnissen einer Langzeitstudie, bei der ein Jahr lang täglich 750 I.E. (504mg) RRR-α-Tocopherol verabreicht wurden, von den belgischen Wissenschaftlern eine lebenslange Vitamin E-Supplementierung mit pharmakologischen Dosen für Typ I-Diabetiker in Betracht gezogen, um durch eine Zufuhr von Antioxidantien den diabetischen Spätschäden vorzubeugen (Engelen et al., 2000).

3.13.8.10 Zur Unterstützung des Immunsystems

Im Rahmen eines intakten Immunsystems ist die Proliferation von T- und B-Zellen, natürlichen Killerzellen und Lymphokin-aktivierten Killerzellen erforderlich, um einen wirksamen Schutz gegenüber Pathogenen und Tumorzellen zu gewährleisten. Bei einer Exposition gegenüber Oxidantien (Sheffy u. Schultz, 1979; Meeker et al., 1985) oder im Alter (Makinodan u. Kay, 1980) sind diese Vorgänge jedoch merklich beeinträchtigt. Es sind funktionelle Veränderungen sowohl für die humorale als auch zelluläre Immunantwort beschrieben worden. Obwohl alle wichtigen Zelltypen des Immunsystems wie die Stammzellen, Makrophagen, T- und B-Zellen, altersabhängige Veränderungen aufweisen, sind im wesentlichen die T-Zellen betroffen. Mit zunehmenden Alter werden in vivo T-Zell-vermittelte Funktionen wie die Überempfindlichkeit vom verzögerten Typ (Typ IV, Delayed type hypersensitivity, DTH), die Graft-versus-Host-Reaktion und der Widerstand gegen eine Exposition mit syngenen und allogenen Tumoren und Parasiten gesenkt. In vitro sind die beeinträchtigte Reaktion von Lymphozyten auf Mitogene und die herabgesetzte Aktivität der natürlichen Killerzellen belegt. Die durch Antigen und Mitogen stimulierte Interleukin-2-Anreicherung, ein für die Vermehrung von T-Zellen verantwortliches Zytokin, nimmt ebenfalls im Alter ab und scheint zu den T-Zell-vermittelten Defekten beizutragen. Die endogenen oxidativen Quellen, die zur Suppression der Lymphozyten-abhängigen Immunität führen, sind noch aufzuklären. Bisherige in vitro Versuche haben gezeigt, daß sowohl polymorphkernige Leukozyten (PML) als auch Makrophagen die Proliferation verschiedener Lymphozytensubpopulationen durch die Bildung reaktiver Sauerstoffintermediate sowie von Prostaglandin E_2 (Metzger et al., 1980) und NO (Gregory et al., 1993) hemmen. Insofern scheinen chronisch entzündliche Krankheiten, die eine Infiltration von PML und Makrophagen bedingen, die Lymphozytenfunktion zu gefährden.

Den genannten Effekten kann man teilweise durch diätetische Supplementation mit Antioxidantien entgegenwirken (Bendich, 1989; Meydani et al., 1990; Penn et al., 1991). Einige Humanstudien deuten darauf hin, daß Vitamin E in seiner Eigenschaft als Antioxidans für die Aufrechterhaltung der Immunfunktion essentiell ist. Da Immunzellen äußerst empfindlich gegenüber schädlichen Wirkungen freier Radikale reagieren, können Veränderungen im Vitamin E-Status die zelluläre Immunantwort negativ beeinflussen. Vitamin E-Mangelzustände sind daher mit eingeschränkten mitogenen und gemischten Lymphozytenreaktionen und Veränderungen der Makrophagen-Membranrezeptoren verbunden, wohingegen über den Bedarf hinausgehende Vitamin E-Mengen auf humorale und zellvermittelte Immunreaktionen sowie Phagozytenfunktionen gesunder Erwachsener stimulierend wirken (Meydani u. Hayek, 1992). Es ist bekannt, daß Lymphozyten und mononukleäre Zellen von allen Körperzellen den höchsten Vitamin E-Gehalt aufweisen (Machlin, 1991). Vor diesem Hintergrund und der Tatsache, daß Vitamin E den Arachidonsäurestoffwechsel in der Zellmembran moduliert, die Membranfluidität der Immunzelle verändert und durch die antioxidative Eigenschaft die Selbstzerstörung der Neutrophilen während des ‹oxidative burst› vermindert (Baehner et al., 1977) verwundern die immunstimulierenden Wirkungen nicht. Der hemmende Einfluß von alpha-Tocopherol auf die Lipoxygenase- bzw. Cyclooxygenase-Aktivität führt in den Immunzellen zur Abnahme der Leukotrien- bzw. Prostaglandin E_2-Konzentration; letztgenannter Mediator stellt wie Wasserstoffperoxid, welches durch aktivierte Makrophagen gebildet wird, einen Inhibitor der Lymphozytenproliferation dar. Vitamin E senkt die Wasserstoffperoxidbildung durch polymorphkernige Leukozyten. Eine Immunstimulation nach Supplementation mit Vitamin E wird mit einer Konzentrationserhöhung in mononukleären Zellen des peripheren Blutes und mit einer Verminderung von Plasmalipidperoxiden in Zusammenhang gebracht.

So haben Boxer und Mitarbeiter (1979) an Glutathion-defizienten Neugeborenen gezeigt, daß die Phagozytoseaktivität der PML, die aufgrund des physiologischen Vitamin E-Defizits in dieser Lebensphase normalerweise vermindert ist, durch Verabreichung von 400 IU Vitamin E wiederhergestellt werden konnten. Andere Untersuchungen zeigen in ähnlicher Weise, daß 120 mg/kg Vitamin E pro Tag, das Frühgeborenen i.m. verabreicht wurde, die Normalisierung der phagozytischen Funktion in der ersten Lebenswoche beschleunigte (Chirico et al., 1983). Bei Kindern mit chronischer Cholestase wurden nach Supplementation Defekte im Rahmen der Chemotaxis neutrophiler Zellen und bei Personen mit Fett-Malabsorptionssyndrom die beeinträchtigte T-Zell-vermittelte Funktion korrigiert (Kowdley et al., 1992).

Eine Umfrage innerhalb der älteren amerikanischen Bevölkerung hat für mehr als 40% der Befragten eine Vitamin E-Aufnahme ergeben, die nur annähernd 30% des RDA-Wertes (10 mg) ausmachte (Meydani, M., 1995). In einer prospektiven epidemiologischen Studie wurde gefunden, daß 66% der über sechzigjährigen mit Tocopherolplasmakonzentrationen unter 1,35 mg/dl über einen Zeitraum von drei Jahren mindestens drei Infektionen erlitten und dies nur für 37% der Personen mit Plasmaspiegeln über 1,35 mg/dl galt (Chavance et al., 1985). Insofern sollten nach Vitamin E-Supplementation von einem immunstimulierenden Effekt besonders alte Menschen profitieren. Eine Optimierung der Immunantwort wurde anhand von Hinweisen durch Studien an gesunden, älteren Menschen tatsächlich beobachtet; diese zeigen in Verbindung mit hoher Vitamin E-Aufnahme ein vermindertes Risiko, an Infektionen oder chronischen Krankheiten, die in dieser Altersklasse repräsentativ häufig auftreten, zu erkranken, da durch Vitamin E sowohl die humorale als auch zellvermittelte Immunität stimuliert, die in vivo Antikörperbildung, die DTH und Resistenz gegenüber bakteriellen bzw. viralen Infektionen erhöht wird. Bei einer 4monatigen D,L-alpha-Tocopherylacetat-Zufuhr von 200 mg pro Tag konnte an 20 institutionalisierten Frauen im Alter von 63 bis 93 Jahren eine Steigerung der α_2- und β_2-Globulinfraktionen beobachtet werden. In Kombination mit 400 mg Vitamin C wurden darüber hinaus signifikante Erhöhungen an Immunglobulin G und an Komplementfaktor C3 festgestellt (Ziemlanski et al., 1986). Ein einmonatiger Doppelblindversuch an 32 gesunden, älteren Erwachsenen (p 60 Jahren), die 800 IU Vitamin E pro Tag erhielten, führte zu einem nahezu dreifachen Anstieg des Vitamin E-Basisgehaltes und im Vergleich zur Kontrolle zu drei Hinweisen einer erhöhten T-Zell-vermittelten Funktion:

1. Zu einer signifikanten Steigerung der Lymphozytenproliferation erkennbar an der mitogenen, verbesserten Reaktion auf Concanavalin A.
2. Zu einer Steigerung bei den DTH-Typ IV-Reaktionen auf 7 zuvor verabreichte Antigene, d.h. daß sich in der mit Vitamin E versorgten Gruppe eine signifikante Verstärkung der Überempfindlichkeitsreaktion vom verzögerten Typ in einem Hauttest zeigte, wobei eine verbesserte DTH-Reaktion in bedeutendem Zusammenhang mit einer Verminderung einer Sepsis und der Sterblichkeitsrate, z.B. bei Krankenhauspatienten, steht.
3. Zu einer erhöhten Il-2-Bildung.

Gleichzeitig nahmen in den peripheren mononukleären Zellen die Lipidperoxide und die PGE_2-Synthese, die mit Hilfe der Phytohämagglutinin-stimulierten Prostaglandinbildung ermittelt wurde, ab (Meydani, S.N., et al., 1990). Auch eine längerfristige Supplementation mit niedrigeren Vitamin E-Dosen zeigte nach sechs Monaten beim oben genannten Kollektiv einen immunstimulierenden Effekt (Meydani, S.N., et al., 1994). Eine doppelblind plazebokontrollierte Langzeitstudie mit jungen und alten, gesunden Personen belegte für die tägliche Einnahme von 400 IE eine erhöhte Immunantwort, die sich ausgehend vom DTH-Test bei den Älteren sogar in höheren Prozentzahlen niederschlug (Meydani, M., et al., 1993). Interessant erscheint letztlich, daß die einzelnen Immunantworten nur auf sehr unterschiedliche Vitamin E-Dosen statistisch signifikant reagieren. Die Gruppe um Meydani hat 1997 weitere Ergebnisse einer Langzeitstudie veröffentlicht; hierbei wurden 88 nicht in Heimen lebende gesunde Personen ab 65 Jahre für 235 Tage entweder mit 60, 200, 800 mg D,L-α-Tocopherol oder Plazebo supplementiert. Höhere Antikörpertiter gegen Hepatitis B-Vakzine und ausgeprägtere Überempfindlichkeitsreaktionen vom Spättyp im Hauttest (DTH) zeigten die Personen, die sich nach Supplementation mit 200 oder 800 mg in der oberen Tertile der Serumkonzentration von über 48,4 µmol/l α-Tocopherol befanden. Ein signifikanter Anstieg des Antikörpertiters gegen Tetanusvakzine wurde in der 200 mg-Gruppe festgestellt. Keinen Effekt zeigte Vitamin E auf die Antikörperreaktion gegen den Diphtherieimpfstoff sowie den Immunglobulinspiegel, den Anteil der T- und B-Lymphozyten und den Autoantikörperspiegel (Meydani S.N. et al., 1997).

Im Gegensatz hierzu verlief eine niederländische Doppelblind-Studie mit 74 Probanden im Alter von 65 Jahren und älter, die bei Supplementierung mit niedriger dosiertem Vitamin E, nämlich 100 mg pro Tag über drei Monate, keine signifikante Wirkung auf verschiedene Parameter der Immunantwort hervorrief (De Waart et al., 1997). Pallast et al. (1999) zeigten wiederum, daß bei Subgruppen, die körperlich weniger aktiv waren oder niedrigere DTH-Basisaktivitäten aufwiesen, eine tägliche Supplementation mit 100 mg Vitamin E über sechs Monate das zelluläre Immunsystem gesunder, älterer Menschen verbesserte. Ein extremes Beispiel für abnorme Spättyp-Reaktionen wurde an fünf Personen mit einer bereits bis zu zehn Jahre andauernden tropischen Sprue erkannt, die nur ein Zehntel der physiologischen Vitamin E-Plasmakonzentrationen und eine für die Vitamin E-Defizienz typische sensorische Neuropathie aufwiesen. Die parenterale Vitamin E-Zufuhr normalisierte den Serumgehalt und verbesserte sowohl die neurologischen Reaktionen als auch den auf Immunfunktion beruhenden Hauttest (Ghalaut et al., 1995). Die Ergebnisse weniger Vitamin E-Studien lassen eine erhöhte Resistenz gegenüber Krankheiten erwarten (Chavance u. Brubacher, 1993). So nehmen Immunfunktionen mit zunehmendem Alter ab, was mit erhöhter Morbidität und Mortalität einhergeht, wobei diese Abwehrdefizite durch Vitamin E-Gabe umgekehrt werden können. Der immunstimulierende Effekt der Vitamin E-Supplementation insbesondere beim älteren Menschen ist mit einem erhöhten Widerstand gegenüber Erkrankungen assoziiert.

Auch wenn die Fallzahl der Studie zu gering war, um signifikante Unterschiede in der Häufigkeit von Infektionen aufzudecken, so berichten die Teilnehmer der Vitamin E-Gruppen um 30% seltener von Infektionen im Vergleich zur Plazebogruppe (Meydani, S.N. et al., 1997). Da die Infektionskrankheiten im Respirationstrakt, die Pneumonie und Influenza, mit 59% derzeit in den USA die Hauptursache im Rahmen der Gesamtmortalität darstellen, wurde aufgrund der Inzidenz und der zunehmend älter werdenden Bevölkerung Rechnung getragen und die Influenza Virus-Infektion ausgewählt und im Tiermodell eine Vitamin E-Kurzzeitsupplementation (6 Wochen) mit dem Erfolg einer signifikanten Abnahme pulmonaler viraler Titer durchgeführt (Han und Meydani, S.N., 1999). Die aufgrund der Infektion erhöhten Interleukingehalte IL-6, IL-1β und TNF-α in der Lunge wurden bei der des weiteren durchgeführten Langzeitsupplementation (6 Monate) in der Vitamin E-Gruppe signifikant vermindert (Han et al., 2000, A). Erwähnenswert ist, daß die Vitamin E-Gabe bei jungen Mäusen nur zu geringen Abnahmen der viralen Lungentiter im Vergleich zur Reaktion alter Mäuse führte. Wurde die Zytokinbildung der Milzzellen Influenza Virus-infizierter junger bzw. alter C57BL Mäuse nach einer Vitamin E-Diät von 30 oder 500 mg D,L-α-Tocopherylacetat/kg über acht Wochen überprüft, so zeigten die alten Mäuse neben dem niedrigeren Virus-Titer ferner eine höhere IL-2- und IFN-γ-Bildung. Diese inverse Korrelation stützte die Vorstellung, daß eine Vitamin E-Anwendung bei alten Tieren die altersabhängige Dysregulation des T1/T2-Helferzellen-Gleichgewichts verändert (Han et al., 1998). Die Untersuchungen zeigen, daß die Vitamin E-induzierte

Influenza Virus-Titerabnahme durch die Erhöhung der T-Helfer 1-Zytokine vermittelt wird, welche wiederum das Ergebnis einer durch die Vitamin E verursachte PGE_2-Bildung ist (Han et al., 2000, B). Die Gruppe um Simin Meydani hatte in Murinmakrophagen bereits belegt, daß der mit einem höheren Alter verbundene Anstieg der Prostaglandin E_2-Synthese auf der zunehmenden Cyclooxygenase (Cox)-Aktivität sowie Cox-2-Expression im Alter basiert. Die Vitamin E-Supplementation kehrte die angestiegene Cox-Aktivität vollständig um auf einen Gehalt, der dem junger Mäuse vergleichbar war, jedoch nur in alten Mäusen. Vitamin E zeigte keine Wirkung auf die Cyclooxygenase-Aktivität in den Makrophagen junger Mäuse, das Cox-1- oder Cox-2-Protein oder die Cox-2-mRNA-Expression aller Mäuse. Das genannte Vitamin übt seinen Effekt daher posttranslational aus, indem es die Cox-Aktivität hemmt (Wu et al., 1998).

Die amerikanischen Wissenschaftler ziehen daher eine Empfehlung für eine höhere Vitamin E-Zufuhr von über 30 mg für ältere gesunde Menschen in Erwägung. Ob die Vitamin E-Zufuhr einen klinisch relevanten Effekt auf das Immunsystem jüngerer Populationen ausübt, ist noch nicht geklärt und bedarf weiterer Studien. An 26 gesunden Asiaten, nämlich weiblichen und männlichen Chinesen im Alter von 25 bis 35 Jahren, wurde aufgrund einer vierwöchigen Tagessupplementation mit 233 mg D,L-α-Tocopherol die zellvermittelte Immunmodulation untersucht und dabei sowohl eine Förderung ihrer T-Lymphozyten-Proliferation und eine Verbesserung des CD4/CD8-Quotienten, als auch eine Abnahme des oxidativen Streß um 44% in deren T-Lymphozyten festgestellt. Dies spiegelte sich in einer signifikanten Korrelation zwischen dem Gehalt an Wasserstoffperoxid und dem Plasma-MDA sowie dem DNA-Addukt 8-Hydroxy-2'-Desoxyguanosin im Urin wider (Lee und Wan, 2000). Van Tits et al. (2000) haben in Immunzellen verschiedener Gruppen von Individuen mit einerseits physiologischen Blutlipiden (n=8) und andererseits Hypertriglyzeridämie (n=12) bei einer sechswöchigen Tagesdosis von 600 I.E. RRR-α-Tocopherol festgestellt, daß sich die Zytokinsynthese von TNF-α, IL-1β und IL-8 in den Leukozyten sowie die Superoxidbildung in den polymorphkernigen Zellen beider Gruppen nicht unterschied; im Vergleich zur unbehandelten Gruppe nahmen die gemessenen Parameter jedoch jeweils signifikant ab.

Asthma, Rhinitis, Heuschnupfen und atopische Erkrankungen sind durch erhöhtes Serum-IgE und Hautsensibilisierung gegenüber Umweltallergenen charakterisiert. Eine Stichprobe von 2633 Erwachsenen ergab, daß höhere Vitamin E-Einnahmen mit niedrigeren IgE-Serumkonzentrationen und einer weniger häufigen Allergensibilisierung assoziiert sind. Diese Ergebnisse stützen den nützlichen Effekt einer Vitamin E-Diät, was die Asthma-Inzidenz betrifft (Fogarty et al., 2000).Während Vitamin E das gesamte Serumprotein, insbesondere die α2- und β2-Globulin-Fraktionen erhöht, legten nur die Gruppen, welche sowohl Vitamin E als auch Vitamin C eingenommen hatten, signifikante Zunahmen hinsichtlich des Gehalts an IgG und C3-Komplement an den Tag (Meydani, S. und Beharka, 1996).

Das hauptsächlich in aktivierten Makrophagen gebildete proinflammatorische Zytokin TNF-α induziert als Immunmodulator verschiedene Zellantworten wie z.B. die Apoptose. Diese TNF-induzierte Zytotoxizität kann durch Vitamin E durch die Verminderung des Anteils apoptotischer Zellen reguliert werden. Dieser Effekt ist von Vorteil bezüglich der Organfunktionen, die mit Erkrankungen verbunden sind (Yano et al., 2000).

Interessant sind ferner die Ergebnisse aus dem Bereich der Sportmedizin, die zeigen, daß immunologische Veränderungen der sogenannten «Akut-Phase-Reaktion», die während einer Infektion auftreten, auch nach körperlicher Belastung beobachtet werden. So initiieren Ausdauersportarten oder gewebeverletzende Übungen immunologische Reaktionen, die ein Modell für streßbedingte Immunantworten darstellen. Ein erhöhter Vitamin E-Bedarf ist bei körperlich aktiven Individuen unschwer abzuleiten, da die Belastung mit einem erhöhten Sauerstoffverbrauch und einer damit verbundenen Bildung freier Radikale einhergeht. Im Tierversuch wurde zunächst dargelegt, daß ein Vitamin E-Mangel die Ausdauer vermindert, die Zellatmung und das Bindegewebe beeinträchtigt. Aber selbst eine ausreichende Vitamin E-Aufnahme führte bei auf Ausdauer trainierten Tieren im Vergleich zu untrainierten Kontrollen zu einer Tocopherolabnahme sowohl im Leber- als auch Muskelgewebe. Einige Studien am Menschen legen nahe, daß Vitamin E physische Leistungen günstig beeinflußt und einen Schutz gegen belastungsbedingte oxidative Muskelschäden bietet.

Cannon und Mitarbeiter (1990, 1991) führten mit jeweils einer Gruppe junger und alter Männer von 21 bis 70 Jahren eine plazebokontrollierte Doppelblindstudie durch, um den Einfluß einer erhöhten Muskelbelastung auf repräsentative Marker eines Gewebeschadens (Anzahl zirkulierender neutrophiler Granulozyten, Kreatinkinase-Konzentration) zu untersuchen. In beiden Kollektiven wurden nach vorgegebener Kraftanstrengung die Einflüsse der intensiven physischen Belastung in Form von Konzentrationsanstiegen oben genannter Parameter dokumentiert. Der deutliche Unterschied der Ergebnisse zwischen beiden Altersgruppen wird nach einer 7wöchigen Einnahme von 800 IE D,L-alpha-Tocopherol durch eine stimulierte Immunantwort der älteren Studienteilnehmer vermindert. Überdies wurde eine Verminderung entzündungsfördernder Zytokine IL-1, IL-6 und TNFα beobachtet. Weiterführende Untersuchungen von Meydani et al. (1993) belegen einen signifikanten Vitamin E-Anstieg sowohl im Plasma als auch in der Skelettmuskulatur. Die Vitamin E-Behandlung schloß ferner eine Einschränkung der Lipidperoxidation ein, welche sich in einer Abnahme von Thiobarbitursäure-Addukten im Urin und konjugierten Dienen im Muskel manifestierte. Ein positiver Einfluß einer Vitamin E-Supplementation (2×200 mg dl-alpha-Tocopherylacetat) wurde bei hoher körperlicher Belastung im Rahmen einer 10wöchigen Expedition an 12 Höhenbergsteigern plazebokontrolliert untersucht. Die Pentanabatmung, die als Maß für eine vorangegangene Lipidperoxidation gilt, zeigte nach 4wöchiger Vitamin E-Zufuhr keine Veränderung gegenüber dem Ausgangswert, während sie bei der Plazebogruppe um mehr als 100% anstieg. Nach Ansicht der Autoren dieser Studie lassen sowohl die Linksverschiebung der anaeroben Schwelle (Laktatakkumulation) als auch der Anstieg der Alkankonzentration in der Atemluft der Plazebogruppe auf Vitamin E-Defizite schließen; eine Zufuhr dieses Mikronährstoffs zumindest bei Belastungen in großen Höhen wird aufgrund eines leistungssteigernden und zellschützenden Effekts als sinnvoll erachtet (Simon-Schnaß et al., 1987). Längerfristige Vitamin E-Supplementation von fünf Monaten mit einer Tagesdosis von 330 mg führten während der Zeit des Ausdauertrainings einer Hochleistungs-Rennradsportlergruppe im Gegensatz zu den abfallenden Werten der Plazebogruppe zu ansteigenden Vitamin E-Plasmaspiegeln. Die signifikanten Abnahmen der Plasmakonzentrationen sowohl von Kreatinkinase als auch Malondialdehyd stützen die bisherigen Befunde einer protektiven Tocopherol-Wirkung innerhalb der Verumgruppe gegenüber oxidativem Streß durch anstrengendes, körperliches Training (Rokitzki et al., 1994).

3.13.8.11 Anwendung von Vitamin E bei Funktionsstörungen des Nervensystems

Die charakteristische Manifestation eines Vitamin E-Mangels ist die Nervenerkrankung, die zentrale und periphere Nerven, insbesondere die sensorischen Axone erfaßt (Sokol, 1988). Diese pathophysiologischen Veränderungen wurden bereits im Kapitel 3.13.8.2 vorgestellt.

Neurodegenerative Funktionsstörungen, zu denen Erkrankungen des Nervensystems wie die Amyotrophe Lateralsklerose, der Morbus Parkinson und Alzheimer sowie Demenz und Tardive Dyskinesie gehören, werden mit pathologischen Gegebenheiten wie der Bildung von reaktiven Sauerstoffspezies und freien Radikalen erklärt, die auf oxidativen Streß zurückzuführen sind. Dies ist ein Prozeß, bei dem freie Radikale im Überschuß gebildet werden, denen aber in nicht ausreichendem Maße antioxidative Abwehrsysteme entgegenstehen. Mit einer Zellschädigung durch freie Radikale wird der Alterungsprozeß von Beckmann und Ames (1998) in Zusammenhang gebracht. In verschiedenen Studien wurde die Wirkung von Antioxidantien auf zunehmenden oxidativen Streß bei älteren Menschen untersucht; es zeigte sich im Blut von 100 Personen im Alter von 60 bis 100 Jahren, die ein Jahr lang täglich 200 mg Vitamin E erhielten, daß deren Konzentration von Metaboliten der Lipidperoxidation im Mittel um 26% sank (Wartanowicz et al., 1984). Ähnlich erzielten Tolonen et al. (1988) an 45 älteren Pflegeheimpatienten, die eine dreimonatige Supplementierung mit einem Antioxidantiencocktail, der u.a. Vitamin E enthielt, abgeschlossen hatten, abnehmende Blutspiegel an Lipidperoxidations-Produkten. Überdies besserten sich die Ergebnisse mehrerer psychologischer Tests.

Morbus Parkinson

Oxidativer Streß soll auch eine Rolle bei der Parkinsonerkrankung spielen, worauf die Zunahme der Lipidperoxidation und Eisenkonzentration sowie die Abnahme an einigen antioxidativen Schutzmechanismen jeweils hinweisen (Müller, D.P., 1994). Antioxidantien wie Vitamin E werden als Schutzfaktor bei der Entwicklung des Morbus Parkinson angesehen. So belegt die Rotterdam Studie bei einer hohen Aufnahme von Vitamin E eine protektive Wirkung hinsichtlich des Auftretens der Parkinsonerkrankung (De Rijk et al., 1997). Einen ähnlichen Befund machten Golbe et al. bereits 1988 innerhalb der US-Bevölkerung. Ein anderes Untersuchungsergebnis wiederum erbrachte keinen Hinweis für die Assoziation zwischen Morbus Parkinson und den antioxidativen Vitaminen C und E (Logroscino et al., 1996). Insofern sind die epidemiologischen Studien nicht einheitlich in der Bestätigung der Rolle der Antioxidantien.

Des weiteren wurde Vitamin E als pharmakotherapeutisches Agens im Rahmen einer Interventionsstudie, in der DATATOP-Studie (Deprenyl and Tocopherol Antioxidant Therapy of Parkinson Disease) angewandt. Hierbei handelte es sich um eine doppelblind, plazebokontrollierte Studie, bei der 35 Prüfärzte in den USA und Kanada 800 unbehandelte Parkinson-Patienten rekrutierten, die täglich 2000 I.E. all-rac-α-Tocopherol oder 10 mg Deprenyl oder beides erhielten. Die Untersuchung stützte jedoch nicht die Empfehlung einer Anwendung von Vitamin E bei der Behandlung des Morbus Parkinson (The Parkinson Study Group, 1993). Dies war nicht das Ergebnis einer unzulänglichen Compliance, da die α-Tocopherol-Konzentration in der Spinalflüssigkeit im Durchschnitt um $76 \pm 10\%$ (S.E.) zunahm, was anhand einer Auswahl von 18 Patienten der DATATOP-Studie gemessen wurde (Vatassery et al., 1998). Fahn (1992) hatte im Rahmen eines Pilotprojekts einer offenen Langzeitstudie mit 21 Patienten im frühen Stadium der Erkrankung positive Erfolge beschrieben, da die tägliche Behandlung mit hochdosiertem Vitamin E (3200 I.E.) zusammen mit 3 g Vitamin C über einen Zeitraum von 6 bis 19 Jahren die Notwendigkeit einer Einnahme von Levodopa um durchschnittlich 2,5 Jahre in dieser Gruppe verzögern konnte.

Morbus Alzheimer

Beim Morbus Alzheimer handelt es sich um eine Altersdemenz, die sich pathologisch durch ausgeprägten neuronalen Zellverlust, neuritische Plaques und neurofibrilläres Gewirr sowie klinisch durch einen fortschreitenden Abfall der kognitiven Leistungen manifestiert. Die Pathogenese dieser neurodegenerativen Erkrankung stützt die Hypothese, daß einerseits der altersbedingte zunehmende oxidative Streß und andererseits die aggregierte fibrilläre Form eines speziellen Proteins, dem Amyloid β-Protein (Aβ), für die Progression der Erkrankung verantwortlich sind; Aβ-Aggregate sind zelltoxisch, sobald sie mit neuronalen Zellmembranen interagieren und dabei oxidative Prozesse auslösen, die eine Freisetzung freier Radikale bewirken.

Die oxidative Streß-Hypothese wird gestützt durch verschiedene Laborbefunde von an Morbus Alzheimer erkrankten Patienten. So wurden erhöhte Malondialdehyd-Konzentrationen, einem Maß für die Lipidperoxidation, gemessen (Balazs und Leon, 1994; Palmer und Burns, 1994). Oxidative Schäden wurden auch an Proteinen verifiziert (Hensley et al., 1995). Mittels der 8-Hydroxy-2-Desoxyguanosin-Konzentrationen zeigten Mecocci et al. (1994) einen 50%igen Anstieg des oxidativen Schadens an der Kern-DNA und einen dreifachen Anstieg an der mitochondrialen DNA der Großhirnrinde von Alzheimer-Patienten. Einen weiteren Hinweis im Gehirn von entsprechenden Patienten liefert die Aktivität der Hämoxygenase (EC 1.14.99.3), einem Enzym, das durch oxidativen Streß induziert wird (Premkumar et al., 1995). Hohe Glutathionkonzentrationen im Hippocampus und höhere Aktivitäten der Catalase und Superoxiddismutase in einigen Gehirnregionen von Alzheimer-Patienten lassen im Vergleich zu Kontrollpersonen eine kompensatorische Enzymantwort bzgl. des oxidativen Schadens vermuten (Balazs und Leon, 1994; Adams et al., 1991). Die genannten Enzymaktivitäten waren auch in den Erythrozyten der Patienten signifikant erhöht (Perrin et al., 1990). Eine Abnahme der Plasmakonzentrationen an Vitamin E weist in vielen Studien auf einen veränderten Vitamin E-Status bei Alzheimer-Patienten hin (Jeandel et al., 1989; Jackson et al., 1988; Zaman et al., 1992). Die Ergebnisse von Foy et al. (1999) stützen die Hypothese, daß mit Demenzerkrankungen grundsätzlich eine erhöhte Aktivität freier Radikale einhergeht; bei 175 Patienten aus Großbritannien, die Morbus Parkinson, Alzheimer oder vaskuläre Demenz aufwiesen, waren die Plasmakonzentrationen der Vitamine A, C und E gegenüber 99 Kontrollpersonen signifikant vermindert. Adams und Mitarbeiter (1991) fanden sogar einen Vitamin E-Anstieg im Gehirn, den sie in Analogie zu den höheren Enzymaktivitäten als einen kompensatorischen Effekt hinsichtlich der oxidativen Prozesse betrachten. Neben den reaktiven Sauerstoffspezies scheinen überdies auch Stickstoffspezies an den Läsionen der Neuronen beteiligt zu sein, da Peroxidasen wie die Myeloperoxidase Proteine in Anwesenheit von Stickoxyd nitrieren können (Eiserich et al., 1998).

Die neuroprotektive Wirkung von Vitamin E besteht nun darin, die Bildung von Wasserstoffsuperoxid und die damit verbundene Zytotoxizität zu blockieren (Behl et al., 1994). Vitamin E schützt in Hippocampus-Zellkulturen der Ratte (Goodman und Mattson, 1994) und PC12

Nervenzellen (Behl et al., 1992) vor dem Aβ-induzierten Zelltod. Subramaniam et al. (1998) bestätigten, daß das Antioxidans die durch freie Radikale gesteuerte Aβ-assoziierte Toxizität in vitro verhindert.

Die Vitamin E-Supplementierung führte im Vergleich zu einer Standarddiät im Langzeitversuch von zwei Jahren zu einem zweifachen Anstieg der Konzentration im Gehirn von Hunden (Pillai et al., 1993). Auch im Ratten-Hippocampus wurden Vitamin E-Zunahmen bis zu 70% festgestellt (Monji et al., 1994). Außerdem verbesserte die Zufuhr des Antioxidans die kognitive Leistung alter Tiere und verhinderte oxidativen Schaden im Tiermodell (Grundman, 2000).

Eine spanische Studie untersuchte den Zusammenhang zwischen den kognitiven Fähigkeiten von 260 älteren Menschen und der Zufuhr von Antioxidantien. Personen mit besseren Ergebnissen bei kognitiven Funktionstests hatten eine höhere Zufuhr von Vitamin E, aber auch Vitamin C, β-Carotin und Folsäure (Ortega et al., 1997). Die Beziehung des Antioxidantienstatus im Plasma und der kognitiven Leistungsfähigkeit wurde in einer österreichischen Studie mit 1769 neurologisch-psychiatrisch unauffälligen Personen zwischen 50 und 75 Jahren untersucht. Die Beurteilung erfolgte mit dem «Mattis Dementia Rating Scale». Ein positiver Zusammenhang war nur für Vitamin E signifikant (Schmidt et al., 1998).

In einer randomisierten doppelblind, plazebokontrollierten, in den USA multizentrisch durchgeführten Interventionsstudie mit 341 Alzheimer-Patienten mittleren Schweregrads wurde untersucht, inwieweit die tägliche Anwendung von 2000 I.E. all-rac-α-Tocopherol allein, 10 mg Selegilin allein, die Kombination aus beiden bzw. Plazebo über einen Zeitraum von zwei Jahren das Fortschreiten der Krankheit verzögert. Das Risiko, einen primären Endpunkt wie Tod, schwere Demenz bzw. die Notwendigkeit einer Heimunterbringung zu erreichen, war im Vergleich zur Plazebogruppe in der Vitamin E-Gruppe um 53%, in der Selegilin-Gruppe um 43% und in der Kombinationsgruppe um 31% vermindert. Der Zeitpunkt bis zum Erreichen eines der primären Endpunkte verlängerte sich gegenüber Plazebo durch die Anwendung mit Vitamin E um 230 Tage, mit Selegilin um 215 Tage und mit der Kombination um 145 Tage (Sano et al., 1997). Hinsichtlich der Endpunkte, der statistischen Auswertung und der fehlenden Verbesserung beim kognitiven Test-Score gab es jedoch heftige Kritik an dieser Studie. Um die bisher gewonnenen Daten abzusichern, sind neue Präventionsstudien in Planung oder in der

Phase der Rekrutierung. So wird auf der Basis eines gemeinsamen klinischen Projekts zwischen dem US National Institute of Aging (NIA) und der Pharmazeutischen Industrie unter der Leitung von R. Petersen und M. Grundman die sog. «Memory Impairment Study» in bis zu 80 Zentren der USA und Kanada durchgeführt. Ziel des sehr aufwendigen Studiendesigns ist es, die Nützlichkeit von hochdosiertem Vitamin E bzw. Donezil, einem Acetylcholinesterase-Hemmer, dahingehend zu untersuchen, ob diese Wirkstoffe den Verlauf von einer beeinträchtigten Gedächtnisleistung bis hin zur Alzheimer-Erkrankung verzögern oder unterbinden können. Hierbei werden 720 entsprechend vorbelastete Patienten im Alter von 55 bis 90 Jahren in drei Behandlungsgruppen eingeteilt und über drei Jahre lang neben einer täglichen Multivitaminzufuhr entweder mit pharmakologischen Dosen α-Tocopherol (2000 I.E.) im Vergleich zu einem Donezil-Plazebo, mit Donezil (10 mg) und einem Vitamin E-Plazebo oder einem Vitamin E-Plazebo im Vergleich zum Donezil-Plazebo versorgt. Mit den Ergebnissen dieser Alzheimer's Disease Cooperative Study ist frühestens im Jahr 2004 zu rechnen.

Tardive Dyskinesie (TD)

Die Anwendung von Vitamin E bei tardiver Dyskinesie erscheint nach bisherigen Untersuchungen vielversprechend. Ausgelöst werden die extrapyramidalen Bewegungsstörungen aufgrund von Nebenwirkungen bei etwa 20% der Patienten, die chronisch Neuroleptika einnehmen. Als eine Ursache wird die Neuroleptika-induzierte erhöhte Bildung an Sauerstoffradikalen diskutiert, die zur Degeneration von dopaminergen und Neurotransmitter-Systemen führt (Vatassery et al., 1999). Hinweise hierfür haben verschiedene Gruppen erbracht, die sowohl in der cerebrospinalen Flüssigkeit (Lohr et al., 1990) als auch im Plasma (Brown et al., 1998) von TD-Patienten höhere Konzentrationen an Lipidperoxidations-Produkten als üblicherweise gemessen haben. Nachdem bereits 1990 über eine Toxizität von Haloperidol in vivo berichtet wurde, konnte für Haloperidol im speziellen die Zytotoxizität für verschiedene neuronale Zell-Linien in vitro bestätigt werden (Behl, 1999). Überdies belegte die Gruppe um Behl, daß die zum Zelltod führenden Veränderungen der Membran und Zellmorphologie – verursacht durch Haloperidol – durch Präinkubation der Zellkulturen mit Vitamin E unterbunden werden. Wie anhand des DNA-Abbaus nachvollziehbar ist, wird ebenso die Haloperidol-induzierte Nekrose durch Vitamin E-Vorbehandlung vollständig verhindert.

Die bisher durchgeführten Kurzzeit-Supplementationen mit Vitamin E an TD-Patienten führten zu nützlichen Effekten, die jedoch meistens beschränkt waren auf Patienten, bei denen die Krankheit erst vor kurzem ausgebrochen war (Egan et al., 1992; Lohr et al., 1987). Lohr und Caligiuri (1996) untersuchten insgesamt 35 Patienten, die 1600 I.E. Vitamin E pro Tag erhielten, im Rahmen einer doppelblind plazebokontrollierten klinischen Studie. Trotz der kurzen Studiendauer von zwei Monaten wurde in der Vitamin E-Gruppe eine signifikante Beeinträchtigung des Scores der abnormen unwillkürlichen Bewegungsskala festgestellt. Die Behandlung war besonders erfolgreich, wenn die TD weniger als fünf Jahre bestand. Adler et al. (1998) supplementierten 40 Patienten mit der gleichen täglichen Vitamin E-Dosis oder Plazebo für 36 Wochen. Auch diese Pilotstudie zeigte als Ergebnis bereits nach zehnwöchiger Behandlung im Vergleich zur Plazebogruppe eine signifikante Verbesserung hinsichtlich der Schwere der TD.

3.13.8.12 Prophylaxe von altersbedingten Augenerkrankungen (Katarakt und Makuladegeneration)

Das Alter und durch freie Radikale verursachte Oxidationsprozesse sollen in der Kataraktentwicklung als Risikofaktoren eine wichtige Rolle spielen. Darüber hinaus wird eine Assoziation zwischen dem Ernährungszustand und dem Augenlinsenkatarakt seit vielen Jahren beschrieben, seitdem antioxidative Eigenschaften von Nährstoffen bekannt sind. Untersuchungen hierzu schließen experimentelle, epidemiologische, klinische und Interventionsstudien ein.

So wurde bei experimentell induzierter Katarakt in Tierstudien gezeigt, daß Schweregrad und Ausmaß der Kataraktentwicklung nach isolierter Linsenbestrahlung von Ratten durch Vitamin E verringert wurde (Ross et al., 1983). Vitamin E-Gabe verhinderte bzw. hemmte die Kataraktbildung von isolierten Rattenlinsen, welche entweder Galactose- (Creighton et al., 1985), Kortikosteroid- (Creighton et al., 1983) oder Hitze- (Stewart-DeHaan et al., 1981) exponiert waren. Auch oxidativ induzierte Katarakte bei der Spezies Kaninchen wurden durch die Vitamin E-Supplementierung bei 50% der Tiere aufgehalten (Bhuyan et al.,

1982). Ferner traten durch Vorbehandlung mit Vitamin E bei Ratten, die mit einer Einzeldosis von Gamma- oder Neutronenstrahlen bestrahlt wurden, weniger Schäden, die eine Kataraktentwicklung fördern (Ross et al., 1990), an der Linse auf.

Aus einer Vielzahl von epidemiologischen Studien ist ein Zusammenhang zwischen der Inzidenz für Katarakt und dem Antioxidantienstatus abzuleiten. Diese Relation zeigten Jacques et al. (1988) bei 112 Amerikanern im Alter von 40–70 Jahren; hohe Plasmakonzentrationen von Antioxidantien senkten das Kataraktrisiko bei diesen Probanden um 80%. Eine finnische Studie mit 15jähriger Beobachtungszeit stellt ein 2,6fach erhöhtes Risiko für das Auftreten eines Altersstars bei den Studienteilnehmern dar, die Vitamin E- bzw. β-Carotin-Serumkonzentrationen im untersten Tertil aufweisen (Knekt et al., 1992). Eine andere finnische Gruppe beobachtete eine inverse Korrelation zwischen den Vitamin E-Gehalten im Plasma und der Progression von kortikalen Linsentrübungen, die letztlich zu einer Katarakt führen. Das Risiko bei Plasmakonzentrationen von Vitamin E im untersten Quartil war 3,7fach erhöht (Rouhiainen et al., 1996). Die in den USA durchgeführte «Beaver Dam Eye Study» untersuchte bei 252 Personen im Alter von 50–86 Jahren die Katarakt-Inzidenz in Beziehung zu den Serumspiegeln von Vitamin E und Carotinoiden. Teilnehmer, die Vitamin E-Konzentrationen im höchsten Tertil aufwiesen, hatten ein um 60% niedrigeres Kataraktrisiko. Dieses war nicht mit der Carotinoidkonzentration korreliert (Lyle et al., 1999).

Faßt man die Ergebnisse einiger Interventionsstudien zusammen, ist danach der Konsum von Vitamin E-Supplementen mit dem Kataraktrisiko invers korreliert. Robertson et al. (1989) beschreiben, daß die Prävalenz eines fortgeschrittenen Katarakt bei Individuen, deren tägliche Vitamin E-Einnahme bei über 400 I.E. lag, im Vergleich zur Kontrolle um 56% verringert ist. Eine der größten Kataraktstudien – die Longitudinal Study of Cataract – mit 764 Amerikanern belegt ein um 57% vermindertes Risiko einer nukleären Linsentrübung bei den Teilnehmern mit regelmäßiger Einnahme von Vitamin E-Supplementen (Leske et al., 1998).

Diesen positiven Korrelationen stehen jedoch Studienergebnisse entgegen, die keine Relation zwischen dem Kataraktrisiko und der Vitamin E-Aufnahme (Hankinson et al., 1992) oder den Vitamin E-Plasmakonzentrationen (The Italian-American Cataract Study Group, 1991; Mohan et al., 1989) aufweisen. Auch Jacques und Chylack (1991) beobachteten bei Personen mit einer täglichen Vitamin E-Einnahme über 35,7 mg eine um 55% niedrigere Katarakt-Prävalenz gegenüber einer Gruppe, die täglich weniger als 8,4 mg einnahm; diese Assoziation war jedoch statistisch nicht signifikant. Geschlechtsspezifische Unterschiede beschreiben Mares-Perlman und Mitarbeiter (1995); mit der Nahrung zugeführtes Vitamin E verminderte bei den untersuchten Männern – wenn auch nicht signifikant – das nukleäre Kataraktrisiko, nicht jedoch bei den Frauen.

Auch vor dem Hintergrund der inkonsistenten Ergebnisse im Hinblick auf die spezifischen Nährstoffe oder Kataraktypen, erklärbar durch Unterschiede innerhalb der Populationen oder angewandten Untersuchungsmethoden, was die Nährstoffexposition oder das jeweilige Ergebnis zur Augenkrankheit betrifft, ist dennoch davon auszugehen, daß eine optimale Zufuhr an Vitamin E das Augenerkrankungsrisiko vermindert bzw. den Verlauf positiv beeinflußt. Neben der qualitativen Zufuhr-Empfehlung, für eine an Vitamin C, E und Carotinoiden reichhaltige Ernährung Sorge zu tragen, werden konkrete Dosisempfehlungen bezüglich einer Supplementation derzeit nicht ausgesprochen.

Überdies wurde epidemiologisch der Zusammenhang zwischen Konzentrationen von Antioxidantien und dem Risiko für eine altersabhängige Makuladegeneration (AMD) untersucht. Obwohl in Folge einer Vitamin-Supplementation vielleicht bedingt durch den guten Ernährungsstatus der Teilnehmer kein Zusammenhang beobachtbar war, zeigte sich anhand desselben Studienkollektivs mit einer Fallzahl von 976 Probanden im Rahmen der «Baltimore Longitudinal Study of Aging», daß die Personen mit Vitamin E-Konzentrationen im Plasma im niedrigsten Quartil ein doppelt so hohes Risiko für AMD wie die Personen mit entsprechend höheren Plasmakonzentrationen hatten (West et al., 1994). In der australischen Studie von Tsang et al. (1992) mit 80 AMD-Patienten und 86 gesunden Kontrollen unterscheiden sich die Vitamin E-Konzentrationen beider Gruppen nicht signifikant voneinander. Die Auswertung der finnischen ATBC-Studie mit über 29000 chronischen Rauchern im Alter von 50–69 Jahren ergibt keine schützende Wirkung von täglich eingenommenem Vitamin E-(50 mg) und/oder β-Carotin-(20 mg)Supplementen gegenüber dem Risiko für AMD (Teikari et al., 1998).

Zur Zeit kristallisieren sich aufgrund der epidemiologischen Befunde als wirksamere Nährstoffkomponenten mit antioxidativen Eigenschaften die Carotinoide, speziell das Zeaxanthin und Lutein (Seddon et al., 1994), zur ADM-Risikosenkung heraus.

3.13.9 Behandlungsregime

Die von den einzelnen Ernährungskommissionen erarbeiteten Zufuhrempfehlungen zur Sicherstellung der Vitamin E-Bedarfsdeckung des Gesunden unterscheiden sich nur unwesentlich. Je nach Lebensalter werden 3 mg (Neugeborene) bis 30 mg (Stillende) Tocopherol-Äquivalente empfohlen (Großklaus und Noble 1990). 1 mg D-alpha-Tocopherol-Äquivalent entspricht hierbei 1,49 mg DL-alpha-Tocopheryl-Acetat (entspr. 1 IU bzw. IE). Im Rahmen des Hohenheimer Konsensusgesprächs zum Thema «Antioxidative Vitamine in der Prävention» hat ein Gremium internationaler Wissenschaftler die tägliche Vitamin E-Aufnahme durch Nahrungsmittel zur Optimierung des Plasmaspiegels bei gesunden Erwachsenen, die keinem speziellen oxidativen Streß unterliegen, von 15–30 mg vorgeschlagen (Biesalski, 1995). Hierzu wurde als Maß für primäre Prävention bei gesunden Erwachsenen eine Plasmakonzentration von α-Tocopherol > 30 µmol/l (220 mg/dl Cholesterin) als optimal angesehen, ein sogenannter Schwellenwert, der durch Aufnahme des Vitamins über die Ernährung erreichbar sein sollte. Er wurde nach dem derzeit aus prospektiven Studien mit großen Probanden- bzw. Patientenkollektiven vorliegenden Erkenntnismaterial abgeleitet. Im Kontext weiterer antioxidativer Vitaminplasmakonzentrationen (Vitamin C > 50 µmol/l, β-Carotin $> 0,4$ µmol/l) wurde offensichtlich, daß bei Erreichen dieser Plasmawerte das relative Risiko von koronarer Herzkrankheit und bestimmten neoplastischen Erkrankungen gering ist, sofern diese auf einem suboptimalen Antioxidantienstatus beruhen. Insofern spiegelt die Plasmakonzentration den für die Prävention der genannten Erkrankungen notwendigen individuellen Versorgungszustand wider und die Studienergebnisse von Gey (1993, 1995; Gey et al., 1994) belegen, daß um ca. 30% verminderte präventive Plasmaschwellenwerte mit einer statistischen Verdopplung des Risikos assoziiert sind.

Es erscheint überdies angezeigt, die Tageszufuhr von Vitamin E zu ausschließlich prophylaktischen Zwecken zu limitieren. 100 mg Tocopherol-Äquivalente pro Tag gelten als physiologisch und sollten für eine rein vorbeugende Zweckbestimmung vollkommen ausreichen (Monographie: Vitamin E). Die WHO betrachtet tägliche Vitamin E-Dosen bis zu 150 mg als «absolut sicher» und Dosen von 150–720 mg als einen Bereich ohne Nebenwirkungen (Packer, L., 1994). Zur Langzeitanwendung haben sich einige Experten für eine Tagesdosis von 50–400 mg TÄ für das insgesamt als sehr sicher geltende Vitamin ausgesprochen (Gaßmann et al., 1995); bei mehrjähriger Supplementierung mit bis zu 1 g Vitamin E traten keine Nebenwirkungen auf (Diplock, 1985, 1995). Plazebokontrollierte Studien mit alten Menschen bzw. jungen Erwachsenen ergaben unter der täglichen Dosierung von 800 IE für 30 Tage bzw. 900 IE für 12 Wochen auch keinen Hinweis auf Nebenwirkungen (Meydani et al., 1990; Kitagawa u. Mino, 1989). Ebenso ergab eine klinische Studie mit 400 Parkinsonpatienten, die über sechs Monate täglich 2000 IE erhielten, keine negativen Nebeneffekte (Parkinson Study Group, 1993). Das DRI Commitee und das Food and Nutrition Board (USA, 2000) definierten für alle Formen von α-Tocopherol (RRR-, D,L-, Ester) einen UL-Wert (Tolerable Upper Intake Level), der für Erwachsene bei 1000 mg pro Tag liegt. Diese Empfehlung stellt die höchste Nährstoffmenge dar, die bei täglicher Einnahme in der Gesamtbevölkerung kein Gesundheitsrisiko hervorruft. Die Monographie zu Vitamin E (1994) weist auf Einzelfälle hin, die im Bereich von 800 mg über vorübergehende Magen-Darm-Beschwerden berichten. Schwerwiegende Arzneimittelnebenwirkungen oder Hypervitaminosen sind auch nach jahrelanger Verabreichung hoher Dosen nicht bekannt geworden. Patienten, die Antikoagulantien einnehmen oder einen Vitamin K-Mangel aufgrund von Malabsorption aufweisen, sollten bei Einnahme hoher Vitamin E-Dosen beachten, daß dadurch die Blutgerinnungszeit verlängert werden kann, da Vitamin E die Wirkung von Vitamin K-Antagonisten synergistisch verstärkt (Bendich, 1992). Neueste Ergebnisse einer doppelblind durchgeführten, plazebokontrollierten Studie, an der Patienten unter Warfarin-Behandlung teilnahmen, stützen jedoch die Annahme einer Wechselwirkung zwischen Vitamin E und Gerinnungshemmer nicht. Unter einer vierwöchigen Vitamin E-Gabe von täglich 800–1200 mg konnte nur eine vernachlässigbar geringe Änderung der Prothrombinzeit beobachtet werden (Kim und White, 1996). Ob nun ein erhöhtes Risiko hinsichtlich des hämorrhagischen Schlaganfalls für den Vitamin E-Anwender besteht, wird von Pryor (2000) aufgrund folgender Gründe in Frage gestellt:

- Während Vitamin E als Blutgerinnungshemmer bezeichnet wird, hat die Gruppe um M. Steiner (1976, 1987) bei Tagesdosen von 400 I.E. nur mäßige Antiaggregationseffekte der Thrombozyten beobachtet.
- Die Gesamtzahl der Schlaganfallopfer der ATBC-Studie war klein, so daß die Unterschiede in der Verumgruppe das Ergebnis eines Zufalls sein könnten.
- Im Rahmen der CHAOS-Studie wurde trotz 8–16mal höherer Vitamin E-Tagesdosen nicht über ein entsprechend höheres Risiko berichtet. Überdies wurde hier die RRR-α-Form mit einer höheren biologischen Aktivität im Vergleich zum synthetischen Isomerengemisch der ATBC-Studie angewandt.
- Weder die Ergebnisse der Nurses' Health Study noch die der Health Professional Study zeigen in den Vitamin E-supplementierten Teilnehmern ein höheres Risiko auf.
- Eine Kohorte mit hundert Patienten, die an vorübergehenden ischämischen Attacken (TIA) und minoren Schlaganfällen litten, erhielt zwei Jahre lang entweder Aspirin allein oder 400 I.E. Vitamin E in Kombination mit Aspirin. Das Ergebnis war eine signifikante Abnahme der Inzidenz ischämischer Fälle der Patienten, welche die Kombination eingenommen hatten. Der Unterschied hinsichtlich der Inzidenz hämorrhagischer Schlaganfälle war nicht signifikant (Steiner et al., 1995).
- Eine chinesische Nährstoffstudie aus Linxian mit besonderem Augenmerk auf Vitamin E, β-Carotin und Selen, erreichte zwar keine statistische Signifikanz, aber ein vermindertes relatives Risiko für zerebrovaskuläre Mortalität (RR = 0,90).
- Ähnlich konnte in der Vitamin E-Gruppe der GISSI-Studie ein reduziertes Risiko bezüglich des Schlaganfalls insgesamt, jedoch ohne statistische Signifikanz beobachtet werden.

Aufgrund neuerer Studienergebnisse ist zu ergänzen, daß

- die HOPE-Studie mit einem vaskulären Hochrisikokollektiv 772 Verumpatienten eingeschlossen hat, welche 400 I.E. RRR-α-Tocopherol täglich im Mittel über 4,5 Jahre einnahmen; die Auswertung der Gesamtstudie ergab keine erhöhte Inzidenz für hämorrhagische Schlaganfälle.
- Im Rahmen der SPACE-Studie mit Hämodialysepatienten, die aufgrund ihrer kardiovaskulären Historie und des erhöhten oxidativen

Streß ebenfalls Hochrisikopatienten darstellten, wurde nach einer hochdosierten Vitamin E-Behandlung (800 I.E. über ca. 519 Tage) die Ursache der gesamten Todesfälle analysiert. Zwei Hämorrhagien in der Vitamin E-Gruppe, im intestinalen und Ösophagus-Bereich, sind statistisch von der Plazebogruppe nicht signifikant zu unterscheiden.

Eine endgültige Bewertung, ob für atherosklerotisch veranlagte Patienten die Vitamin E-Einnahme ein Risiko darstellt, ist derzeit nicht möglich. Zusammenfassend kann gesagt werden, daß der hämorrhagische Schlaganfall im Vergleich zur ischämischen Herzerkrankung weniger häufig auftritt. Es könnte für die Bevölkerung ein Gesamtnutzen aufgrund einer Supplementation insofern abgeleitet werden, wenn sich die Rate des letztgenannten Schlaganfalltyps zukünftig kaum erhöht, aber signifikante Abnahmen der ischämischen Herzerkrankungen, einschließlich des ischämischen Schlaganfalls, zu verzeichnen sind.

Die Deutsche Arbeitsgemeinschaft für Künstliche Ernährung empfiehlt für die tägliche Vitamin E-Zufuhr bei der parenteralen Ernährung Erwachsener 20–40 mg alpha-Tocopherol-Äquivalente. Hierbei errechnet sich der Tocopherol-Bedarf aus dem des normalen Erwachsenen plus dem zusätzlichen Bedarf von 0,5 mg alpha-Tocopherol-Äquivalenten je g Polyensäure in der Fettemulsion minus der in der Fettemulsion vorhandenen Menge an alpha-Tocopherol-Äquivalent (DAKE 1990).

Bei Patienten mit Funktionsstörungen des digestiven und resorptiven Systems ist sowohl die zu applizierende Vitamin E-Menge als auch die Applikationsweise (oral oder parenteral) sowie die Galenik (wasserlöslich oder fettlöslich) individuell abzuklären.

Neben der oralen Verabreichung wasserlöslicher Zubereitungen kann Vitamin E intramuskulär verabreicht werden. Die klassische orale Verabreichung lipophiler Präparate ist unsicher und zeigt nur partiellen Erfolg. Die orale Applikation einer öligen Vitamin E-Suspension in Höhe von 300 mg/Tag bei Kindern mit chronischer Cholestase vermag zwar die Serummalonyldialdehyd-Spiegel zu senken, reicht jedoch nicht aus, die erniedrigten Vitamin E-Blutspiegel zu normalisieren (Lubrano et al. 1989). Bei 12jährigen Typ I-Diabetikern reichten schon 100 I.E. D,L-α-Tocopherol pro Tag aus, um nach einer dreimonatigen Behandlung die glykosylierte Hämoglobinbildung, die Triglyzerid-Konzentration sowie die erhöhten Thromboxan (TXB_2)- und MDA-Gehalte im Blut der untersuchten Kinder signifikant zu senken (Jain et al., 1996a; 1998); diese

Effekte werden als Risikoabnahme bezüglich Plättchenaggregation und thrombotischer Erkrankungen bei Typ I-Diabetikern bewertet.

Bei Patienten mit hämolytischen bzw. anämischen Stoffwechselanomalien wie Sichelzellanämie, Beta-Thalassaemia major, Glucose-6-phosphat-Dehydrogenase-Mangel und hereditären Enzymdefekten in der Glutathionsynthese werden vergleichsweise hohe Vitamin E-Tagesdosen eingesetzt. So zeigt eine Untersuchung von 15 Patienten mit Beta-Thalassaemia, die bis neun Monate lang täglich 600 mg D,L-α-Tocopherylazetat einnahmen, im Vergleich zu gesunden Kontrollen, die keine Vitamin-Supplementation erhielten, daß die Vitaminzufuhr das Antioxidans/Oxidans-Gleichgewicht im Plasma, in der LDL-Fraktion und in den roten Blutzellen verbesserte und Lipidperoxidations-Prozessen entgegenwirkte. Der Vitamin E-Gehalt der Erythrozyten war nach sechsmonatiger Supplementation normalisiert und die Verschiebung der roten Blutzellen zur physiologischen Resistenz gegenüber osmotischer Lyse wurde beobachtet (Tesoriere et al., 2001).

Nach der Monographie für Vitamin E (1994) sind zur oralen Therapie für Erwachsene Tagesdosen von 100–800 mg, in Einzelfällen auch mehr zu empfehlen.

Im Rahmen der Prophylaxe intraventrikulärer Blutungen bei Frühgeborenen sind Erfolge mit intramuskulären Tagesdosen von 20 mg/kg KG in den ersten Lebenstagen erzielt worden.

Eine eindeutige Wirkung von Vitamin E zur Vermeidung der bronchopulmonalen Dysplasie der Lunge ist derzeit nicht nachweisbar, so daß verläßliche Dosierungsempfehlungen nicht gegeben werden können.

Die Hypothese, daß eine höhere Vitamin E-Zufuhr einen krebsprophylaktischen Effekt hat, wird durch epidemiologische Studien gestützt. Sehr hohe Vitamin E-Spiegel sind mit einem geringeren Krebsrisiko assoziiert (Knekt et al., 1991). Nach dem derzeitigen Kenntnisstand läßt sich schon jetzt die Empfehlung ableiten, daß ein optimaler Vitamin E-Status – durch sinnvolle alimentäre Zufuhr und ggf. medikamentöse Substitution – angestrebt werden sollte. Auch vor dem Hintergrund der bereits erforschten biochemischen Einflüsse des alpha-Tocopherols auf die LDL-Oxidation, Thrombozytenadhäsion, Zellproliferation, atherosklerotischen Gefäßveränderungen und das Infarktrisiko sowie auf die Stabilisierung des Immunstatus bei alten Menschen müssen die Supplementierungen als sinnvoll erachtet werden. Eine abschließende Bewertung des präventivmedizinischen Stellenwertes dieses fettlöslichen Vitamins wird aufgrund derzeit noch nicht abgeschlossener Interventionsstudien jedoch erst in Zukunft möglich werden.

3.14 Vitamin K

3.14.1 Chemie

Die Entdeckung des Vitamin K geht auf Beobachtungen von Farmern zurück, daß bei Kühen nach Verfütterung von Cumarin-haltigem Süßklee Blutungen auftraten. 1929 stellte Dam bei Küken nach fettfreiem Hühnerfutter eine spontane Blutungsneigung fest, die mit einem erniedrigten Prothrombingehalt (Faktor II) des Blutes in Zusammenhang stand. Da keines der bisher bekannten Vitamine in der Lage war, die Gerinnungsstörung zu beseitigen, wurde ein neues Vitamin, das Koagulationsvitamin oder antihaemorrhagische Vitamin K postuliert. Mit dem Nachweis, daß Hämorrhagien der Hühner durch Etherextrakte von Luzerne-Pflanzen behoben werden konnten, und der Isolierung von Vitamin K-Körpern aus Luzernen und bakteriell infiziertem faulendem Fischmehl durch Dam und Doisy, die 1943 für die Entdeckung (Dam) und die Aufklärung der chemischen Struktur (Doisy) den Nobelpreis erhielten, war die hämostasiologische Bedeutung von Vitamin K etabliert.

Vitamin K (CAS-Nr. 84-80-0) ist keine einheitliche Substanz, sondern kommt in drei strukturellen Varianten vor (Abb. 3-54). Grundgerüst ist das 2-Methyl-1,4-naphthochinon. Die einzelnen Substanzen der Vitamin K-Gruppe unterscheiden sich im wesentlichen nur in der Seitenkette in C_3-Stellung. Die lipophile Seitenkette bei Vitamin K_1 (Phyllochinon) enthält in der C_3-Stellung 3 gesättigte und eine ungesättigte Isopreneinheit. Menachinone (Vitamin K_2) werden von verschiedenen Bakterien gebildet und besitzen eine Seitenkette mit variierenden Isoprenresten. Vitamin K_1 und K_2 sind natürlich vorkommende Vitamine, Vitamin K_3 (Menadion), sein wasserlösliches Derivat (Menadionnatriumhydrogensulfit) und Vitamin K_4 (Menadioldiester z.B. Menadioldibutyrat) synthetische Produkte, die im Organismus mit 4 Isopreneinheiten in der C_3-Position am chinoiden Ring prenyliert werden. Für die biologische Wirkung ist

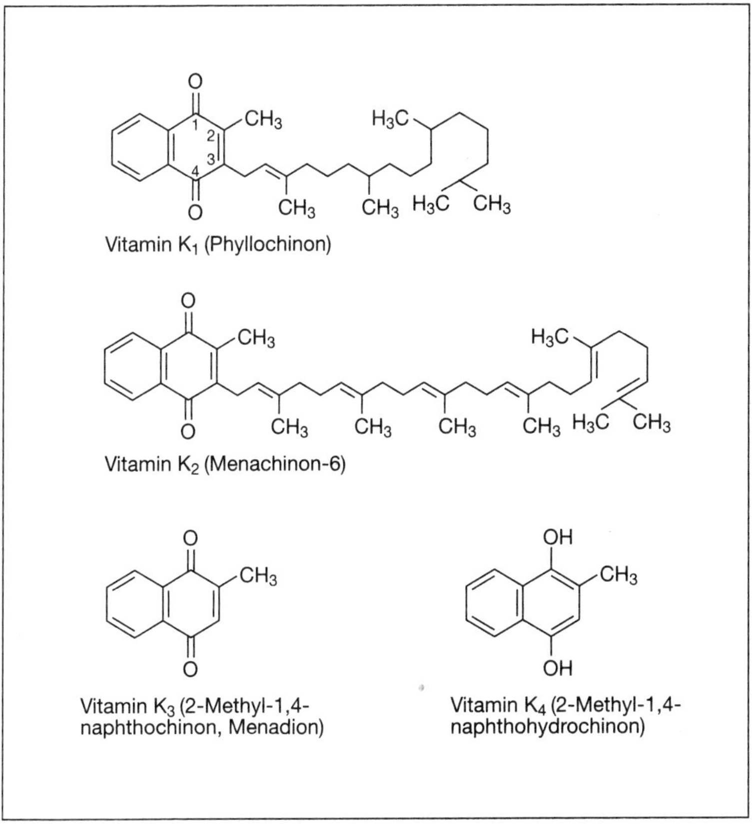

Abb. 3-54: Strukturformel von Vitamin K und strukturelle Varianten; Vitamin K$_4$ auch als 1,4 Diester

die Methylgruppe in C$_2$-Stellung unerläßlich, die Seitenkette in C$_3$-Stellung beeinflußt lediglich die Resorbierbarkeit.

Die K-Vitamine sind empfindlich gegen Licht, ionisierende Strahlen und gegen Alkali, jedoch relativ stabil gegen Hitze und Sauerstoff. Deshalb sind Vitamin K-Verluste aus Nahrungsmitteln im Rahmen der Zubereitung von Speisen gering. Die nativen K-Vitamine sind unlöslich in Wasser, wenig löslich in Alkohol, gut löslich in Ether, Chloroform sowie in Fetten und Ölen (Pharmazeutische Stoffliste 1994).

3.14.2 Vorkommen

Vitamin K ist in der Natur weit verbreitet und kommt sowohl in tierischen als auch pflanzlichen Lebensmitteln vor. Die Biosynthese des Vitamin K ist bislang lediglich in den Grundzügen bekannt. Danach werden von Bakterien Menachinone (Vitamin K_2) gebildet, die von Tier und Mensch genutzt werden können. In Pflanzen werden Phyllochinone (Vitamin K_1) synthetisiert, die die gleiche Vitaminwirksamkeit aufweisen. Das Phyllochinon ist am Photosyntheseprozeß bei allen höheren Pflanzen beteiligt und kommt auch in Braun- und Grünalgen vor (Friedrich 1987).

In hydrierten Pflanzenölen ist Phyllochinon teilweise zu $2',3'$-Dihydrophyllochinon umgewandelt (Davidson et al., 1996), über dessen biologische Aktivität und Einfluß auf Phyllochinon z. Zt. noch nichts bekannt ist.

Messungen der Vitamin K-Konzentrationen in verschiedenen Lebensmitteln zeigen, daß die Gehaltsangaben der verschiedenen Tabellenwerke für ein und dasselbe Lebensmittel beachtlich divergieren. Neben analytischen Schwierigkeiten bei der Vitamin K-Bestimmung treten auch jahreszeitliche Veränderungen im Vitamingehalt auf; diese beiden Faktoren sind bei der Interpretation von Angaben zum Vitamin K-Gehalt immer zu berücksichtigen.

Im allgemeinen sind grüne, blattförmige Pflanzen reich an Vitamin K, Fleisch, insbesondere Leber und Fisch, hat mittlere Gehalte, Früchte und Getreidearten sind dagegen relativ Vitamin K-arm (Tab. 3-51).

3.14.3 Stoffwechsel und Pharmakokinetik

In der Ernährung des Menschen spielt Phyllochinon die Hauptrolle; Menachinone tragen nur in geringem Umfang zur Vitamin K-Versorgung bei. Beide Vitamine werden vorzugsweise im Jejunum über einen sättigbaren energieabhängigen aktiven Transport in Anwesenheit von Gallensäuren und Pankreaslipase durch Mizellenbildung in das intestinale Lymphsystem resorbiert. Die Resorptionsrate ist um so höher, je niedriger der pH-Wert ist. Beim Erwachsenen erfolgt die Resorption von Vitamin K_1 rasch mit einer Resorptionsquote zwischen 60 und 80% und beim Neugeborenen wegen der physiologischen Steatorrhoe nur um 30%.

Tab. 3-51: Vitamin K-Gehalte in verschiedenen Lebensmitteln bzw. deren Nährstoffdichte (s. Glossar) nach Bundeslebensmittelschlüssel (BLS) 1999

	Gehalt µg/100 g	Nährstoffdichte µg/1000 kcal
Milch und Milchprodukte		
Butter	60,0	78,5
Brie	35,0	90,2
Emmentaler	30,0	72,0
Edamer	16,0	57,4
Vollmilch	11,3	169,9
Fleisch		
Huhn	473,2	1901,9
Rinderleber	45,0	332,3
Rindfleisch	17,0	84,4
Schweinefleisch	15,0	85,5
Cerealien		
Weizenkleie	80,0	392,9
Haferflocken	50,0	130,1
Reis, ungeschält	40,0	370,7
Roggen, Vollkorn	30,0	95,5
Reis, geschält	20,0	163,7
Gemüse		
Sauerkraut	1540,0	75862,0
Rosenkohl	440,0	11684,0
Spinat	400,0	22599,0
Chicoree	200,0	15151,0
Kopfsalat	200,0	14925,0
Blumenkohl	186,0	8732,0
Erbsen	135,0	3890,0
Broccoli	84,5	3237,0
Karotten	65,6	2343,0
Kartoffeln	50,0	251,0
Tomaten	42,6	2278,0
Bohnen (grün)	19,7	663,0
Obst		
Erdbeeren	13,0	400,0
Pfirsiche	10,0	234,7
Bananen	10,0	113,9
Aprikose	9,1	183,8
Apfelsine	1,8	36,9

Das im terminalen Ileum und Colon durch die Darmbakterien (E. coli und Lactobacillus acidophilus) gebildete Vitamin K_2 bedarf zur Resorption ebenfalls Gallensäuren und Pankreaslipase. Es wird durch passiven, nicht sättigbaren Transport und nur zu einem geringen Teil resorbiert.

Vitamin K_3 und seine wasserlöslichen Derivate werden unabhängig von Gallensäuren und Pankreaslipase passiv sowohl im Dünndarm als auch im Colon resorbiert und gelangen direkt in die Blutbahn.

Im Blut wird Vitamin K an Lipoproteine, vorwiegend an die VLDL-Fraktion, gebunden. Die Plasmakonzentrations-Zeitkurve zeigt einen biphasischen Verlauf mit einer ersten Halbwertszeit von 20–30 Minuten und einer terminalen zwischen 120–165 Minuten. Die einzelnen K-Vitamine werden im Organismus ungleichmäßig verteilt. Die natürlich vorkommenden Vitamine K_1 und K_2 werden vor allem in der Leber, aber auch in Nebennieren, Niere, Lunge und Knochenmark angereichert. Die Speicherfähigkeit der Leber ist gering und erlaubt die Überbrückung eines Vitamin-Mangels für 1–2 Wochen. Vitamin K_3 kommt in der Leber kaum vor und erhält erst nach Alkylierung an C_3 Vitamin K-Aktivität; es verteilt sich schneller im Organismus und wird auch rascher eliminiert. Erwachsene über 60 Jahren haben höhere Phyllochinonspiegel im Plasma als Jüngere unter 40. Diese Unterschiede sind durch die Plasma-Triglyceridkonzentrationen verursacht, die mit dem Alter ansteigen. Fälschlicherweise ist daraus gelegentlich auf die gute Versorgung älterer Menschen mit Vitamin K geschlossen worden. Bezieht man jedoch die Phyllochinonkonzentration auf die Triglyceridkonzentration so ergibt der Quotient Phyllochinon:Triglycerid bei Älteren geringere Werte als bei Jüngeren und zeigt einen schlechteren Vitamin K-Status an. Weiterhin wird die Phyllochinonkonzentration im Plasma durch den Polymorphismus von Apolipoprotein E beeinflußt in Übereinstimmung mit der hepatischen Clearancerate der apoE-Genotypen (Kohlmeier et al. 1995; Saupe et al. 1993).

Vitamin K_1 und K_2 werden zu über 50% über die Galle mit den Fäzes ausgeschieden und nur zu 20% nach Verkürzung der Seitenkette durch β-Oxidation in Form von Glucuroniden über die Niere. Der Metabolismus und die Ausscheidung von Vitamin K_3 erfolgt im Gegensatz zu Vitamin K_1 schneller. Von den Metaboliten und Ausscheidungsprodukten des Menadions sind nur das 2-Methyl-1,4-naphthohydrochinon-1,4-diglucuronid und das 2-Methyl-1,4-hydroxy-1-naphthylsulfat, die zu 70% mit dem

Urin eliminiert werden, identifiziert. Die Mehrzahl der Metabolite konnte noch nicht charakterisiert werden. (Monographie Vitamin K₃ und Vitamin K-Analoga 1989).

3.14.4 Biochemische Funktionen

Vitamin K ist erforderlich für die Carboxylierung spezifischer Glutaminsäurereste in einer Reihe von Proteinen zu γ-Carboxyglutaminsäure (Gla)-Resten (Abb. 3-55).

In dieser Weise entstehen durch posttranslationale Modifizierung aus Vorstufen die Gerinnungsfaktoren Faktor II (Prothrombin), Faktor VII, IX und X.

γ-Carboxyglutaminsäure wurde erst relativ spät entdeckt, weil sie bei der üblichen Aminosäureanalytik in stark saurer Lösung decarboxyliert wird. Nachdem man gelernt hatte, diese Decarboxylierung zu vermeiden, wurde noch eine Reihe weiterer Gla-haltiger Proteine in verschiedenen tierischen und menschlichen Geweben gefunden, deren Funktion noch vielfach unklar ist (Suttie 1984). Besser charakterisiert sind Osteocalcin (BGP = bone-Gla-protein) und MGP (matrix-Gla-protein) (Price 1988).

Der Wirkungsmechanismus des Vitamin K bei der Synthese der Gerinnungsfaktoren ist am ausführlichsten beim Prothrombin untersucht worden. In einem inaktiven Prothrombin-Vorläufer werden 10 Glutamin-

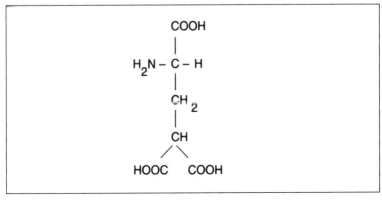

Abb. 3-55: γ-Carboxyglutaminsäure (Gla) = 3-Amino-1,1,3-propantricarbonsäure

säurereste unter der Wirkung von Vitamin K γ-carboxyliert. Die Häufung von Carboxylgruppen ermöglicht wie bei synthetischen Chelatoren die Bindung von Ca^{2+}, welches zur Anheftung von Prothrombin an Phospholipidoberflächen erforderlich ist, an denen dann die Proteolyse durch den aktivierten Faktor X zu Thrombin erfolgen kann (Suttie und Olson 1984). Die Carboxylierung wird durch eine mikrosomale Carboxylase katalysiert (Furie u. Furie, 1990) und erfordert molekularen Sauerstoff und CO_2. Als Cofaktor wird Vitamin K-Hydrochinon benötigt. Die Oxidation des Hydrochinons zum Vitamin K-2,3-epoxid liefert die Energie für die Abstraktion eines Protons vom Gamma-Kohlenstoff des Glutaminsäurerestes, wodurch ein Carbanion entsteht, welches dann zu γ-Carboxyglutaminsäure carboxyliert wird (Dowd et al., 1995). Mit der Carboxlierung ist also eine zyklische Umwandlung von oxidierten und reduzierten Formen des Vitamin K verknüpft (Vitamin K-Zyklus, s. Abb. 3-56).

An diesem Vitamin K-Zyklus sind neben dem Carboxylase/Epoxidase-System eine Dithiol-abhängige Vitamin K-Epoxid-Reduktase und eine Dithiol-abhängige Chinon-(Vitamin K)-Reduktase beteiligt. An diesen Dithiol-abhängigen Reaktionen greifen Vitamin K-Antagonisten vom Cumarintyp wie Warfarin, Marcumar u.a. als Hemmstoffe an. An der Reduktion des Chinons kann weiterhin eine NAD(P)-abhängige Reduktase, ein Flavinenzym, beteiligt sein. Außer den Gerinnungsfaktoren sind die am besten charakterisierten Gla-Proteine Osteocalcin und MGP. Die Synthese ihrer nichtcarboxylierten Vorstufen wird durch 1,25-$(OH)_2D_3$ reguliert (Price 1988). Osteocalcin wird in den Osteoblasten gebildet und macht 15–20% der Nicht-Kollagen-Proteine im Knochen aus. Osteocalcin enthält drei, MGP fünf Gla-Reste. Osteocalcin wird über seine Gla-Reste an Hydroxylapatit gebunden und hemmt das Wachstum von Hydroxylapatitkristallen aus der voll mineralisierten Metaphyse in die Epiphysenfuge. Wenn unter Vitamin K-Mangel oder unter der Wirkung von Vitamin K-Antagonisten die γ-Carboxylierung unterbleibt, gelangt das nicht carboxylierte Osteocalcin ins Plasma und ist dort ein wichtiger Indikator für Störungen des Knochenstoffwechsels. Die Bedeutung von Vitamin K im Knochenstoffwechsel geht aus einer Reihe von epidemiologischen Studien hervor, die zeigen, daß eine geringe Vitamin K-Zufuhr mit verringerter Knochendichte und einem erhöhten Risiko für Hüftfrakturen assoziiert ist, sowie aus Interventionsstudien, in denen bei Patientinnen mit Osteoporose unter hochdosierter Vitamin K-Supplementierung die Knochendichte zunahm (Übersicht bei Weber 1999). Als Kriterium für eine ausreichende Versorgung mit Vitamin K ist in diesem Zusammenhang die Prothrombinzeit ungeeignet. Viel empfindlicher spricht der Gehalt untercarboxylierter Proteine im Plasma an,

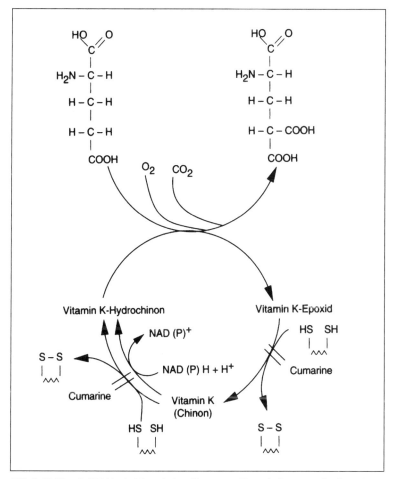

Abb. 3-56: Vitamin K-Zyklus bei der γ-Carboxylierung von Glutaminsäureresten (nach Suttie und Olson 1984)

insbesondere die Bestimmung von untercarboxyliertem Osteocalcin (ucOC). So konnte gezeigt werden, daß bei Versuchspersonen unter einer gemischten Diät mit 100 µg Phyllochinon/Tag ucOC im Laufe von 15 Tagen um 28% zunimmt. Ersatz dieser Diät durch eine Diät mit 420 µg Phyllochinon führt zu einer Abnahme von ucOC um 41%. Der Plasmaspiegel an Phyllochinon nimmt unter der Phase mit 420 µg zu, die Ausscheidung von γ-Carboxyglutaminsäure im Harn nimmt ab (Sokoll et al., 1997).

In einer anderen Studie (Sokoll et al., 1995) bewirkte eine minimale Dosis von 1 mg Warfarin/Tag nach 7 Tagen eine Zunahme von ucOC im Plasma um 170%. 2 Tage Repletion mit 5 mg Phyllochinon/Tag führten zu einem Absinken des erhöhten Spiegels an ucOC auf den Ausgangswert. Während des Versuchs verließ die Prothrombinzeit nicht den Ausgangswert (die Prothrombinzeit ändert sich erst nach einem Abfall des Prothrombinspiegels unter 50%). Eine Menge Vitamin K, die ausreicht um eine normale Blutgerinnung zu gewährleisten, ist also nicht unbedingt ausreichend für eine maximale Carboxylierung von Osteocalcin und anderen Vitamin K-abhängigen Proteinen, die für den Knochenstoffwechsel erforderlich sind.

Normalerweise findet man bei Behandlung mit Antikoagulantien vom Cumarintyp in den gebräuchlichen Dosen keine Störungen im Knochenstoffwechsel. Unter experimentellen Bedingungen können solche jedoch erzeugt werden. Dies beruht auf Unterschieden im Carboxylierungsmechanismus bei den Gerinnungsfaktoren in der Leber und bei den Gla-Proteinen im Knochen (Price 1988). Behandelt man Ratten mit hohen Dosen an Warfarin, so kann man mit Vitamin K-Supplementierung die Blutgerinnung im Normbereich halten, weil unter Vitamin K-Behandlung in der Leber ein Warfarin-unempfindliches Enzym die Reduktion von Vitamin K-Epoxid zum Hydrochinon bewerkstelligen kann, so daß man Versuchstiere unter diesen Bedingungen über Monate bei guter Gesundheit halten kann. Im Knochen ist das nicht möglich, und deswegen kommt es unter diesen Versuchsbedingungen wegen der unzureichenden Carboxylierung der Gla-Protein-Vorläufer im Knochen zu exzessiver Mineralisation des Knorpels der Wachstumszone mit kompletter Fusion der Epiphysenfugen und Stillstand des Längenwachstums.

Dieses Bild ähnelt stark dem fetalen Warfarin-Syndrom bei Kindern, deren Mütter während des ersten Trimesters der Schwangerschaft mit

Warfarin behandelt wurden (Hall et al. 1980). Als Konsequenz aus diesen Befunden wird empfohlen, bei Personen, bei denen aus therapeutischen Gründen die Aktivität der Gerinnungsfaktoren reduziert werden soll, die Vitamin K-Zufuhr so zu regulieren, daß man mit einem Minimum an Cumarin-Antikoagulantien auskommt (Price 1988).

3.14.5 Bedarf

Der Vitamin K-Bedarf des Menschen ist nicht genau bekannt. Man nimmt an, daß durch die Aufnahme mit der Nahrung (Vitamin K_1 und K_2) und durch den Beitrag der enteral synthetisierten Menachinone die Versorgung gesichert ist. Neuere Studienergebnisse weisen auf eine verminderte Absorption von Vitamin K aus Lebensmitteln hin. Auch wenn bisher keine konkreten Informationen über das Ausmaß der Vitamin K-Bioverfügbarkeit aus Lebensmitteln vorliegen, weiß man, daß im Vergleich zur Resorption aus Supplementen nur sehr wenig aus der Nahrung resorbiert wird. So werden z.B. aus Spinat lediglich 4% (im Vergleich zu einer entsprechenden Menge in Supplementform) resorbiert, bei Spinatzubereitung mit Butter steigt die Bioverfügbarkeit auf 12% (Garber et al. 1999; Gijsbers et al. 1996).

Da die Aussagekraft von Analysen zum Vitamin K-Gehalt der Lebensmittel eingeschränkt ist (s. 3.14.2) und aussagekräftige experimentelle Untersuchungen beim Menschen zum Vitamin K-Bedarf fehlen, läßt sich der Bedarf lediglich schätzen. Die Schätzungen beruhen z.T. auf den Erfahrungen, die man bei längerfristig total parenteral ernährten Patienten gesammelt hat, indem man die Vitamin K-Mengen zugrunde legt, die bei dieser Ernährungsform früheste Anzeichen eines Mangels (Störungen der Blutgerinnung) verhindern. Den Schätzungen liegt weiterhin die Vitamin K-Aufnahme offensichtlich gesunder Bevölkerungsgruppen zugrunde, und der Bedarf wird entsprechend angesetzt.

Daher machte die DGE lange Zeit keine konkreten Angaben zur wünschenswerten Höhe der Vitamin K-Zufuhr, sondern teilte lediglich die vermutete Größenordnung mit (DGE 1985). Erst in den DGE-Empfehlungen von 1991 wurden die Zufuhrempfehlungen konkretisiert. In den neuen DACH-Empfehlungen (2000) werden für den Erwachsenen 70 µg (Männer) bzw. 60 µg (Frauen) Vitamin K/Tag als wünschenswert erachtet, die Angaben für Jugendliche und Kinder liegen mit 50 bzw. 15–30 µg/Tag entsprechend niedrig.

Dabei geht man davon aus, daß der Vitamin K-Bedarf bei 1 µg/kg Körpergewicht liegt (Tab. 3–52).

Anhand der neuen Erkenntnisse, daß eine zu geringe Vitamin K-Aufnahme mit erhöhtem Risiko von Osteoporose und hip fracture beiträgt (Booth et al. 2000; Olson 2000), scheint es angebracht, die Vitamin K-Empfehlungen deutlich zu erhöhen. Die amerikanischen DRI (Institute of Medicine 2001) haben im Vergleich zu den DACH-Referenzwerten 30% höhere Empfehlungen für die Erwachsenen und doppelt so hohe für Kinder und Jugendliche (siehe Tab. 3-52). Trotz bestehender Unklarheiten erscheint eine Vitamin K Einnahme unter 80 µg/Tag als nicht wünschenswert, denn es wurden erhöhte PIVKA Konzentrationen (s. Glossar) gefunden, falls die Vitamin K-Zufuhr zwischen 40 und 60 µg/Tag lag. Erst wenn eine Aufnahme von 80 µg/Tag erreicht wurde, konnten

Tab. 3-52: Vitamin K, Schätzwerte für eine angemessene Zufuhr (DACH 2000)

Alter	Vitamin K µg/Tag	
	m	w
Säuglinge		
0 bis unter 4 Monate	4	
4 bis unter 12 Monate	10	
Kinder		
1 bis unter 4 Jahre	15	
4 bis unter 7 Jahre	20	
7 bis unter 10 Jahre	30	
10 bis unter 13 Jahre	40	
13 bis unter 15 Jahre	50	
Jugendliche und Erwachsene		
15 bis unter 19 Jahre	70	60
19 bis unter 25 Jahre	70	60
25 bis unter 51 Jahre	70	60
51 bis unter 65 Jahre	80	65
65 Jahre und älter	80	65
Schwangere		60
Stillende		60

Mangelsymptome nicht mehr beobachtet werden (Jones 1991; Bach 1996). Vor diesem Hintergrund wäre es wünschenswert, wenn auch die DACH-Referenzwerte zukünftig angehoben würden

3.14.5.1 Empfehlungen zur Prävention

Seit einigen Jahren mehren sich die Hinweise, daß Vitamin K eine aktive Rolle bei der Entwicklung der Knochenfestigkeit spielt. Vitamin K ist Cofaktor der γ-Carboxylierung von Glutamylresten in mehreren Knochen-Proteinen, unter anderem dem Osteocalcin. Erhöhte Serumkonzentrationen von unzureichend carboxyliertem Osteocalcin und niedrige Serumkonzentrationen von Vitamin K sind mit einer verringerten Knochendichte assoziiert und erhöhen das Risiko von Oberschenkelfrakturen (Shearer 2000). So wurde im Rahmen der Nurses' Health Study der Vitamin K-Status (food frequency) von 71 327 Frauen im Alter von 38–63 Jahren über einen Zeitraum von 10 Jahren erfaßt. Frauen mit einer höheren Vitamin K-Aufnahme (die vier höchsten Quintile) hatten eine signifikant niedrigere Frakturrate im Vergleich zu den Frauen mit der niedrigsten Vitamin K-Aufnahme (<109 µg/Tag) (relatives Risiko 0,7, 95% CI: 0,53–0,93). Trotz höherer Zufuhr wurde keine weitere Risikosenkung beim Vergleich der Quintile von 2 bis 5 beobachtet. Die Ergebnisse von Interventionsstudien sowohl mit physiologischer als auch pharmakologischer Dosierung weisen ebenfalls auf die präventive Bedeutung von Vitamin K hin. So ließ sich nach Vitamin K-Gabe (1 mg) ein signifikanter Abfall der Hydroxyprolin- und Calcium-Ausscheidung im Urin beobachten (Knapen 1989, 1993). Eine weitere Interventionsstudie zeigte nach sechsmonatiger Hochdosierung mit 45 mg/Tag bei Osteoporosepatienten eine Erhöhung der Knochendichte sowie einen Anstieg der Osteocalcinkonzentration, verbunden mit verminderter Calcin-Ausscheidung im Urin (Orimo, 1992). In einer placebokontrollierten Interventionsstudie mit 90 mg/Tag Vitamin K_2 bei 39 Patienten mit einer Osteoporose wurde innerhalb von 24 Wochen eine Zunahme der Kochendichte von 2,2% bei gleichzeitiger Abnahme um 7,3% in der Placebogruppe erzielt. Weitere Interventionsstudien an größeren Kollektiven und über längere Zeiträume sind notwendig, um diese Hinweise auf präventive Wirkungen von Vitamin K gegen Osteoporose zu erhärten. Weiterhin liegen Ergebnisse vor, die Zusammenhänge zwischen Vitamin K und Atherosklerose vermuten lassen. So korrelierte z.B. in einer Studie mit 113 postmenopausalen Frauen eine niedrige Vitamin K-Aufnahme mit dem Ausmaß einer metaplastischen Verkalkung der Aorta (Jie 1995). Tierexperimentelle Befunde stützen die Beobachtungen am Menschen, da bei sogenannten «Matrix Gla Protein knockout Mäusen» eine extensive Arterienverkalkung auftritt (Luo 1997). Ob allerdings dem Vitamin K-Status innerhalb der üblichen Zufuhrmengen eine signifikante Bedeutung bei der Prävention der Atherosklerose zukommt, bleibt weiterführenden Untersuchungen vorbehalten.

3.14.6 Bedarfsdeckung

Bei unzureichender Kenntnis des Bedarfs und unpräzisen Gehaltsangaben in Lebensmitteln sind verläßliche Aussagen zur Bedarfsdeckung nicht möglich. Dementsprechend wurden auch keine Angaben zur Bedarfsdeckung in den vergangenen Ernährungsberichten veröffentlicht (Deutsche Gesellschaft für Ernährung 1976, 1980, 1984, 1988, 2000). Aufgrund der Verzehrsgewohnheiten läßt sich lediglich die Aussage treffen, daß neben Grüngemüse vor allem Fleisch sowie Milch und Milchprodukten eine wichtige Rolle bei der Bedarfsdeckung zukommt. Zubereitungsverluste sind zu vernachlässigen, da Vitamin K weder auf Sauerstoff noch auf Hitze empfindlich reagiert. Lediglich unter Lichteinfluß und durch ionisierende Strahlen ist mit Vitamin K-Verlusten zu rechnen.

Bei Neugeborenen ist die Versorgung jedoch oft problematisch, da sie mit unzureichenden Vitamin K-Vorräten geboren werden. Viele Autoren sind der Auffassung, daß dies an der plazentaren Undurchlässigkeit für Vitamin K liegt (Friedrich 1987). Da auch Frauenmilch arm an Vitamin K ist, sind Neugeborene in den ersten Lebenstagen gefährdet, falls eine entsprechende Substitution unterbleibt. Deshalb wird empfohlen, jedem Neugeborenen eine orale oder intramuskuläre Vitamin K-Dosis zu geben, 2 mg bei der Geburt und 2 mg zwischen dem 2. und 7. Tag. Für voll gestillte Kinder empfiehlt man zusätzlich 25 µg/Tag bis zum Ende der Stillzeit (Autret-Leca und Jonville-Bera 2001). In schweren Fällen können lebensbedrohliche Blutungen auftreten, die durch entsprechende Vitamin K-Gaben erfolgreich therapiert werden können. Mit Beginn der Enteralsynthese werden jedoch ausreichende Mengen an Vitamin K

(Menachinon) synthetisiert und auch resorbiert, wodurch beim Kleinkind sehr schnell eine Bedarfsdeckung gewährleistet wird.

Beim Erwachsenen wird der Vitamin K-Bedarf sowohl aus tierischen und pflanzlichen Quellen als auch in geringem Umfang durch die Enteralsynthese gedeckt.

3.14.7 Klinische Symptomatik

Die klinische Symptomatik des Vitamin K-Mangels leitet sich von der Bedeutung dieses Vitamins bei der Synthese der Gerinnungsfaktoren II, VII, IX, X ab. Nach der Biosynthese der inaktiven Vorstufen in der Leber werden ihre Glutaminsäurereste carboxyliert und damit in Anwesenheit von Calciumionen zur Bindung an Membranphospholipiden befähigt. Vitamin K wirkt hierbei in den Mikrosomen der Hepatozyten als Coenzym bei der Carboxylierung der Glutaminsäure-haltigen Seitenketten. Fehlt Vitamin K, so liegen diese Faktoren als unwirksame Acarboxy-Vorstufen vor (PIVKA = **P**rotein **I**nduced by **V**itamin **K** **A**bsence or antagonists). Der Nachweis von Acarboxy-Vorstufen sowie eine Verlängerung der Gerinnungszeiten sind damit ein Hinweis für einen Vitamin K-Mangel.

Folgen sind Blutungen in die verschiedensten Gewebe und Organe. Beim Erwachsenen sind am häufigsten anzutreffen: Nasenbluten, Blutungen im Bereich des Urogenitaltraktes, Magen-Darm-Blutungen mit Hämatemesis, Blutungen in Muskel- und Unterhautzellgewebe, retroperitoneale Blutungen sowie verstärkte Blutungen nach Traumen bzw. postoperativ.

Beim Neugeborenen sind Melaena charakteristisch. Der Morbus hämorrhagicus bei Neugeborenen in den ersten Tagen beruht auf den niedrigen Spiegeln der Vitamin K-abhängigen Gerinnungsfaktoren, da die unreife Leber zur Proteinsynthese nur eingeschränkt fähig ist, bzw. der Gastrointestinal-Trakt noch nicht mit der physiologischen Darmflora besiedelt ist. Besonders gefährdet sind vollgestillte Kinder, da die Muttermilch nur etwa die Hälfte an Vitamin K im Vergleich zur Kuhmilch enthält.

Ursachen eines Vitamin K-Mangels sind nicht nur ungenügende Aufnahme mit der Nahrung oder mangelnde Resorption, sondern auch

Verwertungsstörungen durch Vitamin K-Antagonisten bzw. Schädigung der physiologischen Darmflora durch Arzneimittel wie z.B. Sulfonamide und Antibiotika.

3.14.8 Anwendungsgebiete

Einen Überblick über die Anwendungsgebiete für Vitamin K_1 (Phyllochinon) gibt Tab. 3-53 (Monographie 1989).

Tab. 3-53: Anwendungsgebiete für Vitamin K_1 (Phyllochinon)

Gesichertes Anwendungsgebiet ist ausschließlich die Therapie von Vitamin K-Mangelblutungen sowie die Prävention von Vitamin K-Mangelzuständen, die ernährungsmäßig nicht behoben werden können.

- Vitamin K-Prophylaxe für das Neugeborene durch Vitamin K-Gabe an die Schwangere vor den Entbindung, wenn sie Antikonvulsiva und Tuberkulostatika oder Cumarinderivate eingenommen hatte.
- Therapie von Vitamin K-Mangelblutungen bei Neugeborenen und Säuglingen, sowie Prävention von Vitamin-Mangelzuständen bei Neugeborenen und Säuglingen mit schweren Erkrankungen, bei denen eine sichere orale Vitamin K-Aufnahme oder eine ausreichende Resorption von Vitamin K im Magen-Darm-Trakt nicht möglich ist.
- Vitamin K-Prophylaxe bei Patienten mit Risikofaktoren für die Entwicklung eines Vitamin K-Mangels, sobald der Quick-Wert unter die Normgrenze abfällt.
- Vitamin K-Therapie bei Patienten mit Vitamin K-Mangelblutungen, die zumeist mit einem Quick-Wert unter 10 % einhergehen. Die Vitamin K-Mangelblutung kann durch einen echten Vitamin K-Mangel oder durch eine zu hohe Dosierung von Cumarinderivaten verursacht sein.

3.14.8.1 Vitamin K-Prophylaxe und -Therapie des Neugeborenen

Aktuelle Erhebungen verdeutlichen, daß die Zahl der Vitamin K-Mangelbedingten Blutungen beim Neugeborenen in den letzten Jahren zugenommen hat. Dafür ist hauptsächlich eine geänderte Stillphilosophie verantwortlich zu machen, die z.T. aus weltanschaulichen Gründen zu langfristigem, ausschließlichem Stillen – ohne Beikost – rät. Nahezu alle voll gestillten Säuglinge weisen im Vergleich zu Flaschen- und Beikost-Kindern ein erhöhtes Risiko auf, einen zumindest latenten Vitamin K-Mangel zu erleiden. Werden rechtzeitig adaptierte Milchnahrungen hinzugefüttert, dann ist die Vitamin K-Versorgung in aller Regel gesichert. Dies ist u.a. mit dem höheren Vitamin K-Gehalt der Kuhmilch zu begründen, der mindestens um das Zweifache über dem der Muttermilch liegt. Weiterhin ist anzunehmen, daß die Mischflora des Kuhmilch-ernährten Säuglings mehr Vitamin K synthetisiert als der Lactobacillus bifidus des Brustkindes.

Als weitere Risikokollektive gelten Frühgeborene, Neugeborene mit verspäteter oder unzureichender Nahrungsaufnahme, solche mit Resorptionsstörungen, Cholestase und Langzeitbehandlung mit Antibiotika.

Bei der Frühform des Morbus haemorrhagicus neonatorum tritt die Vitamin K-Mangelblutung am ersten Lebenstag auf. Die häufigste Ursache liegt in den von der Mutter vor der Entbindung eingenommenen Medikamenten, die in den Vitamin K-Stoffwechsel eingreifen (Antikonvulsiva, Tuberkulostatika, Cumarin-Antikoagulantien).

Die klassische Form des Morbus haemorrhagicus neonatorum tritt zwischen dem 2. und 7. Lebenstag bei sonst gesund erscheinenden Neugeborenen auf. Oft kann keine eindeutige Ursache für die Blutungen aus dem Nabel, dem Magen-Darm-Trakt, der Nase, Blutung post circumcisionem eruiert werden. Als Ursachen sind Vitamin K-Mangelzustände der Mutter bekannt, bedingt durch Laxantien-Abusus, Fehlernährungszustände, Malabsorption, Cholestase sowie von der Mutter eingenommene Medikamente wie z.B. Antibiotika (Künzer und Niederhoff 1988).

Der Spättyp des Morbus haemorrhagicus neonatorum tritt nach der dritten Lebenswoche an ausnahmslos voll gestillten, reif geborenen Kindern auf. Es werden Hämatomneigung, Verletzungsblutungen, Schleimhautblutungen und meist lebensbedrohliche intrakranielle Blutungen beobachtet. Die Letalität ist hoch, wobei die Überlebenden oft neurologische Spätschäden aufweisen.

In einer aktuellen Mitteilung über vier manifeste Vitamin K-Mangelblutungen waren alle vier Säuglinge voll gestillt (Alter 27–48 Tage) und ohne Vitamin K-Prophylaxe. Die Blutungen manifestierten sich in einem Fall gluteal und in den anderen drei Fällen zerebral. Ein Patient verstarb, zwei wurden mit neurologischen Störungen entlassen, lediglich ein Patient zeigte keine Spätschäden (Huss et al. 1989). In 4 weiteren Kasuistiken von reifen Säuglingen mit dem «Spättyp» des frühkindlichen Vitamin K-Mangels verstarben 2 an Hirnblutungen (Dremsek und Sacher 1987). In allen Fällen wurde keine postpartale Vitamin K-Prophylaxe durchgeführt. Aufgrund dieser aktuellen Erfahrungen wird empfohlen, daß eine generelle Vitamin K-Prophylaxe bei allen Neugeborenen vorgenommen wird. Immerhin wird nach einer im Frühjahr 1988 vorgenommenen Erhebung für den Bereich der Bundesrepublik Deutschland von 79% der befragten 1141 Geburtskliniken eine Vitamin K-Prophylaxe an allen Neugeborenen durchgeführt. 20% führen diese nur an Risikogeborenen durch und lediglich 1% nimmt gar keine Vitamin K-Prophylaxe vor (Sutor et al. 1989).

Die generelle Vitamin K-Prophylaxe erfolgte in 59% der Geburtskliniken intramuskulär, in 18% subcutan und in 23% oral (Sutor et al., 1990). An dem wirksamen Schutz einer Vitamin K-Prophylaxe vor den seltenen, aber schwerwiegenden Blutungskomplikationen (50% ZNS, etwa 20% Todesfälle bei der Spätform) besteht kein Zweifel (von Kries 1991, Sutor und Scharbau 1991). Konträre Ansichten bestehen im Hinblick auf die Applikationsform. Während Künzer und Niederhoff (1988) sich gegen eine generelle parenterale (subcutane) Vitamin K-Prophylaxe aussprechen und die orale Anwendung empfehlen, halten Göbel und von Kries die einmalige orale Darreichung für ungeeignet und plädieren für die parenterale Applikation, zumal nach einer Umfrage die Häufigkeit «spritzenbedingter Nebenwirkungen» gering ist. Die 1990 von Golding et al. publizierte Mitteilung und von den gleichen Autoren 1992 bestätigte Fall-Kontroll-Studie, nach der eine statistische Assoziation zwischen der i.m. Applikation von Vitamin K und dem Auftreten von bösartigen Erkrankungen im Kindesalter besteht, war erneut Anlaß zu einer Auseinandersetzung mit der i.m. Anwendung von Vitamin K. 195 Kindern, die in den Jahren 1971 bis März 1991 an Krebs erkrankten, wurden einer Kontrollgruppe von 558 gegenübergestellt. Nach i.m. Applikation von Vitamin K lag das Krebsrisiko um den Faktor 1,97 höher als bei Kindern, die entweder keine oder orale Vitamin K-Prophylaxe erhalten hatten. Gegen die Studie wurden verschiedene Einwände erhoben wie Änderung der Studienpopulation, Einfluß des Lösungsmittels (Propylenglykol, Phenol) von Vitamin K, hohe Plasmakonzentrationen von Vitamin K (Hull, 1992). Nach einer Nutzen-Risiko-Abwägung ist die Gefahr einer lebensbedrohlichen Blutung durch den Vitamin K-Mangel höher als ein mögliches Krebsrisiko. Das kanzerogene Risiko wird mit möglichen Veränderungen des Erbmaterials von Zellen in Zusammenhang gebracht. Nach in vitro Untersuchungen an menschlichen Leukozyten und in vivo Versuchen an fötalen Schafzellen von Israel 1987 bestehen Hinweise auf einen gesteigerten Schwesterchromatidaustausch in menschlichen Lymphozyten nach hohen Vitamin K-Konzentrationen im Blut. Diese Befunde konnten in vivo jedoch nicht bestätigt werden (Cornelissen et al., 1991). In Anbetracht des nicht ausgeschlossenen karzinogenen Risikos kommen für Neugeborene als risikoärmere Alternative die orale Applikation von 2 mg Vitamin K am ersten Lebenstag, an einem Tag im Zeitraum 3.–10. Lebenstag und an einem Tag in der 4. bis 6. Lebenswoche infrage (Deutsches Ärzteblatt 1994). Die parenterale Gabe ist nur in Ausnahmefällen indiziert, wenn die enterale Aufnahme oder Resorption von Vitamin K nicht gewährleistet ist. Sie richtet sich nach den geänderten Empfehlungen der Ernährungskommission der deutschen Gesellschaft für Kinderheilkunde (1986, von Kries, Göbel 1992).

3.14.8.2 Vitamin K-Prophylaxe und -Therapie jenseits des Säuglingsalters

Ältere Kinder und Erwachsene mit Gallengangsatresie, biliärer Zirrhose, geschädigter Darmflora durch Enteritiden, Morbus Crohn und Colitis ulcerosa weisen ein erhöhtes Risikopotential zur Entwicklung eines Vitamin K-Mangels auf. Postoperative Phasen mit total parenteraler Ernährung sowie längerfristige Medikation von Antibiotika (z.B. Ampicillin, Cephalosporine oder Tetracycline), aber auch eine Überdosierung von Vitamin K-Antagonisten (z.B. Phenprocoumon) prädisponieren zu einem Vitamin K-Mangel (Bechtold und Andrassy 1988).

Besonders hoch ist die Vitamin K-Mangelprävalenz bei chronischen gastrointestinalen Erkrankungen. Nahezu die Hälfte aller untersuchten Crohn-Patienten mit ilealer Beteiligung zeigt abnorme Prothrombin-Plasmaspiegel (Krasinski et al. 1985).

Einzelfälle von Vitamin K-Mangelsituationen sind auch im Gefolge einer Bulimia nervosa bekanntgeworden (Niiya et al. 1983). Erst in den letzten Jahren erfährt dieses Krankheitsgeschehen, das durch phasenhaft auftretendes massives Eßbedürfnis mit anschließendem selbst herbeigeführtem Erbrechen imponiert, eine gesteigerte Aufmerksamkeit.

3.14.8.3 Vitamin K in der Prophylaxe der Osteoporose

Die Rolle von Vitamin K im Knochenstoffwechsel legt nahe, daß subklinischer Vitamin K-Mangel, der sich im Gerinnungsssstem noch nicht bemerkbar macht, an der Entwicklung der Osteoporose beteiligt sein kann. Die Serumspiegel an Vitamin K sind positiv korreliert mit der Knochendichte (Tamatani et al., 1995); Patienten mit Frakturen der Wirbelsäule oder der Hüfte haben geringere Vitamin K-Spiegel als Gesunde (Hart et al., 1985; Hodges et al., 1991; Hodges et al., 1993). Als Marker für Vitamin K-Mangel ist ucOC invers korreliert mit der Knochendichte oder der Häufigkeit von Hüftfrakturen in der Postmenopause (Jie et al., 1996; Szulc et al., 1996). In einer anderen Studie fand sich bei Frauen in der Postmenopause mit geringer Knochendichte eine signifikant geringere Vitamin K-Aufnahme als bei Kontrollen (Vermeer et al., 1992). In einer neueren prospektiven Studie über den Zusammenhang von Vitamin K-Aufnahme und Fraktur-Risiko bei einer Kohorte der Nurses' Health Study wurde an 72 327 Frauen von 38–63 Jahren mit Hilfe eines Ernährungsbogens die Zufuhr von Vitamin K ermittelt. Im Laufe von 10 Jahren kam es zu 270 Hüftfrakturen. Frauen mit einer Vitamin K-Zufuhr von 109 µg pro Tag oder mehr hatten ein signifikant geringeres Risiko für Hüftfrakturen (Feskanich et al., 1999). Dieses Risiko war auch invers korreliert mit dem Konsum von Kopfsalat, einer der Hauptquellen für Vitamin K. Interventionsstudien zeigten ferner, daß 450 µg Vitamin K aus der Nahrung oder 1 mg Vitamin K als Supplement eine signifikante Abnahme an ucOC bewirkten (Sokoll et al.,1995b; Plantalech et al., 1990).

Aus den bisherigen Studien läßt sich schließen, daß eine Vitamin K-Zufuhr im Bereich von 0,45 bis 1 mg/Tag die biochemischen Marker der Knochenbildung positiv beeinflussen kann. Im Hinblick auf die Osteoporose-Prophylaxe erscheinen die gegenwärtigen Empfehlungen für die Vitamin K-Zufuhr als zu niedrig.

Osteoporose ist eine multikausale Krankheit, deshalb muß natürlich bei der Prophylaxe außer Vitamin K auch Vitamin D bzw. seine aktiven Metabolite (siehe Kap. 3.12.8.2) und Calcium beachtet werden.

3.14.9 Behandlungsmaßnahmen

3.14.9.1 Vitamin K-Prophylaxe

Neugeborene: Unstrittig ist die Vitamin K-Prophylaxe bei Neugeborenen. Empfohlen wird die Gabe von 2 mg Vitamin K (entspricht 2 Tropfen) jeweils am ersten Lebenstag (U 1), an einem Tag im Zeitraum 3. bis 10. Lebenstag (U 2) und an einem Tag in der 4. bis 6. Lebenswoche (U 3). Die parenterale Gabe (100 bis 200 µg Vitamin K_1 i.m. oder s.c.) ist nur in Ausnahmefällen indiziert, wenn die enterale Aufnahme oder Resorption von Vitamin K nicht gewährleistet ist. Zur Prävention der späten Vitamin K-Mangelblutungen sind weitere Vitamin K-Gaben notwendig. Dosierung und Art der Gabe (1 mg oral bei U 2 und U 3 oder mehrmalige parenterale Vitamin K-Gabe) erfolgt in Abhängigkeit vom klinischen Zustand (von Kries und Göbel 1992).

Bei mittelschweren Blutungen reicht die Gabe von 5–10 mg Vitamin K zum Anstieg des Prothrombinkomplexes aus.

Kritische Blutungen sollten neben einer parenteralen Vitamin K-Gabe in einer Dosierung von 10 mg zusätzlich mit Prothrombinkomplexpräparaten (30 E/kg) behandelt werden.

Die Beurteilung der Wirkung erfolgt mit der Kontrolle des Quick-Wertes, der innerhalb von 30–60 min. auf Werte über 30% ansteigen soll. Gegebenenfalls muß Vitamin K nochmals verabreicht bzw. zusätzliche Prothrombinkomplex-Konzentrate oder Frisch-Plasma infundiert werden.

Frühgeborene: Frühgeborene unter 1500 g Körpergewicht sollten Vitamin K_1 in einer Dosis von 0,5–1 mg parenteral post partum erhalten.

Schwangere: Für Schwangere, die Antikonvulsiva oder Tuberkulostatika einnehmen, werden 10–20 mg oral oder 2–5 mg i.m. 48 Stunden bis einige Stunden vor der Entbindung empfohlen (Monographie Phyllochinon 1989).

3.14.9.2 Vitamin K-Therapie

Bei leichteren Blutungen genügt eine orale Dosis von 1–5 mg sowohl bei Säuglingen als auch Erwachsenen.

Bei schweren, lebensbedrohlichen Vitamin K-Mangelblutungen wird die intravenöse Gabe von Vitamin K_1 in einer Dosierung von 1–10 mg (Neugeborene 1 mg/kg Körpergewicht) empfohlen. Bei schweren Blutungen (Hirnblutung) ist die zusätzliche Gabe von Prothrombinkomplex-Präparaten indiziert.

Bei Patienten mit Resorptionsstörungen sollte Vitamin K_1 parenteral verabreicht werden, wobei die Dosierung der oralen Applikation entsprechen kann (Monographie Phyllochinon 1989).

Die vereinzelt beschriebenen, zum Teil schweren Nebenwirkungen (Schock) im Gefolge der parenteralen Vitamin K-Verabreichung sind nicht auf den Wirkstoff selbst, sondern auf den verwendeten Hilfsstoff (nicht-ionischer Emulgator Cremophor® EL) zurückzuführen. Präparate mit neuerer Galenik enthalten nicht mehr diesen Hilfsstoff, sondern eine Mischmizellenform aus Gallensäure-Lecithin-Mizellen. Dadurch wird die intravenöse Verträglichkeit entscheidend verbessert.

4 Vitaminkombinationen

Eine rationelle Therapie hat rationale Gesichtspunkte zu berücksichtigen. Diese Forderung gilt auch für die Anwendung von Vitaminen und Vitaminkombinationen zur Prophylaxe und Therapie, will man sie nicht als unwirksame und entbehrliche Placebos abstempeln. Hierzu gehören Kenntnisse zur Pharmakologie bzw. Biochemie, zur Pharmakokinetik sowie der Nachweis der Unbedenklichkeit und Wirksamkeit.

4.1 Beurteilungskriterien

Der Grundgedanke zur Beurteilung von fixen Arzneimittelkombinationen geht auf den FDA-Direktor Crout zurück. Die auch Crout'sche Kriterien genannten Anforderungen wurden im Jahre 1974 im «Journal of Clinical Pharmacology» publiziert und enthalten im wesentlichen zwei Gesichtspunkte:
- Jede Komponente muß zum Erreichen des therapeutischen Zieles beitragen.
- Die Dosierung jeder Einzelkomponente muß so gewählt werden, daß die Kombination als solche für den Durchschnittspatienten wirksam ist.

Auf europäischer Ebene sind im Anhang V die Empfehlungen des Rates 333/571 EWG am 26.10.1983 publiziert. Danach ist die besondere Kombination der aktiven Inhaltsstoffe zu begründen, und mögliche Vor- und Nachteile sind einander gegenüberzustellen. Diese Empfehlungen des Rates wurden 1987 mit dem § 22 3(a) AMG 2 in nationales Recht umgesetzt und in den 5. Abschnitt der allgemeinen Verwaltungsvorschrift zur Anwendung der Arzneimittelprüfrichtlinien vom 14.12.1989 aufgenommen.

Durch Verbesserung der Compliance, Therapievereinfachung und gutes Nutzen-Risiko-Verhältnis sind fixe Arzneimittelkombination durchaus sinnvoll und der Einnahme mehrerer Einzelpräparate vorzuziehen. Bei Vitaminen ist ein Anwendungsgebiet für fixe Kombinationen viel häufiger gegeben als die Indikation für Einzelvitamine. Vitamine sind vorrangig essentielle Nährstoffe und erst sekundär Arzneimittel. Ihr Hauptanwendungsgebiet ist die Prävention von Mangelzuständen, wozu alle Vitamine erforderlich sind. In umfangreichen wissenschaftlichen Abhandlungen (z.b. Loew 1998) sowie formalistischen und juristischen Stellungnahmen ist die Frage, ob Vitamine als Arzneimittel oder als Nährstoffe zu behandeln seien (z.b. Doepner 1988), diskutiert.

Vom praktisch tätigen Arzt wird diese Frage einfacher und pragmatischer beurteilt: Wenn es darum geht, eine unzureichende Versorgung zu verbessern, die sich aus welchem Grund auch immer durch Ernährung nicht verbessern läßt, oder einen erhöhten Bedarf präventiv zu decken, dann sind Vitamine als essentielle Nährstoffe zu behandeln. Geht es dagegen um die Therapie ausgeprägter Mangelzustände oder angeborener bzw. erworbener Defekte des Vitaminstoffwechsels mit hohen Dosen von Einzelvitaminen (siehe Beispiele in Kapitel 5) oder bestimmten Kombinationen, dann sind Vitamine wie Arzneimittel zu behandeln. In bestimmten Fällen gibt es allerdings auch fließende Übergänge zwischen beiden Standpunkten. Die Nähe der Vitamine zu Arzneimitteln hat Anforderungen, die für Arzneimittel gelten, auf Multivitamine übertragen. Dies ist in einigen Punkten durchaus richtig, in anderen aber unsinnig. Wird beispielsweise bei fixen Arzneimittelkombinationen gefordert, die Anzahl der Einzelkomponenten möglichst niedrig zu halten, so muß das für Vitaminkombinationen nicht zwingend sein, denn man benötigt nun einmal in der Regel alle Vitamine. Die Forderung, daß jede Komponente in einer Kombination zum Erreichen des therapeutischen Ziels beitragen soll, ist bei Vitaminen ohne weiteres gegeben (siehe Kapitel 4.3).

Für Multivitaminpräparate ist darüber hinaus wichtig:
- Die Vitamine müssen in einem Mengenverhältnis vorliegen, in dem jede Einzelkomponente zur beabsichtigten Wirkung beiträgt.
- Das Mengenverhältnis in einer fixen Kombination muß so gewählt sein, daß die Unbedenklichkeit für Patienten auch dann gewährleistet ist, wenn eine gleichzeitige Behandlung mit Einzelsubstanzen in hohen Dosen erfolgt.
- Die jeweiligen Vitamine müssen in der Kombination ausreichend verfügbar sein.
- Zwischen den einzelnen Vitaminen darf keine physiko-chemische Inkompartibilität bestehen.
- Die galenische Stabilität muß gewährleistet sein.

Bei fixen Arzneimittelkombinationen wird verlangt, daß die pharmakokinetischen Eigenschaften der Komponenten weitgehend übereinstimmen. Hier soll der Wirkungseintritt möglichst gleichzeitig erfolgen und Gegenregulationen bzw. unerwünschte Ereignisse unterbunden werden (z.B. Saluretikum + Antikaliuretikum oder ACE-Hemmer + Diuretikum). Bei Vitaminkombinationen gelten dagegen – von seltenen Ausnahmen abgesehen – andere Gesichtspunkte. Vitaminkombinationen werden langfristig und kontinuierlich mit dem Ziel eingenommen, eine steady-state-Konzentration (Coenzyme, Enzym-Coenzym-Komplexe, Protein-Coenzym-Komplex) in den Zellen aufrecht zu erhalten. Dies ist unabhängig von den pharmakokinetischen Eigenschaften der Einzelkomponenten, denn ob dieses Ziel sofort oder erst einige Tage später erreicht wird, ist unerheblich, zumal der Organismus über bestimmte Vitamindepots verfügt. Die pharmakologischen Substitution von Vitaminen gewährleistet, ähnlich wie die nutritive Zufuhr, unabhängig von den pharmakokinetischen Eigenschaften der Einzelbestandteile einen weitgehend konstanten Gewebsspiegel an wirksamen Formen, wobei die Zufuhr lediglich dazu dient, eliminierten Abbau und Ausscheidung zu ersetzten. Die dazu erforderlichen Dosierungen spiegeln sich in den rationalen Empfehlungen zur Vitaminzufuhr. Viel wichtiger sind galenische und biopharmazeutische Gesichtspunkte, die eine Resorption der Vitamine im oberen Dünndarm garantieren, wo die aktiven Transportprozesse stattfinden.

4.2 Zur Toxikologie und Verträglichkeit von Vitaminkombinationen

Bei der Substitutionstherapie und bei vitaminabhängigen Stoffwechselstörungen werden Vitamine in höherer Dosierung eingesetzt, als es dem nutritiven Bedarf entspricht. Die Begründung bei sogenannten Megadosen beruht nicht auf der physiologischen, sondern der pharmakologischen Wirkung der Vitamine. Bei der Megadosierung handelt es sich um eine hundert- bis tausendfache Überschreitung der Empfehlung zur wünschenswerten Höhe der Nährstoffzufuhr der Deutschen Gesellschaft für Ernährung (DACH, 2000).

Ausführliche toxikologische Untersuchungen belegen eine große therapeutische Breite für alle Vitamine, mit Ausnahme von Retinol, Calciferol und Pyridoxin (s. Kap. 6).

Zu Komplikationen nach parenteraler Verabreichung von fixen Kombinationen des B-Komplexes zählen Allergien bis hin zu schweren Schockzuständen. Nach Pietrzik und Hages (1991) nimmt das Risiko an allergischen Reaktionen mit der Anzahl der kombinierten B-Vitamine zu. Bisher gibt es keine Anhaltspunkte für ein erhöhtes Mißbildungsrisiko für Neugeborene von Frauen, die während der Schwangerschaft fixe Vitamin B-Kombinationen in höheren Dosen eingenommen haben. Nach mehreren Untersuchungen der letzten Jahre (Smithells et al. 1980, Wild et al. 1986, Milunsky et al. 1989, MRG-Group 1991) wird die Inzidenz von Mißbildungen nach oraler Einnahme von Multivitaminpräparaten in der Schwangerschaft verringert.

4.3 Biochemische Gesichtspunkte zu Vitaminkombinationen

Wie schon aus einem kleinen Ausschnitt des energieliefernden Stoffwechsels in Abb. 4-1 hervorgeht, bestehen wichtige biochemische Wechselwirkungen der einzelnen Vitamine untereinander. Dies wird besonders bei den B-Vitaminen deutlich. Sie fungieren als Coenzyme bzw. Vorstufen von Coenzymen, die zusammen mit den entsprechenden Apoenzymen die Stoffwechselreaktionen katalysieren und regulieren.

Coenzyme aus B-Vitaminen sind an allen Stoffwechselwegen beteiligt. Diese Stoffwechselwege sind eng miteinander vernetzt und sind ständig «in Betrieb». Der Stoffwechsel läuft in unterschiedlichen Phasen ab. Nach einer Mahlzeit überwiegen Glykogensynthese, Glucoseabbau und Fettsynthese. In Pausen zwischen den Mahlzeiten überwiegen Glykogenabbau, Lipolyse, Fettsäureoxidation, Gluconeogenese und Ketogenese. So werden über den Tag hinweg alle Stoffwechselvorgänge und -wege beansprucht und damit auch alle Coenzyme. Das Fehlen auch nur eines einzelnen Coenzyms würde das gesamte Netzwerk beeinträchtigen. Aus diesem Grund sind alle B-Vitamine gleichzeitig erforderlich.

Isolierte Mangelzustände sind bei B-Vitaminen selten, weil einerseits

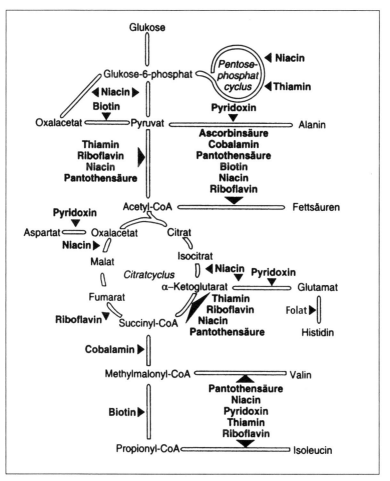

Abb. 4-1: B-Vitamine als Coenzyme

die häufigsten Ursachen für Mängel, wie Fehlernährung, Resorptionsstörungen u.ä. immer mehrere Vitamine in ähnlicher Weise betreffen (dies gilt auch für Vitamin C und die fettlöslichen Vitamine), und weil bei der Synthese von Coenzymen aus B-Vitaminen vielfach weitere Coenzyme benötigt werden, die ebenfalls aus B-Vitaminen gebildet werden. So führt ein Mangel an einem oder mehreren B-Vitaminen sekundär zu Mangelerscheinungen anderer B-Vitamine, und das erklärt auch, warum beginnende Mangelerscheinungen so uncharakteristisch sind, daß sie häufig übersehen werden.

Beispiele:
- An der Synthese von NAD und NADP aus L-Trptophan sind Folate, Niacin und Vitamin B_6 beteiligt
- An den Umwandlungen der B_6-Vitamere in das Coenzym Pyridoxalphosphat sind Riboflavin und Niacin beteiligt
- Die Regeneration von Tetrahydrofolat aus Methyltetrahydrofolsäure benötigt Vitamin B_{12}
- Die Regeneration von Tetrahydrofolat aus 10-Formyltetrahydrofolat und die reversiblen Umwandlungen der C_1-Tetrahydrofolatderivate benötigen Niacin und Riboflacin.
- An der Bildung von Adenosylcobalamin aus Cobalamin ist Niacin beteiligt.

Die regelmäßige Zufuhr aller B-Vitamine ist also für einen reibungslosen Stoffwechselablauf erforderlich.

Auch bei den fettlöslichen Vitaminen sind Mangelzustände meist kombiniert. Bei allen Formen von Fettresorptionsstörungen ist auch die Resorption aller fettlöslichen Vitamine gestört.

Darüber hinaus aber gibt es auch spezifische Wechselwirkungen zwischen einzelnen fettlöslichen Vitaminen.

Vitamin E schützt Vitamin A vor Oxidation.

Vitamin E moduliert die Retinylester-Hydrolase in verschiedenen Organen derart, daß die Versorgung der peripheren Gewebe verbessert wird (Napoli und Beck 1984; Napoli et al. 1984). Eine gleichzeitige Verabreichung von Vitamin A und E hat eine stärkere Anreicherung von Retinylestern in der Leber zur Folge, als die alleinige Gabe von Vitamin A (Jenkins und Mitchell 1975; Yang und Desai 1977). Umgekehrt kommt es bei einem Vitamin E-Defizit zu einer Depletierung der Leberspeicher (Robinson et al. 1979).

Vitamin E greift demzufolge regulierend in die Vitamin A-Versorgung der Zielgewebe ein. Nimmt die Glucuronidierung von Vitamin A und E bei isolierter Zufuhr in vitro und in vivo zu (Sklan 1983), so senkt die gleichzeitige Gabe der beiden Vitamine die Menge der sezernierten Retinylglucuronide bei gleichzeitiger Zunahme des als Ester gespeicherten

Vitamin A. Dies bedeutet eine Zunahme der biologischen Verfügbarkeit.

Vitamin E verringert schädliche Effekte von Vitamin A bei Überdosierung. So wird dem membranlabilisierenden Effekt einer Hypervitaminose A durch den membranstabilisierenden Effekt von Vitamin E entgegengewirkt (Jenkins und Mitchel 1975).

Wegen der gegenseitigen positiven Beeinflussung empfiehlt die WHO, die Behandlung der Xerophthalmie bei Kindern durch Vitamin A mit Vitamin E zu kombinieren, um die Wirksamkeit zu verstärken (WHO 1989).

Vitamin A und Vitamin D haben überlappende Wirkungen im Knochenstoffwechsel (Zile et al. 1973), im Kollagenstoffwechsel und bei der Knochenzell-Differenzierung. Die Grundlage dafür ist die Tatsache, daß Retinsäure die Zahl der Bindungsstellen für 1,25-Dihydroxycholecalciferol erhöht und damit die Zellen für die Wirkung des Vitamin D-Hormons empfindlicher macht (Petkovich et al. 1984).

Vitamin E und C haben eine synergistische Schutzwirkung auf die LDL-Oxidation. Die Auslösung der LDL-Oxidation durch wasserlösliche Radikale wird durch Vitamin C unterdrückt, die Oxidation durch lipidlösliche Radikale durch Vitamin E (Sato et al. 1990).

Vitamin D und Vitamin K sind gemeinsam für die Regulation des Knochenstoffwechsels erforderlich.

Auf Grund der geschilderten differenzierten Wechselwirkungen der wasserlöslichen und fettlöslichen Vitamine untereinander und miteinander sowie z.B. der Vitamine D, C, K und B_6 im Knochen- und Bindegewebsstoffwechsel, der Vitamine B_6, B_{12}, Folsäure, Biotin, Pantothensäure, Ascorbinsäure und Calciferol bei der Immunfunktion und zahlreichen ähnlichen Synergismen ist die kombinierte Anwendung aller Vitamine in einer fixen Kombination zur Prophylaxe sinnvoll. Ausnahmen können bei bestimmten Krankheiten erforderlich sein, z.B. wären bei Therapie mit Vitamin K- oder Folat-Antagonisten Vitamin K bzw. Folsäure in der Kombination nicht sinnvoll.

4.4 Pharmakologische Anforderungen an Vitaminkombinationen

Bei der Beurteilung von fixen Arzneimittelkombinationen müssen wichtige pharmakokinetische Gesichtspunkte berücksichtigt werden. Hierzu zählen u.a. Resorption, Bioverfügbarkeit, Verteilung, Halbwertszeit, Metabolismus und Eliminationswege. Diese Anforderungen sind auch an die Vitamine zu stellen. Da es sich bei den Vitaminen um essentielle Wirkstoffe handelt, die nach Resorption in biologisch wirksame Formen wie z.B. Coenzyme umgewandelt werden, spricht man bei den Vitaminen besser von Biokinetik als von Pharmakokinetik. Diese Begriffsdifferenzierung läßt sich allein schon dadurch begründen, daß dosis- und sättigungsabhängige Prozesse bestehen. So besitzen die einzelnen Vitamine eine unterschiedliche Turnover-Rate, werden bei einem Mangel zur Auffüllung entleerter Speicher retiniert und erst nach einer Übersättigung des Organismus eliminiert. Konsequenterweise spricht man deshalb bei den Vitaminen von einer biologischen Halbwertszeit, die sich von der pharmakologischen Halbwertszeit unterscheidet. So beträgt beispielsweise die pharmakologische Halbwertszeit von Hydroxocobalamin ca. 25 Stunden, während die mittlere biologische Halbwertszeit von Vitamin B_{12} bei ca. 485 Tagen liegt.

Nach grundsätzlichem pharmakokinetischem Verständnis müssen deshalb auch die Vitamine bezüglich wichtiger pharmakokinetischer Eigenschaften in fixen Kombinationen kompatibel sein. Zu den weit verbreiteten fixen Vitaminkombinationen zählen Multivitamine sowie spezielle Kombinationen des B-Komplexes bzw. von fettlöslichen Vitaminen. Diese Vitaminkombinationen werden entweder oral oder parenteral verabreicht. Nachfolgend wird zur Sinnhaftigkeit der genannten Kombinationen aus pharmakokinetischer Sicht Stellung genommen.

Als Multivitaminpräparate werden fixe Arzneimittelkombinationen angesehen, die mehrere Vitamine enthalten. Hierbei können ausschließlich Vitamine des B-Komplexes, mit und ohne Vitamin C, fettlösliche sowie sämtliche 13 Vitamine miteinander kombiniert sein. Die Einzelvitamine sollten in derartigen Präparaten etwa in den Relationen der DGE-Empfehlungen enthalten sein, wobei die Dosierung für präventive Anwendung zur Verhütung eines Mangels bis zum dreifachen und für therapeutische Anwendung bis zum vielfachen der DGE-Empfehlungen reichen kann. Ausnahmen machen nur die Vitamine A und D und K wegen möglicher Überdosierungen. So sollte in Multivitaminpräparaten die Tagesdosis für Vitamin D nicht mehr als 10 µg und für Vitamin A nicht mehr als 0,25–1,0 mg Retinoläquivalente betragen (s. Tab. 4-1).

Da in diesem Dosisbereich die meisten Vitamine nach oraler Verabreichung aktiv, Carrier-vermittelt oder die meisten fettlöslichen Vitamine in Gegenwart von Gallensäuren bedarfsabhängig resorbiert werden, spielen pharmakokinetische Gesichtspunkte bezüglich der Bioverfügbarkeit, von galenischen Gesichtspunkten abgesehen, eine untergeordnete Rolle. Die mit den Multivitaminpräparaten zugeführten Vitamine werden bedarfsabhängig resorbiert und der Überschuß entweder renal oder mit den Fäzes ausgeschieden. Aufgrund der niedrigen Dosierung und bedarfsabhängigen Resorption bestehen zum Teil unterschiedliche Turnover-Raten, keine Inkompatibilität, keine Interaktion und kein Risiko für uner-

Tab. 4-1: Tägliche orale Dosierungsempfehlung zur Prophylaxe bzw. Therapie, berechnet als Base oder Säure (Monographie 1994)

	Prophylaxe	Therapie
Thiaminbase oder	0,5–5,0 mg	5–15 mg
Allithiamine	0,5–3,0 mg	3–10 mg
Vitamin B_2	1,0–5,0 mg	5–20 mg
Vitamin B_6	1,0–6,0 mg	6–20 mg
Vitamin B_{12} als Cyano- oder Hydroxocobalamin	25–150 µg	150–500 µg
Folsäure	80–500 µg	0,5–5 mg
Niacin Äquivalent	10–60 mg	60–200 mg
Biotin	10–100 µg	100–300 µg
Pantothensäure bzw. entsprechende Salze	2–10 mg	10–50 mg
Vitamin C	40–200 mg	200–500 mg
Vitamin E	5–50 mg	50–200 mg
Vitamin K	50–150 µg	50–150 µg
Vitamin D	2,5–10 µg	2,5–10 µg
Vitamin A/Retinol und seine Ester	0,25–1,0 mg	0,25–1,0 mg
β-Carotin	1,5–6,0 mg	1,5–6,0 mg

Die Dauer der Anwendung ist abhängig von der Indikation und liegt in der Entscheidung des behandelnden Arztes.

wünschte Arzneimittelwirkung. Eine Grundforderung ist die biopharmazeutische Qualität, d.h. die Bereitstellung der einzelnen Vitamine aus der entsprechenden galenischen Darreichungsform zur Verwertbarkeit. Hierzu reichen im allgemeinen in vitro-Untersuchungen aus, die dem Stand der Technik entsprechen. Zur Anwendung von Multivitaminpräparaten im Rahmen der totalen parenteralen Ernährung gelten besondere Empfehlungen (DAKE = Deutsche Arbeitsgemeinschaft für Künstliche Ernährung 1990). Wenn eine parenterale Ernährung für mehr als 5 Tage notwendig ist, sollten Vitamine substituiert werden. Eine weitere Anwendung ist begründet, wenn nach der Anamnese, dem klinischen und laborchemischen Befund der Verdacht auf ein Vitamindefizit besteht. Wissenschaftlich fundierte Unterlagen zur Zusammensetzung, der Dosis und Dauer der parenteralen Vitaminsubstitution unter Berücksichtigung der verschiedenen Erkrankungen liegen nicht vor. Solange derartige Daten fehlen, können nur Empfehlungen aus theoretischen Überlegungen gegeben werden (Tab. 4-2).

Seit Jahrzehnten sind vor allem in der Bundesrepublik fixe Kombinationen aus Vitamin B_1, B_6, B_{12} und Folsäure in unterschiedlicher Dosisrelation beliebt. Derartige Kombinationen sind aus pharmakokinetischer

Tab. 4-2: Empfehlungen für die tägliche Vitaminzufuhr bei parenteraler Ernährung Erwachsener (DAKE 1990)

Thiamin (B_1)	3– 4 mg
Riboflavin (B_2)	3– 5 mg
Pyridoxin (B_6)	4– 6 mg
Niacin	40– 50 mg
Panthothensäure	10– 20 mg
Biotin	60–120 µg
Folsäure	160–400 µg
Ascorbinsäure (C)	100–300 mg
Hydroxocobalamin (B_{12})	alle 3 Monate 1 mg i.m.
Vitamin A als Retinylpalmitat	1800 µg
Vitamin E (α–Tocopheroläquivalente)	20– 40 mg*
Vitamin D	5 µg
Vitamin K	100–150 µg

* Der Tocopherolbedarf errechnet sich aus dem Bedarf des normalen Erwachsenen plus dem zusätzlichen Bedarf von 0,5 mg α-Tocopheroläquivalenten je Gramm Polyensäure in der Fettemulsion minus der in der Fettemulsion vorhandenen Menge an α-Tocopheroläquivalenten.

Sicht nicht oder nur bedingt sinnvoll, da Vitamin B_{12} aus der oralen Darreichungsform nur zu 1 bis 3% resorbiert wird und pharmakologische Effekte von Vitamin B_{12} in den jeweiligen Kombinationen nicht zu erwarten sind. Wie bereits ausgeführt, ist Vitamin B_{12} höchstens in Kombination mit Folsäure aus biochemischer Sicht als Methylgruppen-Überträger sinnvoll. Hierbei besitzt Vitamin B_{12} keine pharmakologische Wirkung, sondern fungiert ausschließlich als das Coenzym Methylcobalamin. Wegen unterschiedlicher Halbwertszeiten sind fixe parenterale Kombinationen aus Vitamin B_1, B_6, B_{12} mit und ohne Folsäure prinzipiell nicht sinnvoll. Vitamin B_1, B_6 und Folsäure haben Halbwertszeiten zwischen 1,5–4 Stunden, während die Halbwertszeit von Hydroxycobalamin bei ca. 25 Stunden liegt.

Sinnvoll sind orale Multivitaminpräparate in angemessener Dosierung sowie die Kombination von Cyancobalamin (HWZ 4–6 Studien) und Folsäure aufgrund enger biochemischer Zusammenhänge. Eine Kombination Vitamin B_1 und B_6 kann bei Nachweis der Wirksamkeit sinnvoll sein.

4.5 Anwendungsgebiete für Vitaminkombinationen

In den Kapiteln zu den Einzelvitaminen sind die angeborenen Stoffwechseldefekte beschrieben, die einer gezielten Vitamin-Behandlung bedürfen. Für die anerkannten Indikationen stehen Monopräparate zur Verfügung. Im allgemeinen sind derartige Stoffwechselstörungen jedoch selten, viel häufiger kommen Mangelzustände vor, die mehrere oder sogar alle Vitamine betreffen. Solche Ursachen können u.a. sein:
- Maldigestion, Malabsorption und Malutilisation verschiedener Genese, wie z.B. partielle oder totale Magenresektion, Dünndarmresektion, jejunaler Bypass, chronische Magen-Darm-Erkrankungen, chronische Diarrhoe, Sprue, Ileitis terminalis, Morbus Crohn, Colitis ulcerosa, toxische Schädigung der Darmschleimhaut, z.B. nach Röntgenbestrahlung
- Fehl- und Mangelernährung mit Krankheitswert
- erhöhter Bedarf z.B. steigt in der Schwangerschaft der Energiebedarf nur um 13%, der Vitaminbedarf teilweise bis zu 100%.

4 Vitaminkombinationen

- Risikoschwangerschaften mit vorausgegangenen Aborten oder Geburten mit Neuraltubendefekten
- erhöhter Bedarf in der Stillzeit, in der Wachstumsphase, oder aus pathologischen Gründen z.b. längere Krankheiten, operative Eingriffe, konsumierende Erkrankungen, katabole Zustände, schwere Traumen, länger anhaltendes Fieber,
- chronischer Alkoholismus,
- chronischer Arzneimittelgebrauch
- im Rahmen von Reduktions- bzw. Nulldiäten.
- Vitaminverlust, z.b. im Rahmen der chronischen Hämodialyse oder Peritonealdialyse
- parenterale Ernährung über längere Zeit

Ein gesunder Mensch mit ausgewogener Ernährung benötigt im allgemeinen keine Zufuhr von Vitaminkombinationen, da er seinen Bedarf durch eine vielseitige und abwechslungsreiche Mischkost decken kann. Aufgrund der unterschiedlichen Retentionskapazität und Turnover-Rate der einzelnen Vitamine ist jedoch bei den vorstehend aufgeführten Ursachen mit einem Vitaminmangel zu rechnen. Zu besonderen Risikogruppen, bei denen mit einer Vitaminunterversorgung auch zu rechnen ist, zählen Jugendliche und alte Menschen mit einseitiger Ernährung, Anhänger von Außenseiter-Diätformen (Veganer), Frauen die regelmäßig Antikonzeptiva einnehmen, Raucher, Schwerarbeiter, Leistungssportler (erhöhter Bedarf). Der subklinische Vitaminmangel äußert sich zunächst in funktionellen Störungen, die das allgemeine Befinden betreffen, wie emotionale Labilität, Depression, Müdigkeit, Erregbarkeit, vermindertes Kurzzeitgedächtnis, schlechtere Merkfähigkeit, Antriebsschwäche, erhöhte Infektanfälligkeit, verminderte Hell-Dunkel-Anpassungsfähigkeit der Augen. Nach einer längeren Unterversorgung kommt es zu manifesten Symptomen, die sich u.a. in dermatologischen und hämatologischen Störungen äußern. Bei den genannten Ursachen ist deshalb eine Prophylaxe oder eine Therapie mit oralen Multivitaminpräparaten angezeigt, die möglichst alle Vitamine in einem Mengenverhältnis enthalten sollten, das den Empfehlungen der DGE entspricht. Bei der Dosierung solcher Multivitamine geht man davon aus, daß zur Prävention Mengen bis zum 3fachen und zur Therapie eines bereits bestehenden Mangels Mengen bis zum vielfachen der DGE-Empfehlung angewandt werden können. Einschränkungen bestehen lediglich für die Vitamine A und D, wobei D ohne spezifische Indikation aus Sicherheitsgründen nicht höher als 10 µg/Tag und Vitamin A nicht höher als 1,5–3 mg Retinoläquivalenten dosiert werden sollte. Die gleichen Empfehlungen zu den Anwendungsgebieten (Tab. 4-3) und zur Dosierung sind in den Monographien zu Multivitaminen (1993 sowie 1994) enthalten.

Tab. 4-3: Anwendungsgebiete für Multivitamine

Prophylaxe und Therapie von Mangelerscheinungen mit Krankheitswert, die ernährungsmäßig nicht behoben werden können. Ein Mangel an mehreren Vitaminen kann auftreten z. B.
- längere Mangel- und Fehlernährung, Malabsorption, Maldigestion, Malutilisation,
- chronische Hämodialyse,
- gesteigerter Bedarf z. B. Schwangerschaft, insbesondere Risikoschwangerschaften mit vorausgegangenen Aborten oder Geburten mit Neuraltubendefekten, Stillzeit, konsumierende Erkrankungen, katabole Stoffwechsellage

Zu den jahrzehntelang am häufigsten angewandten fixen Kombinationen zählten Vitamin B_1, B_6 und B_{12}. Die Indikationen waren breit gefächert und reichten von den verschiedenen Neuropathie-Formen über hämatologische, rheumatische, dermatologische Erkrankungen bis zu Stoffwechselstörungen, Leistungsverbesserung, allgemeine und körperliche Schwäche.

Als Begründung für die Anwendung bei Polyneuropathien werden biochemische Gesichtspunkte und vorrangig experimentelle Untersuchungen angeführt. Thiamin, Pyridoxin und Cobalamin greifen als Coenzyme in den Stoffwechsel der Kohlenhydrate, Lipide, Proteine und Nukleinsäuren ein und sind deshalb wichtig für den Nervenstoffwechsel. Thiamindiphosphat ist außerdem für die Erregungsbildung im peripheren Nerven sowie Erholungsprozesse nach der Erregung erforderlich. Bei der Stimulierung peripherer Nerven wird Thiamin aus Thiamindiphosphat freigesetzt. Durch ihre Wirkung als Coenzyme sind die Thiamin, Pyridoxin und Cobalamin eng miteinander verknüpft und für das Neuron bedeutsam beim Methionin- und Cystathionstoffwechsel. Die antinoziszeptive Wirkung bzw. die Beeinflussung experimentell induzierter Nervenschäden wurde vorrangig tierexperimentell nachgewiesen (Wild und Bartoszyk 1988, Jurna 1990, Fu et al. 1990, Dakshinamurti et al. 1990, Dinpfel et al. 1990, Kienecker et al. 1990, Becker und Kienecker 1991, Reh 1991, Reiners und Haupt 1996).

Kritisch muß zu diesen positiven Ergebnissen bemerkt werden, daß es sich um experimentelle und zum Teil unphysiologische Modelle handelt, bei denen nach parenteraler Verabreichung und sehr hohen Dosen eine Wirkung erzielt wurde. Da die klinische Wirksamkeit bei den am häufigsten beanspruchten diabetischen, alkoholischen, traumatischen, entzündlichen und toxischen Neuropathien bisher nicht belegt war, wurde die fixe Kombination $B_1/B_6/B_{12}$ negativ beurteilt (Monographie 1993). Maßgeblich war vor allem die Tatsache, daß Vitamin B_{12} nach oraler Verabreichung nur gering resorbiert wird und hierfür kein klinisches Erkenntnismaterial zur therapeutischen Wirksamkeit bei den verschiedenen Neuropathien vorliegt.

Die fixe Kombination B_1/B_6 wurde dagegen für das Anwendungsgebiet neurologische Systemerkrankung bei nachgewiesenem Mangel an Vitamin B_1 und B_6 positiv beurteilt (Monographie 1993). Da beide Vitamine als Coenzyme in wichtige Stoffwechselfunktionen eingreifen, läßt sie sich biochemisch begründen. So ist Thiamindiphosphat für die Erregungsbildung in peripheren Nerven sowie Erholungsprozesse nach der Erregung erforderlich. Bei der Stimulierung peripherer Nerven wird Thiamin aus Thiamindiphosphat freigesetzt. Durch ihre Wirkung als Coenzyme sind Thiamin und Pyridoxin eng miteinander verknüpft und für das Neuron bedeutsam. Darüber hinaus konnte nicht nur in älteren (Ledremann zu. Wiedey 1989), sondern auch in neueren klinischen Studien (Stracke al. 1996, Abbas et al. 1998, Kretschmar et al. 1996, Sadekov et al. 1998) gezeigt werden, daß gerade bei der alkoholischen und diabetischen Polyneuropathie ein Mangel an Vitamin B_1 und B_6 besteht, die klinische Symptomatik mit der fixen Kombination gebessert und anhand objektiver Kriterien die Wirksamkeit belegt werden kann. Besonders eindruckvoll waren Besserung von Schmerzen, Parästhesien, Einfluß auf den Vibrationstest sowie Verbesserung der Nervenleitungsgeschwindigkeit.

Eine parenterale Anwendung von fixen Vitaminkombinationen fettlöslicher Vitamine ist nur bei total parenteraler Ernährung bzw. Fettresorptionsstörungen biochemisch begründet. In anderen Bedarfsfällen stehen die Einzelvitamine zur Verfügung.

Für die Prävention erhöhter Homocysteinspiegel bietet sich hier auch eine Kombination der am Homocysteinstoffwechsel beteiligten Vitamine B_6, B_{12} und Folsäure an. Da ein hoher Homocysteinspiegel neben den etablierten Risikofaktoren wie Rauchen und Bluthochdruck inzwischen als eigenständiger Risikofaktor anerkannt ist, gewinnt die sinnvolle Kombination der genannten Vitamine zunehmend an Bedeutung. Wie erste Ergebnisse zeigen, sind Dosierungen im Bereich der DGE-Empfehlungen durchaus geeignet, auch relativ niedrige Homocysteinspiegel weiter zu reduzieren; jedoch fehlen für die verschiedenen Altersgruppen noch exakte Angaben zur sinnvollen (Dosis)-Kombination. Da etwa 30% der über 60-jährigen Menschen eine atrophische Gastritis entwickeln, ist die Bildung des Intrinsic Factors nicht mehr gewährleistet, und die Vitamin B_{12}-Resorption ist limitiert. Dementsprechend ist bei älteren Menschen ein relativer Vitamin B_{12}-Mangel für die in dieser Altersgruppe häufig beobachteten erhöhten Homocysteinblutspiegel verantwortlich, wohingegen bei jüngeren Menschen ein Vitamin B_{12}-Mangel so gut wie nicht beobachtet wird, aber eine Folsäuresubstitution zu einer Verminderung des Homocysteinspiegels führt. Aus den skizzierten Zusammenhängen ergeben sich deutliche Unterschiede für die altersspezifischen Dosierungsempfehlungen der am Homocysteinstoffwechsel beteiligten Vitamine. Beim jungen Menschen kommt in der Regel dem Folat bzw. der Folsäure die stärkste homocysteinsenkende Wirkung zu. Beim älteren Menschen dürfte bevorzugt Vitamin B_{12} dafür verantwortlich sein. Das heißt jedoch, daß bei der in Frage stehenden Vitaminkombination für den älteren Menschen die Vitamin B_{12}-Dosis oberhalb der DGE-Empfehlungen liegen sollte, wohingegen beim jungen Menschen offensichtlich ein niedriger (DGE)-Dosierungsbereich ausreicht, denn falls Vitamin B_{12} aufgrund eines Intrinsic Factor-Mangels (atrophische Gastritis!) unzureichend resorbiert wird, muß eine Vitamin B_{12}-Hochdosierung vorgenommen werden, um durch passive Vitamin B_{12}-Diffusion ausreichende Vitamin B_{12}-Blutspiegel zu erzielen (Näheres s. unter Vitamin B_{12}-Pharmakokinetik).

Zunehmende Kenntnisse über die wichtige Rolle von Vitamin K im Knochenstoffwechsel werden dazu führen, daß zukünftig für die Prävention von Osteoporose nicht nur Calcium und Vitamin D_3, sondern auch Vitamin K in Frage kommt. (Weber 1999). Offen ist dabei noch die Dosierung und die Frage von Wechselwirkungen bei Patienten, die mit Cumarin-Antikoagulantien behandelt werden. In ähnlicher Weise haben neue Ergebnisse über die Rolle von freien Radikalen bei der Entstehung von chronisch-degenerativen Erkrankungen die Kombination von antioxidativen Vitaminen wie Vitamin E, Vitamin C und verschiedenen Carotinoiden in den Mittelpunkt des Interesses gerückt (siehe Kap. 4.6. Antioxidative Vitamine).

4.6 Antioxidative Vitamine

4.6.1 Freie Radikale und ihre Wirkungen

Unter freien Radikalen versteht man Atome oder Moleküle mit ungepaarten Außenelektronen. Solche Radikale haben eine sehr kurze Lebensdauer, denn sie reagieren heftig, indem sie anderen, stabilen Verbindungen Elektronen entreißen um sich selbst zu stabilisieren. Im menschlichen Organismus spielen vor allem sauerstoffhaltige freie Radikale und andere Formen aggressiver Sauerstoffspezies eine pathogene Rolle. Beispiele für derartige aggressive Sauerstoffspezies zeigt Tabelle 4-4.

Tab. 4-4: Aggressive Sauerstoffspezies (nach Pryor 1986)

		Halbwertszeit (Sekunden)
Hydroxyl-Radikal	OH$^{\bullet}$	10^{-9}
Alkoxyl-Radikal	RO$^{\bullet}$	10^{-6}
Peroxyl-Radikal	ROO$^{\bullet}$	7
Singulett-Sauerstoff	$^1O_2^{\bullet-}$	10^{-5}
Superoxidanion-Radikal	$O_2^{\bullet-}$	enzymatische Reaktion
Wasserstoffperoxid	H_2O_2	enzymatische Reaktion

Dazu kommen noch Sekundärprodukte wie z.B. Alkoxyl- und Alkylperoxyl-Radikale als Zwischenprodukte der Lipid-Peroxidation und andere.

Freie Radikale entstehen laufend endogen im normalen Stoffwechsel, und darüber hinaus aber auch durch exogene Einwirkungen (siehe Tabelle 4-5).

Eine Quelle für Superoxid-Anionen ist die Atmungskette auf der Stufe der NADH-Dehydrogenase (Turrens und Boveris 1980) und des Ubichinons (hier ist Ubisemichinon der Elektronendonator, Turrens et al. 1985). Die Geschwindigkeit der Superoxidproduktion in Mitochondrien steigt mit Erhöhung der Sauerstoffkonzentration (Turrens et al. 1982a

Tab. 4-5: Quellen für freie Radikale

Endogen	Exogen
Atmungskette	Strahlen
(sportliche Höchstleistungen)	Ozon
Flavinenzyme (Superoxid-bildend)	SO_2, NO_2
Entzündung:	Genußgifte
Leukotrienbildung (Lipoxygenase)	Zigarettenrauch
Prostaglandinbildung (Cyclooxygenase)	Arzneimittel
Phagozytentätigkeit	hohe Polyensäurezufuhr
Reperfusion nach Ischämie	

und 1982b) und sie ist erhöht bei reduzierter Atmungskette im kontrollierten Zustand (Boveris und Chance 1973).

Flavinenzyme, die direkt mit Sauerstoff reagieren können wie z.B. Xanthinoxidase, produzieren Wasserstoffperoxid (Das u. Engelman 1990). Aus Superoxid-Anionen und Wasserstoffperoxid entstehen in der Haber-Weiss-Reaktion, einer Kombination von zwei Reaktionen die noch aggressiveren Hydroxylradikale:

$Fe^{++} + H_2O_2 \rightarrow Fe^{+++} + OH^- + OH^\bullet$ (Fenton-Reaktion)
$Fe^{+++} + O_2^{\bullet-} \rightarrow Fe^{++} + O_2$

Summe: $O_2^{\bullet-} + H_2O_2 \rightarrow OH^\bullet + OH^- + O_2$ (Haber-Weiss-Reaktion)

Das Eisen in der Fenton Reaktion ist mit niedermolekularen Liganden komplexiert (Citrat, ATP u.a.). Man nimmt an, daß auf diese Reaktion die Organschäden bei Hämochromatose zurückgehen. Im endoplasmatischen Reticulum entstehen bei mikrosomalen Elektronentransport unter der Wirkung des Flavoproteins NADPH-Cytochrom P-450-Reductase Superoxid-Anionen und H_2O_2 (Galeotti et al. 1990). Die freien Sauerstoff-Radikale sind über eine Vielzahl von Reaktionen miteinander vernetzt und wenn eines gebildet wird, entstehen rasch auch andere, wie aus Tabelle 4–6 zu ersehen ist.

Die freien Radikale, insbesondere die Hydroxylradikale, sind so kurzlebig, daß sie nur am Ort ihrer Entstehung wirksam sind.

Wasserstoffperoxid ist dagegen vergleichsweise stabil, kann über weitere Strecken im Gewebe oder im Organismus transportiert werden und,

Tab. 4-6: Interkonversion freier Radikale

$O_2^{\bullet-} + O_2^{\bullet-} + 2H^+ \rightarrow H_2O_2 + O_2$
$O_2^{\bullet-} + H_2O_2 \rightarrow OH^{\bullet} + OH^- + O_2$
$O_2^{\bullet-} + H_2O_2 \rightarrow {}^1O_2 + OH^- + OH^{\bullet}$
$OH + O_2^{\bullet-} \rightarrow {}^1O_2 + OH^-$
$O_2^{\bullet-} + H^+ \rightleftharpoons HO_2^{\bullet}$

wenn es nicht rechtzeitig zerstört wird, über die Haber-Weiss-Reaktion oder andere Umsetzungen an anderen Orten Anlaß zur Bildung von Hydroxylradikalen geben.

Bei der Bildung von Leukotrienen und Prostaglandinen entstehen freie Radikale als Zwischenprodukte (Omar et al. 1991).

Phagozyten benutzen freie Sauerstoffradikale um die phagozytierten Mikroorganismen zu zerstören. Im sog. «respiratory burst» werden in Sekunden Superoxid-Anionen produziert durch Aktivierung der membrangebundenen NADPH-Oxidase über eine Signaltransductions-Kette (Anderson u. Theron 1990; Winterbourne 1990):

$NADPH + 2O_2 \rightarrow NADP^+ + 2O_2^{\bullet-} + H^+$

Superoxid-Anionen werden teilweise durch Dismutation in H_2O_2 umgewandelt, und dessen Oxidationswirkung wird dramatisch verstärkt durch das Enzym Myeloperoxidase, das zusammen mit Halogenidionen, unter physiologischen Bedingungen vor allem Chlorid, das potente Oxidans Hypochlorit produziert:

$H_2O_2 + Cl^- + H^+ \rightarrow HOCl + H_2O$

All diese Verbindungen dienen in erster Linie der intrazellulären Zerstörung aufgenommener Fremdzellen. Aber unter Stimulation durch Leukozyten-Lockstoffe, opsonierte Partikel und Immunkomplexe treten diese Oxidantien auch aus den Phagozyten aus und entfalten ihre toxischen Wirkungen im Organismus, sofern keine ausreichenden Schutzmaßnahmen vorhanden sind.

Kritisch ist auch die Produktion freier Radikale bei der Reperfusion ischämischer Organe (Das u. Engelman 1990; Omar et al. 1991). Am Herzen ist gezeigt worden, daß hier einerseits polymorphkernige Leukozyten eine Rolle spielen, die Superoxid-Anionen produzieren. Andererseits aber wird Wasserstoffperoxid durch Xanthinoxidase produziert, die bei Ischämie über ein Calmodulin-reguliertes Enzymsystem durch proteolytische Umwandlung aus der normalerweise vorhandenen NAD-abhängigen Xanthin-Dehydrogenase entsteht. Dieses Enzym hat ein reichliches Substratangebot, weil während der Hypoxie ATP zu Inosin und Hypoxanthin abgebaut worden ist. Exogene Faktoren, die zu vermehrter Bildung freier Radikale führen, sind Strahleneinwirkung (durch Radiolyse entstehen Hydroxyl-Radikale, durch Photonen Singulett-Sauerstoff, der für das Verderben von Milch oder Ranzigwerden von Butter am Licht verantwortlich und an der Entstehung von Photodermatosen beteiligt ist), Ozon, SO_2, NO_2, Stoffwechsel von Arzneimitteln und Genußgiften (mischfunktionelle Oxidasen). Bei den Genußgiften ist besonders der Zigarettenrauch zu erwähnen, der hohe Konzentrationen an freien Radikalen enthält.

Schließlich gibt eine hohe Polyensäurezufuhr, die nicht ausreichend durch Vitamin E abgedeckt ist, zur Bildung von Lipidradikalen Anlaß.

Beispiele für Wirkungen freier Radikale sind in Abbildung 4-2 dargestellt.

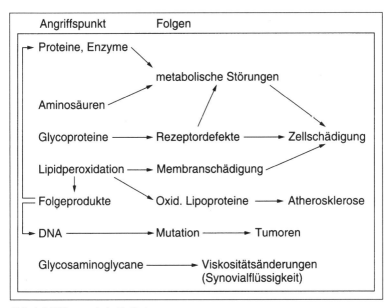

Abb. 4-2: Wirkungen freier Radikale

Einwirkungen auf Proteine, Enzyme und Aminosäuren führen zu metabolischen Störungen, die wiederum zu Zellschädigungen führen. Veränderungen an Glykoproteinen verursachen Rezeptordefekte, die ebenfalls zu metabolischen Störungen und Zellschäden führen. Durch Lipidperoxidation kommt es über Membranschädigungen zu Zellschäden und Funktionsstörungen, aber auch durch Oxidation von Lipoproteinen im Plasma zu Atherosklerose. Oxidierte LDL werden von den LDL-Rezeptoren nicht erkannt. Sie werden von sog. scavenger-Rezeptoren der Makrophagen aufgenommen, die nicht feed-back-kontrolliert sind. Makrophagen werden dadurch zu Schaumzellen, die durch Einlagerung in die Gefäß-Intima zu den fatty streaks führen, die erste morphologische Manifestation der Atherosklerose.

Veränderungen an der DNA führen zu Mutationen und evt. Tumorbildung. Einwirkung auf extrazelluläre Makromoleküle (Glycosaminoglycane) verursachen pathologische Veränderungen am Binde- und Stützgewebe und Viskositätsänderungen der Synovialflüssigkeit. Bemerkenswert ist noch, daß die Folgeprodukte der Lipid-Peroxidation, vor allem Alkoxyl- und Alkylperoxyl-Radikale wiederum an verschiedenen Stellen angreifen und damit die Wirkung freier Radikale potenzieren und im Sinne einer Kettenreaktion verstärken.

Das Immunsystem wird auf allen Ebenen von Sauerstoff-Radikalen betroffen (Meydani u. Blumberg 1991). Oxidative Membranschädigungen greifen tief in die Immunmechanismen ein, denn die Funktionstüchtigkeit der Zellen des Immunsystems hängt von intakten Membranfunktionen ab, wie Sekretion von Lymphokinen und Antikörpern, Antigen-Bindung, Lymphocyten-Transformation und Kontakt-Zell-Lyse.

Reaktive Oxidantien, die von chronisch hyperaktiven Phagozyten freigesetzt werden, wirken autotoxisch auf die Phagozyten und hemmen Chemotaxis, Phagozytose und antimikrobielle Aktivität. Sie hemmen ferner die Proliferation von T- und B-Lymphozyten und die cytotoxische Aktivität natürlicher Killerzellen. Produkte des Myeloperoxidase-Halid-Systems sind potente immunsuppressive Agentien (Anderson u. Theron 1990).

Folgen dieser Wirkungen sind degenerative Erkrankungen, die man auch als «free radical diseases» bezeichnet und die teils mit Sicherheit, teils vermutlich durch freie Radikale verursacht oder mitverursacht werden (Beispiele siehe Tabelle 4-7).

Tab. 4-7: «Free Radical Diseases»: Krankheiten, an deren Entwicklung freie Radikale beteiligt sind

- Arteriosklerose/KHK
- Tumoren/Krebserkrankungen
- Diabetes mellitus
- Alterskatarakt
- Senile Makuladegeneration
- Bronchopulmonale Dysplasie
- Emphysem
- Akutes respiratorisches Distressyndrom
- Lungenfibrose
- Morbus Alzheimer
- Rheumatoide Arthritis
- Colitis ulcerosa
- Morbus Crohn
- Chronische Pankreatitis
- Sepsis
- Altersveränderungen
- Verschiedene Hauterkrankungen (Porphyrie)
- Verschiedene neurologische Erkrankungen (Ataxia-Teleangiectasia)

4.6.2 Schutzmechanismen gegen aggressive Sauerstoff-Spezies

Schutzmechanismen kann man unterteilen in enzymatische und nicht-enzymatische Mechanismen und – was wichtig ist – in solche, die man positiv beeinflussen und solche, die man nicht beeinflussen kann.

Zu den enzymatischen Mechanismen gehört die Superoxid-Dismutase, die zwei Superoxid-Anionen zu Sauerstoff und Wasserstoffperoxid disproportioniert. Für die Beseitigung von Wasserstoffperoxid sorgt entweder die Katalase oder die Glutathion-Peroxidase. Zur Regeneration des reduzierten Glutathion dient die Glutathion-Reductase. Es laufen also zyklische Prozesse ab.

Zu den nicht-enzymatischen Antioxidantien gehören solche, deren Menge und Konzentration man nicht positiv beeinflussen kann, wie Harnsäure, Bilirubin, Plasmaproteine und Glutathion und die antioxidativen Vitamine Ascorbinsäure, Tocopherol und β-Carotin (auch andere Carotine), deren Menge und Konzentration man durch nutritive Maßnahmen beeinflussen kann. Darin liegt die große Bedeutung dieser Vitamine für die Prävention degenerativer Erkrankungen.

Ascorbinsäure wirkt als Radikalfänger im wässrigen Milieu und dient zugleich zur Regeneration von Tocopherol. Tocopherol wirkt als Radikalfänger in der Lipidphase, führt zum Kettenabbruch bei der Lipid-Peroxidation und schützt die Lipoproteine im Plasma. β-Carotin ist ein Radikalfänger in der Lipidphase, der im Gegensatz zu Tocopherol bei niedrigen Sauerstoff-Partialdrucken wirksam ist und es ist das wirksamste Mittel gegen Singulett-Sauerstoff. Wichtig ist auch, daß sich diese drei Antioxidantien zusammen mit Glutathion gegenseitig ergänzen und unterstützen, sodaß es für optimale Wirkung darauf ankommt, alle in ausreichender Menge zuzuführen (Anderson u. Theron, 1990; Sies 1989; Esterbauer et al. 1990).

4.6.3 Untersuchungen zum präventiven Effekt antioxidativer Vitamine

Zur Untersuchung des Zusammenhangs zwischen der Zufuhr bestimmter Nährstoffe und dem Vorkommen bzw. der Prävention bestimmter Erkrankungen werden stufenweise verschiedene Methoden angewandt. Am Anfang stehen biochemische Untersuchungen zum molekularen Wirkungsmechanismus. Ergeben sich daraus Hinweise auf mögliche Einwirkungen auf pathologische Prozesse, so wird diesen Möglichkeiten mit isolierten Zellen (Zellkultur) und in Tierversuchen nachgegangen.

Die Bedeutung für den Menschen wird dann in epidemiologischen Studien geprüft. Solche Studien können Zusammenhänge zwischen Mikronährstoffaufnahme und Krankheiten aufzeigen, aber nicht einen Kausalzusammenhang beweisen. Zu viele Störfaktoren können nicht mit absoluter Sicherheit eliminiert werden, z.B. kann die nachgewiesene Aufnahme von Vitaminen lediglich ein Maß für begleitende aktive Nahrungsfaktoren sein, die für die eigentliche Wirkung verantwortlich sind. Biochemische Untersuchungen und Tierversuche können dann die Plausibilität der Schlußfolgerungen aus epidemiologischen Studien stärken, der Kausalzusammenhang muß in direkten Interventionsstudien und klinischen Studien bestätigt werden. Aber auch die Aussagekraft dieser Studien ist begrenzt (Block 1991; Blumberg 1995), da in einer Studie nur eine sehr kleine Anzahl von Faktoren überprüft werden kann, während im Organismus viele Faktoren zusammen wirken und sich gegenseitig beeinflussen. Weiterhin können solche Studien nur eine oder wenige Dosierungen anwenden, so daß es unmöglich ist, die minimale wirksame Dosis und eine Dosis-Wirkungs-Beziehung zu ermitteln. Schließlich sind die Studien zeitlich begrenzt und meist auf Erwachsene oder ältere Menschen oder auf bestimmte Risikogruppen zugeschnitten. Daher können sie nicht die Frage nach einem präventiven Effekt bei lebenslanger und in frühem Alter beginnender Supplementierung beantworten. Solche Schwierigkeiten machen es verständlich daß je nach Studiendesign kontroverse Ergebnisse zustande kommen können. Erst aus der Gesamtheit aller verschiedenen Studien läßt sich der präventive Wert sinnvoll interpretieren. Es muß weiterhin bedacht werden, daß derartige Ergebnisse immer statistischer Natur sind und auf das einzelne Individuum nur mit einer bestimmten Wahrscheinlichkeit zutreffen.

4.6.3.1 Kardiovaskuläre Erkrankungen

Es ist seit langem bekannt, daß das Risiko für koronare Herzkrankheit (CHD) in Bevölkerungsgruppen, die regelmäßig und reichlich Obst und Gemüse verzehren, geringer ist (Doll u. Peto 1981; Acheson u. Williams 1983; Palgi 1981). Zum Zusammenhang zwischen kardiovaskulären Erkrankungen und Vitamin E-Zufuhr gibt es eine große Reihe von Studien, von denen hier nur Beispiele angeführt werden können.

Im MONICA-Projekt (Monitoring of Cardiovascular Disease Project) wurde der Zusammenhang zwischen Risikofaktoren und CHD in mehr als 40 europäischen Ländern über eine Periode von 10 Jahren untersucht. In der komplementären Vitaminstudie wurden Plasmaspiegel von Lipiden, Vitaminen und Carotinoiden bei 100 randomisierten männlichen Teilnehmern im Alter von 40–49 Jahren bestimmt und mit der Mortalität an CHD korreliert (Gey et al. 1993). Die straffste negative Korrelation wurde für die Plasmaspiegel an Vitamin E und Mortalität an CHD gefunden. Es zeigte sich, daß 62% der Unterschiede in der CHD-Mortalität zwischen nördlichen und Mittelmeer-Ländern durch unterschiedliche Vitamin E-Spiegel erklärt werden können.

In der «Nurses' Health Study» (Stampfer et al. 1993) an 87 245 Krankenschwestern zeigte sich in 8 Jahren, daß diejenigen, die Suppelemente von mindestens 100 mg Vitamin E genommen hatten, ein um 41% geringeres CHD-Risiko hatten. Ähnliche Ergebnisse fanden sich in einer

Studie an 39910 Männern aus medizinischen Berufen (Rimm et al. 1993). Hier ergab sich bei einer Supplementierung mit 100–249 mg Vitamin E eine Risikoreduktion von 37%. Eine Studie an 11000 älteren Menschen zeigte, daß diejenigen, die regelmäßig Vitamin E-Supplemente nahmen, ein 63% geringeres Risiko hatten an CHD zu sterben als die Teilnehmer ohne Supplementierung (Losonczy et al. 1996).

Ein interessanter Befund bei den Studien von Rimm et al. und von Stampfer et al. ist die Tatsache, daß 2 Jahre erforderlich waren um die günstigen Effekte zu erreichen. Dies erklärt zugleich das Fehlen von Wirkungen bei Studien von kürzerer Dauer. Offensichtlich braucht es seine Zeit, bis Zellstrukturen und Membranen mit ausreichend Vitamin E aufgefüllt sind.

Eine weitere Studie in Schottland untersuchte den Zusammenhang zwischen Angina pectoris und Plasmakonzentrationen an Vitamin C, E und β-Carotin (Riemersma et al. 1991). Bei 100 unbehandelten Patienten und 394 Kontrollen ohne kardiovaskuläre Erkrankungen hatten diejenigen mit hohen Vitamin E-Spiegeln ein geringeres Risiko für Angina pectoris.

Untersuchungen an Patienten mit bereits existierenden kardiovaskulären Erkrankungen zeigten, daß das Fortschreiten atherosklerotischer koronarer Veränderungen durch Vitamin E-Supplementierung verlangsamt werden kann (DuBroff et al. 1994). Durch Vitamin E-Supplementierung konnte auch das Risiko von Restenosen verringert werden (DeMaio et al. 1992; Hodis et al. 1995).

In der Cambridge Heart Antioxidant Study (CHAOS) wurden Patienten mit Arteriosklerose 510 Tage lang entweder mit 400 oder 800 mg Vitamin E/Tag behandelt (546 Personen) oder erhielten Placebo (967 Personen). Im Vergleich zu den Kontrollen mit Placebo wurde bei der behandelten Gruppe das Risiko für kardiovaskuläre Ereignisse insgesamt um 47% und das Risiko für nicht-tödlichen Myokardinfarkt um 77% reduziert (Stephens et al. 1996). Dieser Effekt wurde nach 200 Tagen der Behandlung deutlich. Ein geringfügiger Anstieg an kardiovaskulären Todesfällen ist zurückzuführen auf Ereignisse die vor Ablauf von 200 Tagen stattfanden. In einer Nachuntersuchung der Todesfälle wurde die Compliance berücksichtigt und gezeigt, daß alle Patienten mit guter Compliance eine deutliche Risikominderung auch für kardiovaskuläre Todesfälle hatten (Mitchinson et al. 1999).

Weniger klar als bei Vitamin E ist die Rolle von Vitamin C bei kardiovaskulären Erkankungen. In der Studie von Rimm et al. (1993) war Vitamin C nicht mit einem reduzierten Risiko für CHD korreliert. Im Gegensatz dazu hatte in einer Studie mit 11 000 Erwachsenen in USA die Gruppe die Gruppe mit hoher nutritiver Vitamin C-Zufuhr (>50 mg/Tag) und zusätzlichen Supplementen ein um 25% geringeres CHD-Risiko im Vergleich zu der Gruppe mit geringer Vitamin C-Zufuhr von <50 mg/Tag (Enstrom et al. 1992).

β-Carotin scheint bei kardiovaskulären Erkrankungen keine wesentliche Rolle zu spielen. In der «Physicians' Health Study» (Hennekens et al. 1996) hatte die Supplementierung mit β-Carotin bei der gesunden und gut ernährten Gruppe weder positive noch negative Effekte.

4.6.3.2 Tumorerkrankungen

Wie bei der Entwicklung kardiovaskulärer Erkrankungen sind freie Radikale auch bei der Karzinogenese beteiligt. Deshalb erschien es aussichtsreich, nach protektiven Wirkungen antioxidativer Vitamine in diesem Bereich zu suchen. Diese Erwartungen wurden bestätigt bei Studien über den präventiven Effekt eines hohen Verzehrs an Obst und Gemüsen auf das Tumor-Risiko (Doll u. Peto 1981; Ziegler 1991). Die Basel-Studie zeigte eine inverse Korrelation zwischen Plasmaspiegeln an Vitamin C, E und β-Carotin einerseites und der Tumormortalität andererseits (Gey et al. 1987). Eine weitere Analyse der Daten dieser Studie zeigte signifikant geringere β-Carotinspiegel im Plasma von Patienten, die an Lungencarcinom, Magencarcinom und an allen Arten von Krebs starben (Stähelin et al. 1991). Eine Besonderheit in der Baseler Bevölkerung war der besonders niedrige β-Carotinspiegel in der untersten Quintile. Dies mag erklären, daß in Studien mit anderen Populationen weniger ausgeprägte inverse Beziehungen zwischen β-Carotinspiegeln und Krebsmortalität bestanden (Poppel u. Goldbohm 1995).

Zahlreiche epidemiologische Studien über den Tumor-präventiven Effekt von Vitamin C mit unterschiedlichen Resultaten sind von Block in einer Übersicht zusammengestellt worden (Block 1995).

In einer Studie an älteren Menschen (Losonczy et al. 1996) hatten Teilnehmer, die täglich Supplemente von 100 mg Vitamin E oder mehr zu sich nahmen, ein um 59% geringeres Risiko für Krebsmortalität als solche ohne Supplemente.

In einer finnischen Kohortenstudie (Knekt et a. 1991) hatten Teilnehmer mit geringen Vitamin E-Plasmaspiegeln ein 1,5fach höheres Risiko Krebs zu entwickeln als solche mit höheren Spiegeln. Die stärkste negative Korrelation wurde gefunden zwischen Vitamin Serumspiegeln und gastrointestinalen Tumoren sowie der gesamten Gruppe von Tumoren, die nicht mit Rauchen zusammenhängen, besonders bei männlichen Nichtrauchern und Frauen mit niedrigen Selen-Spiegeln.

Bisher sind vier große Interventionsstudien zur Krebsprävention publiziert:

a) Die Physicians' Health Study (Hennekens et al. 1996), die 1982 mit 33 071 Ärzten in den USA begann. Nach 12 Jahren zeigte β-Carotin weder einen negativen noch positiven Effekt auf verschiedene Krebsarten ebenso wie auf kardiovaskuläre Erkrankungen.

b) Die Linxian-Studie (Blot et al 1993) untersuchte 30 000 Männer und Frauen der chinesischen Provinz Linxian, die sich durch eine besonders hohe Inzidenz von Oesophagus- und Magen-Krebs auszeichnet. Es wurden 4 verschiedene Nährstoffkombinationen geprüft. Nur die Gruppe mit β-Carotin (15 mg), Vitamin E (30 mg) und Selen (50 µg) unterschied sich von der Placebo-Gruppe mit 9% geringerer Gesamtmortalität, 13% geringerer Mortalität an Krebs aller Arten und 21% geringerer Mortalität an Magenkrebs. Der Effekt so geringer Dosen mag mit dem schlechten Ernährungszustand der Bevölkerung zusammenhängen. Über den Anteil der einzelnen Komponenten an der Wirkung läßt sich nichts aussagen, vielleicht ist gerade die Kombination entscheidend.

c) Die Alpha-Tocopherol, Beta-Carotene Cancer Prevention Study (ATBC) in Finnland (1994) wurde mit 29 133 männlichen Rauchern durchgeführt, die im Durchschnitt 36 Jahre lang täglich 20 Zigaretten geraucht hatten. 18% der Teilnehmer hatten eine Beschäftigung, die zu einem erhöhten Risiko für Lungenerkrankungen führt. Die Teilnehmer erhielten in 4 Gruppen entweder 50 mg/Tag d,l-α-Tocopherylacetat, 20 mg β-Carotin, beide Substanzen, oder Placebo. In der Placebogruppe ergab sich in Übereinstimmung mit vielen früheren Untersuchungen eine signifikant höhere Inzidenz an Lungenkrebs in der niedrigsten verglichen mit der höchsten Quartile des Serumspiegels an Vitamin E und β-Carotin. In ähnlicher Weise bestand eine inverse Assoziation der Krebshäufigkeit beim Vergleich der niedrigsten und höchsten Nahrungsaufnahme an Vitamin E und β-Carotin. Vermutlich spiegeln die Serumkonzentrationen das langfristige Ernährungsmuster dieser Gruppe.

Anders war die Situation bei den supplementierten Gruppen. Die Häufigkeit von Lungenkrebs war in der Vitamin E-Gruppe nur 2% niedriger als in der Placebogruppe, aber nach 6 Jahren in der β-Carotingruppe um 18% höher.

In der Vitamin E-Gruppe wurde eine geringere Häufigkeit von Prostatacarcinom gefunden als in der Placebogruppe (99 gegen 151 Fälle).

d) In der Carotene and Retinol Efficacy Trial (CARET-Studie) wurden 18 314 starke Raucher, ehemalige Raucher und Asbestarbeiter untersucht (Omenn 1996). Sie erhielten entweder 30 mg/Tag β-Carotin + 7500 µg/Tag Retinol oder Placebo. Die für 5 Jahre geplante Studie wurde nach 4 Jahren beendet. weil die behandelte Gruppe ein um 28% höheres Risiko für Lungenkrebs zeigte als die Placebogruppe.

Die Studien lassen viele Fragen offen. In der CARET- und in der ATBC-Studie wurden langjährige Raucher mit hohem Risiko untersucht. Sie könnten bereits magline Veränderungen in einem noch nicht sichtbaren Stadium gehabt haben, die durch eine zu spät verabfolgte Substitution nicht mehr rückgängig gemacht werden konnten. Es ist nicht bekannt, ob diese Personen durch eine reguläre höhere Vitaminzufuhr von jüngerem Alter an hätten geschützt werden können. Hinzu kommt noch der schlechte Vitamin C-Status bei Rauchern, der die Interaktion zwischen Vitamin C und Vitamin E unmöglich gemacht haben könnte.

Erklärungsvesuche für den eigenartigen negativen Effekt von β-Carotin finden sich im Kapitel β-Carotin.

Da viele Fragen ungeklärt geblieben sind, laufen zur Zeit weitere große Studien, die noch nicht abgeschlossen sind.

Gerade die Diskrepanz zwischen dem in epidemiologischen Studien beobachteten günstigen Effekt hoher nutritiver Zufuhr bzw. hoher Plasmaspiegel an β-Carotin und den schlechten Ergebnissen von Interventionsstudien weist darauf hin, daß β-Carotin in der Ernährung möglicherweise in der Hauptsache ein Marker für andere in pflanzlicher Nahrung vorkommende, günstig wirkende Substanzen ist (s. auch Kap. 8.1.9)

5 Megavitamintherapie

Unter Megavitamintherapie versteht man die Anwendung von Vitaminen in Dosen, die um ein Vielfaches (oft 100 bis 1000fach) höher liegen als der physiologische Bedarf. Es handelt sich um einen sehr schillernden Bereich, in dem Dichtung und Wahrheit gemischt sind. Der Begriff stammt aus der in USA entwickelten «orthomolekularen» Psychiatrie, die Megadosen an B-Vitaminen für eine Anzahl von Krankheiten oder Krankheitssymptomen propagiert wie z.b. Schizophrenie, Depressionen, Neurosen, Autismus, Hyperkinese und andere. Bedauerlicherweise haben die Vertreter der orthomolekularen Medizin auf wissenschaftlich anerkannte Grundregeln zur Durchführung von Untersuchungen und zur Präsentation von Ergebnissen verzichtet, sodaß keine einwandfrei dokumentierten Wirksamkeitsnachweise vorliegen. Man muß aber vorsichtig sein mit der Beurteilung solcher Fragen, hat man doch noch vor wenigen Jahren mitleidig über höhere Dosen von Vitamin E gelächelt und dieses Vitamin als «vitamin in search of a disease» bezeichnet.

Es gibt Fälle, in denen die Sinnhaftigkeit von Megadosen erwiesen ist, und man spricht dann etwas verschwommen von pharmadynamischen oder pharmakologischen Wirkungen der Vitamine. In Tabelle 5-1 (Bäss-

Tab. 5-1: Wirkungen, die Basis für eine Megavitamintherapie sein können

I. Wirkungen, die als Extrapolation der physiologischen Vitamin (Coenzym)-Wirkung angesehen werden können.
  1. Wiederherstellung des normalen Vitaminstatus nach Depletion
  2. Überwindung von Transportstörungen
  3. Änderung von Reaktionsmustern durch Aufsättigung von Kompartimenten oder von Enzymen mit Coenzym
  4. Kompensation von gesteigertem Vitaminverbrauch durch chemische Reaktionen
  5. Behandlung angeborener Enzymdefekte
     a) Kompensation verringerter Affinität von Enzym zu Coenzym
     b) Erhöhung der Stabilität des Apoenzyms durch Sättigung mit Coenzym
     c) Induktion der Synthese des Apoenzyms durch das Coenzym

II. Wirkungen, die mit der physiologischen Vitaminwirkung nichts zu tun haben
  1. Entgiftung von Cyanid durch Hydroxocobalamin (stöchiometrische Reaktion)
  2. Modulation des Hämoglobins durch Pyridoxalphosphat
  3. Lipidsenkende Wirkung von Nicotinsäure

ler 1991) ist der Versuch gemacht, die Mechanismen aufzuschlüsseln, die solchen pharmakologischen Wirkungen zugrunde liegen können, ohne daß damit Anspruch auf Vollständigkeit erhoben wird.

Bei den in Tab. 5-1 unter I angeführten Anwendungsgebieten besteht der Wirkungsmechanismus einfach in einer Ausweitung der physiologischen Wirkung, die aus verschiedenen Gründen mit physiologischen (nutritiven) Mengen nicht zu erreichen ist.

Zu I.1: Es ist einleuchtend, daß bei einem an Vitamin verarmten Organismus zur Wiederherstellung der Depots zunächst einmal höhere Vitamindosen erforderlich sind, wenn die Restitution in kurzer Zeit erfolgen soll.

Zu I.2: Beispiele für Transportstörungen können besonders gut am Vitamin B_{12} aufgezeigt werden. Bei der perniziösen Anämie ist die intestinale Resorption gestört, weil der Intrinsic Factor fehlt. Wenn man bei parenteraler Unverträglichkeit auf orale Zufuhr angewiesen ist, muß etwa das hundertfache des physiologischen Bereichs appliziert werden, weil durch passive Diffusion nur knapp 1% der Dosis zur Resorption kommt.

Bei Mangel an Transcobalamin (genetischer Defekt) ist der Cobalamintransport im Organismus gestört. Zur Kompensation sind intramuskuläre Dosen von 1 mg täglich, 2mal wöchentlich oder 1mal wöchentlich erforderlich.

Ein weiteres Beispiel ist die Thiamin-responsive megaloblastische Anämie. Hier ist der Thiamintransport durch biologische Membranen bei normalem Thiaminstatus gestört (Friedrich 1987; Anonymus 1980). Es sind etwa 50–100 mg Thiamin täglich erforderlich, um diesen Defekt zu kompensieren.

Zu I.3: Man kann sich vorstellen, daß die Verfügbarkeit von Vitaminen bzw. Coenzymen in verschiedenen Kompartimenten des Organismus oder der Zellen unterschiedlich ist. Hinweise auf eine solche Möglichkeit liefert der Tryptophanstoffwechsel, bei dem die Kynureninase und die Kynurenin-Ketoglutarat-Transaminase, welche an einer Verzweigung verschiedene Stoffwechselwege katalysieren, unterschiedlich rasch und empfindlich auf Pyridoxinmangel reagieren. Rascher und empfindlicher reagiert die ausschließlich im Cytosol lokalisierte Kynureninase, später erst die Transaminase, die in Cytosol und in den Mitochondrien vorliegt. Offensichtlich erfolgt die Depletion in den Mitochondrien langsamer als im Cytosol.

Man kann sich entsprechend vorstellen, daß unter einer Megavitaminbehandlung Kompartimente, die dem Vitamin schlecht zugänglich sind, aufgefüllt werden, oder Enzyme mit hoher Michaeliskonstante für das Coenzym aufgesättigt und damit aktiver werden. So etwas muß zur Verschiebung von Reaktionsmustern führen, d.h. Reaktionen, die normalerweise nur in geringem Umfang ablaufen, gewinnen an Bedeutung. Ein derartiger Mechanismus könnte beispielsweise der von Dakshinamurti et al. (1990) beobachteten Zunahme von Serotonin bei gleichzeitiger Abnahme der Rezeptorendichte in verschiedenen Arealen des Gehirns unter Behandlung mit hohen Dosen an Pyridoxin zugrunde liegen. Auch dem Vorschlag, rheumatische Erkrankungen und degenerative Gelenkerkrankungen mit hohen Dosen an Pyridoxin zu behandeln, liegt eine ähnliche Vorstellung zugrunde (Miehlke et al. 1985). Pyridoxalphosphat ist Coenzym der Lysyloxidase, die für die Quervernetzung von Kollagen verantwortlich ist. Man kann sich vorstellen, daß das schlecht durchblutete Knorpelgewebe nicht reichlich mit Vitaminen versorgt ist und daß man dies durch höhere Dosen verbessern kann.

Zu I.4: Höhere als physiologische Dosen sind auch dann notwendig, wenn ein gesteigerter chemischer Verbrauch vorliegt, wie z.B. der gesteigerte Verbrauch antioxidativer Vitamine bei oxidativem Streß, oder wie bei Inaktivierung von Vitaminen durch Arzneimittel.

Zu I.5: Eine besondere Domäne für die Megavitamintherapie sind angeborene Enzymdefekte. Dabei sind drei Wirkungsmechanismen denkbar, die allerdings nur in einigen Fällen geklärt sind.

Bei der klassischen Form der Homocystinurie besteht ein Defekt der Cystathionin-β-Synthase. Dabei kann man drei Typen von Defekten unterscheiden: Enzymmangel ohne Restaktivität; reduzierte Enzymaktivität mit normaler Affinität zum Coenzym Pyridoxalphosphat; reduzierte Enzymaktivität mit reduzierter Affinität zum Coenzym. Nur die dritte Variante spricht positiv auf hohe Pyridoxindosen an (25–1200 mg/Tag). Gleichzeitig liegt bei letzterer Mutante eine erhöhte Thermolabilität des Enzymproteins vor, welches durch Sättigung mit Coenzym stabilisiert werden kann (Fowler et al. 1978).

Die Cystathioninurie beruht auf verringerter Affinität des defekten Enzyms Cystathionin-gamma-Lyase zu Pyridoxalphosphat und kann mit 400 mg Pyridoxin pro Tag behandelt werden.

Beim Holocarboxylase-Defekt ist die Affinität der Holocarboxylase-

Synthetase zu Biotin verringert (K_M-Mutation). Kinder mit diesem Defekt brauchen 1–3,3 mg Biotin/kg Körpergewicht zur Normalisierung der biochemischen Parameter (Baumgartner u. Suormala 1997).

Als weiteres Beispiel für die Erhöhung der Stabilität eines Apoenzyms durch Sättigung mit Coenzym kann die Pyridoxinsensitive sideroblastische Anämie herangezogen werden, bei der die defekte delta-Aminolävulinsäure-Synthase mit geringer Affinität zu Pyridoxalphosphat einem raschen Abbau unterliegt, der durch Aufsättigung mit Coenzym verzögert werden kann (Merill und Henderson 1987). Erforderlich sind 600 mg Pyridoxin pro Tag.

Auch für die Flavinenzyme ist bekannt, daß die Apoenzyme bei Riboflavinmangel rascher abgebaut werden.

Als dritte Möglichkeit gibt es die Induktion der Synthese des Apoenzyms durch das Coenzym. Diese Möglichkeit ist plausibel aber hypothetisch, weil noch kein konkreter Fall bekannt ist. In all den bisher genannten Fällen handelt es sich um physiologische Wirkungen von Vitaminen, die aus verschiedenen Gründen erst bei sehr hoher Dosierung erreicht werden können. Echte pharmakologische Wirkungen, die mit der physiologischen Vitaminwirkung nichts zu tun haben, sind unter Punkt II aufgeführt. Hier kann es sich um rein chemische Effekte handeln, wie bei der Entgiftung von Cyanid durch Hydroxocobalamin (Cottrell et al. 1978) oder bei der Modulation des Hämoglobins durch Pyridoxalphosphat (Friedrich 1987) zur Hemmung des Sichelns bei Sichelzellanämie oder zur Erhaltung der Sauerstofftransportfähigkeit von Blutkonserven.

In diesen Bereich der pharmakologischen Wirkungen fällt auch die lipidsenkende Wirkung von Nicotinsäure in Gramm-Mengen, die in keiner Beziehung zur physiologischen Wirkung steht (Zöllner 1989).

Selbstverständlich kann eine Megavitamintherapie bei klarer Indikationsstellung nur mit Monopräparaten durchgeführt werden, weil bei der Anwendung von Multivitaminpräparaten die anderen Vitamine sinnlos hoch dosiert würden.

6 Sicherheit von Vitaminen

6.1 Einleitung

Vitamine sind primär nutritive Wirkstoffe, die ständig zur Sicherung der normalen Lebensfunktionen und des individuellen Wohlbefindens in geringer Menge aufgenommen werden müssen. In diesem Dosierungsbereich treten üblicherweise keine Nebenwirkungen auf.

Der Organismus hat aufgrund der Notwendigkeit von Vitaminen schon während der feto-embryonalen Lebensperiode eine immunologische Toleranz gegenüber diesen Verbindungen erworben, und sie sind daher in physiologischer Dosierung nebenwirkungsfrei. In Abhängigkeit von der zugeführten Vitaminmenge ist dagegen eine Induktion z.b. allergischer Reaktionen in seltenen Fällen unter bestimmten Bedingungen möglich.

Über die Mechanismen, die nach einer Vitaminapplikation zu allergischen Erscheinungen führen, ist bisher nur wenig bekannt. Mögliche Erklärungsversuche bleiben daher spekulativ.

Vitamine selbst besitzen aufgrund ihrer niedrigen relativen Molmassen (205 bis 1360) keine bzw. nur geringe Allergenität. Möglicherweise erst durch die kovalente Bindung der Vitamine bzw. ihrer metabolischen Ab- bzw. Umbauprodukte an spezielle Makromoleküle, zum Beispiel Proteine, werden sie zu kompletten Antigenen und erlangen immunologische Potenz.

Daneben wird ein gehäuftes Auftreten vitaminbedingter Allergien in genetisch belasteten Personengruppen diskutiert. Möglicherweise täuschen auch spezielle pharmakologische Effekte der Vitamine eine allergische Reaktion vor. Denkbar ist hier zum Beispiel eine vitamininduzierte, unspezifische Histaminfreisetzung ohne vorherige Antigen-/Antikörperreaktion.

Grundsätzlich handelt es sich aber bei einer vitaminbedingten Allergie bzw. bei vitamininduzierten, allergieähnlichen Veränderungen aufgrund der essentiellen Notwendigkeit dieser Verbindungen um physiologisch sehr unwahrscheinliche Phänomene. Dementsprechend selten sind solche Erscheinungen. Sie werden in der Literatur nur vereinzelt beschrieben und beschränken sich fast ausschließlich auf allergische Reaktionen nach parenteraler Vitaminapplikation, wobei galenische

Hilfsstoffe vermutlich eher für solch unerwünschte Nebenwirkungen verantwortlich sind als die Vitamine selbst.

In hoher Dosierung werden Vitamine bei der Behandlung verschiedener Erkrankungen eingesetzt. Neben der Ersatz- und Substitutionstherapie verwendet man hochdosierte Vitamine z.B. gelegentlich mit Erfolg in der Therapie vitaminabhängiger Aminoazidopathien. Daneben werden «Megadosen» auch bei der Therapie nicht ernährungsbedingter Erkrankungen eingesetzt. Man nutzt dabei nicht die physiologischen, sondern mögliche pharmakologische Effekte hochdosierter Vitamine, die sich grundlegend von den normalen metabolischen Wirkungen physiologisch dosierter Vitaminmengen unterscheiden.

Die gewünschten therapeutischen Effekte erzielt man nur bei deutlich bedarfsüberschreitenden Vitaminmengen. Beim therapeutischen Einsatz von Vitaminen sind neben gewünschten Effekten unerwünschte Nebenwirkungen nicht auszuschließen, jedoch sind auch hier beim bestimmungsgemäßen Gebrauch (Beipackzettel) negative Auswirkungen nicht zu erwarten. Aufgrund der hohen therapeutischen Breite der wasserlöslichen Vitamine – ein Überschuß wird in der Regel sehr schnell über den Urin ausgeschieden – sind diese auch in hochdosierter Form nicht an eine besondere Rezeptpflicht gebunden.

Bei den fettlöslichen Vitaminen gelten das Vitamin E und das Provitamin A (β-Carotin) sowie Vitamin K – unter Ausnahme der besonderen Empfindlichkeit von Frühgeborenen (s. 3.14) – als nicht toxisch, lediglich bei den Vitaminen A und D hat der Gesetzgeber ab einer bestimmten Dosierungshöhe, bei deren Überschreiten unerwünschte Nebenwirkungen auftreten können, die Rezeptpflicht vorgeschrieben, so daß evtl. auftretende unerwünschte Reaktionen unter Abwägung der Nutzen-Risiko-Betrachtung nach ärztlicher Indikation toleriert werden.

Unabhängig von den sehr selten erhobenen Befunden am Menschen bzgl. möglicher Nebenwirkungen hat man aufgrund tierexperimenteller Untersuchungen zusätzliche Hinweise, die ergänzende Aussagen zur Sicherheit bzw. Toxizität der Vitamine erlauben.

6.2 Vitamin B_1

Ausgedehnte toxikologische Untersuchungen bestätigen dem Vitamin B_1 eine große therapeutische Breite. Bei der Maus wirken 125, bei der Ratte

250, beim Kaninchen 300 und beim Hund 350 mg/kg Körpergewicht intravenös tödlich. Bei Affen treten nach Dosen über 600 mg/kg Körpergewicht toxische Symptome auf. Der Tod beruht auf einer Lähmung des Atemzentrums. Ratten haben eine 100fach über dem täglichen Bedarf liegende Dosis über 3 Generationen ohne Nebenwirkungen vertragen (Gubler 1984). Bisher bestehen keine Anhaltspunkte für eine mutagene, teratogene und cancerogene Wirkung (Hanck 1986).

Beim Menschen können nach längerer oraler Einnahme hoher Dosen in Einzelfällen Magenbeschwerden, Kopfschmerzen, Schweißausbrüche, Tachykardie, Hautreaktionen mit Juckreiz und Urticaria auftreten. Überempfindlichkeitsreaktionen in Form von Exanthemen, Atemnot und Schockzuständen sind nach parenteraler Anwendung beschrieben (Übersicht bei Pietrzik et al. 1988 und 1991). Wegen dieser allergischen Reaktionen sollte Vitamin B_1 nur in Ausnahmefällen parenteral angewendet werden. Im allgemeinen reicht die orale Dosis zwischen 50–300 mg täglich aus (Monographie 1987).

6.3 Vitamin B_2

Die Dosis letalis nach intraperitonealer Gabe beträgt bei der Ratte 500 mg/kg Körpergewicht. Der Tod tritt innerhalb von 2–5 Tagen auf und beruht auf einer Anurie und Azotämie infolge des Auftretens von Riboflavin-Kristallen in der Niere. Histologisch wurden zusätzlich Veränderungen in Herzmuskel, Pankreas und Hypophyse nachgewiesen (Cooperman u. Lopez 1984). Vitamin B_2 ist weder mutagen, teratogen noch cancerogen (Hanck 1986).

Beim Menschen sind bisher keine Nebenwirkungen nach oraler Verabreichung von Vitamin B_2 bekannt geworden. Eine mögliche Erklärung hierfür ist die Tatsache, daß die Resorption von Vitamin B_2 einer Sättigungskinetik unterliegt, wobei ab einer Dosis von 60 mg innerhalb 2–3 Std. nur die Hälfte resorbiert wird (Monographie 1988).

6.4 Vitamin B_6

Nach langfristiger Anwendung hoher Dosen von Pyridoxin (2–6 g täglich für 2 bis 40 Monate) haben erstmals Schaumburg et al. (1983) toxische Reaktionen beobachtet. Die typischen Zeichen sind eine periphere sensorische Neuropathie mit ataktischen Gangstörungen, Reflexstörungen, Beeinträchtigung von Tast-, Vibrations- und Temperaturempfindungen und Fehlen von Aktionspotentialen sensibler Nerven. Anatomisch fand sich an peripheren sensiblen Nerven eine unspezifische axonale Degeneration großer und kleiner myelinisierter Fasern. Das Absetzen von Pyridoxin führte im Laufe von 6 Monaten zu weitgehender bis vollständiger Besserung.

Seitdem wurde über eine Reihe ähnlicher Fälle berichtet (Übersicht bei Bässler 1988; Bässler 1989). In zwei Berichten (Baer und Stillman 1984; Friedman et al. 1986) wurde neben der sensorischen Neuropathie eine subepidermale vesikuläre Dermatose beobachtet, die dem Erscheinungsbild einer Porphyria cutanea tarda glich, aber ohne Störungen im Porphyrinstoffwechsel.

Wegen der relativen Seltenheit der beobachteten Fälle und der teilweise ungenügenden Dokumentation läßt sich eine exakte Dosisgrenze für den Beginn toxischer Wirkungen nicht angeben, aber es spricht alles dafür, daß die kritische Dosis zwischen 300 und 500 mg/Tag liegt (Pietrzik et al. 1988, 1991). In diesem Dosisbereich dauert es Jahre, bis Symptome auftreten. Dosen über 1 g/Tag können schon in Monaten zu toxischen Erscheinungen führen.

Da Dosen um 300 mg/Tag bei vernünftiger Indikationsstellung meist nur kurzfristig erforderlich sind und höhere Dosen für längere Zeit nur bei seltenen angeborenen Stoffwechseldefekten angewendet werden, gibt es bei kontrollierter Anwendung von Pyridoxin kaum Probleme. Problematisch ist die unkontrollierte langfristige Selbstmedikation bei Anwendungsgebieten ohne sichere Indikation, wenn die Dosierung beim Ausbleiben der erhofften Wirkung ständig gesteigert wird.

6.5 Vitamin B_{12}

Seit Jahrzehnten wird Vitamin B_{12} vornehmlich parenteral (i.v. und i.m.) zur Therapie der perniziösen Anämie appliziert. Hierbei werden standardmäßig Einzeldosen von einigen hundert Mikrogramm oft lebenslänglich verabreicht. Aufgrund dieser überaus großen therapeutischen Erfahrung kann das Nebenwirkungspotential relativ gut abgeschätzt werden.

Das vorliegende toxikologische Erkenntnismaterial belegt, daß Vitamin B_{12} (Cyanocobalamin und Hydroxocobalamin) als atoxisch bezeichnet werden kann. Mutagenität, Teratogenität und Cancerogenität sind auszuschließen.

Bei der parenteralen Anwendung in Form von Fertigarzneimitteln wurde in Einzelfällen über Akne, ekzematöse und urtikarielle Arzneimittelreaktionen sowie über anaphylaktische bzw. anaphylaktoide Reaktionen berichtet (Monographie Vitamin B_{12} 1989; Woodliff 1986). In jenen Fällen konnte jedoch praktisch nie entschieden werden, ob das Vitamin B_{12} oder die Hilfsstoffe diese unerwünschten Arzneimittelwirkungen induziert haben (Pietrzik et al. 1988).

Die Einnahme einer fixen Kombination aus Vitamin B_{12} und Intrinsic Faktor ist als obsolet zu bezeichnen. Hierbei besteht das Risiko einer Antikörperbildung gegen den aus Schweinemucosa isolierten und daher heterologen Intrinsic Faktor.

Vollkommen unklar ist nach wie vor die Exazerbation einer präexistierenden Akne unter Einnahme von Vitamin B_{12} gleichzeitig mit Anabolika. In den wenigen hierzu vorliegenden Kasuistiken waren die Patienten Leistungssportler, die derartige «Cocktails» zu sich nehmen (Merkle et al. 1990, Mayerhausen und Riebel 1989).

6.6 Folsäure

Die akute Toxizität von Folsäure liegt bei Ratten und Kaninchen über 500 mg/kg Körpergewicht. Nephrotoxische und neurotoxische Wirkungen wurden im Tierversuch nach chronischer Verabreichung hoher Dosen beobachtet. Folsäure ist weder mutagen, teratogen noch cancerogen (Hanck 1986). Laurence et al. (1983) und Smithells et al. (1976) vermuten sogar einen Zusammenhang zwischen Spaltbildung der Wirbelsäule und einem Folsäuremangel, weshalb eine ausreichende orale Folsäuresubstitution in der Schwangerschaft empfohlen wird.

Beim Menschen besitzt Folsäure eine geringe Toxizität auch nach längerer Anwendung. Dosen von 400 mg täglich über 5 Monate und 10 mg täglich über 5 Jahre wurden ohne Nebenwirkungen vertragen (Brody et al. 1991). Dennoch können nach höheren Dosen gastrointestinale Störungen, Schlaflosigkeit, Gemütsstörungen, Reizbarkeit, Erregung, Depressionen und in Einzelfällen Allergien auftreten. Bei lebensbedrohlicher

Megaloblasten-Anämie muß wegen der Gefahr irreversibler neurologischer Störungen vor der Anwendung von Folsäure ein Vitamin B_{12}-Mangel ausgeschlossen werden (Monographie 1987). Bei Epileptikern kann eine erhöhte Folsäuregabe (> 1 mg) nicht nur epileptogen wirken, sondern auch die Wirkung von Antiepileptika abschwächen. Dagegen gelten die natürlichen Nahrungsfolate auch bei hoher Zufuhr als sicher.

6.7 Biotin

Im internationalen Schrifttum liegen keine Berichte über eine mögliche Biotintoxizität beim Menschen vor.

Auch anhand von Tierversuchen konnte die geringe Biotintoxizität bestätigt werden. Selbst 5000- bis 10 000fache Bedarfsüberschreitungen führten tierexperimentell (Ratte) zu keinerlei Beeinträchtigungen. Allerdings wurden toxische Auswirkungen bei tragenden Ratten beschrieben (Resorption der Föten, Störungen bei der Östrogenbildung etc.), wenn mehr als 1 mg Biotin/kg Körpergewicht parenteral injiziert wurde (Michno et al. 1980).

Aus therapeutischen Gründen (im Falle biotinsensitiver Stoffwechseldefekte etc.) werden gelegentlich beim Menschen hohe Biotindosen täglich über mehrere Monate verabreicht, ohne daß jemals von toxikologischen Auswirkungen berichtet wurde, so daß davon auszugehen ist, daß selbst bei extremer Überdosierung eine große therapeutische Breite besteht.

6.8 Niacin

Niacin faßt als Oberbegriff die beiden Vitamine Nicotinamid und Nicotinsäure zusammen. Nicotinamid und Nicotinsäure üben im nutritiven Zufuhrbereich eine identische Vitaminwirksamkeit (Anti-Pellagra-Wirkung) aus. Im höheren pharmakologischen Zufuhrbereich haben sie jedoch ein deutlich unterschiedliches pharmakologisches Profil, so daß Sicherheit und Verträglichkeit getrennt betrachtet werden müssen.

6.8.1 Nicotinamid

Nicotinamid ist im Gegensatz zur Nicotinsäure selbst in hohen pharmakologischen Dosen (über 50fache RDA-Menge) nahezu nebenwirkungsfrei (Monographie Nicotinamid, 1989). Da Nicotinamid intermediär nur zu einem unwesentlichen Anteil zur Nicotinsäure metabolisiert wird, entfällt die gefäßdilatierende Wirkung, so daß Flush, Hitzegefühl, Pruritus zumindest in Tagesdosen unter 200 mg nicht auftreten. Es bestehen keine Anhaltspunkte für ein teratogenes Potential, so daß auch höher dosiertes Nicotinamid ohne Bedenken während der Schwangerschaft und Laktation eingenommen werden könnte. Nachweislich wirkt ein Nicotinamidmangel teratogen. Zudem konnte in verschiedenen Studien nachgewiesen werden, daß Nicotinamid eine antagonistische Wirkung gegenüber mehreren Teratogenen ausübt.

6.8.2 Nicotinsäure

Die Nicotinsäure wirkt in Tagesdosen über 30 mg vasodilatierend und kann die fibrinolytische Aktivität des Blutes steigern (Monographie Nicotinsäure, 1990). Hohe Nicotinsäure-Tagesdosen im Bereich von 1–6 g beeinflussen den Lipoprotein- sowie den Kohlenhydratstoffwechsel. Nahezu obligatorisch sind Hautrötungen, Hitzegefühl und z.T. Pruritus bei Beginn einer Nicotinsäure-Behandlung der Hypercholesterinämie (Luria, 1988). Deshalb muß die Nicotinsäure-Behandlung einschleichend mit geringen Tagesdosen bis ca. 6 g gesteigert werden. Neben diesen unerwünschten dermatologischen Reaktionen werden gastrointestinale Reizerscheinungen, eine verminderte Glucosetoleranz, eine Aktivierung der Fibrinolyse, eine Reduzierung der Plättchenaggregation und bei entsprechend disponierten Patienten ein Anstieg der Harnsäurespiegel beobachtet.

Die bekannten Nebenwirkungen unter einer hochdosierten Nicotinsäure-Behandlung sind nach Absetzen voll reversibel. Hinweise auf mutagene, teratogene oder embryotoxische Wirkungen von Nicotinsäure bestehen nicht (Monographie Nicotinsäure, 1990).

Selten werden Anstiege der Transaminasen GOT und GPT im Serum beobachtet (Zöllner, 1989). Eine der umfangreichsten Untersuchungen zur Nebenwirkungsinzidenz unter einer Nicotinamid- bzw. Nicotinsäure-Therapie wurde von Hoffer 1969 mitgeteilt. Etwa 95% der insgesamt vorliegenden 982 Patientenfälle nahmen täglich 3–6 g Nicotinsäure oder Nicotinamid ein. Insgesamt wurde nur ein qualitativ wie quantitativ geringes Nebenwirkungspotential beobachtet.

Ein Fall eines fulminanten Leberversagens nach Einnahme einer Nicotinsäure-Retard-Präparation (6 g täglich) wurde von Mullin und Mitarbeitern 1989 berichtet. Über den Wirkungsmechanismus kann zur Zeit nur spekuliert werden. Ob retardierte Nicotinsäure-Präparationen tatsächlich ein erhöhtes Nebenwirkungspotential im Vergleich zu Standardformulierungen aufweisen, kann derzeit ebensowenig verläßlich beantwortet werden.

6.9 Pantothensäure

Pantothensäure und deren Salze (z.B. Na-Pantothenat) bzw. deren alkoholische Analoga Panthenol/Dexpanthenol werden als atoxisch beschrieben. Die LD 50 liegt bei 2,5 g/kg KG für die Maus bzw. 3,5 g/kg KG für die Ratte (Fidanza 1977). Selbst hohe tägliche Dosen von 10 g/Tag werden auch langfristig vom Menschen symptomlos vertragen und haben lediglich leichte Darmstörungen aufgrund der laxierenden Wirkung zur Folge (Milles und Hayes 1982).

Über die Toxizität bei lokaler Applikation von Dexpanthenol/Panthenol gibt es in der Literatur keine Angaben. In einem Langzeitversuch wurde die akute Toxizität von Dexpanthenol/Panthenol für Mäuse mit 6250 mg/ kg KG und für Kaninchen mit 3000 mg/kg KG ermittelt.

Bei der langfristigen Verabreichung von Dexpanthenol/Panthenol an Ratten und Hunde traten keine histologischen Veränderungen auf. Hinweise auf mutagene, teratogene oder carcinogene Wirkungen von Dexpanthenol/Panthenol werden in der einschlägigen Literatur nicht beschrieben. Insgesamt scheint es sich bei Dexpanthenol/Panthenol wie auch bei der Pantothensäure um eine Substanz mit geringer Toxizität zu handeln.

6.10 Vitamin C

Vitamin C (Ascorbinsäure) ist eine außerordentlich gut verträgliche Substanz. Die Diskussion ihrer potentiellen Toxizität ist überhaupt nur vor dem Hintergrund des unsinnigen Modetrends überhöhter Dosierungen verständlich.

Versuche an Ratten und Meerschweinchen haben gezeigt, daß Tagesdosen von 6,5 g/kg KG während 10 Wochen ohne Anzeichen einer Schädigung vertragen werden (Friedrich 1987). Patienten, die im Rahmen einer Schizophrenie-Behandlung täglich 30 oder 40 g Ascorbinsäure erhielten, zeigten außer gelegentlichen Diarrhöen keine unerwünschten Effekte (Council for Responsible Nutrition 1986).

Manche anekdotischen Berichte über Nebenwirkungen hoher Ascorbinsäuredosen betreffen Einzelfälle und sind ebensowenig gesichert wie manche Behauptungen über positive Wirkungen. So beruht z.B. der Bericht über eine Zerstörung von Vitamin B_{12} in Lebensmitteln durch Ascorbinsäure (Herbert und Jacob 1974) auf einem methodischen Fehler, nämlich dem Fehlen von Cyanid beim Extraktionsprozeß (Rivers 1989). Auch der sogenannte «Rebound-Skorbut» bei Neugeborenen nach hoher Ascorbinsäuresupplementierung der Mutter während der Schwangerschaft (Cochran 1965) ist ein anekdotischer Bericht über zwei kanadische Kinder, der nicht reproduziert wurde.

Die Ascorbinsäure-Resorption folgt einer Sättigungskinetik. Nach Kübler und Gehler (1970) werden im physiologischen Bereich der Zufuhr (bis 180 mg) 80–90% resorbiert. Bei steigenden Dosen nimmt die Resorptionsquote ab: auf 49,5% bei einer Dosis von 1,5 g und auf 16% bei Verabreichung von 12 g. Durch Extrapolation auf die Zufuhr «unendlich» ergibt sich ein Resorptionsmaximum von etwa 3 g. Dies macht verständlich, daß extrem hohe orale Ascorbinsäuredosen außer einem laxierenden Effekt keine starken Nebeneffekte haben.

Auch die gefürchtete Mehrproduktion von Oxalsäure hält sich normalerweise in ungefährlichen Grenzen. Ältere Berichte haben z.T. die Umwandlung von Ascorbinsäure in Oxalsäure im Urin nach der Miktion außer acht gelassen (Rivers 1989). Schmidt et al. (1981) haben festgestellt, daß Versuchspersonen bei einer täglichen Ascorbinsäurebelastung mit 5 g im Durchschnitt 14,8 mg und bei 2 ×5 g Ascorbinsäure 25,6 mg Oxalat zusätzlich ausgeschieden haben. Bei einer durchschnittlichen, normalen Oxalatausscheidung von 30–50 mg/Tag ist das keine wesentliche Steigerung. Bei einzelnen Patienten mit Oxalatsteinen ist jedoch ein höherer Anstieg der Oxalatausscheidung gefunden worden als bei Normalpersonen. Es wird angenommen, daß die bakterielle Umwandlung von nicht-resorbierter Ascorbinsäure im Darm zu Oxalsäure die Ursache für diesen Anstieg ist, da die gleiche Menge an Ascorbinsäure intravenös verabreicht keinen entsprechenden Effekt hatte.

Abhängig von der analytischen Methode kann im Harn ausgeschiedene Ascorbinsäure mit der Oxalatbestimmung interferieren und eine erhöhte Ausscheidung vortäuschen. Unter Berücksichtigung dieses Effekts zeigt eine neuere Untersuchung an 15 gesunden Personen, die 5 Tage lang täglich mit 1 g bzw. 5 und 10 g Ascorbinsäure substituiert wurden (mit jeweils 5 Supplement-freien Tagen zwischen den Versuchsperioden), keinen Anstieg der Oxalatauscheidung im Harn (Wandzilak et al. 1994).

In einer prospektiven Studie mit 45 251 Männern im Alter von 40–75 Jahren ohne Vorgeschichte mit Nierensteinen konnte kein Hinweis auf ein Nierensteinrisiko bei täglicher Aufnahme hoher Dosen von Vitamin C (1500 mg/Tag) in gesunden Populationen festgestellt werden (Curhan 1996). Zum gleichen Schluß kommt Gerster (1997) in einer Übersicht über eine große Reihe klinischer Interventionsstudien und prospektiver Studien. Es wird lediglich geraten, bei Kranken mit Nierensteinen die Vitamin C-Zufuhr in der Größenordnung von 100–200 mg/Tag und bei Nierenversagen im Endstadium bei 50–100 mg/Tag zu halten, weil keine aussagekräftigen Untersuchungen für diese Stadien vorliegen.

Auch auf die Ausscheidung von Urat konnte bei hohen Ascorbinsäuredosen (10 und 12 g/Tag) kein wesentlicher Effekt beobachtet werden (Rivers 1989).

Die Begünstigung der Eisenresorption durch Ascorbinsäure hat zu Bedenken Anlaß gegeben, daß Megadosen zu einer Eisenüberladung führen könnten. Bei Tagesdosen von 2 g Ascorbinsäure konnten Bestimmungen von Serum-Ferritin keinen Einfluß auf die Eisenvorräte zeigen (Rivers 1989).

Zusammenfassend ist festzustellen, daß Dosen von wenigen Gramm Ascorbinsäure pro Tag keine Gefahr darstellen. Auch höhere Dosen scheinen ungefährlich zu sein, sind aber wegen der begrenzten Resorptionskapazität ohnehin nicht sinnvoll. Diese Überlegungen zeigen aber auch, daß man die großen Sicherheitsspannen nicht für die parenterale Zufuhr in Anspruch nehmen sollte. Um sicher zu sein, sollten Patienten mit chronischem Nierenversagen oder mit wiederholter Steinbildung hohe Ascorbinsäuredosen vermeiden. Patienten mit Hämochromatose oder anderen Formen exzessiver Eisenakkumulation sollten keine Ascorbinsäuresupplemente zu den Mahlzeiten einnehmen.

In einem in-vitro Versuch hat ein Forscherteam der University of

Pennsylvania (Lee et al. 2001) Vitamin-Konzentrationen, die einer regelmäßigen Einnahme von 200 mg Vitamin C/Tag entsprechen, mit einer unphysiologisch hohen Lipidhydroperoxid-Konzentration von 400 µmol/l reagieren lassen, wobei Genotoxine entstanden, die zu einer DNA-Schädigung führen können. Die Ergebnisse sind für das chemische Reaktionsverhalten von Vitamin C zwar interessant, jedoch auf biologische Systeme nicht übertragbar. Auch beim Menschen kann es zur Bildung von Lipidperoxiden kommen, derartige Verbindungen befinden sich in der Fettphase der Zellmembran und sind für wasserlösliches Vitamin nicht zugänglich, weshalb ein Abbau zu Genotoxinen nicht vorkommen dürfte. Werden dennoch Lipidhydroperoxide oder Bruchstücke freigesetzt, würden diese sofort u.a. von Albumin abgefangen.

6.11 Vitamin A

Die Toxikologie von Vitamin A (Retinol und seine Ester) muß streng von jener der Retinoide [Retinsäure und ihre (auch synthetischen) Derivate] getrennt werden. Eine gemeinsame pharmako-toxikologische Wirkung zwischen allen Vitamin A- bzw. Retinoid-Derivaten gibt es nicht, so daß im folgenden ausschließlich auf die Sicherheit/Toxikologie des Vitamin A (Retinol und seine Ester) eingegangen wird.

Gemessen an der Zahl von etwa 1 Million Menschen, die jährlich einen Vitamin A-Mangel entwickeln (10–25% von diesen erblinden auf Dauer), erscheinen die pro Jahr weltweit beobachteten etwa 200 Fälle einer Vitamin A-Hypervitaminose von untergeordneter Bedeutung (Bendich und Langseth, 1989).

Bei der Beurteilung unerwünschter Vitamin A-Wirkungen muß grundsätzlich zwischen einer akuten und chronischen Intoxikation differenziert werden.

In der Tabelle 6-1 sind die Symptome einer akuten Vitamin A-Intoxikation aufgelistet, wie sie je nach eingenommener Vitamin A-Menge auftreten können (Biesalski, 1989).

Tab. 6-1: Symptome einer akuten Vitamin A-Intoxikation

1. Gesteigerter Liquordruck (Kopfschmerzen)
2. Appetitlosigkeit, Erbrechen, Schwindel
3. Cheilitis, Haarverlust, Schälreaktionen der Haut
4. Müdigkeit bis hin zur Somnolenz
5. Hämorrhagien, Nasenbluten
6. Anstieg der Serumretinylester (je nach Dosis auch Anstieg des Serumretinols)
7. Leichter Anstieg des Serum-Calciums
8. Leichter (fakultativer) Anstieg der AP

Eine akute Vitamin A-Intoxikation aufgrund einer einmaligen sehr hohen Vitamin A-Zufuhr ist insgesamt gesehen ein äußerst seltenes Ereignis. Anhand des vorliegenden wissenschaftlichen Erkenntnismaterials läßt sich nur schwer eine Dosis-Nebenwirkungs-Beziehung ableiten. Bei Erwachsenen ist danach mit akuten Vitamin A-Intoxikationen erst oberhalb von 0,5–1 Mio. IU und bei Kindern bei Einzeldosen von mehr als 100 000 IU zu rechnen.

Die beschriebenen Fälle einer akuten Vitamin A-Intoxikation sind hauptsächlich durch den Verzehr von Vitamin A-reicher Leber sowie iatrogen im Gefolge eines vom Arzt verordneten Therapieregimes verursacht worden. Akute Intoxikationen, die durch eine falsche Selbstmedikation verursacht werden, sind weitaus weniger häufig. Der Genuß von Haifischleber (ca. 15 Mio. IU Vitamin A pro 100 g) führte bei einer jungen Frau zu einer akuten Intoxikation mit einer ausgeprägten Hirndrucksymptomatik.

Der häufige Verzehr von Rinderleber über längere Zeiträume kann zu einer chronischen Vitamin A-Intoxikation führen. Entsprechende Fallberichte von subchronischen bzw. chronischen Vergiftungen liegen vor. Hier dauert es mehrere Monate bis Jahre, bis Zeichen einer Vitamin A-Intoxikation auftreten. Allerdings teilte das Bundesgesundheitsamt (6. 11. 1990) mit, daß der häufige Verzehr von Leber für Schwangere sinnvoll zu begrenzen wäre. Immerhin werden mittels 200 g Frischleber Vitamin A-Mengen im Bereich von 80 000 bis 260 000 IU zugeführt (BGA, 1990).

Die Symptome einer chronischen Vitamin A-Intoxikation sind in der Tabelle 6-2 wiedergegeben (Biesalski, 1989).

Tab. 6-2: Symptome einer chronischen Vitamin A-Intoxikation

1. Schälreaktion der Haut mit Rötung und Juckreiz
2. Schälreaktion im Bereich der Schleimhäute, Cheilitis, Stomatitis, Gingivitis
3. Knochenschmerzen
4. Gesteigerter Liquordruck mit Kopfschmerzen
5. Papillenödem
6. Schlafstörungen
7. Appetitlosigkeit und Gewichtsverlust
8. Müdigkeit
9. Hämorrhagien
10. Hepatomegalie
11. Anstieg der AP, SGOT und SGPT

Im Gegensatz zur akuten Intoxikation scheinen chronische Vitamin A-Hypervitaminosen häufiger durch eine falsche Selbstmedikation ausgelöst zu werden.

In Abhängigkeit von der Einnahmedauer (Monate bis Jahre), Körpergewicht und Status sind chronische Vitamin A-Intoxikationen zu erwarten, wenn folgende Tagesdosen überschritten werden (Bendich und Langseth, 1989):

Erwachsene: 50000–100000 IU Vitamin A
Kinder: 12000–60000 IU Vitamin A

Patienten mit Begleit- bzw. Grunderkrankungen wie Leberversagen, Alkoholabusus, Protein-Energie-Malnutrition oder Virushepatitis zeigen eine erhöhte Vitamin A-Empfindlichkeit und laufen eher Gefahr, eine Vitamin A-Intoxikation zu erleiden (Hathcock et al., 1990).

Es ist unbestritten, daß die Retinoide, aber auch das Vitamin A teratogenes Potential besitzen. Rosa und Mitarbeiter von der amerikanischen Food and Drug Administration haben alle 18 bis 1985 verfügbaren Fallberichte zusammengefaßt (Tabelle 6-3).

Aufgrund der vorliegenden Erkenntnisse wird Schwangeren und Frauen, die schwanger werden könnten, empfohlen, ihre Tageszufuhr an Vitamin A auf einen UL von 3000 µg präformiertem Retinol pro Tag (10000 I.E./d) zu begrenzen (Trumbo et al., 2001).

Tab. 6-3: Mißbildungen nach hoher Vitamin A-Zufuhr während der Schwangerschaft

Defekt	Tägliche Einnahme in IU
1. Stenose des äußeren Gehörganges, Gesichtsdysmorphie, hoher Gaumen	40 000 vor und während der Schwangerschaft
2. Fehlendes rechtes Ohr, Gaumen/Lippenspalte	60 000 vor und während der Schwangerschaft
3. Bilaterale Lippenspalte	50 000 3.–9. Woche
4. Mikrozephalus	27 000 vor und während der Schwangerschaft
5. Fehlendes linkes Ohr	25 000 vor und während der Schwangerschaft
6. Fehlender linker Gehörgang	25000 vor und während der Schwangerschaft
7. Hypoplastisches linkes Ohr	25000 während der Schwangerschaft
8. Deformierte Ohrmuscheln, Mikrognathie; Mikrophthalmie	18 000 während der Schwangerschaft
9. Transposition	33 000 während der Schwangerschaft
10. Hypertropher linker Ventrikel, ektopische Neuronen	100 000 Vit. A/50 000 Vit. D vor und während der Schwangerschaft
11. Lippen-, Kiefer-, Gaumen-Spalte, fehlendes linkes Auge	50 000
12. Herzfehler, Gaumenspalte	–
13. Bilateraler Hydroureter	25 000–50 000 vor und während der Schwangerschaft
14. Bilateraler Hydroureter	40 000
15. Goldenhar-Syndrom	500 000 zwischen 1. und 2. Monat
16. Mikrohydrozephalie, Hypoplastische Nieren und Nebennieren	150 000 19. – 40. Tag
17. Partielle Sirenomelie	150 000 Vit. A/210 mg Vit. E (14.–21. Tag)
18. Mikrognathie, tief sitzende Ohren, Extremitäten, Hypoplasien	25 000

6.11.1 β-Carotin

Über die Carotinodermia hinaus wurden bisher keine Nebenwirkungen aufgrund einer β-Carotin- oder Carotinoid-haltigen Ernährung berichtet. Die Carotinodermia ist als harmlose eher kosmetische Wirkung einer hohen Carotinoid-Aufnahme einzustufen; der Effekt äußert sich in einer gelblichen Farbveränderung der Haut und kann bei chronisch verabreichten Tagesdosen ab 30 mg beobachtet werden. Bei Absetzen der Ingestion ist die Wirkung reversibel.

Allergische Reaktionen, ein Anstieg der Prostatakrebs-Inzidenz, Retinopathie, Leukopenie und reproduktive Störungen wurden mit einem hohen Carotin-Verbrauch anekdotisch in Verbindung gebracht, aber bisher nicht in klinischen Studien bestätigt. (Bendich 1988).

Bei therapeutischen Dosen von 180 mg pro Tag wurden keine toxischen Nebenwirkungen beobachtet. Es gibt ferner keine Hinweise, daß β-Carotin oder Carotinoide in tierexperimentellen Langzeitversuchen teratogen, mutagen oder carcinogen wirken (Heywood et al. 1985).

Auch die Langzeit-Supplementation mit β-Carotin bei Personen mit einem adäquaten Vitamin A-Status zeigte keinen Anstieg der Retinolkonzentration im Serum (Nierenberg et al. 1997). Ein hoher Konsum an β-Carotin oder anderen Carotinoiden (bis 180 mg/Tag) führte ebenfalls nicht zu einer Hypervitaminose A (Mathews-Roth 1986).

Zwei klinische Studien, die in Verbindung mit einer β-Carotin-Intervention bei Rauchern einen Lungenkrebsanstieg berichten, werden im Kapitel 3.11, β-Carotin diskutiert. Die Inkonsistenz und das Fehlen angemessener Daten hatte zur Folge, daß im Rahmen der neuesten Empfehlungen wie den DRIs (Dietary Reference Intakes for Carotenoids) weder für β-Carotin noch andere Carotinoide ein UL vom Food and Nutrition Board/Institute of Medicine oder dem Scientific Committee on Food (SCF) definiert wurde.

6.12 Vitamin D

Aufgrund seiner pharmakologischen Eigenschaften kann Vitamin D bei einer nicht bestimmungsgemäßen Zufuhr zu Nebenwirkungen – in Einzelfällen bis hin zu Todesfällen – führen.

Der Gesetzgeber hat die relativ enge therapeutische Breite beim Vitamin D frühzeitig erkannt und unterstellt alle Präparate, die mehr als 1000 IU Vitamin D pro Tag zuführen, der Rezeptpflicht.

Die Nebenwirkungen des Vitamin D (Chole- und Ergocalciferol) entstehen letztlich als Folge der Hypercalcämie, die sich in renalen, intestinalen, neurologischen und psychischen Funktionsstörungen äußert. Renale Symptome imponieren als Polyurie, gesteigerter Durst, im weiteren Verlauf Nierensteinbildung, Nephrocalcinose. Neurologische und intestinale Zeichen umfassen hauptsächlich Appetitlosigkeit, Völlegefühl, Übelkeit, Erbrechen und Obstipation. Im Akutstadium treten Herzrhythmusstörungen auf. Psychisch zeigen Hypercalcämiepatienten ein endokrines Psychosyndrom.

Bei 15 Kindern im Alter von 1–2 Jahren, die 1–25 Mio. IU Vitamin D über unterschiedlich lange Zeiträume, teilweise mit einer gleichzeitigen Calciumsubstitution, erhielten, wurden als häufigste Intoxikationszeichen beobachtet: Gedeihstörungen, Erbrechen, Polyurie und Polidipsie, Obstipation, Muskelhypotonus, Fieber (Najjar und Yazigi 1972).

Serumcalciumspiegel über 4,0 mmol/l können in die hypercalcämische Krise führen.

Bei der hypercalcämischen Krise muß differentialdiagnostisch vornehmlich zwischen einer Vitamin D-Intoxikation, einem primären Hyperparathyreoidismus, osteolytischen Metastasen und Malignomen unterschieden werden.

Tabelle 6-4 gibt einen Überblick über die therapeutischen Möglichkeiten bei der Hypercalcämie.

Der überwiegende Teil der beobachteten Vitamin D-Intoxikation ist unter der – indizierten – Vitamin D-Therapie (iatrogen) aufgetreten. Die Calciumspiegelkontrollen wurden häufig nicht engmaschig genug durchgeführt, bzw. die Vitamin D-Dosen wurden nur ungenügend an die resultierenden Calciumspiegel adaptiert. Quantitativ wenig bedeutsam sind die Fälle von Vitamin D-Hypervitaminosen im Verlauf einer Selbstmedikation (Paterson 1980).

Einige Einzelfälle von Vitamin D-Intoxikationen sind bei dermatologischen Behandlungsregimen bekanntgeworden. Hierbei wurde Vitamin D zur Therapie von Furunkulose, Akne vulgaris, brüchigen Fingernägeln, Lupus vulgaris und Alopecia totalis maligna verordnet (Gottswinter et al. 1983). Auffallend sind die unterschiedlichen Empfindlichkeiten der Patienten gegenüber den applizierten Vitamin D-Dosen. Teilweise werden Tagesdosen von 2 Mio. IU vertragen, teilweise rufen bereits Tagesdosen von 100 000 IU Intoxikationszeichen hervor. Anhand der vorliegenden Literaturdaten kann die Dosis letalis beim Erwachsenen mit 25–40 mg Vitamin D pro kg Körpergewicht (Gesamteinnahmemenge) angegeben werden (Kaserer et al. 1966).

Schwere hypercalcämische Stoffwechselzustände mit ausgeprägten Nephrocalcinosen sind vollkommen unnötigerweise iatrogen im Zuge der Rachitisprophylaxe mit Vitamin D-Einzeldosen von jeweils 15 mg Vitamin D_2 aufgetreten (Misselwitz und Hesse 1986). Diese Vitamin D-

Tab. 6-4: Symptomatische Therapie bei Hypercalcämie*

Maßnahme	Dosis	Spez. Indikation	Wirkungsmechanismus	Komplikationen
Rascher Wirkungseintritt				
Reichliches trinken Ca-armer Flüssigkeit	2–3 l/die	universal	Steigerung der Calciurie	keine
0,9% NaCl i.v.	4–6 (10) l/die	universal	Steigerung der Calciurie	Hypokaliämie
			Hemmung der Osteolyse	Volumenbelastung
Calcitonin	200–500 IU/die	universal (Adjuvans)		(Übelkeit)
	20–40–500 mg/die		Steigerung der Diurese	
Furosemid	100 mg/h → 24 h	universal bei Retention	Steigerung der Calciurie	Hypokaliämie, Hypomagnesiämie
Diphosphonate: Clodronat (OstacR)	300 mg i.v./die (über mehrere Std.)	bevorzugt Malignome	Hemmung der Osteolyse	Niereninsuffizienz (bei zu schneller Infusion)
	400–3200 mg oral/die über Tage bis Wochen			
APD (in Erprobung)	600 mg oral/die über Tage bis Wochen	bevorzugt Malignome	Hemmung der Osteolyse	Niereninsuffizienz (bei zu schneller Infusion)
	25 µg/kg i.v./die über 3 – 4 Tage			
	Ca-freies Dialysat	Malignome Parathyreoideas-Karzinom	Hemmung der Osteolyse	Thrombozytopenie, Leber- und Nierenschäden
Hämodialyse		Krise mit akutem Nierenversagen	Herausdialysieren von Calcium	Dialyse-bedingt

Tab. 6-4: Fortsetzung

Maßnahme	Dosis	Spez. Indikation	Wirkungs- mechanismus	Komplikationen
Langsamer Wirkungseintritt				
Ca und Vit. D	<100 mg Ca/die	universal	Verminderung der Ca-Absorption	
Prednison	40–100 mg/die	Vit.-D-Intoxi- kation Sar- koidose	Hemmung der Calciumauf- nahme	iatrogenes Cushing-S.
Phosphat p.o.	500–1500 mg/die	Hypophos- phatämie	Ausfälle von Ca/P-Komplexen	Gewebsverkalkung

*kontraindizierte Medikamente: Digitalis, Hydrochlorothiazide

Stoßprophylaxe ist als obsolet zu bezeichnen, da seit ca. zwei Jahrzehnten die kontinuierliche Rachitisprophylaxe im 1. Lebensjahr mit Tagesdosen von 500 IU sich als effektive, nebenwirkungsfreie und compliancegerechte Maßnahme bestätigt hat.

Da Vitamin D bzw. seine Metaboliten diaplazentar auf den Fötus übergehen, besteht bei einer Hypervitaminose das prinzipielle Risiko einer teratogenen Schädigung: körperliche und geistige Retardierung, Hypoparathyreoidismus, Aortenstenose (Monographie Chole-/Ergocalciferol 1988).

6.13 Vitamin E

Zur akuten und chronischen Toxizität von Vitamin E liegen ausführliche Untersuchungen an verschiedenen Tierspezies vor. Danach ist Vitamin E bemerkenswert untoxisch. So beträgt die LD 50 nach oraler Verabreichung von all-rac-Tocopherol bzw. des -acetats >2000 mg/kg Körpergewicht für Maus, Ratte und Kaninchen. Bisher wurden keine mutagenen, teratogenen oder cancerogenen Wirkungen berichtet (Hanck 1986). Selbst in Megadosen von 50–100 mal RDA (0,5–1,0 g/Tag) über mehrere Wochen ist Vitamin E praktisch untoxisch (Machlin 1988).

Hohe Dosen können die Resorption der Vitamine A und K reduzieren. Bei einem experimentell erzeugten Vitamin K-Mangel an Ratten und Hunden verstärkt Vitamin E den antikoagulativen Effekt (Machlin 1991). Auch beim Menschen wurde eine Anti-Vitamin-K-Wirkung beobachtet und als Ursache in Analogie zu Vitamin K eine Hemmung der Carboxylierung vermutet. Dieser Anti-Vitamin-K-Effekt von Vitamin E kann durch Gabe von Vitamin K aufgehoben werden. Bei intaktem Vitamin K-Status sind selbst nach hohen Vitamin E-Dosen keine Störungen der Blutgerinnung zu erwarten.

Nach Auswertung subjektiver Symptome und mehrerer laborchemischer Parameter bei einer hohen Patientenzahl, die über Wochen Vitamin E eingenommen hatte, ist eine Dosis zwischen 200–1000 mg für den Erwachsenen unschädlich. In Einzelfällen wurden gastrointestinale Symptome, Müdigkeit, Dermatitis beobachtet (Salkeld). Eine Hypervitaminose ist bisher nicht bekannt.

In einer sorgfältigen Auswertung von Daten über Verträglichkeit, Toxikologie und Sicherheit kommen Kappus und Diplock (1992) zu dem Schluß, daß Vitamin E in Dosen bis 800 mg α-Tocopherol-Äquivalenten (entsprechend ca. 1200 IU) absolut sicher und ohne Nebenwirkungen ist. Beginnend bei (300–)1000 mg kommt es vereinzelt zu Nebenwirkungen wie gastrointestinalen Beschwerden, Kreatinurie und Beeinträchtigung der Blutgerinnung, die jedoch nicht schwer sind und nach Reduktion der Dosis oder bei Fortsetzung der Verabreichung zurückgehen. Bei Patienten unter Antikoagulantien-Behandlung sollte bei hohen Dosen Vitamin E die Gerinnungszeit kontrolliert werden.

Neuere Empfehlungen des Food and Nutrition Board/Institute of Medicine (2000) sehen für Vitamin E einen täglichen UL von 1g vor.

6.14 Vitamin K

Vitamin K ist keine einheitliche Substanz, sondern eine Gruppe von Substanzen mit 2-Methyl-1,4-naphthochinon als gemeinsamem Grundgerüst. Von therapeutischer Bedeutung sind die natürlich vorkommenden Vitamine K_1 (Phytomenadion) und K_2 (Menachinon) sowie das synthetische K_3 (Menadion). Bisher gibt es keine Hinweise auf ein mutagenes, teratogenes und cancerogenes Risiko von Vitamin K_1. Selbst Vitamin K_1-

Dosen in 500fach höherer Konzentration als therapeutisch üblich, zeigen keine toxischen Effekte (Council on Scientific Affairs 1987).

Vitamin K_3 und seine wasserlöslichen Derivate können sich im Organismus an Sulfhydrylgruppen binden und bei Neugeborenen und Patienten mit Glucose-6-phosphatdehydrogenase-Mangel zu Heinz-Innenkörperbildung, hämolytischen Anämien, Hyperbilirubinämie und Kernikterus führen (Olson 1984, Linemayr und Stacher 1984). Neugeborene sind besonders gefährdet, weil die Leber noch unreif ist und Vitamin K_3 und seine wasserlöslichen Derivate zum Teil als Glucuronide ausgeschieden werden und mit Bilirubin um den Entgiftungsmechanismus konkurrieren. Eine mutagene Wirkung von Menadion konnte nach metabolischer Aktivierung durch die Bildung von Sauerstoffradikalen und Wasserstoffperoxid bei Salmonellen TA 104 gefunden werden (Chesis et al. 1984). In Abschätzung des Nutzen-Risiko-Verhältnisses ist die Anwendung von Menadion und seinen Analoga nicht zu vertreten (Monographie zu K_3 und Analoga 1989).

Phytomenadion und Menachinon sind selbst in hohen Dosen praktisch untoxisch (Hanck 1986). In seltenen Fällen können allergische Hautreaktionen auftreten (Monographie Vitamin K_1 1989). Von beiden Vitamin K-Derivaten sind bisher keine hämatotoxischen Effekte bekannt.

7 Zur Problematik der Vitamin-Supplementierung

Die Intentionen für Empfehlungen zur Vitaminzufuhr haben sich im Lauf vieler Jahre gewandelt. Waren die Empfehlungen ursprünglich auf die Vermeidung von Mangelerkrankungen augerichtet, so trat allmählich zunehmend der Gedanke an eine Optimierung in den Vordergrund, mit dem Ziel einer Erhaltung der Gesundheit und der Verminderung des Risikos chronischer Erkrankungen. Letzteres Ziel wird angesichts der zunehmenden Lebenserwartung und wachsender Gesundheitskosten immer bedeutender. Dieser Wandel wird bei den neuesten Referenzwerten für die Nährstoffzufuhr der deutschsprachigen Ernährungsgesellschaften in Europa sowie der Empfehlungen der USA sichtbar. Definitionsgemäß sollen diese Empfehlungen durch richtiges Ernährungsverhalten erreicht werden. Darüber hinaus aber haben zahlreiche Studien gezeigt, daß es sinnvoll ist, für Personen mit besonderer Gefährdung, sei es durch erbliche (endogene) Belastung, durch besondere exogene Belastung durch Beruf oder Lebensweise, oder wegen bereits bestehender Erkrankungen bestimmte Vitamine in Dosierungen zu empfehlen, die deutlich höher liegen als die allgemeinen Empfehlungen. Solche Dosierungen können nicht immer nutritiv erreicht werden. Sie müssen dann entweder gezielt und individuell durch Supplemente oder im Fall größerer Bevölkerungsgruppen durch «food fortification» (Lebensmittel-Anreicherung) erreicht werden, wie es in den USA im Fall der Folsäure geschehen ist.

Diese Fragen werden durchaus kontrovers diskutiert. In diesem Buch ist eine große Anzahl von Studien zur Frage der Prävention chronischer Krankheiten durch Vitamine geschildert, allerdings konnte nur ein Teil der tatsächlich durchgeführten Untersuchungen berücksichtigt werden. Immerhin muß man sich fragen, warum eine solche Milliardeninvestition zu keinem größeren Ergebnis führt als zu dem Ratschlag, fünfmal täglich Gemüse und Obst zu essen. Der Grund liegt wohl darin, daß man sich einen naturwissenschaftlich exakten und unanfechtbaren Beweis für bestimmte Wirkungen der Vitamin-Supplementierung erhofft hat. Diese Hoffnungen konnten wegen der Grenzen, die solche Studien haben, nicht in Erfüllung gehen.

Epidemiologische Studien zeigen zwar eindeutige Zuammenhänge zwischen Ernährungsverhalten und Risiko bestimmter Erkrankungen, ergeben aber keinen kausalen Zusammenhang. Interventionsstudien lassen sich nur an ausgewählten Bevölkerungsgruppen in einem begrenzten Lebensabschnitt durchführen, ermöglichen nur die Untersuchung eines Faktors oder weniger Faktoren, während gerade bei den Vitaminen die Interaktion mehrerer Faktoren wahrscheinlich ist. Schließlich ist es nicht möglich eine Dosis-Wirkungs-Beziehung aufzustellen und es kann immer sein, daß gerade eine falsche Dosis für die Untersuchung gewählt ist. So ist es auch nicht zu erwarten, daß zukünftige Untersuchungen mehr als Wahrscheinlickeiten erbringen können.

Andererseits hat die Fülle der Erkenntnisse aus Laborversuchen, Tierversuchen und verschiedenen Studien an gesunden und kranken Menschen eine so große Wahrscheinlichkeit für bestimmte präventive Wirkungen gebracht, daß man angesichts der steigenden Kosten im Gesundheitswwesen nicht warten kann, bis evtl. weitere Studien in Jahrzehnten abgeschlossen sind.

Eine grundlegende Ernährungsumstellung entsprechend den offiziellen Ratschlägen ist nicht in großem Umfang zu realisieren. Der Anteil derer, die solche Ratschläge konsequent befolgen, ist gering, zum Teil aus mangelndem Interesse, zum großen Teil aber, weil solche Empfehlungen aus beruflich-zeitlichen Gründen, aus finanziellen Gründen, oder auch aus Abneigung gegen bestimmte Lebensmittel nicht angenommen werden. Hierzu kommt bei alten Menschen eine Reihe von Gründen, die physisch, psychisch oder sozial bedingt sein können: Geringer Energiebedarf durch verminderte körperliche Aktivität, Einsamkeit, Depression, mangelndes Interesse am Essen, Schwierigkeiten beim Einkaufen und bei der Zubereitung der Nahrung, Heimernährung, Geschmacksverlust, Appetitlosigkeit, gastrointestinale Erkrankungen mit eingeschränkter Resorption, Hypacidität des Magens, Zahnprobleme, zahlreiche Arzneimittel-Wechselwirkungen.

Man wird also nicht umhin kommen, für bestimmte Fälle Supplemente zu empfehlen, zumal für bestimmte Zwecke, insbesondere bei der Sekundärprävention, Vitaminmengen erforderlich sind, die durch Ernährung allein nicht erreicht werden können. Dies betrifft v.a. die Prävention der Neuralrohrdefekte (Cuskelly et al. 1996) mit Folsäure, die Osteoporose-Prävention mit Vitamin D (Vieth 1999) und mit Vitamin K (Weber

1999), und die Prävention kardiovaskulärer Erkrankungen mit Vitamin E, bei der positive Effekte nur in Studien zu erkennen waren, in denen 200–600 mg Vitamin E angewandt wurden (siehe Kap. 3.13, Vitamin E).

Der Nutzeffekt von Supplementen ist kumulativ. Wenn man beispielsweise Vitamin E zur Verhütung kardiovaskulärer Erkrankungen anwendet, so wird damit gleichzeitig das Risiko für Krebs verringert, das Immunsystem günstig beeinflußt und wahrscheinlich einer Reihe weiterer «free radical diseases» vorgebeugt. Folatsupplementierung schützt nicht nur gegen Neuralrohrdefekte, sondern auch gegen kardiovaskuläre Erkrankunngen die mit erhöhten Homocysteinspiegeln assoziiert sind und mit großer Wahrscheinlichkeit gegen die Entwicklung bestimmter Tumoren. Ähnliches gilt auch für andere Vitamine.

Supplemente sollen nicht eine ungesunde Lebens- und Ernährungsweise ungestraft ermöglichen. Sie sollen vielmehr Bemühungen um eine gesunde Lebensweise unterstützen und optimieren. Sie sind in den anzuwendenden Dosierungen außerdem ohne Risiko. Wenn auch die Supplementierung mit Vitaminen zur Prävention chronischer Erkrankungen nur mit einer gewissen Wahrscheinlichkeit zum Ziel führt, wäre es doch falsch, Wahrscheinlichkeiten nicht zu nutzen und statt dessen auf Gewißheiten zu warten. Auch Sicherheitsgurte und air bags schützen nur mit einer gewissen Wahrscheinlichkeit vor Verletzungen und Tod. Dennoch würde kein vernünftiger Mensch darauf verzichten.

Eine vernünftige Supplementierung wird aber außerordentlich erschwert durch die chaotische Vielfalt des Angebots von Nahrungsergänzungsmitteln. Aus einem Wirrwarr von unsinnig zusammengesetzten Präparaten das Richtige herauszufinden übersteigt die Fähigkeit von Laien. Hier wäre fachliche Beratung unerläßlich. Das Personal in Drogeriemärkten kann sie – wie die Erfahrung immer wieder zeigt – nicht leisten. Leider sind selbst viele Ärzte überfordert.

Es muß daher gefordert werden, daß eine solide Ausbildung in den Grundlagen der Ernährungslehre einschließlich der Vitamine als eine der wichtigsten Säulen der Präventivmedizin wieder in das Curriculum des Medizinstudiums aufgenommen wird. Ebenso sind Kenntnisse über Vitamine für den Apotheker von großer Wichtigkeit, der ja neben dem Arzt die Hauptlast der Beratung trägt. Da ein großer, vielleicht der größte Teil des Handels mit Vitaminen und Nahrungsergänzungsmitteln über Drogeriemärkte läuft, sollten auch Drogisten Grundkenntnisse über Vitamine besitzen, um ihre Kunden fachlich richtig beraten zu können.

Eine unbrauchbare Maßnahme ist die in Deutschland geübte «wilde» Anreicherung von Lebensmitteln, von Bonbons bis zu Müsli-Flocken, mit irgendwelchen Vitaminen, die sich nicht begründen läßt. Dies schadet eher als es nützt. Der Laie wird in der falschen Hoffnung bestärkt, daß damit alles getan sei um seine Vitaminversorgung zu optimieren und eine Feststellung der tatsächlichen Vitaminversorgung durch Ernährungserhebungen ist bei der Vielzahl unbekannter Quellen kaum mehr möglich.

8 Vitamin-ähnliche Stoffe

8.1 Fälschlicherweise als Vitamine klassifizierte Stoffe

Vitamine sind organische, lebensnotwendige (essentielle) Verbindungen, die vom menschlichen Organismus nicht oder in einem nicht ausreichenden Umfang synthetisiert werden können. Insgesamt 13 Stoffe besitzen diese Eigenschaften und erfüllen im Stoffwechsel katalytische oder steuernde Funktionen. Im Gegensatz zu den ebenfalls essentiellen Fettsäuren und essentiellen Aminosäuren dienen Vitamine weder als Körperbausteine noch als Energielieferanten.

Diese einfache Definition sollte an und für sich eine zweifelsfreie Klassifikation ermöglichen. Dennoch werden bis heute Wirkstoffe zum Teil in Unkenntnis ihrer pharmakologischen Eigenschaften, aber auch aufgrund marktstrategischer Überlegungen als Vitamine klassifiziert, obwohl sie der Vitamindefinition nicht genügen.

Die Tabelle 8-1 faßt diese auch teilweise als «Vitaminoide» bezeichneten Wirkstoffe zusammen.

Die Liste dieser Stoffe reicht von solchen, die man als konditionell essentiell bezeichnen kann, wie L-Carnitin, über solche, die zwar nicht essentiell sind, aber z.B. als Antioxidantien präventiv nützlich sein können, bis zu völlig unwirksamen oder sogar potentiell schädlichen wie Laetril.

8.1.1 L-Carnitin

L-Carnitin (3-Hydroxy-4-trimethylaminobuttersäure) wurde bereits 1905 entdeckt und später als Vitamin für den Mehlkäfer Tenebrio molitor charakterisiert. Daher stammt die veraltete Bezeichnung Vitamin B_T. Carnitin transportiert langkettige Fettsäuren durch die innere Mitochondrienmembran zum Ort der β-Oxidation. Bei gesunden Personen wird es in bedarfsdeckenden Mengen synthetisiert (etwa 16 mg/Tag), ausgehend von proteingebundenem Lysin. Für diese Biosynthese werden Vitamin C und B_6 benötigt. Mit gemischter Ernährung werden zusätzlich etwa 32 mg/Tag aufgenommen. Da Carnitin, wie schon der Name andeutet, vorwiegend in Fleisch vorkommt, nehmen Vegetarier nur durchschnitt-

Tab. 8-1: Fälschlicherweise als Vitamine klassifizierte Stoffe

Wirkstoffe	Struktur	Gründe für den fehlenden Vitamincharakter
Essentielle Fettsäuren, z.B. Linolsäure		Bausteinfunktion (Bestandteil von Biomembranen), Energielieferant, hoher Bedarf im Gramm-Bereich
Laetril («Vitamin B_{17}»)		besitzt weder essentiellen Charakter noch sind vitaminähnliche Eigenschaften bekannt
Pangamsäure («Vitamin B_{15}»)		besitzt weder essentiellen Charakter noch sind vitaminähnliche Eigenschaften bekannt
Orotsäure («Vitamin B_{13}»)	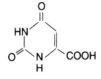	Humanorganismus vermag die Orotsäure in ausreichender Menge selbst zu synthetisieren; spezifische Mangelzustände sind unbekannt

Tab. 8-1: Fortsetzung

Wirkstoffe	Struktur	Gründe für den fehlenden Vitamincharakter
Alpha-Liponsäure		Humanorganismus vermag die Alpha-Liponsäure in ausreichender Menge selbst zu synthetisieren; spezifische Mangelzustände sind unbekannt
Methylmethioninsulfoniumchlorid («Vitamin U»)		besitzt weder essentiellen Charakter noch sind vitaminähnliche Eigenschaften bekannt
Ubichinon/Coenzym Q		der Organismus verfügt über eine ausreichende Eigensynthese; Mangelzustände sind bei Einwirkung bestimmter Pharmaka, bei totaler parenteraler Ernährung und bei verschiedenen Erkrankungen möglich

reduziert
n=Zahl der Isopreneinheiten (6–10)

Tab. 8-1: Fortsetzung

Wirkstoffe	Struktur	Gründe für den fehlenden Vitamincharakter
Bioflavonoide («Vitamin P»)		wirksame Antioxidantien; keine Provitamine A
Lycopin		
Lutein		
Zeaxanthin		
myo-Inosit		besitzt weder essentiellen Charakter noch sind vitaminähnliche Eigenschaften bekannt; Eigensynthese möglich

lich 2 mg/Tag auf (Borum u. Fischer, 1983). Entfällt die normale Nahrungszufuhr wie bei totaler parenteraler Ernährung, reicht längerfristig die Eigensynthese nicht aus, insbesondere wenn Belastungen mit höherem Carnitinverlust bzw. -ausscheidung hinzukommen, wie z.B. fehlende nutritive Zufuhr, erhöhte renale Verluste und katabole Situationen (postoperative Phase, Sepsis, Verbrennungen u.ä.). Carnitin gehört demnach zu den konditionell essentiellen Nährstoffen, wie auch Cystein und Tyrosin (Rudman u. Feller, 1986).

Essentiell ist die Substitution von Carnitin bei parenteraler Ernährung von Früh- und Neugeborenen. Bei Kindern dieser Altersklasse ist die Eigensynthese noch nicht ausreift und die renale Rückresorption noch nicht ausreichend. Sie würden bei Ernährung mit Muttermilch exogen ausreichend mit Carnitin versorgt; bei parenteraler Ernährung ohne Carnitinzusatz oder Fütterung mit Säuglingsnahrung auf Sojabasis kommt es zum Carnitinmangel (Schiff et al., 1979; Penn et al., 1980; Schmidt-Sommerfeldt, 1983).

Erwachsene unter totaler parenteraler Ernährung können länger mit ihrem Carnitindepot auskommen. Ein Abfall der Carnitinkonzentration wird nach 20–40 Tagen beschrieben. Beschleunigte Verluste finden sich unter den oben angeführten Bedingungen. Bei Lebererkrankungen ist die Eigensynthese gestört, so daß es unter parenteraler Ernährung rascher zu einem Mangel kommen kann (Rudman et al., 1977). Bei totaler parenteraler Ernährung fehlt nicht nur die exogene Zufuhr von Carnitin, sondern es ist zusätzlich die endogene Synthese beeinträchtigt, weil der first pass von Methionin in der Leber entfällt: Intravenös zugeführtes Methionin wird vorwiegend über extrahepatische Transaminierung zu Sulfat metabolisiert, während oral zugeführtes im first pass in der Leber zu S-Adenosylmethionin metabolisiert wird, dem Methyldonator für die Carnitinsynthese (Rudman u. Feller, 1986). Es gibt weiterhin eine Reihe gut definierter Indikationen für die Anwendung als Pharmakon, aber auch viele fragwürdige Anwendungsvorschläge. (Übersicht: Schek 1994).

8.1.2 Vitamin «F» (essentielle Fettsäuren)

Auch wenn spezielle Fettsäuren wie z.B. die Linolsäure essentiellen Charakter besitzen, ist ihnen eine Vitamin-Wirksamkeit abzusprechen. Mit den Vitaminen haben essentielle Fettsäuren gemein, daß sie im Humanorganismus nicht synthetisiert und somit exogen zugeführt werden müssen. Als obligatorische Bestandteile der Biomembranen haben sie jedoch eine Bausteinfunktion. Prinzipiell könnten essentielle Fettsäuren auch zur Energiebilanz beitragen, aufgrund der durchschnittlichen Tageszufuhr von etwa 10 g. Der Terminus «Vitamin F» wird des öfteren als Synonym für die Linolsäure in der Deklaration auf Margarinedosen verwendet. Hierbei wird versucht, mit dem – positiv besetzten – Begriff Vitamin Vorteile zu erwerben.

8.1.3 Laetril (Vitamin B_{17})

Laetril ist ein Mandelsäurenitril-Glykosid und wird teilweise auch als Vitamin B_{17} bezeichnet. Als Muttersubstanz des Laetrils kann das Amygdalin gelten, das der bekannteste Vertreter der cyanogenen Glykoside (β-Gentiobiosid des L-Mandelsäurenitrils) ist. Amygdalin wurde bereits 1830 aus Bittermandeln isoliert und setzt unter bestimmten Voraussetzungen Blausäure frei. Obstkerne (z.B. von Aprikosen, Pfirsichen und Zwetschgen) enthalten ebenfalls relevante Amygdalin-Mengen. Eine Vitamin-Wirksamkeit oder sonstige nutritive Eigenschaften kommen dem Laetril in keiner Weise zu.

Laetril wird insbesondere in den USA als Krebstherapeutikum angepriesen. Das wissenschaftliche Erkenntnismaterial zur Belegung der Wirksamkeit und Unbedenklichkeit als Krebstherapeutikum ist vollkommen unzureichend (Chandler et al. 1984). Die Befürworter der Amygdalin-Therapie behaupten, daß in den Krebszellen das Amygdalin durch β-Glukosidasen hydrolisiert wird und das freiwerdende Cyanid die malignen Zellen abtöte. Zahlreiche Vergiftungsfälle und mehr als ein Dutzend Todesfälle sind hingegen beschrieben (Martindale 1989).

Beispielhaft sei erwähnt, daß ein Kind nach Einnahme von weniger als 5 Laetril-Tabletten starb. Ein 17jähriges Mädchen verstarb innerhalb von 24 Stunden nach Ingestion von 312 Laetrilampullen (10,5 g). Die beobachteten fatalen Cyanid-Intoxikationen im Gefolge dieser «Vitamin-Krebstherapie» sind klinisch vergleichbar mit zahlreichen in Afrika registrierten Fällen einer alimentären Cyanidvergiftung. Das Wurzelgemüse Bittercassava enthält Laetril und hat Tausende von chronischen Cyanidvergiftungen hervorgerufen. Im Vordergrund stehen schwere neurologische Schäden in Form peripherer Neuropathien, Myelopathien, Enzephalopathien, die mit Blindheit (Opticusatrophie) einhergehen können (Herbert 1979).

Aufgrund des nachweislich nicht vorhandenen Nutzens und des evidenten toxikologischen Potentials kann vor der Anwendung des «Vitamin B_{17}» nur eindringlich gewarnt werden.

8.1.4 Pangamsäure (Vitamin B_{15})

Pangamsäure-Präparate enthalten nicht, wie der Name vermuten läßt, eine chemisch definierte Substanz, sondern eine variierende Mischung aus Gluconsäure, Diisopropylamindichloracetat, Glycin und Dimethylglycin (Cody 1984). Natrium-Pangamat enthält mindestens 99% Natriumsalz der Dimethylaminoacetylgluconsäure. Die Pangamsäure wird teilweise mit einem «Vitamin B_{15}» gleichgesetzt. Allerdings sind bis heute keine definierten Mangelerkrankungen bekannt. Nach Untersuchungen von Krebs et al. (1954) sowie Navarro et al. (1957) wird Natrium-Pangamat nach Art eines Coenzyms an die Cytochromoxidase gebunden und aktiviert damit den letzten Schritt der Atmungskette. Experimentell wurde eine Blockade neuromuskulärer Synapsen sowie eine Blutdrucksenkung vergleichbar mit Thiaminhydrochlorid (Marshall et al. 1961) und eine Blockierung alpha-adrenerger Rezeptoren (Litwinska und Szadurskie-Szadujkis 1977) nachgewiesen. Die Pangamsäure wird insbesondere in den USA für zahlreiche Indikationen empfohlen, wobei die Förderung der Gewebeoxigenierung besonders herausgestellt wird. Teile des Pangamsäurekomplexes lassen sich in Erbsen (Cicer arietinum), Aprikosenkernen, Brauereihefe, Mais, Reis, Hafer, Rinderblut, Pferdeleber u.a. nachweisen (Singh 1983).

Die amerikanische FDA (Food and Drug Administration) hat in einem «Statement on Pangamic acid» vom 18. 8. 1978 kundgetan, daß weder eine therapeutische Wirksamkeit noch eine ausreichende Sicherheit belegt seien.

8.1.5 Orotsäure (Vitamin B_{13})

Orotsäure (griech. oros = Molke) wurde 1904 von Biscaro und Belloni aus Kuhmolke isoliert. Sie ist ein Zwischenprodukt der Pyrimidinbiosynthese und kommt in verschiedenen Nahrungsmitteln vor, insbesondere in hoher Konzentration in der Kolostralmilch, ein Hinweis auf die wichtige Bedeutung der Orotsäure für das Wachstum und verschiedene Stoffwechselfunktionen. Hauptquellen der Orotsäure sind Milch und Milchprodukte, wobei der Gehalt an Orotsäure speziesabhängig ist. Orotat vermag der Organismus intermediär in ausreichender Menge zu synthetisieren. Spezifische Orotsäuremangelzustände sind nicht bekanntgeworden.

Ein Vitamincharakter ist deshalb der Orotsäure abzusprechen. Unstrittig ist, daß die Orotsäure vielfältige Wirkungen auf den Pyrimidinstoffwechsel ausübt. Die Resorptionsquote der Orotsäure beträgt beim Menschen 5–6%, die Serumhalbwertszeit ca. 60 Minuten. Bei verschiedenen angeborenen und seltenen Stoffwechselstörungen, ernährungsbedingt oder im Rahmen akuter oder chronischer Leberkrankungen, kommt es zur vermehrten renalen Ausscheidung von Orotsäure (Orotsäure-Monographie 1989). Es liegen Hinweise vor, daß die Orotsäure kardioprotektive und nootrope Wirkungen besitzt (Bailey 1980, Matthies 1991, Munsch et al. 1989, Newman et al. 1989, Yeh et al. 1994). In einer klinischen Studie wurde Patienten, die nach Bypassoperation eine antiarrhythmische Standardmedikation erhielten, zusätzlich Magnesiumorotat verabreicht. Hierbei zeigte sich, daß der Therapiebedarf an Antiarrhythmika, insbesondere an Diltiazem signifikant verringert werden konnte (Haase, 1995).

In einer tierexperimentellen Untersuchung konnte gezeigt werden, daß durch Orotsäure (in Form von Magnesiumorotat) die Bildung von arteriosklerotischen Plaques, die bei cholesterinreicher Nahrung entstehen, erheblich reduziert werden kann (Jellinek und Takacs, 1996).

8.1.6 Alpha-Liponsäure

Die Alpha-Liponsäure ist eine schwefelhaltige Fettsäure (6,8-Dithiooctansäure), die in allen höheren Lebewesen endogen synthetisiert wird. Sie agiert als Coenzym bei der dehydrierenden Decarboxylierung von 2-Oxosäuren (2-Oxopropionat, 2-Oxoglutarat, 2-Oxoisovalerianat). Als Bestandteil des Pyruvatdehydrogenasekomplexes bestehen enge Beziehungen zum Thiamin (s. Kapitel 3.1 Thiamin). Sie überträgt den bei der Decarboxylierung entstehenden aktiven Aldehyd auf Coenzym A und wirkt als Akzeptor von Reduktionsäquivalenten. Da ausreichende Mengen im Organismus synthetisiert werden, ist eine exogene/alimentäre Zufuhr nicht lebensnotwendig. Spezifische Mangelzustände sind darüber hinaus nicht bekannt geworden, so daß kein Vitamincharakter besteht.

α-Liponsäure wird nach oraler Verabreichung rasch mit maximalen Plasmaspiegeln nach ca. 0,5 Stunden resorbiert, sofort metabolisiert und nach Oxidation an der Seitenkette mit anschließender Konjugation vorwiegend in Form von Metaboliten renal eliminiert. Die absolute Bioverfügbarkeit beträgt ca. 50%. Die hohe Plasmaclearance ist nicht durch eliminierende Organe wie Leber und Niere bedingt, sondern durch eine nicht lokalisierbare Elimination aus dem Plasma, vermutlich in Zellen, in denen α-Liponsäure als Coenzym im Energiestoffwechsel fungiert (Merz et al. 1995).

In einer prospektiven randomisierten doppelblind kontrollierten Studie wurde an juvenilen Typ I-Diabetikern die orale Therapie von Alpha-Liponsäure bzw. die fixe Kombination Vitamin B_1, B_6 und B_{12} über 12 Wochen untersucht. Elektroneurographisch zeigte sich nach Alpha-Liponsäure ein günstigerer therapeutischer Einfluß als nach den B-Vitaminen im Sinne einer Besserung mit Amplitudenzunahme und NAP-Dauerverkürzung, welche am N. suralis deutlicher ausgeprägt war als beim N. medianus. Möglicherweise werden mit parenteral höher dosierten Gaben noch bessere Effekte bei der diabetischen Polyneuropathie erreicht (Jörg et al. 1988). Das Hauptanwendungsgebiet der α-Liponsäure ist heute die diabetische Polyneuropathie. In der ALADIN-Studie (Ziegler et al., 1995) wird die Wirksamkeit der α-Liponsäure in der Behandlung der diabetischen Polyneuropathie belegt. Klinisch manifestieren sich die Wirkungen der α-Liponsäure vor allem in einer Abnahme der Neuropathiesymptome wie Brennen, Parästhesien, Taubheitsgefühl und Schmerzen. Von der gleichen Arbeitsgruppe liegt eine weitere randomisierte, placebokontrollierte, multizentrische Doppelblindstudie (DEKAN-Studie) bei nicht-insulinpflichtigen Patienten mit einer kardialen autonomen Neuropathie von 1997 vor. 39 Patienten erhielten 800 mg α-Liponsäure, 34 ein Placebo oral über 4 Monate. Zielgröße war der Einfluß auf Herzfrequenz, Blutdruck und autonome kardiale Herzfunktion anhand des reduzierten Power-Spektrums im niedrigen (LF, 0,05–0,15 HZ) und/oder hohen (HF, 0,15–0,50 HZ) Frequenzband. Die RMSSD (root mean square sucessive difference) verbesserte sich unter Verum um 1,5 ms und im LF Power-Spektrum um 0,062 bpm^2 signifikant gegenüber dem Ausgangswert bzw. Placebo und verschlechterten sich unter Placebo um 0,1 ms (RMSSD) bzw. um 0,01 bpm^2 (LF- Spektrum) gegenüber dem Ausgangsbefund. Die Symptome des kardiovaskulären autonomen Nervensystems fielen um 24,1% gegenüber einem weiteren Anstieg um 25,0% in der Placebogruppe. Bei Patienten mit einem nicht-insulinpflichtigen Diabetes mellitus und kardiovaskulärer autonomer Neuropathie konnte nach der 8monatigen Behandlung mit 800 mg/Tag α-Liponsäure gegenüber Placebo eine deutliche Besserung nachgewiesen werden.

8.1.7 Methylmethioninsulfoniumchlorid (Vitamin U)

Diese Substanz kann aus Kohlarten und anderen grünen Gemüsen gewonnen werden. Es wird als «Anti-Ulkus-Vitamin», als Substanz gegen Hyperlipidämie, Lebererkrankungen und beim nephrotischen Syndrom empfohlen (Seri et al. 1979). Eine Vitamin-Wirksamkeit ist definitiv nicht gegeben.

8.1.8 Ubichinon/Coenzym Q

Coenzym Q oder Ubichinon ist ein essentieller mitochondrialer Bestandteil, der eine Schlüsselrolle in der Atmungskette einnimmt. Aufgrund der strukturellen Ähnlichkeit mit den Vitaminen E und K sowie seiner Essentialität wird das Coenzym Q teilweise den Vitaminen gleichgestellt. Obwohl der gesunde Humanorganismus ausreichende Mengen endogen zu synthetisieren vermag, sind bei verschiedenen Krankheitsbildern Coenzym Q_{10}-Mängel beschrieben worden. Vorstufe für den Benzochinonanteil ist Tyrosin bzw. Phenylalanin. Die Methylgruppen stammen aus S-Adenosylmethionin. Die isoprenoide Seitenkette wird entsprechend dem allgemeinen Biosyntheseweg isoprenoider Substanzen über Mevalonsäure gebildet. Die Gruppe der Ubichinone ist in der belebten Natur nahezu ubiquitär vorhanden. Aufgrund des sehr lipophilen Charakters ist das beim Menschen hauptsächlich vorkommende Coenzym Q_{10} in den lipophilen subzellulären Strukturen konzentriert. Das Coenzym Q ist ein essentielles Glied im Elektronentransportsystem der Atmungskette. Coenzym Q fungiert als Sammelbecken der bei der Oxidation von Flavincoenzymen anfallenden Reduktionsäquivalente. Vom Coenzym Q fließen die Elektronen über die Cytochrome zum molekularen Sauerstoff. Neben diesen seit längerem bekannten Eigenschaften im Energiestoffwechsel wirkt Coenzym Q als Antioxidans in der Lipidphase. Bei verschiedenen Krankheiten findet man reduzierte Coenzym Q_{10} (Q_{10})-Konzentrationen im Plasma und in Geweben, möglicherweise durch die Einwirkung freier Radikale. Hier ist nicht einwandfrei geklärt, ob die erniedrigte Q_{10}-Konzentration selbst pathogen ist oder eine Begleiterscheinung darstellt. Bei verschiedenen kardiologischen Erkrankungen wird wegen der verringerten Konzentrationen im Herzmuskel Q_{10} in Japan und in Italien weit verbreitet therapeutisch eingesetzt, teilweise auch in den USA (Übersicht: Folkers et al. 1992; Greenberg u. Frishman 1990). Dies ist aber nicht allgemein akzeptiert; es gibt Berichte, die keine Wirksamkeit von Q_{10} bei der Therapie kardiologischer Erkrankungen sehen (Permanetter 1993; Watson et al. 1999). Ebenso werden viele andere therapeutische Anwendungen von Q_{10} kontrovers diskutiert. Möglicherweise kann Q_{10} nur dann wirksam sein, wenn ein Mangelzustand vorliegt; Angaben dazu fehlen in den meisten Publikationen.

Mangelzustände an Q_{10} sind bei langfristiger totaler parenteraler Ernährung beschrieben worden. Hier reicht die endogene Synthese nicht aus, weil der first pass-Metabolismus von Phenylalanin zu Tyrosin in der Leber wegfällt und Tyrosin in erster Linie zur Proteinsynthese verwendet wird. Weiterhin entfällt analog zu den Verhältnissen bei Carnitin der first pass von Methionin in der Leber, so daß Methionin vorwiegend durch extrahepatische Transaminierung zu Sulfat metabolisiert wird statt zu S-Adenosylmethionin, dem Methyldonator für die Orthomethylierung des Tyrosinrings bei der Biosynthese von Q_{10}.

Ein Q_{10}-Mangel kann auch durch Anthracycline verursacht werden, deren toxische Wirkungen im Tierversuch durch Q_{10} verringert werden können (Solaini et al. 1985), und wurde außerdem unter der Therapie mit HMG-CoA-Reductase-Hemmern beschrieben (Hyams et al. 1994; Ghirlanda et al. 1993; Watts et al. 1993).

8.1.9 Sekundäre Pflanzenstoffe («Phytonutrients» oder «Accessory Health Factors»)

Eine Vielzahl von Pflanzeninhaltsstoffen hat positiven oder negativen Einfluß auf die Gesundheit. Dazu gehören Flavonoide, Isoflavone (Phytoöstrogene), Carotinoide und viele andere (Übersichten: Fjeld u. Lawson 1999; Watzl u. Leitzmann 1999; Großklaus 2000).

Bereits 1936 wurde vom Arbeitskreis um Szent-Györgi über eine Stoffgruppe (Flavonoide) berichtet, welche die Kapillarresistenz erhöhen und die Lebensdauer skorbutischer Meerschweinchen verlängern konnte.

Diese Stoffgruppe wurde mit der Bezeichnung «Vitamin P» belegt (von Permeabilität), obwohl es sich um pharmakologisch wirksame Substanzen und nicht um Vitamine handelt. In neuerer Zeit sind solche Verbindungen durch die Feststellung interessant geworden, daß reichliche Zufuhr von Obst und Gemüse das Risiko von Herz-Kreislauf-Erkrankungen oder Tumorerkrankungen deutlich senkt (Doll u. Peto 1981; Acheson u. Williams 1983; Palgi 1981; Ziegler 1991). Zuerst wurde vermutet, daß dieser Effekt die Folge eines verbesserten Versorgungszustandes mit Vitamin E, C und β-Carotin sei. Da aber Interventionsstudien mit diesen Vitaminen gezeigt haben, daß dies allein nicht zur Erklärung der günstigen Effekte ausreicht, hat man mehr Augenmerk auf weitere, z.T. antioxidativ wirkende Stoffe in Pflanzen gerichtet, ohne daß es jedoch bis jetzt gelungen ist, aus der Vielzahl von Stoffen diejenigen eindeutig zu identifizieren, die für die positive Wirkung verantwortlich sind. Ebenso vielfältig wie die sekundären Pflanzenstoffe sind die Wirkungen dieser Stoffe und keinesfalls immer unbedenklich. Solange man nicht mehr über sekundäre Pflanzenstoffe weiss, bleibt die Empfehlung bestehen, auch trotz evt. Substitution von Vitaminen reichlich pflanzliche Nahrung zu verzehren.

Unter der großen Anzahl der Carotinoide gibt es neben β-Carotin und anderen Provitamin A-Carotinen auch solche, die nicht in Vitamin A umgewandelt werden können, weil sie keinen β-Iononring besitzen. Sie sind wie viele andere Pflanzeninhaltsstoffe nicht essentiell, können aber als Antioxidantien und Radikalfänger positive Wirkungen haben. So ist Lycopin, das hauptsächlich in Tomaten und daraus hergestellten Produkten vorkommt, einer der stärksten Entschärfer für Singulett-Sauerstoff. Epidemiologische Studien haben eine inverse Korrelation zwischen Aufnahme von Lycopin und dem Risiko für Prostatakarzinom gezeigt (Mills et al. 1989; Giovanucci et al. 1995; Hsing et al. 1990).

Die Carotinoide Zeaxanthin und Lutein (Quellen: Spinat und andere grüne Gemüse) werden in die Retina des Auges eingebaut und schützen die Photorezeptoren vor der Einwirkung blauen Lichts. Es gibt Hinweise darauf, daß sie die altersabhängige Maculadegeneration verhindern oder verzögern (Snodderly 1995; Handelman et al. 1988; Seddon et al. 1994; Landrum et al. 1997). Dagnelie et al. (2000) stellten eine Verbesserung der mittleren Sehschärfe und des mittleren Sehfelds bei Patienten mit Retinitis pigmentosa und anderen Degenerationen der Retina durch die Einnahme von Lutein (40 mg/Tag) fest. Berendschot et al. (2000) beobachteten eine Zunahme der Pigmentdichte in der Macula nach Luteinsubstitution (10 mg/Tag).

8.1.10 Bioflavonoide (Vitamin P)

Das «Vitamin P» (Permeabilitäts-Vitamin) geht auf die frühen Untersuchungen des Arbeitskreises um Szent-Györgyi zurück. Bereits 1936 wurden von dieser Arbeitsgruppe Daten zu einer Substanz publiziert, die nach damaligem Erkenntnisstand mit der Ascorbinsäure eng vergesellschaftet sei und Einfluß auf Blutungszustände ausübe. Diese Substanzen gehören zu den in der Pflanzenwelt weit verbreiteten Gruppe der Flavonoide. Aufgrund ihrer Wirkungen auf die Gefäßpermeabilität wurden teilweise diese Substanzen als Permeabilitäts-Vitamine bezeichnet, zum Teil auch zur Gruppe der Bioflavonoide zusammengefaßt. Wenige Jahre später stand bereits fest, daß sich im Tierversuch ein Vitamin-P-Mangel nicht erzeugen läßt und die Gruppe der Flavonoide der Vitamin-Definition nicht genügt. Um so erstaunlicher ist es, daß bis heute Bioflavonoide z.B. in Form von Rutin als Vitamin bzw. Vitamin-ähnliche Substanz in Vitamin-Präparaten Berücksichtigung finden.

Aus der überaus heterogenen Klasse der Flavonoide wird für medizinische Zwecke vorwiegend das Rutin verwandt, das bereits im Jahre 1842 von dem Nürnberger Apotheker Weiss aus der Gartenraute (Ruta graveolens) isoliert wurde. Besonders rutinreich sind die grünen Blätter verschiedener Buchweizenarten, Zitrusfrüchte sowie die Blüten von Sophora japonica (Lahann und Purucker 1974).

Rutin soll eine erhöhte Permeabilität der Kapillargefäße normalisieren, die sich u.a. in verstärkter Lymphzirkulation, vermehrtem Eiweißaustritt und Ödembereitschaft äußert. Darüber hinaus soll Rutin auch eine verminderte Kapillarresistenz, d.h. eine erhöhte Kapillarzerreißlichkeit (Fragilität), positiv beeinflussen. Petechiale Blutungen sollen unter einer Bioflavonoid-Medikation klinisch relevant therapiert werden können. Bioflavonoide und Vitamin C kommen gemeinsam im pflanzlichen Material vor und zeigen in speziellen Modellsystemen ähnliche pharmakologische Wirkungen. Dennoch gibt es keine Anhaltspunkte dafür, daß Bioflavonoide für den Humanorganismus von essentieller Bedeutung sind und Vitamincharakter besitzen.

8.1.11 Myo-Inosit

In der Natur kommt Inosit sehr weit verbreitet vor. Im Pflanzenreich ist die häufigste Form der Hexaphosphorsäureester des Inosits, die Phytinsäure. Im Gegensatz zur nahezu unresorbierbaren Phytinsäure ist freies Inosit nahezu vollständig resorbierbar. Im menschlichen Gewebe zeigen Testes, Gehirn, Niere und Milz mit etwa 10–16 mg/g Feuchtgewicht die höchsten Inosit-Gehalte (Lang 1974). Bisher sind beim Menschen Inosit-Mangelerscheinungen nicht beobachtet worden. Bei bestimmten Tierspezies sind hingegen unter einer myo-Inosit-freien Ernährung Mangelsymptome wie Wachstumsstörungen und Haarausfall beschrieben worden. In der Ratte übt Inosit eine lipotrope Wirkung aus. Eine unzureichende Inosit-Zufuhr beim Nager kann zu einer Leberverfettung führen (Leclerc und Miller 1989). Es gibt derzeit keine überzeugenden Hinweise dafür, daß myo-Inosit für den Menschen unentbehrlich ist und der Organismus einen essentiellen Bedarf an exogen zuzuführendem Inosit hat. Der Humanorganismus vermag im Intermediärstoffwechsel myo-Inosit aus Glucose durch Zyklisierung von Glucose-6-phosphat zu synthetisieren (s. Abb. 8-1) (Chen und Eisenberg 1975). Die alimentäre Zufuhr wird auf etwa 1 g pro Tag geschätzt.

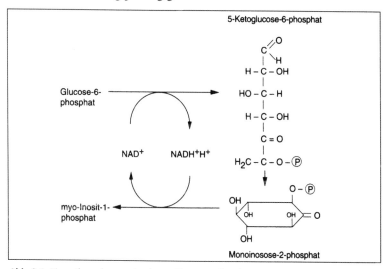

Abb. 8-1: Biosynthese des myo-Inosit aus Glucose-6-phosphat

9 Anhang

9.1 Literatur

Literatur zu Kap. 1: Allgemeines über Vitamine

Bässler, K.H.: Die Bedeutung der Vitamine in der parenteralen Ernährung. Infusionstherapie 17 (1990), 19–23.

Bässler, K.H.: Vitaminbedarf unter besonderen physiologischen und pathologischen Bedingungen. VitaMinSpur 7 (1992), 176–180.

Bässler, K. H.: Definition und Relevanz subklinischer Vitaminmangelzustände. VitaMinSpur 10 (1995), 112–118.

Brubacher, G.: Wissenschaftliche Grundlagen von Bedarfszahlen. VitaMinSpur 8, (1993), 18–23.

Bundeslebensmittelschlüssel für Verzehrserhebungen (BLS), Version II 1990. Bundesgesundheitsamt.

Chomé, J., Paul, T., Pudel, V., Bleyl, H., Heseker, H., Hüppe, R., Kübler, W.: Effects of suboptimal vitamin status on behavior. Biblthca. Nutr. Dieta 38 (1986), 94–103.

Cowan, M. J., Wara, D. W., Packman, S., et al.: Multiple biotin-dependent carboxylase deficiencies associated with defects in T-cell and B-cell immunity. Lancet 2 (1979), 115–118.

DACH. Referenzwerte für die Nährstoffzufuhr. Deutsche Gesellschaft für Ernährung (DGE). Frankfurt am Main: Umschau/Braus, 2000.

DGE, Deutsche Gesellschaft für Ernährung (DGE): Empfehlungen zur Nährstoffzufuhr. Umschau-Verlag, Frankfurt 1985.

DGE, Deutsche Gesellschaft für Ernährung (DGE): Empfehlungen zur Nährstoffzufuhr. Umschau-Verlag, Frankfurt 1991.

Ernährungsbericht 1984: im Auftrag des Bundesministers für Jugend, Familie, Frauen und Gesundheit und des Bundesministers für Ernährung, Landwirtschaft und Forsten, Umschau-Verlag, Frankfurt 1984.

Ernährungsbericht 1988: im Auftrag des Bundesministers für Jugend, Familie, Frauen und Gesundheit und des Bundesministers für Ernährung, Landwirtschaft und Forsten, Umschau-Verlag, Frankfurt 1988.

Friedrich, W.: Handbuch der Vitamine, Urban und Schwarzenberg, München 1987.

Grüttner, R.: Mangelzustände bei Fehlernährung durch alternative Kost im Säuglings- und Kindesalter. Deutsches Ärzteblatt 89, Heft 9 (1992) B 462–B 466.

Hages, M., Pietrzik, K., Rotthauwe, H.W., Weber, H.P., von Schnakenburg, K.: Zur Folatversorgungssituation bei Kindern. Sozialpädiatrie in Praxis und Klinik 71 (1986), 23–29.

Heseker, H., Kübler, W., Westenhöfer, J., Pudel, V.: Psychische Veränderungen als Frühzeichen einer suboptimalen Vitaminversorgung. Ernährungsumschau 37 (1990), 87–94.

Heseker, H., Schneider, R., Moch, K.J., Kohlmeier, M., Kübler, W. VERA-Schriftenreihe Bd. 4. «Vitaminversorgung Erwachsener in der Bundesrepublik Deutschland», Hrsg. W. Kübler, H.J. Anders, W. Heeschen, M. Kohlmeier, 1992.

Institute of Medicine. Food and Nutrition Board. Dietary Reference Intakes for calcium, phosphorus, magnesium, vitamin D, and fluoride. Washington: National Academy Press. 1997.

Institute of Medicine. Food and Nutrition Board. Dietary Reference Intakes for thiamin, riboflavin, niacin, vitamin B6, folate, vitamin B12, pantothenic acid, biotin, and choline. Washington: National Academy Press. 1998.

Institute of Medicine. Food and Nutrition Board. Dietary Reference Intakes: A Risk Assessment Model for Establishing Upper Intake Levels for Nutrients. Washington: National Academy Press. 1999.

Institute of Medicine. Food and Nutrition Board. Dietary Reference Intakes for Vitamin C, Vitamin E, Selenium, and Carotenoids. Washington: National Academy Press. 2000.

Institute of Medicine. Food and Nutrition Board. Dietary Reference Intakes: Applications in Dietary Assessment Washington: National Academy Press. 2001 a.

Institute of Medicine. Food and Nutrition Board. Dietary Reference Intakes for Vitamin A, Vitamin K, Arsenic, Boron, Chromium, Copper, Iodine, Iron, Manganese, Molybdenum, Nickel, Silicon, Vanadium, and Zinc. Washington: National Academy Press. 2001 b.

Kübler, W.: Ernährungsprobleme. Die Kapsel, R.P. Scherer GmbH, 6930 Eberbach/Baden 1986.

Kung, J. T., MacKenzie, C. G., Talmage, D. W.: The requirement for biotin and fatty acids in the cytotoxic T-cell response. Cell Immunol. 48 (1979), 100–110.

Lederer, W. H., Kumar, M., Axelrod, A. E.: Effects of pantothenic acid deficiency on cellular antibody synthesis in rats. J. Nutr. 105 (1975), 17–25.

NVS (Die Nationale Verzehrsstudie), Ergebnisse der Basisauswertung. Wirtschaftsverlag NW, Bremerhaven, 1991.

Petrelli, F., Moretti, P., Campanati, G.: Studies on the relationships between biotin and the behaviour of B and T lymphocytes in the guinea-pig. Experientia 37 (1981), 1204–1205.

Rall, L. C., Meydani, S. N.: Vitamin B6 and immune competence. Nutr. Rev. 51 (1993), 217–225.

RDA, Recommended Dietary Allowances. 10th Edition, National Academy Press, Washington D.C. 1989.

Richter, M.: Psychische Auswirkungen subklinischer Vitaminmangelzustände. Ernährungsumschau 26 (1979), 381–384.

Ross, A., Hämmerling, U. G.: Retinoids and the immune system. In: The retinoids: biology, chemistry and medicine. Second edition. Eds.: Sporn, M. B., Roberts, A. B., Goodman, D. S. Raven Press (1994), 521–543.

Thermal Processing and Quality of Foods. Elsevier Applied Science Publishers, London, New York 1984.

West, K. P. jr., Howard, G. R., Sommer, A.: Vitamin A and infection: Public health implications. Ann. Rev. Nutr. 9 (1989), 63–86.

Literatur zu Kap. 2: Methoden zur Beurteilung der Vitaminversorgung

Anonym 1: Dietary Reference Intakes. Nutr. Rev. 55 (1997), 319–326.

Anonym 2: Origin and framework of the development of dietary reference intakes. Nutr. Rev. 55 (1997), 332–334.

Anonym 3: Uses of dietary reference intakes. Nutr. Rev. 55 (1997), 327–331.

Application in Dietary Assessment, Institute of Medicine, Food and Nutrition Board, National Academy Press, Washington DC (2001).

Biesalski, H.G., Greiff, H., Brodda, K., Hafner, G., Bässler, K.H.: Rapid determination of vitamin A (Retinol) and vitamin E (α-tocopherol) in human serum by isocratic adsorption HPLC. Int. J. Vit. Nutr. Res. 56, 319–327, 1987.

Brubacher, G.: The notion of borderline vitamin deficiency. Vitamin symposium, Greek, Soc. Nutr. Food, Athens (1983).

Bonjour, J.B.: Biotin in man's nutrition and therapy – a review. Int. J. Vit. Nutr. Res. 47, 107–118, 1977.

Brunnenkreeft, J.W.J., Eidhof, H., Gerrits, J.: Optimized determination of thiochrome derivatives of thiamin and thiamine phosphates in whole blood by revesed phase liquid chromatography with precolumn derivatisation. J. Chromatogr. 491, 89–96, 1989.

Bundeslebensmittelschlüssel für Verzehrserhebungen (BLS) Version II 1990, Bundesgesundheitsamt.

Craft, N.E., Haitema, T., Brindle, L.K., Yamini, S., Humphrey, West, K.P. Jr.: Retinol Analysis in Dried Blood Spots by HPLC. J. Nutr. 130 (2000 a), 882–885.

Craft, N.E., Bulux, J., Valdez, C., Li, Y., Solomons, N.W.: Retinol concentrations in capillary dried blood spots from healthy volunteers: method validation. Am. J. Clin. Nutr. 72 (2000 b), 450–454.

Das, K.C., Herbert, V.: The lymphocyte as a marker of past nutritional status: persistance of abnormal deoxyuridine (dU9 suppression test) and chromosomes in patients with past deficiency of folic acid and vitamin B12. Br. J. Haematol. 38, 219–233, 1978.

Deutsche Gesellschaft für Ernährung: Empfehlungen für die Nährstoffzufuhr. 5. Überarbeitung, Umschau-Verlag, Frankfurt/Main (1991), Nachdruck 1995.

Deutsche Gesellschaft für Ernährung: Empfehlungen für die Nährstoffzufuhr, Umschau-Verlag, Frankfurt/Main (2000).

Die Nationale Verzehrsstudie, Wirtschaftsverlag NE, Verlag für neue Wissenschaft GmbH (1991)

DACH: Referenzwerte für die Nährstoffzufuhr. Deutsche Gesellschaft für Ernährung (DGE): Frankfurt am Main.: Umschau/Braus, 2000

Furr, H.C., Amedee-Manesme, O., Clifford, A.J., Bergen, H.R., Jones, A.D., Anderson, D.P., Olson, J.A.: Vitamin A concentrations in liver determined by isotope dilution assay with tetradeuterated vitamin A and by biopsy in generally healthy adult humans. Am. J. Clin. Nutr. 49 (1989), 713–716.

Guillaumont, M., LeClerq, M., Gosselet, H., Makala, K., Vignal, B.: HPLC determination of serum vitamin K1 by fluorometric detection after postcolum electrochemical reduction. J. Micronutr. Anal. 4, 285–294, 1988.

GVF Gesellschaft für angewandte Vitaminforschung e.V. Bonn «Ringversuch zur Standardisierung der Vitaminanalytik» 1991.

Hankes, L.V.: Nicotinic acid and nicotinamide in: Handbook of vitamins; ed. Machlin, L.J., Marcel Dekker, New York 1991.

Hayakawa, K., Oizumi, J.: Determination of free biotin in plasma by liquid chromatography with fluorimetric detection. J. Chromatogr. 413, 247–250, 1987.

Health Canada: Nutrition recommendations: The report of the Scientific Review Committee 1990. Canadian Government Publishing Centre, Ottawa (1990).

Horsberg, T., Gompertz, D.: A protein-binding assay for measurement of biotin in physiological fluids. Clin. Chim. Acta 82, 215–223, 1978.

Institute of Medicine, Food and Nutrition Board: Dietary reference intakes for calcium, phosphorus, magnesium, vitamin D and fluoride. National Academy Press, Washington DC (1997).

Institute of Medicine, Food and Nutrition

Board: Dietary reference intakes for thiamin, riboflavin, niacin, vitamin B6, folate, vitamin B12, pantothenic acid, biotin and cholin. National Academy Press, Washington DC (1998a).

Institute of Medicine, Food and Nutrition Board: Dietary Reference Intakes: A risk assessment model for establishing upper intake levels of nutrients. National Academy Press, Washington DC (1998b).

Institute of Medicine, Food and Nutrition Board: Dietary reference intakes for vitamin C, vitamin E, selenium and carotinoids. National Academy Press, Washington DC (2000).

Institute of Medicine, Food and Nutrition Board: Dietary reference intakes for vitamin K and vitamin A. National Academy Press, Washington DC (2001).

Kosky, K.T.: Vitamin D: An Update. J. Pharm. Sci 71, 182, 1982.

Liu, Y.K., Sullivan, L.W.: An improved radioisotope dilution assay for serum vitamin B12 using hemoglobin-coated charcoal. Blood 39, 426–432, 1972.

Loew, D., Eberhardt, A., Heseker, H., Kübler, W.: Zur Plasmakinetik und Elimination von Folsäure. Klin. Wochenschr. 65, 520–524, 1987.

Loew, D., Menke, G., Hanke, E., Rietbrock, N.: Zur Pharmakokinetik von Hydroxocobalamin und Folsäure. VitaMinSpur 3, 4, 168–172, 1988.

Lopez-Anaya, A., Meyerson, M.: Quantification of Riboflavin, Riboflavin-5′-phosphate and flavin adenine dinucleotide in plasma and urine by high-performance liquid chromatography. J. Chromatogr. 423, 105–113, 1987.

Möller, J.: Beitrag zur Analytik des Vitamin B_6 mit Hilfe der Hochdruck-Flüssig-Chromatographie (HPLC). Wissenschaftlicher Fachverlag Dr. Fleck, Gießen 1990.

National Research Council, Food and Nutrition Board: Recommended dietary allowances. 10th edition, National Academy Press, Washington DC (1989).

Pietrzik, K.: Concept of Borderline Vitamin Deficiencies. Int. J. Vit. Nutr. Res., Suppl. No 27, 61–73, 1985.

Pietrzik, K.: Biochemical Criteria for the assessment of nutritional status. In: Nutritional sciences for human health. 5th European Nutrition Conferences. Warszawa Poland. Ed. S. Berger, A. Gronowska-Senger, S. Ziemlanski; Smith Gordon 1988.

Pietrzik K., Hages, M.: Folsäuremangel: Definition, Nachweis und Beurteilung der Versorgungslage. In: Folsäure-Mangel, hrsg. von K. Pietrzik, W. Zuckschwerdt-Verlag, München (1987), 25–40.

Pietrzik, K.: Kriterii otsenki Pishchevog Statusa, Vopr. – Pitan 1, (1989a), 69–75.

Pietrzik, K.: Vitamin Deficiency – Aetiology and Terminology, in: B-Vitamins in Medicine, Vieweg & Sohn Verlagsgesellschaft mbH, Braunschweig (1986), 31–43.

Pietrzik, K.: Water Soluble Vitamins: Assay Methodology and Data Interpretation. The 14th International Congress of Nutrition, August 20–25, Seoul, Korea, Book of Abstracts (1989b), 53.

Pietrzik, K.: Concept of borderline vitamin deficiencies. Int. J. Vit. Nutr. Res. 27 (1985), 61–73.

Pietrzik, K., Hesse, Ch., Schulze zur Wiesch, E., Hötzel, D.: Die Pantothensäureausscheidung im Urin als Bezugsgröße für den Versorgungszustand. Int. Z. Vit. Ern. Forsch. 45. 251–261 (1975).

Sauberlich, H.E.: Newer laboratory methods for assessing nutriture of selected B-complex vitamins. Ann. Rev. Nutr. 4, 377–407, 1984.

Schrijver, J., Speek, A.J., Schreurs, W.H.P.: Semi-automated fluorometric determination of pyridoxal-5-phosphate (PLP) in whole blood by high-performance liquid chromatography (HPLC). Internat. J. Vit. Nutr. Res. 51, 216–222, 1981.

Schrijver, J., Speek, A.J., Klosse, J.A., Van Rijn, H.J.M., Schreurs, W.H.P.: A reliable semiautomated method for the determination of total thiamine in whole blood by high-performance liquid chromatography. Ann. Clin. Biochem. 19, 52–56, 1982.

Schrijver, J.: Biochemical markers for micronutrient status and their interpretation. In: Modern lifestyles, lower energy intake and micronutrient status. Springer Verlag, 55–58, 1991.

Shibata, K. et al.: Simultaneous determination of nicotinamide and its major metabolite N1-methyl-4-pyridone-3-carboxamide by high performance liquid chromatography. J. Chromatogr. 424, 23–28, 1988.

Souci, S.W., Fachmann, W., Kraut, H.: Die Zusammensetzung der Lebensmittel. Nährwerttabellen, Stuttgart, 1989/90.

Speek, A.J., Schrijver, J., Schreurs, W.H.P.: Fluorometric determination of total vitamin C in whole blood by high-performance liquid chromatography with pre-column derivatization. J. Chromatogr. 305, 53–60, 1984.

Speek, A.J., Van Schaik, F., Schrijver, J., Schreurs, W.H.P.: Determination of the B_2 vitamer flavin-adenine dinucleotide in whole blood by high-performance liquid chromatography with fluorometric detection. J. Chromatogr. 228, 311–316, 1982.

Speitling, A.: Wirkungen akut und chronisch hochdosierter Vitamin B_6-Gaben. Biokinetische Untersuchungen am Menschen. Wissenschaftlicher Fachverlag Dr. Fleck, Gießen 1991.

Stump, D.D., Roth, E.F., Gilbert, H.S.: Simultaneous determination by high-performance liquid chromatography of tocopherol isomers, α-tocopherol guinone, and cholesterol in red blood cells and plasma. J. Chromatogr. 306, 371–375, 1984.

Timmons, J.A., et al.: Reverse phase liquid chromatographic assays for calcium pantothenate in multivitamin preparation and raw materials. J. Assoc. Off. Anal. Chem. 70, 510–513, 1987.

Valance, B.D., Hume, R., Weyers, E.: Reassessment of changes in leucocyte and serum ascorbic acid after acute myocardial infarction. Br. Heart J. 40, 64–68, 1978.

Washko, P.W., Welch, R. W., Dhariwal, K. R., Wang, Y., Levine, M.: Ascorbic acid and dehydroascorbic acid analyses in biological samples. Anal. Biochem. 204, 1–4, 1991.

Waxman, S., Schreiber, C., Herbert, V.: Radioisotopic assay for measurement of serum folate status. Blood 38, 219–228, 1971.

Yates, A. A.; Schlicker, S. A.: Dietary Reference Intakes: The new basis for recommendations for calcium and related nutrients, B-vitamins, and choline. J. Am. Diet. Assoc. 98 (1998), 699–706.

Literatur zu Kap. 3-1: Thiamin

Arai, M., Nara, K., Awazu, N.: Wernicke's encepahlopathy developed several years after total gastrectomy. Clin. Neurol 37 (1997), 1027–1029.

Bachevalier, J., Joyal, C., Botez, M.I.: Blood Thiamine and blood folate levels. A comparative study in control, alcoholic and folate-deficient subject. Int. Zschr. Vit.- u. Ernähr. Forsch. 51 (1981), 205–210.

Baker, H., Thomson, A.D., Frank, O.,

Leevy, C.M.: Absorption and passage of fat- and water-soluble thiamin derivatives into erythrocytes and cerebrospinal fluid of man. Am. J. Clin. Nutr. 27 (1974), 676–680.

Baker, H., Frank, O.: Absorption, Utilization and Clinical Effectiveness of Allithiamines compared to water-soluble Thiamines. J. Nutr. Sci. Vitaminol. 22 (1976), 63–68.

Bässler, K.H.: Vitamine, 3. Auflage, Steinkopff-Verlag, Darmstadt 1989.

Bayerisches Staatsministerium für Ernährung, Landwirtschaft und Forsten (ed): Ernährungssituation in Bayern – Forschungsbericht über die Bayerische Verzehrsstudie (BVS). München. 1997.

Beuker, F. et al.: Substitution mit Bitamin B_1-Präparaten bei sportlicher Belastung. Vitaminspur 11, (1996), 137–141.

Bitsch, A., Seipelt, M., Rustenbeck, H.H., Haug, B., Nau, R.: MRT-Befunde bei der Wernicke-Enzephalopathie. Nervenarzt 69 (1998), 707–711.

Bitsch, R., Wolf, M., Möller, J., Heuzeroth, L., Grünklee, D.: Bioäquivalenz von Thiamin. Therapiewoche 40 (1990), 1148–1154.

Blum, K.-U., Thomas, I.: Experimentelle Untersuchungen über ein fettlösliches Thiaminderivat (Deacethiamin). Pharmacologia Clinica 2 (1970), 177–181.

Bohnert, B.: Wernicke-Enzephalopathie bei chronischer gastropankreatischer Erkrankung mit Pylorusstenose. Dtsch. med. Wschr. 107 (1981), 1722–1725.

Bonjour, J.P.: Vitamins and Alcoholism. Int. J. Vit. Nutr. Res. 50 (1980), 321–338.

Booth, A. A., Khalifah, R. G., Hudson, B.G. (1996). Thiamine pyrophosphate and Pyridoxamine inhibit the formation of antigenic advanced glycation end-products: Comparison with Aminoguanidine. Biochemical and Biophysical Research Communications 220 (1996), 113–119.

Brin, M.: Erythrocyte transketolase in early thiamine deficiency. Ann. N.Y. Acad. Sci. 98 (1962), 528–541.

Brubacher, G., Haenel, A., Ritzel, G.: Transketolaseaktivität, Thiaminausscheidung und Blutthiamingehalt beim Menschen zur Beurteilung der Vitamin-B_1-Versorgung. Int. Z. Vitam.- u. Ernähr. Forsch. 42 (1972), 190–195.

Bülow, von, M., Stahlschmidt, M.: Nicht alkoholbedingte Wernickesche Enzephalopathie als Todesursache bei drei chirurgischen Patienten. Infusionstherapie 7 (1980), 276–278.

Bundeslebensmittelschlüssel für Verzehrserhebungen (BLS). Version II 1990. Bundesgesundheitsamt.

Cook, C. H., Hallwood, Ph. M., Thomson, A. D.: B-Vitamin deficiency and neuropsychiatric syndromes in alcohol misuse. Alcohol & Alcoholism 33 (1998), 317–336.

DAKE (Deutsche Arbeitsgemeinschaft für künstliche Ernährung): Empfehlungen für die tägliche Vitaminzufuhr bei parenteraler Ernährung Erwachsener. Infusionstherapie 17 (1990), 60–61.

DGE (Deutsche Gesellschaft für Ernährung): DACH. Referenzwerte für die Nährstoffzufuhr. Hrsg.: Deutsche Gesellschaft für Ernährung (DGE), Österreichische Gesellschaft für Ernährung (ÖGE), Schweizerische Gesellschaft für Ernährungsforschung (SGE), Schweizerische Vereinigung für Ernährung (SVE). Frankfurt: Umschau/Braus, 2000 b.

DGE (Deutsche Gesellschaft für Ernährung): Ernährungsbericht 2000. Frankfurt am Main: Deutsche Gesellschaft für Ernährung, 2000 b.

Deutsche Gesellschaft für Ernährung: Empfehlungen für die Nährstoffzufuhr. Umschau-Verlag, Frankfurt/Main 1991.

Deutsche Gesellschaft für Ernährung: Ernährungsbericht 1988, Frankfurt/Main 1988.

Fujiwara, M.: Allithiamine and its properties. J. Nutr. Sci. Vitaminol. 22 (1976), 57–62.

Gárdián, G., Vörös, E., Járdánházy, T., Ungureán, T., Vécsei, A.: Wernicke's encephalopathy induced by hyperemesis gravidarum. Acta Neurol. Scand 99 (1999)196–198.

Greb A., Bitsch R.: Comparative bioavailability of various thiamine derivatives after oral administration. Int. J. Clin. Pharmacol. Ther. 36 (1998), 216–221.

Haas, R.H.: Thiamin and the brain. Ann. Rev. Nutr. 8 (1988), 483–515.

Haupt, E. et al.: Benfotiamine in treatment of diabetic polyneuropathy (1996, zur Veröffentlichung eingereicht).

Heimann, H., Naumann, D.: Alkohol und Nervensystem. Therapiewoche 31 (1981), 4706–4710.

Heinrich, A.C.: persönliche Mitteilung.

Heseker, H.: Stoffwechsel und Funktion der Vitamine B_1, B_6 und B_{12}. In: Klinische Bedeutung von Vitamin B_1, B_6 und B_{12} in der Schmerztherapie, Steinkopff-Verlag, Darmstadt 1988, 3–20.

Hilbig, R., Rahmann, H.: Comparative autoradiographic investigations on the tissue distribution of benfotiamine versus thiamine in mice. Arzneim. Forsch. 48 (1998), 461–468.

Holzbach, E.: Thiamine absorption in alcoholic delirium patients. J. Stud. Alcohol 57 (1996), 581–584.

Holzer, H., Beaucamp, K.: Nachweis und Charakterisierung von Zwischenprodukten der Decarboxylierung und Oxydation von Pyruvat: «Aktiviertes Pyruvat» und «Aktivierter Acetaldehyd». Angew. Chem. 71 (1959), 776.

Institute of Medicine. Food and Nutrition Board: Dietary reference intakes for thiamin, riboflavin, niacin, vitamin B_6, folate, vitamin B_{12}, pantothenic acid, biotin, and choline. Washington D.C: National Academy Press, 1998.

Itokawa, Y., Cooper, J.R.: Ion movements and thiamin. II. The release of the vitamin from membrane fragments. Biochim. Biophys. Acta 196 (1970), 274–284.

Jurna, I., Carlsson, K.H., Kömen, W., Bonke, D.: Acute effects of Vitamin B_6 and fixed combinations of vitamin B_1, B_6 and B_{12} on nociceptive activity evoked in the rat thalamus.: Dose-Response relationship and combinations with morphine and paracetamol. Klin. Wschr., 68 (1990), 129–135.

Keller-Stanislawski, B., Harder, S., Rietbrock, N.: Pharmakokinetik der Vitamine B_1, B_6 und B_{12} nach einmaliger und wiederholter intramuskulärer und oraler Applikation in: Pharmakologie und klinische Anwendung hochdosierter B-Vitamine, Steinkopff-Verlag Darmstadt 1991.

Keller-Stanislawski, B., Loew, D., Harder, S.: Biovailability of Vitamin B_1, B_6 and B_{12} after oral or i.m. application in 4 combination preparations. Deutsche Gesellschaft für Pharmakologie und Toxikologie. Abstract of the Fall Meeting 18–21 September, Köln 1989.

Klein, G., Behne, M., Probst, S., Dudziak, R., Förster, H., Asskali, F.: Lebensbedrohliche Laktatazidosen bei totaler parenteraler Ernährung. Dtsch. Med. Wschr. 115 (1990), 254–256.

Koltai, M. Z. et al.: The preventive effect of Benfotiamine on the development of cardiac autonome neuropathy in dogs. Poster Neurodiab IV, 30. 8.–1. 9. 1996, Baden (Wien).

Labadarios, D., Roussouw, J.E., McConnell, J.B., Davis, M., Williams, R.: Thiamin deficiency in fulminant hepatic failure and effects of supplementation. Intern. J. Vit. Nutr. Res. 47 (1977), 17–22.

Laforenza, U., Patrini, C., Alvisi, C., Faelli, A., Licandro, A., Rindi, G.: Thiamine uptake in human intestinal biopsy specimens including observations from a patient with acute thiamine deficiency. Am. J. Clin. Nutr. 66 (1997), 320–326.

La Selva, M. et al.: Thiamine corrects delayed replication and decreases production of lactate and advanced glycation end-products in bovine retinal and umbilical vein endothalial cells cultured under high glucose conditions. Diabetologia (1996) 39: 1263–1268.

Ledermann, H., K. D. Wiedey: Behandlung der manifesten diabetischen Polyneuropathie. Therapiewoche 39, Heft 20 (1989) 1445–1449.

Loew, D.: Pharmacokinetics of thiamine derivates, especially of benfotiamin. Int. J. Clin. Pharmacol. and Ther. 34 (1996) 47-50.

Mandel, H., Berant, M., Hazani, A., Naveh, Y.: Thiamine-dependent beriberi in the «thiamine-responsive anemia syndrome». N. Engl. J. Med. 311 (1984), 836–838.

Mizuhira, M., Uchida, K.: Studies on the absorption of S-Benzoylthiamine-O-Monophosphat. Electron-microscopic autoradiography on the intestinal absorption of Benzoylthiamine-3H-O-Monophosphate in rat. Vitamins 38, 5, (1968), 334–346.

Mimota, Ch.: Metabolic disposition of thiamine tetrahydrofurfuryl disulfide in dog and man. Drug Metabolism and Disposition: Vol 1, No 5 (1973), 698 703.

Monographie Allithiamine/lipoidlösliche Thiamin-Derivate. Bundesanzeiger Nr. 233, 1991.

Monographie Vitamin B_1. Bundesanzeiger Nr. 131 (1987).

Mukunda, B.: Lactic acidosis caused by thiamine defiency in a pregnant alcoholic patient. Am J Med Sci 317 (1999), 261–262.

Muralt, von, A.: Thiamine and peripheral neurophysiology. Vitam. Horm. 5 (1947), 93–118.

Muralt, von, A.: The role of thiamine in neurophysiology. Ann. N.Y. Acad. Sci. 98 (1962), 499–507.

Nährwert-Tabellen 1986/87. Wissenschaftl. Verlagsgesellschaft mbH, Stuttgart 1989.

Naito, E., Ito, M., Yokota, I., Saijo, T., Matsuda, J., Kuroda, Y.: Thiamine-responsive lacic acidaemia: role of pyruvate dehydrogenase complex. Eur. J. Pediatr. 157 (1998), 648–652.

Nakasaki, H., Ohta, M., Soeda, J., Makuuchi, H., Tsuda, M, Tajima, T., Mitomi, T., Fujii, K.: Clinical and biochemical aspects of thiamin treatment for metabolic acidosis during total parenteral nutrition. Nutrition 13 (1997), 110–117.

Neeser, G., Eckart, J., Lichtwark-Aschoff, M., Wengert, D., Adolph, M.: Mangelsituation Vitamin B_1. In: Beiträge zur Infusionstherapie 25: Künstliche Ernährung. Wolfram, G., Eckart, J., Adolph, M. (Eds.), S. 142–160. Karger, Basel, München 1990.

Neundörfer, B., Niemöller, K.: Neurologische Störungen bei Alkoholkranken. Therapiewoche 31 (1981), 4317–4326.

NVS (Die Nationale Verzehrsstudie), Ergebnisse der Basisauswertung. Wirtschaftsverlag NW, Bremerhaven, 1991.

Pepersack Th., Garbusinski J., Robberecht J., Beyer I., Willems D., Fuss M (1999) Clinical relevance of thiamin status amongst hospitalized elderly patients. Gerontology 45: 96–101.

Pharmazeutische Stoffliste. 7. Aufl. (1987). Arzneibüro der Bundesvereinigung Deutsche Apotheker-Verbände (ABDA), Werbe-Vertriebsgesellschaft Deutscher Apotheker mbH, Frankfurt/Main.

Pietrzik, K., Loew, D.: Untersuchungen zur Ermittlung der Bioverfügbarkeit von Folsäure, Vitamin B_{12} und Benfotiamin aus unterschiedlichen Zubereitungen. Gutachten (1991).

Roll, C., Lange, R., Klüting, N., Hanssler, L.: Vitamin-B_1-Mangel als Ursache einer schweren Laktatazidose und Ileussymptomatik. Monatsschr. Kinderheilk. 39 (1991), 699–702.

Romanski S.A., McMahon M. M. (1999). Metabolic acidosis and thiamin deficiency. Mayo Clin. Proc. 74: 259–263.

Rosskamp, R., Zigrahn, W., Burmeister, W.: Thiaminabhängige Anämie und Thrombozytopenie, insulinpflichtiger Diabetes mellitus und sensorineurale Schwerhörigkeit – Fallbeschreibung und Übersicht. Klin. Pädiatr. 197 (1985), 315–317.

Salmi, M., Pentinnen, H.: Absorption of different preparations in healthy subjects. Scand. J. Clin. Lab. Invest. 46 Suppl. 185 (1986), 173.

Sanchez, D. J., Murphy, M.M., Bosch-Sabater, J., Fernandez-Ballart, J.: Enzymic evaluation of thiamin, riboflavin and pyridoxine status of parturient mothers and their newborn infants in a mediterranean area of spain. Eur. J. Clin. Nutrition 53 (1998), 27–38.

Schiano, T. D., Klang, M. G., Quesada, E., Scott, F., Tao, Y., Shike, M.: Thiamine status in patients receiving log-term home parenteral nutrition. Am. J. Gastroenterol. 91 (1996), 2555–2559.

Schiffter, R., Reuter, W., Borner, K.: Ist Vitamin B_1 ein Heilmittel gegen Neuropathien? Dtsch. Ärzteblatt 76 (1979), 3044–3046.

Schoffeniels, E.: Thiamine phosphorylated derivates and bioelectrogenesis. Arch. Int. Physiol. Biochim. 91 (1983), 233–243.

Schreeb, K. H., Freudenthaler, S., Vormfelde, S. V., Gundert-Remy, U., Gleiter, C. H.: Comparative biovailability of two vitamin B_1 preparations: benfotiamine and thiamine mononitrate. Eur. J. Clin Pharmacol 52 (1997), 319–320.

Schwartau, M., Doehn, M., Bause, H.: Lactatazidose bei Thiaminmangel. Klin. Wschr. 59 (1981), 1267–1270.

Shimomura, T., Mori, E., Hiromo, N., Imamura, T., Yamashita, H.: Development of Wernicke-Korsakoff syndrome after long intervalls following gastrectomy. Arch. Neurol. 55 (1998), 1242–1245.

Shivalkar, B., Engelmann, I., Carp, L., De Raedt, H., Daelemans, R.: Shosin syndrome: two case reports representing opposite ends of the same disease spectrum. Acta Cardiol 53 (1998), 195–1998.

Smith, St. W.: Severe acidosis and hyperdynamic circulation in a 39-year-old alcoholic. The Journal of Emergency Medicine 16 (1998), 587–591.

Souci, S.W., Fachmann, W., Kraut, H.: Die Zusammensetzung der Lebensmittel.

Stracke, H., A. Lindemann, K. Federlin: A Benfotiamine-vitamin B combination in treatment of diabetic polyneuropathy. Exp. and Clin. Endocrinol. Diab. 104 (1996), 311–316.

Stracke, H., Hammes, H. P., Werkmann, D., Mavrakis, K., Bitsch, I., Netzel, M., Geyer, J., Köpcke, W., Sauerland, C., Bretzel, R:G:, Federlin, K.F.: Efficacy of benfotiamine versus thiamine on function and glycation products of peripheral nerves in diabetic rats. Exp Clin Endocrinol Diabetes 109 (2001), 330–336.

Stracke, H., Lindemann, A., Federlin, K.: A Benfotiamine-vitamin B Combination in treatment of diabetic polyneuropathy. Exp Clin Endocrinol Diabetes 104 (1996), 311–316.

Stracke, H.: Der Einfluß von Vitamin B_1 auf die diabetische Neuropathie. DDG Tagung Leipzig, 1988.

Tallaksen, C. M. E., Bohmer, T., Bell, H.: Blood and serum thiamin and thiamin phosphate esters concentrations in patients with alcohol dependence syndrome before and after thiamin treatment. Alcohol Clin. Exp. Res. 16 (1992), 320–325.

Thomson, A.D., Leevy, C.M.: Observations on the mechanism of thiamine hydrochloride absorption in man. Clin. Scie. 43 (1972), 153–163.

Weber, W., Kewitz, H.: Determination of thiamine in human plasma and its pharmacokinetics. Eur. J. Clin. Pharmacol. 28 (1985), 213–219.

Weber, W.: Nichtlineare Kinetik von Thiamin, in: Pharmakologie und klinische Anwendung hochdosierter B-Vitamine, Steinkopff-Verlag Darmstadt, 1991.

Wild, A., Bartoszyk, G.D.: Tierexperimentelle Untersuchungen zur Wirksamkeit der B-Vitamine. In: Klinische Bedeutung von Vitamin B_1, B_6, B_{12} in der Schmerztherapie, Steinkopff Verlag Darmstadt (1988).

Winkler, G., Pál, B., Nagybégányi, E., Öry, I., Porochnavec, M., Kempler, P.: Effectiveness of different benfotiamone dosage regimens in the treatment of painful diabetic neuropathy. Arzneim. Forschung 49 (I) 3 (1999): 220–224

Woelk, H., Lehrl, S., Bitsch, R., Köpcke, W.: Benfotiamine in treatment of alcoholic polyneuropathy: an 8-week randomized controlled study (BAP I Study). Alcohol & Alcoholism 33 (1998), 631–638.

Woelk, H.: Folgeerkrankungen des Alkoholabusus: Psychische Veränderungen und Polyneuropathie – Therapie mit Benfotiamin. Vortrag, 5. Hohenheimer Symposium «Polyneuropathien und ZNS-Schäden durch Alkoholmißbrauch», 6.12. 1995.

Yamazaki, M.: Studies on the absorption of S-Benzoylthiamine-O-Monophosphat I. Metabolism in tissue homogenates. Vitamins 38, 1, (1968), 12–20.

Ziems, M., Netzel, M., Raupach, C., Jaworski, I., Bitsch, I.: Untersuchungen zur Biokinetik des Benfotiamins beim Menschen. Abstract 33. Kongreß der DGE, Zeitschrift für Ernährungswissenschaft, Band 35, Heft 1 (1996), 95–96.

Literatur zu Kap. 3.2: Riboflavin

Ajayi, O. A., George, B. O., Ipadeola, T.: Clinical trial of riboflavin in sickle cell disease. East African Med. J. 70 (1993), 418–421.

Bayerisches Staatsministerium für Ernährung, Landwirtschaft und Forsten (ed): Ernährungssituation in Bayern – Forschungsbericht über die Bayerische Verzehrsstudie. München. 1997.

Bundeslebensmittelschlüssel für Verzehrserhebungen (BLS). Version II 1990. Bundesgesundheitsamt.

Chan, P., Huang, T.Y., Chen, Y.J., Huang, W.P., Liu, Y.C.: Randomized, double-blind, placebo-controlled study of the safety and efficacy of vitamin B complex in the treatment of nocturnal leg cramps in elderly patients with hypertension. J. Clin. Pharmacol. 38 (12) (1998), 1151–1154.

Cole, H. S., Lopez, R., Cooperman, J. M.: Riboflavin deficiency in children with diabetes mellitus. Acta diabet. lat. 13 (1976), 25–29.

Cooperman, J.M., Lopez, R.: Riboflavin. In: Handbook of Vitamins, Ed. L.J. Machlin, Marcel Dekker, Inc., New York–Basel, 1984, 299.

DAKE (Deutsche Arbeitsgemeinschaft für künstliche Ernährung): Empfehlungen für die tägliche Vitaminzufuhr bei parenteraler Ernährung Erwachsener. Infusionstherapie 17 (1990), 60–61.

Deutsche Gesellschaft für Ernährung: Ernährungsbericht 1984, Frankfurt/Main 1984.

Deutsche Gesellschaft für Ernährung e.V.: Ernährungsbericht 1988. Frankfurt/Main 1988.

Deutsche Gesellschaft für Ernährung: Empfehlungen für die Nährstoffzufuhr. Umschau-Verlag, Frankfurt/Main 1991.

Deutsche Gesellschaft für Ernährung (DGE). DACH. Referenzwerte für die Nährstoffzufuhr. Hrsg.: Deutsche Gesellschaft für Ernährung (DGE), Österreichische Gesellschaft für Ernährung (ÖGE), Schweizerische Gesellschaft für Ernährungsforschung (SGE), Schweizerische Vereinigung für Ernährung (SVE). Frankfurt am Main: Umschau/Braus, 2000.

Frank, T., Kuhl, M., Makowski, B., Bitsch, R., Jahreis, G., Hubscher, J.: Does a 100-km walking affect indicators of vitamin status? Int. J. Vitam. Nutr. Res. 70 (5) (2000), 238–250.

Friedrich, W.: Handbuch der Vitamine, Urban und Schwarzenberg-Verlag, München–Wien–Baltimore 1987.

Frings, G.: Aribflavinose. Z. Hautkr. 61 (1986), 1816.

Hovi, L., Hekali, R., Siimes, M.A.: Evidence of riboflavin depletion in breast-fed newborns and its further acceleration during treatment of hyperbilirubinemia by phototherapy. Acta Paediatr. Scand. 68 (1979), 567–570.

Hustad, S., Ueland, P.M., Vollset, S.E., Zhang, Y, Bjorke-Monsen, A.L., Schneede, J.: Riboflavin as a determinant of plasma total homocysteine: effect modification by the methylenetetrahydrofolate reductase C677T polymorphism. Clin. Chem. 46 (8 Pt 1) (2000), 1065–1071.

Institute of Medicine. Food and Nutrition Board. Dietary reference intakes for thiamin, riboflavin, niacin, vitamin B_6, folate, vitamin B_{12}, pantothenic acid, biotin, and choline. Washington D.C: National Academy Press, 1998.

Jusko, W. J., Levy, G.: Absorption, protein binding and elimination of riboflavin. In: Rivlin RS ed. Riboflavin. New York, Plenum Press (1975), 99–152.

Kaplan, J.C., Chirouze, M.: Therapy of recessive congenital methaemoglobinaemia by oral riboflavine. Lancet II (1978), 1043.

Kelleher, J., Mascie-Taylor, B.H., Davison, A.M., Bruce, G., Losowsky, M.S.: Vitamin status in patients on maintenance hemodialysis. Int. J. Vit. Nutr. Res. 53 (1983), 330–337.

Lakshmi, A. V.: Riboflavin metabolism-Relevance to human nutrition. Indian J Med Res 108 (1998), 182–190.

Lakshmi, A. V., Ramalakshmi, B. A.: Effect of pyridoxine or riboflavin supplementation on plasma homocysteine levels in women with oral lesions. Nati Med J India 11 (1998), 171–172.

Manore, M.M.: Effect of physical activity on thiamine, riboflavin, and vitamin B-6 requirements. Am. J. Clin. Nutr. 72 (2 Suppl) (2000), 598 S–606S.

Mc Cormick, D. B.: Riboflavin. In: Shils, M. E., Olson, J. E., Shike, M., Ross, A. C., eds. Modern Nutrition in Health and Disease. Baltimore, MD: Williams and Wilkins, 1997.

McCormick, D. B.: Two interconnected B vitamins: Riboflavin and Pyridoxine. Physiol Rev. 69 (1989), 1170–1198.

McKay, D.L., Perrone, G., Rasmussen, H., Dallal, G., Hartmann, W., Cao, G., Prior, R.L., Roubenoff, R., Blumberg, J.B.: The effects of a multivitamin/minerla supplement on micronutrient status, antioxidant capacity and cytokine production in healthy older adults consuming a fortified diet. J. Am. Coll. Nutr. 19 (5) (2000), 613–621.

Mentzer, W.C., Wang, W.C., Diamond, L.K.: An abnormality of riboflavin metabolism in congenital hypoplastic anemia. Blood 46 (1975), 1005.

Monographie Vitamin B_2. Bundesanzeiger 08. 03. 1988.

Mulherin, D.M., Thurnham, D.I., Situnayake, R.D.: Glutathione reductase activity, riboflavin status, and disease activity in theumatoid arthritis. Ann. Rheum. Dis. 55 (1) (1996), 837–840.

Newman, L.J., Lopez, R., Cole, H.S., Boria, M.C., Cooperman, J.M.: Riboflavin deficiency in women taking oral contraceptive agents. Am. J. Clin. Nutr. 31 (1978), 247–249.

Pharmazeutische Stoffliste. Arzneibüro der Bundesvereinigung Deutscher Apothekerverbände (ABDA), Werbe- u. Vertriebsgesellschaft Deutscher Apotheker mbH, Frankfurt/Main 1994.

Schoenen, J., Jacquy, J., Lenaerts, M.: Effectiveness of high-dose riboflavin in migraine prophylaxis. Neurology 50 (1998), 466–470.

Schoenen, J., Lenaerts, M., Bastings, E.: High dose riboflavin as a prophylactic treatment of migraine: results of an open pilot study. Cephalagia 14 (1994), 328–329.

Seekamp, A., Hultquist, D.E.,Till, G.O.: Protection by vitamin B_2 against oxidant-mediated acute lung injury. Inflammation 23 (5) (1999), 449–460.

Sen, C.K., Packer, L.: Thiol homeostasis and supplements in physical exercise. Am. J. Clin. Nutr. 72 (2 Suppl) (2000), 653 S–669S.

Souci, S.W., Fachmann, W., Kraut, H.: Die Zusammensetzung der Lebensmittel. Nährwerttabellen 1986/87. Wissenschaftl. Verlagsgesellschaft mbH, Stuttgart 1986.

Steier, M., Lopez, R., Cooperman, J. M.: Riboflavin deficiency in infants and children with heart disease. American Heart Journal 92 (1976), 139–143.

Zempleni, J., Galloway, J. R., Mc Cormick, D. B.: Pharmacokinetics of oraly and intravenoulsy administered riboflavin in healthy humans. Am J Clin Nutr. 63 (1996), 54–66.

Zempleni J., Galloway J.R., Mc Cormick, D. B.: The metabolism of riboflavin in female patients with liver cirrhosis. Internat. J. Vit. Nutr, Res. 66 (1996), 237–234.

Zempleni, J., Link, G., Kübler, W.: The transport of Thiamine, Riboflavin and Pyridoxal 5' Phopsphate by human placenta. Internat. J.. Vit. Nutr. Res 62 (1992), 165–172.

Literatur Kap. 3.3: Pyridoxin

Abraham, G. E.: Nutritional factors in the etiology of the premenstrual tension syndromes. J. Rep. Med. 28 (1983), 446–464.

Ahmed, F., Bamji, M.S., Iyengar, L.: Effect of oral contraceptive agents on vitamin nutrition status. Am. J. Clin. Nutr. 28 (1975), 606–615.

Anonymus: Dietary protein and vitamin B6 requirements. Nutr. Rev. 45 (1987) 23–25

Bässler, K.H.: Vitamine, 3. Auflage, Steinkopff-Verlag, Darmstadt 1989, 42–44.

Bässler, K.H.: Megavitamin therapy with pyridoxine. Intern. J. Vit. Nutr. Res. 58 (1988), 105–118.

Bässler, K.H.: Nutzen und Gefahren einer Megavitamintherapie mit Vitamin B_6. Dt. Ärztebl. 86, (1989) 46.

Bayerisches Staatsministerium für Ernährung, Landwirtschaft und Forsten (ed). Ernährungssituation in Bayern – Forschungsbericht über die Bayerische Verzehrsstudie (BVS). München. 1997.

Bendich, A.: The potential for dietary supplements to reduce premenstrual syndrome (PMS) symptoms. J. Am. Coll. Nutr. 19 (1) (2000), 3–12.

Bermond, P.: Therapy of side effects of oral contraceptive agents with vitamin B_6. Acta Vitaminol. Enzymol. 4 (1982), 45–54.

Bosse, T.R., Donald, E.A.: The vitamin B_6 requirement in oral contraceptive users I. Assessment by pyridoxal level and transferase activity in erythrocytes. Am. J. Clin. Nutr. 32 (1979), 1015–1032.

Brush, M.G., Bennett, T., Hansen, K.: Pyridoxine in the treatment of premenstrual syndrome: a retrospective survey in 630 patients. Br. J. Clin. Pract. 42 (1988), 448–452.

Bundeslebensmittelschlüssel für Verzehrserhebungen (BLS). Version II 1990. Bundesgesundheitsamt.

Canham, J. E., Nunes, W.T., Eberlin, E. W.: Electroencephalopathic and central nervous system manifestations of B_6 deficiency and induced by B_6 dependency in normal adults. In: Proceedings VI International Congress on Nutrition. E& S Livingstone, Edinburgh 1964.

Casciato, D.A., McAdam, L.P., Kopple, J.D., Bluestone, R., Goldberg, L.S., Clements, P.J., Knutson, D.W.: Immunologic abnormalities in hemodialysis patients: improvement after pyridoxine therapy. Nephron 38 (1984), 9–16.

Cotter, P. D., May, A., Fitzsimons, E. J., Houston, T., Woodcock, B. E., Al-Sabah, A. I. Bishop, D.: Late-onset X-Linked Sideroblastic Anemia. J. Clin. Invest (1995), 2090–2096.

Curhan, G. C., Willett, W. C., Rimm, E. B., Stampfer, M. J.: A prospective study of intake of vitamin C and vitamin B_6, and the risk of kidney stones in men. J Urol 155 (1996),1847–1851.

Danpure, C.J., Jennings, P.R., Watts, R.W.E.: Enzymological diagnosis of primary hyperoxaluria type I by measurement of the alanin: glyoxylate aminotransferase activity. Lancet 1987, 1: 289–291.

DGE (2000b)

Demiroglu, H., Dundar, S.: Vitamin B_6 responsive sideroblastic anaemia in a patient with tuberculosis. Br J Clin Pract. 51(1997), 51–52.

Deutsche Gesellschaft für Ernährung: Ernährungsbericht 1984. Umschau-Verlag, Frankfurt 1984.

Deutsche Gesellschaft für Ernährung: Empfehlungen für die Nährstoffzufuhr. Umschau-Verlag, Frankfurt 1991.

Deutsche Gesellschaft für Ernährung: Ernährungsbericht 1988. Umschau-Verlag, Frankfurt 1988.

Deutsche Gesellschaft für Ernährung (DGE): DACH: Referenzwerte für die Nährstoffzufuhr. Hrsg.: Deutsche Gesellschaft für Ernährung (DGE), Österreichische Gesellschaft für Ernährung (ÖGE), Schweizerische Gesellschaft für Ernährungsforschung (SGE), Schweizerische Vereinigung für Ernährung (SVE). Umschau/Braus, Frankfurt, 2000.

De Souza, M.C., Walker, A.F., Robinson, P.A., Bolland, K.: A synergistic effect of a daily supplement for 1 month of 200 mg magnesium plus 50 mg vitamin B_6 for the relief of anxiety-related premenstrual symptoms: a randomized, double-blind, crossover study. J. Womens Health Gend. Based Med. 9 (2) (2000), 131–139.

Driskell, J.A.: Vitamin B_6. In: Handbook of Vitamins, Ed. L.J. Machlin, Marcel Dekker Inc., New York Basel 1991.

El-Habet, A.E., El-Sewedy, S.M., El-Sharaky, A., Gaafar, N.K., Abdel-Rafee, A., Homoud, F.: Biochemical studies on bilharzial and nonbilharzial hyperoxaluria: effect of pyridoxine and allopurinol treatment. Bioch. Med. Metab. Biol. 389 (1987), 1–8.

Ellis, J.M.: Treatment of Carpaltunnel-Syndrome with Vitamin B_6. South. Med. J. 80 (1987), 882–884.

Ellis, J.M., Folkers, K.: Vitamin B6 halts progression of thenar muscle atrophy in carpal tunnel syndrome (CTS). NYAS, Intern. Conf. on pyridoxine, 10.–12. April 1989.

Ferroli, Ch. E., Trumbo, P. R.: Biovailability of Vitamin B_6 in young and older men. Am J. Nutr. 60 (1994), 68–71.

Friedrich, W.: Handbuch der Vitamine, Hrsg.: W. Friedrich, Urban und Schwarzenberg-Verlag, München–Wien–Baltimore 1987.

Gäng, V., Schulz, R.-J., Kult, J., Heidland, A.: Vitamin-B_6-Mangel und Substitution bei chronischer Urämie. Klin. Wschr. 53 (1975), 335–338.

Gunn, A.D.G.: Vitamin B_6 and the premenstrual syndrome. Int. J. Vit. Nutr. Res. 27 (1985), 213–224.

Guzman, F.J.L., Gonzalez-Buitrago, J.M., de Arriba, F., Mateos, F., Moyano, J.C., Lopez-Alburquerque, T.: Carpaltunnelsyndrome and Vitamin B_6. Klin. Wschr. 67 (1989), 38–41.

Hallmann, J.: The premenstruel syndrome. Epidemiological, biochemical and pharmacological studies. Acta Universitatis Upsaliensis. Uppsala 1987.

Hamm, M. W., Mehansho, H., Henderson, V. M.: Transport and metabolism of Pyridoxamine and Pyridoxamine Phosphate in the small intestine of the rat. J. Nutr. 109 (1979), 1552–1559.

Harrison, A.R., Kasidas, G.P., Rose, G.A.: Hyperoxaluria and recurrent stone formation apparently cured by short courses of pyridoxine. Br. Med. J. 282 (1981), 2097–2098.

Heseker, H.: Stoffwechsel und Funktion der Vitamin B_1, B_6 und B_{12}. In: Klinische Bedeutung von Vitamin B_1, B_6, B_{12} in der Schmerztherapie, Steinkopff-Verlag, Darmstadt 1988.

Holmes, R. P.: Pharmacological approaches in the treatment of primary hyperoxaluria. J. Nephrol. Suppl. 1 (1998), 32–35.

Ink, S.L., Mehansho, H., Henderson, L.V.M.: The binding of pyridoxal to hemoglobin. J. biol. Chem. 257 (1982), 4753–4757.

Ink, S. L., Henderson, M.: Vitamin B_6 metabolism. Ann. Rev. Nutr. 4 (1984), 455–470.

Ink, S. L., Mehansho, H., Henderson, M.: The binding of pyridoxal to hemoglobin. J. Biol. Chem. 257 (1982), 4753–4757.

Institute of Medicine: Food and Nutrition Board. Dietary reference intakes for thiamin, riboflavin, niacin, vitamin B_6, folate, vitamin B_{12}, pantothenic acid, biotin, and choline. Washington D.C. National Academy Press, 1998.

IUPAC-IUB. Commission on biochemical nomenclature. Eur. J. Biochem. 40 (1973), 325.

IUPAC-IUB-Commission on Biochemical Nomenclature (CBN). Cur. J. Biochem. 40 (1973), 325–327.

Jiao, F. Y., Gao, D.Y., Takuma, Y., Wu, S., Liu, Z.Y., Zhang, X. K., Lieu, N. S., Ge, Z. L., Chiu, W., Li, H. R., Choa, Y. M., Bai, A. N., Liu, S. B.: Randomized, controlled trial of high-dose intravenous pyridoxine in the treatment of recurrent seizures in children. Pediatr. Neurol. 17 (1997), 54–57.

Johansson, S., Lindstedt, S., Register, U., Wadström, L.: Studies on the metabolism of labeled pyridoxine in man. Am. J. Clin. Nutr. 18 (1996), 185–196.

Keller-Stanislawski, B., Harder, S., Rietbrook, N.: Pharmakokinetik der Vitamine B_1, B_6 und B_{12} nach einmaliger und wiederholter intramuskulärer und oraler Applikation. In: Pharmakologie und klinische Anwendung hochdosierter Vitamine. Steinkopff-Verlag 1991.

Kopple, J.D., Wolfson, M.: Vitamin B_6 nutriture in chronic renal disease. In: Clinical and physiological applications of vitamin B_6, Eds.: Leklem and Reynolds, Alan R. Liss. Inc., N. Y. 1988, 263–278.

Kretsch, M.J., Sauberlich, H.E., Johnson, H.L., Skala, J.H.: Feder. Proc. 41 (1982), Abstr. 52.

Kretsch, M. J., Sauberlich, H. E., Newbrun, E.: Electroencephalographic changes and periodontal status during short-term vitamin B-6 depletion of young, nonpregnant women. Am J Clin Nutr. 53 (1991),1266–1274.

Lauritzen, Ch.: Die Behandlung des prämenstruellen Syndroms. Z. Allg. Med. 64 (1988), 275–278.

Linkswiler, H.: Biochemical and Physiological Changes in Vitamin B_6 deficiency. Am. J. Clin. Nutr. 20/6 (1967), 547–557.

Loew, D.: Pharmakokinetik von Pyridoxin-HCl nach oraler und parenteraler Applikation. Unveröffentliche Befunde 1989.

Mahajan, M. K., Singh, V.: Assessment of efficacy of pyridoxine in control of radiation induced sickness. J Indian Med Assoc. 96 (1998), 82–83.

May, A., Bishop, D. F.: The molecular biology and pyridoxine responsiveness of X-linked sideroblastic anaemia. Haematologica 83 (1998), 56–70.

Mc Cormick, D. B.: Vitamin B_6. In: Modern Nutrition in Health and disease. Edited by M. E. Shils und V. R. Young. Lea & Febiger, Philadelphia 1988, 376–382.

Mehansho, H., Henderson, L.M.: Transport and accumulation of pyridoxine and pyridoxal by erythrocytes. J. Biol. Chem. 255 (1980), 11901–11907.

Mehansho, H., Buss, D. , Hamm, M. W., Henderson, M.: Transport and metabolism of Pyridoxin in the rat liver. Biochimica et Biopysica Acta 631 (1979), 112–123.

Mehansho, H., Hamm, M. W., Henderson, V.: Transport and metabolism of Pyridoxal and Pyridoxal Phosphate in the small intestine of the rat. J. Nutr. 109 (1979), 1542–1551.

Meier, P. J., Giger, U., Brändli, O., Fehr, J.: Erworbene, Vitamin-B_6-responsive, primäre sideroblastische Anämie, ein Enzymdefekt der Hämsynthese. Schweiz. med. Wschr. 111 (1981), 1533–1535.

Meydani, S. N., Ribaya-Mercado, J. D., Russell, R., Sahyoun, N., Morrow, F. D., Gerhoff, S. N.: Vitamin B-6 deficiency impairs interleukin production and lymphocyte proliferation in elderly adults. Am. J. Clin. Nutr. 53 (1991), 1275–1280.

Middleton, H. M.: Uptake of Pyridoxine by in vivo perfused segments of rat small intestine: A possible role for intracellular vitamin metabolism. J. Nutr. 115 (1985), 1079–1088.

Monographie Vitamin B_6. Bundesanzeiger Nr. 84 vom 04. 05. 1988.

Nutrition Reviews 38 (1980), 350–352.

Palm, D., Klein, H.W., Schinzel, R., Bühner, M., Helmreich, E.J.M.: The role of pyridoxal-5′-phosphate in glycogen phosphorylase catalysis. Biochemistry 29 (1990), 1099–1107.

NVS (Die nationale Verzehrsstudie), Ergebnisse der Basisauswertung. Wirtschaftsverlag NW, Bremerhaven 1991.

Pharmazeutische Stoffliste. 7. Auflage, Arzneibüro der Bundesvereinigung Deutscher Apothekerverbände (ABDA), Werbe- und Vertriebsgesellschaft Deutscher Apotheker mbH, Frankfurt/Main 1987.

Pietrzik, K., Hages, M.: Mögliche Nebenwirkungen von Vitamin B_1, B_6 und B_{12} in einem vorgegebenen Dosierungsbereich. In: Klinische Bedeutung von Vitaminen B_1, B_6, B_{12} in der Schmerztherapie. Herausgegeben von N. Zöllner et al., Steinkopff Verlag, Darmstadt 1988.

Pietrzik, K., Hages, M.: Nutzen-Risiko-Bewertung einer hochdosierten B-Vitamintherapie. In: Pharmakologie und klinische Anwendung hochdosierter B-Vitamine. Herausgegeben von N. Rietbrock, Steinkopff Verlag, Darmstadt 1991.

Recommended Dietary Allowances 1989. 10th Edition; National Academy Press, Washington.

Roepke, J.L.B., Kirksey, A.: Vitamin B_6 nutriture during pregnancy and lactation II. The effect of long-term use of oral contraceptives. Am. J. Clin. Nutr. 32 (1979), 2257, 2264.

Romero, J. A., Kuczler, F.J. Jr.: Isoniazid overdose: recognition and management. Am. Fam. Physician 57 (1998), 749–752.

Shane, B.: Vitamin B_6 and blood. In: Human Vitamin B_6 Requirement: Proceedings of a Workshop. Washington, DC,: National Academy of Sciences, 1978, 111–128.

Sood, A. K., Dua, A., Mahajan, A.: Management of isoniazid poisoning-case report. Indian. J. Med. Sci. 50 (1996), 247–249.

Souci, S.W., Fachmann, W., Kraut, H.: Die Zusammensetzung der Lebensmittel. Nährwert-Tabellen 1986/87. Wissenschaftl. Verlagsgesellschaft mbH, Stuttgart 1989.

Souci S, Fachmann W, Kraut W. Die Zusammensetzung der Lebensmittel. Nährwert-Tabellen. 6. Auflage. Stuttgart: medpharm Scientific Publishers, 2000.

Tolonen, M., Schrijver, J., Westermarck, T., Halme, M., Touminen, S.E.J., Frilander, A., Keinonen, M., Sarna, S.: Vitamin B_6 status of finnish elderly. Comparison with dutch younger adults and elderly. The effect of supplementation. Intern. J. Vit. Nutr. Res. 58 (1988), 73–77.

Vutyanvanich, T., Wongtrangan, S., Ruangsri, R.: Pyridoxin for nausea and vomiting of pregnancy: a randomized, double-blind, placebo-controlled trial. Am. J. Obtstet. Gynecol. 173 (1995), 881–884.

Watts, R.W.E., Calne, R.Y., Rolles, K., Danpure, C.J., Morgan, S.H., Williams, R., Mansell, M.A., Purkiss, P.: Successful treatment of primary hyperoxaluria type I by combined hepatic and renal transplantation. Lancet 1987, 2: 474–475.

Williams, M.J., Harris, R.I., Dean, B.C.: Controlled trial of pyridoxine in the premenstrual syndrome. J. Int. Res. 13 (1985), 174–179.

Wyatt, K. M., Dimmock, P. W., Jones, P. W., Shaughn O'Brien, P. M.: Efficacy of vitamin B-6 in the treatment of premenstrual syndrome: systematic review. BMJ 318 (1999), 1375–1381.

Yendt, E.R., Cohanim, M.: Hyperoxaluria in idiopathic oxalate nephrolithiasis. In: Clinical and physiological applications of Vitamin B_6, Eds.: Leklem and Reynolds, Alan R. Liss., Inc., New York 1988, 229–244.

Literatur zu Kap. 3.4: Folsäure/Folat

Anonymus: Prevention of neural tube defects: Results of the Medical Research Council Vitamin Study. Lancet, 338, 8760, 131–37, 1994.

Balmelli, G.P., Huser, H.J.: Zur Frage des Folsäuremangels bei Schwangeren in der Schweiz. Schweiz med. Wschr. 1974, 104: 351–365.

Baram, J., Chabner, B. A., Drake, J. C., Fitzhugh, A. L., Sholar, P. W., Allegra, C. J.: Identification and biochemical properties of 10-formyldihydrofolate, a novel folate in methotrexate-treated cells. J. Biol. Chem. 263 (1988) 7105–7111.

Bayerisches Staatsministerium für Ernährung, Landwirtschaft und Forsten (ed). Ernährungssituation in Bayern – Forschungsbericht über die Bayerische Verzehrsstudie. München. 1997.

Bernstein, L.H., Gutstein, S., Weiner, S., Efron, G.: The absorption and malabsorption of folic acid and its polyglutamates. The American J. of. Medicine 1970, 48: 570–579.

Boushey, CJ, Beresford SAA, Omenn GS, Motulsky AG (1995) A quantitative assessment of plasma homocysteine as a risk factor for cardiovascular disease. JAMA 274; 1049–1057.

Brody, T., Shane, B., Stokstad, E.L.R.: Folic acid. In: Machlin, L.J. (Hrsg.): Handbook of vitamins, Marcel Dekker, New York 1984, 459.

Brown, C.M., Smith, A.M., Picciano, M.F.: Forms of human milk folacin and variation patterns. J. Pediatr. Gastroenterol. Nutr. 5 (2) (1996) 278–282.

Bundeslebensmittelschlüssel für Verzehrserhebungen (BLS). Version II 1990. Bundesgesundheitsamt.

Bung, P., Stein, C. Prinz, R., Pietrzik, K., Schlebusch, H., Bauer, O., Krebs. D.: Folsäureversorgung in der Schwangerschaft – Ergebnisse einer prospektiven Longitudinalstudie. Geburtsh. u. Frauenheilk. 53 (1993) 92–99.

Caudill, M.A., Cruz, A.C., Gregory, J.F. 3rd, Hutson, A.D., Bailey, L.B.: Folate status response to controlled folate intake in pregnant women. J. Nutr. 127 (12) (1997) 2363–2370.

Chanarin, I., Rothman, D., Ward, A., Perry, J.: Folate status and requirement in pregnancy. Brit. Med. J. 2 (602) (1968) 390–394.

Cichowitz, D. J., Shane, B.: Mammalian folyl-polyglutamat synthetase. 2. Substrate specificity and kinetic properties. Biochemistry 26 (1987), 513–521.

Colman, N., Larsen, J.V., Barker, M., Barker, E.A., Green, R., Metz, J.: Prevention of folate deficiency by food fortification. III. Effect in pregnant subjects of varying amounts of added folic acid. Am. J. Clin. Nutr. 28 (5) (1975) 465–470.

Combs, G. F. jr.: The Vitamins, 2nd ed. Academic Press 1998, pp. 388–389.

Committee on Genetics. Pediatrics 1993, 92: 493–494.

Coopermann, J.M., Pesci-Courel, Al, Luhby, A.L.: Urinary excretion of folic acid activity in man. Clinical Chemistry 1970, 16: 375–381.

Crawley HF (1993) The role of breakfast cereals in the diets of 16-17-year-old teenagers in Britain. J. Hum. Nutr. Diet 6; 205–216.

Czeizel AE, Dudas I (1992) Prevention of the first occurence of neural tube defects by periconceptional vitamin supplementation. N. Engl. J. Med. 327; 1832–1835.

Czeizel AE, Toth M, Rockenbauer M: Popultaion-based case control study of folic acid supplementation during pregnancy. Teratology 53 (6) (1996) 345–351.

Dawson, D.W.: Microdoses of folic acid in

pregnancy. J. Obstet. Gynaecol. Br. Cwlth. 73 (1) (1966) 44–48.

Deutsche Arbeitsgemeinschaft für Künstliche Ernährung: Empfehlungen für die tägliche Vitaminzufuhr bei parenteraler Ernährung Erwachsener. Infusionstherapie 17 (1990), 60–61.

Deutsche Gesellschaft für Ernährung: Empfehlungen für die Nährstoffzufuhr, Umschau Verlag, Frankfurt/Main 1985, 1991.

Deutsche Gesellschaft für Ernährung (DGE). DACH: Referenzwerte für die Nährstoffzufuhr. Hrsg.: Deutsche Gesellschaft für Ernährung (DGE), Österreichische Gesellschaft für Ernährung (ÖGE), Schweizerische Gesellschaft für Ernährungsforschung (SGE), Schweizerische Vereinigung für Ernährung (SVE). Umschau/Braus, Frankfurt a.M., 2000 a

DGE (Deutsche Gesellschaft für Ernährung). Ernährungsberichte 1984, 1988, 1996, 2000. Frankfurt am Main

Egen V. Die Prophylaxe von Neuralrohrdefekten durch Folsäure: Umsetzung eines medizinischen Forschungsergebnisses in die Praxis. Dissertation, Medizinische Fakultät der Ludwig-Maximilians-Universität zu München, 1999.

Eichner, R.E., Hillman, R.S.: The evolution of anemia in alcoholic patients. The American J. of Medicine 1971, 50: 218–232.

Finkelstein, J.D.: Methionine metabolism in Mammals. J. Nutr. Biochem. 1 (1990), 228–237.

Fischer, J.Th., Peters, W.: Folsäurespiegel bei Patienten mit kompensierter Niereninsuffizienz und unter Dauerdialyse. Dtsch. med. Wschr. 1977, 102: 1808–1813.

Fischer, H., Tonndorf, S., Seyffert, Ch.: Untersuchungen zur Häufigkeit der Schwangerschaftsanämie und ihrer Beeinflussung durch Folicombin. Zent. bl. Gynäkol 1989, 142–147.

Fohr I, Prinz-Langenohl R, Brönstrup A, Bohlmann A, Nau H, Berhold H, Pietrzik K: 5,10-Methylenetetrahydrofolate reductase genotype determines the plasma homocysteine-lowering effect of supplementation with 5-methyltetrahydrofolate or folic acid in healthy young women. Am J Clin Nutr 2002; 75: 275–82.

Food and Nutrition Board/Institute of Medicine. Dietary reference intake for thiamin, riboflavin, niacin, vitamin B_6, folate, vitamin B_{12}, panthotenic acid, biotin, and choline. Prepublication copy. National/Academy Press, Washington D.C., 1998.

Friedrich, W.: Handbuch der Vitamine. Urban u. Schwarzenberg, München– Wien– Baltimore 1987.

Giovannucci E, Stampfer MJ, Colditz GA, Hunter DJ, Fuchs C, Rosner BA, Speizer FE, Willett WC (1998) Multivitamin use, folate, and colon cancer in women in the Nurses' Health Study. Ann Intern Med 129, 517-524.

Giovannucci E, Rimm EB, Ascherlo A, Stampfer MJ, Colditz GA, Willett WC (1995) Alcohol, low-methionine–low-folate diets, and risk of colon cancer in men. J Natl Cancer Inst 87, 265–273.

Goldman, I. D., Matherly, L. H.: Biochemical factors in the selectivity of leucovorin rescue: selective inhibition of leucovorin reactivation of dihydrofolat reductase and leucovorin utilization in purine and pyrimidine biosynthesis by methotrexate and dihydrofolate polyglutamates. In: National Cancer Institute Monographs no 5: Development of Folates and Folic Acid Antagonists in Cancer Chemotherapy (1987), 17–26.

Hages, M., Brönstrup, A., Prinz-Langenohl, R., Pietrzik, K.: Die neuen «Dietary Reference Intakes» (DRI) – Ein Beitrag zur internationalen Harmonisierung der Zufuhrempfehlungen? Ernährungs-Umschau 46 (1999) 130–135.

Hages M, Brönstrup A, Prinz-Langenohl R, Pietrzik K: Zur Aktualisierung der deutschen Empfehlungen für die Folatzufuhr Teil 1. EU 46, (1999) 248–251.

Hages M, Brönstrup A, Prinz-Langenohl R, Pietrzik K: Zur Aktualisierung der deutschen Empfehlungen für die Folatzufuhr Teil 2. EU 46, (1999) 296–299.

Hages, M., Pietrzik, K.: Untersuchungen zur Bewertung der Folatversorgung bei Kindern unter Berücksichtigung des Cobalamin- und Eisenhaushaltes. 2. Mitteilung: Häufigkeit und Schweregrad eines Folatmangels. Int. Z. Vit. Nutr. Res. 55 (1985), 69.

Hages, M., Pietrzik, K.: Untersuchungen zur Bioverfügbarkeit der Folsäure aus unterschiedlichen Dosierungen. Ernährungs-Umschau. 1987, 34: 298–302.

Hages, M., Mirgel, C., Pietrzik, K.: Folsäure – ein kritisches Vitamin. Eine Übersicht zum aktuellen Stand der Folatforschung. Vita Min Spur 2 (1987), 155.

Hages, M., Jenke, M., Mirgel, C., Pietrzik, K.: Bedeutung einer Folsäuresubstitution während der Schwangerschaft. Geburtsh.-u. Frauenheilk. 49 (1989), 523–528.

Hages M, Thorand B, Prinz-Langenohl R, Bung P, Pietrzik K (1996) Prävention von Neuralrohrdefekten (NRD) durch perikonzeptionelle Folsäuregaben. Geburtsh u Frauenheilk 56, M59–M65.

Hansen, H., Rybo, G.: Folic acid dosage in prophylactic treatment during pregnancy. Acta Obstet. Gynecol. Scand. 46 (1967) 107–112.

Hayes C, Werler MM, Willett WC, Mitchell AA: Case-control study of periconceptional folic acid supplementation and oral clefts. Am. J. Epidemiol. 143 (12) (1996) 1229–1234.

Heilmann, E.: Folsäuremangel: Ergebnisse eigener Untersuchungen an gesunden Probanden in verschiedenen Altersstufen und bei unterschiedlichen Erkrankungen. In Folsäure-Mangel. Hrsg. Pietrzik, K., W. Zuckschwerdt Verlag München Bern Wien San Francisco 1988.

Herbert, V.: Experimental nutritional folate defiency in man. Trans. Assoc. Amer. Phys. 1962, 75: 307–320.

Herbert, V.: Minimal daily adult folate requirement. Arch. Intern. Med. 110 (1962), 155.

Herbert, V.: Metabolismus of folic acid in man: The J. of infectious diseases. 1973, 128: 601–606.

Herbert, V.: Recommended dietary intakes (RDI) of folate in humans. Am. J. Clin. Nutr. 45 (1987), 661–670.

Hillman, R.S., Steinberg, S.E.: The effects of alcohol on folate metabolism. Ann. Rev. Med. 33 (1982), 345.

Hörl, W.H.: Die Ernährung des Dialysepatienten. Akt. Ernähr. 9 (1984), 113–118.

Holzgreve, W., Pietrzik, K.: Letter in The Lancet, 9, 1991.

Homocysteine Lowering Trialists' Collaboration (1998) Lowering blood homocysteine with folic acid based supplements: meta-analysis of randomised trials. BMJ 316, 894–898.

Honein MA, Paulozzi LJ, mathews TJ, Erickson, JD, Wong, LYD: Impactj of folic acid fortification of the DU food supply on zhe occurence of neural tube defects. JAMA 285 (2001)

Huenneckens, F. M., Henderson, G. B., Vitols, K. S., Grimshaw, C. E.: Enzymatic activation of 5-formyltetrahydrofolate via conversion to 5,10-methenyltetrahydrofolate. Adv. Enzyme Regul. 22 (1984), 3–13.

Jacob, R.A., Gretz, D.M., Taylor, P.C., James, S.J., Pogribny, I.P., Miller, B.J., Henning, S.M., Swendseid, M.E.: Moderate folate depletion increases plasma homocysteine and decreases lymphocyte DNA methylation in postmenopausal women. J. Nutr. 128 (7) (1998) 1204–12.

Jacob, R.A., Wu, M.M., Henning, S. M., Swendseid, M.E.: Homocysteine increases as folate decreases in plasma of healthy men during short-term dietary folate and methyl group restriction. J. Nutr. 121 (1994) 1072–1080.

Kanazawa, S., Herbert, V.: Detection of folate deficiency in alcoholism using the peripheral blood lymphocyte deoxyuridine suppression test. J. Nutr. Sci. Vitaminol. 32 (1986), 251–257.

Kang, S. S., Wong, P. W. K., Zhou, J. et al.: Thermolabile methylentetrahydrofolate reductase in patients with coronary artery disease. Metabolism, 37 (1988) 611–613.

Kang, S.S.: 4th Asian Europ. Workshop on inborn errors of metabolism, 25.–31. August, Tegernsee. Persönliche Information (1996).

Koehler, K.M., Romero, L.J., Stauber, P.M., Pareo-Tubbeh, S.L., Liang, H.C., Baumgartner, R.N., Garry, P.J., Allen, R.H., Stabler, S.P.: Vitamin supplementation and other variables affecting serum homocysteine and methylmalonic acid concentrations in elderly men and women. J. Am. Coll. Nutr. 15 (4) (1996) 364–376.

Koletzko B, von Kries R (1994) Prävention von Neuralrohrdefekten durch Folsäurezufuhr in der Frühschwangerschaft. Der Frauenarzt 35, 1007–1010.

von Kries, R., Lenard, H.G.: «Anmerkungen zur Prävention von Neuralrohrdefekten (NRD) durch Folsäure». Monatsschr. Kinderheilk. 142, 705–711, 1994.

Lim, H.S., Mackey, A.D., Tamura, T., Picciano, M.F.: Measurable folates in human milk are increased by treatment with – amylase and protease. FASEB J. 11 (1997) A395.

Lindenbaum, J.: Drug-induced folate deficiency and the hematologie effect of alcohol. Nutrition in Hematology, ed. J. Lindenbau, 1983, 33–58.

Link, H., Blaurock, M., Wernet, P., Niethammer, D., Wilms, K., Ostendorf, P.: Acute folic acid deficiency after bone marrow transplantation. Klin. Wschr. 64 (1986), 423–432.

Loew, D., Eberhardt, A., Heseker, H., Kübler, W.: Zur Plasmakinetik und Elimination von Folsäure. Klin. Wschr. 65 (1987), 520–524.

Loew, D., Menke, G., Hanke, E., Rietbrock, N.: Zur Pharmakokinetik von Hydroxocobalamin und Folsäure. VitaMinSpur 3, 4 (1988), 168–172.

Mackenzie, J.C., Ford, J.E., Waters, A.H., Harding, N., Cattell, W.R., Anderson, B.B.: Erythropoesis in patients undergoing regular dialysis treatment (R.D.T.) without transfusion. Proc. Eur. Dial. Transpl. Assoc. 5 (1968), 172–178.

Malinow M, Nieto F, Kruger W, Duell P, Hess D, Gluckman R, Block P, Holzgang C, Anderson P, Seltzer D, Upson B, Lin Q: The effects of folic acid supplementation on plasma total homocysteine are modulated by multivitamin use and methylenetetrahydrofolate reductase genotypes. Arterioscler Thromb Vasc Biol 1997; 17: 1157–62

McPartlin, J., Halligan, A., Scott, J.M., Darling, M., Weir, D.G.: Accelerated folate breakdown in pregnancy. Lancet 341 (8838) (1993) 148–149.

Milne, D.B., Canfield, W.K., Mahalko, J.R., Sandstead, H.H.: Folate status of adult males living in a metabolic unit: Possible relationships with iron nutriture. Am. J. Clin. Nutr. 37 (5) (1983) 768–73.

Milunsky, A., Jick, H., Jick, S.S., Bruell, C.L., MacLaughlin, S., Rothman, K.J., Willet, W.: Multivitamin/Folic acid supplementation in early pregnancy reduces the prevalence of neural tube defects. JAMA 1989, 262: 2847–2852.

Mirgel, C., Pietrzik, K.: Neuere Erkenntnisse zur wünschenswerten Höhe der Folatzufuhr. Ernährungsumschau 37 (1990), 162.

Mössner, J., Koch, W., Kestel, W., Schneider, J.: Intestinal absorption of folic acid, glucose, sodium and water in chronic pancreatitis. Z. Gastroenterologie 24 (1986), 212–217.

Monographie Folsäure. Bundesanzeiger Nr. 45 vom 06. 03. 1987.

MRC Vitamin Study Research Group (1991) Prevention of neural tube defects: results of the Medical Research Council Vitamin Study,, Lancet 338, 131–137.

Mulinare, J., Cordero, J.F., Erickson, J.D., Berry, R.J.: Periconceptional use of multivitamins and the occurence of neural tube defects. JAMA, 1988, 260: 3141–3145.

Munger R, Romitti P, West N, Murray J, Hanson J: Maternal intake of folate, vitamin B12 and zinc and risk of orofacial cleft birth defects. Am. J. Epidemiol. 145 (1997) S30.

Nationale Verzehrsstudie (1991) Projektträgerschaft «Forschung im Dienste der Gesundheit» in der Deutschen Forschungsanstalt für Luft- und Raumfahrt e.V. (Hrsg.) im Auftrag des Bundesministeriums für Forschung und Technologie, Bremerhaven.

O'Connor, D.L., Tamura, T., Picciano, M.F.: Pteroylpolyglutamates in human milk. Am. J. Clin. Nutr. 53 (1991) 930–934.

O'Keefe, C.A., Bailey, L.B., Thomas, E.A., Hofler, S.A., Davis, B.A., Cerda, J.J., Gregory, J.F.3rd: Controlled dietary folate affects folate status in nonpregnant women. J. Nutr. 125 (1995) (10) 2717–2725.

Ortega, R.M., Redondo, R., Andres, P., Eguileor, I.: Nutritional assessment of folate and cyanocobalamin in status in a Spanish elderly group. Int. J. Vitamin. Nutr. Res. 63 (1) (1993) 17–21.

Pharmazeutische Stoffliste. Folsäure. Arzneibüro der Bundesvereinigung Deutscher Apothekerverbände 1994.

Pietrzik, K.: Concept of borderline vitamin deficiency. In: Vitamins. Nutrients and therapeutic agents. Hrsg.: Hanck, A., Hornig, D., Huber, Bern–Stuttgart–Toronto 1985, 61–73.

Pietrzik, K.: Untersuchungen zur Folatversorgungssituation während der Schwangerschaft (Ergebnisse laufender Untersuchungen: Zur Veröffentlichung vorbereitet, 1991).

Pietrzik K, Brönstrup A: Folate in preventive medicine; a new role in cardiovascular disease, neural tube defects and cancer. Ann. Nutr. Metab. 41 (6) (1997) 331–343.

Pietrzik K, Brachmann S: Folat-Äquivalente – neue Definitionen sorgen für Verwirrung. EU 48 (2001) 113.

Pietrzik, K., Dierkes J., Bung, T., Kroeson, M.: Effect of low dose vitamin supplementation on homocystein levels. Irish Journal of Medical Science 164 (1995), 16.

Pietrzik, K., Hages, M., Remer, T.: Methodological Aspects in Vitamin Bioavailability Testing. Journal of Micronutrient Analysis 7, (1990), 207–222.

Pietrzik, K., Prinz, R., Reusch, K., Bung, P., Mallmann, P., Chronides, A.: Folate status and pregnancy outcoume. Beyond Deficiency – New views on the function and health effects of vitamin, Ed. Howerde E. Sauberlich and Lawrence J. Machlin, Annals of the New York Academy of Science 669 (1992) 371–373.

Pietrzik K, Prinz-Langenohl R (1997) in: Biesalski HK, Schrezenmeir J, Weber P, Weiß H (eds.) Vitamine – Physiologie, Pathophysiologie, Therapie. Thieme-Verlag, Stuttgart

Prinz, R., Pietrzik, K., Bung, P., Stein, C., Schlebusch, H., Reusch, K., Möller, C.: Der Einfluß einer Folatsubstitution während der Schwangerschaft auf den Folatstatus der Mutter und des Neugeborenen. Vortrag XXVII DGE Kongreß vom 5.–6.4.90 in München, veröffentlicht in: EU, 37, (1990), 168.

Prinz-Langenohl R, Brönstrup A, Pietrzik K (1999) Homocystein als Risikofaktor für atherosklerotische Veränderungen. Münch med Wsch 15, 190-193.

Pritschard, J.A., Scott, D., Whalley, P.: Maternal folate deficiency and pregnancy wastage. Amer. J. of Obtret. and Gynecol. 1971, 109: 341–346.

Qvist, I., Abdulla, M., Jagerstad, M., Svensson, S.: Iron, zinc and folate status during pregnancy and two month after delivery. Acta Obstet. Gynecol. Scand. 65 (1) (1986) 15–22.

Rinke, U., Koletzko, B.: Prävention von Neuralrohrdefekten durch Folsäurezufuhr in der Frühschwangerschaft. Dtsch. Ärzteblatt 1994, 91: 30–37.

Rohan TE, Jain MG, Howe GR, Miller AB (2000) Dietary folate consumption and breast cancer risk. J Natl Cancer Inst 92, 266–269.

Sauberlich, H.E., Kretsch, M.J., Skala, J.H., Johnson, H.L., Taylor, P.C.: Folate requirement and metabolism in nonpregnant women. Am. J. Clin. Nutr. 46 (1987) 1016–1028.

Schorah CJ, Devitt H, Lucock A, Dowell AC (1998) The responsiveness of plasma homocysteine to small increases in dietary folic acid: a primary care study. Europ J Clin Nutr 52, 407–411.

Selhub, J., Jacques, P.F., Wilson, P.W.F., Rush, D., Rosenberg, I.H.: Vitamin status and intake as primary determinants of homocysteinemia in an elderly population. J. Am. Med. Assoc. 270 (22) (1993) 2693–2698.

Shouten, J.: Folate deficiency in geriatric patients. J. Clinical experimanetal Gerontology 1979, 1(2): 135–143.

Skoutakis, V.A., Acchiardo, S.R., Meyer, M.C., Hatch, F.E.: Folic acid dosage for chronic hemodialysis patients. Clin. Pharmacol. Therap. 18 (1975), 200–204.

Souci, S.W., Fachmann, W., Kraut, H.: Die Zusammensetzung der Lebensmittel. Nährwert-Tabellen. Wissenschaftliche Verlagsgesellschaft mbH, Stuttgart 1989.

Stampfer, M.J., Malinow, M.R., Willet, W.C., Newcomer, L.M., Upson, B., Ullmann, D., Tishler, P.V., Hennekens, Ch.H.: A prospective study of plasma homocyst(e)ine and risk of myocardial infarction US physicians. JAMA 268 (1992), 877–881.

Statistisches Bundesamt: Gesundheitsbericht für Deutschland. ISBN 3-8246-0569-4.

Steegers-Theunissen RP, Boers GH, Trijbels FJ, Finkelstein JD, Blom HJ, Thomas CM, Borm GF, Wouters MG, Eskes TK (1994) Maternal hyperhomocysteinemia: a risk factor for neural tube defects? Metabolsim 43, 1475–1480.

Stein, C., Bung, P., Prinz, R., Pietrzik, K.: Do pregnant women need to take folic acid during pregnancy? XIII. World Congress of Gynaecology and Obstetrics (FIGO), Int. J. of Gynecology & Obstetrics, Elsevier Publishers 1991.

Thamm M, Mensink GBM, Thierfelder W: Folsäureversorgung von Frauen im gebärfähigen Alter. Gesundheitswesen 61 (1999) S207–S212.

van der Put N, Gabreels F, Stevens E, Smeitink J, Trijbels F, Eskes T, van den Heuvel L, Blom H: A second common mutation in the methylenetetrahydrofolate reductase gene an additional risk factor for neural-tube defects? Am J Hum Genet 1998; 62: 1044–1051

Waxman, S., Schreiber, C.: Characteristics of folic acid-binding protein in folat-deficient Serum. Blood, 1973, 42: 291–301.

Zhang S, Hunter DJ, Hankinson SE, Giovannucci EL, Rosner BA, Colditz GA, Speizer FE, Willett WC (1999) A prospective study of folate intake and the rsik of breast cancer. JAMA 281, 1632–1637.

Zimmermann, J., Selhub, J., Rosenberg, I.H.: Competitive inhibition of folate absorption by dihydrofolate reductase inhibitors, trimethoprim and pyrimethamine. Am. J. Clin. Nutr. 46 (1987), 18–22.

Literatur zu Kap. 3.5: Vitamin B_{12}

Altay, C., Cetin, M.: Oral treatment in selective Vitamin B_{12} malabsorption. J. Pediatr. Hematol. Oncol. 19 (1997), 245–246.

Bässler, K. H.: Enzymatic effects of folic acid and vitamin B_{12}. Internat. J. Vit. Nutr. Res. 67 (1997), 385–388.

Banerjee, R.: The Yin-Yang of cobalamin biochemistry. Chemistry & Biology 4 (1997), 175–186.

Barley, F.W., Sato, G.H., Abeles, R.H.: An effect of vitamin B_{12} deficiency in tissue culture. J. Biol. Chem. 247, 4270–4276 (1972).

Bayerisches Staatsministerium für Ernährung, Landwirtschaft und Forsten (ed): Ernährungssituation in Bayern – Forschungsbericht über die Bayerische Verzehrsstudie (BVS). München. 1997.

Berk, L., Castle, W.B., Welch, A.D., Heinle, R.W., Anker, R., Epstein, M.: Observations on the etiologic relationship of Achylia Gastrica to Pernicious Anemia. New Engl. J. Med. 239/24 (1948), 911–913.

Bundeslebensmittelschlüssel für Verzehrserhebungen (BLS). Version II (1990). Bundesgesundheitsamt.

Chanarin, I.: The megaloblastic anemias. F.A. Davis Company, Philadelphia Pa. pp. 1000, 1969.

Chanarin, I.: The megaloblastic anemias. Blackwell Scientific Publications, Oxford 1979.

Chu, R. C., Begley, J. A., Colligan, P. D., Hall, C. A.: the methylcobalamin metabolism of cultured human fibroblasts. Metabolism 42 (1993), 315–319.

Clarke, R.: Prevention of vitamin B-12 deficiency in old age. Am. J. Clin. Nutr. 73 (2) (2001), 151–152.

Cobcroft, R., Cobcroft, S.: Oral vitamin B_{12} for B_{12} deficiency. MJA Vol 170 (1997): 451.

Cooper, B.A., Rosenblatt, D.S.: Inherited defects of vitamin B_{12} metabolism. Ann. Rev. Nutr. 7 (1987), 291–320.

Council Report. Vitamin Preparations as dietary supplements and as therapeutic agents. JAMA 257 (1987), 1929–1936.

Dagnelie, P.C., Staveren, van W.A., Vergote, F.J.V.R.A., Dingjan, P.G., Berg, van d. H., Hautvast, J.G.A.J.: Increased risk of vitamin B_{12} and iron deficiency in infants on macrobiotic diets. Am. J. Clin. Nutr. 50 (1989), 818–824.

Deacon, R., Purkiss, P., Green, R., Lumb, M., Perry, J., Chanarin, I.: Vitamin B_{12} neuropathy is not due to failure to methylate myelin basic protein. I. Neurol. Sci. 72 (1986) 113–117.

Deutsche Gesellschaft für Ernährung: Ernährungsbericht 1988. Frankfurt a. M. 1988.

Deutsche Gesellschaft für Ernährung: «Empfehlungen für die Nährstoffzufuhr», Umschau Verlag, Frankfurt 1991.

Deutsche Gesellschaft für Ernährung (DGE). DACH: Referenzwerte für die Nährstoffzufuhr. Hrsg.: Deutsche Gesellschaft für Ernährung (DGE), Österreichische Gesellschaft für Ernährung (ÖGE), Schweizerische Gesellschaft für Ernährungsforschung (SGE), Schweizerische Vereinigung für Ernährung (SVE). Frankfurt a. M.. Umschau/Braus, 2000 a.

DGE (Deutsche Gesellschaft für Ernährung): Ernährungsbericht 2000. Frankfurt am Main. Deutsche Gesellschaft für Ernährung, 2000 b.

Elia, M.: Oral or parenteral therapy for B_{12} deficiency. Lancet 352 (1998), 1721–1722.

Ellenbogen, L.: Vitamin B_{12}. In: Handbook of Vitamins, Hrsg.: L.J. Machlin, Marcel Dekker Inc., New York, Basel 1991.

Festen, M. P. M.: Intrinsic factor secretion and cobalamin absorption. Scand. J. Gastro. 188 (Suppl.) (1991), 1–7.

Frenkel, E.P.: Abnormal fatty acid metabolism in peripheral nerves of patients with pernicious anemia. J. Clin. Invest. 248 (1973) 1237–1245.

Friedrich, W.: Vitamin B_{12}. In: Handbuch der Vitamine. Urban & Schwarzenberg, München–Wien–Baltimore 1987, 538–595.

Hages, M.: Persönliche Mitteilung.

Hall, C.A., Begley, J.A., Green-Colligan, P.D.: The availability of therapeutic hydroxocobalamin to cells. Blood 63 (1984), 335–341.

Hathcock, J.N., Troendle, G.: Oral Cobalamin for treatment of pernicious anemia. JAMA 1991, 265, 96–97.

Heinrich, H.C., Wolfsteller, E.: Hochdosierte orale Vitamin-B_{12}-Therapie. Med. Klinik 61 (1966), 756–763.

Heinrich, H.C.: Die experimentellen Grundlagen einer hochdosierten oralen Vitamin-B_{12}-Therapie beim Menschen. Ergebnisse der Inneren Medizin und Kinderheilkunde 25 (1967), 1–24, Hrsg.: L. Heilmeyer, A.-F. Muller, A. Prader, R. Schoen.

Heinrich, H.C., Gabbe, E.E.: Experimental basis of oral and parenteral therapy with cyano- and aquacobalamin. Biomedicine and Physiology of Vitamin B_{12}. The Children's Medical Charité, London 1990.

Heinrich, H.C., Wolfsteller, E.: Hochdosierte orale Vitamin B_{12}-Therapie – Med. Klinik 61, 756–763, 1966.

Herbert, V.: Nutritional Requirements for Vitamin B_{12} and Folic acid. Am. J. Clin. Nutr. 21/7 (1968), 743–752.

Herbert, V.: Vitamin B_{12}: plant sources, requirements, and assays. Am. J. Clin. Nutr. 48 (1988), 852–858.

Hermann, W., Schorr, H., Purschwitz, K., Rassoul, F., Richter, V.: Total homocysteine, vitamin B_{12}, and total antioxidant status in vegetarians. Clin. Chem. 47 (6) (2001), 1094–1101.

Hillman, R.S.: Vitamin B_{12}, Folic Acid and the Treatment of Megaloblastic Anemias. In: Goodman and Gilmans: The Pharmacological Basis of Therapeutics, 6th Edition, MacMillan Publishing 1980, 1331–1346.

Hodgkin, D.C., Kamper, J., Mackay, M., Pickworth, J., Trueblood, K.N., White, J.G.: Structure of Vitamin B_{12}. Nature 178 (1956), 64–66.

Kishimoto, Y., Williams, M., Moser, H.W., Hignite, C., Biemann, K.: Branched-chain and odd-numbewred fatty acids and aldehydes in the nervous system of a patient with deranged vitamin B_{12} metabolism. J. Lipid Res. 14, 69–77. (1973).

Kohlhouse, J. F., Utley, C., Stabler, S. P., Allen, R. H.: Mechanism of conversion of human apo- to holomethionine synthase by various forms of cobalamin. J. Biol. Chem. 266 (1991), 23010–23015.

Kondo, H.: Haematological effects of oral Cobalamin preparations on patients with megaloblastic Anaemia. Acta Haematolol. 99 (1998), 200–205.

Krajcovicova-Kudlackova, M., Blazicek, P., Babinska, K., Kopcova, J., Klvanova, J., Bederova, A., Magalova, T.: Traditional and alternative nutrition-levels of homocysteine and lipid parameters in adults. Scand. J. Clin. Lab. Invest. 60 (8) (2000), 657–664.

Kurminski, A. M., Del Giacco, E. J., Allen, R. H., Stabler, S. P., Lindenbaum, J.: Effective treatment of cobalamin deficiency with oral cobalamin. Blood 92 (1998), 1191–1198.

Lederle, F.A.: Oral cobalamin for pernicious anemia. Medicin's best kept secret? JAMA 265 (1991) 94–95.

Lederle, F. A.: Oral Cobalamin for Perniciosa Anemia: Back from the verge of extinction. J. Am. Geriatr. Soc. 46 (1998), 1125–1127.

Lindenbaum, J., Healton, E.B., Savage, D.G., Brust, J.C.M., Garrett, T.J., Podell, E.R., Marcell, P.D., Stabler, D.S.P., Allen, R.H.: Neuropsychiatric disorders caused by cobalamin deficiency in the absence of anemia or macrocytosis. N. Engl. J. Med. 318 (1988), 1720–1728.

Loew, D., Menke, G., Hanke, E., Rietbrock, N.: Zur Pharmakokinetik von Hydroxocobalamin und Folsäure. VitaMinSpur 3, 4 (1988), 168–172.

Loew, D.: Pharmakokinetik der Cobalamine: Cyano-, Hydroxo-, Methylcobalamin. In: Pharmakologie und klinische Anwendung hochdosierter B-Vitamine. N. Rietbrock (Hrsg.), Steinkopff Verlag, Darmstadt 1991.

Loew, D., Schrödter, A., Wanitschke, R.: Untersuchungen zum Vitamin B_{12}-Status im Alter. VitaMinSpur 13 (1998), 177–181.

Louwman, M.W., van Dusseldorp, M., van de Vijver, F.J., Thomas, C.M., Schneede, J., Ueland, P.M., Refsum, H., van Staveren, W.A.: Signs of impaired cognitive function in adolscents with marginal cobalamin status. Am. J. Clin. Nutr. 72 (3) (2000), 762–9.

Matthews, D.M., Linnell, J.C.: Cobalamin deficiency and related disorders in infancy and childhood. Eur. J. Pediatr. 138 (1982), 6–16.

Monographie Folsäure. Bundesanzeiger Nr. 45 vom 06.03.1987.

Monographie Vitamin B_{12}. Bundesanzeiger Nr. 59 vom 29. 03. 1989.

Pharmazeutische Stoffliste. Cyanocobalamin, Hydroxocobalamin, Hrsg.: Arzneibüro der Bundesvereinigung Deutscher Apothekerverbände (ABDA), Werbe- und Vertriebsgesellschaft Deutscher Apotheker mbH, Frankfurt/Main, 1994.

Poston, J.M.: Cobalamin-dependent formation of leucine and β-leucine by rat and human tissue. J. Biol. Chem. 255 (1980), 10067–10072.

Ramsey, R.B., Fischer, V.W.: Effect of l-amino cyclopentane-l-carboxylic acid (cycloleucine) on developing rat central nervous system phospholipids. J. Neurochem. 30 (1978) 447–457.

Rosenberg, L.E., Fenton, W.A.: Disorders of propionate and methylmalonate metabolism. In: Scriver, C.R., Benuadet, A.L., Sly, W.S., Valle, D. (eds.) The Metabolic Basis of Inherited Disease, pp. 821–853. McGraw-Hill, New York 1989.

Schümann, K., Classen, H. G., Hages, M., Prinz-Langenohl, R., Pietrzik, K., Biesalski, H.: Biovailability of oral Vitamins, Minerals, and Trace Elements in perspective. Arzneim. Forsch. 47 (1997), 369–380.

Scott, J.M., Dinn, J.J., Wilson, P., Weir, D.G.: Pathogenesis of subacute combined degeneration. A result of methyl group deficiency. Lancet 2 (1981) 334–337.

Scott, J.M., Weir, D.G.: The methyl folate trap. A physiological response in man to prevent methyl group deficiency in kwashiorkor (methionine deficiency) and an explanation for folic-acid-induced exacerbation of subacute combined degeneration in pernicious anemia. Lancet II 1981, 337–340.

Small, D.H., Carnegie, P.R., Anderson, R.M.: Cycloleucin-induced vacuolation of myelin is associated with inhibition of protein methylation. Neurosci. Lett. 21 (1981), 287–292.

Souci, S.W., Fachmann, W., Kraut, H.: Die Zusammensetzung der Lebensmittel. Nährwert-Tabellen 1986/87. Wissenschaftl. Verlagsgesellschaft mbH, Stuttgart 1989.

Specker, B.L., Miller, D., Norman, E.J., Greene, H., Hayes, K.C.: Increased urinary methylmalonic acid excretion in breast fed infants of vegeterian mothers and identification of an acceptable dietary source of vitamin B_{12}. Am. Clin. Nutr. 47 (1988), 89–92.

Ubbink, J.B Hayward Vermaak, W.J., Van der Merve, A., Becker, P.J., Delport, R., Potgieter, C.: Vitamin requirements for the treatment of hyperhomocysteinemia in humans J. Nutr. 124 (1994), 1927–1933.

Watts, D.T.: Vitamin B_{12} replacement therapy: how much is enough? Wis. Med. J. 93 (1994), 203–205.

Witte, S., Langer, J., Stolte, M.: Über die Häufigkeit und Bedeutung der Perniziosa-Schleimhautkonstellation im Magen. Z. Gastroenterologie 24 (1986), 353–356.

Wörner, J.: Hyperchrome Anämie. Therapiewoche 38 (1988), 355–361.

Zeitlin, H.C., Sheppard, K., Baum, J.D., Bolton, F.G., Hall, C.A.: Homozygous transcobalamin II deficiency maintained on oral hydroxocobalamin. Blood 66 (1985), 1022–1027.

Literatur zu Kap. 3.6: Biotin

Allman, M., Truswell, A.S., Tiller, D.J., Stewart, P.M., Yau, D.F., Horvath, J.S., Duggin, G.G.: Vitamin supplementation of patients receiving haemodialysis. Med. J. Aust. 150 (1989), 130–133.

Baumgartner, E. R., Suormala, T.: Multiple Carboxylase Deficiency: Inherited and acquired disorders of biotin metabolism. Internat. J. Vit. Nutr. Res. 67 (1997) 377–384.

Bonjour, J.P.: Biotin in man's nutrition and therapy – a review. Intern. J. Vit. Nutr. Res. 47 (1977), 108–118.

Bonjour, J. P.: Biotin. In: Machlin, L. J., ed. Handbook of Vitamins. Marcel Dekker, New York (1991), 393–427.

Bundeslebensmittelschlüssel für Verzehrserhebungen (BLS). Version II (1990). Bundesgesundheitsamt.

Burri, B.J., Sweetman, L., Nyhan, W.L.: Heterogeneity of holocarboxylase synthetase in patients with biotin-responsive multiple carboxylase deficiency. Am J. Hum. Genet. 37 (1985), 326–337.

Colombo, V. E., Gerber, F., Bronhofer, M., Floersheim, G. L.: Treatment of brittle fingernails and onchoschizia with biotin. Scanning electron microscopy. J. Am. Acad. Dermatol. 23 (1990), 1127–1132.

DACH: Referenzwerte für die Nährstoffzufuhr. Deutsche Gesellschaft für Ernährung (DGE) Frankfurt a. M.: Umschau/Braus, 2000.

DeBari, V.A., Frank, O., Baker, H., Needle, M.A.: Water soluble vitamins in granulocytes, erythrocytes, and plasma obtained from chronic haemodialyses patients. Am. J. Clin. Nutr. 39 (1984), 410–415.

Deutsche Gesellschaft für Ernährung: Empfehlungen für die Nährstoffzufuhr. Umschau-Verlag, Frankfurt 1991.

Dobbelstein, H.: Vitaminbedarf bei chronischer Niereninsuffizienz. Nieren- und Hochdruckkrankheiten 16 (1987), 250–258.

Floersheim, G. L.: Behandlung brüchiger Fingernägel mit Biotin. Z. Hautkr. 64 (1989), 41–48.

Friedrich, W.: Biotin. In: Handbuch der Vitamine, hrsg. von W. Friedrich, Urban und Schwarzenberg, München–Wien–Baltimore, 1987.

Gehring, W.: Biotin. Vitaminspur 10 (1995),185–189.

Iikura, Y., Odajima, Y., Nagakura, T., Iinuma, K., Hayakawa, K., Oizumi, J.: Oral Biotin treatment is effective for atopic dermatitis in children with low biotinidase activity. Acta Paediatr. Scand. 77 (1988), 762–763.

Johnson, A.R., Hood, R.L., Emery, J.L.: Biotin and the sudden infant death syndrome. Nature 285 (1980), 159–160.

Knappe, J., Ringelmann, E., Lynen, F.: Zur biochemischen Funktion des Biotins. III. Die chemische Konstitution des enzymatisch gebildeten Carboxybiotins. Biochem. Z. 335 (1961), 168–176.

Krause, K.-H., Kochen, W., Berlit, P., Bonjour, J.-P.: Excretion of organic acids associated with biotin deficiency in chronic anticonvulsant therapy. Intern. J. Vit. Nutr. Res. 54 (1984), 217–222.

Marcus, R., Coulston, A. M. (1996) in Godman & Gilman's The Pharmacological Basis of Therapeutics. 9th Ed. McGraw-Hill, New York 1955–1965.

McClain, C.J., Baker, H., Onstadt, G.R.: Biotin deficiency in an adult during home parenteral nutrition. JAMA, 1982, 247: 3116–3117.

Mock, D. M.: Biotin. In: Ziegler, E. E., Filer, L.J. jr. (ed.) Present knowledge in nutrition. 7 Ed. International Life Sciences Institute Nutrition Foundation. Washington D.C. (1996), 220–235.

Mock, N. I., Malik, M. I., Stumbo, P. J., Bishop, W. P., Mock, M.: Increased urinary excretion of 3-hydroxyisovaleric acid and decreased urinary excretion of biotin are sensitive early indicators of decreased biotin status in experimenntal biotin deficiency. Am. J. Clin. Nutr. 65 (1997), 951–958.

Munnich, A., Saudburay, J.M., Coude, F.X., Charpentier, C., Saurat, J.H., Frezal, J.: Fatty-acid-responsive alopecia in multiple carboxylase defiency. Lancet 1980, 1080–1081.

Pontz, B. F.: Biotinidasemangel-Symptomatik und Behandlung. Pädiat. Prax. 58 (2000), 706–707.

Sebastian, G., Bartel, K.: Anwendungsbeobachtung zur Wirksamkeit und Verträglichkeit eines oralen Präparates bei brüchigen, splitternden und weichen Nägeln. Dermatologe 1 (1994),16–27.

Souci, S.W., Fachmann, W., Kraut, H.: Die Zusammensetzung der Lebensmittel. Nährwert-Tabelle, Stuttgart 1989.

Sweetman, L., Nyhan, W.C.: Inheritable biotin-treatable disorders and associated phenomena. Ann. Rev. Nutr. 6 (1986), 317–343

Thoene, J., Baker, H., Yoshino, M., Sweetman, L.: Biotin-responsive carboxylase deficiency associated with subnormal plasma and urinary biotin. New Engl. J. Med. 304/14 (1981), 817–820.

USP Convention (1994). USPDI-Drug Information for the health Care professional 14th. Ed. Vol. I. Rockville MD: United States Pharmacopeial Convetion, Inc. (plus UPDATES), 576.

Williams, M. L., Packman, S., Cowan, M. J.: Alopecia and periorificial dermatitis in biotin-responsive multiple carboxylase deficiency. J. Am. Acad. Dermatol. 9 (1983), 97–103.

Wolf, B., Heard, G.S., Jefferson, L.G., Proud, V.K., Nance, W.E., Weissbecker, K.A.: Clinical findings in four children with biotinidase deficiency detected through a statewide neonatal screening program. N. Engl. J. Med. 313 (1985), 16–19.

Yatzidis, H., Koutsicos, D., Agroyamis, B., Papastephanidis, C., Francos-Plemenos, M., Delatola, Z.: Nephron 36 (1984), 183–186.

Zempleni, J., McCormick, D. B., Mock, D. M.: Identification of Biotin sulfone, bisnorbiotin methyl ketone and tetranorbiotin-l-sulfoxide in human urine. Am. J. Nutr. 65 (1997), 508–511.

Literatur zu Kap. 3.7: Niacin

Bässler, K.H., Fekl, W., Lang, K.: Grundbegriffe der Ernährungslehre, 4. Auflage, Springer-Verlag 1987.

Bartelheimer, H.K., Grüttner, R., Simon, H.A.: Das Hartnup-Syndrom. Mschr. Kinderheilk. 119 (1971), 52–55.

Bechgaard, H., Jespersen, S.: GI absorption of niacin in humans. J. Pharmaceut. Sci. 1977, 66: 871–872.

Bourgeois, B.F. D., Dodson, W F, Ferrendelli, J.A.: Potentiation of the antiepileptic activity of phenobarbital by nicotinamide. Epilepsia 24 (1983), 238–244.

Bundeslebensmittelschlüssel für Verzehrserhebungen (BLS). Version II 1990. Bundesgesundheitsamt.

Chen, X.C., Yen, T., Tong, X., He, Y., Yu, X., Lui, S., Yan, H.: Nutrition Res. 3 (1983), 171.

Comaish, J.S., Felix, R.H., McGrath, H.: Topically applied niacinamide in isoniazid-induced pellagra. Arch. Dermatol. 112 (1976), 70–72.

DACH: Referenzwerte für die Nährstoffzufuhr. Deutsche Gesellschaft für Ernährung (DGE) Frankfurt a. M.: Umschau/Braus, 2000.

Deutsche Gesellschaft für Ernährung: Empfehlungen für die Nährstoffzufuhr. Umschau-Verlag, Frankfurt 1991.

Deutsche Gesellschaft für Ernährung: Ernährungsbericht 1984. Umschau-Verlag, Frankfurt 1984.

Deutsche Gesellschaft für Ernährung: Ernährungsbericht 1988. Umschau-Verlag, Frankfurt 1988.

Evered, D.F., Sadoogh-Abasian, F., Patel, P.D.: Absorption of nicotinic acid and nicotinamide across human buccal mucosa in vivo. Life Sciences 1980, 27: 1649–1651.

Friedrich, W.: Handbuch der Vitamine, Hrsg.: W. Friedrich, Urban und Schwarzenberg-Verlag, München–Wien–Baltimore 1987.

Fu, C. S., Swendseid, M. F., Jacob, R. A., McKee, R. W.: Biochemical markers for assessment of niacin status in young men. Levels of erythrocyte niacin coenzymes and plasma tryptophan. J. Nutr. 119 (1989), 1949–1955.

Goerz, G., Hammer, G.: Pellagra. Z. Hautkr. 59 (1984), 531–562.

Handfield-Jones, S., Jones, S., Peachey, R.: High dose nicotinamide in the treatment of necrobiosis lipoidica. Br. J. Dermatol. 118 (1988), 693–698.

Hankes, L.V.: Nicotinic Acid and Nicotinamide. In: Handbook of Vitamins, Edt.: L.J. Machlin, Marcel Dekker, Inc., New York, Basel, 1991.

Henderson, L.M.: Ann. Rev. Nutr. 3 (1983), 289.

Henderson, L. M., Gross, C. J.: Metabolism of niacin and niacinamide in perfused rat intestine. J. Nutr. 109 (1979), 654–662.

Hilz, H.: ADP-ribosylation of proteins – a multifunctional process Hoppe-Seyler's Z. Physiol. Chem. 362 (1981), 1415–1425.

Kingreen, J.Ch., Breger: Pellagra bei Morazon-Abusus. Z. Hautkr. 59 (1984), 573–577.

Kübler, W.: In: Cremer, H.D., Hötzel, D., Kühnau, J., Biochemie und Physiologie der Ernährung, Thieme-Verlag, Stuttgart 1980.

Luria, M.H.: Effect of low-dose niacin on high-density lipoprotein cholesterol and total cholesterol/high-density lipoprotein cholesterol ratio. Arch. intern. Med. 148 (1988), 2493–2495.

Mattheus, A., Radeck, Ch., Heise, H.: Nicotinsäureamid bei polymorphen Lichtdermatosen. Dermatol. Mon. Schr. 174, 142–146, 1988.

Ma, A., Medenica, M.: Response of generalized Granuloma anulare to high-dose niacinamide. Arch. Dermatol. 119 (1983), 836–839.

Miller, O.N., Hamilton, J.G., Godlsmith, G.A.: American Journal of Clinical Nutrition 1960, 8: 480.

Monographie Nicotinamid. Bundesanzeiger Nr. 148, 1989.

Monographie Nicotinsäure. Bundesanzeiger Nr. 76, 1990.

Navab, F., Asatoor, A.M.: Studies on intestinal absorption of amino acids and a dipeptide in a case of Hartnup disease. Gut 11 (1970), 373–380.

Neumann, R.: Treatment of polymorphous light eruption with nicotinamide: a pilot study. Br. J. Dermatol. 115 (1986), 77–80.

Offermanns, H., Kleemann, A., Tanner, H., Beschke, H., Friedrich, H.: Kirk-Othmer encyclopedia of chemical technology 24, Wiley, New York 1984, 54.

Pharmazeutische Stoffliste. Arzneibüro der Bundesvereinigung Deutscher Apothekerverbände (ABDA), Werbe- und Vertriebsgesellschaft Deutscher Apotheker mbH, Frankfurt/Main 1994.

Rapaport, M.J.: Pellagra in a patient with anorexia nervosa. Arch. Dermatol. 121 (1985), 255–257.

Recommended Dietary Allowances 1989: 10th Edition, National Academy Press, Washington.

Sadoogh-Abasian, F., Evered, D.F.: Absorption of nicotinic acid and nicotinamid from rat small intestine in vitro. Biochem. Biophys. Acta 1980, 598, 385–391.

Sauberlich, H. E., Skala, J. H., Dowdy, R. P.: Laboratory Tests for assessment of nutritional status. CRC Press inc., Cleveland (OH), 1974.

Schanler, R.J.: Water-soluble Vitamins: C, B_1, B_2, B_6, Niacin, Biotin, and Pantothenic Acid. Nutrition during Infancy (236–245). Hanley & Belfus Inc. 1988.

Schlütz, G.O., McLaren, D.St.: Die Pellagra. Dtsch. Ärzteblatt 70 (1973), 409–417.

Souci, S.W., Fachmann, W., Kraut, H.: Die Zusammensetzung der Lebensmittel, Nährwert-Tabellen 1986/87. Wissenschaftl. Verlagsgesellschaft mbH, Stuttgart 2000.

Spivak, J.L., Jackson, D.L.: Pellagra: An analysis of 18 patients and a review of the literature. Johns Hopkins Med. J. 140 (1977), 295–309.

Stadler, R., Orfanos, C.E., Immel, C.: Medikamentös induzierte Pellagra. Der Hautarzt 33 (1982), 276–280.

Thomas, R.H.M., Payne, C.M.E.R., Black,

M.M.: Isoniazid-induced pellagra. Br. med. J. 283 (1981), 287–288.

Weiner, M.: Clinical Pharmacology and Pharmacokinetics of Nicotinic acid Drug Metabolism Reviews 1979, 9: 99–106.

Vaughan, M., Moos, J. in: Johnson, B.C. (ed.): Posttranslational modifications of proteins. Academic Press, Orlando 1983, p. 321.

Literatur zu Kap. 3.8: Pantothensäure

Adams, S.B., Lamar, C.H., Masty, J.: Motility of the distal portion of the jejunum and pelvic flexure in ponies: effects of six drugs. Am. J. Vet. Res. 1984, 45: 795–799.

American Medical Association (AMA): Vitamin preparations as dietary supplements and as therapeutic agents. JAMA 257 (1987), 1929–1936.

Bässler, K.H.: Vitamine, 3. Auflage, Steinkopff-Verlag, Darmstadt 1989.

Bayerisches Staatsministerium für Ernährung, Landwirtschaft und Forsten (ed): Ernährungssituation in Bayern – Forschungsbericht über die Bayerische Verzehrsstudie (BVS). München. 1997.

Bonnet, Y., Mercier, R.: Action du Bepanthene en chirurgie viscerale. Med. Chir. Dig. 1980, 9: 79–81.

DACH: Referenzwerte für die Nährstoffzufuhr. Deutsche Gesellschaft für Ernährung (DGE) Frankfurt a. M.: Umschau/Braus, 2000.

DAKE: Empfehlungen für die tägliche Vitaminzufuhr bei parenteraler Ernährung Erwachsener. Infusionstherapie 1990, 17: 60–61.

Deutsche Gesellschaft für Ernährung: Empfehlungen zur Nährstoffzufuhr. Umschau-Verlag, Frankfurt 1991.

Deutsche Gesellschaft für Ernährung: Ernährungsbericht 1988. Umschau-Verlag, Frankfurt 1988, 2000.

Eissenstat, B.R., Wyse, B.W., Hansen. R.G.: Pantothenic acid status of adolescents. Am. J. Clin. Nutr. 44 (1986), 931–937.

Fenstermacher, D.K., Rose, R.C.: Absorption of pantothenic acid in rat and chicken intestine. Am. J. Physiol. 250 (1986), 155–160.

Fox, H.M.: Pantothenic Acid. In: Machlin, L.J., Handbook of Vitamins, Marcel Dekker, Inc., New York 1991.

Frazer, J.W., Flowe, B.H., Anlyan, W.G., Durham, N.C.: D-panthothenyl alcohol in management of paralytic ileus. JAMA 1959, 169: 1047–1051.

Friedrich, W.: Pantothensäure. In: Handbuch der Vitamine, hrsg. von W. Friedrich, Urban und Schwarzenberg, München–Wien–Baltimore 1987.

Fry, P., Fox, H., Tao, H.: Metabolic response to a pantothenic acid deficient diet in humans. J. Nutr. Sci. Vitaminol. 22 (1976), 339–346.

Fry, P.C., Fox, H.M., Tao, H.G.: Metabolic response to a pantothenic acid deficient diet in human. J. Nutr. Sci. Vitaminol. 22 (1976), 339–346.

Glick, D.S., Rothman, J.E.: Possible role for fatty acyl-coenzyme A in intracellular protein transport. Nature 326 (1987), 309–312.

Glusman, M. The syndrome of «burning feet» (nutritional melagia) as a manifestation of nutritional deficiency Am. J. Med. 3 (1947), 211–223.

Greene, H.L., Hambidge, K.M., Schanler, R., Tsang, R.C.: Guidelines for the use of vitamins, trace elements, calcium, magnesium and phosphorus in infants and children receiving total parenteral nutrition: report of the subcommittee on pediatric parenteral nutrient requirements from the committee on clinical practice issues of the American Society for clinical nutrition. Am. J. Clin. Nutr. 48 (1988), 1324–1342.

Hanck, A.: Verhütung und Behandlung der postoperativen Darmatonie und anderer Formen des paralytischen Ileus mit Bepanthen Roche. Therapiewoche 27 (1977), 6878–6887.

Hanck, A., Goffin, H.: Dexpanthenol (Ro 01-4709) in the treatment of constipation. Acta vitaminol. enzymol. 4 (1982), 87–97.

Haycock, C.E., Davis, W.A., Morton, T.V.: The effect of d-pantothenyl alcohol upon postoperative discomfort. A double blind study. Am J. Surg. 1959, 97: 75–78.

Hertle, F.H.: Spezielle antiobstruktive Therapie der respiratorischen Insuffizienz. Therapiewoche 31 (1981), 103–108.

Klein, P.: Verbrennungsbehandlung in der Allgemeinpraxis. Allgemeinarzt 11 (1981), 612–621.

Lewis, C. M., King, J. C.: Effect of oral contraceptive agents on thiamin, riboflavin and pantothenic acid status in young women. Am. J. Nutr. 33 (1980), 832–838.

Lowry, St.F., Brennan, M.F.: Vitamin requirements of intravenously fed man. J. Envir. Pathol. Tox. 5 (1985), 91–102.

Mackenzie, J.C., Ford, J.E., Waters, A.H., Harding, N., Cattel, W.R., Anderson, B.B.: Erythropoiesis in patients undergoing regular dialysis treatment without transfusion. Proc. Eur. Dialys. Transp. Assoc. 5 (1968), 172–178.

Meythaler, H.: Erste Hilfe bei Augenverletzungen. Z. Allg. Med. 56 (1980), 876–880.

Monographie Dexpanthenol/Panthenol und Salze der Pantothensäure zur topischen Anwendung. Bundesanzeiger Nr. 24, 1993.

Monographie Dexpanthenol/Panthenol/Pantothensäure und Salze zur systemischen Anwendung. Bundesanzeiger Nr. 179, 1993

Pietrzik, K.: Untersuchungen zur Ermittlung des Versorgungszustandes und des Bedarfs an Pantothensäure. Habilitationsschrift, Landwirtschaftliche Fakultät der Rhein.-Friedrich-Wilhelms-Univ., 1977.

Pietrzik, K., Hornig, D.: Studies on the distribution of (1-14C) pantothenic acid in rats. Int. J. Vit. Nutr. Res. 1980, 50: 283–293.

Pharmazeutische Stoffliste. Bundesvereinigung der Deutschen Apotheker-Verbände. 1994.

Recommended Dietary Allowances of the Committee on Diatary Allowances, Food and Nutrition Board, National Academy of Sciences, Washington, D.C., 1989.

Remer, T., Pietrzik, K.: Evidence for an increased Secretory capacity for dehydroepiandrosteronesulphate in the pantothenic acid-deficient rat assocciated with an impaired adrenal cholesterol deposition. J. Biochem. Nutr. 7 (1989), 115–131.

Sachs, M., Asskali, F., Lanaras, C., Förster, H., Bockhorn, H.: Untersuchungen über den Metabolismus von Panthenol bei Patienten mit postoperativer Darmatonie. Z. Ernährungswiss. 1990, 29: 270–283.

Sauberlich, H.E.: Bioavailability of Vitamins: Prog. Food Nutr. Sci. 1985, 9: 1–33.

Schaeffer, G., Quirin, H., Kern, U., Mix, A., Nakayama, T.: Zur Frage der Vitaminzufuhr bei Dialysepatienten. Akt. Ernährung 1 (1977), 1–4.

Schang, J.C., Sava, P., Angel, F., Grenier, J.F.: Effects du d-panthenol sur les activites electriques et mechaniques de l'intestine grele et du colon chez le chien. Med. Chir. Dig. 1980, 9: 157–161.

Schulte, F.J.: Die Wirkung des Bepanthen auf Tonus und Motilität des Darmes nach chirurgischen Eingriffen. Dtsch. Med. Wschr. 1957, 82: 1188–1191.

Shibata, K., Gross, C. J., Henderson, L. M.: Hydrolysis and absorption of pantothenate and its coenzymes in the rat small intestine. J. Nutr. 113 (1983), 2107–2115.

Stüttgen, G., Krause, H.: Die percutane Absorption von tritiummarkiertem Panthenol bei Mensch und Tier. Archiv für klin. exp. Dermatologie, 1960, 209: 578–582.

Souci, S.W., Fachmann, W., Kraut, H.: Die Zusammensetzung der Lebensmittel. Nährwert-Tabelle, Stuttgart 1989.

Warlitz, H.: Klinische Erfahrungen mit Pantothensäure bei der postoperativen Darmatonie. Zbl. Chir. 1995, 80: 1686–1688.

Literatur zu Kap. 3.9: Vitamin C

Anderson, T.W.: Large scale trials of vitamin C in the prevention and treatment of common cold. Acta Vitamin. enzymol. 28 (1974), 99–100.

Anderson, R.: Ascorbic acid and immune functions: mechanism of immun-stimulation. In: Vitamin C (Counsell, J.N., D.H. Hornig, eds.), Appl. Science Publ., London 1981, 249–272.

Apports nutritionelles conseillés pour la population française; France 1981, Technique et Documentation.

Asper, R., Schmucki, O.: Erfahrungen bei der Cystinurie-Vitamin C-Therapie. In: Pathogenese und Klinik der Harnsteine VIII, Hrsg.: W. Vahlensieck, G. Gasser, Steinkopff-Verlag, Darmstadt 1981, 423–427.

Asper, R., Schmuckl, O.: Cystinurietherapie mit Ascorbinsäure. Urol. Int. 1982, 37: 91–109.

Bandera, E.V., Freudenheim, J.L., Marshall, J.R., Zielezny, M., Priore, R.L., Brasure, J., Baptiste, M., Graham, S: Diet and alcohol consuption and lung cancer risk in the New York State Cohort. Cancer Causes Control 8 (1997), 828–840.

Bayer, W., Schmidt, K.H.: Vitamin C. Aktueller wissenschaftlicher Erkenntnisstand. Editiones Roche, Basel 1987.

Bayerisches Staatsministerium für Ernährung, Landwirtschaft und Forsten (ed): Ernährungssituation in Bayern – Forschungsbericht über die Bayerische Verzehrsstudie (BVS). München. 1997.

Behl, C., Holsboer, F.: Oxidative stress in the pathogenesis of Alzheimer's disease and antioxidant neuroprotection. Fortschr Neurol Psychiatr 66 (1998), 113–121.

Berg, W., Kilian, O.: Semiquantitativer Cystin-Schnelltest: Möglichkeit zur Verlaufskontrolle der Ascorbinsäuretherapie bei Cystinurie und Cystinlithiasis. J. Clin. Chem. Clin. Biochem. 1988, 26: 223–227.

Berg, W., Janitzky, V.: Zystin-Schnelltest im Urin. NBP 1992, 4: 83–85.

Bertram, J.S., Kolonel, L.N., Meyskens, F.C.: Rational and strategies for chemoprevention of cancer in humans. Cancer Res. 47 (1987), 3012–3031.

Birlouez-Aragon, 1., Delcourt, C., Tessier, F., Papoz L., POLA Study Group: Associations of age, smoking habits and diabetes with plasma vitamin C of elderly of the POLA study. Int. J. Vitam. Nutr. Res 71 (1) (2001) 53–9.

Birlouez-Aragon, 1., Girard, F., Ravelontseheno, L., Bourgeois, C., Beiliot, J. P., Abitbol, G.: Comparison of two levels of vitamin C supplementation on antioxidant vitamin status in elderly institutionalized subjects. Internat. J. Vit. Nutr. Res 65 (1995), 261–266.

Birwe, H., Schneeberger, W., Hesse, A.: Investigations of the efficacy of ascorbic acid therapy in cystinuria. Urol. Res. 1991, 19: 199–201.

Biesalski, H.K.: Antioxidative Vitamine in der Prävention. Dt. Ärzteblatt, Heft 18, 316–321, 1995

Block, G.: Vitamin C and cancer prevention: the epidemiologic evidence. Am. J. Clin. Nutr., 53, (1991) 270–282.

Block, G.: Vitamin C, cancer and aging. Age 16, 55–58, 1993.

Blot WJ, Li J-Y, Talor PR, Guo W, Dawsey S, Wang G-Q, Yang CS, Zheng S-F, Gail M, Li G-Y, Yu Y, Liu B-Q, Tangrea J, Sun Y-H, Liu F, Fraumeni JF Jr, Zhang Y-H, Li B:Nutrition intervention trials in Linxian, China:supplementation with specific vitamin/mineral combinations, cancer incidence, and disease-specific mortality in the general popultion. J. Natl.Cancer Inst 85 (1993) 1483–1492.

Bostick RM, Potter JD, McKenzie DR, Sellers TA, Kushi LH, Steinmetz KA, Folsom AR: Reduced risk of colon cancer with high intake of vitamin E: The Iowa Wornen's Health Study. Cancer Res. 53 (1993) 4230–4237.

Brubacher D, Moser U, Jordan P. Vitamin C concentrations in plasma as a funciotn of intake: a meta-analysis. Int. J. Vitam. Nutr. Res 70 (5) (2000) 226–37.

Brundig, P.: Diagnostische Methoden und Verfahren: Das Zystinsteinleiden – ein diagnostisches Problem? Z. klin. Med. 1989, 44: 937–938.

Brundig, P., Börner, R.-H., Berg, W., Pirlich, W., Böhm, W.-D., Hoffmann, L., Klein, B.: Möglichkeiten und Grenzen bei der Behandlung der Zystinsteindiathese mit hochdosierter Ascorbinsäure. Ergebnisse einer Verbundstudie mit 17 Patienten. Z. Urol. Nephrol. (1986), 79: 137–146.

Brundig, P., Schneider, H.J., Steinhauser, I., Grimm, U., Christinck, H.: Ergebnisse von Familienuntersuchungen in einer Zytinsteindispensaire. NBP, 1992, 4: 77–81.

Bundeslebensmittelschlüssel für Verzehrserhebungen (BLS). Version II (1990). Bundesgesundheitsamt.

Cameron, E.: Vitamin C and cancer overview. Int. J. Nutr. Res. 1982, Suppl. 23: 115–127.

Cameron, E., Pauling, L.: Supplemental ascorbate in the supportive treatment of cancer. Proc. Nat. Acad. Sci. 75 (1978), 4538–4542.

Carr AC, Zhu BZ, Frei B. Potential anti-atherogenic mechanisms of ascorbate (vitamin C) and alpha-tocopherol (vitamin E). Circ Res 87(5) (2000) 349–354.

Cheng T, Zhu Z, Masuda S, Morcos NC Effects of multinutrient supplementation on antioxidant defense systems in healthy human beings.J Nutr Biochem 2001 Jul; 12(7): 388–395.

Cooke, M. S., Evans, M. D., Podmore, I.D., Herbert, K.E., Mistry, N., Mistry, P., Hickenbotham, P. T., Hussieni, A., Griffiths, H. R., Lunec, J.: Novel repair action of vitamin C upon in vivo oxidative DNA damage. FEBS Lett. 439(3) (1998) 363–367.

Curhan, G. C., Willett, W. C., Rimm, E. B., Stampfer, M. J.: A prospective study of dietary calcium and other nutrients and their risk of symptomatic kidney stones. N. Engl. J. Med. 328 (1993), 833–838.

Curhan, G. C., Willett, W. C., Rimm, E. B., Stampfer, M. J.: A prospective study of the intake of vitamins C and B6 and the risk of kidney stones in men. J. Urol. 155 (1996), 1847–1851.

Degkwitz, E.: Neue Aspekte der Biochemie des Vitamin C. Z. Ernährungswiss. 24 (1985), 219–230.

Deutsche Gesellschaft für Ernährung: Ernährungsbericht 1984. Umschau-Verlag, Frankfurt 1984.

Deutsche Gesellschaft für Ernährung: Empfehlungen für die Nährstoffzufuhr. Umschau-Verlag, Frankfurt 1991.

Deutsche Gesellschaft für Ernährung: Ernährungsbericht 1988. Umschau-Verlag, Frankfurt 1988.

Deutsche Gesellschaft für Ernährung (DGE). DACH: Referenzwerte für die Nährstoffzufuhr. Hrsg.: Deutsche Gesellschaft für Ernährung (DGE), Österreichische Gesellschaft für Ernährung (ÖGE), Schweizerische Gesellschaft für Ernährungsforschung (SGE), Schweizerische Vereinigung für Ernährung (SVE). Frankfurt a. M.: Umschau/Braus, 2000 a.

DGE (Deutsche Gesellschaft für Ernährung). Ernährungsbericht 2000. Frankfurt am Main: Deutsche Gesellschaft für Ernährung, 2000 b.

Elmadfa, I., Leitzmann, C.: Ernährung des Menschen. Verlag Eugen Ulmer, Stuttgart 1988.

Englard, S., Seifter, S.: The biochemical functions of ascorbic acid. Ann. Rev. Nutr. 6 (1986), 365–406.

Enstrom, J.E., Kanin, L.E. et al.: Vitamin C intake and mortality among sample of the Unites States population. Epidemiology, 3, 194–202, 1992.

Fontham ET, Pickle LW, Haenszel W, Correa P, Lin YP, Falk RT: Dietary vitamins A and C and lung cancer risk in Louisiana. Cancer 62 (1988) 2267–2273.

Freudenheim JL, Graham S, Marshall JR, Haughey BP, Wilkinson G: A case-control study of diet and rectal cancer in western New York. Am. J. Epidemiol. 131 (1990) 612–624.

Friedrich, W.: Folsäure und unkonjugierte Pteridine. In: Handbuch der Vitamine, hrsg. von W. Friedrich, Urban und Schwarzenberg, München–Wien–Baltimore 1987.

Gerster, H.: No contribution of ascorbic acid to renal calcium oxalate stones. Ann Nutr. Metab. 41 (1997), 269–282.

Gey, K.F.: Vitamins E plus C and interacting conutrients required for optimal health. A critical and constructive review of epidemiology and supplementation data regarding cardiovascular disease and cancer. Biofactors 7 (1998) 113–174.

Gey, K.F., Stähelin, H.B. et al.: Relationship of plasma level of Vitamin C to mortality from ischemic heart disease. Ann. N.Y. Acad. Sci., 498, 110–123, 1987.

Ginter, E.: Vitamin C and cholesterol. In: Re-evaluation of vitamin C, hrsg. von A. Nack, G. Ritzel), Int. J. Vit. Nutr. Res., Suppl. 16 (1977), 53–66.

Hallberg, L.: The role of vitamin C in improving the critical iron balance situation in women. Intern. J. Vit. Nutr. Res., Suppl. 27 (1985), 177–187.

Hallfrisch, J., Singh, V.N., Muller, D.C., Baldwin, H., Bannon, M.E., Andres, R.: High plasma vitamin C associated with increased plasma HDL- and HDL2-Cholesterol. Supplement Am. J. Clin. Nutr., 19, (1991), 31 st Annual Meeting, May 2–4.

Hautmann, R.: Ätiologie und Pathogenese: Zystinurie. In Hautmann und Lutzeyer (Hrsg.). Harnsteinfibel. Deutscher Ärzteverlag Köln, 1986, 115.

Hemilä, H.: Vitamin C supplementation and the common cold – Was Linus Pauling right or wrong? Internat. J. Vit. Nutr. Res. 67 (1997) 329–335.

Heseker, H., Kübler, W.: Die Bedarfsdeckung älterer Menschen mit Vitaminen. Ernährungs-Umschau 30 (1983), 366–369.

Hoffmann, F.A.: Micronutrient requirements of cancer patients. Cancer 1985, Suppl. 1: 275–300.

Hornig, D.H., Glatthaar, B.E.: Vitamin C and smoking: increased requirement of smokers. In: Vitamin-nutrients and therapeutic agents, Ed.: A. Hanck, D. Hornig. Intern. J. Vit. Nutr. Res. Suppl. No. 27 (1985), 139–155.

Hornig, D., Vuilleumier, J.P., Hartmann, D.: Absorption of large single oral intakes of ascorbinic acid. Internat. J. Vit. Nutr. Res. 1980, 50: 309–314.

Howe GR, Hirohata T, Hislop TG, Iscovich JM, Yuan JM, Katsouyanni K, Lubin F, Marubini E, Modan B, Rohan T: Dietary factors and risk of breast cander: Combined analysis of 12 case-control studies. J. Natl. Cancer Inst. 82 (1990) 561–569.

Howe GR, Ghadirian P, Bueno de Mesquita HB, Zatonski WA, Baghurst PA, Miller AB, Simard A, Baillargeon J, de Waard F, Przewozniak K: A collaborative case-control study of nutrient intake and pancreatic cancer within the search programme. Int. J. Cancer 51 (1992) 365–372.

Hu, M.L., S. Louie et al.: Antioxidant protection against hypochlorous acid in human plasma. J. Lab. Clin. Med., 121, 257–262, 1993.

Hubel, C. A., Kagan, V. E., Kisin, E. R., McLaughlin, M. K., Roberts, J. M.: Increased ascorbate radical formation and ascorbate depletion in plasma from women with preeciampsia: implications for oxidative stress. Free Radic. Biol. Med. 23 (1997), 597–609.

Hughes, M., Clark, N., Forbes, L., Collin, Jones, D.G.: A case of scurvy. Br. med. J. 293 (1986), 366.

Hunter DJ, Manson JE, Colditz GA, Stampfer MJ, Rosner B, Hennekens CH, Speizer FE, Willett WC: A prospective study of the intake of vitamins C, E, and A and the risk of breast cancer. N. Engl. J. Med. 329 (1993) 234–240

Jacob, R.A.: «Vitamin C» im Modern Nutrition in Health and Disease ed. by Shils et al. Lea u. Febiger, Philadelphia 1994.

Jacob RA. Passive smoking induces oxidant damage preventable by vitamin C. Nutr.Rev. 58 (8) (2000) 239-241.

Jaffe, G.M.: Vitamin C. In: Machlin, L.J., Handbook of Vitamins, Marcel Dekker, Inc., New York 1991.

Jakob, R. A.: Vitamin C. In: Shils ME, Olson JA, Shike M, Ross AC eds. Modern Nutrition in Health and disease, 9th edition. Williams & Wilkins, Baltimore (MD) 1999, 467-483.

Janitzky, V., Escholz, G., Berg, W.: Hochdosierte Ascorbinsäuretherapie beim Cystinsteinleiden. TW Urologie Nephrologie 1994, 6: 54–55.

Jarosz M, Dzieniszewski J, Dabrowska-Ufniarz E, Wartanowicz M, Ziemlanski S. Tobacco smoking and vitamin C concentration in gastric juice in healthysubjects and patients with Helicobacter pylori infection. Eur J Cancer Prev 2000 Dec;9 (6):423–428.

Jialal I, Grundy SM: Preservation of the endogenous antioxidants in low density lipoprotein by ascorbate but not probucol during oxidative modification. J. Clin. Invest. 87(1991)597–601.

Keith, R.E., Mossholder, S.B.: Ascorbic acid status of smoking and nonsmoking adolescent females. Intern. J. Vit. Nutr. Res. 56 (1986), 363–366.

Kelleher, J., Mascie-Taylor, B.H., Davison, A.M., Bruce, G., Losowsky, M.S.: Vitamin status in patients on maintenance haemodialysis. Intern. J. Vit. Nutr. Res. 53 (1983), 330–337.

Khaw KT, Bingham S, Welch A, Luben R, Wareham N, Oakes S, Day M. Relation between plasma ascorbic acid and mortality in men and women in EPIC-Norfolk prospective study: a prospective population study. European Prospective Investigation into cancer and nutrition. Lancet 357 (9257) (2001) 657–663.

Knekt P, Jarvinen R, Seppanen R, Rissanen A, Aromaa A, Heinonen OP, Albanes D, Heinonen M, Pukkala E, Treppo L: Dietary antioxidants and the rsik of lung cancer. Am. J. Epidemiol. 134 (1991) 471–479.

Kromhout D, Bloemberg B, Feskens E, Menotti A, Nissinen A. Saturated fat, vitamin c and smoking predict long-term population all-cause mortality rates in the Seven Countries Study. Int. J. Epidemiol. 29 (2) (2000) 260–265.

Kübler, W., Gehler, J.: Zur Kinetik der enteralen Ascorbinsäure-Resorption. Ein Beitrag zur Berechnung nicht dosisproportionaler Resorptionsvorgänge. Int. J. Vit. Nutr. Res. 1970, 40: 442–453.

Kushi LH, Folsom AR, Prineas RJ, Mink PJ, Wu Y, Bostick RM: Dietary antioxidant vitamins and death from coronary heart disease in postmenopausal women. N. Engl. J. Med. 334 (1996) 1156–1162.

Langlois M, Duprez D, Delanghe J, De Buyzere M, Clement DL. Serum vitamin C concentration is low in peripheral arterial disease and is associated with inflammation and severity of atherosclerosis. Circulation 2001 Apr 10; 103(14):1863-1868.

Levine, M., Conry-Cantilena, C., Wang, Y., Welch, R. W., Washko, P., Dhariwal, K. R., Park, A. B., Lazarev, A., Graumlich, J. F., King, J., Cantilena, IL. R.: Vitamin C pharmacokinetics in healthy volunteers: Evidence for a recommended dietary allowance. Proc. Nat. Acad. Sci. 93 (1996) 3704–3709.

Lux, B., May, P.: Long-term observation of young cystinuric patients under ascorbic acid therapy. Urol. int. 38 (1983), 91–94.

Malo, C. M., Wilson, J.X.: Glucose modulates Vitamin C transport in adult human small intestinal brush border membrane vesicies. J. Nutr. 130 (2000), 63–69.

Mandal, S.K., Ray, A.K.: Vitamin C status of elderly patients on admission into an assessment geriatric ward. J. Intern. med. Res. 15 (1987), 96–98.

Mirvish, S.S.: Letters to the editor: Vitamin C inhibition of N-Nitroso compound formation. Am. J. Clin. Nutr., 57, 598–599, 1993.

Mirvish, S.S.: Effects of Vitamin C and E on N-Nitroso Compound Formation, Carcinogenesis and Cancer, 58, (1986) 1842–1850.

Moertel, C.G., Fleming, T.R., Creagan, E.T., Rubin, J., O`Connell, M.J., Ames, M.M.: High-dose vitamin C versus placebo in the treatment of patients with advanced cancer who have had no prior chemotherapy. N. Engl. J. Med. 312 (1985), 137–141.

Nutrition Reviews. Vitamin C stabilizes ferritin: New insights into iron-ascorbate interactions. Nutr. Rev. 45 (1987), 217–218.

Ocke MC, Bueno-de-Mesquita HB, Feskens EJ, van Staveren WA, Kromhout D: Repeated measurements of vegetables, fruits, beta-carotene, and vitamins C and E in relation to lung cancer. Am. J. Epidemiol 1451 (1997) 358–365.

O'Toole P, Lombard M: Vitamin C and gastric cancer: Supplements for some fruit or all? Gut 39 (1996) 345–347

Pauling, L.: In: Hanck, A. (Ed.): Vitamin C. Huber, Bern 1982, 7.

Perrig WJ, Perrig P, Stähelin HB: The relation between antioxidants and memory performance in the old and very old. J. Am. Geriatr. Soc 45 (1997) 718–724.

Pietrzik, K.: Nutrients Considered to be Worthy of Examination in Processed

Food. In: Thermal Processing and Quality of Foods. Elsevier Applied Science Publishers, London, New York 1983.

Pönkä, A., Kuhlbäck, B.: Serum ascorbic acid in patients undergoing chronic hemodialysis. Acta Med. Scand. 213 (1983), 305–307.

Prinz, W., Bortz, R., Bregin, B., Hersch, M.: The effect of ascorbic acid supplementation on some parameters of the human immunological defence system. Intern. J. Vit. Nutr. Res. 47 (1977), 248–257.

Recommended Daily Ammounts of Food Energy and Nutrients for Groups of People in the United Kingdom. Reported by the Committee on Medical Aspects of Food Security, Department of Health and Social Security, Her Majestys Stationary Office, London 1979.

Recommended Dietary Allowances of the Committees on Dietary Allowances, Food and Nutrition Board, National Academy of Sciences, Washington, D.C. 1989.

Reilly M, Delanty N, Lawson JA, Fitzgerald GA: Modulation of oxidant stress in vivo in chronic cigarette smokers. Circulation 94 (1996) 19–25.

Reuler, J.B., Broudy, V.C., Cooney, T.G.: Adult scurvy. J. Am. med. Assoc. 253 (1985), 805–807.

Rimm EB, Stampfer MJ, Ascherio A, Giovannucci E, Colditz GA, Willett WC: Vitamin E consumption and the risk of coronary heart disease in men. N. Engl. J. Med. 328 (1993)1450–1456.

Riviere S, Birlouey-Aragon 1, Nourhashemi F & Vellas B (1998). Low plasma vitamin C in Alzheimer patients despite an adequate diet. Int J Geriatr Psychiatry 13, 749–754.

Rosenberg, L.E.S., Dowing, S., Durant, J.L., Segal, S.: Cystinuria-biochemical evidence for three genitically distinct disease. J. Clin. Invest. 1966, 45: 365–373.

Rumsey, S. C., Levine, M.:Absorption, transport, and disposition of ascorbic acid in human. J. Nutr. Biochem 9 (1998), 116–130.

Salonen JT, Nyyssonen K, Salonen R, Lakka HM, Kaikkonen J, Porkkala-Sarataho E, Voutilainen S, Lakka TA, Rissanen T, Leskinen L, Tuomainen TP, Valkonen VP, Ristonmaa U, Poulsen HE. Antioxidant Supplementation in Atherosclerosis Prevention (ASAP) study: a randomized trial of the effect of vitamins E and C on 3year progression of carotid atherosclerosis. J Intern Med 2000 Nov; 248(5):377–386.

Schorah, C.J., Sobala, G.M. et al.: Gastric juice ascorbic acid: effects of disease and implications for gastric carcinogenesis. Am. J. Clin. Nutr., 53, 287S–193S, 1991.

Simmons, K.: Evaluating vitamin prophylaxis for cancer. J. Amer. Med. Assoc. 255 (1986), 1832–1835.

Simon, J.A.: Vitamin C and cardiovascular disease. A review. J. Am. Coll. Nutr., 11, 107–125, 1992.

Sobala, G.M.: Ascorbic acid in gastric juice. In: Pennington Center Nutrition Series, Vol. 3, Vitamins and Cancer Prevention; G.A. Bray and D.H. Ryan (Hrsg.), Lousiana State University Press, Baton Rouge, 236–246, 1993.

Souci, S.W., Fachmann, W., Kraut, H.: Die Zusammensetzung der Lebensmittel. Nährwert-Tabelle, Stuttgart 1989.

Stähelin, H.B., Gey, K.F. et al.: Plasma antioxidant vitamins and subsequent cancer mortality in the 12-year follow-up of the prospective Basel study. Am. J. Epidemiol., 133, 766–775, 1991.

Stone, I.: The healing factor vitamin C against disease. Grosset and Dunlap, New York 1977.

Strauss RS. Environmental tobacco smoke and serum vitamin c levels in children. Pediatrics 107 (3) (2001) 540–542.

Sullivan, J.F., Eisenstein, A.B.: Ascorbic acid depletion during hemodialysis. J. Am. med. Assoc. 220 (1972), 1697–1699.

Susick, R.L., Zannoni, V.G.: Effect of ascorbic acid on the consequences of acute alcohol consumption in humans. Clin. pharmacol. ther. 41 (1987), 502–509.

Tannenbaum, S.R.: Preventive action of Vitamin C on nitrosamin formation. In: Elevated dosages of vitamins, hrsg. von P. Walther, H. Stähelin, G. Brubacher, Intern. J. Vit. Nutr. Res., Suppl. 30 (1989), 109–113.

Terry P, Lagergren J, Ye W, Nyren 0, Wolk A. Antioxidants and cancers of the esophagus and gastric cardia. Int J Cancer 2000 Sep 1;87(5):750-754.

Tsao, C. S.: An overview of ascorbic acid chemistry and biochemistry. In: Packer, L., Fuchs, J. (eds.): Vitamin C in Health and Disease. Marcel Dekker, New York, 1997, 25–58.

Wang, J., Whetsell, M., Klein, J.R.: Local hormone networks and intestinal T cell homeostasis. Science 275 (1997), 1937–1939.

Wei W, Kim Y, Boudreau N. Association of smoking with serum and dietary levels of antioxidants in adults: NHANES 111, 1988-1994. Am. J. Public Health 91 (2) (2001) 258–64.

Weitnauer, G.: Häufigkeit der Cystinurie in West-Berlin. Typisierung der Einzelfälle mit bleibender Cystinurie von 1981–1986. Inaugural-Dissertation, FU Berlin 1988.

Wells, W.W., Xu, D.P., Yang, Y.F., Rocque, P.A.: Mammalian thioltransferase (glutaredoxin) and protein disulfide isomerase have dehydroascorbate reductase activity. J. Biol. Chem. 265, 15361–15364 (1990).

Yong LC, Brown CC, Schatzkin A, Dresser CM, Slesinski MJ, Cox CS, Taylor PR: Intake of vitamins E, C, and A and risk of lung cancer. The NHANES 1 Epidemiologic Followup Study. Am. J. Epidemiol. 146 (1997)231–243.

Literatur zu Kap. 3.10: Vitamin A

Ahmed, F., Khan, M.R., Jackson, A.A.: Concomitant supplemental vitamin A enhances the response to weekly supplemental iron and folic acid in anemic teenagers in urban Bangladesh. Am. J. Clin. Nutr. 74 (2001), 108–115.

Aktuna, D., Buchingern, W., Langsteger, W., Meister, E., Sternad, H., Lorenz, O. und Eber, O.: Beta-Carotin, Vitamin A und seine Trägerproteine bei Schilddrüsenerkrankungen. Acta Medica Austriaca 20 (1993), 17–20.

Anonymus: Nutrition Reviews. Vitamin A and the thyroid. Nutr. Rev. 37 (1979), 90–91.

Anonymus: All-Trans-Retinoinsäure (ATRA) in der Induktions- und Erhaltungstherapie der akuten Promyelozytenleukämie (APL). Arzneimittelbrief 32 (1998), 5–6.

Appling, D.R., Chytil, F.: Evidence of a role for retinoic acid (vitamin a acid) in the maintenance of testosteron production in male rats. Endocrinology 108 (1981), 2120–2123.

Ballew, C., Bowman, B.A., Russell, R.M., Sowell, A.L., Gillespie, C.: Serum retinyl esters are not associated with biochemical markers of liver dysfunction in adult participants in the third National Health and Nutrition Examination Survey (NHANES III), 1988 –1994. Am. J. Clin. Nutr. 73 (2001), 934–940.

Barreto, M.L., Santos, L.M., O Assis, A.M., Aràujo, M.P., Farenzena, G.G., Santos, P.A., Fiaccone, R.L.: Effect of vitamin A supplementation on diarrhoea and acute lower-respiratory-tract infections in young children in Brazil. Lancet 344 (1994), 228–31.

Bauernfeind, J.C.: The safe use of vitamin A. The Nutrition Foundation, Washington, D.C. (1980), 1–44.

Bässler, K.H.: Vitamin A und Retinoide. DAZ 128 (1988), 2665.

Basu, T.K., Leichter, J.: Serum vitamin A and retinol-binding protein in patients with insulin-dependent diabetes mellitus. Am. J. Clin. Nutr. 50 (1989), 329–331.

Beaton, G.H., Martorell, R., Aronson, K.J. et al.: ACC/SCN State-of-the-Art Series Nutrition Policy Discussion Paper: effectiveness of vitamin A supplementation in the control of young child morbidity and mortality in developing countries. Geneva: WHO, 1993.

Bedo, G., Santisteban, P., Arando, A.: Retinoic acid regulates growth hormone gene expression. Nature 339 (1989), 231–234.

Beisel, W.R.: Infection –induced depression of serum retinol – a component of the acute phase response or a consequence ? Am. J. Clin. Nutr. 68 (1998), 993 –994.

Bertram, J.S. und Martner, J.E.: Inhibition by retinoids of neoplastic transformation in vitro: cellular and biochemical mechanisms. In: Retinoids in differentiation and disease, 113 Foundation Symposium, Pitman, London (1985).

Biesalski, H.K.: Vitamin A: Indikation und Therapie. I. Ätiologie, Diagnostik und Symptomatik des ernährungsbedingten marginalen Vitamin-A-Mangels. Vita-MinSpur 3 (1988), 5190–166.

Biesalski, H.K.: Vitamin A: Indikation und Therapie, II. Ätiologie des Vitamin A-Mangels als Folge unterschiedlicher Grunderkrankungen. Vita MinSpur 4 (1989), 6–12.

Biesalski, H.K., Hafner, G., Gross, M., Bässler, K.H.: Vitamin A im Serum gesunder Probanden und klinischer Kollektive. Infusionstherapie 12 (1985), 109–114.

Biesalski, H.K., Stofft, E., Wellner, U., Niederauer, U., Bässler, K.H.: Vitamin A and ciliated cells. I. Respiratory epithelia, Z. Ernährungswissenschaft 25 (1986), 114–122.

Binkley, N., Krueger, D.: Hypervitaminosis A and Bone. Nutr. Rev. 58 (2000), 138–144.

Blomhoff, H.K., Smeland, E.B., Erikstein, B., Rasmussen, A.M., Skrede, B., Skjonsberg, C., Blomhoff, R.: Vitamin A is a key regulator for Cell growth, cytokine production and differentiation in normal B cells. J. Biol. Chem. 267 (1992), 23988–92.

Blomhoff, R.: Transport and Metabolism of Vitamin A. Nutr. Rev. 52 (1994), S13–S23.

Brand, N., Petkovich, M., Krust, A., Chambon, P., deThe, H., Marchio, A., Tiollais, P., Dejean, A.: Nature 332 (1988), 850–853.

Bundeslebensmittelschlüssel für Verzehrserhebungen (BLS): Version II. Bundesgesundheitsamt, Berlin 1990.

Cantorna, M.T., Nashold, F.E., Hayes, C.E.: In vitamin A deficiency multiple mechanisms establish a regulatory T helper cell imbalance with excess Th 1 and insufficient Th2 function. J. Immunol. 152 (1994), 1515–22.

Castleberry, P., Emanuel, D., Zuckerman, S., Cohn, S., Strauss, L., Byrd, L., Homans, A., Chaffee, S., Nitschke, R. and Gualtieri, R.: A pilot study of isotretinoin in the treatment of juvenile chronic myelogenous leukaemia. N. Engl. J. Med. 331 (1994), 1680–4.

Christian, P., West, K.P.: Interactions between zinc and vitamin A: an update. Am. J. Clin. Nutr. 68 (1998), 435S–441S.

Christian, P., Khatry, S.K., Yamini, S., Stallings, R., LeClerq, S., Shrestha, S.R., Pradhan, E.K., West, K.P.: Zinc supplementation might potentiate the effect of vitamin A in restoring night vision in pregnant Nepalese women. Am. J. Clin. Nutr. 73 (2001), 1045–1051.

Chytil, F.: The lungs and vitamin A. Am. J. Physiol. 262 (Lung Cell. Mol. Physiol. 6) (1992), L 517–27.

Connet, J.E., Kuller, L.H., Kjelsberg, M.O. et al.: Relationship between carotinoids and cancer: the multiple risk factor intervention trial (MRFIT) study. Cancer, 64 (1989), 126–134.

Council for Responsible Nutrition (1987); Benefits of Nutritional Supplements. Washington, D.C.

Coutsoudis, A., Broughton, M., Coovadia, H.M.: Vitamin A supplementation reduces measles morbidity in young African children: a randomised placebo-controlled, double-blind trial. Am J. Clin. Nutr. 54 (1991), 890–95.

DeLuca, L.M., Silverman-Jones, C.S., Rimoldi, D., Creek, K.E., Warren, C.D.: Retinoids and Glycosylation. Chemica Scripta 27 (1987), 193–198.

DeLuca, L.M.: The direct involvement of Vitamin A in glykosyl transfer reactions of mammalian membrane. Vitam. and Horm. 35 (1977), 1–57.

DeLuca, L.M., Sly, L., Jones, C.S., Chen, L.C.: Effects of dietary retinoic acid on skin papilloma and carcinoma formation in female SENCAR mice. Carcinogenesis 14 (1993), 539–42.

DeLuca, L.M., Darwiche, N., Celli, G.,

Kosa, K., Jones, C., Ross, S. and Chen, L.C.: Vitamin A in Epithelial Differentation and Skin Carcinogenesis. Nutr. Rev. 52 (1994), S 45–S 52.

Degos, L., Chomienne, C., Daniel, M.T., et al.: Treatment of first relapse in acute promyelocytic leukaemia with all-trans-retinoic acid. Lancet 336 (1990), 1440–41.

Dennert, G. Lotan, R.: Effects of retinoic acid on the immune system; stimulation of T Killer Cell induction. Eur. J. Immunol. 23 (1978), 8.

Dennert, G.: Retinoids and the immune system: immunostimulation by vitamin A. In: Sporn MB et al., eds. The retinoids, Vol. 2, New York: Academic, 1984, 373.

Deutsche Gesellschaft für Ernährung (DGE): Empfehlungen für die Nährstoffzufuhr. Umschau-Verlag, Frankfurt 1991.

Deutsche Gesellschaft für Ernährung (DGE, Hrsg.) : Vitamin A, β-Carotin. In: Referenzwerte für die Nährstoffzufuhr, 1. Auflage, Umschau/Braus-Verlag, Frankfurt a.M. 2000, S. 69ff.

Dudas, I., Czeisel, A.E.: Use of 6000 I.U. vitamin A during early pregnancy without teratogenic effect. Teratology 45 (1992), 335–336.

Duggan, C., Colin, A.A., Agil, A, Higgins, L., Rifai, N.: Vitamin A status in acute exacerbations of cystic fibrosis. Am. J. Clin. Nutr. 64 (1996), 635–639.

Ellis, C.N., Voorhees, J.J.: Etretinate therapy. J. Am. Acad. Dermatol. 16 (1987), 267–91.

Ernährungsbericht 1984 im Auftrag des Bundesministers für Jugend, Familie, Frauen und Gesundheit und des Bundesministers für Ernährung, Landwirtschaft und Forsten, Umschau-Verlag, Frankfurt 1984.

Ernährungsbericht 1988 im Auftrag des Bundesministers für Jugend, Familie,

Frauen und Gesundheit und des Bundesministers für Ernährung, landwirtschaft und Forsten, Umschau-Verlag, Frankfurt 1988.

Ernährungsbericht 1992 im Auftrag des Bundesministers für Jugend, Familie, Frauen und Gesundheit und des Bundesministers für Ernährung, Landwirtschaft und Forsten, Umschau-Verlag, Frankfurt 1992.

Evain-Brion, D., Porquet, D., Théroud, P., Fjellestad-Paulsen, A., Grenèche, M., François, L., Czernichow, P.: Vitamin A deficiency and nocturnal growth hormone secretion in short children. Lancet 343 (1994), 87–88.

Evans, R.M.: The steroid and thyroid hormone receptor super family. Science 240 (1988), 889–895.

FAO/WHO Requirements of vitamin A, iron, folate and vitamin B12. Rome: FAO Food Nutr. Ser. no 23, 1888.

Fawzi, W., Mbise, R., Spiegelman, D., Fataki, M., Hertzmark, E., Ndossi, G.: Vitamin A supplements and diarrheal and respiratory tract infections among children in Dar es Salaam, Tanzania. J. Pediatr. 137 (2000), 660–667.

Fawzi, W., Mbise, R., Hertzmark, E., Fataki, M., Herrera, M.G., Ndossi, G. et al.: A randomized trial of vitamin A supplements in relation to mortality among HIV-infected and uninfected children in Tanzania. Pediatr. Infect. Dis. J. 18 (1999), 127–133.

Fawzi, W., Mbise, R., Fataki, M., Herrera, M.G., Kawau, F., Hertzmark, E. et al.: Vitamin A supplements and severity of pneumonia among children admitted to hospital in Dar es Salaam, Tanzania. Am. J. Clin. Nutr. 68 (1998), 187–192.

Fenaux, P., Le Deley, M.C., Castaigne, S., Archimbaud, E., Chomienne, C., Link, H., Guerci, A., Duarte, M., Daniel, M.T., Bowen, D. et al.: Effect of all transretinoic acid in newly diagnosed acute promyelocytic leukemia. Blood 82 (1993), 3241–49.

Food and Nutrition Board. Recommended Dietary Allowances. 10th ed. Washington DC: National Academy Press, 1989.

Freudenheim, J.L., Johnson, N.E., Smith, E.L.: Relationships between usual nutrient intake and bone-mineral content of women 35–65 years of age: longitudinal and cross-sectional analysis. Am. J. Clin. Nutr. 44 (1986), 863–876.

Friedman, A., Meidovsky, A., Leitner, G., Sklan, D.: Decreased resistance and immune response to Escherichia coli in chicks with low or high intakes of vitamin A. J. Nutr. 121 (1991), 395–400.

Friedman, A., Sklan, D.: Impaired T lymphocyte immune response in vitamin A depleted rats and chicks. Br. J. Nutr. 62 (1989a), 439–449.

Friedman, A., Sklan, D.: Antigen-specific immune response impairment in the chick as influenced by dietary vitamin A. J. Nutr. 119 (1989b), 790–795.

Friedrich, W.: In: Handbuch der Vitamine. Hrsg. von W. Friedrich, Urban und Schwarzenberg-Verlag, München–Wien–Baltimore 1987.

Futoryan, T. und Gilchrest, B.A.: Retinoids and the skin. Nutr. Rev. 52 (1994), 299–310.

Garcia-Casal, M.N., Layrisse, M., Solano, L., Baron, M.A., Arguello, G., Lloera, D., Ramizel, J., Leeb, I., Trooper, E.: Vitamin A and β-carotene can improve non-heme iron absorption from rice, wheat and corn by humans. J. Nutr. 128 (1998), 646–650.

Gaßmann, B.: Dietary Reference Intakes (DRI), Report 4: Vitamine A und K. Ernährungs-Umschau 48 (2001), 109–112.

Gaziano, J.M., Manson, J.A., Ridker, P.M., Buring, J.E., Hennekens, C.H.: Betacarotene therapy for chronic stable angina. American Heart Ass. Meeting, 63rd Scientific Session, Nov 12–15, Dallas 1990.

Gopaldas, T., Gujral, S., Abbi, R.: Prevalence of xerophthalmia and efficacy of vitamin A prophylaxis in preventing xerophthalmia co-existing with malnutrition in rural Indian children. J. Tropical Pediatrics 39 (1993), 205–208.

Gouveia, J., Mathe, G., Hercend, T.: Degree of bronchial metaplasia in heavy smokers and its regression after treatment with a retinoid. Lancet II (1982), 710–712.

Gerlach, Th., Biesalski, H.K., Bässler, K.H.: Serum-Vitamin A-Bestimmungen und ihre Aussagekraft zum Vitamin A-Status. Z. Ernährungswiss. 27 (1988), 57–70.

Green, M.H., Green, J.B. J. Nutr. 124 (1994), 2477.

Greene, H.L., Hambidge, K.M., Schanler, R., Tsang, R.C.: Guidelines for the use of vitamins, trace elements, calcium, magnesium and posphorus in infants and children receiving total parenteral nutrition: report of the sub-committee of pediatric parenteral nutrient requirements from the committee on clinical practice issues of the American Society for clinical nutrition. Am. J. Clin. Nutr. 48 (1988), 1324–1342.

Griffiths, J.: The vitamin A paradox. J. Pediatr. 137 (2000), 604 –607.

Gujral, S., Abbi, R., Gopaldas, T.: Xerophthalmia, vitamin A supplementation and morbidity in children. J. Tropical Pediatrics 39 (1993), 89–92.

Gutcher, G.R., Lax, A.A., Farrell, P.M.: Vitamin A losses to plastic intravenous infusion devices and improved method of delivery. Am. J. Clin. Nutr. 40 (1984), 8–13.

Hatchigian, E.A., Santos, J.I., Broitman, S.A., Vitale, J.J.: Vitamin A supplementation improves macrophage function and bacterial clearance during experimental Salmonella infection. Proc. Soc. Exp. Biol. Med. 191 (1989), 47–54.

Helgerud, P., Petersen, L.B., Norum, K.R.: Retinol esterification by microsomes from the mucosa of human small intestine. Evidence for acyl-coenzyme A retinol acyltransferase activity. J. Clin. Invest. 71 (1983), 747–753.

Herbeth, B., Zittoun, J., Miravet, L., Bourgeay-Causse, M., Carre-Guery, G., Delacoux, E., Le Devehat, C., Lemoine, A., Mareschi, J.P., Martin, J.: Reference intervals for vitamins B1, B2, E, D, retinol, beta-carotene, and folate in blood : usefulness of dietary selection criteria. Clin. Chem. 32 (1986), 1756–1759.

Hong, W.K., Endicott, J., Itri, L., et al.: 13-cis-retinoic acid in the treatment of oral leukoplakia. N. Engl. J. Med. 315 (1986), 1501–1505.

Hong, W.K., Lippman, J.M., Itri, L., et al.: Prevention of second primary tumors with isotretinoin in squamous cell carcinoma of the head and neck. N. Engl. J. Med. 323 (1990), 795–801.

Houtkooper, L.B., Ritenbaugh, C., Aickin, M., Lohman, T.G., Going, S.B., Weber, J.L., Greaves, K.A., Boyden, T.W., Pamenter, R.W., Hall, M.C.: Nutrients, body composition and exercise are related to change in bone mineral density in premenopausal women. J. Nutr. 125 (1995), 1229–1237.

Howard, L., Chu, R., Feman, S., Mintz, H., Ovesen, L., Wolf, B.: Vitamin A deficiency from long-term parenteral nutrition. Ann. Int. Med. 93 (1980), 576– 577.

Hume, E.M., Krebs, H.A.: Med Res. Counc. (Gt. Brit.), Spec. Rep. Ser. 264 (1949).

Humphrey, J.H., Rice, A.L.: Vitamin A supplementation of young infants. The Lancet 356 (2000), 422–424.

Humphrey, J.H., West, K.P., Sommer, A.: Vitamin A deficiency and attributable mortality among under-5-year-olds. Bull World Health Organ 70 (1992), 225–32.

Hussey, G.D., Klein, M.A.: Randomized, controlled trial of vitamin A in children with severe measles. N. Engl. J. Med. 323 (1990), 160–64.

IUPAC-IUB Joint Commission on Biochemical Nomenclature. Nomenclature of retinoids, Recommendations 1981. Eur. J. Biochem. 129 (1982), 1–5.

Jetten, A.M.: Modulation of cell growth by retinoids and their possible mechanisms of action. Fed. Proc. 43 (1984), 134–139.

Kancha, R.K. und Anasuya, A.: Contribution of vitamin A deficiency to calculogenic risk factors of urine: Studies in children. Biochem. Med. Metabol. Biol. 47 (1992), 1–9.

Kohlhäufl, M., Häussinger, K., Stanzel, F., Markus, A., Tritschler, J., Mühlhöfer, A., Morresi-Hauf, A., Golly, I., Scheuch, G., Jany, B.H., Biesalski, H.K.: Inhalation of aerosolized Vitamin A: Reversibility of metaplasia and dysplasia of human respiratory epithelia. A prospective pilot study. Eur. J. Med. Res. 7 (2002), 1–7.

Krasinski, S.D., Cohn, J.S., Schaefer, E.J., Russell, R.M. J. Clin. Invest. 85 (1990), 883.

Krinski, N.I.: Carotenoids and cancer in animal models. J. Nutr., 119 (1989), 123–126.

Lachance, P.: Dietary intake of carotenes and the carotene gap. Clinical Nutr. 7 (1988), 116–122.

Landman, J., Sive, A., Heese, H.D., Van der Elst, C., Sacks, R.: Comparison of enteral and intramuscular vitamin A supplementation in preterm infants. Early Human Development 30 (1992), 163–170.

Leo, M.A., Lieber, C.S.: Alcohol, vitamin A, and beta-carotene: Adverse interactions, including hepatotoxicity and carcinogenicity. Am. J. Clin. Nutr. 69 (1999), 1071–1085.

Leo, M.A., Sato, M., Lieber, C.S.: Effect of hepatic vitamin A depletion on the liver in humans and rats. Gastroenterology 84 (1983), 562–572.

Lie, C., Ying, C., Wang, E.L., Brun, T., Geissler, C.: Impact of large-dose vitamin A supplementation on childhood diarrhoea, respiratory disease and growth. Eur. J. Clin. Nutr. 47 (1993), 88–96.

Lorenz, J., Biesalski, H.K.: Vitamin A-Mangel und Bronchialkarzinom: Perspektiven der Chemoprävention bronchialer Tumoren, Pneumologie 47 (1993), 657–665.

Lowry, S.f., Brennan, M.F.: Vitamin requirements of intravenously fed man. J. Envir. Pathol. Tox. 5 (1985), 91–103.

Lynch, S.R.: Interaction of iron with other nutrients. Nutr. Rev. 55 (1997), 102–110.

Madani, K.A., Elmongy, M.B.: Role of vitamin A in cancer. Nutr. Res. 6 (1986), 863–875.

Mahmoud, H., Hurwitz, A., Roberts, W., Santana, M., Ribeiro, C. Krance, A.: Tretinoin toxicity in children with acute promyelocytic leukaemia, Lancet 342 (1993), 1394–95.

Manson, J.A., Stampfer, M.J., Willett, W.C., Colditz, G.A., Rosner, B., Speizer, F., Hennekens, C.H.: A prospective study of antioxidant vitamins and incidence of coronary heart disease in women. American Heart Ass Meeting, 64rd Scientific Session, Nov. 11–14, Anaheim 1991.

Mangelsdorf, D.J., Ong, E.S., Dyck, J.A., Evans, R.M.: Nuclear receptor that identifies a novel retinoic acid response pathway. Nature 345 (1990), 224–229.

Mangelsdorf, D.J.: Vitamin A Receptors. Nutr. Rev. 52 (1994), S 32–S 44.

Mathe, G., Gouveia, J. Hercend, T., Gros, F., Dorval, T.: Detection of precancerous bronchus metaplasia in heavy smokers and its regression following retinoid treatment. Modulation and mediation of cancer by vitamins. (1983), 317–321.

McDowell, E.M., Keenan, K.P., Huang, M.: Effects of vitamin A deprivation on hamster tracheal epithelium. Virchows Arch. (Cell Pathol.) 45 (1984), 197–219.

McGuire, B.W., Orgebnin-Crist, M.-C., Chytil, F.: Autoradiographic localization of serum retinol-binding protein in rat testis. Endocrinology 108 (1981), 658–667.

Melhus, H., Michaelsson, K., Kindmark, A., Bergstrom, R., Holmberg, L., Mallmin, H., Wolk, A., Ljunghall, S.: Excessive dietary intake of vitamin A is associated with reduced bone mineral density and increased risk for hip fracture. Ann. Intern. Med. 129 (1998), 770–778.

Melvyn, S., Tockman, M.D., Anthonisen, N.: Airways obstruction and the risk of lung cancer. Ann. Int. Med. 106 (1987), 512–518.

Miller, R.K., Hendrickx, A.G., Mills, J.L., Hummler, H., Wiegand, U.W.: Periconceptional vitamin A use: How much is teratogenic? Reprod. Toxicol. 12 (1998), 75–88.

Monographie «Retinol und seine Ester», Bundesanzeiger Nr. 86 vom 6.5. 1994.

Montreevasuat, N., Olson, J.A.: Serum and liver concentration of vitamin A in Thai fetuses as a function of gestational age. Am. J. Clin. Nutr. 32 (1979), 601–6.

Morabia, A., Menkes, M.J., Comstock, G.W., Tockman, M.S.: Serum retinol and airway obstruction. Am. J. Epidemiol. 132 (1990), 77–82.

Morabia, A., Sorenson, A., Kumanyika, S.K., Abbey, H.: Vitamin A, cigarette smoking and airway obstruction. Am. Rev. Resp. Dis. 140 (1989), 1312–1316.

Moriarty, M., Dunn, J., Darragh, A., Brick, I., Lambe, R.: Etretinate in the treatment of actinic keratosis. Lancet 2 (1982), 364–5.

MSD-Manual der Diagnostik und Therapie, Urban und Schwarzenberg, München (1993), 287.

Muslimatun, S., Schmidt, M.K., Schultink, W., West, C.E., Hautvast, J.G., Gross, R., Muhilal: Weekly supplementation with iron and vitamin A during pregnancy increases hemoglobin concentration but decreases serum ferritin concentration in indonesian pregnant women. J. Nutr. 131 (2001 a), 85–90.

Muslimatun, S., Schmidt, M.K., West, C.E., Schultink, W., Hautvast, J.G., Karyadi, D.: Weekly vitamin A and iron supplmentation during pregnancy increases vitamin A concentration of breast milk but not iron status in indonesian lactating women. J. Nutr. 131 (2001 b), 2664–2669.

Mwanri, L., Worsley, A., Ryan, P., Masika, J.: Supplemental Vitamin A improves anemia and growth in anemic school children in Tanzania. J. Nutr. 130 (2000), 2691–2696.

Napoli, J.L. et al.: Vitamin A metabolism: α-tocopherol modulates tissue retinol levels in vivo and retinyl palmitate hydrolysis in vitro. Arch. Biochem. Biophys. 230 (1984), 194–202.

Navarro, J., Causse, M.B., Desquibet, N., Herve, F., Lallemand, D.: The vitamin A status of low birth weight infants and their mothers. J. Pediatr. Gastroenterol. Nutr. 3 (1984), 744–8.

Nettesheim, P., Snyder, S., Kim, J.C.S.: Vitamin A and the susceptibility of respiratory tract tissues to carcinogenic insult. Environ. Health. Perspect. 29 (1979), 89–93.

Northway, W.H., Rosan, R.C., Porter, D.Y.: Pulmonary disease following respiratory therapy of hyalinemembrane disease: bronchopulmonary dysplasia. N. Engl. J. Med. 276 (1967), 357.

Nutr. Rev. 40 (1982), 187.

O'Brien, D.F.: Science 218 (1982), 961.

Olson, J.A.: Vitamin A. In: Handbook of Vitamins (L.J. Machlin, ed.), Marcel Dekker, New York, Basel 1984.

Olson, J.A., Gunning, D.B., Tilton, R.A.: Liver concentrations of Vitamin A and carotinoids as a functions of age and other parameters of American children who died of various causes. Am. J. Clin. Nutr. 39 (1984), 903–910.

Ong, D.E., Kakkad, B., MacDonald, P.N.: Acyl-CoA-independent esterification of retinol bound to cellular retinol-binding protein (type II) by microsomes from rat small intestine. J. Biol. Chem. 262 (1987), 2729–2736.

Pastorino, U., Infante, M., Maioli, M., Chiesa, G., Buyse, M., Firket, P., Rosmentz, N., Clerici, M., Soresi, E., Valente, M., Belloni, P. and Ravasi, G.: Adjuvant treatment of stage I lung cancer with high-dose Vitamin A, J. Clin. Oncol. 11 (1993), 1216–22.

Peck, G.L., Olsen, T.G., Yoder, F.W., et al.: Prolonged remissions of cystic and conglobate acne with 13-cis- RA. N. Engl. J. Med. 300 (1979), 329–33.

Petkovich, M., Brand, N.J., Krust, A., Chambon, P.: A human retinoic acid receptor which belongs to the family of nuclear receptors. Nature 330 (1987), 444–450.

Pinnock, C.B., Douglas, R.M., Badcock, N.R.: Vitamin A status in children who are prone to respiratory tract infections. Austr. Paediatr. J. 22 (1986), 95–99.

Prabhala, R.H., Garewal, H.S., Hicks, M.J., Sampliner, R.E., Watson, R.R.: The effects of 13-cis-retinoic acid and beta-carotene on cellular immunity in humans. Cancer 67 (1991), 1556–60.

Rahman, M.M., Mahalanabis, D., Alvarez, J.O., Wahed, M.A., Islam, M.A., Habte, D., Khaled, M.A.: Acute respiratory infectious prevent improvement of vitamin A status in young infants supplemented with vitamin A. J. Nutr. 126 (1996), 628–633.

Raica, N., Scott, J., Lowry, L. and Sauberlich, H.E.: Vitamin A concentration in human tissues colleted from five areas in the United States. Am. J. Clin. Nutr. 25 (1972), 291.

Rapoport, S.M.: Medizinische Biochemie. Verlag Volk und Gesundheit, 5. Auflage, Berlin 1969.

Recommended Dietary Intakes Around the World. A Report by Committee 1/5 of the international Union of Nutritional Sciences (1982). Commonwealth Agricultural Bureaux, John Wiley & Sons LTD, Nutrition Abstracts and Reviews. Reviews in Clinical Nutrition 53 (1983), 11.

Reidl, L., Jones, R.: Bronchial mucosal cells. Fed. Proc. 38 (1979), 191.

Roberts, A.B. & Sporn, M.B.: Cellular biology and biochemistry of retinoids. In: The Retinoids, Hrsg. Sporn, M.B. Academic Press, Orlando (1984).

Rosales, F.J., Jang, J.T., Pinero, D.J., Erikson, K.M., Beard, J.L., Ross, A.C.: Iron deficiency in young rats alters the distribution of vitamin A between plasma and liver and between hepatic retinol and retinyl esters. J. Nutr. 129 (1999), 1223–1228.

Rosales, F.J., Ritter, S.J., Zolfaghari, R., Smith, J.E., Ross, A.C.: Effect of acute inflammation on plasma retinol, retinol-binding protein, and its mRNA in the liver and kidneys of vitamin A-sufficient rats. J. Lipid Res. 37 (1996), 962 –971.

Ross, A.C.: Vitamin A status: relationship to immunity and antibody response. Proc. Soc. Exp. Biol. Med. 200 (1992), 303–320.

Ross, A.C.: Adressing research questions with national survey data – the relation of vitamin A status to infection and inflammation. Am. J. Clin. Nutr. 72 (2000), 1069 –1070.

Rothman, K.J., Moore, L.L., Singer, M.R., Nguyen, U.D.T., Mannino, S., Milunsky, A.: Teratogenicity of high vitamin A intake. N. Engl. J. Med. 333 (1995), 1369–1373.

Rutten, A., Wilmer, J.W., Beems, R.B.: Effects of all-trans retinol and cigarette smoke condensate on hamster tracheal epithelium in organ culture. Virch. Arch. 55 (1988), 167–175.

Sankaranarayanan, R., Mathew, B., Varghese, C. et al.: Chemoprevention of Oral Leukoplakia with Vitamin A and Beta Carotene: an Assessment. Oral Oncology 33 (1997), 231 –236.

Sauberlich, H.e., Hodges, R.E., Wallace, D.L., Kolder, H., Canham, J.E., Hood, J., Raica, N., Lowry, L.K.: Vitamin A Metabolism and Requirements in the Human Studied with the Use of Labeled Retinol. Vitam. Hormones 32 (1974), 251–275.

Seeliger, M.W., Biesalski, H.K., Wissinger, B., Gollnick, H., Gielen, S., Frank, J., Beck, S., Zrenner, E.: Phenotype in Retinol Deficiency Due to Hereditary Defect in Retinol Binding Protein Synthesis. Invest. Ophthalmol. Vis. Sci. 40 (1999), 3–11.

Semba, R.D.: Vitamin A, immunity, and infection. Clin. Infect. Dis. 19 (1994), 489–499.

Semba, R.D., Miotti, P.G., Chiphangwi, J.D., Saah, A.J., Canner, J.K., Dallabetta, G.A., Hoover, D.R.: Maternal vitamin A deficiency and mother-to-child transmission of HIV-1. Lancet 343 (1994), 1593–7.

Semba, R.D., Muhilal, Ward, B.J. et al.: Abnormal T-cell subset proportions in Vitamin A-deficient children. Lancet 341 (1993), 5–8.

Semba, R.D., Muhilal, West, K.P., Natadisastra, G., Eisinger, W., Lan, Y., Sommer, A.: Hyporetinolemia and acute phase proteins in children with and without xerophthalmia. Am. J. Clin. Nutr. 72 (2000), 146 –153.

Sempertegui, F., Estrella, B., Camaniero, V., Betancourt, V., Izurieta, R., Ortiz, W. et al.: The beneficial effects of weekly low-dose vitamin A supplementation on acute lower respiratory infections and diarrhea in Ecuadorian children. Pediatrics 104 (1999), E1.

Sheani, J.P., Kennedy, K.A., Chytil, F., Stahlman, M.T.: Clinical trial of vitamin A supplementation in infants susceptible to bronchopulmonary dysplasia. J. Pediatr. 111 (1987), 269–277.

Shenai, J.P., Chytil, F., Jhaveri, A., Stahlman, M.T.: Plasma vitamin A and retinol-binding protein in premature and term neonates. J. Pediatr. 99 (1981), 302– 5.

Shenai, J.P., Chytil, F., Stahlmann, M.T.: Vitamin A status of neonates with bronchopulmonary dysplasia. Pediatr. Res. 19 (1985), 185.

Shibata, A., Sasaki, R., Ito, Y., Hamajima, N., Suzuki, S., Ohtani, M., Aoki, K.: Serum concentration of beta-carotene and intake frequency of green-yellow vegetables among healthy inhabitants of Japan. Int. J. Cancer 44 (1989), 48–52.

Skillrud, D.M., Offord, K.P., Miller, R.D.: Higher risk of lung cancer in chronic obstructive pulmonary disease. A prospective, matched, controlled study. Ann. Int. Med. 105 (1987), 503–507.

Sommer, A.: Field guide to the detection and control of xerophthalmia. 2nd ed. Geneva: World Health Organization (1982), 1–58.

Sommer, A., Vitamin A, infectious disease, and childhood mortality: a 2 solution? J. Invect. Dis. 165 (1993), 1003–7.

Sommer, A., Hussaini, G., Tarwotjo, I., Susanto, D.: Increased mortality in children with mild Vitamin A deficiency. Lancet (1983), 585–588.

Sommer, A., Katz, J., Tarwotjo, I.: Increased risk of respiratory disease and diarrhoe in children with preexisting mild vitamin A deficiency. Am. J. Clin. Nutr. 40 (1984), 1090–1095.

Souci, S.W., Fachmann, W., Kraut, H.: Die Zusammensetzung der Lebensmittel. Nährwert-Tabelle, Stuttgart 1989.

Sowers, M.R., Wallace, R.B.: Retinol, supplemental vitamin A and bone status. J. Clin. Epidemiol. 43 (1990), 693–699.

Sporn, M.B. and Roberts, A.B.: Role of retinoids in differentiation and carcinogenesis. Cancer research 43 (1983), 3034–3040.

Stephensen, C.B.: When does hyporetinolemia mean vitamin A deficiency? Am. J. Clin. Nutr. 72 (2000), 1–2.

Stephensen, C.B., Alvarez, J.O., Kohatsu, J., Hardmeier, R., Kennedy, J.I., Gammon, R.B.: Vitamin A is excreted in the urine during acute infection. Am. J. Clin. Nutr. 60 (1994), 388–92.

Stich, H.F., Mathew, B., Sankaranarayanan, R., Nair, M.K.: Remission of precancerous lesions in the oral cavity of tobacco chewers and maintenance of the protective effect of betacarotene or vitamin A. Am. J. Clin. Nutr., 53 (1991), 298–304.

Stryer, L.: Die Sehkaskade. Spektrum der Wissenschaft (1987), 86–95.

Suharno, D., West, C.E., Muhilal, Karyadi, D., Hautvast, J.G.: Supplementation with vitamin A and iron for nutritional anaemia in pregnant women in West Java, Indonesia. The Lancet 342 (1993), 1325–1328.

Tallman, M.S., Andersen, J.W., Schiffer, C.A., Appelbaum, F.R., Feusner, J.H., Ogden, A., Shepherd, L., Willman, C., Bloomfield, C.D., Rowe, J.M., Wiernik, P.H.: All-trans-Retinoic Acid in Acute Promyelocytic Leukemia. N. Engl. J. Med. 337 (1997), 1021–1028.

Tarwotjo, I., Gunawan, S., Reedy, S., ten Doesschate, J., House, E., Pettis, S.: An evaluation of the vitamin A deficiency prevention pilot project in Indo-nesia, 1973–1975. New York: American Foundation for the Overseas Blind, 1975.

Teratology Society Position Paper: Vitamin A during Pregnancy, Recommendations for Vitamin A Use during Pregnancy. Teratology 35 (1987), 268–275.

Twining, S.S., Schulte, D.P., Wilson P.M., Fish, B.L., Moulder, J.E.: Vitamin A Deficiency Alters Rat Neutrophil Function. J. Nutr. 127 (1997), 558–565.

Trumbo, P., Yates A.A., Schlicker, S., Poos, M.: Dietary Reference Intakes: Vitamin A, Vitamin K, Arsenic, Boron, Chromium, Copper, Iodine, Iron, Manganese, Molybdenum, Nickel, Silicon, Vanadium, and Zinc. J. Am. Diet. Assoc. 101 (2001), 294–301.

Umesono, K., Giguère, V., Glass, C.K., Rosenfeld, M.G., Evans, R.M.: Retinoic acid and thyroid hormone induce gene expression through a common responsive element. Nature 336 (1988), 262–5.

Udomkesmalee, E., Dhanamitta, S., Sirisinha, S., Chatroenkiathul, S., Tuntipopit, S., Banjong, O., Rojroongwasinkul, N.: Effects of zinc in supplementation on the nutriture of children in Northeast Thailand. Am. J. Clin. Nutr. 56 (1992), 50–57.

Underwood, B.: Hypovitaminosis A: International Programmatic Issues. J. Nutr. 124 (1994), 1467 S–72 S.

Underwood, B.: Vitamin A in animal and human nutrition. In: The Retinoids I, Sporn, M., Academic Press, Orlando (1984).

Underwood, B.: Maternal vitamin A status and its importance in infancy and early childhood. Am. J. Clin. Nutr. 59 (1994), 517 S–24 S.

UNICEF. The state of the world's children 1998. New York: Oxford University Press, 1997.

United Nations Administrative Committee on Coordination/ Subcommittee on Nutrition (ACC/SCN). Third report on the world nutrition situation. Geneva: World Health Organization, 1997.

van Dokkum, W.: Retinol, total carotenoids, beta-carotene, and tocopherols in total diets of male adolescents in the Netherlands. J. Agric. Food Chem. 38 (1990), 211–216.

Vernon, S.A., Neugebauer, M.A.Z., Brimlow, G., Tyrell, J.C., Hiller, E.J.: Conjunctival Xerosis in cystic fibrosis. J. Royal. Soc. Med. 82 (1989), 46–47.

Vijayaraghavan, K., Radhaiah, G., Prakasam, B., Rameshwar, K.V., Reddy, V.: Effect of a massive dose of vitamin A on morbidity and mortality in Indian children. Lancet 336 (1990), 1342–5.

Villamor, E., Fawzi, W.: Vitamin A Supplementation: Implications for Morbidity and Mortality in Children. J. Infect. Dis. 182 (2000), S 122–133.

Wald, G.: Die molekulare Basis des Sehvorgangs (Nobel-Vortrag). Angew. Chem. 80 (1968), 857–920.

Wang, X.D.: Chronic Alcohol Intake Interferes with Retinoid Metabolism and Signaling. Nutr. Rev. 57 (1999), 51–59.

Wanner, A.: Clinical aspects of mucociliary transport. Am. Rev. Respir. Dis. 116 (1977), 73.

Warrell, R.P. Jr., De The, H., Wang, Z.Y., Degos, L.: Acute promyelocytic leukaemia. N. Engl. J. Med. 329 (1993), 177–89.

Wechsler, I.: Vitamin A deficiency following small bowel bypass surgery for obesity. Arch. Dermatol. 115 (1979), 73–78.

Welty, S: Is there a Role for Antioxidant Therapy in Bronchopulmonary Dysplasia? J. Nutr. 131 (2001), 947S–950S.

Werkman, S.H., Peeples, J.M., Cooke, R.J., Tolley, E.A., Carlson, S.E.: Effect of vitamin A supplementation of intravenous lipids on early vitamin A intake and status of premature infants. Am. J. Clin. Nutr. 59 (1994), 586–92.

Werler, M.M., Lammer, E.J., Mitchell, A.A.: Teratogenicity of high vitamin A intake: reply. N. Engl. J. Med. 334 (1996), 1195 (letter).

West, C.E.: Meeting requirements for vitamin A. Nutr. Rev. 58 (2000), 341–345.

WHO (Weltgesundheitsorganisation): In point of fact No. 62/1988. Zit. in Bundesgesundheitsblatt 1 (1989), 25–26.

WHO. Safe vitamin A dosage during pregnancy and lactation. Recommendation and report from a consultation. Micronutrient series. Geneva: World Health Organization. 1998. (WHO.NUT/98.4.).

WHO/CHD Immunisation – Linked Vitamin A Supplementation Study Group. Randomised trial to assess benefits and safety of vitamin A supplementation linked to immunisation in early infancy. The Lancet 352 (1998), 1257–1263.

Wiegand, U.W., Hartmann, S., Hummler, H.: Safety of Vitamin A: Recent Results. Internat. J. Vit. Res. 68 (1998), 411–416.

Wolf, G.: The intracellular vitamin A-bin-

ding proteins: an overview of their functions. Nutr. Rev. 49 (1991), 1–12.
Wolf, G.: Multiple functions of Vitamin A. Physiol. Rev. 64 (1984), 873–937.
Wolf, G., Smas, C.M.: Retinoic Acid Induces the Degradation of the Leukemogenic Protein Encoded by the Promyelocytic Leukemia Gene Fused to the Retinoic Acid Receptor αGene. Nutr. Rev. 58 (2000), 211–213.
Wong, Y.C., Buck, R.C.: An electron microscopic study of metaplasia of the rat tracheal epithelium in vitamin A deficiency: Lab. Invest. 24 (1971), 55.
World Health 5 (1994), 30.
Yamamoto, O., Bhawan, J., Solares, G., Tsay, A.W., Gilchrest, B.A.: Ultrastructural effects of topical tretinoin on dermo-epidermal function and papillary dermis in photoaged skin. A controlled study. Br. J. Dermatol, in press.
Yang, N.Y. and Desai, I.D.: Effect of high levels of dietary vitamin E on liver and plasma lipids and fat soluble vitamins in rats. J. Nutr. 107 (1977), 1418–1426.
Zachmann, R.D.: Retinol (vitamin A) and the neonate: special problems of the human premature infant. Am. J. Clin. Nutr. 50 (1989), 413–424.
Zeng, N.X., Wang., J.L., Guo, J.Y.: Clinical investigation of vitamin A deficiency and endotoxemia in patients with liver cirrhosis. Clin. J. Int. Med. 31 (1992), 77–9.
Zhao, Z., Ross, A.C.: Retinoic Acid Repletion Restores the Number of Leukocytes and Their Subsets and Stimulates Natural Cytotoxicity in Vitamin A-Deficient Rats. J. Nutr. 125 (1995), 2064–2073.
Ziegler, R.G.: A review of epidemiologic evidence that carotenoids reduce the risk of cancer. J. Nutr., 119 (1989), 116–122.
Zile, M., Bunge, E.C., DeLuca, H.F.: Effect of vitamin A deficiency on intestinal cell proliferation in the rat. J. Nutr. 107 (1977), 552–560.
Zile, M.H., Bunge, E.C., DeLuca, H.F.: On the physiological basis of vitamin A-stimulated growth. J. Nutr. 109 (1979), 1787–1796.

Literatur zu Kap. 3.11: β-Carotin

Abdel-Fatth, G., Watzl, B., Huang, D., Watson, R.R.: Beta carotene in vitro stimulates tumor necrosis factor alpha and interleukin 1 alpha secretion by human peripheral blood mononuclear cells. Nutr. Res. 13 (1993), 863–871.
Acevedo, P., Bertram, J.S.: Liarozole potentiates the cancer chemopreventive activity of and the up-regulation of gap junctional communication and connexin 43 expression by retinoic acid and beta carotene in 10T1/2 cells. Carcinogenesis 16 (1995), 2215–2222.
Albanes, D., Heinonen, O.P., Taylor, P.R., Virtamo, J., Edwards, B.K., Rautalahti, M., Hartman, A.M., Palmgreen, J., Freedman, L.S., Haapakoski, J., Barrett, M.J., Pietinen, P., Malila, N., Tala, E., Liippo, K., Salomaa, E.R., Tangrea, J.A., Teppo, L., Askin, F.B., Taskinen, E., Erozan, Y., Greenwald, P., Huttunen, J.K.: α-Tocopherol and β-Carotene Supplements and Lung Cancer Incidence in the Alpha-Tocopherol, β-Carotene Cancer Prevention Study: Effects of Base-line Characteristics and Study Compliance. J. Natl. Cancer Inst. 88 (1996), 1560–1570.
Allard, J.P., Royall, D., Kurian, R., Muggli, R., Jeejeebhoy, K.N.: Effects of β-carotene supplementation on lipid peroxidation in humans. Am. J. Clin. Nutr. 59 (1994), 884–90.
AOV. Second International Conference. Antioxidant Vitamins and Beta-Carotene

in Disease Prevention. Berlin, October 10–12, 1994.
Apgar, J., Makdani, D., Sowell, A.L., Gunter, E.W., Hegar, A., Potts, W., Rao, D., Wilcox, A., Smith, J.C.: Serum carotenoid concentrations and their reproducibility in children in Belize. Am. J. Clin. Nutr. 64 (1996), 726–730.
AREDS (Age-Related Eye Disease Study Research Group): A randomized, placebo-controlled, clinical trial of high-dose supplementation with vitamins C and E and beta carotene for age-related cataract and vision loss: AREDS report no. 9. Arch. Ophthalmol. 119 (2001), 1439–1452.
Arden, G., Barker, F.: Canthaxanthin and the eye: a critical ocular toxicologic assessment. J. Toxicol. Cutaneous Ocul. Toxicol. 10 (1991), 115–155.
Ascherio, A., Stampfer, M.J., Colditz, G.A., Rimm, E.B., Litin, L., Willett, W.C.: Correlations of vitamin A and E intakes with the plasma concentrations of carotenoids and tocopherols among American men and women. J. Nutr. 122 (1992), 1792–1801.
Baker, D.L., Krol, E.S., Jacobsen, N., Liebler, D.C.: Reaction of beta-carotene with cigarette smoke oxidants. Identification of carotenoid oxidation products and evaluation of the prooxidant/ antioxidant effect. Chem. Res. Toxicol. 12 (1999), 535–543.
Bendich, A.: Beta-carotene and the immune response. Proc. Nutr. Soc. 50 (1991), 263–274.
Bertram, J.S., Pung, A., Churley, M., Kappock, T.J., Wilkins, L.R., Conney, R.V.: Diverse carotenoids protect against chemically induced neoplastic transformation. Carcinogenesis 12 (1991), 671–678.
Bertram, J.S.: Role of gap junctional cell / cell communication in the control of proliferation and neoplastic transformation. Radiat. Res. 123 (1990), 252–6.
Bianchi-Santamaria, A., Fedeli, S., Santamaria, L.: Short communication: possible activity of beta-carotene in patients with the AIDS related complex. A pilot study. Med. Oncol. Tumor. Pharmacother. 9 (1992), 151–3.
Biesalski, H.K.: Antioxidative Vitamine in der Prävention. Dt. Ärzteblatt, Heft 18 (1995), 1316–1321.
Biesalski, H.K., Gollwick, H., Hemmes, C.: Effekt einer Betacarotinsupplementierung auf sonneninduzierte Veränderungen der Haut. Ernährungs-Umschau 41 (1994), 91.
Biesalski H.K., Weiser H.: Vitamin A absorption and activity of different carotenoids. Int. J. Vit. Nutr. Res.
Blot, W.J., Li, J.Y. et al.: Nutrition intervention trials in Linxian, China: supplementation with specific vitamin/mineral combinations, cancer incidence, and disease specific mortality in the general population. J. Natl. Cancer Inst. 85, 1483–1492, 1993
Bonithon-Kopp, C., Coudray, C., Berr, C., Touboul, P.J., Feve, J.M., Favier, A., Ducimetiere, P.: Combined effects of lipid peroxidation and antioxidant status on carotid atherosclerosis in a population aged 59–71 y: The EVA Study. Am. J. Clin. Nutr. 65 (1997), 121–127.
Brown, L., Rimm, E.B., Seddon, J.M., Giovannucci, E.L., Chasan-Taber, L., Spiegelman, D., Willett, W.C., Hankinson, S.E.: A prospective study of carotenoid intake and risk of cataract extraction in US men. Am. J. Clin. Nutr. 70 (1999), 517–524.
Bukin, Y.V., Zaridze, D.G., Draudin-Krylenko, V.A., Orlov, E.N., Sigacheva, N.A., Dawai, F., Kurtzman, M., Schlenskaya, I.N., Gorbacheva, O.N., Nechipai,

A.M., Kuvschinov, Y.P., Poddubny, B.K., Maximovitch, D.M.: Effect of beta-carotene supplementation on the activity of ornithine decarboxylase (ODC) in stomach mucosa of patients with chronic atrophic gastritis. Eur. J. Cancer Prev. 2 (1993), 61–68.

Burton, G.W., Ingold, K.U. : Beta-carotene: an unusual type of lipid antioxidant. Science 224 (1984), 569–573.

Calzada, C., Brückdorfer, K.R., Rice-Evans, C.A.: The influence of antioxidant nutrients on platelet function in healthy volunteers. Atheroslerosis 128 (1997), 97–105.

Carlier, C., Coste, J., Etchepare, M., Périquet, B., Amédée-Manesme, O.: A randomised controlled trial to test equivalence between retinyl-palmitate and β-carotene for Vitamin A deficiency. BMJ 307 (1993), 1106–10.

Canfield, L.M., Bulux, J., Quan-de Serrano, J., Rivera, C., Lima, A.F., Lopez, C.Y., Perez, R., Khan, L.K., Harrison, G.G., Solomons, N.W.: Plasma response to oral beta-carotene in Guatemalan schoolchildren. Am. J. Clin. Nutr. 1991, 54, 539– 547.

Chasan-Taber, L., Willett, W.C., Seddon, J.M., Stampfer, M., Rosner, B., Colditz, G.A., Speizer, F.E., Hankinson, S.E.: A prospective study of carotenoid and vitamin A intakes and risk of cataract extraction in US women. Am. J. Clin. Nutr. 70 (1999), 509–516.

Chaudhy, N.A., Jafarey, N.A., Ibrahim, K.: Plasma vitamin A and carotene levels in relation to the clinical stages of carcinoma of the oral cavity and oropharynx. J. Pakistan. Med. Assoc. 30 (1980), 221–3.

Chen, L.C., Sly, L., Jones, C.S., Tarone, R., De Luca, L.M.: Differential effects of dietary β-carotene on papilloma and carcinoma formation induced by an initiation-promotion protocol in SENCAR mouse skin. Carcinogenesis 14 (1993), 713–7.

Chug-Ahuja, J.K., Holden, J.M. et al.: The development and application of a carotenoid database for fruits, vegetables, and selected multicomponent foods. J. Am. Diet. Assoc., 93, 318–323, 1993.

Code of US Federal Regulations, 1993, § 184.1245, § 182.5254.

Comstock, G.W., Helzlsouer, K.J., Bush, T.L.: Prediagnostic serum levels of carotenoids and vitamin E as related to subsequent cancer in Washington County, Maryland. Am. J. Clin. Nutr. 53 (1991), 260 S–264 S.

Coodley, G., Girard, D.E.: Vitamins and minerals in HIV infection. J. Gen. Intern. Med. 6 (1991), 472–479.

Coodley, G.D., Nelson, H.D., Loveless, M.O., Folk, C.: β-Carotene in HIV infection. J. Acquir. Immune. Defic. Syndr. 6 (1993), 272–6.

Corbett, M., Hawk, J., Herxheimer, A., Magnus, I.: Controlled therapeutic trials in polymorphic light eruption. Br. J. Dermatol. 107 (1982), 571–581.

Corridan, B.M., O'Donoghue, M., Hughes, D.A., Morrissey, P.A.: Low-dose supplementation with lycopene or beta-carotene does not enhance cell-mediated immunity in healthy free-living elderly humans. Eur. J. Clin. Nutr. 55 (2001), 627–635.

Costantino, J.P., Kuller, L.H., Begg, L., Redmond, C.K., Bates, M.W.: Serum level changes after administration of a pharmacologic dose of beta-carotene. Am. J. Clin. Nutr. 1988, 48, 1277–1283.

Daudu, P.A., Kelley, D.S., Taylor, P.C., Burri, B.J., Wu, M.M.: Effect of a low β-carotene diet on the immune functions of adult women. Am. J. Clin. Nutr. 60 (1994), 969–72.

Deutsche Gesellschaft für Ernährung: Empfehlungen für die Nährstoffzufuhr. Umschau-Verlag, Frankfurt, 1991.

De Vet, H.C., Knipschild, P.G., Willebrand, D., Schouten, H.J., Sturmans, F.: The effect of beta-carotene on the regression and progression of cervical dysplasia: a clinical experiment. J. Clin. Epidemiol. 44 (1991), 273–283.

Dimitrov, N.V., Meyer, C., Ullrey, D.E., Chenboweth, W., Michelakis, A., Malone, W., Boone, C., Fink, G.: Bioavailability of β-carotene in humans. Am. J. Clin. Nutr. 1988, 48: 298–304.

EDCCSG (Eye Disease Case-Control Study Group): Antioxidant status and neovascular age-related macular degeneration. Arch. Ophthalmol. 111 (1993), 104–109.

Eichholzer, M., Stähelin, H.B.: Antioxidative Vitamine und Krebs – eine Übersicht. Akt. Ernähr. Med., 19, 2–11, 1994.

Erdman, J.: The physiologic chemistry of carotenes in man. Clin. Nutr. 1988, 7: 101.

Evans, R.W., Shaten, B.J., Day, B.W., Kuller, L.H.: Prospective association between lipid soluble antioxidants and coronary heart disease in men: The Multiple Risk Factor Intervention Trial. Am. J. Epidemiol. 147 (1998), 180–186.

Food and Nutrition Board/Institute of Medicine. Dietary reference intake for vitamin C, vitamin E, Selenium and Carotenoids. Advance Copy. national Academy Press, Washington D.C., 2000.

Food and Nutrition Board: Vitamin A In: The recommended dietary allowances. Washington DC: National Academy of Sciences. 1980, 55–60.

Foote, C.S., Denny, R.W.: Chemistry of singlet oxygen. VII. Quenching by beta-carotene. J. Am. Chem. Soc. 90 (1968) 6233–6235.

Fotouhi, N., Meydani, M., Santos, M.S., Meydani, S.N., Hennekens, C.H., Gaziano, J.M.: Carotenoid and tocopherol concentrations in plasma, peripheral blood mononuclear cells, and red blood cells after long-term β-carotene supplementation in men. Am. J. Clin. Nutr. 63 (1996), 553–558.

Frieling, U.M., Schaumberg, D.A., Kupper, T.S., Muntwyler, J., Hennekens, C.H.: A Randomized, 12-Year Primary-Prevention Trial of Beta Carotene Supplementation for Nonmelanoma Skin Cancer in the Physicians' Health Study. Arch. Dermatol. 136 (2000), 179–184.

Fukao, A., Tsubono, Y., Kawamura, M. et al.: The independent association of smoking and drinking with serum β-Carotene levels among males in Miyagi, Japan. Int. J. Epidemiol. 25 (1996), 300–306.

Fuller, C.J., Faulkner, H., Bendich, A., Parker, R.S., Roe, D.: Effect of beta-carotene supplementation on photosuppression of delayed-type hypersensitivity in normal young men. Am. J. Clin. Nutr. 56 (1992), 684–690.

Gaffney, P.T., Buttenshaw, R.L., Lovell, G.A., Kerswill, W.J., Ward, M.: β-carotene supplementation raises serum HDL-cholesterol. Aust. N. Z. J. Med. 20 (1990), Suppl. 1, 365.

Galvan-Guerra, E., Ramirez-Iglesias, T., Robles-Diaz, G., Uscanga, L., Vargas-Vorackova, F.: Diagnostic utility of serum beta-carotenes in intestinal malabsorption syndrome. Revista de Investigacion Clinica 46 (1994), 99–104.

Garewal, H.: Antioxidants in oral cancer prevention. Am. J. Clin. Nutr. 62 (suppl) (1995), 1410S–1416S.

Garewal, H., Schantz, S.: Emerging Role of β-Carotene and Antioxidant Nutrients in Prevention of Oral Cancer. Arch. Otolaryngol. Head Neck Surg. 121 (1995), 141–144.

Garewal, H.S., Meyskens, F.L., Killen, D., Reeves, D., Kiersch, T.A., Elletson, H., Strosberg, A., King, D., Steinbronn, K.: Response of oral leukoplakia to beta-carotene. J. Clin. Oncol. 8 (1990), 1715–1720.

Garewal, H.S., Ampel, N.M., Watson, R.R., Prabhala, R.H., Dols, C.L.: A preliminary trial of beta-carotene in subjects infected with the human immunodeficiency virus. J. Nutr. 122 (1992), 728–732.

Gartner, C., Stahl, W., Sies, H.: Preferential Increase in Chylomicron Levels of the Xanthophylls Lutein and Zeaxanthin Compared to Beta-Carotene in the Human. Internat. J. Vit. Nutr. Res. 66 (1996), 119–125.

Gaßmann, B.: Dietary Reference Intakes, Report 3: Vitamine C, und E, Selen, Carotinoide. Ernährungs-Umschau 47 (2000), 265–270.

Gaziano, J.M., Hennekens, C.H.: The role of beta-carotene in the prevention of cardiovascular disease. Ann. NY Acad. Sci. 691 (1993), 148–155.

Gaziano, J.M., Hennekens, C.H.: Antioxidant Vitamins in the Prevention of Coronary Artery Disease. Cont. Int. Med. 7 (1995), 9–14.

Gaziano, J.M., Johnson, E.J., Russell, R.M., Manson, J.E., Stampfer, M.J., Ridker, P.M., Frei, B., Hennekens, C.H., Krinsky, N.I.: Discrimination in absorption or transport of β-carotene isomers after oral supplementation with either all-trans- or 9-cis-β-carotene. Am. J. Clin. Nutr. 61 (1995), 1248–1252.

Gerster, H.: Anticarcinogenic effect of common carotenoids. Internat. J. Vit. Nutr. Res., 63, 93–121, 1993.

Gerster, H.: Beta-carotene and smoking. J. Nutr. Growth Cancer 4 (1987), 45–49.

Gerster, H.: Potential role of Beta-Carotene in the prevention of cardiovascular disease. Internat. J. Vit. Nutr. Res. 61 (1991), 227–291.

Gey, K.F.: Epidemiological correlations between poor plasma levels of essential antioxidants and the role of coronary heart disease and cancer. In: Lipid-soluble antioxidants. Biochemistry and clinical applications. A.S.H. Ong, L. Packer (Hrsg.), Birkhäuser Verlag, Basel, 445–456, 1992.

Gey, K.F., Moser, U.K., Jordan, P., Stähelin, H.B., Eichholzer, M., Ludin, E.: Increased risk of cardiovascular disease at suboptimal plasma concentrations of essential antioxidants: An epidemiological update with special attention to carotene and vitamin C. Am J. Clin. Nutr. 57 (1993), 787S–797S.

Gey, K.F., Stähelin, H.B., Eichholzer, M.: Poor plasma status of carotene and vitamin C is associated with higher mortality from ischemic heart disease and stroke: Basel Prospective Study. Clin. Investig. 71 (1993), 3–6.

Gollnick, H.P.M., Hopfenmüller, W., Hemmes, C., Chun, S.C., Schmid, C., Sundermeier, K., Biesalski, H.K.: Systemic beta carotene plus topical UV-sunscreen are an optimal protection against harmful effects of natural UV-sunlight: results of the Berlin-Eilath study. Eur. J. Dermatol. 6 (1996), 200–205.

Goodman, T.: The biochemistry of the carotenoids. New York, Chapman and Hall, 1984, 22–34.

Gossage, C., Deyhim, M., Moser-Veillon, P.B., Douglas, L.W., Kramer, T.R.: Effect of β-carotene supplementation and lactation on carotenoid metabolism and mitogenic T lymphocyte proliferation. Am. J. Clin. Nutr. 71 (2000), 950–955.

Gottlieb, K., Zarling, E.J., Mobarhan, D., Bowen, Ph., Sugerman, S.: β-Carotene Decreases Markers of Lipid Peroxidation in Healthy Volunteers. Nutr. Cancer 19 (1993), 207–212.

Green, A., Williams, G., Neale, R., Hart, V., Leslie, D. et al.: Daily sunscreen application and betacarotene supplementation in prevention of basal-cell and squamous-cell carcinomas of the skin: a randomised controlled trial. Lancet 354 (1999), 723–729.

Greenberg, E.R., Baron, J.A., Stukel, T.A., Stevens, M.M., Mandel, J.S., Spencer, S.K., Elias, P.M., Lowe, N., Nierenberg, D.W., Bayrd, G., Vance, J.C., Freeman, D.H., Clendenning, W.E., Kwan, T. and the Skin Cancer Prevention Study Group: A clinical trial of beta carotene to prevent basal-cell and squamous-cell cancers of the skin. N. Engl. J. Med. 323 (1990), 789–795.

Greenberg, E.R., Baron, J.A., Tosteson, T.D., Freeman, D.H., Beck, G.J., Bond, J.H., Colacchio, T.A., Coller, J.A., Frankl, H.D., Haile, R.W., Mandel, J.S., Nierenberg, D.W., Rothstein, R., Snover, D.C., Stevens, M.M., Summers, R.W., van Stolk, U.: A clinical trial of antioxidant vitamins to prevent colorectal adenoma. N. Engl. J. Med. 331 (1994), 141–7.

Gugger, E.T., Erdman Jr., J.W.: Intracellular β-Carotene Transport in Bovine Liver and Intestine Is Not mediated by Cytosolic Proteins. J. Nutr. 126 (1996), 1470–1474.

Handelman, G.J., Packer, L., Cross, C.E.: Destruction of tocopherols, carotenoids, and retinol in human plasma by cigarette smoke. Am. J. Clin. Nutr. 63 (1996), 559–565.

Hankinson, S.E., Stampfer, M.J., Seddon, J.M., Colditz, G.A., Rosner, B., Speizer, F.E., Willett, W.C.: Nutrient intake and cataract extraction in women: a prospective study. Br. Med. J. 305 (1992), 335–339.

Health Canada. 1997. *Canada's Food Guide to Healthy Eating*. Minister of Public Works and Government Services Canada.

Heinonen, O.P., Huttunen, J.K., Albanes, D. et al.: The Alpha-Tocopherol, Beta Carotene Cancer Prevention Study Group: The effect of vitamin E and beta carotene on the incidence of lung cancer and other cancers in male smokers. N. Engl. J. Med. 330 (1994), 1029–1035.

Henderson, C.T., Mobarhan, S., Bowen, P., Stacwicz-Sapuntzakis, M., Langenberg, P., Kiani, R., Lucchesi, D., Sugerman, S.: Normal serum response to oral beta-carotene in humans. J. Am. Coll. Nutr. 1989, 8: 625.

Hennekens, C.H., Buring, J.E., Manson, J.E. et al.: Lack of effect of long-term supplementation with beta-carotene on the incidence of malignant neoplasms and cardiocascular disease. N. Engl. J. Med., 334 (1996), 1145–1149.

Hennekens, C., Buring, J., Manson, J., Stampfer, M., Rosner, B., Cook, N., Belanger, C., LaMotte, F., Gaziano, J., Ridker, P., Willet, W., Peto, R.: Lack of effect of long-term supplementation with Betacarotene on the incidence of malignant neoplasms and cardiovascular disease. N. Engl. J. Med. 334 (1996), 1145–1149.

Heseker, H., Schneider, R. et al.: Lebensmittel- und Nährstoffaufnahme Erwachsener in der BRD. Vera-Schriftenreihe, Band III, Wissenschaftlicher Fachverlag Fleck, 1994.

Hieber, A.D., King, T.J., Morioka, S., Fukushima, L.H., Franke, A.A., Bertram, J.S.: Comparative effects of all-trans beta-carotene vs. 9-cis beta-carotene on carcinogen-induced neoplastic transformation and connexin 43 expression in murine 10T1/2 cells and on the differentiation of human keratinocytes. Nutrition and Cancer 37 (2000), 234–244.

Hossain, M.Z., Wilkens, L.R., Mehta, P.P., Loewenstein, W.R., Bertram, J.S.: Enhancement of gap junctional communication by retinoids correlates with their ability to inhibit neoplastic transformation. Carcinogenesis (Lond.) 10 (1989) 1743–1748.

Hughes, D.A., Wright, A.J., Finglas, P.M., Peerless, A.C., Bailey, A.L., Astley, S.B., Pinder, A.C., Southon, S.: The effect of beta-carotene supplementation on the immune function of blood monocytes from healthy male nonsmokers. J. Lab. Clin. Med. 129 (1997), 309–317.

Ibrahim, K., Jafarey, N.A., Zuberi, S.J.: Plasma Vitamin «A» and carotene levels in squamous cell carcinoma of oral cavity and oropharynx. Clin. Oncol. 3 (1977), 203–7.

Iribarren, C., Folsom, A.R., Jacobs, D.R., Gross, M.D., Belcher, J.D., Eckfeldt, J.H.: Association of serum vitamin levels, LDL susceptibility to oxidation, and autoantibodies against MDA-LDL with carotid atherosclerosis: a case-control study. Arterioscler. Thromb. Vasc. Biol. 17 (1997), 1171–1177.

Jacques, P.F., Chylack, L.T., McGandy, R.B., Hartz, S.C.: Antioxidant Status in Persons with and without senile Cataract. Arch. Ophthalmol. 106 (1998), 337–340

Jansen, C.: β-Carotene treatment of polymorphous light eruptions. Dermatologica 149 (1974), 363–373.

Kallner, A.B., Hartmann, D., Hornig, D.H.: On the requirements of ascorbic acid in man: steady-state turnover and body pool in smokers. Am. J. Clin. Nutr. 34 (1981), 1347–1355.

Kardinaal, A.F.M., Kok, F.J., Ringstad, J., Gomez-Aracena, J., Mazaev, V.P., Kohlmeier, L., Martin, B.C., Aro, A., Kark, J.D., Delgado-Rodriguez, M., Riemersma, R.A., van't Veer, P., Huttunen, J.K., Martin-Morena, J.M.: Antioxidants in adipose tissue and risk of myocardial infarction: the EURAMIC study. Lancet 342 (1993), 1379–84.

Khachik, F., Goli, M.B. et al.: Effect of food preparation on qualitive and quantitative distribution of major carotenoid constituents of tomatoes and several green vegetables. J. Agric. Food Chem., 40, 390–398, 1992.

Khachik, F., Spangler, C.J., Smith, J. C., Canfield, L.M., Steck, A., Pfander, H.: Identification, quantification, and relative concentrations of carotenoids and their metabolites in human milk and serum. Anal. Chem. 69 (1997), 1873–1881.

Klipstein- Grobusch, K., Geleijnse, J.M., den Breeijen, J.H., Boeing, H., Hofmann, A., Grobbee, D.E., Witteman, J.C.M.: Dietary antioxidants and risk of myocardial infarction in the elderly: the Rotterdam Study. Am. J. Clin. Nutr. 69 (1999), 261–266.

Knekt, P., Heliovaara, M., Rissanen, A., Aromaa, A., Aaran, R.K.: Serum antioxidant vitamins and risk of cataract. Br. Med. J. 305 (1992), 1392–1394.

Köstler, E., Rufener, E.: Zur erythropoetischen Protoporphyrie – psychologische und therapeutische Aspekte. Z. Hautkr. 66 (1990), 208.

Kohlmeier, L., Hastings, S.B.: Epidemiologic evidence of a role of carotenoids in cardiovascular disease prevention. Am. J. Clin. Nutr. 62 (1995), 1370S–1376S.

Kramer, T.R., Burri, B.J.: Modulated mitogenic proliferative responsiveness of lymphocytes in whole-blood cultures after a low-carotene diet and mixed-carotenoid supplementation in women. Am. J. Clin. Nutr. 65 (1997), 871–875.

Krinski, N.I.: Carotenoid protection against oxidation. Pure & Appl. Chem. 51 (1979) 649–660.

Krutovskikh, V., Asamoto, M., Takasuka, N., et al.: Differential dose-dependent effects of alpha-, beta-carotenes and lycopene on gap-junctional intercellular communication in rat liver in vivo. Jpn. J. Cancer Res. 88 (1997), 1121–1124.

Kurzhals, G., Breit, R.: Die polymorphe Lichtdermatose. Dtsch. Ärztebl. 91 (1994), 742–746.

Kushi, L.H., Folsom, A.R., Prineas, R.J., Mink, P.J., Wu, Y., Bostick, R.M.: Dietary antioxidant vitamins and death from coronary heart disease in postmenopausal women. N. Engl. J. Med. 334 (1996), 1156–1162.

Lachance, P.A.: Nutrient addition to foods: The public health impact in countries with rapidly westernizing diets. In: Bendich, A., Deckelbaum, R.J., eds. *Preventive Nutrition: The Comprehensive Guide for Health Professionals.* Totowa, N.J.: Humana Press, 1997, pp. 441–454.

Lachance, P.: Dietary intake of carotenes and the carotene gap. Clin. Nutr. 7 (1988), 116–122.

La-Vecchia, C., Decarli, A., Fasoli, M., Parazzini, F., Franceschi, S., Gentile, A., Negri, E.: Dietary vitamin A and the risk of intraepithelial and invasive cervical neoplasia. Gynecol. Oncol. 30 (1988), 187–195.

Lee, L.M., Cook, N.R., Manson, J.E., Buring, J.E., Hennekens, C.H.: β-carotene supplementation and incidence of cancer and cardiovascular disease: the Women's Health Study. J. Natl. Cancer Inst. 91 (1999), 2102–2106.

Leske, M.C., Chylack, L.T., Wu, S.Y.: The lens opacities case-control study. Risk factors for cataract. Arch. Ophthalmol. 109 (1991), 244–251.

Liebler, D.C.: Carotenoids and Health. Konferenz der New York Academy of Sciences in San Diego, 6.–9.2. 1993.

Lippman, S.M., Batsakis, J.G., Toth, B.B., Weber, R.S., Lee, J.J., Martin, J.W., Hays, G.L., Goepfert, H., Hong, W.K.: Comparison of low-dose isotretinoin with beta-carotene to prevent oral carcinogenesis. N. Engl. J. Med. 328 (1993), 15–20.

Liu, C., Wang, X.D., Bronson, R.T., Smith, D.E., Krinsky, N.I., Russell, R.M.: Effects of physiological versus pharmacological β-carotene supplementation on cell proliferation and histopathological changes in the lungs of cigarette smoke-exposed ferrets. Carcinogenesis 21 (2000), 2245–2253.

Lyle, B.J., Mares-Perlman, J.A., Klein, B.E., Klein, R., Palta, M., Bowen, P.E., Greger, J.L.: Serum Carotenoids and Tocopherols and Incidences of Age-Related Nuclear Cataract. Am. J. Clin. Nutr. 69 (1999), 272–277.

Malaker, K., Anderson, B.J., Beecroft, W.A., Hodson, D.I.: Management of oral mucosal dysplasia with beta-carotene retinoic acid: a pilot crossover study. Cancer Detect. Prev. 15 (1991), 335–340.

Mangels, A.R., Holden, J.M. et al.: Carotenoid content of fruits and vegetables: an evaluation of analytical data. J. Am. Diet. Assoc., 93, 284–296, 1993.

Manson, J.E., Gaziano, J.M., Jonas, M.A., Hennekens, C.H.: Antioxidants and cardiovascular disease: a review. J. Am. Coll. Nutr. 12 (1993), 426–432.

Mares-Perlman, J.A., Brady, W.E., Klein, B.E., Klein, R., Palta, M., Bowen, P., Stacewicz-Sapuntzakis, M.: Serum carotenoids and tocopherols and severity of nuclear and cortical opacities. Invest. Ophthalmol. Vis. Sci. 36 (1995), 276–288.

Margetts, B.M. und Jackson, A.A.: The determinants of plasma β-Carotene: Interaction between smoking and other lifestyle factors. Eur. J. Clin. Nutr. 50 (1996), 236–238.

Mathews-Roth, M., Pathak, M., Fitzpatrick, T., Harber, L., Kass, E.: Beta carotene therapy for erythropoietic protoporphyria and other photosensitivity diseases. Arch. Dermatol. 113 (1977), 1229–1232.

Mathews-Roth, M.: Carotenoids in medical applications: In: Carotenoids as Colorants and vitamin A Precursora, Bauernfeind, J. (ed.), Academic Press. N.Y. (1981), 755–785.

Mathews-Roth, M., Gulbrandsen, C.L.: Transport of beta-carotene in serum of individuals with carotenemia. Clin. Chem. 1974, 20: 1578–1579.

Mayne, S.T.: Beta-carotene, Carotenoids and Cancer Prevention. In: DeVita, V.T., Hellman, S., Rosenberg, S.A., eds. *Principles and Practice of Oncology (PPO)*, 5th Edition Updates. Philadelphia, P.A.: Lippincott-Raven Publishers 1998, pp. 12 : 1-15

Mayne, S.T., Handelman, G.J., Beecher, G.: Editorial: β-Carotene and lung cancer promotion in heavy smokers – a plausible relationship? J. Nat. Cancer Inst. 88 (1996), 1513–1515.

Mayne, S.T., Janerich, D.T., Greenwald, P., Chorost, S., Tucci, C., Zaman, M.B., Melamed, M.R., Kiely, M., McKneally, M.F.: Dietary beta carotene and lung cancer risk in U.S. nonsmokers. J. Natl. Cancer Inst. 86 (1994), 33–38.

Micozzi, M.S., Brown, E.D., Edwards, B.K., Bieri, J.C., Taylor, P.R., Khachik, F., Beecher, C.R., Smith Jr., J.C.: Plasma carotenoid response to chronic intake of selected foods and beta-carotene supplements in men. Am. J. Clin. Nutr. 55 (1992), 1120–1125.

Micozzi, M.S., Brown, E.D., Taylor, R.P. and Wolfe, E.: Carotenodermia in men with elevated carotenoid intake from foods and beta-carotene supplements. Am. J. Clin. Nutr. 48 (1988), 1061–1064.

Moriguchi, S., Jackson, J.C., Watson, R.R.: Effects of retinoids on human lymphocyte functions in vitro. Hum. Toxicol. 4 (1985), 365–78.

Morris, D.L., Kritchevsky, S.B., Davis, C.E.: Serum carotenoids and coronary heart disease: The Lipid Research Clinics Coronary Primary Prevention Trial and Follow-up Study. J. Am. Med. Assoc. 272 (1994), 1439–1441.

Murata, T., Tamai, H., Morinobu, T., Manago, M., Takenaka, H., Hayashi, K., Mino, M.: Effect of long-term administration of β-carotene on lymphocyte subsets in humans. Am. J. Clin. Nutr. 60 (1994), 597–602.

Napoli, J.L., Race, K.R.: Biogenesis of retinoic acid from β-carotene. J. Biol. Chem. 263 (1988), 17372–17377.

Obermüller-Jevic, U.C., Francz, P.I., Frank, J., Flaccus, A., Biesalski, H.K.: Enhancement of the UVA induction of haem oxygenase-1 expression by β-carotene in human skin fibroblasts. FEBS Letters 460 (1999), 212–216.

Olson, J.: Absorption, transport and metabolism of Carotenoids in humans. Pure Appl. Chem. 66 (1994), 1101–1116.

Olson, J.A.: Provitamin A function of carotinoids: The conversion of betacarotene in vitamin A.: Am. J. Nutr. 1989, 119: 105–108.

Omenn, G.S.: Chemoprevention of lung cancer: the rise and demise of beta-carotene. Ann. Rev. Public Health 19 (1998), 73–99.

Omenn, G.S., Goodman, G.E., Thornquist, M.D., Balmes, J., Cullen, M.R., Glass, A., Keogh, J.P., Meyskens, F.L., Valanis,

B., Williams, J.H., Barnhart, S., Hammar, S.: Effects of a combination of beta-carotene and vitamin A on lung cancer incidence, total mortality, and cardiovascular mortality in smokers and asbestos-exposed workers. N. Engl. J. Med. 334 (1996a), 1150–1155.

Omenn, G.S., Goodman, G.E., Thornquist, M.D., Balmes, J., Cullen, M.R., Glass, A., Keogh, J.P., Meyskens, Jr., F.L., Valanis, B., Williams, Jr., J.H., Barnhart, S., Cherniack, M.G., Brodkin, C.A., Hammar, S.: Risk Factors for Lung Cancer and for Intervention Effects in CARET, the Beta-Carotene and Retinol Efficacy Trial. J. Natl. Cancer Inst. 88 (1996b), 1550–1559.

Palan, P.R., Mikhail, M.S., Basu, J. and Romney, S.L.: Plasma levels of antioxidant β-carotene and α-tocopherol in uterine cervix dysplasias and cancer. Nutr. Cancer 15 (1991), 13–20.

Palan, P.R., Romney, S.L., Mikhail, M., Basu, J., Vermund, S.H.: Decreased plasma β-carotene levels in women with uterine dysplasias and cancer. J. Natl. Cancer Inst. 80 (1988), 454–455.

Palozza, P., Calviello, G., Bartoli, G.M.: Prooxidant activity of beta-carotene under 100% oxygen pressure in rat liver microsomes. Free Radical. Biol. Med. 19 (1995), 887–892.

Palozza, P., Krinsky, N.I.: Antioxidant activity of carotenoids in vivo and in vitro: an overview. Meth. Enzymol. 213 (1992), 403–419.

Palozza, P., Luberto, C., Calviello, G., et al.: Antioxidant and prooxidant role of β-carotene in murine normal and tumor thymocytes: effects of oxygen partial pressure. Free Radic. Biol. Med. 22 (1997), 1065–1073.

Paolini, M., Antelli, A., Pozzetti, L., Spetlova, D., Perocco, P., Valgimigli, L., Pedulli, G.F., Cantelli-Forti, G.: Induction of cytochrome P-450 enzymes and over-generation of oxygen radicals in beta-carotene supplemented rats. Carcinogenesis 22 (2001), 1483–1495.

Parker, R.S.: Carotinoids in human blood and tissues. J. Nutr. 1989, 119: 101–104.

Parker, R.S.: Carotinoid and tocopherol composition of human adipose tissue. Am. J. Clin. Nutr. 1988, 47: 33–36.

Peng, Y.M., Peng, Y., Moon, T., Roe, D.: Effect of multivitamin supplements and smoking on levels of carotenoids, retinoids and tocopherols in human plasma, skin and buccal mucosal cells. Proc. Am. Assoc. Cancer Res. 34 (1993), A 1533.

Pietzcker, F., Kuner-Beck, V.: Pigmentausgleich durch β-Karotin oral. Ein neues therapeutisches Prinzip in der kosmetischen Dermatologie. Hautarzt 30 (1979), 308–311.

Prabhala, R.H., Braune, L.M., Garewal, H.S., Watson, R.R.: Influence of beta-carotene on immune functions. Ann. N. Y. Acad. Sci. 691 (1993), 262–3.

Prakash, P., Wang, X.D., Pryor, W.A., et al.: The interaction of β-carotene, β-apo-carotenals and benzo[a]pyrene in the growth regulation of normal human bronchial epithelial cells. FASEB J. (2000), in press

Press briefing US National Cancer Institute. Washington; Jan. 18 (1996).

Prince, M.R., LaMuraglia, G.M., MacNichol, E.F.: Increased preferential absorption in human atherosclerotic plaque with oral beta carotene: implications for laser endarterectomy. Circulation 78 (1988), 338–44.

Princen, H.M., Van Poppel, G., Vogelezang, C., Buytenhek, R., Kok, F.J.: Supplementation with vitamin E but not beta-carotene *in vivo* protects low density lipoprotein from lipid peroxidation *in vitro*: effect of cigarette smoking. Artheriosclerosis and Thrombosis 12 (1992), 554–562.

Pryor, W.A., Stahl, W., Rock, C.L.: Beta Carotene: From Biochemistry to Clinical Trial. Nutr. Rev. 58 (2000), 39–53.

Raab, W.P.: Photoprotektive Wirkung von Betacaroten. TW Dermatologie 21 (1991), 187–201.

Raab, W.P., Tronnier, H., Wiskemann, A.: Photoprotection and skin coloring by oral carotenoids. Dermatologica 1985, 171–371.

Rao, N.G., Rao, B.S.N.: Absorption of dietary carotenes in human subjects. Am. J. Clin. Nutr. 1979, 21: 105–109.

Reaven, P.D., Khouw, A., Beltz, W.F., Parthasarathy, S., Witztum, J.L.: Effect of dietary antioxidant combinations in Humans-Protection of LDL by Vitamin E but not by β-carotene. Artheriosclerosis and Thrombosis 13 (1993), 590–600.

Riemersma, R.A., Wood, D.A., MacIntyre, C.C., Elton, R.A., Gey, K.F., Oliver, M.F.: Risk of angina pectoris and plasma concentrations of vitamin A, C, and E and carotene. Lancet 337 (1991), 1–5.

Rimm, E.B., Stampfer, M.J., Ascherio, A., Giovannucci, E., Colditz, G.A., Willett, W.C.: Vitamin E consumption and the risk of coronary heart disease in men. N. Engl. J. Med. 328 (1993), 1450–56.

Ringer, T.V., DeLoof, M.J., Winterrowd, G.E., Francom, S.F., Gaylor, S.K., Ryan, J.A., Sanders, M.E., Hughes, G.S.: Beta-carotene's effects on serum lipoproteins and immunologic indices in humans. Am. J. Clin. Nutr. 53 (1991), 688–94.

Sahyoun, N.R., Jacques, P.F., Russell, R.M.: Carotenoids, vitamins C and E, and mortality in an elderly population. Am. J. Epidemiol. 144 (1996), 501–511.

Salgo, M.G., Cueto, R., Winston, G.W., Pryor, W.A.: Beta carotene and its oxidation products have different effects on microsome mediated binding of benzo[a]pyrene to DNA. Free Radic. Biol. Med. 26 (1999), 162–173.

Santamaria, L., Benazzo, L., Benazzo, M., Bianchi, A.: First clinical case-report (1980–1988) of cancer chemoprevention with beta-carotene plus canthaxanthin supplemented to patients after radical treatment. Boll. Chim. Farm. 1988, 127: 57.

Santos, M.S., Meydani, S.N., Leka, L., Wu, D., Fotouhi, N., Meydani, M., Hennekens, C.H., Gaziano, J.M.: Natural killer cell activity in elderly men is enhanced by beta-carotene supplementation. Am. J. Clin. Nutr. 64 (1996), 772 - 777.

SCF (2000): Opinion of the Scientific Committee on Food on the Tolerable Upper Intake Level of Beta Carotene. Document SCF/CS/NUT/UPPLEV/37 Final. (Brussels, 28.Nov. 2000). www.europa.eu.int/comm/food/fs/sc/scf/index_en.html

Seddon, J.M., Ajani, U.A., Sperduto, R.D., Hiller, R., Blair, N., Burton, T.C., Farber, M.D., Gragoudas, E.S., Haller, J., Miller, D.T., Yannuzzi, L.A., Willett, W.: Dietary Carotenoids, Vitamin A, C, and E and Advanced Age-Related Macular Degeneration. J. Am. Med. Assoc. 272 (1994), 1413–1420.

Sies, H.: Carotinoide. Dt. Ärzteblatt, Ärztl. Mitt. 87, 1108–1111, 1990.

Smith, W., Mitchell, P., Webb, K., Leeder, S.R.: Dietary Antioxidants and Age-Related Maculopathy–The Blue Mountains Eye Study. Ophthalmology 106 (1999), 761–767.

Sperduto, D., Hu, T.S., Milton, R.C., Zhao, J.L., Everett, D.F., Cheng, Q.F., Blot, W.J., Bing, L., Taylor, P.R., Jun-Yao, L., Dawsey, S., Guo, W.D.: The Linxian Cataract Studies – Two Nutrition Intervention Trials. Arch. Ophthalmol. 111 (1993), 1246–1253.

Stacewicz-Sapuntzakis, M., Bowen, P.E., Kikendall, J.W., Burgess, M.: Simultaneous determination of serum retinol and various carotenoids: Their distribution in middle-aged men and women. J. Micronutr. Anal. 1987, 3: 27–45.

Stahl, W., Hanusch, M., Sies, H.: 4-Oxo-retinoic acid is generated from its precursor canthaxanthin and enhances gap junctional communication in 10T1/2 cells. In: Snyder, R., ed. Biological reactive intermediates. New York: Plenum Press, 1996; 121–128.

Stahl, W., Heinrich, U., Jungmann, H., Sies, H., Tronnier, H.: Carotenoids and carotenoids plus vitamin E protect against ultraviolet light-induced erythema in humans. Am. J. Clin. Nutr. 71 (2000), 795–798.

Stich, H.F., Hornby, B., Mathew, B. et al.: Response of oral leukoplakias to the administration of vitamin a. Cancer Lett. 40 (1988b), 93–101.

Stich, H.F., Mathew, B., Sankaranarayanan, R., Nair, M.K.: In: Vitamins and Cancer Prevention (Laidlaw, S.A., Swenseid, M.E., eds.), Wiley-Liss. N.Y. (1991), 15–24.

Stich, H.F., Rosin, M.P., Hornby, A.P., Mathew, B., Sankaranarayanan, R., Nair, M.K.: Remission of oral leukoplakias and micronuclei in tobacco quid chewers treated with beta-carotene and with beta-carotene plus vitamin A. Int. J. Cancer 42 (1988a), 195–9.

Stich, H.F., Stich, W., Rosin, M.P., Vallejera, M.O.: Use of the micronucleus test to monitor the effect of vitamin A, beta carotene and canthaxanthin on the buccal mucosa of betel nut / tobacco chewers. Int. J. Cancer 34 (1984), 745–750.

Street, D.A., Comstock, G.W., Salkeld, R.M., Schüep, W., Klag, M.J.: Serum antioxidants and myocardial infarction. Are low levels of carotenoids and alpha-tocopherol risk factors for myocardial infarction? Circulation 90 (1994), 1154–61.

Tardif, J.C., Cöte, G., Lesperance, J. et al.: Probucol and multivitamins in the prevention of restenosis after coronary angioplasty. N. Engl. J. Med. 337 (1997), 365–372.

Teikari, J.M., Laatikainen, L., Virtamo, J., Haukka, J., Rautalahti, M., Liesto, K., Albanes, D., Taylor, P., Heinonen, D.P.: Six-Year Supplementation with Alpha-Tocopherol and Beta-Carotene and Age-Related Maculopathy. Acta Ophthalmol. Scand. 76 (1998), 224–229.

The Alpha-Tocopherol, Beta Carotene (ATBC) Cancer Prevention Study Group: The effect of vitamin E and beta carotene on the incidence of lung cancer and other cancers in male smokers. N. Engl. J. Med. 330 (1994), 1029–1035.

Thune, P.: Chronic polymorphic light eruption: Particular wavebands and the effects of carotene therapy. Acta Dermatovenerol. 56 (1976), 127–133.

Toma, S., Benso, S., Albanese, E., Palumbo, R., Cantoni, E., Nicolo, G., Mangiante, P.: Treatment of oral leukoplakia with beta-carotene. Oncology 49 (1992), 77–81.

Tornwall, M.E., Virtamo, J., Haukka, J.K., Albanes, D., Huttunen, J.K.: Alpha-tocopherol (vitamin E) and beta-carotene supplementation does not affect the risk for large abdominal aortic aneurysm in a controlled trial. Atherosclerosis 157 (2001), 167–173.

Torun, M., Yardim, S., Sargin, H., Simsek, B.: Evaluation of serum beta-carotene levels in patients with cardiovascular diseases. J. Clin. Pharm. Ther. 19 (1994), 61–3.

Ullrich, R., Schneider, T. Heise, W., Schmidt, W., Averdunk, R., Riecken, E.O., Zeitz, M.: Serum carotene deficiency in HIV-infected patients. AIDS 8 (1994), 661–5.

Vahlquist, A., Lee, J., Michaelsson, G., Rollmann, O.: Vitamin A in human skin: II: Concentrations of carotene, retinol, and dehydroretinol in various components of normal skin. J. Invest. Dermatol. 79 (1982), 89–93.

van den Berg, H.: Carotenoid Interactions. Nutr. Rev.. 57 (1999), 1–10.

Van Poppel, G.: Carotenoids and cancer: An update with emphasis on human intervention studies. Eur. J. Cancer 29A (1993), 1335–44.

Van Poppel, G., Spanhaak, S., Ockhuizen, T.: Effect of beta-carotene on immunological indexes in healthy male smokers. Am. J. Clin. Nutr. 57 (1993), 402–7.

Van Poppel, G., Hospers, J., Buytenhek, R., Princen, H.: No effect of β-carotene supplementation on plasma lipoproteins in healthy smokers. Am. J. Clin. Nutr. 60 (1994), 730–4.

Villard, P.H., Seree, E.M., Re, J.L., et al.: Effects of tobacco smoke on the gene expression of the Cyp1a, Cyp2b, Cyp2e, and Cyp3a subfamilies in mouse liver and lung: regulation to single strand breaks of DNA. Toxicol. Appl. Pharmacol. 148 (1998), 195–204.

Virtamo, J., Rapola, J.M., Ripatti, S., Heinonen, O.P., Taylor, P.R., Albanes, D., Huttunen, J.K.: Effect of vitamin E and beta-carotene on the incidence of primary nonfatal myocardial infarction and fatal coronary heart disease. Arch. Intern. Med. 158 (1998), 668–675.

Vitale, S., West, S., Hallfrisch, J., Alston, C., Wang, F., Moorman, C., Muller, D., Singh, V., Taylor, H.R.: Plasma Antioxidants and Risk of Cortical und Nuclear Cataract. Epidemiology 4 (1993), 195–203.

Wahlquist, M.I., Wattanapenpaiboon, N., Macrae, F.A., Lambert, J., MacLennan, R., Hsu-Hage, B.H., and Australian Polyp Prevention Project Investigators: Changes in serum carotenoids in subjects with colorectal adenomas after 24 mo of β-carotene supplementation. Am. J. Clin. Nutr. 60 (1994), 936–943.

Wahlquist, M.L., Wattanapenpaiboon, N., Macrae, F.A., Lambert, J., MacLennan, R., Hsu-Hage, B.H., and Australian Polyp Prevention Project Investigators: Changes in serum carotenoids in subjects with colorectal adenomas after 24 mo of β-carotene supplementation. Am. J. Clin. Nutr. 60 (1994), 936–943.

Wang, X.D., Liu, C., Bronson, R.T., Smith, D.E., Krinsky, N.I., Russell, R.M.: Retinoid signaling and activator protein-1 expression in ferrets given beta-carotene supplements and exposed to tobacco smoke. J. Natl. Cancer Inst. 91 (1999), 60–66.

Wang, X.D., Liu, C., Chung, J., Stickel, F., Seitz, H.K., Russell, R.: Chronic Alcohol Intake Reduces Retinoic Acid Concentration and Enhances AP-1 (c-Jun and c-Fos) Expression in Rat Liver. Hepatology 28 (1998), 744–750.

Wang, X.D., Tang, G.W., Fox, J.G., Krinsky, N.I., Russel, R.M.: Enzymatic conversion of beta-carotene into beta-apocarotenals and retinoids by human, monkey, ferret and rat tissues. Arch. Biochem. Biophys. 1991, 285, 8–16.

Watson, R.W., Prabhala, R.H., Plezia, P.M., Alberts, D.S.: Effect of β-carotene on lymphocyte subpopulations in elderly humans: evidence for a dose-response relationship. Am. J. Clin. Nutr. 53 (1991) 90–94.

WCRF/AICR (World Cancer Research Fund/ American Institute for Cancer Research).

1997. *Food, Nutrition and the Prevention of Cancer: A global Perspective.* Menasha, WI: BANTA Book Group.

White, W., Kim, C., Kalkwarf, H., Bustos, P., Roe, D.: Ultraviolet light-induced reductions in plasma carotenoid levels. Am. J. Clin. Nutr. 47 (1988), 879–883.

Wolf, G.: The enzymatic cleavage of β-Carotene: End of a controversy. Nutr. Rev. 59 (2000), 116–118.

Xue, K.X., Wu, J.Z., Ma,G.J., Yuan, S., Qin, H.L.: Comparative studies on genotoxicity and antigenotoxicity of natural and synthetic β-carotene stereoisomers. Mut. Res. 418 (1998), 73–78.

Yeum, K.J., Booth, S.L., Sadowski, J.A., Liu, C., Tang, G., Krinsky, N.I., Russell, R.M.: Human plasma carotenoid response to the ingestion of controlled diets high in fruits and vegetables. Am. J. Clin. Nutr. 64 (1996), 594–602.

Zhang, L.-X., Cooney, R.V., Bertram, J.S.: Carotenoids up-regulate connexin 43 gene expression independent of their provitamin A or antioxidant properties. Cancer Res. 52 (1992) 5707–5712.

Ziegler, R.G.: A review of epidemiologic evidence that carotenoids reduce the risk of cancer. J. Nutr. 119 (1989), 116–122.

Ziegler, R.G.. Carotenoids, Cancer, and Clinicals Trials. Ann. N. Y. Acad. Sci. 691 (1993), 110–119.

Ziegler, R.G., Taylor Mayne, S., Swanson, C.A.: Cancer causes and control, 7 (1996), 157–177.

Literatur zu Kap. 3.12: Vitamin D

Bayerisches Staatsministerium für Ernährung, Landwirtschaft und Forsten (ed). Ernährungssituation in Bayern – Forschungsbericht über die Bayerische Verzehrsstudie (BVS). München. 1997.

Bender, D.A.: Nutritional Biochemistry of the Vitamins. Cambridge University Press, Cambridge 1992.

Boden, S. D.: Bioactive factors for bone tissue engineering. Clin. Orthop. 367 (1999), 84–94.

Bouillon, R., Carmeliet, G., Daci, E., Segaert, S., Verstuyf, A.: Vitamin D metabolism and action. Osteopporos. Int. Suppl. 8 (1998), 13–19.

Bundeslebensmittelschlüssel für Verzehrserhebungen (BLS). Version II (1990). Bundesgesundheitsamt.

Burckhardt, P., Lamy, O.: Vitamin D and its metabolites in the treatment of osteoporosis. Osteoporosis Int. Aupp. 9 (1998), 40–S44.

Cantorna, M. T., Hayes, C. E., DeLuca, H. F.: 1,25-Dihydroxyvitamin D3 reversibly blocks the progression of relapsing encephalomyelitis, a model of multiple sclerosis. Proc Natl Acad Sci U S A. 93 (1996), 7861–7864.

Chapuy, M. C., Arlot, M. E., Delmas, P. D., Meunier, P. J.: Effect of calcium and cholecalciferol treatment of three years on hip fracture in elderly women. BMJ 309 (1994), 108.

Chapuy, M. C., Arlot, M. E., Duboef, F., Meunier, P.: Vitamin D_3 and calcium to prevent hip fractures in elderly women. N. Engl. J. Med. 327 (1992), 1637–1642.

Davies, P.S., Bates, C.J., Cole, T.J., Prentice, A., Clarke, P.C.: Vitamin D: seasonal and regional differences in preschool children in Great Britain. Eur. J. Clin. Nutr. 53 (3) (1999) 195-8.

Dawson-Hughes, B., Dallal, G. E., Krall, E. A., Harris, S., Sokoll, L. J., Falconer, G.: Effect of vitamin D supplementation on wintertime and overall bone loss in healthy postmenopausal women. Ann. Intern. Med. 115 (1991), 505.

Dawson-Hughes, B., Harris, S. S., Krall, E.

A., Dallal, G. E., Falconer, G., Green, C. L.: Rates of bone loss in postmenopausal women randomly assigned to one of two dosages of vitamin D. Am. J. Clin. Nutr. 61 (1995), 1140–1145.

Dawson-Hughes, B., Harris, S. S., Krall, E. A., Dallal, G. E.: Effect of calcium and vitamin D supplementation on bone density in men and women 65 years of age or older. N. Engl. J. Med. 337 (1997), 670–676.

Dawson-Hughes, B., Harris, S. S., Krall, E. A., Dallal, G. E.: Effect of calcium and vitamin D supplementation on bone density in men and women 65 years of age or older. N. Engl. J. Med. 327 (1992), 1636–1642.

DeLuca, H.F.: The vitamin D system in the regulation of calcium and phosphorus metabolism. Nutr. Rev. 37 (1979), 161–193.

DeLuca, H. F., Zierold, C.: Mechanisms and functions of vitamin D. Nutr. Rev. 56 (1998), S4–S10.

Deutsche Gesellschaft für Ernährung: Empfehlungen für die Nährstoffzufuhr. Umschau-Verlag, Frankfurt 1975.

Deutsche Gesellschaft für Ernährung: Empfehlungen für die Nährstoffzufuhr. Umschau-Verlag, Frankfurt 1991.

Deutsche Gesellschaft für Ernährung (DGE). DACH: Referenzwerte für die Nährstoffzufuhr. Hrsg.: Deutsche Gesellschaft für Ernährung (DGE), Österreichische Gesellschaft für Ernährung (ÖGE), Schweizerische Gesellschaft für Ernährungsforschung (SGE), Schweizerische Vereinigung für Ernährung (SVE). Frankfurt a. M.: Umschau/Braus, 2000 a.

DGE (Deutsche Gesellschaft für Ernährung). Ernährungsbericht 2000. Frankfurt am Main: Deutsche Gesellschaft für Ernährung, 2000 b.

Ernährungsbericht 1984. Im Auftrag des Bundesministers für Jugend, Familie, Gesundheit und Frauen und des Bundesministers für Ernährung, Landwirtschaft und Forsten, Umschau-Verlag, Frankfurt 1984.

Ernährungsbericht 1988. Im Auftrag des Bundesministers für Jugend, Familie, Gesundheit und Frauen und des Bundesministers für Ernährung, Landwirtschaft und Forsten, Umschau-Verlag, Frankfurt 1988.

Essama-Tjani, J.C., Guilland J.C., Fuchs, F., Lombard, M., Richard, D.: Changes in thiamin, riboflavin, niacin, beta-carotene, vitamins, C, A, D and E status of French Eiderly Subjects during the first year of institutionalization. Int. J. Vitam. Nutr. Res. 70 (2) (2000) 54–64.

Falkenbach, A., Unkelbach, U., Boehm, B. O., Regeniter, A., Stein, J., Seiffert, U., Wendt, Th.: Bone metabolism before and after irradiation with ultraviolet light. Eur. J. Appl. Physiol. 66 (1993), 55–59.

Foote, J.A., Guiliano, A.R., Harris, R.B.: Older adults need guidance to meet nutritional recommendations. J. Am. Coll. Nutr. 19 (5) (2000) 628–40.

Fraser, D.R.: Vitamin D. Present Knowledge in Nutrition. 5th ed. The Nutrition Foundation, Inc., Washington, D.C. 1984, pp. 209–225.

Fuller, K.E., Casparian, J.M.: Vitamin D: balancing cutaneous and systemic considerations. SouthMed.J. 94 (1) (2001) 58–64.

Gertner, J. M., Domenech, M.: 25-hydroxyvitamin D levels in patients treated with high-dosage ergo- and cholecalciferol. Clin. Pathol. 30 (1977), 144–150.

Gilbride, J.A.., Amella, E.J., Breines, E.B., Mariano, C., Mezey, M.: Nutrition and health status assessment of community-residing elderly in New York City: a pilot study. J.Am.Diet Assoc. 98 (5) (1998) 554–8.

Gladel, W.: Rachitisprophylaxe – Theorie und Praxis. Empfehlungen zur Rachitisprophylaxe in den Veröffentlichungen seit 1976. Kinderarzt 14 (1983), 1427–1434.

Glerup, H., Mikkelsen, K., Poulsen, L., Hass, E., Overbeck, S., Thomsen, J., Charles, P., Eriksen, E. F.: Commonly recommended daily intake of vitamin D is not sufficient if sunlight exposure is limited. J. Internal Med. 247 (2000), 260–268.

Glorieux, F. H., Moir, J. M., Messerlian, S., Omdahl, J. L., St-Arnaud, R.: Molecular cloning and characterisation of a cDNA for 25-hydroxyvitamin D 1α-hydroxylase. In: Norman, A. W., Boullion, R., Thomasset, M. (eds.): Vitamin D: chemistry, biology and clinical applications of the steroid hormone. University of California, Riverside 1997, 127–132.

Goswami, R., Gupta, N., Goswami, D., Marwaha, R.K., Tandon, N., Kochupillai, N.: Prevalence and significance of low 25-hydroxyvitamin D concentrations in healthy subjects in Delhi. Am. J. Clin. Nutr. 72 (2) (2000) 472–5.

Haller, J.: The vitamin status and its adequacy in the elderly: an international overview. Int. J. Vitam. Nutr. Res. 69 (3) (1999) 160–8.

Hanck, A.: Spektrum Vitamine. Arzneimitteltherapie heute, Bd. 42, Aesopus-Verlag 1986.

Hannah, St. S., Norman, A.W.: 1α,25(OH)$_2$ Vitamin D3-regulated expression of the eukaryotic genome. Nutr. Rev. 52 (1994), 376–382.

Heaney, R. P.: Lessons for nutritional science from vitamin D (Editorial),. Am. J. Clin. Nutr, 69 (1999), 825–826.

Heany, R. P.: Calcium, bone health, and osteoporosis. In: Peck, W. A., ed.: Bone and mineral research. Annual IV. Amsterdam: Elsevier Science Publishers 1986: 255–301.

Heikinheimo, R. J., Inkovaara, J. A., Harju, E. J., Haavisto, M. V., Kaarrela, R. H., Kataja, J. M. et al.: Annual injection of vitamin D and fractures of aged bones. Calcif. Tissue Int. 51 (1992), 105–110.

Hellebostad, M., Markestadt, T., Halvorsen, K.S.: Vitamin D deficiency rickets und vitamin B$_{12}$ deficiency in vegetarian children. Acta paediatr. scand. 74 (1985), 191–195.

Hövels, O.: Klinisches Bild und Pathogenese der Rachitis. Klin. Pädiatr. 195 (1983), 71–79.

Holik, M.F.: Vitamin D requirements for the elderly. Clin. Nutr. 5 (1986), 121–129.

Holick, M.F., MacLaughlin, J.A., Clark, M.B., Holick, S.A., Potts, J.T. jr. et al.: Photosynthesis of previtamin D$_3$ in human skin and the physiologic consequences. Science 210 (1980), 203–205.

Holick, M. F.: 1,25-Dihydroxyvitamin D$_3$ and the skin: a unique application for the treatment of psorias. Prov. Soc. Exp. Biol. Med. 191 (1989), 246–257.

Holick, M. F.: Sunlight "D"ilemma: risk of skin cancer or bone disease and muscle weakness. Lancet 357 (2001), 4–6.

Horster, F.A., Keck, E.: Überwachung des Calciumstoffwechsels nach totaler Thyreoidektomie wegen Schilddrüsenmalignoms. Nuklearmed. 9 (1986), 153–157.

Hurson, M., Corish, C., Sugrue, S.: Dietary intake in Ireiand of healthy eiderly population. Ir.J.Med.Sci. 166 (4) (1997) 220–4.

Institute of Medicine. Food and Nutrition Board. Dietary Reference Intakes for calcium, phosphorus, magnesium, vitamin D, and fluoride. Washington: National Academy Press. 1997.

Jones, G., Schnoes, H.K., DeLuca, H.F.: An

in vitro study of vitamin D_2 hydroxylase in the chick. J. Biol. Chem. 251 (1976) 24–28.

Kinyamu, H.K., Gallagher, J.C., Rafferty, K.A., Balhorn, K.E.: Dietary calcium and vitamin D intake in elderly women: Effect on serum parathyroid hormone and vitamin D metabolites. Am. J. Clin. Nutr. 67 (2) (1998) 342–8.

Koenig, J., Elmadfa,I.: Status of calcium and vitamin D of different population groups in Austria. Int. J. Vitam. Nutr. Res. 70 (5) (2000) 214–20. Krafka, J.: A simple treatment for psoriasis. J. Lab. Clin. Med. 21 (1936), 1147–1148.

Kragballe, K.H., Beck, I., Sogaard, H.: Improvement of psoriasis by a topical vitamin D_3 analogue (MC 903) in a double-blind study. Brit. J. Dermatol. 119 (1988), 223–230.

Kreiter, S.R., Schwartz, R.P., Kirkman, H.N. jr, Charlton, P.A. Calikoglu, A.S., Davenport, M.L.: Nutritional rickets in African American breast-fed infants. J.Pediatr. 137 (2) (2000) 1537.

Krieg, M. A., Thiébaud, D., Burckhard, P.: Effect of calcium and vitamin D_3 on bone ultrasound parameters in elderly institutionalized women: a controlled two year study. J. Bone Miner. Res. 12 (Suppl. 1), (1997), 169.

Kruse, K.: Neue Aspekte in der Pathophysiologie und Therapie verschiedener Rachitis-Formen. Extracta paediatr. 8 (1984), 107–120.

Kruse, K., Brodehl, J.: Rachitis-Prophylaxe im Kindesalter unter besonderer Berücksichtigung der prophylaktisch wirksamen Sonnenbestrahlung. Ein Statement der Deutschen Gesellschaft für Kinderheilkunde. Der Kinderarzt 24 Nr. 10 (1993), 1190–1191.

Kurlemann, G., Strauch, S.: Vitamin D-Mangel-Rachitis – zu Unrecht vergessen!? Sozialpädiatrie 9 (1987), 461–462.

Lawson, M., Thomas, M., Hardiman, A.: Dietary and lifestyle factors affecting plasma vitamin D levels in Asian children living in England. Eur. J. Clin. Nutr. 53 (4) (1999) 268–72.

Lucas, P.A., Roullet, C., Duchambon, P., Lacour, B., Drucke, T.: Rapid stimulation of calcium uptake by isolated rat enterocytes by $1,25(OH)_2D_3$. Pflügers Archiv 413 (1989), 407–413.

Mahrle, G., Bonnekoh, B.: Vitamin D und Psoriasis. H + G. 68 (1993), 45–48.

Manolagas, S.C., Hustmyer, F.G., Yu, X.-P.: 1,25 Dihydroxyvitamin D_3 and the immune system. Proceedings of the Society for Experimental Biology and Medicine 191, (1989), 238–245.

Manolagas, S.C., Provvedini, D.M., Tsoukas, C.D.: Interactions of 1,25-dihydroxyvitamin D_3 and the immune system. Molecular and Cellular Endocrinology 43 (1985), 113–122.

Marks, R.: Sunlight and health: Use of suncreens does not risk vitamin D deficiency. BMJ 319:1066 (1999) J.Pediatr 137 (2) (2000) 143–5.

Matsuoka, LY, Ide, L., Wortsman, J., Mac Laughlin, J.A., HoliCk, M.F.: Sunscreens supress cutaneous Vitamin D_3 synthesis. J.Clin.Endocrin.Metab. 64 (6) (1987), 1165–68.

Mawer, E. B., Hann, J. T., Berry, J. L., Davies, M.: Vitamin D metabolism in patients intoxicated with ergocalciferol. Clin. Sci. 68 (1985), 134–141.

McKenna, M. J., Freaney, R.: Secondary hyperparathyoidism in the elderly: means to defining hypovitaminosis D. Osteoporosis Int. Suppl. (1998), S3–S6.

Miller, B.E., Norman, A.W.: Vitamin D. In: Handbook of Vitamins, ed. by Lawrence J. Machlin, Marcel Dekker, INC., New York, Basel 1984.

Monographie Dihydrotachysterol. Pharm. Ztg. 132 (1987), 3024.

Monographie Cole-, Ergocalciferol. Bundesanzeiger vom 10. 08. 1988.

Morimoto, S., Kumahara, Y.: A patient with psoriasis cured by 1 alpha-hydroxyvitamin D_3. Medical J. Osaka University 1985, 35–51.

Morimoto, S., Yoshikawa, K., Kozuka, T., Kitano, Y., Imanaka, S., Fukuo, K., Koh, E., Kumahara, Y.: An open study of vitamin D_3 treatment in psoriasis vulgaris. Brit. J. Dermatol. 115 (1986), 421–429.

Mundy, G. R.: Local control of bone formation by osteoblasts. Clin. Orthop. 313 (1995), 19–26.

Narang, N. K., Gupta, R. C., Jain, M. K.: Role of vitamin D in pulmonary tuberculosis. J. Assoc. Physicians India 32 (1984), 185–187.

Need, A. G., Horowitz, M., Moris, H. A., Nordin, B. E.: Vitamin D status: effects on parathyroid hormone and 1,25-dihydroxyvitamin D in postmenopausal women. Am. J. Clin. Nutr. 71 (2000), 1577–1581.

Norman, A.W., Frankel, B.J., Heldt, A.M., Grodsky, G.M.: Vitamin D deficiency inhibits pancreatic secretion of insulin. Science 209 (1980), 823–825.

Norman, A.W., Roth, J., Orci, L.: The vitamin D endocrine system, steroid metabolism, hormone receptors, and biological response (calcium binding proteins). Endocrine Reviews 3 (1982), 331–366.

Okuda, K. I., Usui, E., Ohyama, Y.: Recent progress in enzymology and molecular biology of enzymes involved in vitamin D metabolism. J. Lipid Res. 36 (1995), 1641–1652.

Ooms, M. E., Roos, J. C., Bezemer, P. D., van der Vijgh, W. J., Bouter, L. M., Lips, P.: Prevention of bone loss by vitamin D supplementation in elderly women: a randomized double blind trial. J. Clin. Endocrinol. Metab. 80 (1995), 1052–1058.

Outila, T.A., Karkkainen, M.U., Seppanen, R.H., Lamber-Allardt, C.J.: Dietary intake of vitamin D in premenopausal, healthy vegans was insufficient to maintain concentrations of serum 25-hydroxyvitamin D and intact parathyroid hormone within normal ranges during the winter in Finland. J.Am.Diet.Assoc. 100 (4) (2000) 434–41.

Parfitt, A.M.: Use of Calciferol and its metabolites and analogues in osteoporosis – current status. Drugs 36 (1988), 513–520.

Parfitt, A. M.: Osteomalacia and related disorders. In: Avioli, L. S., Krane, S. M. eds.: Metabolic bone diseases and clinically related disorders. 2nd ed. Philadelphia: W. B: Saunders 1990: 329–396.

Peacock, M., Liu, G., Carey, M., McClintock, R., Ambrosius, W., Hui, S., Johnston, C. C.: Effect of calcium or 25OH vitamin D_3 dietary supplementation on bone loss at the hip in men and women over the age of 60. J. Clin. Endocrinol. Metab. 85 (2000), 3011–3019.

Rasmussen, L.B., Hansen, G.L., Hansen, E., Koch, B., Mosekilde, L., Molgaard, C., Sorensen, O.H., Ovesen, L.: Vitamin D: should the supply in the Danish population be increased? Int.J.FoodSci.Nutr. 51 (3) (2000) 209–15.

Recommended Dietary Intakes Around the World. A Report by Committee 1/5 of the International Union of Nutritional Sciences (1982). Commonwealth Agricultural Bureaux, John Wiley & Sons LTD, Nutrion Abstracts and Reviews. Reviews in Clinical Nutrition 53/11 (1983).

Rizzoli, R., Stoermann, C., Ammann, P., Bonjour, J.-P.: Hypercalcemia and hyperosteolysis in vitamin D intoxication: effects of codronate therapy. Bone 15 (1994), 193–198.

Ryzko, J., Lorenc, R.S., Socha, J., Lukaszkiewicz, J., Preiß, U.: Veränderungen des Vitamin D-Stoffwechsel bei Kindern nach partieller Darmresektion. Mschr. Kinderheilk. 137 (1989), 447–450.

Scharla, S.H., Wolf, S., Dull, R., Lempert, U.G.: Prevalence of low bone mass and endocrine disorders in hip fracture patients in Southern Germany. Exp. Clin. Endocrinol. Diabetes 107 (8) (1999) 547–54.

Sedrani, S.H.: Correlation between concentrations of humoral antibodies and vitamin D nutritional status: a survey study. Europ. J. Clin. Nutr. 42 (1988), 243–248.

Seeler, R.A.: Religious/cultural causes of vitamin D deficiency in infants. J.Pediatr. 138 (6) (2001)934.

Semba, R. D., Garrett, E., Johnson, B. A., Guralnik. J. M., Fried, L. P.: Vitamin D deficiency among older women with and without disability. Am. J. Clin. Nutr. 72 (200), 1529–1534.

Smith, E., Pncus, S.H., Donovan, L., Holik, M.F.: A novel approach for the elevation and treatment of psoriasis. J. Amer. Acad. Dermatol. 19 (1988), 516–528.

Souci, S.W., Fachmann, W., Kraut, H.: Die Zusammensetzung der Lebensmittel. Nährwert-Tabelle, Stuttgart 1989.

Thacker, E.A.: The treatment of psoriasis with various vitamin D preparation. Illinois.

Trang, H., Cole, D. E., Rubin, L. A., Pierratos, A., Siu, A., Vieth, R.: Evidence that vitamin D_3 increases serum 25-hydroxyvitamin D more efficiently than does vitamin D_2. Am. J. Clin. Nutr. 68 (1998), 854–858 .

Utiger, R. D.: The need for more vitamin D. N. Engl. J. Med. 338 (1998), 828–929.

Vieth, R.: Vitamin D supplementation, 25-hydroxyvitamin D concentrations, and safety. Am.J.Clin.Nutr. 69 (5) (1999) 842–56.

Vieth, R., Chan, P.C., MacFarlane, G.D.: Efficacy and safety of vitamin D_3 intake exceeding the lowest observed adverse effect level. Am.J.Clin.Nutr. 73 (2) (2001) 288–94.

Webb, A.R., Holick, M.F.: The role of sunlight in the cutaneous production of vitamin D_3. Ann. Rev. Nutr. 8 (1988), 375–399.

Wegener, M., Börsch, G., Schmidt, G.: Die hepatische Osteopathie: Osteoporose, Osteomalazie und Vitamin D-Stoffwechsel. Inn. Med. 12 (1985), 63–68.

Welch, T.R., Bergstrom, W.H., Tsang, R.C.: Vitamin D-deficient rickets: the reemergence of a once-conquered disease. J.Pediatr. 137 (2) (2000) 143–5.

Ziegler, R.: Die Therapie des tetanischen Syndroms. Dtsch. med. Wschr. 110 (1985), 424–427.

Literatur zu Kap. 3.13: Vitamin E

Abate, A., Yang, G., Dennery, P.A., Oberle, S., Schröder, H.: Synergistic inhibition of cyclooxygenase-2 expression by vitamin E and aspirin. Free Radic. Biol. Med. 29 (2000), 1135–1142.

Acuff, R., Dunworth, R., Webb, L., Lane, J.: Transport of deuterium-labeled Tocopherols during pregnancy. Am. J. Clin. Nutr. 67 (1998), 459–464.

Adachi, N., Migita, M., Ohta, T., Matsuda, I.: Depressed natural killer cell activity due to decreased natural killer cell population in a vitamin E-deficient patient with Schwachman syndrome reversible natural killer cell abnormality by α-tocopherol supplementation. Eur. J. Pediatr. 156 (1997), 444–448.

Adams, J.D., Klaidman, L.K., Odunze, I.N., Shen, H.C., Miller, C.A.: Alzheimer's and Parkinson's disease. Brain levels of glutathione, glutathione disulfide, and vitamin E. Mol. Chem. Neuropathol. 14 (1991), 213–26.

Adler, L.A., Edson, R., Lavori, P. et al.: Long term treatment effects of vitamin E for tardive dyskinesia. Biol. Psychiatry 43 (1998), 868–72.

Allard, J., Jeejeebhoy, K.: Breath pentane output and vitamin E. In: Vitamin E – Its usefulness in health and in curing diseases (Mino, M. et al., eds.) pp. 143–152, Japan Sci. Soc. Press. Tokyo/S. Karger, Basel (1993).

Allmann, M.A., Truswell, A.St., Tiller, D.J., Stewart, P.M., Yan, D.F., Horvath, J.S., Duggih, G.G.: Vitamin supplementation of patients receiving haemodialysis. Med. J. Aust. 150 (1989), 130–133.

Alpha-Tocopherol, Beta-Carotene Cancer Prevention Study Group: The Effect of Vitamin E and Beta-Carotene on the Incidence of Lung Cancer and Other Cancers in Male Smokers. New Engl. J. Med. 330 (1994), 1029–1035.

Anonym: Vitamin E deficiency and neurologic dysfunction. Nutr. Rev. 44 (1986), 268–269.

Antioxidant vitamins and beta-carotene in disease prevention. International Conference, Queen Elizabeth II Conference Centre, London, United Kingdom, October 2–4, 1989.

Aratri, E., Spycher, S., Breyer, I., Azzi, A.: Modulation of α-tropomyosin expression by α-tocopherol in rat vascular smooth muscle cells. FEBS Lett. 447 (1999), 91–94.

Arria, A.M., Tarter, R.E., Warty, V., Van Thiel, D.H.: Vitamin E deficiency and psychomotor dysfunction in adults with primary biliary cirrhosis. Am. J. Clin. Nutr. 52 (1990), 383–90.

Azen, S.P., Qian, D., Mack, W.J., Sevanian, A., Selzer, R.H., Liu, C.R., Liu, C.H., Hodis, H.N.: Effect of supplementary antioxidant vitamin intake on carotid arterial wall intima-media thickness in a controlled clinical trial of cholesterol lowering. Circulation 94 (1996), 2369–2372.

Azzi, A., Boscoboinik, D., Marilley, D., Özer, N., Stäuble, B., Tasinato, A.: Vitamin E, a sensor and an information transducer of the cell oxidation state. Am. J. Clin. Nutr. 62 (1995), 1337S–1346S.

Azzi, A., Boscoboinik, D., Hensey, C.: The protein kinase family. Eur. J. Biochem. 208 (1992), 547–557.

Baehner, R.L., Boxer, L.A., Allen, J.M., Davis, J.: Antioxidation as a basis for altered function by polymorphonuclear leucocytes. Blood 50 (1977), 327–335.

Bässler, K.H.: Die Bedeutung der Vitamine in der parenteralen Ernährung. Infusionstherapie 17 (1990), 19–23.

Bässler, K.H.: On the problematic nature of vitamin E-requirements: net vitamin E. Z. Ernährungswiss. 30 (1991), 174–180.

Balazs, L., Leon, M.: Evidence of an oxidative challenge in the Alzheimer's brain. Neurochem. Res. 19 (1994), 1131–7.

Bartsch, M., Bartsch, H., Toloczyki, C.: Vergleich der Wirksamkeit und Verträglichkeit von Vitamin E und Diclofenac-Natrium sowie einer Kombination bei der Behandlung von entzündlich-aktivierten Gonarthrosen. Therapiewoche 39 (1989), 1839–1845.

Bartsch, H.: Ergebnisse und Auswertung einer Doppelblind-Studie mit Vitamin E und Diclofenac-Natrium sowie der Kombination Vitamin E plus Diclofenac-Natrium bei entzündlich aktivierter Gonarthrose. Fat. Sci. Technol. 92 (1990), 197–201.

Beckmann, K.B., Ames, B.N.: The Free Radical Theory of Aging Matures. Physiol. Rev. 78 (1998), 547–581.

Behl, C.: Vitamin E and Other Antioxidants in Neuroprotection. Int. J. Vitam. Nutr. Res. 69 (1999), 213–219.

Behl, C., Davis. J.B., Cole, G.M., Schubert, D.: Vitamin E protects nerve cells from amyloid beta protein toxicity. Biochem. Biophys. Res. Commun. 186 (1992), 944–50.

Behl, C., Davis, J.B., Lesley, R., Schubert, D.: Hydrogen peroxide mediates amyloid beta protein toxicity. Cell 77 (1994), 817–27.

Bendich, A.: Carotenoids and the immune response. J. Nutr. 119 (1989), 112–115.

Bendich, A.: Safety issues regarding the use of vitamin supplements. Ann. NY Acad. Sci. 669 (1992), 300–310.

Benner, S.E., Winn, R.J., Lippman, S.M., Poland, J., Hansen, K.S., Luna, M.A. and Hong, W.K.: Regression of Oral Leukoplakia with Alpha-Tocopherol: A Community Clinical Oncology Program Chemoprevention Study. J. Natl. Cancer Inst. 85 (1993), 44–47.

Berger, S., Gronowska-Senger, A., Cwiek-Ludwicka, K.: Bioactivity of vitamins A und E affected by selected factors. Ernährung/Nutrition 18 (1994), 286–289.

Bhuyan, K.C., Bhuyan, D.K. and Podos, S.M.: The Role of Vitamin E in Therapy of Cataract in Animals. Ann. N.Y. Acad. Sci. 393 (1982), 169–171.

Bieri, J.G.: Medical uses of vitamin E. New Engl. J. Med. 308 (1983), 1063–1071.

Biesalski, H.K.: Antioxidative Vitamine in der Prävention. Dt. Ärzteblatt 18 (1995), 1316–1321.

Biesalski, H.K., Frank, J., Bolten, W., Sangha, O., Nagel, E., Adam, O.: Vitamin E und Erkrankungen des rheumatischen Formenkreises (Osteoarthritis [OA] und Rheumatoide Arthritis [RA]. Akt. Ernähr.-Med. 24 (1999), 29–36.

Blankenhorn, G.: Klinische Wirksamkeit von Vitamin E bei aktivierten Arthrosen. Z. Orthop. 124 (1986), 340–343.

Blot, W.J., Li, J.Y., Taylor, P.R., Guo, W., Dawsey, S., Wang, G.Q., Yang, C.S., Zheng, S.F., Gail, M., Li, G.Y., Yu, Y., Liu, B.Q., Tangrea, J., Sun, Y.H., Liu, F., Fraumeni, J.F., Zhang, Y.H., and Li, B.: Nutrition Intervention Trials in Linxian, China: Supplementation with Specific Vitamin/Mineral Combinations, Cancer Incidence and Disease-Specific-Mortality in the General Population. J. Natl. Cancer Inst. 85 (1993), 1483–1492.

Boaz, M., Smetana, S., Weinstein, T., Matas, Z., Gafter, U., Jaina, A., Knecht, A., Weissgarten, Y., Brunner, D., Fainaru, M., Green, M.S.: Secondary prevention with antioxidants of cardiovascular disease in endstage renal disease (SPACE): randomised placebo-controlled trial. Lancet 356 (2000), 1213–1218.

Boscoboinik, D., Szewezyk, A., Hensey, D., Azzi, A.: Inhibition of cell proliferation by α-tocopherol. J. Biol. Chem. 266 (1991a), 6188–6194.

Boscoboinik, D., Szewczyk, A., Azzi, A.: α-Tocopherol (vitamin E) regulates vascular smooth muscle cell proliferation and protein kinase C activity. Arch. Biochem. Biophys. 286 (1991b), 264–269.

Bostik, R.M., Potter, J.D., McKenzie, D.R., Sellers, T.A., Kushi, L.H., Steinmetz, K.A., Folsom, A.R.: Reduced risk of colon cancer with high intake of vitamin E: The Iowa Women's Health Study. Cancer Res. 53 (1993), 4230–4237.

Bowry, V., Stocker, R.: Tocopherol-mediated peroxidation. The prooxidant effect of vitamin E on the radical-initiated oxidation of human low-density lipoprotein. J. Am. Chem. Soc. 115 (1993), 6029–6043 R.

Boxer, L.A., Oliver, J.M., Spielberg, S.P., Allen, J.M., Schulman, J.D.: Protection of granulocytes by vitamin E in glutathione synthesis deficiency. N. Engl. J. Med. 301 (1979), 901–905.

Brand, C., Snaddon, J., Bailey, M., Cicuttini, F.: Vitamin E is ineffective for symptomatic relief of knee osteoarthritis: a six month double blind, randomised, placebo controlled study. Ann. Rheum. Dis. 60 (2001), 946–949.

Brigelius-Flohé, R., Traber, M.: Vitamin E: function and metabolism. FASEB J. 13 (1999), 1145–1155.

Brown, A.A., Hu, F.B.: Dietary modulation of endothelial function: implications for cardiovascular disease. Am. J. Clin. Nutr. 73 (2001), 673–686.

Brown, K., Reid, A., White, T., Henderson, T., Hukin, S., Johnstone, C., Glen, A.: Vitamin E., lipids, and lipid peroxidation products in tardive dyskinesia. Biol. Psychiatry 43 (1998), 863–867.

Brown, K.M., Morrice, P.C., Duthie, G.G.: Vitamin E Supplementation suppresses indexes of lipidperoxidation and platelet counts in blood of smokers and nonsmokers but plasma concentrations remain unchanged. Am. J. Clin. Nutr. 60 (1994), 383–387.

Brown, M.: Do vitamin E and fish oil protect against ischaemic heart disease? Lancet 354 (1999), 441–442.

Broxson, E.H., Sokol, R.J., Githens, J.H.: Normal vitamin E status in sickle hemoglobinopathies in Colorado. Am. J. Clin. Nutr. 50 (1989), 497–303.

Buiatti, E., Palli, D., Decarli, A., Amadori, D., Avellini, C., Bianchi, S., Bonaguri, C., Cipriani, F., Cocco, P., Giacosa, A., Marubini, E., Minacci, C., Puntoni, R., Russo, A., Vindigni, C., Fraumeni, J.F. and Blot, W.J.: A Case-Control Study of Gastric Cancer and Diet in Italy. II. Association with Nutrients. Int. J. Cancer 45 (1990), 896–901.

Bundeslebensmittelschlüssel für Verzehrerhebungen (BLS). Version II (1990). Bundesgesundheitsamt.

Burton, G., Traber, M.: Vitamin E: Antioxidant activity, biokinetics, and bioavailability. Ann. Rev. Nutr. 10 (1990), 357–382.

Burton, G., Ingold, K., Cheeseman, K., Slater, T.: Application of deuterated α-Tocopherols to the biokinetics and bioavailability of vitamin E. Free Rad. Res. Comms. 11 (1990), 99–107.

Burton, G., Traber, M., Acuff, R., Walters, D., Kayden, H., Hughes, L., Ingold, K.: Human plasma and tissue α-Tocopherol concentrations in response to supplementation with deuterated natural and synthetic vitamin E. Am. J. Clin. Nutr. 67 (1998), 669–684.

Burton, G.W., Ingold, K.U., Foster. D.O., Cheng, S.C., Webb, A., Hughes, L., Lusztyk, E.: Comparison of free α-tocopherols and α-tocopheryl acetate as sources of vitamin E in rats and humans. Lipids 23 (1988), 834–840.

Cachia, O., Benna, J.E., Pedruzzi, E., Descomps, B., Gougerot-Pocidalo, M.A., Leger, C.L.: Alpha-tocopherol inhibits the respiratory burst in human monocytes. Attenuation of p47 (phox) membrane translocation and phosphorylation. J. Biol.Chem. 273 (1998), 32801–32805.

Cannon, J.G., Orencole, S.F., Fielding, R.A., Meydani, M., Meydani, S.N., Fiatarone, M.A., Blumberg, J.B., Evans, W.J.: The acute phase response in exercise. I. The interaction of age and vitamin E on neutrophils and muscle enzyme release. Am. J. Physiol. 259 (1990), R1214–R1219.

Cannon, J.G., Meydani, S.N., Fielding, R.A., Fiatarone, M.A., Meydani, M.,

Farhangmehr, M., Orencole, S.F., Blumberg, J.B., Evans, W.J.: The acute phase response in exercise. II. Association between vitamin E, cytokines, and muscle proteolysis. Am. J. Physiol. 260 (1991), R1235–R1240.

Cario, W.R.: Zum Einsatz von Vitamin E im Kindesalter. Kinderärztl. Praxis 58 (1990), 511–517.

Carpenter, D.: Vitamin E deficiency. Sem. Neurol. 5 (1985), 283–287.

Carpenter, K.L.H., Taylor, S.E., Ballantine, J.A., Fussell, B., Halliwell, B., Mitchinson, M.J.: Lipids and oxidised lipids in human atheroma and normal aorta. Biochim. Biophys. Acta 1167 (1993), 121–130.

Cavalier, L., Ouahchi, K., Kayden, H.J. et al.: Ataxia with isolated vitamin E deficiency: heterogeneity of mutations and phenotypic variability in a large number of families. Am. J. Hum. Genet. 62 (1998), 301–310.

Ceriello, A., Giugliano, D., Quatraro, A., Donzella, C., Dipalo, G., Lefebvre, P.J.: Vitamin E reduction of protein glycosylation in diabetes. New prospect for prevention of diabetic complications? Diabetes Care 14 (1991), 68–72.

Chan, A.C., Tran, K., Pyke, D., Powell, W.: Effect of dietary vitamin E on the biosynthesis of 5-lipoxygenase products by rat polymorphonuclear leukocytes (PMNL). Biochim. Biophys. Acta 1005 (1989), 265–269.

Chan, A.C.: Vitamin E and the arachidonic acid cascade. In: Vitamin E – Its usefulness in health and in curing diseases (Mino, M. et al., eds.) pp. 197–207, Japan Sci. Soc. Press. Tokyo/S. Karger, Basel (1993).

Chan, A.C., Wagner, M., Kennedy, C., Mroske, C., Proulx, P., Laneuville, O., Tran, K., Choy, P.C.: Vitamin E up-regulates phospholipase A_2, arachidonic acid release and cyclooxygenase in endothelial cells. Akt. Ernähr.-Med. 23 (1998), 1–8.

Chavance, M., Herbeth, B., Mikstacki, T., Fournier, C., Vernhes, G., Janot, C.: Nutritional support improves antibody response to influenza virus vaccine in the elderly. Br. Med. J. 291 (1985), 1348–1349.

Chavanace, M., Brubacher, G.B.: Immunological and nutritional status among the elderly. FASEB J. 7 (1993), A 415.

Chavance, M., Brubacher, G., Herberth, B., Vernes, G., Mistacki, T., Deti, F., Fournier, C., Janot, C.: Immunological and nutritional status among the elderly. In: Nutrition, Immunity and Illness in the Elderly (Chandra, R.K., ed.) pp. 137–42. Pergamon Press, New York, NY.

Chen, L., Lin, C.T.: Some enzymatic changes associated with pathological changes in rats with long-term vitamin E deficiency. Nutr. Rep. Int. 21 (1980), 387–395.

Chirico, G., Marconi, M., Colombo, A., Chiara, A., Rondini, G., Ugazio, A.G.: Deficiency of neutrophil phagozytosis in premature infants: effect of vitamin E supplementation. Acta Paediatr. Scand. 72 (1983), 521–524.

Chiswick, M., Gladman, G., Sinka, S., Toner, N., Davies, J.: Vitamin E supplementation and periventricular hemorrhage in the newborn. Am. J. Clin. Nutr. 53 (1991), 370S–372S.

Chojkier, M., Houglum, K., Lee, K.S., Buck, M.: Long- and short-term D-α-tocopherol supplementation inhibits liver collagen α1(I) gene expression. Am. J. Physiol. 275 (1998), G1480–G1485.

Clement, S., Tasinato, A., Boscoboinik, D., Azzi, A.: The effect of α-tocopherol on the synthesis, phosphorylation and activity of protein kinase C in smooth muscle cells after phorbol 12-myristate 13-acetate down-regulation. Eur. J. Biochem. 246 (1997), 745–749.

Cohn, W.: Bioavailability of Vitamin E. Eur. J. Clin. Nutr. 51 (1997), 80–85.

Colette, C., Pares-Herbute, N., Monnier, L.H., Cartry, E.: Platelet function in type I diabetes: effects of supplementation with large doses of vitamin E. Am. J. Clin. Nutr. 47 (1988), 256–261.

Colette, C., Pares-Herbute, N., Monnier, L.H., Cartry, E.: Platelet function in type I diabetes: Effects of supplementation with large doses of vitamin E. Am. J. Clin. Nutr. 47 (1988), 256–261.

Collaborative Group of the Primary Prevention Project (PPP): Low-dose aspirin and vitamin E in people at cardiovascular risk: a randomised trial in general practice. Lancet 357 (2001), 89–95.

Cominacini, L., Garbin, U., Pasini, A.F., Davoli, A., Campagnola, M., Contessi, G.B., Pastorino, A.M., LoCascio, V.: Antioxidants inhibit the expression of intercellular cell adhesion molecule-1 and vascular cell adhesion molecule-1 induced by oxidized LDL on human umbilical vein endothelial cells. Free Radic. Biol. Med. 22 (1997), 117–127.

Cotter, M.A., Love, A., Watt, M.J., Cameron, N.E., Dines, K.C.: Effects of natural free radical scavengers on peripheral nerve and neurovascular function in diabetic rats. Diabetologia 38 (1995), 1285–1294.

Creighton, M.O., Ross, W.M., Stewart-DeHaan, P.J., Sanwal, M. and Trevithick, J.R.: Modelling Cortical Cataractogenesis. VII. Effects of Vitamin E Treatment on Galactose-Induced Cataracts. Exp. Eye Res. 40 (1985), 213–222.

Creighton, M.O., Sanwal, M., Stewart-DeHaan, P.J. and Trevithick, J.R.: Modelling Cortical Cataractogenesis. V. Steroid Cataracts Induced by Solumedrol Partially Prevented by Vitamin E in Vitro. Exp. Eye Res. 37 (1983), 65–76.

DACH: Referenzwerte für die Nährstoffzufuhr. Deutsche Gesellschaft für Ernährung (DGE). Frankfurt am Main. Umschau/Braus, 2000.

DAKE (Deutsche Arbeitsgemeinschaft für künstliche Ernährung): Empfehlungen für die tägliche Vitaminzufuhr bei parenteraler Ernährung Erwachsener. Infusionstherapie 17 (1990), 60–61.

Davi, G., Ciabattoni, G., Consoli, A., Mezzetti, A., Falco, A., Santarone, S., Pennese, E., Vitacolonna, E., Bucciarelli, T., Costantini, F., Capani, F., Patrono, C.: In vivo formation of 8-iso-prostaglandin $F_{2\alpha}$ and platelet activation in diabetes mellitus. Effects of improved metabolic control and vitamin E supplementation. Circulation 99 (1999), 224–229.

DeMaio, S.J., King, S.B., Lembo, N.J., Roubin, G.S., Hearn, J.A., Bhagavan, H.N., Sgoutas, D.S.: Vitamin E supplementation, plasma lipids and incidence of restenosis after percutaneous transluminal coronary angioplasty (PTCA). J. Am. Coll. Nutr. 11 (1992), 68–73.

Denzlinger, C., Kless, T., Sagebiel-Kohler, S., Lemmen, C., Jakob, K. Wilmanns, W., Adam, O.: Modulation of the endogenous leukotriene production by fish oil and vitamin E. J. Lipid Mediat. Cell Signal. 11 (1995), 119–132.

De Rijk, M.C., Breteler, M.M.B., den Breeijen, J.H. et al.: Dietary antioxidants and Parkinson's disease. Arch. Neurol. 54 (1997), 762–5.

Deutsche Gesellschaft für Ernährung, Ausschuß Nahrungsbedarf: Zufuhrempfehlungen und Nährstoffbedarf. Teil II. 2: Vitamine Ernährungs-Umschau 42 (1995), 44–50.

Deutsche Gesellschaft für Ernährung e.V.:

Ernährungsbericht 1984, 1988. Umschau-Verlag Frankfurt.

Deutsche Gesellschaft für Ernährung: Empfehlungen für die Nährstoffzufuhr. Umschau-Verlag, Frankfurt 1985, 1991.

Devaraj, S., Jialal, I.: Alpha-tocopherol inhibits Il-1b release by inhibition of 5-lipoxygenase. Arterioscler. Thromb. Vasc. Biol. 19 (1999), 1125–1133.

Devaraj, S., Jialal, I.: Alpha tocopherol supplementation decreases serum C-reactive protein and monocyte interleukin-6 levels in normal volunteers and type 2 diabetic patients. Free Radic. Biol. Med. 29 (2000), 790–792.

Devaraj, S., Jialal, I.: The effects of α-tocopherol on critical cells in atherogenesis. Curr. Opin. Lipidol. 9 (1998), 9–15.

Devaraj, S., Li, D., Jialal, I.: The effects of alpha tocopherol supplementation on monocyte function. Decreased lipid oxidation, interleukin 1b secretion, and monocyte adhesion to endothelium. J. Clin. Invest. 98 (1996), 756–763.

De Waart, F.G., Portengen, L., Doekes, G., Verwaal, C.J., Kok, F.J.: Effect of 3 Months Vitamin E Supplementation on Indices of the Cellular and Humoral Immune Response in Elderly Subjects. Brit. J. Nutr. 78 (1997), 761–774.

Diplock, A.T.: Safety of antioxidant vitamins and β-carotene. Am. J. Clin. Nutr. 62 (1995), 1510S–1516S.

Diplock, A.T.: Vitamin E. In: Fat-soluble Vitamins – their biochemistry und application, (Hrsg. A.T. Diplock), Heinemann, London und Technoic Publishing Co. Inc., Lancaster und Basel 1985, S. 154–244.

Doba, T., Burton, G.W., Ingold, K.U.: Antioxidant and co-antioxidant activity of vitamin C. The effect of vitamin C either alone or in the presence of vitamin E or a water soluble vitamin E analogue, upon the peroxidation of aqueous multilamellar phospholipid liposomes. Biochim. Biophys. Acta 835 (1985), 298–302.

Dorgan, J.E., Schatzkin, A.: Antioxidant nutritions in cancer prevention. Hematol. Oncol. Clin. North Am. 5 (1991), 43–68.

Dowd, P., Zheng, Z.B.: On the mechanism of the anticlotting action of vitamin E quinone. Proc. Natl. Acad. Sci. USA 92 (1995), 8171–75.

Drevon, C.: Absorption, transport and metabolism of vitamin E. Free Rad. Res. Comms. 14 (1991), 229–246.

Du Broff, R.J., Gretz, C.A., Sexson, R.G., Gray, W.A., White, H.J.: Vitamin E reduces risk of coronary restenosis. 2nd International Conference. Antioxidant Vitamins and Beta-Carotene in Disease Prevention. Berlin, October 10–12, 1994 (abstract).

Edmonds, S.E., Winyard, P.G., Guo, R., Kidd, B., Merry, P., Langrish-Smith, A., Hansen, C., Ramm, S., Blake, D.R.: Putative analgesic activity of repeated oral doses of vitamin E in the treatment of rheumatoid arthritis. Results of prospective placebo controlled double blind trial. Ann. Rheum. Dis. 56 (1997), 649–655.

Egan, M.F., Hyde, T.M., Albers, G.W., Elkashef, A., Alexander, R.C., Reeve, A., Blum, A., Saenz, R.E., Wyatt, R.J.: Treatment of tardive dyskinesia with vitamin E. Am. J. Psychiatry 149 (1992), 773–777.

Eichholzer, M., Stähelin, H.B., Gey, K.F., Lüdin, E. and Bernasconi, F.: Prediction of Male Cancer Mortality by Plasma Levels of Interacting Vitamins: 17-Year Follow-Up of the Prospective Basel Study. Int. J. Cancer 66 (1996), 145–150.

Eiserich, J.P., Hristova, M., Cross, C.E. et al.: Formation of nitric oxide-derived inflammatory oxidants by myeloperoxidase in neutrophils. Nature 391 (1998), 393–7.

Eldamhougy, S., Elhelw, Z., Yamamah, G., Hussein, L., Fayyad, I., Fawzy, D.: The vitamin E status among glucose-6-phosphate-dehydrogenase deficient patient and effectiveness of oral vitamin E. Internat. J. Vit. Nutr. Res. 58 (1988), 184–188.

Engelen, W., y Keenoy, B.M., Vertommen, J., Leeuw, I.D.: Effects of long-term supplementation with moderate pharmacologic doses of vitamin E are saturable and reversible in patients with type 1 diabetes. Am. J. Clin. Nutr. 72 (2000), 1142–1149.

Ernährungsbericht 2000 (DGE), Frunkfurt a. M.

Esterbauer, H., Gebicki, J., Puhl, H., Jürgens, G.: The role of lipid peroxidation and antioxidants in oxidative modification of LDL. Free Rad. Biol. Med. 13 (1992), 341–390.

Evans, H.M., Bishop, K.S.: On the existence of a hitherto unrecognized dietary factor essential for reproduction. Science 56 (1922), 650–651.

Factor, V.M., Laskowska, D., Jensen, M.R., Woitach, J.T., Popescu, N.C., Thorgeirsson, S.S.: Vitamin E reduces chromosomal damage and inhibits hepatic tumor formation in a transgenic mouse model. PNAS 97 (2000), 2196–2201.

Fairburn, K., Grootveld, M., Ward, R.J., Abiuka, C., Kus, M., Williams, R.B., Winyard, P.P., Blake, D.R.: Alpha-tocopherol, lipids and lipoproteins in knee-joint synovial fluid and serum from patients with inflammatory joint disease. Clin. Science 83 (1992), 657–664.

Fahn, S.: A pilot trial of high dose alpha tocopherol and ascorbate in early Parkinson's disease. Arch. Neurol. 32 (1992), S128–32.

Farwer, S., de Boer, B., Haddeman, E., Kivits, G., Wiersma, A., Danse, B.: The vitamin E nutritional status of rats fed on diets high in fish oil, linseed oil or sunflower seed oil. Brit. J. Nutr. 72 (1994), 127–145.

Fish, W.H., Cohen, M., Franzek, D., Williams, J.M., Lemons, J.A.: Effect of intramuscular vitamin E on mortality and intracranial hemorrhage in neonates of 1000 grams or less. Pediatr. 85 (1990), 578–584.

Fogarty, A., Lewis, S., Weiss, S., Britton, J.: Dietary vitamin E, IgE concentrations and atopy. The Lancet 356 (2000), 1573–1574.

Foy, C.J., Passmore, A.P., Vahidassr, M.D., Young, I.S., Lawson, J.T.: Plasma Chain-Breaking Antoxidants in Alzheimer's Disease, Vascular Dementia and Parkinson's Disease. Q. J. Med. 92 (1999), 39–45.

Freedman, J.E., Farhat, J.H., Loscalzo, J., Keaney, J.F.Jr.: Alpha-tocopherol inhibits aggregation of human platelets by a protein kinase C-dependent mechanism. Circulation 94 (1996), 2434–2440.

Freeman, V.L., Meydani, M., Yong, S., Pyle, J., Wan, Y., Arvizu-Durazo, R., Liao, Y.: Prostatic levels of tocopherols, carotenoids, and retinol in relation to plasma levels and self-reported usual dietary intake. Am. J. Epidemiol. 151 (2000), 109–118.

Freudenheim, J.L., Marshall, J.R., Vena, J.E., Laughlin, R., Brasure, J.R., Swanson, M.K., Nemoto, T. and Graham, S.: Premenopausal Breast Cancer Risk and Intake of Vegetables, Fruits and Related Nutrients. J. Natl. Cancer Inst. 88 (1996), 340–348.

Friedrich, W.: Handbuch der Vitamine. Urban u. Schwarzenberg, München, Wien, Baltimore 1987.

Fuller, C.J., Chandalia, M., Garg, A., Grundy, S.M., Jialal, I.: RRR-α-tocopheryl acetate supplementation at pharmacologic doses decreases low-density-lipoprotein oxidative susceptibility but not protein glycation in patients with diabetes mellitus. Am. J. Clin. Nutr. 63 (1996), 753–759.

Gaßmann, B., Schultz, M., Leist, M., Brigelius-Flohè, R.: Vitamin E-Stoffwechsel und -Bedarf. Ernährungs-Umschau 42 (1995), 80–87.

Gaziano, J.M., Hennekens, C.H.: Vitamin antioxidants and cardiovascular disease. Curr. Opinion in Lipidology 3 (1992), 291–294.

Gerster, H.: Prevention of platelet dysfunction by vitamin E in diabetic atherosclerosis. Z. Ernährungwiss. 32 (1993), 243–261.

Gey, K.F., Puska, P., Jordan, P., Moser, U.K.: Inverse correlation between plasma vitamin E and mortality from ischemic heart disease in cross-cultural epidemiology. Am. J. Clin. Nutr. 53 (1991), 326–334.

Gey, K.F.: Prospects for the prevention of free radical disease, regarding cancer and cardiovascular disease. Brit. Med. Bull. 49 (1993), 679–699.

Gey, K.F., Stähelin, H.B., Eichholzer, M., Lüdin, E.: Prediction of Increased Cancer Risk in Humans by Interacting Suboptimal Plasma Levels of Retinol and Carotene. In: Livrea, M.A., Vidali, G. eds: Retinoids: From Basic Science to Clinical Application 1994, 137–163.

Gey, K.F.: Ten-year retrospective on the antioxidant hypothesis of arteriosclerosis: threshold plasma levels of antioxidant micronutrients related to minimum cardiovascular risk. J. Nutr. Biochem. 6 (1995), 206–236.

Gey, K. F., Moser, U. K., Jordan, P., Staehelin, H.B., Eichholzner, M., Lüdin, E.: Increased risk of cardiovascular disease at sub-optimal plasma concentrations of essential antioxidans: an epidemiological update with special attention to carotene and vitamin C. Am. J. Clin. Nutr. 57 (1993), 787–797.

Ghalaut, V.S., Ghalaut, P.S., Kharb, S., Singh, G.P.: Vitamin E in intestinal fat malabsorption. Ann. Nutr. Metab. 39 (1995), 296–301.

Giardini, O., Taccone-Gallucci, M., Lubrano, R., Ricciardi-Tenore, G., Bandino, D., Silvi, I., Paradisi, C., Mannarino, O., Citti, G., Elli, M., Casciani, C.U.: Effects of alpha-tocopherol administration on red blood cell membrane lipid peroxidation in hemodialysis patients. Clin. Nephrol. 21 (1984), 174–177.

Gisinger, C., Jeremy, J., Speiser, P., Mikhailidis, D., Dandona, P., Schernthaner, G.: Effect of vitamin E supplementation on platelet thromboxane A2 production in type I diabetic patients. Diabetes 37 (1988), 1260–1264.

Golbe, L.I., Farrell, T.M., Davis, P.H.: Case-control study of early life dietary factors in Parkinson's disease. Arch. Neurol. 45 ((1988), 1350–3.

Golly, I., Schmidt, M., Bergmann, U.: D-α-Tocopherol: Patientenbefragung bestätigt Reduktion des Analgetika-Konsums bei Gelenkbeschwerden. NATURAMED 15 (2000), 41–46.

Golumbic, C., Mattill, H.: Antioxidants and the antioxidation of fats. XIII. The antioxygenic action of ascorbic acid in association with tocopherols, hydroquinones and related compounds. J. Am. Chem. Soc. 63 (1941), 1279–1280.

Goodman, Y., Mattson, M.P.: Secreted forms of beta-amyloid precursor protein protect hippocampal neurons against amyloid beta-peptide-induced oxidative injury. Exp. Neurol. 128 (1994), 1–12.

Gopaul, N.K., Anggard, E.E., Mallett, A.I.,

Betteridge, D.J., Wolff, S.P., Nourooz-Zadeh, J.: Plasma 8-epi-PGF$_{2\alpha}$ levels are elevated in individuals with NIDDM. FEBS Lett. 368 (1995), 225–229.

Gotoda, T., Arita, M., Arai, H., Inoue, K., Yokota, T., Fukuo, Y., Yazaki, Y., Yamada, N.: Adult-onset spinocerebellar dysfunction caused by a mutation in the gene for the alpha-tocopherol-transfer protein. N. Engl. J. Med. 333 (1995), 1313-1318.

Greenberg, E.R., Baron, J.A., Tosteson, T.D., Freeman, D.H., Beck, G.J., Bond, J.H., Colacchio, T.A., Coller, J.A., Frankl, H.D., Haile, R.W., Mandel, J.S., Nierenberg, D.W., Rothstein, R., Snover, D.C., Stevens, M.M., Summers, R.W. and van Stolk, R.U.: A Clinical Trial of Antioxidant Vitamins to Prevent Colorectal Adenoma. New Engl. J. Med. 331 (1994), 141–147.

Gregory, S.H., Wing, E.J., Hoffman, R.A., Simmons, R.L.: Reactive nitrogen intermediates suppress the primary immunologic response to Listeria. J. Immunol. 150 (1993), 2901–2909.

Gridley, G., McLaughlin, J.K., Block, G., Blot, W.J., Gluch, M., Fraumeni, J.F.: Vitamin supplement use and reduced risk of oral and pharyngeal cancer. Am. J. Epidemiol. 135 (1992), 1083–1092.

Grisham, M.B.: Role of reactive oxygen metabolites in inflammatory bowel disease. Curr. Opinion Gastroenterol. 9 (1993), 971–980.

Großklaus, R., Noble, P.: Regelungen für bilanzierte Diäten in der Diätverordnung. Akt. Ernähr. 15 (1990), 9–16.

Grundman, M.: Vitamin E and Alzheimer's disease: the basis for additional clinical trials. Am. J. Clin. Nutr. 71 (2000), 630S–6S.

Guggenheim, M.A., Ringel, St.P., Silverman, A., Grabert, B.E.: Progressive neuromuscular disease. J. Pediatr. 100 (1982), 51–58.

Gunawardena, K., Murray, D.K., Meikle, A.W.: Vitamin E and other antioxidants inhibit human prostate cancer cells through apoptosis. Prostate 44 (2000), 287–295.

Han, S.N., Meydani, S.N.: Vitamin E and infectious diseases in the aged. Proceedings Nutr. Soc. 58 (1999), 697–705.

Han, S.N., Meydani, M., Wu, D., Bender, B.S., Smith, D.E., Vina, J., Cao, G., Prior, R.L., Meydani, S.N.: Effect of long-term dietary antioxidant supplementation on influenza virus infection. J. Gerontol. Biol. Sci. 55A (2000), B496–B503.

Han, S.N., Wu, D., Ha, W.K., Beharka, A., Smith, D.E., Bender, B.S., Meydani, S.N.: Vitamin E supplementation increases T helper 1 cytokine production in old mice infected with influenza virus. Immunology 100 (2000), 487–493.

Han, S.N., Wu, D., Ha, W.K., Smith, D.E., Beharka, A., Wang, H., Bender, B.S., Meydani, S.N.: Vitamin E supplementation increases splenocyte IL-2 and IFN-α production of old mice infected with influenza virus. FASEB Journal 12 (1998), A819.

Hanck, A.: Arzneimitteltherapie heute. Bd. 42, Spektrum der Vitamine. Aesopus-Verlag, Zug, 1986, 36.

Handelman, G., Epstein, W., Peerson, J. Spiegelman, D., Machlin, L., Dratz, E.: Human dipose α-tocopherol and γ-tocopherol kinetics during and after 1 y of α-tocopherol supplementation. Am. J. Clin. Nutr. 59 (1994), 1025–1032.

Hankinson, S.E., Stampfer, M.J., Seddon, J.M., Colditz, G.A., Rosner, B., Spreizer, F.E., Willett, W.C.: Intake and cataract extraction in women: a prospective study. Br. Med. J. 305 (1992), 335–339.

Harding, A.E., Matthews, S., Jone, S., Ellies, C.J.K., Booth, I.W., Muller, D.P.R.: Spinocerebellar degeneration associated with a selective defect of vitamin E absorption. N. Engl. J. Med. 313 (1985), 32–35.

Hartman, T.J., Dorgan, J.F., Woodson, K., Virtamo, J., Tangrea, J.A., Heinonen, O.P., Taylor, P.R., Barrett, M.J., Albanes, D.: Effects of long-term α-Tocopherol Supplementation on Serum hormones in older man. Prostate 46 (2001), 33–38.

Hayashi, T., Kanetoshi, A., Nakamura, M., Tamura, M., Shirahama, H.: Reduction of alpha-tocopherolquinone to alpha-tocopherolhydroquinone in rat hepatocytes. Biochem. Pharmacol. 44 (1992), 489–493.

Hehenberger, K., Hansson, A.: High glucose-induced growth factor resistance in human fibroblasts can be reversed by antioxidants and protein kinase C-inhibitors. Cell Biochem. Funct. 15 (1997), 197–201.

Heinonen, O.P., Albanes, D., Viramo, J., Taylor, P.R., Huttunen, J.K., Hartman, A.M., Haapakoski, J., Malila, N., Rautalahti, M., Ripatti, S., Mäenpää, H., Teerenhovi, L., Koss, L, Virolainen, M. and Edwards, B.K.: Prostate Cancer and Supplementation with Alpha-Tocopherol and Beta-Carotene: Incidence and Mortality in a Controlled Trial. J. Natl. Cancer Inst. 90 (1998), 440–446.

Helmy, M., Shohayeb, M., Helmy, M.H., El-Bassiouni, E.A.: Antioxidants as Adjuvant Therapy in Rheumatoid Disease. Arzneim.-Forsch./Drug Res. 51 (2001), 293–298.

Henning, B., Diana, J., Toborek, M., McClain, C.J.: Influence of Nutrients and Cytokines on Endothelial Cell Metabolism. J. Am. Coll. Nutr. 13 (1994), 224–231.

Hensley, K., Hall, N., Subramaniam, R. et al.: Brain regional correspondence between Alzheimer's disease histopathology and biomarkers of protein oxidation. J. Neurochem. 65 (1995), 2146–56.

Heseker, A., Adolf, T., Eberhardt, W., Herwig, A., Kübler, W., Matiaske, B., Moch, K., Nitsche, A., Schneider, R., Zipp, A.: Lebensmittel- und Nährstoffaufnahme Erwachsener in der Bundesrepublik Deutschland. VERA-Schriftenreihe, Bd. III, 2. Aufl., Wiss. Fachverlag Dr. Fleck, Niederkleen (1994).

Heseker, H., Kübler, W., Westenhöfer, J., Pudel, V.: Psychische Veränderungen als Frühzeichen einer suboptimalen Vitaminversorgung. Ernährungs-Umschau 38 (1990), 87–94.

Hittner, H.M., Godio, L.B., Rudolph, A.J., Adams, J.M., Garcia-Prats, J.A., Friedman, Z., Kautz, J.A., Monaco, W.A.: Retrolental fibroplasia: efficacy of vitamin E in a double-blind clinical study of preterm infants. N. Engl. J. Med. 305 (1981), 1365–1371.

Hodis, H.N., Mack, W.J., LaBree, L., Cashin-Hemphill, L., Sevanian, A., Johnson, R., Azen, S.P.: Serial coronary angiographic evidence that antioxidant vitamin intake reduces progression of coronary artery atherosclerosis. JAMA 273 (1995), 1849–1854.

Honkanen, V.E.A., Pelkonen, P., Konttinen, Y.T., Mussalo-Rauhamaa, H., Lehto, J., Westermarck, T.: Serum cholesterol and vitamins A and E in juvenile chronic arthritis. Clin. exp. Rheumatol. 8 (1991), 187–191.

Honkanen, V., Kouttinen, H., Mussalo-Rauhamaa, H.: Vitamin A and E, retinol binding protein and zinc in rheumatoid arthritis. Clin. Exp. Rheumatol. 7 (1989), 465–469.

Horwitt, M.K., Harvey, C.C., Dahm, C.H.,

Searay, M.: Relationship between tocopherol and serum lipid levels for determination of nutritional adequacy. Ann. N.Y. Acad. Sci. 203 (1972), 223–236.

Horwitt, M.K.: Vitamin E and lipid metabolism in man. Am. J. Clin. Nutr. 8 (1960), 451–461.

Horwitt, M.K.: Interpretations of requirements for thiamin, riboflavin, niacin-tryptophan and vitamin E plus comments on balance studies and vitamin B-6. Am. J. Clin. Nutr. 44 (1986), 973–985.

Horwitt, M. K.: Status of human requirements for vitamin E. Am. J. Clin. Nutr. 27 (1974), 1182–1193.

Howard, L., Chu, R., Karmody, A., Ovesen, L., Weitzmann, R.: Determination of vitamin E status in patients on home total parenteral nutrition. Clin. Res. 27 (1979), 552A.

Inder, T.E., Carr, A.C., Winterbourn, C.C., Austin, N.C., Darlov, B.A.: Vitamin A and E status in very low birth weight infants: development of an improved parenteral delivery system. J. Pediatr. 126 (1995), 128–131.

Islam, K.N., Devaraj, S., Jialal, I.: Alpha-tocopherol enrichment of monocytes decreases agonist-induced adhesion to human endothelial cells. Circulation 98 (1998), 2255–2261.

Issa, S., Rotthauwe, H.W., Burmeister, W.: 25-Hydroxyvitamin D and vitamin E absorption in healthy children and children with chronic intrahepatic cholestasis. Eur. J. Pediatr. 148 (1989), 605–609.

Jackson, C.V., Holland, A.J., Williams, C.A., Dickerson, J.W.: Vitamin E and Alzheimer's disease in subjects with Down's syndrome. J. Ment. Defic. Res. 32 (1988), 479–84.

Jackson, M.: Free radicals and skeletal muscle disorders. In: Das, D., Essman, W. (eds.) Oxygen Radicals: Systemic Events and Disease Processes. Karger, Basel, 1990, pp. 149–171.

Jacques, P.F., Chylack, L.T., Jr.: Epidemiologic evidence of a role for the antioxidant vitamins and carotenoids in cataract prevention. Am. J. Clin. Nutr. 53 (1991), 352S–355S.

Jacques, P.F., Chylack, L.T., McGandy, R.B. and Hartz, S.C.: Antioxidant Status in Persons With and Without Senile Cataract. Arch. Ophthalmol. 106 (1988), 337–340.

Jain, S.K., Krueger, K.S., McVie, R., Jaramillo, J.J., Palmer, M., Smith, T.: Relationship of blood thromboxane-B_2 (TxB_2) with lipid peroxides and effect of vitamin E and placebo supplementation on TxB_2 and lipid peroxide levels in type 1 diabetic patients. Diabetes Care 21 (1998), 1511–1516.

Jain, S.K., McVie, R., Jaramillo, J.J., Palmer, M., Smith, T.: Effect of modest Vitamin E supplementation on blood glycated hemoglobin and triglyceride levels and red cell indices in type I diabetic patients. J. Am. Coll. Nutr. 15 (1996a), 458–461.

Jain, S.K., McVie, R., Jaramillo, J.J., Palmer, M., Smith, T., Meachum, Z.D., Little, R.L.: The effect of modest vitamin E supplementation on lipid peroxidation products and other cardiovascular risk factors in diabetic patients. Lipids 31 (1996b), S87–S90.

James, D.R., Alfaham, M., Goodchild, M.C.: Increased susceptibility to peroxide-induced hemolysis with normal vitamin E concentrations in cystic fibrosis. Clin. Chim. Acta 204 (1991), 279–290.

Jandak, J., Steiner, M., Richardson, P.D.: Reduction of platelet adhesiveness by vitamin E supplementation in humans. Thrombosis Res. 49 (1988), 393–404.

Jandak, J., Steiner, M. Richardson, P.D.:

Alpha-tocopherol, an effective inhibitor of platelet adhesion. Blood 73 (1989), 141–149.

Jeandel, C., Nicolas, M.B., Dubois, F., Nabet-Belleville, F., Penin, F., Cuny, G.: Lipid peroxidation and free radical scavengers in Alzheimer's disease. Gerontology 35 (1989), 275–82.

Jensen, S.K., Engberg, R.M., Hedemann, M.S.: All-rac-α-Tocopherol acetate is a vitamin E source than all-rac-α-Tocopherol succinate for broilers. J. Nutr. 129 (1999), 1355–1360.

Jialal, I., Fuller, C.J., Huet, B.A.: The effect of α-Tocopherol supplementation on LDL oxidation. Arterioscler. Thromb. Vasc. Biol. 15 (1995), 190–198.

Jialal, I., Devaraj, S., Kaul, N.: The effect of α-Tocopherol on monocyte proatherogenic activity. J. Nutr. 131 (2001), 389S–394S.

Jonas, C.R., Puckett, A.B., Jones, D.P., Griffith, D.P., Szeszycki, E.E., Bergman, G.F., Fürr, C.E., Tyre, C., Carlson, J.L., Galloway, J.R., Blumberg, J.B., Ziegler, T.R.: Plasma antioxidant status after high-dose chemotherapy: a randomized trial of parenteral nutrition in bone marrow transplantation patients. Clin. Nutr. 72 (2000), 181–189.

Kaempf, D., Miki, M., Ogihara, T., Okamoto, R., Konishi, K., Mino, M.: Assessment of vitamin E nutritional status in neonates, infants and children – on the basis of α-Tocopherol levels in blood components and buccal mucosal cells. Int. J. Vit. Nutr. Res. 64 (1994), 185–191.

Kanter, M.M., Nolte, J. Holloszy, J.: Effects of an antioxidant supplement on expired pentane production following low and high intensity exercise. Med. Sci. Sports Exerc. 22 (1990), S 86.

Kaplowitz, N., Yoshida, H., Kuhlenkamp, J., Slitsky, B., Ren, I., Stolz, A.: Tocopherol-binding proteins of hepatic cytosol. Ann. N.Y. Acad. Sci. 570 (1989), 85–94.

Kayden, H.J., Hatam, L.J., Traber, M.G.: The measurement of nanograms of tocopherol from needle aspiration biopsies of adipose tissue: normal and abetalipoproteinemic subjects. J. Lipid Res. 24 (1983), 652–656.

Kayden, H.J., Traber, M.G.: Abetalipoproteinemia and homozygous hypobetalipoproteinemia. In: Steiner, G., Shafrir, E., eds. Primary Hyperlipoproteinemias. New York N.Y.: McGraw-Hill International Book Co. (1990), 249–260.

Kayden, H.J., Traber, M.G.: Absorption, lipoprotein transport, and regulation of plasma concentrations of vitamin E in humans. J. Lipid Res. 34 (1993), 343–358.

Keaney, J.F., Gaziano, J.M., Xu, A., Frei, B., Curran-Celentano, J. Shwaery, G.T., Loscalzo, J., Vita, J.A.: Dietary antioxidants preserve endothelium-dependent vessel relaxation in cholesterol-fed rabbits. Proc. Natl. Acad. Sci. USA 90 (1993), 11880-11884.

Keaney, J.F., Guo, Y., Cunningham, D., Shwaery, G.T., Xu, A., Vita, J.A.: Vascular incorporation of α-Tocopherol prevents endothelial dysfunction due to oxidized LDL by inhibiting protein kinase C stimulation. J. Clin. Invest. 98 (1996), 386–394.

Kim, H.S., Arai, H., Arita, M., Sato, Y., Ogihara, T., Inoue, K., Mino, M., Tamai, H.: Effect of α-tocopherol status on α-tocopherol transfer protein expression and its messenger RNA level in rat liver. Free Radic. Res. 28 (1998), 87–92.

Kim, J.M., White, R.H.: Effect of vitamin E on the anticoagulant response to warfarin. Am. J. Cardiol. 77 (1996), 545–546.

Kitagawa, M., Mino, M.: Effects of elevated d-alpha (RRR)-tocopherol dosage in man. J. Nutr. Sci. Vitaminol. 35 (1989), 133–142.

Kiyose, C., Muramatsu, R., Kameyama, Y., Ueda, T., Igarashi, O.: Biodiscrimination of alpha-tocopherol stereoisomers in humans after oral administration. Am. J. Clin. Nutr. 65 (1997), 785–789.

Kleinveld, H.A., Naber, A.H., Stalenhoef, A.F., Demacker, P.N.: Oxidation resistance, oxidation rate, and extent of oxidation of human low-density-lipoprotein dependent of the oleic acid content to linoleic acid content: Studies in vitamin E deficient subjects. Free Radic. Biol. Med. 15 (1993), 278–80.

Knekt, P., Järvinen, R., Seppänen, R., Rissanen, A., Aromaa, A., Heinonen, O.P., Albanes, D., Heinonen, M., Pukkala, E., Teppo, L.: Dietary antioxidants and the risk of lung cancer. Amer. J. Epidemiol. 134 (1991), 471–479.

Knekt, P., Aromaa, A., Maatela, J., Aaran, R.K., Nikkari, T., Hakama, M., Hakulinen, T., Peto, R., Teppo, L.: Vitamin E and cancer prevention. Am. J. Clin. Nutr., 53 (1991), 283–286.

Knekt, P., Heliövaara, M., Rissanen, A., Aromaa, A., Aaran, R.K.: Serum Antioxidant Vitamins and Risk of Cataract. Brit. Med. J. 305 (1992), 1392–1394.

Knekt, P., Reunanen, A., Jarvinen, R., Seppanen, R., Heliovaara, M., Aromaa, A.: Antioxidant vitamin intake and coronary mortality in a longitudinal population study. Am. J. Epidemiol. 139 (1994), 1180–1189.

Kowdley, K.V., Meydani, S.N., Cornwall, S.C., Grand, R.J., Mason, J.B.: Reversal of depressed T-lymphocyte function with repletion of vitamin E deficiency. Gastroenterology 102 (1992), 1–4.

Krinsky, N.: Mechanism of action of biological antioxidants. Proc. Soc. Exp. Biol. Med. 200 (1992), 248–254.

Kritchevsky, S.B., Shimakawa, T., Tell, G.S., Dennis, B., Carpenter, M., Eckfeldt, J.H., Peacher-Ryan, H., Heiss, G.: Dietary Antioxidants and Carotid Artery Wall Thickness. The ARIC Study. Circulation 92 (1995), 2142–2150.

Kushi, L.H., Folsom, A.R., Prineas, R.J., Mink, P.J., Wu, Y., Bostick, R.M.: Dietary antioxidant vitamins and death from coronary heart disease in postmenopausal women. N. Engl. J. Med. 334 (1996), 1156–1162.

Laryea, M.D., Biggemann, B., Cieslicki, P., Wendel, U.: Plasma tocopherol and tocopherol to lipid ratios in a normal population of infants and children. Internat. J. Vit. Nutr. Res. 59 (1989), 269–272.

Law, M.R., Wijewardene, K., Wald, N.J.: Is routine vitamin E administration justified in very low-birthweight infants? Develop. Med. Child Neur. 32 (1990), 442–450.

Lawrence, G.D., Cohen, G.C.: Concentrating ethane from breath to monitor lipid peroxidation in vivo. Meth. Enzymol. 105 (1984), 305–311.

Lee, C.Y., Wan, M.F.: Vitamin E supplementation improves cell-mediated immunity and oxidative stress of asian men and women. J. Nutr. 130 (2000), 2932–2937.

Le Gardeur, B.Y., Lopez-S., A. and Johnson, W.D.: A Case-Control Study of Serum Vitamins A, E and C in Lung Cancer Patients. Nutr. Cancer 14 (1990), 133–140.

Leske, M.C., Chylack, L.T., He, Q., Wu, S.Y., Schoenfeld, E., Friend, J. Wolfe, J.: Antioxidant Vitamins and Nuclear Opacities: The Longitudinal Study of Cataract. Ophthalmology 105 (1998), 831–836.

Levy, E., Rizwan, Y., Thibault, L., Lepage,

G., Brunet, S., Bouthillier, L., Seidman, E.: Altered lipid profile, lipoprotein composition, and oxidant and antioxidant status in pediatric Crohn disease. Am. J. Clin. Nutr. 71 (2000), 807–815.

Logroscino, G., Marder, K., Cote, L., Tang, M.X., Shea, S., Mayeux, R.: Dietary lipids and antioxidants in Parkinson's disease: a population-based case control study. Ann. Neurol. 39 (1996), 89–94.

Lohr, J.B., Cadet, J.L., Lohr, M.A., Jeste, D.V., Wyatt, R.J.: Alpha-tocopherol in tardive dyskinesia. Lancet 1 (1987), 913–914.

Lohr, J.B., Caligiuri, M.P.: A double-blind placebo controlled study of vitamin E treatment of tardive dyskinesia. J. Clin. Psychiatry 57 (1996), 167–73.

Lohr, J.B., Kuczenski, R., Bracha, H.S., Moir, M., Jeste, D.V.: Increased indices of free radical activity in the cerebrospinal fluid of patients with tardive dyskinesia. Biol. Psychiatry 28 (1990), 535–539.

Losonczy, K.G., Harris, T.B., Havlik, R.J.: Vitamin E and vitamin C supplement use and coronary heart disease mortality in older persons: the Established Populations for Epidemiologic Studies of the Elderly. Am. J. Clin. Nutr. 64 (1996), 190–196.

Lubrano, R., Frediani, T., Citti, G., Cardi, E., Mannarino, O., Elli, M., Cozzi, F., Giardini, O.: Erythrocyte membrane lipid peroxidation before and after vitamin E supplementation in children with cholestasis. J. Pediatr. 115 (1989), 380–384.

Lyle, B.J., Mares-Perlmann, J.A., Klein, B.E.K., Klein, R., Palta, M., Bowen, P.E. and Greger, J.L.: Serum Carotenoids and Tocopherols and Incidence of Age-Related Nuclear Cataract. Am. J. Clin. Nutr. 69 (1999), 272–277.

Machlin, L.J.: Vitamin E. In: Handbook of Vitamins (Machlin, L.J. ed.), Marcel Dekker, New York, Basel 1991.

Maiorino, M., Crassin, M., Roveri, A., Ursini, F.: Microsomal lipid peroxidation: Effect of vitamin E and its functional interaction with phospholipid hydroperoxide glutathione peroxidase. Lipids 24 (1989), 721–726.

Makinodan, T., Kay, M.M.: Age influence on the immune system. Adv. Immunol. 29 (1980), 287–330.

Marchioli, R.; GISSI-Prevenzione Investigators: Dietary supplementation with n-3 polyunsaturated fatty acids and vitamin E after myocardial infarction; results of the GISSI-Prevenzione trial. Lancet 354 (1999), 447–455.

Mares-Perlman, J.A., Brady, W.E., Klein, B.E.K., Klein, R., Haus, G.J., Palta, M., Ritter, L.L., Shoff, S.M.: Diet and nuclear lens opacities. Am. J. Epidemiol. 141 (1995), 322–334.

Marotta, F., Labadarios, D., Frazer, L., Girdwood, A., Marks, I.N.: Fat-soluble vitamin concentration in chronic alcohol-induced pancreatitis – Relationship with steatorrhea. Dig. Dis. Sci. 39 (1994), 993–998.

Martin, A., Foxall, T., Blumberg, J.B., Meydani, M.: Vitamin E inhibits low-densitiy lipoprotein-induced adhesion of monocytes to human aortic endothelial cells in vitro. Arteriosler. Thromb. Vasc. Biol. 17 (1997), 429–436.

Martin-Nizard, F., Boullier, A., Fruchart, J.C., Duriez, P.: α-Tocopherol but not β-tocopherol inhibits thrombin-induced PKC activation and endothelin secretion in endothelial cells. J. Cardiovasc. Risk 5 (1998), 339–345.

McAlindon, T.E., Jacques, P., Zhang, Y., Hannan, M.T., Aliabadi, P., Weissman, B., Rush, D., Levey, D., Felson, D.T.: Do antioxidant micronutrients protect

against the development and progression of knee osteoarthritis. Arthritis Rheum. 39 (1996), 648–656.
McCay, P.: Vitamin E: Interactions with free radicals and ascorbate. Ann. Rev. Nutr. 5 (1985), 323–340.
McCay, P.B., King, M.M.: Vitamin E – a comprehensive treatise. Machlin, L.J. (ed), p. 99, Marcel Dekker, New York, Basel 1980.
Mecocci, P., MacGarvey, U., Beal, M.F.: Oxidative damage to mitochondrial DNA is increased in Alzheimer's disease. Ann. Neurol. 36 (1994), 747–51.
Meeker, H.C., Eskew, M.L., Scheuchenzuber, W., Scholz, R.W., Zarkower, A.: Antioxidant effects on cell-mediated immunity. J. Leuk. Biol. 38 (1985), 451–458.
Meister, A.: Glutathione-ascorbic acid antioxidant system in animals. J. Biol. Chem. 269 (1994), 9397–9400.
Metzger, Z., Hoffeld, J.T., Oppenheim, J.J.: Macrophage-mediated suppression. I. Evidence for participation of both hydrogen peroxide and prostaglandins in suppression of murine lymphocyte proliferation. J. Immunol. 124 (1980), 983–988.
Meydani, S.N., Barklund, M.P., Liu, S., Meydani, M., Miller, R.A., Cannon, J.G., Morrow, F.D., Rocklin, R., Blumberg, J.B.: Vitamin E supplementation enhances cell-mediated immunity in healthy elderly subjects. Am. J. Clin. Nutr. 52 (1990), 557–563.
Meydani, S.N., Hayek, M.: Vitamin E and immune response. In: Chandra, R.K., ed. Proceedings of international conference on nutrition and immunity. St. John's, Newfoundland: ARTS Biomedical Publishers and Distributors, (1992), 105–128.
Meydani, M., Evans, W., Handelman, G., Biddle, L., Fielding, R.A., Meydani, S.N., Burill, J. Fiatarone, M.A., Blumberg, J.B., Cannon, J.G.: Protective effect of vitamin E on exercise-induced oxidative damage in young and older adults. Am. J. Physiol. 264 (1993), R992–R998.
Meydani, M., Meydani, S.N., Leka, L., Gong, J., Blumberg, J.B.: Effect of long-term vitamin E supplementation on lipid peroxidation and immune responses of young and old subjects. FASEB J. 7 (1993), A 415.
Meydani, S.N., Leka, L., Loszewski, R.: Long-term vitamin E supplementation enhances immune response in healthy elderly. FASEB J. 8 (1994), A 274.
Meydani, M., Natiello, F., Goldin, B., Free, N., Woods, M., Schaefer, E., Blumberg, J.B., Gorbach, S.L.: Effect of long-term fish oil supplementation on vitamin E status and lipid peroxidation in women. J. Nutr. 121 (1991), 484–491.
Meydani, M.: Vitamin E. Lancet 345 (1995), 170–175.
Meydani, M.: Vitamin E and Atherosclerosis: Beyond Prevention of LDL Oxidation. J. Nutr. 131 (2001), 366S–368S.
Meydani, S.N., Beharka, A.A.: Recent Developments in Vitamin E and Immune Response. Nutr. Rev. 56 (1996), S49–S58.
Meydani, S.N., Meydani, M., Blumberg, J.B., Leka, L.S., Siber, G., Loszewski, R., Thompson, C., Pedrosa, M.C., Diamond, R.D., Stollar, B.D.: Vitamin E Supplementation and In vivo Immune Response in Healthy Elderly Subjects. J. Am. Med. Assoc. 277 (1997), 1380–1386.
Michaud, D.S., Spiegelman, D., Clinton, S.K., Rimm, E.B., Willett, W.C., Giovannucci, E.: Prospective Study of Dietary Supplements, Macronutrients, Micronutrients, and Risk of Bladder Cancer in

US Men. Am. J. Epidemiol. 152 (2000), 1145–53.

Milei, J., Boveris, A., Llesuy, S., Molina, H.A., Storino, R., Ortega, D., Milei, S.E.: Amelioration of Adriamycin-induced cardiotoxicity in rabbits by Prenylamine and Vitamines A and E. Am. Heart J. 111 (1986), 95–102.

Mino, M., Miki, M., Ogihara, T., Miyake, M., Kaempf, D.: Vitamin E status in human neonates. In: Vitamin E – Its usefulness in health and curing diseases (Mino, M. et al., eds.), pp. 119–129, Japan Sci. Soc. Press, Tokyo/S. Karger, Basel (1993).

Mino, M., Sugita, K.: In: Tocopherol, Oxygen and Biomembrans (De Duve, C., Hayahishi, O., eds.), pp. 83–93, Elsevier/North Hollan, Biomedical Pres, Amsterdam 1978.

Mitchinson, M.J., Stephens, N.G., Parsons, A., Bligh, E., Schofield, P.M., Brown, M.J.: Mortality in the CHAOS trial. The Lancet 353 (1999), 381–382.

Mohan, M., Sperduto, R.D., Angra, S.K., Milton, R.C., Mathur, R.L., Underwood, B., Jafery, N., Pandya, C.B.: India-US case-control study of age-related cataract. Arch. Ophthalmol. 107 (1989), 670–676.

Monji, A., Morimoto, N., Okuyama, I., Yamashita, N., Tashiro, N.: Effect of dietary vitamin E on lipofuscin accumulation with age in the rat brain. Brain. Res. 634 (1994), 62–8.

Monographie: Vitamin E (Tocopherole und deren Ester). BAnz. Nr. 17 vom 26. 01. 1994.

MSD-Manual der Diagnostik und Therapie, S. 294–5 ERN3. Urban & Schwarzenberg, 5. Auflage, 1993.

Müller, D.P.: Vitamin E and other antioxidants in neurological function and disease. In.: Frei B., ed.: Natural Antioxidants in Human Health and Disease. San Diego: Academic Press. (1994), 535–565.

Muggli, R.: Dietary PUFAs and vitamin E requirements. International Conference on Health Effects of Fish and Fish Oils, St. John's, Newfoundland, 1988.

Muller, A. und Sies, H.: Assay of Ethane and Pentane from isolated organs and cells. Methods Enzymol. 105 (1984), 311–319.

Muller, D.P.R.: Effect of large oral doses of vitamin E on the neurological sequelae of patients with abetalipoproteinemia. In: Lubin, B., Machlin, L.J., eds. Vitamin E: Biochemical, Hematological and Clinical Aspects. New York, N.Y.: New York Academy of Sciences (1982), 133–144.

Muller, D.P.R., Lloyd, J.K., Wolff, O.H.: The role of vitamin E in the treatment of the neurological features of A-beta-lipoproteinaemia and other disorders of fat absorption. J. Inher. Metab. Dis. 8 (1985), 88–92, Suppl. I.

Nasr, S.Z., O`Leary, M.H., Hillermeier, C.: Correction of vitamin E deficiency with fat-soluble versus water-miscible preparations of vitamin E in patients with cystic fibrosis. J. Paediatr. 122 (1993), 810–812.

Natta, C., Machlin, L.J., Brin, M.: A decrease in irreversibly sickled erythrocytes in sickle cell anemia patients given vitamin E. Am. J. Clin. Nutr. 33 (1980), 968–971. Ndombi, I.O., Kinoti, S.N.: Serum vitamin E and the sickling status in children with sickle cell anaemia. East Afr. Med. J. 67 (1990), 720–5.

Ndombi, I.O., Kinoti, S.N.: Serum vitamin E and the sickling status in children with sickle cell anaemia. East Afr. Med. J. 67 (1990), 720–725.

Negri, E., La Vecchia, C., Franceschi, S., D'Avanzo, B., Talamini, R., Parpinel,

M., Ferraroni, M., Filiberti, R., Montella, M., Falcini, F., Conti, E. and Decarli, A.: Intake of Selected Micronutrients and the Risk of Breast Cancer. Int. J. Cancer 65 (1996), 140–144.

Neunteufl, T., Priglinger, U., Heher, s., Zehetgruber, M., Söregi, G., Lehr, S., Huber, K., Maurer, G., Weidinger, F., Kostner, K.: Effects of vitamin E on chronic and acute endothelial dysfunction in smokers. J. Am. Coll. Cardiol. 35 (2000), 277–283.

Niki, E.: Antioxidants in relation to lipid peroxidation. Chem. Phys. Lipids 44 (1987), 227–253.

Niki, E., Matsuo, M.: In: vitamin E health and disease. I. Fuchs (Hrsg.), Marcel Dekker, New York, 1992, 121–130.

Ouahchi, K., Arita, M., Kayden, H., Hentati, F., Ben Hamida, M., Sokol, R., Arai, H., Inoue, K., Mandel, J.L., Koenig, M.: Ataxia with isolated vitamin E deficiency is caused by mutations in the α-tocopherol transfer protein. Nat. Genet. 9 (1995), 141–145.

Ortega, R.M., Requejo, A.M:, Andres, P., Lopez-Sobaler, A.M., Quintas, M.E., Redondo, M.R., Navia, B., Rivas, T.: Dietary Intake and Cognitive Function in a Group of Elderly People. Am. J. Clin. Nutr. 66 (1997), 803–809.

Packer, L.: Interactions among antioxidants in health and disease: Vitamin E and its redox cycle. Proc. Soc. Exp. Biol. Med. 200 (1992), 271–276.

Packer, L.: Vitamin E is Nature's Master Antioxidant. Scient. Am. Sci. Med. 1 (1994), 54–63.

Palan, P.R., Mikhail, M.S., Basu, J., Romney, S.L.: Plasma Levels of Antioxidant Beta-Carotene and Alpha Tocopherol in Uterine Cervix Dysplasias and Cancer. Nutr. Cancer 15 (1991), 13–20.

Palan, P.R.: Goldberg, G.L., Basu, J., Runowicz, C.D., Romney, S.L.: Lipid-Soluble Antioxidants: β-Carotene und α-Tocopherol Levels in Breast and Gynecologic Cancers. Gynecol. Oncol. 55 (1994), 72–77.

Pallast, E.G., Schouten, E.G., de Waart, F.G., Fonk, H.C., Doekes, G., von Blomberg, B.M., Kok, F.J.: Effect of 50- and 100 mg vitamin E supplements on cellular immune function in nonnstitutionalized elderly persons. Am. J. Clin. Nutr. 69 (1999), 1273–1281.

Palmer, A.M., Burns, M.A.: Selective increase in lipid peroxidation in the inferior temporal cortex in Alzheimer's disease. Brain Res. 645 (1994), 338–42.

Paolisso, G., D'Amore, A., Galzerano, D., Balbi, V., Giugliano, D., Varricchio, M., D'Onofrio, F.: Daily vitamin E supplements improve metabolic control but not insulin secretion in elderly type II diabetic patients. Diabetes Care 16 (1993), 1433–1437.

Parkinson Study Group: Effects of tocopherol and deprenyl on the progression of disability in early Parkinson's disease. N. Engl. J. Med. 328 (1993), 176–183.

Peng, Y.M., Peng, Y.S., Childers, J.M., Hatch, K.D., Roe, D.J., Lin, Y. and Lin, P.: Concentrations of Carotenoids, Tocopherols and Retinol in Paired Plasma and Cervical Tissues of Patients with Cervical Cancer, Precancer and Noncancerous Diseases. Cancer Epidemiol. Biomark. Prev. 7 (1998), 347–350.

Penn, N.D., Purkins, L., Kelleher, J., Heatley, R.V., Mascie-Taylor, B.H., Belfield, P.W.: The effect of dietary supplementation with vitamins A, C, and E on cell-mediated immune function in elderly long-stay patients: A randomized controlled trial. Age Ageing 20 (1991), 169–174.

Pentland, A., Morrison, A., Jakobs, S.,

Hruza, L., Hebert, J., Packer, L.: Tocopherol analogs suppress arachidonic acid metabolism via phospholipase inhibition. J. Biol. Chem. 267 (1992), 15578–15584.

Perrin R., Briancon, S., Jeandel, C. et al.: Blood activity of Cu/Zn superoxide dismutase, glutathione peroxidase and catalase in Alzheimer's disease: a case-control study. Gerontology 36 (1990), 306–13.

Pharmazeutische Stoffliste. Arzneibüro der Bundesvereinigung Deutscher Apothekerverbände (ABDA), Frankfurt 1989.

Phelps, D.L.: Current perspectives on vitamin E in infant nutrition. Am. J. Clin. Nutr. 46 (1987), 187–191.

Phillips, G., Tangney, C.C.: Relationship of plasma alpha tocopherol to index of clinical severity in individuals with sickle cell anaemia. Am. J. Hematol. 41 (1992), 227–31.

Pillai, S.R., Traber, M.G., Steiss, J.E., Kayden, H.J., Cox, N.R.: Alpha-tocopherol concentrations of the nervous system and selected tissues of adult dogs fed three levels of vitamin E. Lipids 28 (1993), 1101–5.

Prasad, K.N., Edwards-Prasad, J.: Effects of Tocopherol (Vitamin E) Acid Succinate on Morphological Alterations and Growth Inhibition in Melanoma Cells in Culture. Cancer Res. 42 (1982), 550–555.

Prasad, K.N., Edwards-Prasad, J.: Vitamin E and cancer prevention: recent advances and future potentials. J. Am. Coll. Nutr. 11 (1992), 487–500.

Premkumar, D.R., Smith, M.A., Richey, P.L. et al.: Induction of heme oxygenase-1 mRNA and protein in neocortex and cerebral vessels in Alzheimer's disease. J. Neurochem. 65 (1995), 1399–402.

Princen, H.M.G., Van Duyvenvoorde, W., Buytenhek, R., Van der Laarse, A., Van Poppel, G., Leuven, J.A.G., Van Hinsbergh, V.W.M.: Supplementation with low doses of vitamin E protects LDL from lipid peroxidation in men and women. Arteriosklerose. Thromb. Vascular. Biol. 15 (1995), 325–333.

Pryor, W.A.: Vitamin E and heart disease: Basic science to clinical intervention trials. Free Radic. Biol. Med. 28 (2000), 141–164.

Rachmilewitz, E.A., Shifter, A., Kahane, I.: Vitamin E deficiency in β-thalassemia major: Changes in hematological and biochemical parameters after a therapeutic trial with alpha-tocopherol. Am. J. Clin. Nutr. 32 (1979), 1850–1858.

Rader, D.J., Brewer, H.B.: Abetalipoproteinemia. New insights into lipoprotein assembly and vitamin E metabolism from a rare genetic disease. JAMA 270 (1993), 865–869.

Rapola, J.M., Virtamo, J., Ripatti, S., Hankka, J.K., Huttunen, J.K., Albanes, D., Taylor, P.R., Heinonen, O.P.: Effects of alpha tocopherol and beta carotene supplements on symptoms, progression, and prognosis of angina pectoris. Heart 79 (1998), 454–458.

Rautalahti, M., Albanes, D., Haukka, J., Roos, E., Gref, C.G., Virtamo, J.: Seasonal variations of serum concentrations of β-carotene and α-tocopherol. Am. J. Clin. Nutr. 57 (1993), 551–556.

Rayner, R.J., Doran, R., Roussounis, S.H.: Isolated vitamin E deficiency and progressive ataxia. Arch. Dis. Childhood 69 (1993), 602–603.

Reaven, P.D., Khouw, A., Beltz, W.F., Parthasarathy, S., Witztum, J.L.: Effect of dietary antioxidant combinations in humans: Protection of LDL by vitamin E but not by β-carotene. Arterioscler. Thromb. 13 (1993), 590–600.

Reaven, P.D., Herold, D.A., Barnett, J., Edelman, S.: Effects of Vitamin E on susceptibility of low-density-lipoprotein and low-density lipoprotein subfractions to oxidation and on protein glycation in NIDDM. Diabetes Care 18 (1995), 807–816.

Recommended Dietary Intakes Around the World. A report by Committee 1/5 of the International Union of Nutritional Sciences (1982). Commonwealth Agricultural Bureaux, John Wiley & Sons Ltd, Nutrion Abstracts and Reviews. Reviews in Clinical Nutrition 53 (1983), 11.

Recommended Dietary Allowances of the Committee on Dietary Allowances, Food and Nutrition Board. National Academy of Sciences, Washington D.C., 1968.

Recommended Dietary Allowances of the Committee on Dietary Allowances, Food and Nutrition Board. National Academy of Sciences, Washington D.C., 1974.

Recommended Dietary Allowances of the Committee on Dietary Allowances, Food and Nutrition Board. National Academy of Sciences, Washington D.C., 1989.

Renaud, S., Ciavatti, M., Perrot, L., Berthezene, F., Darget, D., Condamin, P.: Influence of vitamin E administration on platelet functions in hormonal contraceptive users. Contraception 36 (1987), 347–358.

Ricciarelli, R., Tasinato, A., Clement, S., Özer, N., Boscoboinik, D., Azzi, A.: α-Tocopherol specifically inactivates cellular protein kinase C alpha by changing its phosphorylation state. Biochem. J. 334 (1998), 243–249.

Ricciarelli, R., Maroni, P., Özer, N., Zingg, J., Azzi, A.: Age-dependent increase of collagenase expression can be reduced by α-tocopherol via protein kinase C inhibition. Free Radic. Biol. Med. 27 (1999), 729–737.

Ricciarelli, R., Zingg, J., Azzi, A.: Downregulaton of the CD36 scavenger receptor by α-tocopherol. Circulation 102 (2000), 82–87.

Riely, C.A., Cohen, G., Liebermann, M.: Ethane evolution: A new index of lipid peroxidation. Science 183 (1974), 208–210.

Riemersma, R.A., Wood, D.A., Macintyre, C.C.A., Elton, R.A., Gey, K.F., Oliver, M.F.: Risk of angina pectoris and plasma concentrations of vitamins A, C, and E and carotene. Lancet 337 (1991), 1–5.

Rimm, E.B., Stampfer, M.J. Ascherio, A., Giovannucci, E., Colditz, G.A., Willett, W.C.: Vitamin E consumption and the risk of coronary heart disease in men. New Engl. J. Med. 328 (1993), 1450–1456.

Robertson, J.M., Donner, A.P. and Trevithick, J.R.: Vitamin E Intake and Risk of Cataracts in Humans: Ann. N.Y. Acad. Sci. 570 (1989), 372–382.

Rokitzki, L., Logemann, E., Huber, G., Keck, E., Keul, J.: α-Tocopherol Supplementation in Racing Cyclists During Extreme Endurance Training. Int. J. Sport. Nutr. 4 (1994), 253–264.

Ross, W.M., Creighton, M.O., Inch, W.R., and Trevithick, J.R.: Radiation Cataract Formation Diminished by Vitamin E in Rat Lenses in Vitro. Exp. Eye Res. 36 (1983), 645–653.

Ross, W.M., Creighton, M.O. and Trevithick, J.R.: Radiation Cataractogenesis Induced by Neutron or Gamma Irradiation in the Rat Lens is Reduced by Vitamin E. Scanning Microscopy 4 (1990), 641–650.

Rota, S., McWilliam, N.A., Baglin, T.P., Byrne, C.D.: Atherogenic lipoproteins support assembly of the prothrombinase complex and thrombin generation: modulation by oxidation and vitamin E. Blood 91 (1998), 508–515.

Rotruck, J.T., Pope, A.L., Ganther, H.E., Swanson, A.B., Hafemann, E.B., Hoekstra, W.G.: Selenium: Biochemical role as a component of glutathion peroxidase. Science 179 (1973), 588–590.

Rouhiainen, P., Rouhiainen, H. and Salonen, J.T.: Association Between Low Plasma Vitamin E Concentration and Progression of Early Cortical Lens Opacities. Am. J. Epidemiol. 144 (1996), 496–500.

Runge, P., Muller, D.P.R., McAllister, J., Calver, D., Lloyd, J.K., Taylor, D.: Oral vitamin E supplements can prevent the retinopathy of abetalipoproteinemia. Br. J. Ophthalmol. 70 (1986), 166–173.

Salonen, J.T., Nyyssönen, K., Salonen, R., Lakka, H.-M., Kaikkonen, J., Porkkala-Sarataho, E., Voutilainen, S., Lakka, T.A., Rissanen, T., Leskinen, L., Tuomainen, T.-P., Valkonen, V.-P., Ristonmaa, U., Poulsen, H.E.: Antioxidant Supplementation in Atherosclerosis Prevention (ASAP) study: a randomized trial of the effect of vitamins E and C on 3-year progression of carotid atherosclerosis. J. Int. Med. 248 (2000), 377–386.

Salonen, J.T., Nyyssönen, K., Tuomainen, T.-P., Mäenpää, P.H., Korpela, H., Kaplan, G.A., Lynch, J., Helmrich, S.P., Salonen, R.: Increased risk of non-insulin dependent diabetes mellitus at low plasma vitamin E concentrations: a four year follow up study in men. Brit. Med. J. 311 (1995), 1124–1127.

Sano, M., Ernesto, C., Thomas, R.G., Klauber, M.R., Schafer, K., Grundman, M., Woodbury, P., Growdon, J., Cotman, C.W., Pfeiffer, E., Schneider, L.S., Thal, L.J.: Controlled Clinical Trial of Selegiline, Alpha-Tocopherol or Both as Treatment for Alzheimer's Disease. New. Engl. J. Med. 336 (1997), 1216–1222.

Satya-Murti, S., Howard, L., Krohel, G., Wolf, B.: The spectrum of neurologic disorder from vitamin E deficiency. Neurology 36 (1986), 917–921.

Schattenkirchner, M., Miehlke, K.: Mit Vitamin E-Zufuhr läßt sich NSAR-Bedarf um die Hälfte reduzieren. Ärztezeitung 80 (1996), 13.

Scherak, O., Kolarz, G., Schödl, C., Blankenhorn, G.: Hochdosierte Vitamin E-Therapie bei Patienten mit aktivierter Arthrose. Z. Rheumatol 49 (1990), 369–73.

Schmidt, R., Hayn, M., Reinhart, B., Roob, G., Schmidt, H., Schumacher, M., Watzinger, N., Launer, L.J.: Plasma Antioxidants and Cognitive Performance in Middle-Aged and Older Adults: Results of the Austrian Stroke Prevention Study. J. Am. Geriatr. Soc. 46 (1998), 1407–1410.

Schultz, M., Leist, M., Petrzika, M., Gaßmann, B., Brigelius-Flohé, B.: Novel urinary metabolite of α-tocopherol 2,5,7,8-tetramethyl-2(2′-carboxyethyl)-6-hydroxychroman (α-CEHC) as an indicator of an adequate vitamin E supply? Am. J. Clin. Nutr. 62 (1995), 1527S–1534S.

Schwalbe, P., Buettner, P., Elmadfa, I.: Development of vitamin E-status of premature infants after intravenous application of all-rac-alpha-tocopheryl acetate. Int. J. Vit. Nutr. Res. 62 (1992), 9–14.

Schwartz, J., Shklar, G., Trickler, D.: p53 the anticancer mechanism of vitamin E. Oral Oncol., Eur. J. Cancer 29 B (1993), 313–318.

Scrivastava, K.C.: Vitamin E exerts antiaggregatory effects without inhibiting the enzymes of the arachidonic acid cascade in platelets. Prostaglandins, Leukotrienes and Med. 21 (1986), 177–185.

Seddon, J.M., Ajani, U.A., Sperduto, R.D., Hiller, R., Blair, N., Burton, T.C., Farber, M.D., Gragoudas, E.S., Haller, J., Miller, D.T., Yannuzzi, L.A. and Willett, W.:

Dietary Carotenoids, Vitamins A, C and E and Age-Related Macular Degeneration. J. Am. Diet. Assoc. 272 (1994), 1413–1420.

Shaw, H.-M., Huang, C.-J.: Secretion of α-Tocopherol in VLDL is decreased by dietary protein insufficiency in young growing rats. J. Nutr. 130 (2000), 3050–3054.

Sheffy, B.E., Schultz, R.D.: Influence of vitamin E and selenium on immune response mechanisms. Fed. Proc. Fed. Am. Soc. Exp. Biol. 38 (1979), 2139–2143.

Sies, H.: Vitamin E. Dt. Ärzteblatt 86 (1989), 1293–1294 (a).

Sies, H., Stahl, W., Sundquist, A.R.: Antioxidant functions of vitamins: Vitamins E and C, beta-carotene, and other carotenoids. Ann. N.Y. Acad. Sci. 669 (1992), 7–20 R.

Sies, H.: Strategies of antioxidants defense. Eur. J. Biochem. 215 (1993), 213–219.

Simon, E., Gross, C., Milhorat, A.: The metabolism of vitamin E. I. The absorption and excretion of d-α-tocopheryl-5-methyl-C14-succinate. J. Biol. Chem. 221 (1956), 797–805.

Simon, E., Eisengart, A., Sundheim, L., Milhorat, A.: The metabolism of vitamin E. II. Purification and characterization of urinary metabolites of α-tocopherol. J. Biol. Chem. 221 (1956), 807–817.

Simon-Schnaß, I., Pabst, H., Herrligkoffer, K.M.: Der Einfluß von Vitamin E auf leistungsabhängige Parameter beim Höhenbergsteigen. Dtsch. Z. Sportmed. 38 (1987), 199–206.

Sitrin, M.D., Liebermann, F., Jensen, W.E., Noronha, A., Milburn, C., Addington, W.: Vitamin E deficiency and neurologic disease in adults with cystic fibrosis. Ann. intern. Med. 107 (1987), 51–54.

Skyrme-Jones, R.A., O'Brien, R.C., Berry, K.L., Meredith, I.T.: Vitamin E supplementation improves endothelial function in type I diabetes mellitus: A randomized, placebo-controlled study. J. Am. Coll. Cardiol. 36 (2000), 94–102.

Smasal, V., Golly, I., Reinke, C.: Der Einfluß der körperlichen Leistung auf den Vitaminstatus. VitaMinSpur 10 (1995), 137–142.

Sokol, R.J.: Vitamin E deficiency and neurologic disease. Ann. Rev. Nutr. 8 (1988), 351–373.

Sokol, R.J., Butler-Simon, N., Conner, C., Heubi, J.E., Sinatra, F.R., Suchy, F.J., Heyman, M.B., Perrault, J., Rothbaum, R.J., Levy, J.: Multicenter trial of d-alpha-tocopheryl polyethylene glycol 1000 succinate for treatment of vitamin E deficiency in children with chronic cholestasis. Gastroenterol. 104 (1993), 1727-1735.

Sokol, R.J., Young, S.K., Hoofnagle, J.H., Heubi, J.E., Jones, E.A., Balistreri, W.F.: Intestinal malabsorption of vitamin E in primary biliary cirrhosis. Gastroenterology 96 (1989), 479–486.

Souci, S.W., Fachmann, W., Kraut, H.: Die Zusammensetzung der Lebensmittel. Nährwert-Tabellen, 6. Auflage, medpharm Scientific Publishers, Stuttgart, 2000.

Staal, F.J.T., Roederer, M., Herzenberg, L.A.: Intracellular thiols regulate activation of nuclear factor kB and transcription of human immunodeficiency virus. Proc. Natl. Acad. Sci. USA 87 (1990), 9943–9947.

Stähelin, H.B., Gey, F.K., Eichholzer, M., Lüdin, E., Bernasconi, F., Thurneysen, J., Brubacher, G.: Plasma antioxidant vitamins and subsequent cancer mortality in the 12-year follow-up of the prospective Basel Switzerland Study. Amer. J. Epidemiol. 133 (1991), 766–775.

Stampfer, M.J., Hennekens, C.H., Manson,

J.E., Colditz, G.A., Rosner, B., Willett, W.C.: Vitamin E consumption and the risk of coronary heart disease in women. New. Engl. J. Med. 328 (1993), 1444–1449.

Steephen, A.C., Traber, M.G., Ito, Y., Lewis, L.H., Kayden, H.J., Shike, M.: Vitamin E status of patients receiving long-term parenteral nutrition: Is vitamin E supplementation adequate? J. Parenteral. Enteral. Nutr. 15 (1991), 647–652.

Steinberg, D., Parthasarathy, S., Carew, T.E., Khoo, J.C., Witztum, J.L.: Beyond cholesterol: modifications of low-density-lipoprotein that increase its atherogenicity. N. Engl. J. Med. 320 (1989), 915–924.

Steiner, M., Anastasi, J.: Vitamin E: An inhibitor of the platelet release reaction. J. Clin. Invest. 57 (1976), 732–737.

Steiner, M.: Effect of alpha-tocopherol administration on platelet function in man. Thromb. Haemostas. (Stuttgart) 49 (1983), 73–77.

Steiner, M.: Effect of Vitamin E on platelet function and Thrombosis. Agents and Actions 22 (1987), 357–358.

Steiner, M.: Influence of vitamin E on platelet function in humans. J. Am. Coll. Nutr. 10 (1991), 466–473.

Steiner, M.: Alpha-Tocopherol: a potent inhibitor of platelet adhesion. J. Nutr. Science Vitaminol. Spec. No. (1992), 191–195.

Steiner, M., Glantz, M., Lekos, A.: vitamin E plus aspirin compared with aspirin alone in patients with transient ischemic attacks. Am. J. Clin. Nutr. 62 (1995), 1381S–1384S.

Steiner, M.: Vitamin E, a modifier of platelet function: Rationale and use in cardiovascular and cerebrovascular disease. Nutr. Rev. 57 (1999), 306–309.

Stephens, N.G., Parsons, A., Schofield, P.M., Kelly, F., Cheeseman, K., Mitchinson, M.J., Brown, M.J.: Randomised controlled trial of vitamin E in patients with coronary disease. Cambridge Heart Antioxidant Study (CHAOS). The Lancet 347 (1996), 781–786.

Stewart-DeHaan, P.J., Creighton, M.O., Sanwal, M., Ross, W.M. and Trevithick, J.R.: Effects of Vitamin E on Cortical Cataractogenesis Induced by Elevated Temperature in Intact Rat Lenses in Medium 199. Exp. Eye Res. 32 (1981), 51–60.

Stocker, A., Zimmer, S., Spycher, S.E., Azzi, A.: Identification of a novel cytosolic tocopherol-binding protein: structure, specificity, and tissue distribution. Life. 48 (1999), 49–55.

Stringer, M.D., Görög, P.G., Freeman, A., Kakkar, V.V.: Lipid peroxides and atherosclerosis. Brit. Med. J. 298 (1989), 281–284.

Studer, R.K., Craven, P.A., DeRubertis, F.R.: Antioxidant inhibition of protein kinase C-signaled increases in transforming growth factor-β in mesangial cells. Metabolism 46 (1997), 918–925.

Subramaniam, R., Koppal, T., Green, M., Yatin, S., Jordan, B., Drake, J., Butterfield, D.A.: The free radical antioxidant vitamin E protects cortical synaptosomal membranes from amyloid beta-peptide (25-35) toxicity but not from hydroxynonenal toxicity: Relevance to the free radical hypothesis of Alzheimer's disease. Neurochem. Res. 23 (1998), 1403–1410.

Subramaniam. S., Shyama, S., Jagadeesan, M., Devi, C.S.S.: Oxidant and Antioxidant levels in the erythrocytes of breast cancer patients treated with CMF. Med. Sci. Res. 21 (1993), 79–80.

Sunde, R.A., Hoekstra, W.G.: Structure, synthesis and function of glutathione peroxidase. Nutr. Rev. 38 (1980), 265–273.

Suthutvoravut, U., Hathivat, P., Sirichakwal, P., Sasanakul, W., Tassaneeykul, A., Feungpean, B.: Vitamin E status, glutathione peroxidase activity and the effect of vitamin E supplementation in children with thalassemia. J. Med. Assoc. Thailand 76 (1993), 146–152.

Suzukawa, M., Ishikawa, T., Yoshida, H., Nakamura, H.: Effect of in-vivo supplementation with low-dose vitamin E on susceptibility of low-density-lipoprotein and high-density-lipoprotein to oxidative modification. J. Am. Coll. Nutr. 14 (1995), 46–52.

Szczeklik, A., Gryglewski, R.J., Domagala, B., Dworski, R., Basista, M.: Dietary supplementation with vitamin E in hyperlipoproteinemias: Effects on plasma lipid peroxides, antioxidant activity, prostacyclin generation and platelet aggregability. Thromb. Haemostasis 54 (1985), 425–430.

Teikari, J.M., Laatikainen, L., Virtamo, J., Haukka, J., Rautalahti, M., Liesto, K., Albanes, D., Taylor, P. and Heinonen, O.P.: Six-Year Supplementation with Alpha-Tocopherol and Beta-Carotene and Age-Related Maculopathy. Acta Ophthalmol. Scand. 76 (1998), 224–229.

Tenderdy, R.P., Mathias, M.M., Nockels, C.F.: Effects of vitamin E on immunity and disease resistance. In: Prasad, A., ed. Vitamins, nutrition and cancer. Basel, Switzerland: Karger (1986), 123–33.

Tesoriere, L., D'Arpa, D., Butera, D., Allegra, M., Renda, D., Maggio, A., Bongiorno, A., Livrea, M.A.: Oral supplements of vitamin E improve measures of oxidative stress in plasma and reduce oxidative damage to LDL and erythrocytes in β-Thalassemia intermedia patients. Free Rad. Res. 34 (2001), 529–540.

Teupser, D., Thiery, J., Seidel, D.: α-Tocopherol down-regulates scavenger receptor activity in makrophages. Atherosclerosis 144 (1999), 109–115.

The Alpha-Tocopherol Beta Carotene Cancer Prevention Study Group: The effect of vitamin E and beta carotene on the incidence of lung cancer and other cancers in male smokers. N. Engl. J. Med. 330 (1994), 1029–1035.

The Heart Outcomes Prevention Evaluation Study Investigators: Vitamin E supplementation and cardiovascular events in high-risk patients. New Engl. J. Med. 342 (2000), 154–160.

The Italian-American Cataract Study Group: Risk factors for age-related cortical, nuclear, and posterior subcapsular cataracts. Am. J. Epidemiol. 133 (1991), 541–553.

The Parkinson Study Group: Effects of tocopherol and deprenyl on the progression of disability in early Parkinson's disease. N. Engl. J. Med. 328 (1993), 176–83.

Thurnham, D., Davies, J., Crump, B., Situnayake, R., Davies, M.: The use of different lipids to express serum tocopherol: lipid ratios for the measurement of vitamins E status. Ann. Clin. Biochem. 23 (1986), 514–520.

Tolonen, M., Sarna, S., Halme, M., Tuominen, S.E.J., Westermarck, T., Nordberg, U.R., Keinonen, M., Schrijver, J.: Antioxidant Supplementation Decreases TBA Reactants in Serum of Elderly. Biol. Trace Elements Res. 17 (1988), 221–228.

Traber, M.G., Sokol, R.J., Ringel, S.P., Neville, H.E., Thellmann, C.A., Kayden, H.J.: Lack of tocopherol in peripheral nerves of vitamin E deficient patients with peripheral neuropathy. N. Engl. J. Med. 317 (1987), 262–265.

Traber, M.G., Ingold, K.U., Burton, G.W., Kayden, H.J.: Absorption and transport of deuterium-substituted 2′R, 4′R, 8′R-alpha-tocopherol in human lipoproteins. Lipids 23 (1988), 791–797.

Traber, M.G., Elsner, A., Brigelius-Flohé, R.: Synthetic as compared with natural vitamin E is preferentially excreted as α-CEHC in human urine; studies using deuterated α-tocopheryl acetates. FEBS Lett. 437 (1998), 145–148.

Traber, M.G., Jialal, I.: Measurement of lipid-soluble vitamins – further adjustment needed? The Lancet 355 (2000), 2013–2014.

Traber, M., Kayden, H.: α-Tocopherol as compared with γ-Tocopherol is preferentially secreted in human lipoproteins. Ann. N.Y. Acad. Sci. 570 (1989), 95–107.

Traber, M.G., Sokol, R.J., Burton, G.W., Ingold, K.U., Papas, A.M., Huffaker, J.E., Kayden, H.J.: Impaired ability of patients with familial isolated vitamin E-deficiency to incorporate alpha-tocopherol into lipoproteins secreted by the liver. J. Clin. Invest. 85 (1990), 397–407.

Traber, M.G., Kayden, H.J.: Inherited defects in vitamin E transport in humans and animals. In: Vitamin E – Its Usefulness in health and curing disease (Mino, M. et al., eds.), pp. 119–129, Japan Sci. Soc. Press, Tokyo/S. Karger, Basel (1993).

Traber, M.G., Schiano, T., Steephen, A., Kayden, H.J., Shike, M.: Efficacy of water-soluble vitamin E in the treatment of vitamin E malabsorption in short-bowel syndrome. J. Clin. Nutr. 59 (1994), 1270–1274.

Tran, K., Chan, A.C.: R,R,R-alpha-tocopherol potentiates prostacyclin release in human endothelial cells. Evidence for structural specificity, of the tocopherol molecule. Biochim. Biophys. Acta 1043 (1990), 189–197.

Tran, K., Wong, J.T., Lee, E., Chan, A.C., Choy, P.C.: Vitamin E potentiates arachidonate release and phospholipase A2 activity in rat heart myoblastic cells. Biochem. J. 319 (1996), 385–391.

Tsang, N.C.K., Penfold, P.L., Snitch, P.J., Billson, F.: Serum Levels of Antioxidants and Age-Related Macular Degeneration. Doc. Ophthalmol. 81 (1992), 387–400.

Tutuncu, N.B., Bayraktar, M., Varli, K.: Reversal of defective nerve conduction with vitamin E supplementation in type 2 diabetes: a preliminary study. Diabetes Care 21 (1998), 1915–1918.

Upritchard, J.E., Sutherland, W., Mann, J.I.: Effect of supplementation with tomato juice, vitamin E, and vitamin C on LDL oxidation and products of inflammatory activity in type 2 diabetes. Diabetes Care 23 (2000), 733–738.

USP DI, Drug information for the health care professional: Vitamin E, pp. 2596–2598, 11th edition, 1991.

Van Staden, A.M., van Rensburg, C.E.J., Anderson, R.: Vitamin E protects mononuclear leucocyte DNA against damage mediated by phagocyte-derived oxidants. Mutation Res. 288 (1993), 257–262.

van Tits, L.J., Demacker, P., de Graaf, J., Hak-Lemmers, H.L., Stalenhoef, A.F.: α-Tocopherol supplementation decreases production of superoxide and cytokines by leukocytes ex vivo in both normolipidemic and hypertriglyceridemic individuals. Am. J. Clin. Nutr. 71 (2000), 458–464.

Vatassery, G.T., Bauer, T., Dysken, M.: High doses of vitamin E in the treatment of disorders of the central nervous system in the aged. Am. J. Clin. Nutr. 70 (1999), 793–801.

Vatassery G.T., Fahn, S., Kuskowski, M.A., The Parkinson Study Group: Alpha tocopherol in CSF of subjects taking high-dose vitamin E in the DATATOP study. Neurology 50 (1998), 1900–2.

VERA (Heseker, H., Schneider, R., Mochka, J., Kohlmeier, M., Kübler, W.): Vitaminversorgung Erwachsener in der Bundesrepublik Deutschland. Niederkleen: Wiss. Fachverlag Dr. Fleck, 1992.

Virtamo, J., Rapola, J.M., Ripatti, S., Heinonen, O.P., Taylor, P.R., Albanes, D., Huttunen, J.K.: Effect of vitamin E and beta carotene on the incidence of primary nonfatal myocardial infarction and fatal coronary heart disease. Arch. Intern. Med. 158 (1998), 668–675.

Von Herbay, A., de Groot, H., Hegi, H., Stremmel, W., Strohmeyer, G., Sies, H.: Low vitamin E content in plasma of patients with alcoholic liver disease, hemochromatosis and Wilson's Disease. J. Hepatology 20 (1994), 41–46.

Wald, N.J., Boreham, J., Hayward, J.L., Bulbrook, R.D.: Plasma Retinol, Beta-Carotene and Vitamin E Levels in Relation to the Future Risk of Breast Cancer. Br. J. Cancer 49 (1984), 321–324.

Ware, S., Bruckner, G., Atakkaan, A., Giles, T., Webb., P., Chow, C., Richardson, D.: Interaction between omega-3 fatty acids, vitamin E and cutaneous blood flow in healthy elderly male subjects. Nutr. Metab. Cardiovasc. Dis. 2 (1992), 33–39.

Wartanowicz, M., Panczenko-Kresowska, B., Ziemlanski, S., Kowalska, M., Okolska, G.: The Effect of Alpha-Tocopherol and Ascorbic Acid on the Serum Lipid Peroxide Level in Elderly People. Ann. Nutr. Metab. 28 (1984), 186–191.

Watanabe, J., Umeda, F., Wakasugi, H., Ibayashi, H.: Effect of vitamin E on platelet aggregation in diabetes mellitus. Thromb. Haemostas. 51 (1984), 313–316.

Watson, R., Leonard, T.: Selenium and vitamins A, E, C: Nutrients with cancer prevention properties. J. Am. Diet. Assoc. 86 (1986), 505–510.

Watts, J.L., Milner, R., Zipursky, A., Paes, B., Ling, E., Gill, G. Fletcher, B., Rand, C.: Failure of supplementation with vitamin E to prevent bronchopulmonary dysplasia in infants less than 1500 g birth weight. Eur. Resp. J. 4 (1991), 188–190.

Wefers, H., Sies, H.: Eur. J. Biochem. 174 (1988), 353–357.

Weijl, N.I., Hopman, G.D., Wipkink-Bakker, A., Lentjes, E.G., Berger, H.M., Cleton, F.J., Osanto, S.L: Cisplatin Combination chemotherapy induces a fall in plasma antioxidants of cancer patients. Annals of Oncology 9 (1998), 1331–1337.

Weinmann, B.J., Weiser, H.: Functions of vitamin E in reproduction and in prostacyclin and immunoglobin synthesis in rats. Am. J. Clin. Nutr. 53 (1991), 1056S–1060S.

Weiser, H., Vecchi, M.: Stereoisomers of α-tocopheryl acetate. II. Biopotencies of all eight stereoisomers individually or in mixtures, as determined by rat resorption-gestation test. Int. J. Vit. Nutr. Res. 52 (1982), 351–370.

West, S., Vitale, S., Hallfrisch, J., Munoz, B., Bressler, S., Bressler, N.M.: Are Antioxidants or Supplements Protective for Age-Related Macular Degeneration? Arch. Ophthalmol. 112 (1994), 222–227.

Winklhofer-Roob, B.M., Shmerling, D.H., Schimek, M.G., Tuchschmid, P.E.: Short-term changes in erythrocyte alpha-tocopherol content of vitamin E deficient patients with cystic fibrosis. Am. J. Clin. Nutr. 55 (1992), 100–103.

Winklhofer-Roob, B.: Oxygen free radicals and antioxidants in cystic fibrosis: the concept of an oxidant-antioxidant imbalance. Acta Paediatr. Suppl. 395 (1994), 49–57.

Winklhofer-Roob, B., Ziouzenkova, O., Puhl, H., Ellemunter, H., Greiner, P., Müller, G., Van't Hof, M., Esterbauer, H., Shmerling, D.: Impaired resistance to oxidation of low density lipoprotein in cystic fibrosis: Improvement during vitamin E supplementation. Free Radic. Biol. Med. 19 (1995), 725–733.

Winklhofer-Roob, B., Van't Hof, M., Shmerling, D.: Long-term oral vitamin E supplementation in cystic fibrosis patients: RRR-α-tocopherol compared with all-rac-α-tocopheryl acetate preparations. Am. J. Clin. Nutr. 63 (1996), 722–728.

Wittenborg, A., Petersen, G., Lorkowski, G., Brabant, T.: Wirksamkeit von Vitamin E im Vergleich zu Diclofenac-Natrium in der Behandlung von Patienten mit chronischer Polyarthritis. Z. Rheumatol. 57 (1998), 215–221.

Wittig, L.A., Lee, L.: Dietary levels of vitamin E and polyunsaturated fatty acids and plasma vitamin E. Am. J. Clin. Nutr. 28 (1975), 571–576.

Wolf, H.R.D., Lasch, H.G.: Antioxidative Therapie des akuten respiratorischen Distress Syndroms. Intensivmed. 21 (1984), 149–153.

Wu, D., Hayek, M.G., Meydani, S.N.: Vitamin E and makrophage cyclooxygenase regulation in the aged. J. Nutr. 131 (2001), 382S–388S.

Wu, D., Mura, C., Beharka, A., Han, S.N., Paulson, K., Hwang, D., Meydani, S.N.: Age-associated increase in PGE_2 synthesis and Cox activity in murine macrophages is reversed by vitamin E. Am. J. Physiol. 275 (Cell Physiol. 44) (1998), C661–C668.

Yano, M., Kishida, E., Iwasaki, M., Kojo, S., Masuzawa, Y.: Docosahexaenoic Acid and Vitamin E can reduce human monocytic U937 cell apoptosis induced by Tumor Necrosis Factor. J. Nutr. 130 (2000), 1095–1101.

Ylä-Herttuala, S.: Role of lipid and lipoprotein oxidation in the pathogenesis of atherosclerosis. Drugs today 30 (1994), 507–514.

Yoshida, H., Ishikawa, T., Nakamura, H.: Vitamin E/lipid peroxide ratio and susceptibility of LDL to oxidative modification in non-insulin-dependent diabetes mellitus. Atherioscler. Thromb. Vasc. Biol. 17 (1997), 1438–1446.

Zaman, Z., Roche, S., Fielden, P., Frost, P.G., Niriella, D.C., Cayley, A.C.: Plasma concentrations of vitamins A and E and carotenoids in Alzheimer's disease. Age Ageing 21 (1992), 91–4.

Zannos-Mariolea, L., Papagreforiou-Theodoridou, M., Costantzas, N., Matsoniotis, N.: Relationship between tocopherols and serum lipid levels in children with β-thalassemia major. Am. J. Clin. Nutr. 31 (1978), 259–263.

Ziemlanski, S., Wartanowicz, M., Klos, A., Raczka, A., Klos, M.: The effects of ascorbic acid and alpha-tocopherol supplementation on serum proteins and immunglobulin concentrations in the elderly. Nutr. Int. 2 (1986), 1–5.

Zimmer, S., Stocker, A., Sarbolouki, M., Spycher, S., Sassoon, J., Azzi, A.: A novel human tocopherol-associated protein: cloning, in vitro expression, and characterization. J. Biol. Chem. 275 (2000), 25672–80.

Literatur zu Kap. 3.14: Vitamin K

Bechtold, H., Andrassy, K.: Vitamin K und medikamenteninduzierte Hypoprothrombinämie. Hämostaseologie 8 (1988), 8–17.

Cornelissen, M., Smeets, D., Merks, G., de

Abreu, R., Kollee, L., Monnens, L.: Analysis of chromosome aberrations and sister chromatid exchanges in peripheral blood lymphocytes of newborns after vitamin K prophylaxis at birth. Ped. Res. 30 (1991), 550–553.

DACH: Referenzwerte für die Nährstoffzufuhr. Deutsche Gesellschaft für Ernährung (DGE). Frankfurt am Main. Umschau/Braus, 2000.

Davidson, K.W., Booth, S.L., Dolnikowski, G.G., Sadowski, J.A.: The conversion of phylloquinone to $2',3'$-dihydrophylloquinone during hydrogenation of vegetable oils. J. Agric. Food Chem. 44 (1996), 980–983.

Deutsche Gesellschaft für Ernährung (DGE): Empfehlungen für die Nährstoffzufuhr. Umschau-Verlag, Frankfurt 1985, 1991.

Deutsche Gesellschaft für Ernährung (DGE): Ernährungsberichte 1976, 1980, 1984, 1988. Umschau-Verlag, Frankfurt.

Deutsches Ärzteblatt 1994, 91, A 3123.

Dowd, P., Hershline, R., Ham, S.W., Naganathan, S.: Vitamin K and energy transduction: a base strength amplification mechanism. Science 269 (1995), 1684–1691.

Dremsek, P.A., Sacher, M.: Lebensbedrohliche Blutungen durch Vitamin K-Mangel bei gestillten Säuglingen. Wien. Klin. Wschr. 99 (1987), 314–316.

Ernährungskommission der Deutschen Gesellschaft für Kinderheilkunde. Sozialpädiatrie 8 (1986), 706–707.

Feskanich, D., Weber, P., Willett, W.C., Rockett, H., Booth, S.L., Colditz, G.A.: Vitamin K intake and hip fractures in women: a prospective study. Am. J. Clin. Nutr. 69 (1999), 74–79.

Furie, B., Furie, B.C.: Molecular basis of vitamin K-dependent γ-carboxylation. Blood 75 (1990), 1753–1762.

Hall, J.G., Pauli, R.M., Wilson, K.M.: Maternal and fetal sequelae of anticoagulation during pregnancy. Am. J. Med. 68 (1980), 122–140.

Hart, J.P., Shearer, M.J., Klenerman, L., Catterall, A., Reeve, J., Sambrook, P.N., Dodds, R.A., Bitensky, L., Chayen, J.: Elektrochemical detection of circulating levels of vitamin K1 in osteoporosis. J. Clin. Endocrinol. Metab. 60 (1985), 1268–1269.

Hodges, S.J., Akesson, K., Vergnaud, P., Obrant, K., Delmas, P.D.: Circulating levels of vitanins K1 and K2 decreased in elderly women with hip fracture. J. Bone Mineral. Res. 8 (1993), 1241–1245.

Hodges, S.J., Pilkington, M.J., Stamp, T.C.B., Catterall, A., Shearer, M.J., Bitensky, L., Chayen, J.: Depressed levels of circulating menaquinones in patients with osteoporotic fractures of the spine and fermoral neck. Bone 12 (1991), 387–389.

Huss, G., Hanssler, L., Schürmann, F.: Späte Vitamin K-Mangelblutungen bei gestillten Säuglingen und deren Verhütung. Pädiatr. Praxis 38 (1989), 265–270.

Golding, J., Greenwood, R., Birmingham, K., Mott, M.: Childhood cancer, intramuscular vitamin K, and pethidine given during labour. Br. med. J. 305 (1992), 341–346.

Golding, J., Paterson, M., Kinlen, L.J.: Factors associated with childhood cancer in a national cohort study. Br. J. Cancer 62 (1990), 304–308.

Hull, D.: Vitamin K and childhood cancer. The risk of haemorrhagic disease is certain; that of cancer is not. Brit. med. J. 305 (1992), 326–327.

Israels, L.G., Friesen, E., Jansen, A.H., Israels, E.D.: Vitamin K_1, increases sister chromatid exchanges in vitro in human leucocytes and in vivo in fetal sheep cells; a possible role of «vitamin K deficiency» in the fetus. Ped. Res. 22 (1987), 405–408.

Jie, K.S.G., Bots, M.L., Vermeer, C., Witteman, J.C.M., Grobbee, D.E.: Vitamin K status and bone mass in women with and without aortic atherosclerosis: a population-based study. Calcif. Tissue Int. 59 (1996), 352–356.

Kohlmeier, M., Saupe, J., Drossel, H.-J., Shearer, M.J.:Variation of phylloquinone (vitamin K_1) concentrations in hemodialysis patients. Thromb. Haemostasis 74 (1995), 1252–1254.

Krasinski, S.D., Russell, R.M., Furie, B.C., Kruger, St.F., Jacques, P.F., Furie, B.: The prevalence of vitamin K deficiency in chronic gastro-intestinal disorders. Am. J. Clin. Nutr. 41 (1985), 639–643.

von Kries, R.: Neonatal vitamin K. Prophylaxis for all. Br. med. J. 303 (1991), 1083–1084.

von Kries, R., Göbel, U.: Vitamin K-Prophylaxe bei Neugeborenen. Kinderarzt, 1992, 23.

Künzer, W., Niederhoff, H.: Vitamin K-Versorgung der Neugeborenen. Dtsch. Med. Wschr. 113 (1988), 432–438.

Monographie Phytomenadion. Bundesanzeiger Nr. 59 vom 29. 03. 1989.

Niiya, K., Kitagawa, T., Fujishita, M., Yoshimoto, S., Kobayashi, M., Kubonishi, I., Taguchi, H., Miyoshi, I.: Bulimia nervosa complicated by deficiency of vitamin K-dependent coagulation factors. JAMA 250 (1983), 792–793.

Pharmazeutische Stoffliste. Bundesvereinigung der Deutschen Apotheker-Verbände. 7. Auflage, 1989.

Plantalech, L.C., Chapuy, M.C. Guillaumont, M., Chapuy, P., Leclerq, M., Delmas, P.D.: Impaired carboxylation of serum osteocalcin in elderly women: effect of vitamin K1 treatment. In: Osteoporosis 1990, edited by Christiansen, C., Overgaaard, K. Copenhagen, Denmark, Osteopress Aps. 345–347.

Price, P.A.: Role of vitamin K-dependent proteines in bone metabolism. Ann. Rev. Nutr. 8 (1988), 565–583.

Recommended Dietary Allowances of the Commitee on Dietary Allowances, Food and Nutrition Board, National Academy of Sciences, Washington D.C. 1989.

Saupe, J., Shearer, M.J., Kohlmeier, M.: Phylloquinone transport and ist influence on gamma-carboxyglutamate residues of osteocalcin in patients on maintenance hemodialysis. Am. J. Clin. Nutr. 58 (1993), 204–208.

Schmidt, E.: Vitamin K-Prophylaxe bei Neugeborenen. Empfehlungen der Ernährungskommission der Deutschen Gesellschaft für Kinderheilkunde. Dtsch. Ärzteblatt 83 (1986), 3380–3381.

Sokoll, L.J., O'Brien, M.E., Camilo, M.E., Sadowski, J.A.: Undercarboxylated osteocalcin and development of a method to determine vitamin K status. Clin. Chem. 41/8 (1995a), 1121–1128.

Sokoll, L.J., Booth, S.L., O'Brien, M.E., Davidson,K.W.,Tsaioun, K.I., Sadowski, J.A.: Changes in serum osteocalcin, plasma phylloquinone, and urinary γ-carboxyglucamic acid in r esponse to altered intakes of dietary phylloquinone in human subjects. Am. J. Clin. Nutr. 65 (1997), 779–784.

Sokoll, L.J., Booth, S.L., Sadowski, J.A.: Changes in undercarboxylated osteocalcin (ucOC) with increased dietary phylloquinone (VK-1). FASEB J. 9 (1990), A726.

Sutor, A.H., Göbel, U., von Kries, R.V., Künzer, W., Landbeck, G.: Vitamin K prophylaxis in the newborn: Blut 60 (1990), 275–277.

Sutor, A.H., Künzer, W., Göbel, U., v.

Kries, R., Landbeck, G.: Vitamin K-Prophylaxe. Pädiatr. Praxis 38 (1989), 625–628.

Sutor, A.H., Scharbau, O.: Effect of vitamin K prophylaxis on the incidence of the late from Vitamin K deficiency bleeding. In: Susuki, S. u. Mitarb. (Hrsg.): Perinatal Thrombosis and Haemostasis. Springer, Berlin, Heidelberg 1991.S. 263–270.

Suttie, J.W., Olson, R.E.: Vitamin K. Present Knowledge in Nutrition, 5th Ed., The Nutrition Foundation, Inc., Washington D.C., 1984, 241–259.

Szulc, P., Chapuy, M.C., Meunier, P.J., Delmas, P.D.: Serum undercarboxylated osteocalcin is a marker of the risk of hip fracture: a three year follow-up study. Bone 18 (1996), 487–488.

Tamatani, M., Morimoto, S., Nakajima, M., Fukuo, K., onishi, T., Chen, S. Niinobu, T., Ogihara, T.: Participation of decreased circulating levels of vitamin K in bone mineral loss of elderly men. J. Bone Mineral. Res. 10 (1995), 248.

Vermeer, C., Knapen, M.H.J., Jie, K.-S.G., Grobbee, D.E.: Physiological importance of extra-hepatic vitamin K-dependent carboxylation reactions. Ann. NY Acad. Sci. 669 (1992), 21–33.

Weber, P.: The role of vitamins in the prevention of osteoporosis – a brief status report. Int.J. Vitam. Nutr. Res. 69 (1999), 194–197.

Literatur zu Kap. 4: Vitaminkombinationen

Anderson, R., Theron, A.J.: Physiological potential of ascorbate, β-carotene, and α-tocopherol individually and in combination in the prevention of tissue damage, carcinogenesis, and immune function mediated by phagocyte-derived reactive oxidants. In: Aspects of some vitamins, minerals and enzymes in health and disease. Ed. by. G.H. Bourne, World Rev. Nutr. Diet., Karger, Basel 1990.

Bässler, K.H.: On the problematic nature of vitamin E requirements: net vitamin E. Z. Ernährungswiss. 30 (1991), 174–180.

Bässler, K.H.: Vitamine. Steinkopff Verlag, Darmstadt 1989.

Becker, K.W., Kienecker, E.W.: Beeinflussung experimentell induzierter Nervenläsionen durch B-Vitamine. In Pharmakologie und klinische Anwendung hochdosierter B-Vitamine. N. Rietbrock (Hrsg.) Steinkopff Verlag Darmstadt 1991, 37–50.

Blot, W.J., Li, J.-Y., Taylor, P.R., Guo, W., Dawsey, S., Wang, G.-Q., Yang, Ch.S., Zheng, S.-F., Gail, M., Li, G.-Y., Yu, Y., Liu, B., Tangrea, J., Sun, Y., Liu, F., Fraumeni, J.F. jr., Zhang, Y.-H., Li, B.: Nutrition intervention trials in Linxian, China: Supplementation with specific vitamin/mineral combinations, cancer incidence, and disease specific mortality in the general population. J. Nat. Cancer Inst. 85 (1993), 1483–1491.

Boveris, A., Chance, B.: The mitochondrial generation of hydrogen peroxide. General properties and effect of hyperbaric oxygen. Biochem. J. 134 (1973), 707–716.

Bundestags-Drucksache 10/5112.

Crout, J.R.: Fixed Combination prescription drugs: FDA policy, J. Pharmacol., 249–245 (1974).

DACH: Referenzwerte für die Nährstoffzufuhr. Deutsche Gesellschaft für Ernährung (DGE). Frankfurt am Main. Umschau/Braus, 2000.

DAKE (Deutsche Arbeitsgemeinschaft für Künstliche Ernährung). Empfehlungen für die tägliche Vitaminzufuhr bei parenteraler Ernährung Erwachsener. Infusionstherapie 17 (1990), 60–61.

Das, D.K., Engelman, R.M.: Mechanism of free radical generation during reperfusion of ischemic myocardium. In: Oxygen radicals: systemic events and disease processes. Ed. by Dipak, K., Essman, W.B., Karger, Basel 1990.

Dakshinamurti, K., Sharma, S.K., Bonke, D.: Influence of B-Vitamins on binding properties of serotonin receptors in the CNS of rats. Klin. Wochenschrift, 68, 142 (1990).

Dimpfel, W., Spüler, M., Bonke, D.: Influence of repeated Vitamin B administration on the frequency pattern analysed from rat brain electrical activity (Tele-Stereo-EEG). Klin. Wochenschrift, 68, 136 (1990).

Empfehlung des Rates vom 26. 10. 1983 zu den Versuchen mit Arzneispezialitäten im Hinblick auf deren Inverkehrsbringen (83/571/EWG). Amtsblatt der Europäischen Gemeinschaft Nr. L 332 vom 18. 11. 1984.

Esterbauer, H., Gey, K.F., Fuchs, J., Clemens, M.R., Sies, H.: Antioxidative Vitamine und degenerative Erkrankungen. Dtsch. Ärzteblatt 87 (Heft 47) A (1990) 3735–3741.

Fu, Q.G., Sandkühler, J., Zimmermann, M.: B-Vitamins e nhance afferent inhibitory controls of nociceptive neurons in the rat spinal cord. Klin. Wochenschrift, 68, 125 (1990).

Galeotti, T., Borello, S., Masotti, L.: Oxygen-radical sources, scavanger systems and membran damage in cancer cells. In: Oxygen radicals: systemic events and disease processes. Dipak, K., Essman, W.B. (eds.) Karger, Basel 1990

Gesetz zur Neuordnung des Arzneimittelrechts vom 24. 08. 1976. Bundesgesetzblatt I, 2445ff.

Gey, K.F., Brubacher, G.B., Stähelin, H.B.: Plasma levels of antioxidant vitamins in relation to ischemic heart disease and cancer. Am. J. clin. Nutr. 45 (1987), 1368–1377.

Heinrich, H.C.: Die experimentellen Grundlagen einer hochdosierten oralen Vitamin B_{12} Therapie beim Menschen. Ergeb. Inn. Med. Kinderheilk. N.F. 25, 1–24 (1967).

Hennekens, C.H., Buring, J.E., Manson, J.E., Stampfer, M. et al.: Lack of effect of long term supplementation with beta carotene on the incidence of malignant neoplasmas and cardiovascular disease. N. Engl. J. Med. 334 (1996) 1145–1149.

Jenkins, M.Y., Mitchell, G.V.: Influence of excess vitamin E on vitamin A toxicity in rats. J. Nutr. 105, 1600–1606, 1975.

Jurna, I., Carlsson, K.H., Kömen, W., Bonke, D.: Acute effects of vitamin B_6 and fixed combinations of vitamin B_1, B_6 and B_{12} on nociceptive activity evoked in rat thalamus: Dose-response relationship and combinations with morphine and paracetamol. Klin. Wochenschrift 68, 129 (1990).

Keller-Stanislawski, B., Harder, S., Rietbrock, N.: Pharmakokinetik der Vitamine B_1, B_6 und B_{12} nach einmaliger und wiederholter intramuskulärer und oraler Applikation. In: Rietbrock (Hrsg.): Pharmakologie und klinische Anwendung hochdosierter B-Vitamine. Steinkopff-Verlag, Darmstadt 1991.

Kienecker, E.W., Becker, K.W., Dick, P.: Beeinflussung der degenerativen und regenerativen Vorgänge an peripheren Nerven unter Behandlung mit B-Vitaminen. Klin. Wochenschrift 68, 146 (1990).

Loew, D.: Pharmakokinetik der Cobalamine: Cyano-, Hydroxo-, Methylcobalamin. In: Rietbrock, N. (Hrsg.) Pharmakologie und klinische Anwendung hochdosierter B-Vitamine. Steinkopff Verlag, Darmstadt 1991.

Meydani, S.N., Blumberg, J.B.: Vitamin E supplementation and enhancement of immune responsiveness in the aged. In: Micronutrients in health and dis-ease prevention. Bendich, A., Butterworth jr., C.E. (eds.) Marcel Dekker, New York 1991

Milunsky, A., Jick, H., Jick, S.S., Bruell, C.L., MacLaughlin, D.S., Rotman, K.J., Willett, W.: Multivitamin/Folic acid supplementation in early pregnancy reduces the prevalence of neural tube defects. JAMA, 262 (1989), 2847–2852.

Monographie: Fixe Kombination der Vitamine des B-Komplexes plus Vitamin C. BAnz Nr. 179 vom 23. 9. 1993.

Monographie: Fixe Kombination von wasserlöslichen und fettlöslichen Vitaminen, ihrer Ester und Salze. BAnz Nr. 159 vom 24. 8. 1994.

Monographie: Vitamin B_1 (Thiamin) + Vitamin B_6 (Pyridoxin) in fixer Kombination. BAnz Nr. 85 vom 7. 5. 1993.

Monographie: Vitamin B_1 (Thiamin) + Vitamin B_6 (Pyridoxin) + Vitamin B_{12} (Cobalamin) in fixer Kombination. BAnz Nr. 85 vom 7. 5. 1993.

Monographie Folsäure und Cyanocobalamin in fixer Kombination. Bundesanzeiger Nr. 80 vom 27. 04. 1990.

MRC Vitamin Study research group: Prevention of neural tube defects: Results of the medical research council vitamin study. The Lancet 338 (1991), 131–137.

Napoli, J.L., Beck, C.D.: Alpha tocopherol and phylloquinone as non-competitive inhibitors of retinyl ester hydrolysis. Biochem. J. 223 (1984) 267–270.

Napoli, J.L., McCormick, A.M., O'Meara, G., Dratz, E.A.: Vitamin A-metabolism: alpha tocopherol modulates tissue retinol levels in vivo and retinyl palmitate hydrolysis in vitro. Arch. Biochem. Biophys. 230 (1984), 194–202.

Omar, B., McCord, J., Downey, J.: Ischemia-reperfusion. In: Oxidative Stress. Oxidants and Antioxidants. Sies, H. (ed.): Academic Press, London, New York 1991.

Omen, G.S., Goodman, G.E., Thornquist, M.D. et al.: Effects of a combination of beta carotene and vitamin A on lung cancer and cardiovascular disease. N. Engl. J. Med. 334 (1996) 1150–1155.

Pietrzik, K.F., Hages, M.: Nutzen-Risiko-Bewertung einer hochdosierten B-Vitamintherapie. In: Rietbrock, N. (Hrsg.) Pharmakologie und klinische Anwendung hochdosierter B-Vitamine. Steinkopff Verlag, Darmstadt 1991.

Petkovich, P.M., Heersche, J.N.M., Tinker, D.O., Jones, G.: Retinoic acid stimulates 1,25-dihydroxyvitamin D_3 binding to rat osteosarcoma cells. J. Biol. Chem. 259 (1984), 8274–8280.

Pryor, W.A.: Oxy-radicals and related species: Their formation, lifetime, and reaction. Ann. Rev. Psysiol. 48 (1986) 657–667

RDA (Recommended Dietary Allowances). National Academy of Sciences, Washington D.C. 1989.

Reh, P. W.: Die Wirkung von B-Vitaminen in experimentellen Modellen peripherer Nervenleiden. In Pharmakologie und klinische Anwendung hochdosierter B-Vitamine. N. Rietbrock (Hrsg.) Steinkopff Verlag Darmstadt 1991, 51–65.

Rimm, E.B., Stampfer, M.J., Ascherio, A., Giovannucci, E., Colditz, G.A., Willett, W.C.: Vitamin E consumption and the risk of coronary heart disease in men. New. Engl. J. Med. 328 (1993), 1450–1456.

Robison, W.G., Kuwabara, T., Bieri, J.G.: Vitamin E deficiency and the retina: photoreceptor and pigment epithelial

changes. Invest. ophthalmol. Vis. Sci 19, 1030–1037 (1980).
Sato, K., Niki, E., Shimasaki, H.: Free radical-mediated chain oxidation of low density lipoprotein and its synergistic inhibition by vitamin E and vitamin C. Arch. Biochem. Biophys. 279 (1990), 402–405.
Scott, J.M., Dinn, J.J., Wilson, P., Weir, D.G.: Pathogenesis of subacute combined degeneration. A result of methyl group deficiency. Lancet 2, 334–337 (1981).
Scott, J.M., Weir, D.G.: The methyl folate trap. Lancet 2 (1981), 337–340.
Sies, H.: Relationship between free radicals and vitamins: An overview. In: Elevated dosages of vitamins. Benefits and harzards. Ed. by Walter, P., Stähelin, H., Brubacher, G., Hans Huber, Bern 1989.
Sklan, D.: Vitamin A absorption and metabolism in the chick. Response to high dietary intake and to tocopherol. Br. J. Nutr. 50, 401–407 (1983).
Smithells, R.W., Sheppard, S., Seller, M.J., Nevin, C.N., Harris, R., Read, A.P., Fileding, D.W.: Possible prevention of neural-tube defects by periconceptional vitamin supplemention. Lancet 1980, I: 339–340.
Turrens, J.F., Boveris, A.: Generation of superoxide anion by the NADH dehydrogenase of bovine heart mitochondria. Biochem. J. 191 (1980), 421–427.
Turrens, J.F., Freeman, B.A., Lewitt, J.G., Crapo, J.D.: The effect of hyperoxia on superoxide production by lung submitochondrial particles. Arch. Biochem. Biophys. 217 (1982a), 401–410.
Turrens, J.F., Freeman, B.A., Crapo, J.D.: Hyperoxia increases H_2O_2 release by lung mitochondria and microsomes. Arch. Biochem. Biophys. 217 (1982b) 411–419.

WHO (1988): In point of fact No 62. Zit. in Bundesgesundheitsblatt 1, (1989), 25–26.
Wild, J., Read, A.P., Sheppard, S., Seller, M.J., Smithells, R.W., Nevin, N.C., Schorah, C.J., Filding, D.W., Walker, S., Haris, R.: Recurrent neural tube defects, risk factors and vitamins. Arch. Dis. Childhood 61, 440, 1986.
Wild, A., Bartoszyk, G.D.: Tierexperimentelle Untersuchungen zur Wirksamkeit der B-Vitamine. In: Klinische Bedeutung von Vitamin B_1, B_6, B_{12} in der Schmerztherapie. N. Zöllner, H. Fassl, I. Jurna, K.F. Pietrzik, M. Schattenkirchner (Hrsg. Steinkopff-Verlag, Darmstadt 1988, pp. 61.
Winterbourne, C.C.: Neutrophil oxidants: production and reaction. In: Oxygen radicals: systemic events and disease processes. Ed. by Dipak, K., Essman, W.B., Karger, Basel 1990.
Yang, N.J.Y., Desai, I.D.: J. Nutr. 107, 1418–1426, 1977.
Zile, M., Ahrens, H., DeLuca, H.F.: Vitamin A and bone metabolism in the rat. J. Nutr. 103, (1973), 308–313.

Literatur zu Kap. 5: Megavitamintherapie

Anonymus: Thiamine-responsive megablastic anemia. Nutr. Rev. 38 (1980), 374–376
Bässler, K.H.: Pharmakodynamische Wirkung hoher Dosen von B-Vitaminen. In: Rietbrock, N. (Hrsg.): Pharmakologie und klinische Anwendung hochdosierter B-Vitamine. Steinkopff, Darmstadt 1991.
Baumgartner, E.R., Suarmala, T.: Inherited and acquired disorders of biotin metabolism. Internat. J. Vit. Nutr. Res. 67 (1997), 377-384

Cottrell, J.E., Casthely, P., Brodie, J.D., Patel, K., Klein, A., Turndorf, H.: Prevention of nitroprussid-induced cyanide toxicity with hydroxo cobalamin. New. Engl. J. 298 (1978), 809.

Dakshinamurti, K., Sharma, S.K., Bonke, D.: Influence of B-vitamins on binding properties of serotonin receptors in the CNS of rats. Klin. Wschr. 69 (1990), 142–145.

Fowler, B., Kraus, J., Packman, S., Rosenberg, L.E.: Homocystinuria, evidence for three distinct classes of cystathionine-β-synthase mutants in cultivated fibroblasts. J. Clin. Invest. 61 (1978), 645–653.

Friedrich, W.: Handbuch der Vitamine. Urban und Schwarzenberg, München-Wien-Baltimore 1987.

Merill, A.H. jr., Henderson, J.M.: Diseases associated with defects in vitamin B_6 metabolism or utilization. In: Olson, R.E., Beutler, E., Broquist, H.P. (eds.): Ann. Rev. Nutr. (1987), 137–156.

Miehlke, K., Liebelt, J., Bonke, D.: Vitamine der B-Gruppe. Additive Effekte bei der medikamentösen Therapie rheumatischer Erkrankungen. Therapiewoche 35 (1985), 3313–3321.

Zöllner, N.: Effects of nicotinic acid, nicotinamide, and pyridylcarbinol in pharmacological dosages on lipid metabolism in humans. In: Walter, P., Stähelin, H., Brubacher, G. (eds.): Elevated dosages of vitamins. Hans Huber, Bern 1989.

Literatur zu Kap. 6: Sicherheit von Vitaminen

Baer, R., Stillman, M.A.: Cutaneous changes probably due to pyridoxine abuse (letter to the editor). J. Am. Acad. Dermatol., 10, 527–528, 1984.

Bässler, K.H.: Megavitamin Therapy with Pyridoxine. Internat. J. Vit. Nutr. Res., 58, 105–118, 1988.

Bässler, K.H.: Nutzen und Gefahren einer Megavitamintherapie mit Vitamin B_6. Deutsches Ärzteblatt, 86, 3500–3305, 1989.

Bendich, A.: The safety of beta-carotene. Nutr. Cancer 11 (1988), 207–214.

Bendich, A., Langseth, L.: Safety of Vitamin A. Am. J. Clin. Nutr., 49, 358–371, 1989.

Biesalski, H.K.: Vitamin A: Indikation und Therapie. III. Toxizität und Teratogenität. Vita Min Spur, 4, 55–65, 1989.

Brody, T., Shane, B., Stockstad, E.L.: Folic Acid. In: Handbook of Vitamins. Ed. L.J. Machlin. M. Dekker New York and Basel 1991.

Bundesgesundheitsamt (BGA): BGA empfiehlt Schwangeren, auf ihre Vitamin A-Aufnahme zu achten. Höhere Gehalte an Vitamin A in Lebern von Schlachttieren in Großbritannien festgestellt. BGA-Pressedienst v. 06. 11. 1990.

Chesis, P.L., Levin, D.E., Smith, M.T., Ernster, L., Ames, B.N.: Mutagenity of quinones. Pathways of metabolic activation and detoxication. Proc. Nat. Acad. Sci., 81, 1696–1700, 1984.

Chochrane, H.A.: Overnutrition in prenatal liefe: A problem? Canada Medical Association Journal, 93, 893–899, 1965.

Cooperman, J.M., Lopez, R.: Riboflavin. In: Handbook of Vitamins. Ed. L.J. Machlin. M. Dekker, New York and Basel 1984.

Council for Responsible Nutrition: Safety of Vitamins and Minerals: A Summary of the Findings of Key Reviews. Washington D.C. 1986.

Council on Scientific Affairs: Vitamin preparation as dietary supplements and as therapeutic agents. JAMA, 257, 1929–1936, 1987.

Curhan, G. C., Willett, W. C., Rimm, E. B., Stampfer, M. J.: A prospective study of the intake of vitamins C and B6 and the risk of kidney stones in men. J. Urol. 155 (1996), 1847–1851.

Fidanza, A.: Acta Vitaminol. Enzymol., 31, 85, 1977.

Food and Nutrition Board, Institute of Medicine, 2000: Dietary Reference Intakes for Vitamin C, Vitamin E, Selenium, and Carotenoides. National Academy Press, Washington, DC, 1–529.

Friedmann, M.A., Resnick, J.S., Baer, R.L.: Subepidermal vesicular dermatosis and sensory peripheral neuropathy caused by pyridoxine abuse. J. Am. Acad. Dermatol., 14, 915–917, 1986.

Friedrich, W.: Handbuch der Vitamine. Urban und Schwarzenberg. München, Wien, Baltimore 1987.

Gerster, H.: No contribution of ascorbic acid to renal calcium oxalate stones. Ann. Nutr. Metab. 41 (1997), 269–282.

Gottswinter, J., Ziegler, R., Fehm, H.: Die Intoxikationsgefahr bei hochdosierter Vitamin D-Therapie von dermatologischen Erkrankungen. Med. Welt, 34, 40–42, 1983.

Gubler, C.J.: Thiamin. In: Handbook of Vitamins. Ed. Machlin, L.J., M. Dekker, New York and Basel 1986.

Hanck, A.: Spektrum Vitamine. Aesopus Verlag, Zug Ag. Band 42, 1986.

Hathcock, J.N., Hattan, D.G., Jenkins, M.Y., McDonald, J.T., Sundaresan, P.R., Wilkening, V.L.: Evaluation of vitamin A toxicity. Am. J. Clin. Nutr., 52, 183–202, 1990.

Herbert, V., Jacob, E.: Destruction of vitamin B_{12} by ascorbic acid. J. Am. Med. Assoc., 230, 241–242, 1974.

Heywood, R., Palmer, A.K., Gregson, R.L., Hummler, H.: The toxicity of beta-carotene. Toxicology 36 (1985), 91–100.

Hoffer, A.: Safety, side effects and relative lack of toxicity of nicotinic acid and nicotinamide. Schizophrenia 1, 78–87, 1969.

Kappus, H., Diplock, A. T.: Tolerance and safety of vitamin E: a toxicological position report. Free Radic. Biol. Med. 13 (1992), 55–74.

Kaserer, H.P., Gibitz, H.J., Witontky, O.: Über eine tödliche Vitamin D-Intoxikation beim Erwachsenen. Wien. Klin. Wschr., 78, 463–465, 1966.

Kübler, W., Gehler, J.: Zur Kinetik der enteralen Ascorbinsäure-Resorption. Ein Beitrag zur Berechnung dosisproportionaler Resorptionsvorgänge. Int. J. Vit. Nutr. Res., 40, 442–453, 1970.

Laurence, K.M., Cambell, N.E., James, N.E.: The role of unprovement in the maternal diet and preconceptional folic acid supplementation in the prevention of neural tube defects. In: Dobbing, J. (Hrsg.): Prevention of spina bifida and other neural tube defects. Academic. Press London, 85–125, 1983.

Lee, S.H., Oe, T., Blair, I.A.: Vitamin C-Induced Decomposition of Lipid Hydroperoxides to Endogenous Genotoxins. Science 2001; 292: 2083–2086.

Linemayr, G., Stacher, A.: Hämatopoetisches System, In: Klinik und Therapie der Nebenwirkungen. Hrsg. Kümmel/Gossens, 3. Auflage, 728–739, 1984.

Luria, M.H.: Effect of low-dose niacin on high-density lipoprotein cholesterol and total cholesterol/high-density lipoprotein cholesterol ratio. Arch. Intern. Med., 148, 2493–2495, 1988.

Machlin, A.: Vitamin E. In: Handbook of Vitamins. L.J. Machlin, Ed., M. Dekker, New York and Basel 1991.

Machlin, L.J.: Use and safety of elevated dosages of vitamin E in adults. Int. J. Vitam. Nutr. 1988.

Mathews-Roth, M.M.: Beta-carotene therapy for erythropoietic protoporphyria and other photosensitivity diseases. Biochimie 68 (1986), 875–884.

Mayerhausen, W. und Riebel, B.: Acne fulminans nach Anabolikaeinnahme. Z. Hautkr., 64, 875–880, 1989.

Merkle, T., Landthaler, M., Braun-Falco, O.: Acne-Conglobata-artige Exazerbation einer Acne vulgaris nach Einnahme von Anabolika und Vitamin B-Komplexhaltigen Präparaten. Hautarzt, 41, 280–282, 1990.

Michno, S.D., Berezovsky, V.M.: Khim. Prir. Soedin. SSSR, 445, 1980.

Miller, D.R., Hayes, K.C.: In: Hathock, J.N. (Hrsg.): Nutritional toxicology, Vol.: Acad. Press New York 1982, S. 81.

Misselwitz, J., Hesse, V.: Hyperkalzämie nach Vitamin D-Stoßprophylaxe. Kinderärztl. Praxis, 54, 431–438, 1986.

Monographie Cole-/Ergocalciferol. Bundesanzeiger Nr. 147 vom 10. 08. 1988.

Monographie zu Folsäure. Bundesanzeiger Nr. 45 vom 6. 3. 1987.

Monographie Nicotinamid. Bundesanzeiger Nr. 148 vom 10. 8. 1989.

Monographie Nicotinsäure. Bundesanzeiger Nr. 76 vom 21. 4. 1990.

Monographie Thiamin. Bundesanzeiger Nr. 131 vom 21. 7. 1987.

Monographie zu Vitamin B_2 (Riboflavin). Bundesanzeiger Nr. 46 vom 8. 3. 1988.

Monographie Vitamin B_{12}. Bundesanzeiger Nr. 59 vom 29. 3. 1989.

Monographie Vitamin K_1 (Phytomenadion). Bundesanzeiger Nr. 59 vom 29. 3. 1989.

Monographie zu Vitamin K_3 und Vitamin-K-Analoga. Bundesanzeiger Nr. 59 vom 29. 3. 1989.

Mullin, G.E., Greenson, J.K., Mitchell, M.C.: Fulminant hepatic failure after ingestion of sustained-release nicotinic acid. Ann. Internal Med., 111, 253–255, 1989.

Najjar, S.S., Yazigi, A.: Abuse of vitamin D. A report on 15 cases of vitamin D poisoning. Leb Med. J., 25, 113–122, 1972.

Nierenberg, D.W., Dain, B.J., Mott, L.A., Baron, J.A., Greenberg, E.R.: Effects of 4 y of oral supplementation with beta-carotene on serum concentration of retinol, tocopherol, and five carotenoids. Am. J. Clin. Nutr. 66 (1997), 315–319.

Olson, R.E.: Function and metabolism of Vitamin K. Arch. Rev. Nutr., 4, 281–337, 1984.

Paterson, C.R.: Vitamin D poisoning: survey of causes in 21 patients with hypercalcaemia. Lancet 1980, 1164.

Pietrzik, K., Hages, M.: Gutachten: Mögliche Nebenwirkungen von Vitamin B_1, B_6 und B_{12} in einem vorgegebenen Dosierungsbereich. Steinkopff Verlag, Darmstadt, 1988.

Pietrzik, K., Hages, M.: Nutzen-Risiko-Bewertung einer hochdosierten B-Vitamintherapie. Steinkopff Verlag, Darmstadt, 1991.

Rivers, J.M.: Safety of high-level vitamin C ingestion. In: Elevated Dosages of Vitamins (Walter, P., Stähelin, H., Brubacher, G. eds.). Hans Huber, Toronto, Lewiston, N.Y., Bern, Stuttgart 1989.

Rosa, F., Wilk, A.L., Kelsey, F.O.: Teratogen update: vitamin A congeners. Teratology, 33, 355–364, 1986.

Salkeld, R.M.: Safety and tolerance of high-dose Vitamin E administration in man: a review of the literature. Zit. nach Fed. Reg 44/53, 16169.

Schaumburg, H., Kaplan, J., Windebank, A., Vick, N., Rasmus, S., Pleasure, D., Brown, M.J.: Sensory neuropathy from pyridoxine abuse. A new megavitamin syndrom. New Engl. J. Med., 309, 445–448, 1983.

Schmidt, K.H., Hagmaier, V., Hornig, D.H., Vuilleumier, J.P., Rutishauser, G.: Urina-

ry oxalate excretion after large intakes of ascorbic acid in man. Am. J. Clin. Nutr., 34, 305–311, 1981.
Smithells, R.W., Sheppard, S., Schorah, C.J.: Possible prevention of neural tube defects by periconceptional vitamin supplementation. Lancet 1, 339–340, 1980.
Trumbo, P., Yates A.A., Schlicker, S., Poos, M.: Dietary Reference Intakes: Vitamin A, Vitamin K, Arsenic, Boron, Chromium, Copper, Iodine, Iron, Manganese, Molybdenum, Nickel, Silicon, Vanadium, and Zinc. J. Am. Diet. Assoc. 101 (2001), 294–301.
Wandzilak, T.R., D`Andre, S.D., Davis, P.A., Williams, H.E.: Effect of high dose vitamin C on urinary oxalate levels. J. Urol. 151 (1994), 834–837.
Woodliff, H.J.: Allergic reaction to cyanocobalamin. Med. J. Austr., 144, 223, 1986.
Ziegler, R.: Erkennung und Behandlung des Hyperkalzämiesyndroms. Inn. Med., 16, 29–33, 1989.
Zöllner, N.: Effects of nicotinic acid, nicotinamide, and pyridylcarbinol in pharmacological dosages on lipid metabolism in humans. In: Elevated dosages of vitamins – benefits and hazards (ed. by Walter, P., Brubacher, G., Stähelin, H.). Hans Huber Publishers, Toronto 1989, 114–119.

Literatur zu Kap. 7: Zur Problematik der Vitamin-Supplementierung

Cuskelly, G. J., McNulty, H., Scott, J. M.: Effect of increasing dietary folate on redcell folate: implications for prevention of neural tube defects. Lancet 347 (1996), 657–659.
Vieth, R.: Vitamin D supplementation, 25-hydroxyvitamin D concentrations, and safety. Am. J. Clin. Nutr. 69 (1999), 842–856.
Weber, P.: The role of vitamins in the prevention of osteoporosis – a brief status report. Int. J. Vitam. Nutr. Res. 69(3) (1999), 194–197.

Literatur zu Kap. 8: Vitamin-ähnliche Stoffe

Abbas, Z. G., Swai, A. B.: Evaluation of the efficay of thiamine and pyridoxine in the treatment of symptomatic diabetic peripheral neuropathy. East Afr. Med. J. 74 (1998), 803–808.
Acheson, R. M., Williams, D. D. R.: Does consumption of fruit and vegetables protect against stroke? Lancet 1 (1983), 1191–1193.
Acheson, R. M., Williams, D. D. R.: Does consumption of fruit and vegetables protect against stroke? Lancet 1 (1983), 1191–1193.
Bailey, L.E.: Orotic acid prevents changes in cardiac sarcolemmal glycoproteins and contractility associated with muscular dystrophy in hamsters. Experientia 1980, 36, 94–95.
Berendschot, T. T., Goldbohm, R. A., Klopping, W. A., van de Kraats, J., van Norel, J., van Norren, D.: Influence of lutein supplementation on macular pigment, assessed with two objective techniques. Investigative Ophthalmology and Visual Science 41 (2000), 3322–3326.
Block, G.: Are clinical trials really the answer? Am. J. Clin. Nutr. 62 (suppl.) (1995), 1517S–1520S.
Block, G.: Vitamin C and cancer prevention: the epidemiologic evidence. J. Am. Clin. Nutr. 53 (1991), 270S–282S.
Blumberg. J. B.: Considerations of the scientific substantiation for antioxidant

vitamins and ß-caroten in disease prevention. Am. J. Clin. Nutr. 62 (Suppl.) (1995), 1521S–1526S.

Borum., P. R., Fisher, K. D.: Health effects of dietary carnitine. Report of Life Sciences Research Office. Federation of American Societies for Experminental Biology, Maryland (1983).

Chandler, R.F., L.A. Anderson, J.D. Phillipson: Laetrile in perspective. Can. Pharm. J. 117 (1984), 517–520.

Chen, C.H.J., F. Eisenberg, jr.: Monoinosose-2-phosphate: An intermediate in the monoinositol-1-phosphate synthase reaction. J. Biol. Chem. 250 (1975), 2963–2967.

Cody, M.M.: Substances without vitamin status. In: Machlin, L.J. (Hrsg.): Handbook of vitamins. Dekker, New York 1984, S. 582.

Dagnelie, G., Zorge, I. S., McDonald, T. M.: Lutein improves visual function in some patients with retinal degeneration: a pilot study via the Internet. Optometry 71 (2000), 147–164.

DeMaio, S. J., King, S. B., Lembo, N. J. et al.: Vitamin E supplementation, plasma lipids and incidence of restenosis after percutaneous transluminal coronary angioplasty (PTCA). J. Am. Coll. Nutr. 11 (1992), 68–73.

Doepner, U.: Multivitaminpräparate. Möglichkeiten und Grenzen der Einordnung als Arzneimittel. pmi Verlag Frankfurt/Main, 1988.

Doll, R., Peto, R.: The causes of cancer. quantitative estimates of avoidable risks of cancer in the United States today. JNCI 66 (1981), 1191–1208.

Doll, R., Peto, R.: The causes of cancer: quantitativ estimates of avoidable risks of cancer in the United States today. JNCI 66 (1981), 1191–1208.

DuBroff, R. J., Gretz, C. A., Sexson, R. G.,

Gray, W. A., White, H. J.: Vitamin E reduces risk of coronary restenosis. 2nd International Conference: Antioxidant Vitamins and Beta-Carotene in Disease Prevention. Berlin, October 1994, 10–12 (abstract)

Enstrom, J. E., Kanim, L. E., Klein, M. A.: Vitamin C intake and mortality among a sample of the United States population. Epidemiology 3 (1992), 194–202.

Fjeld, C. R:, Lawson, R. H. (eds.): Food, Phytonutrients, and Health (Workshop). Nutr. Rev. 57, 1999.

Folkers, K., Mortensen, S.A., Litarru, G.P., Yamagami, T., Lenaz, G. (eds.): The Biomedical and Clinical Aspects of Coenzyme Q. Clin. Investig. 71 (Suppl.) (1992), S51–S176.

Gey, K. F., Moser, U. K., Jordan, P., Staehelin, H. B., Eichholzer, M., Lüdin, E.: Increased risk of cardiovascular disease at suboptimal plasma concentrations of essential antioxidants: an epidemiologic update with special attention to carotene and vitamin C. Am. J. Clin. Nutr. 57 (1993), 787S–797S.

Ghirlanda, G., Oradei, A., Littarru, G. P.: Evidence of plasma CoQ_{10}-lowering effect by HMG-CoA reductase inhibitors: a double-blind, placebo-controlled study. J. Clin. Pharmakol. 33 (1993), 226–229.

Giovannucci, E., Ascherio, A., Rimm, E. B., Stampfer, M. J., Colditz, G. A., Willett, W. C.: Intake of carotenoids and retinol in relation to risk of prostate cancer. J. Natl. Cancer Inst. 87 (1995), 1767–1776.

Greenberg, S. M., Frishman, W. H.: Coenzyme Q_{10}: A new drug for cardiovascular disease. J. Clin. Pharmacol. 30 (1990), 596–608.

Großklaus, R.: Sekundäre Pflanzenstoffe – Was ist beim Menschen wissenschaftlich hinreichend gesichert? Aktuel. Ernaehr. Med. 25 (2000), 227–237.

Haase, C.: Einfluß von Magnesiumorotat auf den antiarrhythmischen Therapiebedarf bei supraventrikulären Arrhythmien nach aortokoronarer Bypassoperation. Vortrag, Internationales Symposium «Magnesium – State of the Art» 8. 6. 1995, Hamburg.

Handelman, G. J., Dratz, E. A., Reay, C. C., van Kuijk, F. J. G. M.: Carotenoids in the human macula and whole retina. Invest. Ophthalmol. Vis. Sci. 29 (1988), 850–855.

Herbert, V.: Laetrile: The cult of cyanide – Promoting poison for profit. Am. J. Clin. Nutr. 32 (1979), 1121–1158.

Herbert, V.: Pangamic acid («vitamin B_{15}»). Am. J. Clin. Nutr. 32 (1979), 1534–1540.

Hodis, H. N., Mack, W. J., LaBree, L., Cashin Hemphill, L., Sevanian, A., Johnson, R., Azen, S. P.: Serial coronary angiographic evidence that antioxidant vitamin intake reduces progression of coronary atherosclerosis. JAMA 273 (1995), 1849–1854.

Hsing, A. W., Comstock, G. W., Abbey, H., Polk, B. F.: Serologic precursors of cancer. Retinol, carotenoids, and tocopherol and risk of prostate cancer. J. Natl. Cancer Inst. 82 (1990), 941–946.

Hyams, D. E., Roylance, P. J., Kruger, K., Bodd, E.: Do we kill our cardiac patients with statin therapy? Coenzyme Q_{10}, what do we know? Tidsskr. Nor. Laegeforen 114 (1994), 590 (norwegisch).

Jellinek, H., Takacs, É.: Morphological aspects of the effects of orotic acid and magnesium orotate on hypercholesterinaemia in rabbits, Drug Res. 45 (II), 8 (1995), 836–842.

Jörg, J., Metz, F.: Zur medikamentösen Behandlung der diabetischen Polyneuropathie mit α-Liponsäure oder Vitamin B-Präparaten. Nervenarzt 59 (1988), 36–44.

Knekt, P., Aromaa, A., Maatela, J., Aaran, R.M., Mikkari, T., Hakama, M., Hakulinen, T., Peto, R., Teppo, L.: Vitamin E and cancer prevention. J. Am. Clin. Nutr.53 (1991), 283S–286S.

Krebs, E.T. Sr., Krebs, E.T. Jr., Beard, H.H., Malin, R., Harris, A.T., Bartlett, C.L.: Pangamic acid sodium: A newly isolated crystalline water-soluble factor a preliminary report. Intern. Record. Med., 1954, 164, 18–23.

Kretschmar, C., Kaumeier, S., Haase, W.: Medicamentous therapy of alcoholic polyneuropathy. Rondomized double-blind study comparing 2 vitamin B preparations and a nuckleotide preparation. Fortsch. Med. 114 (1996), 439–553.

Landrum, J. T., Bone, R. A., Joa, H., Kilburn, M. D., Moore, L. L., Spraque, K. E.: A one year study of macular pigment: The effect of 140 days of a lutein supplement. Exp. Eye Res. 65 (1997), 57–62.

Lang, K.: Biochemie der Ernährung. Steinkopff, Darmstadt 1974.

Leclerc, J., M.-L. Miller: Inositol and choline levels in the diet and neutral lipid hepatic content of lactating rat. Internat. J. Vit. Nutr. Res. 59 (1989), 180–183.

Litwinska, D., Szadurski-Szadujkis, L.: Alpha adrenergic blocking effect exerted by vitamin B_{15}. Physiol. Chem. & Physics 1977, 9, 75–80.

Loew, D.: Stellenwert von Kombinationsarzneimitteln. Klin. Pharmakol. akt. (1997), 25–29.

Losonczy, K. G., Harris, T. B., Havlik, R. J.: Vitamin E and vitamin C supplement use and coronary heart disease mortality in older persons: the Extablished Populations for Epidemiologic Studies of the Elderly. Am. J. Clin. Nutr. 64 (1996), 190–196.

Marshall, F.N., Adamson, R.H., Long, J.P.: Some pharmacologic properties of pagamic acid (Vitamine B_{15}): Proc. Soc. Exptl. Biol. Med. 1961, 107, 420–422.

Martindale – The Extra Pharmacopoeia. 29th Edition, London, The Pharmaceutical Press 1989, S. 1582.

Matthies, H.: Die Bedeutung von Orotsäure. G. Thieme, Stuttgart 1991.

Merz, P. G., Rietbrock, S., Schrödter, A., Loew, D., Kirkov, V. K.: Orales α-Liponsäurepräparat erweist gute Bioverfügbarkeit. Therapiewoche 23 (1995), 1367–1370.

Mills, P. K., Beeson, W. L., Phillips, R. L., Fraser, G. E.: Cohort study of diet, lifestyle, and prostate cancer in Adventist men. Cancer 64 (1989), 598–604.

Mitchinson, M. J., Stephens, N. G., Parsons, A., Bligh, E., Schofield, P. M., Brown, M. J.: Mortality in the CHAOS trial. Lancet 353 (1999), 381–382

Monographie-Entwurf Alpha-Liponsäure. Pharmaz. Ztg. 132 (1987) 354.

Monographie Orotsäure. Bundesanzeiger vom 10. 06. 1989.

Munsch, Ch., Williams, J.F., Rosenfeldt, F.L.: The impaired tolerance of the recently infarcted rat heart to cardioplegic arrest.: The protective effect of orotic acid. J. Mol. Cell Cardiol. 1989, 21, 751-754.

Newman, MAJ., Chen, XZ., Rabinov, M., Williams, J.F., Rosenfeldt, F.L.: Sensitivity of recently infarcted heart to cardioplegic arrest: beneficial effect of pretreatment with orotic acid. J. Thorac. Cardiovasc. Surg. 1989, 97, 593–604.

Palgi, A.A.: Association between dietary changes and mortality rates: Israel 1949–1970; a trend free regression model. Am. J. Clin. Nutr. 34 (1981), 1569–1583.

Palgi, A. A.: Association between dietary changes and mortality rates: Israel 1949–1970; a trend free regression model. Am. J. Clin. Nutr. 34 (1981), 1569–1583.

Penn, D., Schmidt-Sommerfeldt, E., Wolf, H.: Carnitine deficiency in premature infants receiving total parenteral nutrition. Early Hum. Dev. 4 (1980), 23–24.

Permanetter, B.: Coenzyme Q_{10} and heart disease. Dtsch. Med. Wochenschr. 118 (1993), 1866.

Poppel, G. van, Goldbohm, R. A.: Epidemiologic evidence for β-carotene and cancer prevention. Am. J. Clin. Nutr. 62 (suppl.) (1995), 1393S–1402S.

Pryor, W. A.: Oxy-radicals and related species: Their formation, lifetime, and reaction. Ann. Rev. Physiol. 48 (1986), 657–667.

Riemersma, R. A., Wood, D. A., Macintyre, C. C., Elton, R. A., Gey, K. F., Oliver, M. F.: Risk of angina pectoris and plasma concentrations of vitamins A,C, and E and carotene. Lancet 337 (1991), 1–5

Rudman, D., Feller, A.: Evidence for deficiency of conditionally essential nutrients during total parenteral nutrition. J. Am. Coll. Nutr. 5 (1986), 101–106.

Sadekov, R. A., Danilov, A. B., Vein, A. M.: Diabetic polyneuropathy treatment by milgamma-100 preparation Zh Nevrol Psikhiatr Im S S Korsakova 98 (1998), 30–32.

Schek, A.: L-Carnitin: Sinn und Unsinn der Substitution einer körpereigenen Substanz. Teil 1: Zur Physiologie und sinnvollen Substitution. Ernährungs-Umschau 41 (1994) 9–15; Teil 2: Zur fragwürdigen und unsinnigen Substitution. Ernährungs-Umschau 41 (1994), 60–70.

Schiff, D., Chan, G., Secombe, D., Hahn, P.: Plasma carnitine levels during intravenous feeding of the neonate. J. Pediat. 95 (1979), 1043–1046.

Schmidt-Sommerfeldt, E., Penn, Wolf, H.: Carnitine deficiency in premature infants recieving total parenteral nutrition: Effect of L-carnitine supplementation. J. Pediat. 102 (1983), 931–935.

Seddon, J. M., Ajani, U. A., Sperdutto, R. D., Hiller, R., Blair, N., Burton, T. C., Farber, M. D., Gragoudas, E. S. Haller, J., Miller, D. T., Yanuzzi, L. A., Willett, W., for the Eye Disease Case-Control Study Group Dietary Carotenoids, Vitamin A,C, and E, and advanced age-related macular degeneration. JAMA 272 (1994), 1413–1320.

Seri, K., K. Amemiya, H. Sugimoto, T. Kato: Effects of S-Methylmethionine (vitamin U) on experimental nephrotic hyperlipidemia. Arzneim.-Forsch./Drug Res. 29 (1979) 1517–1520.

Singh, J., G. Handa, P.R. Rao, C.K. Atal: Pangamic acid, a stamina building, antistress and antihyperlipidemic principle from cicer arietinum 1. J. Ethnopharmacol. 7 (1983), 239–242.

Snodderly, D. M.: Evidence for protection against age-related macular degeneration by carotenoids and antioxidant vitamins. Am. J. Clin. Nutr. 63 (suppl.) (1995), 1448S–1461S.

Solaini, G., Ronca, G., Bertelli, A.: Inhibitory effects of several anthracyclines on mitchondrial respiration and CoQ_{10} protection. Drugs Exp. Clin. Res. 11 (1985), 533–537.

Stähelin, H. B., Gey, F. K., Eichholzer, M. Lüdin, E.: ß-Carotene and cancer prevention: the Basel Study. Am. J. Clin. Nutr. 53 (1991), 265S–269S.

Stephens, N. G., Parsons, A., Schofield, P. M., Kelly, F., Cheeseman, K., Mitchinson, M. J., Brown, M. J.: Randomised controlled trial of vitamin E in patients with coronary disease: Cambridge Heart Antioxidant Study (CHAOS). Lancet 347 (1996), 781–786.

Watson, P. S., Scalia, G. M., Galbraith, A., Burstow, D. J., Bett, N., Aroney, C. N.: Lack of effect of coenzyme Q on left ventricular function in patients with congestive heart failure. J. American College of Cardiol. 33 (1999), 1549–1552.

Watts, G. F., Castelluccio, C., Rice-Evans, C., Taub, N. A., Baum, H., Quinn, P. J.: Plasma CoQ (ubiquinone) concentrations in patients treated with simvastatin. J. Clin. Pathol. 46 (1993), 1055–1057.

Watzl, B., Leitzmann, C.: Bioaktive Substanzen in Lebensmitteln. Hippokrates Verlag, Stuttgart, 2. Aufl. 1999.

Weber, P.: The role of vitamins in the prevention of osteoporosis – a brief status report. Internat. J. Vit. Nutr. Res. 69 (1999), 194–197.

Ziegler, D., M. Hanefeld, K.J. Ruhnau, H.P. Meißner, M. Lobisch, K. Schütte, F.A. Gries, The Aladin Study Group: Treatment of symptomatic diabetic peripheral neuropathy with the antioxidant α-lipoic acid, Diabetologia 38 (1995), 1425–1433.

Ziegler, D., Schatz, H., Conrad, F., Gries, F., Ulrich, H., Reichel, G.: Effects of treatment with the antioxidant α-lipoic acid on cardiac autonomic neuropathy in NIDDM patients. Diabetes Care 20 (1997), 369–373.

Ziegler, R.G.: Vegetables, fruits, and carotenoids and the risk of cancer. Am. J. Clin. Nutr. 53 (1991), 251S–259S.

Ziegler, R. G.: Vegetables, fruits, and carotenoids and the risk of cancer. Am. J. Clin. Nutr. 53 (1991), 251S–259S.

9.2 Glossar

A

A-β-Lipoproteinämie: Erblich bedingter, sehr seltener Mangel an β-Lipoproteinen. Durch das Fehlen von Apolipoprotein B ist die Resorption und der Transport von fettlöslichen Vitaminen (z.B. Vitamin A und E etc.) erheblich gestört.

Acetiamin: zählt zu den Thiaminanaloga, d.h. Vitamin B_1-Derivaten, bei denen der Thiazolring geöffnet ist. Aufgrund der Lipophilie wird Acetiamin besser und rascher resorbiert als die wasserlöslichen Verbindungen. Nach intrazellulärer Umwandlung wird die volle biologische Wirkung des Thiamins erreicht.

Acetyl-CoA: Siehe Coenzym A.

Adenosylcobalamin: das biologisch aktive Coenzym von Vitamin B_{12}, bei dem über den sechsten Liganden am Cobaltatom eine Adenosylgruppe gebunden ist. Adenosylcobalamin entsteht in den Mitochondrien aus Cobalamin in drei Schritten. Zunächst erfolgen zwei Ein-Elektron-Reduktionen zu Co^{1+}-Cbl und dann adenosyliert die Adenosyltransferase das Co^{1+}-Cbl mit ATP unter Abspaltung von Triphosphat.

S-Adenosylmethionin: entsteht aus ATP und Methionin und wirkt als Methyldonator bei zahlreichen Methylierungsreaktionen wie z.B. Noradrenalin → Adrenalin, Guanidinoessigsäure → Kreatin, Kephalin → Lecithin, Monomethyl- und Dimethylethanolamin → Cholin u.a.

Addison-Anämie: Syn. perniziöse Anämie (Perniziosa, Morbus Biermer, hyperchrome makrozytäre Megaloblastenanämie). Häufigste Form eines manifesten Vitamin B_{12}-Mangels.

AI (Adequate Intake): Experimentell ermittelte, tägliche Zufuhrmenge eines Nahrungsbestandteils, die ausreicht, um den Bedarf von (einer) Versuchsgruppe(n) zu decken.

Aktivierte Ameisensäure: 10-Formyltetrahydrofolsäure; entsteht aus Ameisensäure und Tetrahydrofolsäure unter Mitwirkung von ATP und liefert durch Übertragung des Formylrestes die C-Atome 2 und 8 des Purinrings bei der Purinsynthese.

Aktivierter Formaldehyd: 5,10-Methylentetrahydrofolsäure; entsteht entweder bei der Umwandlung von Serin zu Glycin (Serin-Hydroxymethyltransferase) oder nicht-enzymatisch aus Formaldehyd und Tetrahydrofolsäure. Sie methyliert bei der Synthese von Desoxyribonucleinsäure d-Uridylat zu Thymidylat unter Oxidation von Tetrahydrofolsäure zu Dihydrofolsäure.

Allithiamine: lipophile Thiaminderivate aus Thiamin und Allicin, die sich beim Erhitzen eines ethanolischen Extraktes aus Knoblauch (Allium sativum) mit einer alkalischen Thiaminlösung bilden. Die Bildung dieser Derivate erfolgt nur bei Pflanzen, die Allicin bzw. seine Homologen enthalten, wie z.B. Zwiebel, Knoblauch und andere Laucharten. Allithiamine können mit der Thiochromreaktion nicht nachgewiesen werden, da sich aus der Thiolform des Thiamins kein Thiochrom bilden kann. Sie werden besser oral resorbiert als das wasserlösliche Thiamin. Im Organismus müssen sie in physiologisches Vitamin B_1 umgewandelt werden.

ALT: Siehe EALT.

6-Aminonicotinamid: Antagonist zu Nicotinamid. Wird in Säugetiergewebe durch Glycohydrolase in das 6-Aminonicotinamid-Analoge von NAD umgewandelt, welches NAD-abhängige Dehydrogenase-Reaktionen hemmt. Durch Verabreichung von 6-Aminonicotinamid läßt sich im Tierversuch Niacinmangel simulieren.

Aminopterin: Folsäureantagonist, der die Reduktion von Dihydrofolsäure zu Tetrahydrofolsäure hemmt und damit die Desoxyribonucleinsäuresynthese unterbricht. Wird als Zytostatikum zur Hemmung des Tumorwachstums eingesetzt.

Amygdalin: Cyanogenes Glykosid (β-Gentiobiosid des L-Mandelsäurenitrils), das besonders reich in Bittermandeln und Kernen von Steinobst vorkommt. Unter bestimmten Voraussetzungen kann Blausäure (HCN), z.T. in letaler Dosis, freigesetzt werden. Wird als Bestandteil des Laetrils unkorrekt auch als Vitamin B_{17} bezeichnet.

Anaphylaktische Reaktion: Überempfindlichkeitsreaktion, bedingt durch Antikörper-Antigen-vermittelte Freisetzung von vasoaktiven Substanzen (z.B. Histamin, Serotonin) aus Zellen, vor allem Mastzellen und basophilen Leukozyten, die innerhalb Sekunden bis wenige Minuten nach Allergengabe einsetzt. Symptome der Anaphylaxie sind z.B. Erythem, urtikarielle Hauterscheinungen, Dyspnoe, Erbrechen, Schwindel, Blutdruckabfall, Schock.

Anaphylaktoide Reaktion: Überempfindlichkeitserscheinungen mit der klinischen Symptomatik einer Anaphylaxie nicht immunologischen oder nicht bekannten Ursprungs. Hierzu gehören u.a. die direkte Freisetzung von vasoaktiven Substanzen aus Zellen durch eine verabreichte Substanz ohne Beteiligung von Antikörpern.

Aneurin: Nicht mehr gebräuchliche Bezeichnung für Vitamin B_1 bzw. Thiamin. Diese frühe Bezeichnung verweist auf die Rolle des Thiamins im Nervengewebe.

Antiberiberi Vitamin: Vitamin B_1

Antidermatitisfaktor: Bezeichnung für Nicotinsäure und Nicotinamid (Niacin) als Schutzfaktor zur Verhütung der Pellagra, der typischen Niacinmangelkrankheit.

Antihämorrhagisches Vitamin: Vitamin K

Antikoagulantien: Substanzen, die entweder direkt (Heparin) oder indirekt (Cumarine) über unterschiedliche Mechanismen die Blutgerinnung hemmen. Zwischen Cumarinen und Vitamin K besteht eine Wechselwirkung. Siehe Kapitel Vitamin K.

Antioxidantien: Synthetische oder natürlich vorkommende Verbindungen, die oxidationsempfindliche Stoffe vor Oxidation schützen. Verschiedene natürlich vorkommende Flavonoide und Polyphenole in Früchten, Gemüsen und Getränken, oder Stoffe im Blut wie Harnsäure, Bilirubin, Glutathion und verschiedene Plasmaproteine wirken auf unterschiedliche Weise antioxidativ. Enzymsysteme wie Superoxid-Dismutase, Katalase, Glutathion-Peroxidase und Glutatathion-Reductase machen Sauerstoffradikale unschädlich. Besonders wichtig für die präventive Anwendung zum Schutz vor aggressiven Sauerstoffspezies sind Ascorbinsäure (Vitamin C), Tocopherole (Vitamin E) und Carotine (bisher am besten untersucht: β-Carotin).

Antiperniziosa Faktor: Extrinsic Faktor, Vitamin B_{12}.

Antirachitisches Vitamin: Vitamin D

Antiskorbutisches Vitamin: Vitamin C

Antisterilitätsvitamin: Vitamin E

Antivitamine: Substanzen, die strukturell den Vitaminen ähneln, diese kompetitiv vom Wirkort verdrängen und dadurch antagonistisch wirken, z.B. Araboflavin, das bei Mensch und Tier einen Riboflavinmangel auslösen kann.

Antixerophthalmisches Vitamin: Vitamin A.

Aplastische Anämie: Anämie infolge unzureichender Erythropoese, mit oft ungeklärter Ätiopathogenese. Teilweise liegt ein Transportdefekt für Riboflavin vor.

Aquacobalamin: (auch synonym als Aquocobalamin bezeichnet) ein Cobalamin-Derivat. Grundgerüst von Vitamin B_{12} ist das Corrin-Ringsystem, bestehend aus vier Pyrrol-Ringen, die über die vier Stickstoffatome mit dem zentralen Kobaltatom ligandiert sind. Der Cobalt-Ligand ist beim Aquacobalamin durch H_2O besetzt. Im neutralen Milieu befinden sich OH^- (Hydroxocobalamin) und H_2O (Aquacobalamin) im Gleichgewicht.

Araboascorbinsäure: Analogon der Ascorbinsäure (= Vitamin C), auch Isoascorbinsäure oder Erythroascorbinsäure, unterscheidet sich von der Ascorbinsäure nur durch die Konfiguration an C-5. Araboascorbinsäure findet Verwendung in der Lebensmittelindustrie als Antioxidans sowie als Mittel zur Verhinderung der Bildung von Nitrosaminen im Pökelfleisch.

Ascorbigen: β-substituiertes Indolderivat der L-Ascorbinsäure; kommt in Kohlgemüse vor.

Ascorbinsäure: Vitamin C; 2,3-Endiol-L-gulonsäure-γ-lacton. Ascorbinsäure gehört zu den biochemischen Redoxsystemen und ist an zahlreichen Elektronentransportsystemen beteiligt; ist im menschlichen Organismus nicht synthetisierbar, so daß ernährungsbedingte Mangelerscheinungen bis hin zum Skorbut auftreten können.

AST: Siehe EAST.

AUC: Area under the curve. Fläche unter der Plasmakonzentrations-Zeit-Kurve, d.h. Fläche, welche von der Blutspiegelkurve und der Zeitachse umschlossen wird.

Avidin: biotinbindendes Protein in rohem Hühnereiweiß. Bildet mit Biotin einen Komplex, der durch die Verdauungsenzyme nicht gespalten werden kann.

Avitaminose: Sammelbegriff für Krankheitsbilder infolge Vitaminmangels.

Axerophthol: veraltete Bezeichnung für Vitamin A.

B

Bedarfsdeckung: Zustand, in dem der Körperbestand eines Menschen an essentiellen Nährstoffen durch entsprechende Zufuhr aufrechterhalten werden kann und somit Mangelerscheinungen verhindert werden.

B-Komplex: Folgende 8 wasserlöslichen der insgesamt 13 bekannten Vitamine werden – eher historisch – zum Vitamin B-Komplex zusammengefaßt: Thiamin, Riboflavin, Pyridoxin, Cobalamin, Biotin, Folsäure, Pantothensäure, Niacin.

Benfotiamin: Chemisch S-Benzoylthiamin-O-Monophosphat. Farb- und geruchloses, lipophiles Thiaminanalogon. Schwer löslich in Ethanol, Chloroform, Methanol und Dioxan, leicht löslich in Eisessig. Summenformel $C_{19}H_{23}O_6N_4SP$, M_r 466,47. Stabil in neutraler und in wäßriger Lösung. CAS-Nr. 22457-89-2.

Bentiamin: Lipophiles Thiaminanalogon. Summenformel $C_{26}H_{26}N_4O_4S$, Molekulmasse 490,58. CAS-Nr. 299-88-7.

Beriberi: Klassischer klinischer Thiaminmangel (Vitamin B_1-Avitaminose), der vor allem in asiatischen Populationen auftritt, die geschälten/polierten Reis als Hauptnahrungsmittel verzehren.

Betacarotin: Siehe Carotinoide.

Betain: Trimethylglykokoll (syn. Trimethylglycin); fungiert aufgrund seiner labilen CH_3-Gruppe als Donator für Methylgruppen bei Transmethylierungsreaktionen.

Biocytin: ε-N-Biotinyl-L-Lysin, gebundene Form des Biotins.

Bioflavonoide: Sehr heterogene Gruppe von über 2000 verschiedenen Pflanzeninhaltsstoffen. Dem Rutin («Vitamin P»; P = Permeabilitätsvitamin) wird teilweise noch eine vitaminähnliche Wirkung zugeschrieben.

Biogene Amine: Decarboxylierungs- und Hydroxylierungsprodukte von Aminosäuren mit z.T. wichtigen physiologischen und pharmakologischen Wirkungen. Von besonderer Bedeutung sind z.b. Adrenalin, Carnitin, Dopamin, Histamin, Noradrenalin, Serin, Serotonin, Tryptamin, Tyramin.

Biopterin: 2-Amino-4-hydroxy-6-(1′,2′-dihydroxypropyl)-pteridin. Analogon der Folsäure, das für Hydroxylierungsreaktionen im Stoffwechsel verantwortlich ist.

Biotin: Vitamin H (veraltete Bezeichnung), Coenzym bei Carboxylierungsreaktionen, u.a. bei der Gluconeogenese, Fettsäuresynthese sowie im Propionatmetabolismus und beim Abbau von Leucin.

Biotinidase: Biotinamid-Amidohydrolase. Enzym, welches die Freisetzung des Biotin aus Biocytin katalysiert und damit bei der Wiedergewinnung des Biotin von Bedeutung ist. Vermutlich essentiell für die intestinale Resorption des Biotins.

Bioverfügbarkeit: Die Geschwindigkeit und das Ausmaß, mit der die zu prüfende Testsubstanz/Nährstoff in das Zielkompartiment (Blut) übertritt.

Bitotsche Flecken: Benannt nach Pierre Bitot, 1822–1888, französischer Arzt. Weißliche Flecken im Lidspaltenbereich der Bindehaut des Auges bei konjunktivaler Xerose. Charakteristisches Symptom des klinischen Vitamin A-Mangels (Schweregrad X 1B der WHO-Richtlinien).

Blind loop-Syndrom: Syn. Syndrom der blinden Schlinge. Stauung des Chymus (Darminhaltes) im Gefolge von gastrointestinalen Resektionen. Hierbei kann es zu Vitamin B_{12}-Mangelzuständen infolge einer Resorptionsstörung sowie Verbrauchs des Nahrungs-B_{12} durch die pathologische Bakterienmasse kommen.

Blutgerinnung: In Phasen ablaufender und von verschiedenen Faktoren (u.a. Vitamin K, Faktor I bis XIII, Plättchenfaktoren, Calciumionen) abhängiger Vorgang der Erstarrung von flüssigem Blut, wobei aus löslichem Fibrinogen unlösliches Fibrin entsteht. Die plasmatische Gerinnung wird über das Extrinsic- oder Intrinsic-System in Gang gesetzt und ist ein katalytischer Vorgang, wobei Proenzyme in Enzyme umgesetzt werden.

Burning-feet-syndrome: Parästhesien mit Schmerzsymptomatik, vornehmlich Brennen, im Bereich der Zehen und Fußsohlen. Als Ursache wird überwiegend ein alimentär bedingter Pantothensäuremangel angenommen.

C

Calbindin-D: auch Calbindin oder Calcium-bindendes Protein ist ein Protein, das in Darmschleimhaut oder auch in verschiedenen anderen Organen unter Wirkung von Calcitriol synthetisiert wird und Calcium mit hoher Affinität bindet. Es fördert die zelluläre Aufnahme von Calcium und seine intrazelluläre Anhäufung. Im Darm ist es für die Calciumresorption erforderlich.

Calcidiol: Überwiegend in der Leber aus Calciol (Cholecalciferol) am C-Atom 25 hydroxylierter biologisch aktiver Metabolit (= 25-Hydroxicholecalciferol) des Vitamin D_3.

Calciferole: Wird als Synonym für Vitamin D verwendet und umfaßt alle biologisch aktiven Vitamin D-Wirkformen (Vitamin D-Vitamere). Die wichtigsten sind Calciol, Calcidiol, Calcitriol und Ercalciol.

Calcinose: Pathologische Ablagerung von Calciumsalzen. Ursache primärer oder sekundärer Hyperparathyreoidismus, Vitamin D-Hypervitaminose. Siehe Kapitel Vitamin D.

Calciol: Synonym für Vitamin D_3 (Cholecalciferol).

Calcitriol: Biologisch aktivster Metabolit des Vitamin D. Wird in den Zellen des proximalen Tubulus convolutus der Niere durch eine mitochondriale 1α-Hydroxylase aus Calcidiol hydroxyliert (1,25-Dihydroxycholecalciferol). Ist als Hormon der Niere für den Calcium-Phosphat-Stoffwechsel anzusehen.

Canthaxanthin: 4,4′-Diketo-β-Carotin, ein rot gefärbtes Carotinoid, das in der Natur in einigen Pilzarten (z.B. Pfifferling), einigen Crustaceen, verschiedenen Fischen (z.B. Lachs) und im Gefieder exotischer Vögel (Flamingo) vorkommt. Als Lebensmittelfarbstoff (E 161 g) findet es Verwendung zum Anfärben von Süßwaren, Tomatenerzeugnissen und als Zusatz zu Futtermitteln zum Anfärben von Eidottern, Broilerhäuten und Lachsforellen. Aus der medizinischen Anwendung bei lichtempfindlichen Dermatosen ist die Substanz zurückgezogen worden, seit kristalline Ablagerungen in der Retina nach langfristiger, hochdosierter Anwendung beschrieben worden sind.

γ-Carboxyglutaminsäure: 3-Amino-1,1,3-Propantricarbonsäure. Peptide bzw. Proteine, die mehrere γ-Carboxyglutaminsäurereste enthalten, besitzen aufgrund der Häufung von Carboxylgruppen starke calciumbindende Eigenschaften. Solche Verbindungen sind u.a. Osteocalcin und die Gerinnungsfaktoren Prothrombin (II) sowie Faktor VII, IX und X. Da γ-Carboxyglutaminsäure nicht genetisch kodiert wird, entstehen diese Proteine aus inaktiven Vorstufen durch Carboxylierung von Glutaminsäureresten. Für diese Carboxylierung ist Vitamin K erforderlich.

Carboxylasen: Enzyme, welche die Einführung von Carboxylgruppen in Substrate katalysieren. Einige Carboxylasen, aber nicht alle, benötigen dazu das Coenzym 1′N-Carboxybiotin, das aus Biotin und CO_2 unter Mitwirkung von ATP entsteht. Zur Herstellung des kompletten Enzymkomplexes aus der Apocarboxylase und 1′N-Carboxybiotin wird ein Enzym Holocarboxylase-Synthetase benötigt. Bei einem angeborenen Defekt an Holocarboxylase-Synthetase sind Biotinabhängige Carboxylierungsreaktionen beeinträchtigt.

Carnitin: 3-Hydroxy-4-trimethylaminobuttersäure, früher als Vitamin T bezeichnet, ist erforderlich für den Transport von Fettsäuren in die Mitochondrien zur β-Oxidation. Es wird im menschlichen Organismus aus Lysin synthetisiert, wobei Ascorbinsäure erforderlich ist. Früh- und Neugeborene können Carnitin noch nicht ausreichend synthetisieren und sind deshalb auf exogene Zufuhr mit der Muttermilch angewiesen. Carnitinmangelzustände sind auch bei Dialyse und bei langfristiger parenteraler Ernährung beschrieben worden.

Carotin: Siehe Carotinoide.

Carotinoide: Pflanzliche Farbstoffe, die aus 8 Isoprenresten aufgebaut sind, wobei jeweils die beiden kettenendständigen Isoprenreste zu Iononringen kondensiert sein können. Die 9 konjugierten Doppelbindungen der offenen Kohlenstoffkette liegen in der all-trans-Konfiguration vor. Enthält das Carotinoid mindestens einen β-Iononring, so ist es als Provitamin A wirksam. Unter den zahlreichen Carotinoiden sind die bekanntesten α-, β- und γ-Carotin, Kryptoxanthin, Torulin und Echinenon. Die wirksamste Vitamin A-Vorstufe ist β-Carotin, welches zwei β-Iononringe enthält und durch zentrale oxidative Spaltung in 2 Moleküle Vitamin A umgewandelt werden kann.

CAS-Nummer: vom Chemical Abstracts Service, einer Abteilung der American Chemical Society, seit 1965 jeder in den Chemical Abstracts genannten Verbindung zugeteilte Nummer. Dient der eindeutigen Kennzeichnung einer chemischen Verbindung z.b. in Zeitschriftenpublikationen, Handbüchern und Katalogen. Auch als CARN (Chemical Abstracts Registry Number) bekannt.

Cheilosis: Akute oder chronische, erosivkrustöse Entzündungen der Lippen aus verschiedenen Ursachen. Auch als Mundwinkelcheilitis bzw. Mundwinkelrhagaden bekannt. Oft liegt ein Vitaminmangel, vornehmlich an Riboflavin und Nicotinamid, zugrunde.

Chinarestaurant-Syndrom: Nach dem Genuß von vor allem chinesischen Speisen auftretender Symptomenkomplex, der hauptsächlich starke Kopf- und Armschmerzen, gastrointestinale Störungen, Schweißausbruch, Nackensteifigkeit umfaßt. Als mutmaßlich auslösender Faktor wird das z.T. in hohen Dosen als Würzmittel verwendete Mononatrium-L-Glutamat angesehen. Vitamin B_6 soll möglicherweise einen therapeutischen Effekt ausüben.

Cholecalciferol: Vitamin D_3 (Calciol). Wird in der Haut aus 7-Dehydrocholesterin unter UV-Einwirkung synthetisiert. Nur wenige Lebensmittel enthalten Vitamin D_3 in nennenswerter Menge (wie z.b. Lebertrane, Fettfische, Eigelb).

Cholin: Biologisch wichtiges biogenes Amin (Trimethylhydroxiäthylammoniumhydroxid). Durch das Enzym Cholinacetyltransferase wird aus Cholin und aktivierter Essigsäure der Überträgerstoff Acetylcholin biosynthetisiert. Als Bestandteil des Lecithin ist Cholin Baustein aller tierischen und pflanzlichen Zellen, vor allem biologischer Membranen. Als lipotrope Schutzsubstanz wurde Cholin früher den vitaminoiden Wirksubstanzen zugerechnet.

Citrovorum-Faktor: frühere Bezeichnung für 5-Formyl-Tetrahydrofolsäure (siehe Folinsäure).

Cobalamin: Sammelbegriff für eine Reihe unterschiedlich substituierter Corrinoide mit einer biologischen Vitamin B_{12} Wirkung. Zu den therapeutisch wichtigsten Vitameren zählen Aquo-, Hydroxo- und Cyanocobalamin, die im Organismus zu den aktiven Coenzymen Methylcobalamin und Desoxyadenosylcobalamin umgewandelt werden.

Cobalophilin: Siehe Haptocorrine.

Cobamid: Cobamid ist das Hexaamid der Cobaminsäure (siehe dort) bzw. Cobinamid, an dessen Propanolrest Propionsäure und Ribose gebunden sind (= Vitamin B_{12} ohne die Base 5,6-Dimethylbenzimidazol).

Cobamsäure: Cobinsäure (siehe dort), an deren Propanolrest Phosphorsäure und Ribose gebunden sind.

Cobinamid: ist das Hexaamid der Cobinsäure. Es unterscheidet sich von Vitamin B_{12} durch das Fehlen von Phosphorsäure, Ribose und der Base 5,6-Dimethylbenzimidazol.

Cobinsäure: ist eine Cobyrinsäure (siehe dort), bei der an die Propionsäure am C-Atom 17 in Säureamidbindung Propanolamin gebunden ist.

Cobyrinsäure: ist das primitivste natürlich vorkommende Corrinoid, in dem der Corrinring mit 8 Methylgruppen (an den C-Atomen 1, 2, 5, 7, 12, 12, 15 und 17), 3 Essigsäureresten (an den C-Atomen 2, 7 und 18) und 4 Propionsäureresten (an den C-Atomen 3, 8, 13 und 17) substituiert ist.

Cobyrsäure: Hexaamid der Cobyrinsäure (nur der Propionsäurerest am C-Atom 17 ist nicht amidiert).

Cocarboxylase: syn. Thiamindiphosphat (TDP). Phosphorsäureester des Thiamins; fungiert als prosthetische Gruppe bzw. Coenzym.

Coenzym A: Besteht z.T. aus dem B-Vitamin Pantothensäure. Es ist an der Übertragung von Acylresten beteiligt.

Coenzym Q: Synonym für Ubichinone. Es handelt sich um Benzochinonderivate mit einer isoprenoiden Seitenkette (in Säugetiermitochondrien 10 Isopreneinheiten), die in der Elektronentransportkette die Verbindung zwischen Flavinenzymen und Cytochrom b herstellen.

Colecalciferol: abgewandelte Schreibweise von Cholecalciferol (Vitamin D_3).

Compliance: Bereitschaft, Zuverlässigkeit, Motivation des Patienten, die ärztlichen Anweisungen im Rahmen der Diagnose und Therapie strikt zu befolgen. Zum Beispiel sinkt die Compliance mit steigender täglich einzunehmender Tablettenzahl.

Corrin: Der Corrinring ist das Grundgerüst der Corrinoide, zu denen das Vitamin B_{12} gehört. Er besteht aus vier teilweise hydrierten Pyrrolringen, von denen zwei direkt miteinander über C-C-Bindung, die übrigen über Methingruppen wie bei den Porphyrinen verknüpft sind. Das Ringsystem enthält Cobalt koordinativ an die vier N-Atome der Pyrrolringe gebunden.

Corrinoide: Sammelbezeichnung für alle Verbindungen, die den Corrinring enthalten.

CRP: Das C-reaktive Protein gehört zur Gruppe der Pentraxine und verfügt über Calcium-abhängige sowie -unabhängige Bindungsstellen. Die Funktion des CRP ist derjenigen der Immunglobuline vergleichbar (Opsoninfunktion). In der klinischen Chemie dient es zur Frühdiagnose und Aktivitätskontrolle entzündlicher, nekrotischer und neoplastischer Prozesse.

Cyanocobalamin: Derivat des Cobalamin mit einer am Cobaltatom gebundenen CN-Gruppe. Ist die mit Abstand häufigste Vitamin B_{12}-Form, die in industriell gefertigten Produkten (Lebensmittel, Diätetika, Arzneimittel) eingesetzt wird. Hat Stabilitätsvorteile gegenüber anderen Cobalamin-Vitameren.

Cycloleucin: 1-Aminocyclopentancarbonsäure; Methionin-Antagonist, hemmt die Synthese von S-Adenosylmethionin aus Methionin und damit alle von S-Adenosylmethionin ausgehenden Methylierungsreaktionen. Wird zur experimentellen Erzeugung einer funikulären Myelose eingesetzt.

Cystathionin: entsteht als Zwischenprodukt bei der Umwandlung von L-Methionin zu L-Cystein durch Kondensation von L-Homocystein mit L-Serin durch Cystathionin-β-Synthase und wird durch Cystathionin-γ-Lyase zu L-Homoserin und L-Cystein aufgespalten. Ein genetischer Defekt der Cystathionin-β-Synthase führt zur Homocystinurie (Ausscheidung von Homoserin im Harn), ein Defekt der Cystathionin-γ-Lyase zur Cystathioninurie (Ausscheidung von Cystathionin im Harn).

Cystathioninurie: Ausscheidung von Cystathionin im Urin. Cystathionin ist ein Zwischenprodukt bei der Umwandlung von Methionin in Cystein. Es wird durch das Enzym Cystationin-γ-Lyase zu Homoserin und Cystein aufgespalten. Bei einem genetischen Defekt dieses Enzyms kommt es zur Cystathioninurie. Dieser Defekt besteht in einer Veränderung des Apoenzyms, der eine stark verringerte Affinität zum Coenzym Pyridoxalphosphat bewirkt. Durch pharmakologische Dosen von Pyridoxin (Vitamin B_6) kann die Wirkung des defekten Enzyms gesteigert werden.

Cysteamin: Säureamid der Aminosäure Cystein. Es ist als Baustein im Coenzym A enthalten und liefert die SH-Gruppe, an die Acylreste gebunden werden können.

Cystinurie: Angeborene, genetisch-heterogene Störung des transepithelialen Transports von Cystin und der dibasischen Aminosäuren Lysin, Arginin und Ornithin in Niere und Darm mit stark vermehrter Ausscheidung der betroffenen Aminosäuren im Urin. Aufgrund der begrenzten Löslichkeit von Cystin kommt es zu kristallinen Ausfällungen und Steinbildung, die letztlich eine chronische Niereninsuffizienz zur Folge haben können.
Mit hohen Vitamin C-Tagesdosen konnten Therapieerfolge erzielt werden, durch eine Verschiebung des Cystein-Cystin-Verhältnisses zum besser löslichen Cystein.

Cytochrome: Hämoproteine, die als Elektronenüberträger in der Elektronentransportkette in Mitochondrien eingeschaltet sind. Die Valenz ihres Häm-Eisens kann zwischen 2- und 3-wertigem Zustand wechseln. Auch an anderen Elektronenübertragungsreaktionen, z.B. in den Mikrosomen, sind Cytochrome beteiligt.

Cytochrom P_{450}: Diese Bezeichnung stammt von der typischen Lichtabsorptionsbande. Dieses Cytochrom spielt eine wichtige Rolle im mikrosomalen Monooxygenasesystem. Von besonderer Bedeutung ist es bei der Hydroxylierung zahlreicher Arzneimittel und einiger Hormone (Steroidhormone).

D

DACH-Referenzwerte: Neuauflage der Referenzwerte für die Nährstoffzufuhr, die die deutschen Empfehlungen ablösen sollen. Sie wurden erstmals 2000 von den Gesellschaften für Ernährung in Deutschland (D), Österreich (A) und der Schweiz (CH) gemeinsam herausgegeben. Die Referenzwerte beinhalten neben Empfehlungen auch Schätz- und Richtwerte.

Darmbakterien: Im menschlichen Dickdarm physiologisch vorkommende Mikroorganismen, z.B. E. coli, Enterokokken, Bacillus acidophilus und bifidus. Pathogene Keime führen zur Darminfektion.

DEF: Dietary Folate Equivalent, siehe Folatäquivalent.

Dehydroascorbinsäure: Oxidationsprodukt der Ascorbinsäure.

7-Dehydrocholesterol: Aus exogenem und endogenem Cholesterol gebildeter, aber auch in der Nahrung enthaltener Präkursor des Vitamin D_3. Wird in der Haut unter UV-Exposition durch Spaltung der Bindung zwischen C-9 und C-10 in Prävitamin D_3 umgewandelt, das temperaturabhängig spontan in Vitamin D_3 übergeht.

5-Desoxyadenosylcobalamin: Coenzym-Form von Vitamin B_{12}, siehe Adenosylcobalamin.

Desoxyuridin-Suppressions-Test: Der

Desoxyuridin-Suppressions-Test beruht auf dem Nachweis einer gestörten DNA-Synthese infolge eines Folatmangels. Man mißt dabei unter Zugabe nicht-markierten Desoxyuridins die Aufnahme radioaktiven (3H)-Thymidins in die DNA von PHA-(Phytohaemagglutinin)-stimulierten Lymphozyten einer Vollblutkultur. Im Folatmangel ist die Einbaurate von markiertem Thymidin erhöht.

Dexpanthenol: Alkoholisches Analogon der Pantothensäure, das in der Natur nicht vorkommt, aber aufgrund der intermediären Umwandlung in Pantothensäure die gleiche biologische Wirksamkeit besitzt wie die Säure.

Diabetes mellitus: Zuckerkrankheit. Störung des Kohlenhydratstoffwechsels mit erhöhtem Blutzuckerspiegel und Ausbildung von Folgeerkrankungen an Gefäßen sowie dem autonomen und peripheren Nervensystem. Beim Typ I besteht ein Insulinmangel und beim Typ II eine gestörte Insulinsekretion und verminderte Wirkung des sezernierten Insulins an Leber, Muskel und Fettgewebe. Ursache sekundärer Diabetesformen sind relativer Insulinmangel bei gesteigerter Produktion von Insulin-antagonistischen Hormonen, z.B. Morbus Cushing, exogene Cortisongabe, Phäochromozytom, oder medikamentös induziert z.B. nach langfristiger Einnahme von Diuretika. Die Diagnose beruht auf dem mehrmaligen Nachweis eines erhöhten Nüchternblutzuckers (> 120 mg/dl) im Vollblut bzw. postprandial > 180 mg/dl aus venösem Blut.

Dihydrobiopterin: bildet mit Tetrahydrobiopterin ein Redoxsystem. Tetrahydrobiopterin liefert den Wasserstoff bei der Hydroxylierung aromatischer Aminosäuren und geht dabei in Dihydrobiopterin über. Die Regeneration des Tetrahydrobiopterins erfolgt über Dihydropteridin-Reduktase. Biopterine sind keine Vitamine; sie können aus GTP synthetisiert werden.

Dihydroflavine: Reduzierte flavinhaltige Verbindungen. An die Stickstoffatome 1 und 5 des Isoalloxazinrings ist je ein Wasserstoffatom angelagert. Im Gegensatz zu den gelbgefärbten Flavinen sind Dihydroflavine farblos.

Dihydrofolsäure: Vorstufe der Tetrahydrofolsäure, welche die biologisch aktive Form der Folsäure darstellt.

Dihydrotachysterin (-sterol): Ein 5,6-trans-Analoges des Vitamin D, das durch UV-Bestrahlung des Ergocalciferols gewonnen werden kann. Aufgrund seiner «anti-tetanischen» Wirkung wird es seit Jahrzehnten therapeutisch bei der hypocalcämischen Tetanie sowie beim Hypoparathyreoidismus eingesetzt (A.T. 10®).

Dihydroxycholecalciferol: Siehe Calcitriol.

Dioxogulonsäure: (ältere Bezeichnung Diketogulonsäure) ist ein Oxidationsprodukt der Ascorbinsäure (Vitamin C). Entsteht durch hydrolytische Aufspaltung des Lactonrings der Dehydroascorbinsäure. Diese Reaktion ist irreversibel, daher hat Dioxogulonsäure keine Vitaminwirksamkeit.

DRI (Dietary Reference Intake): Es handelt sich um Referenzwerte für die Nährstoffzufuhr, die vom Food and Nutrition Board des Institute of Medicine in Zusammenarbeit mit der staatlichen Gesundheitsorganisation Health Canada sowie zahlreichen internationalen Wissenschaftlern erarbeitet worden sind. Sie ersetzen die bisherigen amerikanischen RDAs von 1989 sowie die Canadian Recommended Nutrient Intakes von 1990 und gelten somit für ganz Nordamerika.

E

EALT: Erythrozytäre Alanin-Amino-Transferase. Die Aktivität der EALT ist ein Maß für den Vitamin B_6-Status (siehe auch EGPT-Aktivität).

EAR (Estimated Average Requirement): Tägliche Zufuhrmenge eines Nahrungsbestandteils, die ausreicht, um den Bedarf von 50% der gesunden Personen einer definierten Bevölkerungsgruppe zu decken.

EAST: Erythrozytäre Aspartat-Amino-Transferase. Die Aktivität der EAST ist ein Maß für den Vitamin B_6-Status (siehe auch EGOT-Aktivität).

EDRF/NO: Endothelium derived relaxing factor = vascular relaxing factor/Stickstoffmonoxid. In Endothelzellen wird durch TNF-α die Synthese von EDRF (= NO), einem kurzlebigen Abbauprodukt des Arginins, angeregt, um über die Erschlaffung der glatten Gefäßmuskulatur einen dilatierenden Einfluß auszuüben.

EGOT-Aktivität: Siehe Glutamat-Oxalacetat-Transaminase-Aktivität der Erythrozyten.

EGPT-Aktivität: Siehe Glutamat-Pyruvat-Transaminase-Aktivität der Erythrozyten.

EGR-Aktivität: Siehe Glutathion-Reduktase-Aktivität der Erythrozyten.

Epithelschutzvitamin: Vitamin A

Ercalciol: Synonym für Ergocalciferol.

Ergocalciferol: Vitamin D_2 (Ercalciol). Entsteht durch UV-Einwirkung aus dem mit der Nahrung aufgenommenen Ergosterin. Vitamin D_2 und Vitamin D_3 besitzen die gleichen humanphysiologischen Wirkungen.

Ergosterin (-ol): Das im Pflanzenreich am weitesten verbreitete Sterin (Mykosterin). Als Provitamin D_2 wird es durch UV-Einwirkung in Vitamin D_2 (Ergocalciferol) umgewandelt. Als Nebenprodukte treten Lumisterin und Tachysterin auf.

Erythorbsäure: Synonym mit Erythroascorbinsäure, Isoascorbinsäure und Araboascorbinsäure, Analogon der Ascorbinsäure mit geringer Vitaminaktivität, findet Verwendung als Antioxidans in der Lebensmittelindustrie.

E-Selektin: Selektine sind Glykoproteine, von denen E-Selektin auf Endothelzellen als Zelladhäsionsmolekül exprimiert wird und an Kohlenhydratstrukturen der Liganden bindet. Diese Prozesse sind Bestandteil der Initialphase einer Entzündungsreaktion und führen zu kontrollierten Expressionen von Adhäsionsmolekülen, um die Interaktion der beteiligten Endothelzellen, Leukozyten und der extrazellulären Matrix zu fördern.

Essentielle Fettsäuren: Polyensäuren, bei denen die erste Doppelbindung drei oder sechs C-Atome vom Methylende entfernt liegt. Die übrigen Doppelbindungen folgen in alternierendem Rhythmus. Man bezeichnet sie nach der Lage der ersten Doppelbindung als ω-3- oder ω-6-Fettsäuren. ω-3-Fettsäuren sind Linolensäure und die aus ihr in tierischen Geweben entstehenden höheren Polyensäuren wie Eikosapentaensäure und Docosahexaensäure; ω-6-Fettsäuren sind Linolsäure und die von ihr abgeleiteten höheren Polyensäuren wie Arachidonsäure. Essentielle Fettsäuren sind Bausteine von Membranlipiden und als Polyensäuren mit 20 C-Atomen Vorstufen der Eikosanoide (Prostaglandine, Prostacycline, Thromboxane, Leukotriene u.a.).

Essentialität: Biologische Notwendigkeit einer Substanz. Kann nicht durch andere Substanzen ersetzt werden. Beispiele sind die Vitamine, essentielle Aminosäuren, essentielle Fettsäuren.

Etretinat: Ein Trimethylmethoxyphenyl-

Analoges der Retinsäure. Wird therapeutisch in der Dermatologie zur Behandlung von Verhornungsstörungen angewandt.

F

FAD: Siehe Flavin-Adenin-Dinucleotid (FAD).
Fanconi-Syndrom: Benannt nach Guido Fanconi, 1892–1979, Schweizer Kinderarzt. Rezessiv erbliche Stoffwechselstörung, die mit komplexen tubulären Transportdefekten einhergeht. Kombination von u.a. renaler Glukosurie, renaler Phosphaturie und generalisierter Hyperaminoazidurie. Zur Therapie der resultierenden Rachitis bzw. Osteomalazie sind aufgrund der relativen Vitamin D-Resistenz hohe pharmakologische Vitamin D-Dosen notwendig.
Farbensehen: In der Retina (Netzhaut) des Auges gibt es 2 Arten von Lichtrezeptoren: Die Stäbchen und die Zapfen. Die Stäbchen dienen dem Dämmerungssehen, die Zapfen dem Farbensehen. Bei den Zapfen gibt es drei Typen mit unterschiedlichen Lichtabsorptionsspektren: Rot-, Grün- und Blau-Rezeptoren. Diese Rezeptoren enthalten lichtempfindliche Pigmente, die aus einem Proteinanteil (Opsin) und einer prosthetischen Gruppe, dem Retinal (Vitamin A-Aldehyd), bestehen. Die unterschiedlichen Spektraleigenschaften gehen auf Unterschiede des Proteinanteils zurück. Die Empfindung jeder beliebigen Spektralfarbe kann durch Mischung entsprechender Anteile von rotem, grünem und blauem Licht (Primärfarben) hervorgerufen werden. Die in den Zapfen registrierten Spektralanteile werden in elektrische Signale umgewandelt, wobei Retinal eine besondere Rolle spielt, und im Sehzentrum des Gehirns zu einem Farbeindruck verarbeitet.
FIGLU: siehe Formiminoglutaminsäure.
Flavin-Adenin-Dinucleotid (FAD): Coenzym, das an Wasserstoffübertragungsreaktionen beteiligt ist. Es enthält Riboflavin (Vitamin B_2), welches über Phosphorsäure in Pyrophosphatbindung mit Adenylsäure verbunden ist.
Flavin-Antagonisten: Strukturanaloga des Riboflavins, welche die Funktion von Riboflavin nicht ausüben können und Riboflavin-abhängige Enzymreaktionen blockieren. Man kann sie benutzen, um im Tierversuch experimentelle Riboflavinmangelzustände zu erzeugen. Manche von ihnen haben antibakterielle Eigenschaften. Beispiele sind D-Galaktoflavin und D-Araboflavin, bei denen der Ribitanteil durch D-Galaktit oder D-Arabit ersetzt ist, oder Roseoflavin, bei dem die Methylgruppe am C-Atom 8 durch die Gruppe -$N(CH_3)_2$ ersetzt ist.
Flavincoenzyme: Flavin-adenin-dinucleotid (FAD) und Flavinmononucleotid (FMN = Riboflavinphosphat). Beide dienen der Wasserstoffübertragung. Enzyme, die FAD oder FMN als Coenzym enthalten, werden wegen der im oxidierten Zustand des Coenzyms gelben Farbe auch als «gelbe Enzyme» bezeichnet.
Flavine: Flavincoenzyme.
Flavin-Mono-Nucleotid (FMN): Riboflavinphosphat, Coenzym mancher Wasserstoff übertragender Enzyme.
Flush: Hautrötung (Erythem), z.T. mit Hitzegefühl einhergehend. Tritt u.a. im Gefolge unerwünschter Arzneimittelwirkungen auf. Bei der hochdosierten Nicotinsäure-Anwendung im Rahmen der Therapie der Hypercholesterinämie ist Flush nahezu obligatorisch.
FMN: Siehe Flavin-Mono-Nucleotid (FMN).

Folacin: Sammelbezeichnung für alle Folsäureverbindungen, die natürlicherweise vorkommen.

Folat: Umfaßt die Summe aller folatwirksamen Verbindungen in der Nahrung.

Folatäquivalent (neu): 1998 in den USA eingeführter Begriff, der inzwischen auch den in Deutschland bis 2000 gebrauchten alten Begriff (siehe Folatäquivalent alt) aus Gründen der internationalen Harmonisierung ersetzte. Die neue Definition lautet:
1µg Folatäquivalent ≅ 1µg Nahrungsfolat ≅ 0,5 µg Folsäure (PGA).

Folatäquivalent (alt): Bis 2000 wurde in Deutschland dem Äquivalentbegriff synthetische Folsäure (PGA) zu Grunde gelegt. Danach war:
1 µg Folatäqivalent ≅ 1 µg Folsäure (PGA) ≅ 2 µg Nahrungsfolat.

Folinsäure: 5-Formyl-Tetrahydrofolsäure (Syn. Citrovorumfaktor, Leukovorin). Eine zu therapeutischen Zwecken hergestellte, besonders stabile, biologisch aktive Form der Folsäure. Wird bei hochdosierter Methotrexat-Tumortherapie zum Schutz normaler Zellen eingesetzt (s. Kap. 3.4.4).

Folsäure: Die Folsäure ist von den Folaten abzugrenzen. Sie ist ein synthetisches Produkt, das üblicherweise bei der Lebensmittelanreicherung, bei Nahrungssupplementen und Vitaminpräparaten zum Einsatz kommt. Chemisch handelt es sich um Pteroylmonoglutaminsäure (PGA), die aus einem Pteridinring und p-Aminobenzoesäure besteht, an deren Carboxylende ein Glutaminsäure-Molekül gebunden ist. Sie ist die stabilste Form des Vitamins mit der höchsten Oxidationsstufe.

Folateantagonisten: Verbindungen mit Strukturähnlichkeiten zur Folsäure, z.B. Aminopterin, die durch Hemmung des Folatstoffwechsels die Biosynthese von Nukleinsäuren hemmen (zytostatischer Effekt).

Formiminoglutaminsäure (FIGLU): Zwischenprodukt des Histidin-Abbaus. Kann bei Folatmangel nicht mehr vollständig in Glutaminsäure und Formiminotetrahydrofolsäure umgesetzt werden und wird deshalb im Harn ausgeschieden.

Formylkynurenin: Zwischenprodukt im Tryptophanstoffwechsel. Liefert den Formylrest für C_1-Transferreaktionen über Tetrahydrofolsäure.

Funikuläre Myelose: Syn. funikuläre Spinalerkrankung. Schwund der Markscheiden besonders der langen Strangsysteme des Rückenmarks. Anfangs Mattigkeit, allgemeine Schwäche, Parästhesien in Armen und Beinen. Bei schweren Fällen spastisch-spinal-ataktischer Gang. Häufigste Ursache ist die Vitamin B_{12}-Avitaminose (perniziöse Anämie).

Fursultiamin: Lipophiles Thiaminanalogon. Löslich in organischen Lösungsmitteln, Aceton, Ethanol und verdünnten Mineralsäuren. Summenformel $C_{17}H_{26}N_4O_3S_2$, M_r 398,56. CAS-Nr. 804-30-8.

G

Gap junction: Ein elektronenmikroskopisch erkennbarer schmaler Spalt (engl. gap = Lücke) zwischen zwei Zellen, über den ein Informationsaustausch möglich ist. Biochemisch handelt es sich um integrale Membranproteine (=Connexin), die transmembranöse Poren zwischen zwei Nachbarzellen bilden, durch die Austausch von Ionen und Botenstoffen erfolgt.

Gelbes Enzym: Die Bezeichnung geht auf Otto Warburg zurück, der dieses Enzym als erstes Flavinenzym 1933 aus Bierhefe isoliert hat. Das Enzym enthält Flavinmononucleotid (FMN) als Coenzym, daher die gelbe Farbe. Es katalysiert die Oxidation von NADH durch Sauerstoff und andere Elektronenakzeptoren wie Methylenblau oder Ferricyanid.

Gingivitis: Zahnfleischentzündung. Kann als unspezifisches Symptom durch einen manifesten Vitaminmangel – hauptsächlich Vitamin C- und B-Mangel – verursacht werden.

Glossitis: Entzündung der Zunge. Unter den vielgestaltigen entzündlichen Veränderungen der Zungenschleimhaut stellt die Möller-Hunter-Glossitis oft ein Früh- und Begleitsymptom bei megaloblastischen Anämien (perniziöse Anämie) dar. Die Trias Zungenbrennen, Belagfreiheit und Anämie spricht für das Vorliegen eines Vitamin B_{12}- und/oder Folsäure-Mangels.

Glutamat-Oxalacetat-Transaminase-Aktivität der Erythrozyten: Glutamat-Oxalacetat-Transaminase (GOT) (syn. Aspartat-Aminotransferase, AST) ist ein in den Erythrozyten enthaltenes Enzym, welches die Reaktion L-Aspartat + α-Ketoglutarat $\rightleftharpoons$ Oxalacetat + L-Glutamat katalysiert und als Indikator für den Vitamin B_6-Status geeignet ist.

Glutamat-Pyruvat-Transaminase-Aktivität der Erythrozyten: Glutamat-Pyruvat-Transaminase (GPT) (syn. Alanin-Aminotransferase, ALT) ist ein in den Erythrozyten enthaltenes Enzym, welches die Reaktion L-Alanin + α-Ketoglutarat $\rightleftharpoons$ Pyruvat + L-Glutamat katalysiert und als Indikator für den Vitamin B_6-Status geeignet ist.

γ-Glutamylcarboxypeptidase: Ein am Bürstensaum der Dünndarmschleimhaut lokalisiertes Enzym, welches aus Folsäurekonjugaten (Pteroylpolyglutamaten) die Glutaminsäurereste bis zum Monoglutamat abspaltet. Nur dieses kann resorbiert werden.

Glutathion-Reduktase-Aktivität der Erythrozyten: Die Erythrozyten enthalten das Flavinenzym Glutathion-Reduktase, welches Glutathion regeneriert. Glutathion ist ein Peptid, welches die Membran der Erythrozyten vor oxidierenden Substanzen schützt. Mangel oder eine verringerte Aktivität des Enzyms kann zur hämolytischen Anämie führen. Als Indikator für den Vitamin B_2-Status geeignet.

GOT: Siehe Glutamat-Oxalacetat-Transaminase-Aktivität der Erythrozyten.

GPT: Siehe Glutamat-Pyruvat-Transaminase-Aktivität der Erythrozyten.

Granuloma anulare: Gutartige, granulomatöse Hauterkrankung mit derben meist ringförmig aneinandergereihten Knötchen. Ätiologie ist unbekannt. Trat teilweise während der Lupus-Behandlung mit Vitamin D_3 auf. Behandlungserfolge mit hochdosiertem Nicotinamid sind beschrieben.

H

Halbwertszeit, biologische: Primär definiert als die Zeit, in der eine verabfolgte Aktivität auf natürlichem Wege auf die Hälfte eliminiert ist. Analog wird die «biologische» Halbwertszeit auch verwendet für die Dauer der pharmakologischen Wirkung einer Substanz. Pharmakokinetisch charakterisiert sie die Elimination und gibt die Zeit an, in der eine bestimmte Konzentration oder Menge eines Arzneimittels auf die Hälfte abgefallen ist. Sie ist damit ein Maß für die Gesamtelimination einer Substanz.

Haptocorrine: Cobalamin-bindende Proteine im Magensaft (auch R-Proteine oder Cobalophilin) und im Serum (früher als Transcobalamin I und III bezeichnet). Sie spielen keine entscheidende Rolle im Cobalaminstoffwechsel, können aber unter pathologischen Bedingungen von Bedeutung sein. Bei Pankreasinsuffizienz kann es zu einem Mangel an Vitamin B_{12} kommen, weil die Cobalaminbindenden Haptocorrine im Intestinaltrakt nicht abgebaut werden und Cobalamin deshalb dem Intrinsic factor und der Resorption nicht zur Verfügung steht. Die Haptocorrine im Serum stammen aus Leukozyten und Granulozyten. Deshalb kann bei chronisch myeloischer Leukämie der Spiegel an Haptocorrinen im Serum so hoch sein, daß Vitamin B_{12} nicht biologisch verfügbar ist und trotz hoher B_{12}-Konzentrationen im Serum Mangelerscheinungen auftreten.

Hartnup-Krankheit: Wurde von C. Deut 1951 bei Kindern der Familie Hartnup beschrieben. Erbliche Störungen der intestinalen Tryptophanresorption sowie der renalen Rückresorption von Monoaminocarbonsäuren. Hauptsymptome sind Hauterscheinungen im Sinne einer erhöhten Lichtempfindlichkeit und zerebellare Ataxie. Eine hochdosierte Nicotinamidtherapie führt zu einer baldigen Rückbildung der Hauterscheinungen und einer langsamen Besserung der neurologischen Symptomatik.

Hämolyse: Auflösung der roten Blutkörperchen in vivo (im Organismus) oder in vitro (im Reagenzglas). Bei der physiologischen Hämolyse werden die roten Blutkörperchen nach einer Lebensdauer von etwa 120 Tagen im RES (retikuloendotheliales System) ohne Folgezustände phagozytiert. Bei einer gesteigerten Hämolyse ist die Erythrozytenlebensdauer verkürzt, aus dem erhöhten Erythrozyten-Umsatz droht die Gefahr einer hämolytischen Anämie.

Heinz-Innenkörper: Benannt nach Robert Heinz, 1865–1924, deutscher Pharmakologe. Durch Spezialfärbung mit Nilblau in der Peripherie der Erythrozyten nachweisbare dunkelblaue Kügelchen. Es handelt sich um eine Degenerationsform des Hämoglobins z.b. nach Milzexstirpation, bei toxischen hämolytischen Anämien bzw. Erythrozytenenzymopathien wie z.b. Glucose-6-Phosphatdehydrogenasemangel.

Hemeralopie: (wörtlich «Tagsichtigkeit»). Stark herabgesetzte Fähigkeit des Auges zur Dunkelanpassung. Wird synonym mit «Nachtblindheit» gebraucht. Die Ursache kann u.a. ein Vitamin A-Mangel sein.

Himbeerzunge: Siehe Glossitis.

Holocarboxylase-Synthetase: Dient zur Synthese des aktiven Komplexes Biotinabhängiger Carboxylasen mit ihrem Coenzym 1'N-Carboxybiotin. Bei einem angeborenen Defekt dieser Synthetase sind Biotin-abhängige Carboxylierungsreaktionen beeinträchtigt.

Homocystein (Hcy): Homocystein ist ein eigenständiger Risikofaktor der Atherosklerose. Liegt eine Homocysteinkonzentration von tHcy (siehe dort) > 10µmol/l vor, erhöht sich das Risiko für kardiovaskuläre Erkrankungen. Desweiteren bringt man Hcy mit der Entstehung von NRD und vaskulärer Demenz in Verbindung.

Homocystinurie: Autosomal-rezessiv erbliche Störung des Aminosäurestoffwechsels durch Defekt der Cystathioninsynthetase. Vermehrte Ausscheidung von Homocystin und Methionin im Harn.

Huntersche Glossitis: Siehe Glossitis.

Hydroxycholecalciferole: Biologisch aktive, endogen synthetisierte Metaboliten des Vitamin D_3. Die wichtigsten sind Calciol und Calcitriol (siehe dort).

Hydroxocobalamin: Derivat des Corrinoids, bei dem am zentralen Kobaltatom eine -OH-Gruppe substituiert ist. Aufgrund der höheren Eiweißbindung längere Halbwertszeit und Retention im Organismus als bei Cyanocobalamin.

Hyperaminazidurie: Erhöhte Ausscheidung freier Aminosäuren im Harn. Kommt vor bei zu rascher Infusion von Aminosäurenlösungen, bei Defekten im Abbau von Aminosäuren oder bei Störungen der tubulären Rückresorption von Aminosäuren in der Niere, z.b. bei der Hartnup-Krankheit oder bei der Cystinurie.

Hypercalcämie: Erhöhter Calciumgehalt im Blut. Von einer Hypercalcämie kann man bei Gesamtcalciumgehalten im Serum ab 2,6 mmol/l bzw. 10,4 mg/100 ml sprechen. Prinzipiell kann eine Hypercalcämie über einen vermehrten Calciumeinstrom durch eine gesteigerte intestinale Calciumresorption oder durch einen gesteigerten Knochenabbau bedingt sein. Häufigste Ursachen einer Hypercalcämie sind maligne Neoplasien, der primäre Hyperparathyreoidismus sowie eine Vitamin D-Intoxikation.

Hyperkeratose: Verdickte Hornschicht durch vermehrte Hornbildung oder Keratinisierung (Proliferationshyperkeratose) oder verminderte Abstoßung (Retentionshyperkeratose).

Hyperoxalurie: Vermehrte Oxalsäureausscheidung z.B. bei genetischem Defekt der peroxisomalen Alanin-Glyoxylat-Amino-Transferase. Siehe Kapitel Vitamin B_6.

Hypervitaminose: Krankhafter Zustand infolge übermäßiger Zufuhr an Vitaminen. Tritt hauptsächlich bei den fettlöslichen Vitaminen A und D auf.

Hypocalcämie: Erniedrigter Calciumgehalt im Blut. Von einer Hypocalcämie kann man bei Gesamtcalciumgehalten im Serum unter 2,2 mmol/l bzw. 8,8 mg/100 ml sprechen. Häufigste Ursachen sind ein iatrogener Hypoparathyreoidismus (postoperativ nach Strumektomie) und ein Vitamin D-Mangel. Weitere Ursachen sind chronische Niereninsuffizienz mit Hyperphosphatämie, Störungen der Calcitriol-Synthese und Pankreatitiden, die zu Hypocalcämie und konsekutiven tetanischen Anfällen führen können.

Hypoparathyreoidismus: Unterfunktion der Nebenschilddrüsen (Epithelkörperchen) mit verminderter Parathormon-Sekretion. Beim primären bzw. idiopathischen Hypoparathyreoidismus sind die Nebenschilddrüsen hypo- oder aplastisch angelegt (Autoimmunpathogenese). Weitere Ursachen sind die (versehentliche) Entfernung oder Läsion der Nebenschilddrüsen im Gefolge einer Strumektomie, die Infiltration durch Tumoren und radioaktive Strahleneinwirkung. Die Therapie der resultierenden Hypocalcämie wird mit Vitamin D_3 bzw. mit seinen aktiven Metaboliten (Calcidiol, Calcitriol) durchgeführt.

Hypovitaminose: Krankhafter Zustand durch unzureichende Zufuhr eines oder mehrerer Vitamine mit daraus resultierenden Stoffwechselstörungen.

I

Iatrogen (bedingte Krankheiten): Durch ärztliches Handeln verursachte Krankheiten. Beispiel ist der im Gefolge einer Strumaresektion durch die ungewollte Entfernung der Epithelkörperchen verursachte Hypoparathyreoidismus.

ICAM-1/VCAM-1: Intercellular/Vascular cellular adhesion molecule-1. Es handelt sich um Mitglieder der Immunglobulin-Supergenfamilie, den Zelladhäsionsmolekülen, deren Expression durch Aktivierung der Endothelzellen in zeitlich begrenztem Umfang auf der Oberfläche zunehmen und mittels weiterer Liganden, den Integrinen, zur Anheftung von Lymphozyten führt.

Imerslund-Gräsbeck-Syndrom: Benannt nach Olga Imerslund, norwegische Kinderärztin und Ralph Gräsbeck, finnischer Arzt. Autosomal rezessiv übertragene erbliche Resorptionsstörung mit der selektiven Unfähigkeit, das Vitamin B_{12} zu resorbieren. Die Morphologie der Magen- und Ileumschleimhaut ist nicht pathologisch verändert, auch werden ausreichende Intrinsic-Faktor-Mengen sezerniert. Die genaue Ebene des Defekts ist unbekannt.

INH: Siehe Isonicotinsäurehydrazid.

Inosit: Zyklischer, sechswertiger Alkohol (Hexahydroxycyclohexan), der weit verbreitet in der Natur vorkommt. Im menschlichen Stoffwechsel kann Inosit aus Glucose durch Zyklisierung von Glucose-6-phosphat synthetisiert werden. Wird noch vereinzelt als vitaminoide Substanz zu therapeutischen Zwecken in den Verkehr gebracht.

Interleukin-1 (Il-1), Il-6, Il-8 sowie IFN-γ sind Polypeptide, die als Signalsstoffe des Immunsystems und regulatorisch auf Entzündungszellen wirken. Für die Entzündungsreaktionen sind im Rahmen dieser Zytokine die Mediatoren Il-1, Il-6, Il-8 und das Immuninterferon IFN-γ (Interferon-γ) von besonderer pathobiochemischer Bedeutung.

Interleukin-2 (IL-2): Gehört zu den Kommunikationsproteinen der Immunregulation, die auch als Cytokine bezeichnet werden. Diese interzellulären Mediatoren werden von aktivierten T-Helferzellen als Antwort auf eine Interaktion mit spezifischen Antikörpern oder unspezifischen Reizen produziert. IL-2 aktiviert T- und B-Lymphozyten sowie natürliche Killerzellen.

Interleukin–4 (Il-4): ist ein Aktivierungsfaktor für Lymphozyten und an der Antikörperproduktion beteiligt.

Il-1β: Das Zytokin ist ein Peptid, daß eine Stimulation der Proteinsynthese bewirkt.

Intrinsic-Faktor: Ein aus 349 Aminoäuren bestehendes, in den Parietalzellen der Magenmucosa gebildetes Cobalamin-Transportprotein. Besitzt 2 Bindungszentren, eines für die hochspezifische Cobalaminbindung und ein zweites für den Ileumrezeptor. Das Nahrungscobalamin wird nach Bindung an den IF zum Ileum transportiert und als IF-Cobalamin-Komplex an den Rezeptor gebunden. Häufigste Ursachen eines IF-Mangels sind Atrophie der Parietalzellen, Antikörper gegen IF, jede Art von Gastrektomie mit Entfernung der Parietalzellen. Der resultierende Cobalaminmangel führt unsubstituiert zur megaloblastischen Anämie.

Isoascorbinsäure: Analogon der Ascorbinsäure, welches sich von dieser nur durch die Konfiguration am C-5 unterscheidet. Isoascorbinsäure besitzt nur eine geringe biologische Wirkung. Wird industriell als Antioxidans und Mittel zur Verhinderung der Bildung von Nitrosaminen im Pökelfleisch verwendet.

Isoniazid: Siehe Isonicotinsäurehydrazid.

Isonicotinsäurehydrazid: Pyridin-4-carbonsäurehydrazid, syn. Isoniazid. Es reagiert mit Pyridoxalphosphat und inhibiert dadurch Vitamin B_6-abhängige Enzyme. Wird als synthetisches Tuberkulostatikum verwendet.

Isotretinoin: 13-cis-Retinsäure. Wird zur Aknebehandlung eingesetzt.

K

Karpaltunnel-Syndrom: Durch Kompression des Nervus medianus Hypo- und Parästhesien der Hohlhand und Finger 1–3, später Muskelatrophie des Daumenballens. Häufig mit einem Vitamin B_6-Mangel verbunden.

Keratomalazie: Erweichung der Hornhaut des Auges z.B. bei Vitamin A-Mangel. Vorstufe sind häufig Bitot-Flecken.

Kernikterus (Icterus neonatorum): Einlagerung von Bilirubin in Ganglienzellen der Kerne des Hirnstammes, des Endhirns und des verlängerten Rückenmarks bei Neugeborenen infolge Blutunverträglichkeit zwischen Mutter und Kind. Die Neugeborenengelbsucht entwickelt sich rasch in den ersten Lebenstagen und hat schwere irreversible zentrale Schädigung zur Folge. Zu den Spätzeichen gehören u.a. extrapyramidale Störung, atonische doppelseitige Lähmung, Schwachsinn.

Kollagenbiosynthese: Aufbau des hydroxiprolinreichen Gerüsteiweißkörpers, dessen Ausgangssubstanzen Prolin und Lysin darstellen. Für die Synthese des Kollagens werden O_2, Fe^{2+} und α-Ketoglutarsäure sowie Ascorbinsäure als Cofaktoren benötigt.

Komplementfaktor C3: Das Komplementsystem des Plasmas gehört zum Antigenunspezifischen Abwehrsystem. Die Plasma-Konzentration von C3 wird als Meßgröße einer Aktivierung des Systems eingesetzt. Die Funktion der aktivierten C3-Komponente besteht in einer T-Zell-B-Zell-Interaktion.

Kontrazeptiva: Empfängnisverhütende Mittel, z.B. Antibaby-Pille, Intrauterinpessar.

Korsakoff-Psychose: Siehe Wernicke-Korsakoff-Syndrom.

Kraniotabes: Rundliche Erweichungsherde beiderseits der Lambdanaht des Schädels. Wichtiges klinisches Krankheitszeichen der floriden Rachitis.

Krebsprophylaxe: Maßnahmen zur Vorbeugung gegen Aufkommen bösartiger Geschwulste. Siehe Kapitel Vitamin A.

Kynurensäure: Physiologisch unbedeutendes Stoffwechselprodukt von L-Tryptophan, das bei Vitamin B_6-Mangel neben Xanthurensäure vermehrt gebildet und im Harn ausgeschieden wird.

L

Lachgas: Das zur Inhalationsnarkose benutzte Distickstoffoxid (N_2O). N_2O vermag Co^{1+}-Cobalamin zu oxidieren und hemmt damit die Methioninsynthetase. Auf diese Weise läßt sich experimentell eine funikuläre Myelose erzeugen.

Lactatazidose: Starker Milchsäureanstieg im Blutserum mit Absinken des pH-Wertes. Ursachen können sein: Ungenügende Sauerstoffversorgung, exzessive Milchsäurebildung bei extremer Muskelarbeit, Hemmung der Gluconeogenese aus Lactat in der Leber (z.B. durch Biguanide) oder verringerte Aktivität der Pyruvatoxidase bei Vitamin B_1-Mangel.

Lactoflavin: Veraltete Bezeichnung für Riboflavin = Vitamin B_2. Der Name kommt daher, daß Vitamin B_2 reichlich in Milch (lax, lactis) vorkommt.

Laetril: Mandelsäurenitril-Glykosid mit Amygdalin (siehe dort) als wesentlichem Bestandteil. Wird teilweise auch (noch) als Vitamin B_{17} bezeichnet und als Krebstherapeutikum in den Verkehr gebracht. Setzt unter bestimmten Voraussetzungen Blausäure frei. Zahlreiche Vergiftungsfälle, z.T. mit letalem Ausgang, sind beschrieben.

LD_{50}: Abkürzung für Letaldosis, bei der im Akutversuch nach Gabe einer Substanz

50% der Tiere innerhalb eines bestimmten Zeitraumes sterben bzw. überleben. Wichtige Angaben zur toxikologischen Beurteilung einer Substanz sowie Hinweis zu Symptomen der Intoxikation.

Leigh-Syndrom: Benannt nach Denis Leigh, englischer Pathologe. Eine rasch zum Tode führende, seltene, autosomalrezessiv vererbte Enzephalopathie im Säuglingsalter. Nekrotisierende Prozesse im Hirnstamm, Kleinhirn und Rückenmark führen zu neurologischen Symptomen. Eine Störung der Thiamintriphosphat-Synthese wird als wesentlicher ursächlicher Defekt angenommen.

Leukovorin: Siehe Folinsäure

α-Liponsäure: Schwefelhaltige Fettsäure (6,8-Dithiooctansäure), die im Humanorganismus in ausreichender Menge endogen synthetisiert wird. Als Bestandteil des Pyruvatdehydrogenasekomplexes und anderer 2-Oxosäure-Dehydrogenasen bestehen enge Beziehungen zum Thiamin. Für die Liponsäure bestehen Hinweise, daß Reizsymptome und Mißempfindungen der diabetischen Polyneuropathie gebessert werden.

LOAEL (Lowest Observed Adverse Effect Level): Die niedrigste Aufnahmemenge/experimentell ermittelte Dosis, bei der keine Nebenwirkungen beobachtet worden sind.

LTB_4: Leukotrien B_4 gehört zur Gruppe der Eikosanoide und ist u.a. ein Entzündungsmediator, der mittels 5-Lipoxygenase aus mehrfach ungesättigten Fettsäuren, besonders Arachidonsäure biosynthetisiert wird. Die Mitwirkung bei der Chemotaxis für Leukozyten hat zum Namen Leukotaxin geführt.

M

Makrozytäre Anämie: Erythrozyten mit einem Durchmesser über 9 µm werden als Makrozyten bezeichnet. Makrozytäre Anämien treten bei einigen Erkrankungen des erythropoetischen Systems auf. Insbesondere nach akuten Blutverlusten treten Retikulozyten (junge, größere Erythrozyten) aus dem Knochenmark ins Blut über. Ein Mangel an Folsäure und Vitamin B_{12} kann zu makrozytärer Anämie führen.

Malabsorption: Ungenügende Aufnahme von Nahrungsbestandteilen infolge krankhafter Veränderungen im Magen-Darm-Trakt, wodurch die Resorption gestört ist, insbesondere von Vitamin B_1, B_2, B_6, B_{12}, Folsäure, Nicotinamid aber auch Biotin, Pantothensäure und von fettlöslichen Vitaminen. Folgen sind u.a. Gewichtsabnahme, Haut-Schleimhautveränderungen, Anämie, Muskelschwäche und Anomalien des Stuhls (Durchfälle, Steatorrhoe).

Mammadysplasie: Auch als fibrozystische Mastopathie bezeichnete nichtentzündliche Veränderung der weiblichen Brustdrüse, die mit knotigen Bindegewebsvermehrungen einhergeht.

Marcumar: Gerinnungshemmende Substanz. Siehe Antikoagulantien, Kapitel Vitamin K.

MCP-1: Monocyte chemotactic protein-1. An der Entstehung arteriosklerotischer Läsionen ist dieser chemotaktische Faktor für die Monozyten, der u.a. die Adhäsion an das Gefäßendothel, die Aktivierung der Monozyten und ihre Einwanderung in die Intima auslöst, beteiligt.

Megaloblastische Anämie: Anämieform, die überwiegend durch Mangel an Folat und/oder Vitamin B_{12} verursacht wird. Das charakteristische morphologische

Kennzeichen ist der Megaloblast, eine kernhaltige erythropoetische Zelle, die sich von den normalen Vorstufen der Erythrozyten durch ihre Größe und typische Kernstruktur unterscheidet. Der größte Teil der megaloblastären Zellen geht im Knochenmark zugrunde. Jene Zellen, die aus dem Knochenmark das periphere Blut erreichen, sind hyperchrome und makrozytäre Zellen.

Menachinon: Synonym für Vitamin K_2. Natürlich vorkommende, von Bakterien – auch obligaten Darmbakterien – synthetisierte Verbindung.

Menadiol: Synthetisches, nicht in der Natur vorkommendes, fettlösliches Vitamin K_4, Methylnaphtohydrochinon (z.B. als Ester Menadioldibutyrat oder -diphosphattetranatrium im Verkehr).

Menadion: Synthetisches, nicht in der Natur vorkommendes, fettlösliches Vitamin K_3, 2-Methyl-1,4-naphtochinon.

Methotrexat: Amethopterin, Folsäureantagonist. Hemmt die Folsäurereduktase und dadurch die Bildung von Tetrahydrofolsäure. Anwendung als Zytostatikum. Siehe Kapitel Folsäure.

Methylcobalamin: Cobalamin-Derivat, Methyl-substituiert am Cobalt-Atom. Wirksames Coenzym bei der Übertragung labiler Methylgruppen.

Methylmalonsäureausscheidung: Beim Abbau von Propionsäure entsteht aus dem Propionyl-CoA das Methylmalonyl-CoA, welches durch Methylmalonyl-CoA Racemase und -Isomerase (Vitamin B_{12}-abhängiges Enzymsystem) zu Succinyl-CoA umgesetzt wird. Im Vitamin B_{12}-Mangel ist die Umwandlung zu Succinyl-CoA limitiert, und es erfolgt eine Anhäufung von Methylmalonsäure. Das Ausmaß der Methylmalonsäureausscheidung mit dem Urin kann als Hinweis für einen Vitamin B_{12}-Mangel dienen.

Methylmethioninsulfoniumchlorid: Aus Kohlarten und grünen Gemüsen zu gewinnende Substanz, die auch unter der Bezeichnung «Vitamin U» als «Anti-Ulkus-Vitamin» vermarktet wird. Zusätzlich wird sie auch bei Hyperlipidämie, Lebererkrankungen und nephrotischem Syndrom empfohlen. Sie ist für den Humanorganismus nicht essentiell und besitzt keine Vitaminwirksamkeit.

Methyltetrahydrofolat: C1-Derivat der Tetrahydrofolat (Coenzym-Form von Folat). Wird benötigt zur Methylierung von Homocystein zu Methionin unter Mitwirkung von Vitamin B_{12}. Entsteht durch Reduktion von 5,10-Methylentetrahydrofolat (siehe auch Kapitel 3.4, Folsäure/Folat).

Methyl-trap-Hypothese: (Engl. trap = Falle). Im Transferzyklus von C1-Resten durch Tetrahydrofolat-C1-Derivate muß freies Tetrahydrofolat immer wieder regeneriert werden. Die Umwandlung anderer Tetrahydrofolat-C1-Derivate in 5-Methyl-tetrahydrofolsäure ist praktisch irreversibel. Aus dem 5-Methylderivat kann aber freies Tetrahydrofolat nur durch Methylierung von Homocystein zu Methionin regeneriert werden. Für diese Reaktion ist Vitamin B_{12} erforderlich. Im Vitamin B_{12}-Mangel häuft sich deshalb 5-Methyltetrahydrofolat wie in einer Falle an, und es kommt zu einem Mangel an freiem Tetrahydrofolat. Dieser sekundäre Folatmangel ist verantwortlich für die hämatologischen Veränderungen bei Mangel an Vitamin B_{12}, die denen im primären Folsäuremangel gleichen.

MMP-1: Kollagenase ist das Kollagen spaltende Enzym.

Moeller-Barlow-Krankheit: Benannt nach Julius Moeller, 1819–1887, deutscher Arzt, und Thomas Barlow, 1845–1935, englischer Arzt. Die klassische Vitamin C-Avitaminose beim Kleinkind (infantiler Skorbut). Die Kinder sind appetitlos und weisen ausgedehnte subperiostale Hämatome, vor allem im Kniebereich, auf. An den Knorpelknochengrenzen der Rippen bilden sich Verdickungen, der skorbutische Rosenkranz (ähnlich wie bei der floriden Rachitis). Abgesehen von diesen altersabhängigen Störungen im Knochenwachstum sind die weiteren Symptome mit denen beim Skorbut des Erwachsenen vergleichbar.

Moeller-Hunter-Glossitis: Siehe Glossitis.

Morbus Biermer: Benannt nach Anton Biermer, 1827–1892, deutscher Anatom. Syn. perniziöse Anämie (Perniziosa; hyperchrome makrozytäre Megaloblastenanämie). Häufigste Form eines manifesten Vitamin B_{12}-Mangels.

Morbus Boeck: Benannt nach Caesar Boeck, 1845–1917, norwegischer Hautarzt (gesprochen [buhk]). Lupoid, Sarkoidose. Systemischer Befall des mesenchymalen Gewebes, bevorzugt sind Lymphknoten, Lunge und Haut. Histologisch epitheloidzellige Granulome mit Fibrose und Hyalinisierung. Ätiologie ungeklärt.

Morbus haemorrhagicus neonatorum: Mit Blutungen einhergehende Hämostasestörung beim Neugeborenen. Bei der Frühform manifestiert sich die Blutung bereits am ersten Lebenstag. Häufigste Ursachen der Vitamin K-Mangelblutung liegen in den von der Mutter vor der Entbindung eingenommenen Medikamenten. Die klassische Form tritt zwischen dem 2. und 7. Lebenstag auf. Als Ursachen sind Vitamin K-Mangelzustände der Mutter bekannt. Der Spättyp tritt nach der dritten Lebenswoche an ausnahmslos voll gestillten, reif geborenen Kindern auf. Bei allen Formen sind die intrakraniellen Blutungen oft lebensbedrohlich.

5-MTHF (5-Methyltetrahydrofolat): C1-Derivat von Tetrahydrofolat (= Coenzymform von Folat) im menschlichen Organismus. Es fungiert als Methylgruppendonator für die Methylierung von Homocystein zu Methionin unter Mitwirkung von Vitamin B_{12}. Es kann auch durch die Reduktion von 5,10-Methylen-THF entstehen.

Myelose, funikuläre: Siehe Funikuläre Myelose.

Myo-Inosit: Siehe Inosit.

N

Nachtblindheit: (Hemeralopie) äußert sich in schlechtem Sehen bei Dämmerung und verlangsamter Dunkeladaptation. Frühes Symptom des Vitamin A-Mangels.

NAD: Siehe Nicotinamid-Adenin-Dinucleotid.

NADP: Siehe Nicotinamid-Adenin-Dinucleotid-Phosphat.

Nährstoffdichte: Der Begriff Nährstoffdichte («nutrient density») ist von R.G. Hansen (An index of food quality, Nutr. Rev. 31: 1–7, 1973) eingeführt worden als Nährstoffgehalt (z.B. Gehalt an einem Vitamin) in einem Lebensmittel pro 1000 kcal. Die Deutsche Gesellschaft für Ernährung verwendet in ihren Empfehlungen für die Nährstoffzufuhr Nährstoffdichte als wünschenswerten Nährstoffgehalt pro MJ. Multipliziert mit dem Energiebedarf ergibt sich wieder die Zufuhrempfehlung für den betreffenden Nährstoff. Sinnvoller ist die ursprünglich von Hansen angewandte Charakterisierung von Lebensmitteln durch die Nährstoffdichte als Quotient von Nährstoffgehalt pro 1000 kcal (239 MJ) eines Lebensmittels zu der Zufuhrempfehlung pro 1000 kcal (239 MJ). Ist dieser Quotient 1,0, so deckt eine den Energiebedarf deckende Menge an Lebensmittel auch den Bedarf an dem betreffenden Nährstoff; beträgt er z.b. 0,5, so müßte zur Deckung des Nährstoffbedarfs doppelt so viel von dem Lebensmittel zugeführt werden als dem Energiebedarf entspricht; beträgt er 2,0, so reicht bereits die Hälfte der energiedeckenden Menge an Lebensmittel aus, um den Nährstoffbedarf zu decken.

Necrobiosis lipoidica: Chronische Hauterkrankung infolge einer granulomatösen Entzündung mit Anreicherung von Lipoiden im Corium. Die Ätiopathogenese ist unbekannt. Hochdosiertes Nicotinamid hat in einigen Fällen zu Therapieerfolgen geführt.

Nephrolithiasis: Nierensteinleiden. Bildung von Steinen unterschiedlicher Zusammensetzung in Nieren, Nierenbecken und ableitenden Harnwegen. Verschiedene Ursachen wie chron. Entzündung, falsche Ernährung, endokrine Störungen z.b. Hyperparathyreoidismus, Störungen des Harnsäurestoffwechsels oder genetischer Defekt der peroxisomalen Alanin-Glyoxylat-Amino-Transferase, wodurch der Hauptabbauweg für Glyoxylsäure blockiert ist. Behandlung des Defektes mit hohen Dosen Vitamin B_6.

Netzhautdegeneration: Untergang der Lichtrezeptoren (Stäbchen und Zapfen) in der Netzhaut als Folge von schwerem Vitamin A-Mangel. Führt zu Erblindung.

Neuralrohrdefekt (neural tube defect): Fehlender bzw. unzureichender Schluß des Neuralrohrs. Es handelt sich um die häufigste Fehlbildung des ZNS mit einer Inzidenz von 470–800 Lebendgeburten pro Jahr in Deutschland. Die Ausbildung des Neuralrohrs ist der erste organogene Vorgang in der frühen Embryonalphase; er beginnt am 21. Schwangerschaftstag und ist bereits 7 Tage später abgeschlossen. Das klinische Bild des Neuralrohrdefekts äußert sich in 2 Grundtypen: einer Spina bifida oder der Anencephalie. Häufig führen diese Fehlbildungen zu Behinderungen.

Neuropathie: Nervenleiden verschiedener Ätiologie: idiopathischer, metabolischer (z.b. Diabetes mellitus), entzündlicher, toxischer (z.b. Alkohol, Chemikalien, Arzneimittel wie INH), traumatischer Genese.

Neuropathie (sensorische): Nach monate- bis jahrelanger Einnahme von Pyridoxin in Dosen von täglich 1 g und mehr, in Einzelfällen auch schon über 500 mg, wurde eine periphere sensorische Neuropathie beobachtet mit ataktischen Gangstörungen, Beeinträchtigung des Tast-, Vibrations- und Temperaturempfindens sowie Fehlen von Aktionspotentialen peripherer sensibler Nerven. Anatomisch findet man in diesen Nerven eine unspezifische axonale Degeneration von myelinisierten Fasern. Rückbildung meist innerhalb von 6 Monaten nach Absetzen von Pyridoxin.

Niacin: (veraltet auch Vitamin PP), Sammelname für die vitaminwirksamen Verbindungen Nicotinsäureamid und Nicotinsäure, welche im Körper ineinander umgewandelt werden können. Wirkformen sind das NAD bzw. NADP als Coenzyme wasserstoffübertragender Enzyme. Charakteristische Mangelkrankheit ist die Pellagra.

Niacinäquivalente: Tryptophan aus der Nahrung kann im tierischen Organismus auf enzymatischem Wege in NAD bzw. NADP umgewandelt werden. 60 mg Tryptophan werden im Durchschnitt für die Neubildung von 1 mg Nicotinsäure benötigt. 1 mg Niacinäquivalent entspricht damit 60 mg Tryptophan.

Tab. 9-1: Nobelpreise für die Vitaminforschung

Preisträger	Jahr/Fach	Vitamin
A.D.R. Windaus	1928 Chemie	Sterine und Vitamin D
C. Eijkman	1929 Medizin	Thiamin
F.G. Hopkins	1929 Medizin	Thiamin
P. Karrer	1937 Chemie	Carotinoide und Flavine
W.N. Haworth	1937 Chemie	Kohlenhydrate und Vitamin C
A. Szent-Gyorgyi	1937 Medizin	Vitamin C
R. Kuhn	1938 Chemie	Vitamine und Carotinoide
H.C.P. Dam	1943 Medizin	Vitamin K
E.A. Doisy	1943 Medizin	Vitamin K
F.A. Lipmann	1953 Medizin	Coenzym A und Pantothensäure
H. Krebs	1953 Medizin	Coenzym A und Pantothensäure
D. Hodgkin	1964 Chemie	Vitamin B_{12}

Niacytin: Gebundene, nicht resorbierbare Form des Niacins, z.B. im Getreide.

Nicotinamid: Amid der Nicotinsäure mit gleicher Vitaminwirksamkeit wie die Säure. Dient in seiner Wirkform NAD bzw. NADP als Coenzym H-übertragender Enzyme. Siehe auch Niacin.

Nicotinamid-Adenin-Dinucleotid (NAD): Siehe NADP.

Nicotinamid-Adenin-Dinucleotid-Phosphat (NADP): Dient wie NAD als Coenzym wasserstoffübertragender Enzyme, wobei der Reaktion ein Wechsel zwischen oxidierter und reduzierter Form zugrunde liegt. NADP enthält das Vitamin Niacin.

Nicotinsäure: Ebenso wie ihr Amid eine vitaminwirksame Verbindung.

NK-Zellen: Natürliche Killerzellen gehören zum unspezifischen zellulären Abwehr-system mit zytotoxischer Aktivität.

NOAEL (No Observed Adverse Effect Level): Die höchste Aufnahmemenge/experimentell ermittelte Dosis, bei der keine Nebenwirkungen beobachtet worden sind.

Nobelpreisträger (Tab. 9-1)

Nuclear factor (NF-kB): Schlüsselprotein der B-Zellentwicklung; seine Produktion setzt in einem späten Stadium der B-Zelldifferenzierung ein. Wird für die Transkription der L-Ketten benötigt.

O

Octotiamin: Lipoidlösliches Thiamin-Derivat. 6-(Acetylthio)-8-((2-((4-amino-2-methyl-5-pyrimidinyl)methyl) formylamino)-1-(2-hydroxyethyl)-1-propenyl)dithio)octansäure-methyl-ester.

Orotsäure: Die Orotsäure (Uracil-4-Carbonsäure) ist ein Zwischenprodukt der Pyrimidinbiosynthese. Sie wird im Körper in ausreichender Menge synthetisiert, spezifische Mangelzustände sind nicht bekannt geworden. Sie besitzt keinen Vitamincharakter, so daß die noch teilweise vorgenommene Bezeichnung als «Vitamin B_{13}» zu Unrecht erfolgt.

Osteocalcin: Zur Calciumbindung befähigtes extrahepatisches γ-Carboxyglutaminsäure-haltiges (Gla)Protein, welches in den Osteoblasten synthetisiert wird. Vitamin K ist ein essentieller Cofaktor für die Bildung dieser Gla-Reste. Im Vitamin K-Mangel gelangt untercarboxyliertes Osteocalcin ins Plasma und kann als Indikator für Störungen im Knochenstoffwechsel (renale Osteodystrophie, primärer Hyperparathyreoidismus, Morbus Paget, Osteoporose) fungieren.

Unter Mitwirken von Calcitriol ist Osteocalcin an der Regulation der Knochenmineralisation beteiligt.

Osteomalazie: Knochenerweichung infolge einer mangelhaften Mineralisation des von den Osteoblasten gebildeten Osteoids (Eiweißgrundgerüst). Der weiche Knochen bricht nicht, sondern führt unter Schmerzen und z.T. Lähmungen zu teilweise grotesken Knochendeformationen.

Osteomalazien ohne zugrundeliegenden Tubulusdefekt entstehen auf dem Boden einer unzureichenden Vitamin D-Verfügbarkeit (alimentärer Mangel, zu geringe UV-Exposition, Malabsorption, 25- bzw. 1,25-Hydroxylasedefekt). Daneben sind renale tubuläre Funktionsstörungen (z.B. Phosphatdiabetes) bekannt.

Osteopenie: Reduzierte Knochenmasse ohne eingetretenes Frakturereignis (z.B. im Vorstadium der Osteoporose, der Altersatrophie). Bei der Osteopenia prämaturorum sehr kleiner Frühgeborener liegt kein Vitamin D-Mangel, sondern eine unzureichende Bedarfsdeckung an Calcium und Phosphat zugrunde.

Osteoporose: Gegenüber der Norm verminderte Knochenmasse, wobei die verbliebene Knochensubstanz morphologisch wie biochemisch kaum verändert ist, der Knochen jedoch eine reduzierte physikalische Kompetenz aufweist. Bei der (manifesten) Osteoporose treten bevorzugt Wirbelkörperkompressions- und Schenkelhalsfrakturen auf. Die sogenannten idiopathischen Formen lassen sich in zwei Gruppen unterscheiden: Typ I entspricht der postmenopausalen Osteoporose, beim Typ II («senile» Osteoporose) ist häufig der Vitamin D-Spiegel erniedrigt und das Parathormon erhöht.

Ovoflavin: Überholte, aus den Anfängen der Vitamin B_2-Forschung stammende Bezeichnung für das Riboflavin.

Oxalsäure: Kleesäure, eine Dicarbonsäure. Vorkommen in verschiedenen Nahrungsbestandteilen und wichtiges Stoffwechselprodukt. Bei einem genetischen Enzymdefekt vermehrte Bildung von Oxalatsteinen. Siehe Nephrolithiasis, Kapitel Vitamin B_6.

P

PAL (physical activity level): Durchschnittlicher täglicher Energieumsatz bei unterschiedlichen Berufs- und Freizeitaktivitäten von Erwachsenen als Mehrfaches des Grundumsatzes. Alte, gebrechliche Personen mit einer ausschließlich sitzenden und liegenden Lebensweise haben einen PAL von ca. 1,2. Der PAL von Personen, die beruflich viel sitzen und sich in ihrer Freizeit geringfügig sportlich betätigen, liegt bei 1,4–1,7. Verkäufer und Kellner beispielsweise, die ausschließlich gehen und stehen, verfügen über einen PAL von ca. 1,8–1,9; wohingegen Schwerstarbeiter oder Leistungssportler schon einen PAL von bis zu 2,4 aufweisen. Für sportliche Betätigung oder für anstrengende Freizeitaktivitäten (30–60 Minuten, 4–5mal pro

Woche) können zusätzlich pro Tag 0,3 PAL-Einheiten hinzugefügt werden.

Pangamsäure: Variierende Mischung aus Gluconsäure, Diisopropylamindichloracetat, Glycin und Dimethylglycin, die auch unter der Bezeichnung «Vitamin B_{15}» in den Verkehr gebracht wird. Besitzt weder Vitamincharakter, noch sind pharmakologische Wirkungen belegt.

Pantethein: Bestandteil des Coenzyms A, der sich aus Cysteamin, Beta-Alanin und Pantoinsäure zusammensetzt.

Pantethin: Disulfidform des Pantetheins. Die Umwandlung von Pantethin zu Coenzym A erfordert zunächst die Reduktion des Pantethins zu Pantethein.

Panthenol: Alkohol, der im Körper zu Pantothensäure oxidiert werden kann und dann vitaminwirksam ist.

Pantoinsäure: Bestandteil des Coenzyms A, welcher mit β-Alanin die Pantothensäure bildet.

Pantothensäure: Vitamin, das im Intermediär-Stoffwechsel als Bestandteil des Coenzyms A von zentraler Bedeutung ist.

Parathormon: Einkettiges, 84 Aminosäuren umfassendes Proteinhormon der Nebenschilddrüsen (Glandulae parathyroideae). Der Abfall ionisierten Calciums im Blut stimuliert die Freisetzung des Hormons. Parathormon steigert die Rückresorption des Calciums aus dem Primärharn und stimuliert zusätzlich die renale Calcitriolsynthese. Am Knochen bewirkt Parathormon die Stimulation der knochenauflösenden Osteoklasten. Diese Effekte führen zu einer Erhöhung des Calcium- und Verminderung des Phosphatspiegels im Blut.

Pellagra: Charakteristische Niacin-Mangelkrankheit, tritt zumeist in Verbindung mit anderen Mangelzuständen bei Maisernährung und Alkoholismus auf. Auch Medikamente können einen Niacinmangel verursachen. Es kommt zu Veränderungen der Haut und Schleimhäute sowie nervösen Störungen.

Pentan-Exspirationstest: Die Kohlenwasserstoffe Pentan und Ethan sind Produkte des peroxidativen Abbaus von mehrfach ungesättigten Fettsäuren. Ethan stammt aus Linolensäure, Pentan aus Linolsäure. Da Vitamin E (Tocopherole) die mehrfach ungesättigten Fettsäuren vor Peroxidation schützt, ist die Ausatmung von Pentan und Ethan ein Indikator für Vitamin E-Mangel. Pentan ist als Indikator weniger verläßlich, weil es im Gegensatz zu Ethan in der Leber metabolisiert werden kann.

Percentile: Hundertstel-Wert; statistisches Streuungsmaß, das die Häufigkeit einer statistischen Verteilung in 100 gleiche Teile teilt. In praxi bedeutet z.B. der Ausschluß der oberen und unteren 2,5 Percentile, daß 95% der gemessenen Werte bei der Auswertung berücksichtigt werden.

Perniziöse Anämie: Hyperchrome makrozytäre Megaloblastenanämie, die durch Mangel an Vitamin B_{12} bzw. Folat verursacht wurde (syn. Morbus Biermer, Addison Anämie). Der alimentäre B_{12}-Mangel tritt als Ursache in den Hintergrund. Weitaus häufiger sind Resorptionsstörungen, bedingt durch einen Mangel an Intrinsic-Faktor oder eine drastische Reduzierung der resorbierenden Oberflächen. Die megaloblastische Anämie ist häufig mit neurologischen und psychiatrischen Störungen vergesellschaftet.

PGE_2: Prostaglandin E_2 gehört zur Gruppe der Prostanoide und ist ein Produkt der Arachidonsäurekaskade. Aus essentiellen Fettsäuren werden mittels Prostaglandin Synthetasen (Cyclooxygenase) hormonähnliche Substanzen mit regulatorischen Funktionen biosynthetisiert, welche u.a. an Entzündungsprozessen beteiligt sind.

PGI₂: Prostazyklin gehört zur Gruppe der Prostanoide und entsteht besonders aus der essentiellen Fettsäure Arachidonsäure (20:4). Bekannte pharmakologische Wirkungen sind die Beeinflussung des Gefäßtonus, der Thrombozyten-Aggregation und der Chemotaxis.

Phyllochinon: Synonym für Vitamin K₁ (2-Methyl-3-phytyl-1,4-naphtochinon; Phytomenadion). Kommt vornehmlich in grünblättrigen Pflanzen vor.

PIVKA: Prothrombin Induced in Vitamin K Absence, biologisch inaktives Prothrombin (Defektmolekül), das in der Leber bei Fehlen des Vitamin K gebildet wird.

PKC: Proteinkinase C. Kinasen sind Enzyme, die den endständigen Phosphatrest von Nukleotidtriphosphaten auf Substrate übertragen (= Phosphotransferasen) und gemäß der Gleichung ATP + Protein ⇔ ADP + Phosphoprotein reagieren. Die PKC ist nicht cAMP-abhängig.

Polymorphe Lichtdermatose: Im Frühjahr und Sommer überwiegend bei jüngeren Personen, meist Frauen, nach Sonnenexposition auftretende Hautveränderungen. Wenige Stunden bis Tage nach Sonnenbestrahlung treten an den lichtexponierten Körperstellen Effloreszenzen (u.a. rote Flecken, Quaddeln, Papulovesikeln) und Juckreiz auf. Die Morphe ist vielgestaltig, die Ätiopathogenese unklar. Mit hochdosiertem Nicotinamid wurden Therapieerfolge beschrieben.

PP-Faktor: Pellagra preventive factor, Vitamin PP, veralteter Name für Niacin. Niacin wird zu den Vitaminen gerechnet, obwohl der menschliche Organismus in der Lage ist, Niacin aus Tryptophan zu synthetisieren (vgl. Niacinäquivalent). Niacin ist Bestandteil von NAD und NADP. Charakteristische Mangelkrankheit ist die Pellagra.

Prämenstruelles Syndrom (PMS): Komplex von verschiedenen Symptomen z.B. Mastodynie, Kopfschmerzen, Völlegefühl, psychische Verstimmung, periphere Ödeme in den Tagen vor der Menstruation. Ursache ungeklärt, vermutlich hormonale Dysfunktion.

Präskorbut: Vorstadium der manifesten Vitamin C-Mangelkrankheit Skorbut.

Prothrombin: Faktor II in der Gerinnungskaskade, wird in der Leber Vitamin K-abhängig gebildet und durch Prothrombinase in Thrombin umgewandelt.

Provitamin A: Carotinoide, die im Organismus durch zentrale oxidative Spaltung in Vitamin A übergeführt werden können. Voraussetzung ist das Vorhandensein von mindestens einem β-Iononring. Sind zwei β-Iononringe vorhanden, wie beim β-Carotin, so können je Mol zwei Mole Vitamin A gebildet werden. Carotinoide kommen in Pflanzen vor. Da die Umwandlung in Vitamin A mit unterschiedlicher Effizienz erfolgt, rechnet man für die Beurteilung der Vitaminversorgung mit Retinoläquivalenten (siehe Kapitel Vitamin A).

Pruritus: Bedeutet im engeren Sinne Juckreiz ohne Hautveränderung. Kann als unspezifisches Symptom im Rahmen der parenteralen Applikation von vitaminhaltigen Arzneimitteln im Einzelfall auftreten.

Pseudohypoparathyreoidismus: Endorganresistenz des peripheren Gewebes gegenüber Parathormon. Neben der Hypocalcämie und Hyperphosphatämie (wie beim Hypoparathyreoidismus) treten bei etwa der Hälfte der Patienten zusätzlich Kleinwuchs, rundes Gesicht, kurzer Hals, Übergewicht, geistige Retardierung, Brachydaktylie, subkutane Verkalkungen (Albrightsche hereditäre Osteodystrophie) auf. Die Therapie zur Stimulierung der intestinalen Calciumresorption erfolgt mittels Vitamin D_3 bzw. mit seinen aktiven Metaboliten (Calcidiol, Calcitriol).

Pteroinsäure: Bestandteil der Folsäure (Pteroylmonoglutaminsäure). Umfaßt das Pteridinringsystem und den p-Aminobenzoatrest.

Pteroylmonoglutaminsäure: Siehe Folsäure.

Pyridinnucleotide: Siehe NAD und NADP.

Pyridoxal: Gehört als Aldehyd zur Gruppe der B_6-Vitamere. Siehe Kapitel 3.3, Pyridoxin.

Pyridoxalkinase: ATP-abhängiges Enzym, das die Pyridoxal zu Pyridoxalphosphat phosphoryliert.

Pyridoxamin: Gehört als Amin in die Gruppe der B_6-Vitamere. Siehe Kapitel 3.3, Pyridoxin.

Pyridoxin: Sammelbegriff für B_6-Vitamere mit biologisch aktiver Wirkung. Hierzu zählen Pyridoxal, Pyridoxol, und Pyridoxamin, die im Organismus ineinander umgewandelt werden können.

4-Pyridoxinsäure: Hauptausscheidungsprodukt von Vitamin B_6 im Urin.

Pyridoxol: Gehört als Alkohol zur Gruppe der B_6-Vitamere. Siehe Kap. Pyridoxin.

3-Pyridylmethanol: Auch unter der Bezeichnung β-Pyridylcarbinol bekannte Verbindung, die in der Leber zu Nicotinsäure oxidiert und zur Behandlung der Hypercholesterinämie seit langem eingesetzt wird.

Pyrithiamin: Thiamin-Antagonist. Im Thiaminmolekül CH = CH statt S. Wirkt nicht nur als Antagonist zu Thiamin, sondern direkt auf die neuronale Leitfähigkeit und führt zur Polyneuritis.

R

Rachitis: Die klinische Manifestation einer schwerwiegenden Störung im Calcium- und Phosphatstoffwechsel, die mit spezifischen Skelettveränderungen beim Säugling und Kleinkind einhergeht. Die typischen Symptome treten nur am wachsenden Skelett auf und umfassen u.a. Knochenweichheit (z.b. Kraniotabes, Thorax-, Bein-, Beckendeformitäten), gestörter Knorpelabbau (z.b. Rosenkranz), Osteoidablagerung und verzögerte Knochenbildung (später Fontanellenschluß). Die klassische Form beruht auf einem Vitamin D-Mangel (zu geringe UV-Exposition, Malnutrition, Malabsorption, Maldigestion, verminderte hepatische bzw. renale Hydroxylase-Aktivität, gesteigerter Umsatz).

Daneben treten Vitamin D-resistente Formen auf, z.B. bei renal-tubulären Störungen.

Radikale: Verbindungen mit einzelnen ungepaarten Außenelektronen. Sie reagieren sehr heftig und können anderen stabilen Verbindungen Elektronen entreißen, um sich selbst zu stabilisieren. Verschiedene aggressive Formen von Sauerstoffradikalen können im Organismus zur Inaktivierung von Enzymen, Schädigung von Membranen oder zu Strangbrüchen der Desoxyribonucleinsäure mit Mutationen und u.U. maligner Entartung führen. Verschiedene Tumorerkrankungen und degenerative Gefäßerkrankungen können wahrscheinlich teilweise auf die Einwirkung aggressiver Sauerstoffradikale zurückgeführt werden. Schutz vor freien Sauerstoffradikalen bieten die antioxidativen Vitamine E, C und das Provitamin β-Carotin. Außerdem gibt es eine Reihe von Enzymsystemen, die freie Sauerstoffradikale unschädlich machen können, wie Glutathionperoxidase, Superoxiddismutase und Katalase.

RDA (Recommended Dietary Allowances): Tägliche Zufuhrmenge eines Nahrungsmittels, die ausreicht, um den Bedarf von 97–98% der gesunden Personen einer definierten Bevölkerungsgruppe zu decken.

Rebound Skorbut: Auftreten von skorbutischen Symptomen nach plötzlichem Absetzen längerer hochdosierter Ascorbinsäure-Supplementierung als Folge einer Gewöhnung an die hohen Dosen. Das Vorkommen dieser Erscheinung ist umstritten.

Retikulozytenkrise: Auffallend rasche Vermehrung der Retikulozyten im strömenden Blut als positives Zeichen einer erfolgreichen Anämiebehandlung (z.B. der Perniziosa mittels Vitamin B_{12}). Der Höhepunkt des Retikulozytenanstiegs, die Retikulozytenkrise, erscheint 6–9 Tage nach Therapiebeginn, wobei der Anstieg um so höher ist, je niedriger der Erythrozytenausgangswert vorher war.

Retinal: Vitamin A-Aldehyd; Bestandteil der Sehpigmente.

Retinoide: Nach der Nomenklatur der International Union of Pure and Applied Chemistry (IUPAC) sind Retinoide eine Klasse von Verbindungen, die aus vier Isopreneinheiten bestehen, die durch Kopf-zu-End-Verbindung verknüpft sind. Zwei endständige Isoprenreste sind zu einem β-Iononring kondensiert. Je nach der funktionellen Gruppe am azyklischen Ende handelt es sich um Retinol (-CH_2OH), Retinal (-CHO) oder Retinsäure (-COOH). Während diese IUPAC-Regeln an der Chemie orientiert sind und die Grundlage für eine korrekte Benennung individueller Verbindungen bilden, die sich vom Retinol ableiten, werden sie biologischen und funktionellen Aspekten nicht gerecht. Nach biologischen und ernährungswissenschaftlichen Aspekten unterscheidet man zwischen Vitamin A (Retinol und seine Ester) und Retinoiden. Retinol und seine Ester umfassen das volle Spektrum der Vitamin A-Wirkungen, weil sie im Stoffwechsel in Retinal und Retinsäure umgewandelt werden können, während Retinsäure nicht reduziert werden kann. Deshalb versteht man unter biologischen Gesichtspunkten unter Retinoiden die Retinsäure und ihre natürlichen und synthetischen Derivate, die nur einen Teil der Vitamin A-Wirkungen abdecken und sich auch toxikologisch von Retinol unterscheiden.

Retinol: Vitamin A-Alkohol (all-trans-Retinol). Wird oft vereinfachend als Synonym für Vitamin A verwendet.

Retinoläquivalente: Wegen der unterschiedlichen Effizienz der Umwandlung von Carotinoid-Provitaminen in Retinol (Vitamin A) rechnet man mit Retinoläquivalenten. Dabei setzt man in gemischter Kost 1 mg Retinoläquivalent gleich mit 1 mg Retinol, 6 mg β-Carotin und 12 mg anderen Carotinoid-Provitaminen. 1 μg Retinoläquivalent entspricht 3,33 internationalen Einheiten Vitamin A.

Retinolbindendes Protein (RBP): RBP wird in der Leber synthetisiert und dient dem Transport von Retinol aus der Leber zu den Zielorganen. Dazu wird ein 1:1:1 Komplex von Retinol, RBP und Transthyretin (Präalbumin) gebildet. Die Aufnahme von Retinol in die Zielgewebe wird durch RBP-Rezeptoren vermittelt. Dabei wird RBP abgelöst und unter Abspaltung des terminalen Arginins inaktiviert.

Retinopathie: Nicht entzündliche Netzhauterkrankung verschiedener Ursachen z.B. bei Diabetes mellitus, Hypertonie, Arteriosklerose, rezessiv erblicher Pigmenteinlagerung oder bei der retrolentalen Fibroplasie Neugeborener als Folge eines Vitamin E-Mangels.

Retinsäure: Vitamin A-Säure. Nur für einen Teil der Vitamin A-Wirkungen zuständig: Wachstum, Entwicklung und Differenzierung, Testosteronproduktion.

Retrolentale Fibroplasie: Auch als Retinopathia praematurorum bezeichnete Sehstörung, die fast ausschließlich bei Frühgeborenen auftritt und bis zur Erblindung führen kann. Es handelt sich um eine vasoproliferative Erkrankung der unreifen Netzhaut. Die neu aussprossenden Kapillaren dringen in den Glaskörper ein und können zu Hämorrhagien führen. Im Endstadium führt das Narbengewebe zu Sehbehinderungen bis zur Erblindung. In klinischen randomisierten Studien konnte ein therapeutisch relevanter Effekt von Vitamin E nachgewiesen werden.

Rhagaden: Kleine Risse (Fissuren, Schrunden) in der Haut. Gehäuft am Lidwinkel, After, Mundwinkel vorkommend. Teilweise wird ein Vitaminmangel (vornehmlich Riboflavin, Nicotinamid) verantwortlich gemacht (siehe auch Cheilosis).

Rhodopsin: Sehpurpur, Sehpigment der Stäbchen (Dämmerungssehen). Besteht aus einer Proteinkomponente (Opsin) und einem Chromophor, 11-cis-Retinal, bzw. bei Fischen 11-cis-3-Dehydroretinal. 11-cis-Retinal ist über einen Lysinrest als Schiffsche Base an die Proteinkomponente gebunden.

Riboflavin: Vitamin B_2. Baustein der Codehydrogenasen Flavinmononucleotid (FMN) und Flavinadenindinucleotid (FAD).

Risikogruppen: Gruppen in der Bevölkerung, die aufgrund ihrer Ernährungs- und/oder Lebensweise durch unzureichende Bedarfsdeckung mit bestimmten Vitaminen gefährdet sind.

ROS: ‚Reactive oxygen species'. Reaktive Sauerstoffspezies wie Hydroxylradikale (OH$^{\bullet}$), Singulett-Sauerstoff ($^1O_2$) und Superoxidanion-Radikale ($O_2^{\bullet-}$), die einerseits physiologische Schutzmechanismen im Immunsystem (z.B. Phagozytose) darstellen und andererseits aufgrund ihrer chemischen Reaktivität bei unausgewogenen Verhältnissen zwischen Oxidantien/Antioxidantien Zell- bzw. Gewebeschäden verursachen und ferner zu den ‚Free radical diseases' führen können.

Rosacea: (syn.: Kupferfinnen). Gesichtshautveränderung mit fleckiger Rötung, kleinlamellärer Schuppung, Teleangiektasien (Gefäßerweiterung) mit knolligen Auswüchsen wie Rhinophym = Knollennase.

Rosenkranz: Bei der floriden Rachitis als charakteristisches klinisches Zeichen auftretende kugelförmige, aneinandergereihte Auftreibungen der Knorpel-Knochen-Grenzen der Rippen. Bei der Vitamin C-Avitaminose kann der skorbutische Rosenkranz mit vergleichbarer Morphe auftreten.

R-Proteine: Siehe Haptocorrine.

Rutin: Zur großen Gruppe der Bioflavonoide zählendes pflanzliches Rhamnoglykosid. Übt pharmakologische (z.B. antioxidative) Wirkungen aus, besitzt jedoch keinen Vitamincharakter (siehe auch Vitamin P = Permeabilitätsvitamin).

S

Schilling-Test: Benannt nach Viktor Schilling, 1883–1960, deutscher Hämatologe. Diagnoseverfahren zur Bestimmung der Vitamin B_{12}-Resorption. Hierzu wird ^{57}Co-Cyanocobalamin oral eingenommen (etwa 0,5 µCi = 19 kBq) und 1–2 Stunden später nicht radioaktiv markier-

tes Cyanocobalamin als Ausschwemmdosis parenteral verabreicht (ca. 1000 μg). Im anschließend gesammelten 24-Stunden-Urin wird die Radioaktivitätsrate gemessen. Werte unter 6% der oral zugeführten Menge sind Zeichen einer gestörten Resorption.
Nach 48 Stunden kann der Test unter gleichzeitiger Gabe von «Intrinsic-Faktor» wiederholt werden. Normalisieren sich dabei die Ausscheidungswerte, liegt der Defekt auf der Intrinsic-Faktor-Ebene (perniziöse Anämie). Eine Weiterentwicklung ist das Doppelisotopenverfahren (gleichzeitige Berechnung des Verhältnisses $^{57}Co/^{58}Co$).

Segmentationsrate: Unter der Segmentationsrate versteht man die durchschnittliche Anzahl der Kernsegmente von neutrophilen Granulozyten. Dabei werden üblicherweise die Segmente von 100 Granulozytenkernen mikroskopisch ausgezählt und der Mittelwert gebildet. Der Normalwert liegt unterhalb 3,2 Segmenten. Anhaltspunkt für die Beurteilung ist die Brücke zwischen den jeweiligen Kernsegmenten. Definitionsgemäß geht man davon aus, daß diese Brücke schmaler als die Hälfte der breitesten Stelle des jeweiligen Kernsegments sein muß, um als Einzelsegment zu zählen, unter einer Übersegmentierung versteht man das gehäufte Auftreten (> 5%) von segmentkernigen neutrophilen Granulozyten mit 5 oder mehr Segmenten (normal: 20–40% 2 Segmente, 40–50% 3 Segmente, 15–25% 4 Segmente, 0–5% 5 Segmente, 0–0,1% 6 Segmente). Der prozentuale Anteil der neutrophilen Granulozyten mit fünf oder mehr Segmenten wird auch als Segmentationsindex bezeichnet.

Sehpigmente: Siehe auch Rhodopsin, bestehen aus einem Protein und dem als Schiffsche Base an einen Lysinrest gebundenen Chromophor 11-cis-Retinal (bei Fischen 11-cis-3-Dehydroretinal). Es gibt beim Menschen vier Sehpigmente, die sich nur durch die Proteinkomponente unterscheiden: das Rhodopsin der Stäbchen der Retina für das Dämmerungssehen und drei Sehpigmente der Zapfen für das Farbensehen mit unterschiedlichen Lichtabsorptionsspektren: Rot-, Grün- und Blau-Rezeptoren. Jede Spektralfarbe kann durch Mischung dieser drei Komponenten hervorgerufen werden. Das auf die Sehzellen (Stäbchen oder Zapfen) fallende Licht wird in elektrische Signale umgewandelt, die im Sehzentrum des Gehirns zu Farbeindrücken und Bildern der Außenwelt verarbeitet werden.

Sehzellen: Lichtsinneszellen in der Retina (Netzhaut) des Auges, die nach ihrer Gestalt Stäbchen (Dämmerungssehen) und Zapfen (Farbensehen) genannt werden. Sie enthalten die Sehpigmente (s.d.).

Selen: Chemisches Element, Halbmetall, ist für den Menschen als Spurenelement essentiell, da es lebenswichtige Funktionen als Bestandteil von Enzymen z.B. der Glutathion-Peroxidase erfüllt (antioxidative Wirkung).

Semidehydroascorbinsäure: Semichinoides Ascorbinsäureradikal mit stark sauren Eigenschaften.

Shoshin-Beriberi: Fulminante Form der Beriberi (Vitamin B_1-Avitaminose), die mit Hypotension, metabolischer Azidose, Oligurie, kardiovaskulärer Insuffizienz einhergeht und eine relativ hohe Letalität aufweist.

Sichelzellhämoglobin: Die Sichelzellanämie ist die häufigste Hämoglobinopathie und tritt überwiegend in Afrika sowie im Mittelmeerraum auf. Eine Punktmutation auf Chromosom 11 führt zur Produktion eines abnormen Hämoglobins. Deoxigeniertes Hämoglobin kristallisiert zu einem starren Gebilde, das den Erythrozyten zu einer gesichelten Form zwingt. Homozygotie führt zu einer chronischen hämolytischen Anämie und rezidivierenden Vasookklusionen. Vitamin E kann die Zahl irreversibel beschädigter Erythrozyten reduzieren.

Singulett-Sauerstoff (engl.: singlet oxygen) $^1O_2$. Entsteht, wenn durch Energieabsorption ein Valenzelektron unter Umkehr des Spins auf ein Orbital mit höherer Energie gehoben wird.

Skorbut: Vitamin C-Avitaminose, d.h. eine charakteristische Erkrankung infolge mangelnder Zufuhr von Vitamin C. Symptome: Müdigkeit, Muskelschmerzen, spontane Blutungen u.a. an Zahnfleisch, Gelenken und Periost und verzögerte Wundheilung als Folge der gestörten Synthese der Interzellularsubstanz und des Kollagens. Bei Kleinkindern treten Störungen im Knochenwachstum hinzu (Möller-Barlow-Krankheit).

Stomatitis: Entzündung der Mundschleimhaut verschiedener Ätiologie, z.B. bakteriell, mykotisch, viral, toxisch durch Schwermetalle wie Quecksilber, Bismut, Blei oder Mangel an B- bzw. C-Vitaminen. Sehr schmerzhaft in verschiedener Ausprägung wie St. aphtosa, catarrhalis, gangraenosa, ulcero-membranosa.

T

Tabakamblyopie: Bei manchen Rauchern auftretende, primär degenerative N.-opticus-Schädigung und gleichzeitige Erniedrigung des Blutspiegels an Vitamin B_{12}.

Tachysterin: Ein 5,6-trans-Analogon und Nebenprodukt der Photosynthese des Vitamin D_3 mit schwächerer biologischer Wirkung als Vitamin D_3.

Tannin: Acidum tannicum, Gerbsäure; ein aus Galläpfeln gewonnenes Gallsäure-Gemisch. Therapeutische Anwendung z.b. als Adstringens oder Antiseptikum.

Tetrahydrobiopterin: Cofaktor einer Reihe von Enzymen, fungiert als Wasserstoffdonator bei Hydroxylierungsreaktionen.

Tetrahydrofolsäure: 5,6,7,8-Tetrahydropteroylglutaminat, biologisch wirksame Form des Folats. Dient im Stoffwechsel als Coenzym bei der Übertragung von C1-Körpern. Tetrahydrofolat entsteht mit Hilfe der NADPH-abhängigen Folatreduktase, mit deren Hilfe 4 Wasserstoffatome zum Folat hinzugefügt werden.

tHcy: Gesamthomocystein, bestehend aus Hcy, Homocystin und deren gemischten Disulfiden.

T-Helferzellen: Dem Thymus entstammende T-Lymphozyten vermitteln zelluläre Immunreaktionen und sind zytotoxisch wirksam. Mit antigenpräsentierenden Zellen sind sie als T-Helferzellen bei der Differenzierung von B-Lymphozyten zu antigenproduzierenden Plasmazellen beteiligt. Für die Aktivierung der T-Lymphozyten spielen hormonähnliche Signalstoffe, die Zytokine (Interleukine, Interferone), eine wichtige Rolle.

Thiamin: Synonym Vitamin B_1. Biologisch wirksam als Thiamindiphosphat (TDP), Coenzym der oxidativen Decarboxylierung von 2-Oxosäuren und der Transketolase.

Thiamin-Analoga: Verbindungen mit biologischer Wirkung des Vitamin B_1, wie z.B. Thiamindisulfid oder lipophile Vitamin B_1-Derivate (z.B. Benfotiamin).

Thiamin-Antagonisten: Verbindungen mit ähnlicher Konstitution wie Vitamin B_1, aber Antivitamincharakter. Sie inhibieren z.B. die Thiaminphosphorylase, die Thiaminase oder die Bindung der Cocarboxylase an ihr Apoenzym bzw. kompetitiv die Decarboxylierung von 2-Oxosäuren.

Thiaminasen: Thiaminabbauende Enzyme. Bekannt sind Thiaminase I in Schalentieren, Frischwasserfischen bzw. Pflanzen und Thiaminase II in Bakterien.

Thiaminchlorid-hydrochlorid: Synthetisch gewonnenes Vitamin B_1, das in Lebensmitteln, Diätetika und Arzneimitteln verwendet wird.

Thiaminnitrat: Synthetisch gewonnenes Vitamin B_1-Derivat, das aus Stabilitätsgründen in speziellen Zubereitungen dem Thiaminchlorid-hydrochlorid vorgezogen wird.

Thiaminphosphatverbindungen: Thiamin ist nur in seiner phosphorylierten Form wirksam und zwar als -diphosphat(-pyrophosphat) TDP oder -triphosphat TTP.

Tocol: 2-Methyl-2-(4′8′12′-trimethyl-chroman-6-ol), Grundgerüst der Tocopherole und Tocotrienole (Vitamin E).

Tocopherole: Methylierte Derivate von Tocol mit unterschiedlicher Vitamin E-Aktivität.

Tocopherol (all rac): Vollsynthetisch hergestelltes Vitamin E, bestehend aus einer Mischung der acht möglichen Diastereoisomeren (all rac = Gesamt-Razemat). Da Tocopherol drei Asymmetriezentren an den C-Atomen 2, 4, 8 besitzt, die in der R- oder S-Form vorliegen, ergeben sich 8 Diastereomere.

Tocotrienole: Bei den Tocotrienolen enthält die isoprenoide Seitenkette des Tocols drei Doppelbindungen. Die methylsubstituierten Derivate haben teilweise geringe Vitamin E-Aktivität.

Transaminasen: Aminotransferasen, Enzyme, die mit Hilfe des Coenzyms Pyridoxalphosphat (vgl. Vitamin B_6) Aminogruppen reversibel von Aminosäuren auf Ketosäuren übertragen und damit im Protein-Stoffwechsel beteiligt sind.

Transcobalamin: Transportproteine für Vitamin B_{12}.

Transketolase: Enzym des Pentose-Phosphat-Zyklus, welches eine 2-Kohlenstoffeinheit mit Hilfe des Coenzyms Thiaminpyrophosphat von einer Ketose abspaltet und auf eine Aldose überträgt. Die Messung der Aktivität der Transketolase in den Erythrozyten (ETK) ist die meistbenutzte Methode zur Ermittlung des Thiaminstatus.

Tretinoin: Internationaler Freiname für Retinsäure (Vitamin A-Säure). Wird in Salben zur Akne-Behandlung eingesetzt.

Trigonellin: 1-Methylnicotinsäure. Kann zu Nicotinsäure demethyliert werden, z.B. beim Rösten der Kaffeebohne.

Tryptophanstoffwechsel: Aus L-Tryptophan kann eine Reihe wirksamer Verbindungen entstehen: Tryptamin, Serotonin, Nicotinamid-adenindinucleotid (NAD). Ausreichende Tryptophanzufuhr vorausgesetzt, kann aus 60 mg L-Tryptophan etwa soviel NAD gebildet werden, wie aus 1 mg Niacin, daher 60 mg L-Tryptophan = 1 mg Niacinäquivalent. Der totale Abbau von Tryptophan führt über Glutaryl-Coenzym A und Acetyl-Coenzym A zu CO_2 und H_2O. Normalerweise unbedeutende Nebenprodukte sind Xanthurensäure und Kynurensäure, die bei Vitamin B_6-Mangel, vor allem nach Tryptophanbelastung, vermehrt im Harn ausgeschieden werden.

Tuberkulose: In Schüben verlaufende Infektionskrankheit, hervorgerufen durch Mycobacterium tuberculosis, bevorzugt in den Atemorganen, aber auch Befall sämtlicher Organe.

Tumornekrosefaktor α (TNF-α): syn. Kachektin. Cytokin, das von Monocyten/Makrophagen, Lymphozyten und Mastzellen gebildet wird. TNF-α beeinflußt u.a. Wundheilung und Immunab-

wehr und hat zytolytische und zytostatische Wirkungen auf Tumorzellen.
TXA$_2$: Thromboxan A$_2$ gehört zu den Prostanoiden und ist ein Zwischenprodukt der Arachidonsäurekaskade. Es greift u.a. regulierend am Gefäßtonus und der Thrombozyten-Aggregation ein.

U

Ubichinone: (auch Coenzym Q) sind Benzochinonderivate mit einer isoprenoiden Seitenkette, die in Säugetiermitochondrien 10 Isopreneinheiten enthält. Sie sind als Wasserstoffüberträger in der Elektronentransportkette zwischen Flavinenzyme und Cytochrom b eingeschaltet. Im Organismus können sie aus Tyrosin gebildet werden und sind deshalb keine Vitamine.
Übersegmentierung: Siehe Segmentationsrate.
UL (Tolerabel Upper Intake Level): Höchste Zufuhrmenge eines Nährungsbestandteils, die keinen gesundheitlich nachteiligen Einfluß auf die Gesamtbevölkerung hat.
Urinexkretionstest nach Schilling: Siehe Schilling-Test.
Uroflavin: Überholte, aus den Anfängen der Vitamin B$_2$-Forschung stammende Bezeichnung für das Riboflavin.
Urtikaria: Nessel-, Quaddelsucht, meist allergisch bedingt. Freigesetzes Histamin ruft Quaddeln hervor. Histaminliberatoren können Nahrungsmittel (z.B. Erdbeeren), Zusatzstoffe, Farbstoffe, Konservierungsmittel sein. Die Ursache bei dem Großteil der Urtikaria-Fälle bleibt unklar.

V

Vegans (Veganer): Vertreter des Vegetarismus, die sich ausschließlich mit vegetabiler (pflanzlicher Nahrung) ernähren, d.h. auch Aufnahme von Milch und Milchprodukten, Fisch, Eier und Honig ablehnen.
Vitamere: Manche Vitamine kommen in der Natur als eine Gruppe von Verbindungen vor, die gleichartig wirken, weil sie im Organismus ineinander umgewandelt werden können (z.B. Vitamin B$_6$: Pyridoxin, Pyridoxal und Pyridoxamin; oder Niacin: Nicotinamid, Nicotinsäure). Die Verbindungen einer solchen Gruppe werden als Vitamere bezeichnet.
Vitamin A: Retinol und seine Ester, denen die volle Vitamin A-Wirksamkeit zukommt, weil sie im Intermediärstoffwechsel in Retinal und Retinsäure umgewandelt werden können.
Vitamin A$_2$: Alte Bezeichnung für Dehydroretinol; diese Verbindung wurde in der Leber von Süßwasserfischen gefunden und hat 40% der biologischen Aktivität von Retinol.
Vitamin-Analoga: Gruppe von Substanzen, welche strukturelle Ähnlichkeiten mit den Vitaminen aufweisen.
Vitamin-Antagonisten: Antivitamine natürlichen oder synthetischen Ursprungs, die durch ihre strukturelle Ähnlichkeit mit den Vitaminen diese aus ihrer Funktion im Stoffwechsel verdrängen können. Die Applikation von Vitamin-Antagonisten führt ohne entsprechende Substitution zu ähnlichen Mangelsymptomen wie das Fehlen des entsprechenden Vitamins. Anwendung in der Therapie beispielsweise als Zytostatika (Folsäure-Antagonisten).
Vitamin B$_1$: Thiamin.
Vitamin B$_2$: Riboflavin.

Vitamin B_3: Küken-Antidermatitis-Faktor; Nicht existent. Bezeichnung wurde früher für Pantothensäure und manchmal fälschlicherweise für Niacin benutzt.

Vitamin B_4: Bezeichnung für eine Substanz, die später als Mischung aus Arginin, Glycin und Cystin identifiziert wurde.

Vitamin B_5: Vitamin PP (pellagra preventive); Alte Bezeichnung wahrscheinlich für Vitamin B_6 oder evtl. für Niacin, auch für Pantothensäure.

Vitamin B_6: Pyridoxin.

Vitamin B_7: Vermutlich biotinhaltiges Gemisch aus Reiskleie. Als zwei neue Faktoren entdeckt wurden, die essentiell für Kükenwachstum und Federbildung sein sollten, wurden diese als Vitamin B_{10} und B_{11} bezeichnet, da angeblich bereits 9 Faktoren bekannt waren. Tatsächlich waren aber die B-Vitamine bisher nur bis zum Vitamin B_6 numeriert worden. Die Vitamine B_7, B_8 und B_9 haben also niemals existiert.

Vitamin B_8: Adenosinmonophosphat (AMP), s. auch Vitamin B_7.

Vitamin B_9: s. Vitamin B_7.

Vitamin $B_{10/11}$: Zwei Faktoren, die essentiell für Kükenwachstum und Federbildung sein sollten, wurden als Vitamine B_{10} und B_{11} bezeichnet. Später fand man heraus, daß es sich um ein Wirkstoffgemisch aus Vitamin B_1 und Folat handelt.

Vitamin B_{12}: Cobalamin.

Vitamin B_{12a}: (aus Leber isoliert) Hydroxocobalamin.

Vitamin B_{12b}: (aus Streptomyces aureofaciens isoliert); Aquocobalamin.

Vitamin B_{13}: Orotsäure (kein Vitamin).

Vitamin B_{14}: Kein anerkanntes Vitamin; eine Substanz, die im menschlichen Urin gefunden wurde und die das Zellwachstum in Knochenmarkkulturen erhöht.

Vitamin B_{15}: Pangamsäure (kein Vitamin).

Vitamin B_{16}: nie verwendete Bezeichnung.

Vitamin B_{17}: Laetril (kein Vitamin).

Vitamin B_c: Lactobacillus casei-Faktor; Folsäure.

Vitamin B_p: Antiperosis-Faktor bei Hühnern, kann jedoch durch Mangan und Cholin ersetzt werden.

Vitamin B_r: Carnitin.

Vitamin B_T: Essentieller Nahrungsfaktor für den Mehlwurm Tenebrio molitor und einige verwandte Arten; identisch mit Carnitin. Bei höheren Lebewesen spielt Carnitin eine Rolle bei der Fettsynthese, indem es für den Transport von Acetyl durch die Membran der Mitochondrien sorgt, es ist jedoch nicht essentiell.

Vitamin B_w: Faktor W; wahrscheinlich identisch mit Biotin.

Vitamin B_x: Nicht existent. Bezeichnung wurde früher für Pantothensäure und p-Aminobenzoesäure benutzt.

Vitamin C: Ascorbinsäure.

Vitamin D: Calciferole.

Vitamin F: essentielle Fettsäuren.

Vitamin G: veraltete Bezeichnung für Vitamin B_2.

Vitamin H: antiseborrhoisches Vitamin; Biotin.

Vitamin L: Vitamin L_1 und L_2 sind Faktoren in Hefe, die essentiell zur Milchbildung sein sollen, sie wurden nicht anerkannt.

Vitamin M: Folsäure.

Vitamin P: (Permeabilitätsvitamin); Ehemalige Bezeichnung für eine Gruppe von pflanzlichen Flavonoiden, die die Wandstärke der Blutkapillaren beeinflussen – hierbei handelt es sich um Rutin (Buchweizen), Hesperidin, Eriodictin und Citrin (in Kernen von Zitrusfrüchten). Citrin ist ein Gemisch aus Hesperidin und Eriodictin. Später stellte man fest, daß der Effekt pharmakologisch ist und daß Flavonoide nicht essentiell sind; manchmal auch «Bioflavonoide» genannt.

Vitamin PP: (PP = pellagra preventing), siehe Niacin.

Vitamin T: Faktor, der in der Epidermis von Insekten, in Schimmelpilzen und in Hefeextrakt gefunden wurde, und die Reifung beschleunigen und die Proteinsynthese fördern soll. Auch bekannt als Torulitin. Wahrscheinlich ein Gemisch aus Folsäure, Vitamin B_{12} und Desoxyribosiden und kein neuer Faktor; auch: Carnitin.

Vitamin U: Ubichinone, Methylmethioninsulfoniumchlorid.

Vitaminbedarf: Menge eines Vitamins, die dem Körper zugeführt werden muß, um Mangelerscheinungen zu verhindern. Der Bedarf liegt mengenmäßig unter den Empfehlungen für die tägliche Vitaminzufuhr der DGE, da hier zum Bedarf Sicherheitszuschläge addiert werden, die die Unsicherheiten hinsichtlich Schwankungen des individuellen Bedarfs abfangen.

Vitamin-Wechselwirkungen: Die Wirkung verschiedener Vitamine kann z.B. durch Medikamente abgeschwächt oder aufgehoben werden. Interaktionen bestehen z.B. zwischen Vitamin B_6 und Nicotinsäurehydrazid, Folat und Methotrexat, Vitamin K und Antikoagulantien.

W

Warfarin: Antikoagulans vom Cumarintyp. Aus der Strukturähnlichkeit mit Vitamin K resultiert eine Hemmung der Dithiol-abhängigen Reduktasen im Vitamin K-Zyklus, der für die Carboxylierungsreaktionen bei der Biosynthese der Gerinnungsfaktoren II, VII, IX und X erforderlich ist (siehe bei Vitamin K).

Wernicke-Korsakow Syndrom: Benannt nach Karl Wernicke, 1848–1905, deutscher Psychiater, und Sergei Korsakow, 1854–1900, russischer Psychiater. Die Wernicke-Enzephalopathie (Augenmuskellähmung mit Doppelsehen, Augenzittern, Areflexie, Kleinhirn-Ataxie) und die Korsakow-Psychose (Delirium tremens, amnestische Störungen, Konfabulationen) kommen häufig gemeinsam vor. Hauptursache ist ein chronischer Alkoholismus und Vitamin B_1-Mangel infolge Thiamin-Malnutrition, -Malabsorption und -Malutilisation.

X

Xanthurensäureausscheidung: Biochemischer Parameter zur Diagnose eines Vitamin B_6-Mangels. Xanthursäure stellt ein Abbauprodukt vom Tryptophan-Stoffwechsel dar, das bei Vitamin B_6-Mangel infolge Coenzymindefizienz vermehrt im Harn auftritt.

Xerophthalmie: Austrocknung des Auges durch Verhornung der Zellen der Bindehaut und des Epithels der Tränendrüsen als Folge von Vitamin A-Mangel. Kann zu Erblindung führen.

9.3 Sachregister

A

Aal 272
Accessory Health Factors 568
Acetiamin 680
Acetyl-CoA 680
Acetyl-CoA-Carboxylase 198
Acetylsalicylsäure 155
Achlorhydrie 189
Addison-Anämie 680
Adenosylcobalamin 174, 680
S-Adenosylmethionin 680
Adequate Intake (AI) 27
ADP-Ribose 214
advanced glycosylation end products (AGE) 73
Ahornsirup-Krankheit 82
AI 25, 27
– Definition 23
AI (Adequate Intake) 27, 680
Akne vulgaris 300
Albinismus 326
Alkohol 11, 190, 334
Alkoholismus 80, 154, 159, 203, 239, 307
Alkoxyl-Radikal 518
Allithiamine 59, 680
Alpha-Liponsäure 565
alpha-Tocopherol 390
ALT 680
Alzheimer-Demenz 259, 470
Ameisensäure, aktivierte 131, 680
Amine, biogene 683
6-Aminonicotinamid 680
δ-Aminolävulinsäure-Synthase 108
Aminopterin 134, 155, 681
Aminosäure-Decarboxylasen 107
Aminosäuren-spaltende Enzyme 108
Aminotransferasen 106
Amiodaron 328
Ampicillin 499
Amygdalin 681
Amyotrophe Lateralsklerose 469
Anämie 274
– aplastische 98, 682
– hämolytische 158, 417
– hypochrome, mikrozytäre 116, 261
– makrozytäre 157, 696
– megaloblastische 185, 697
– perniziöse 182, 185, 702
– sideroblastische 533
Anaphylaktische Reaktion 681
Anaphylaktoide Reaktion 681
Aneurin 5, 681
Anisozytose 157
Antiberiberi Vitamin 5, 681
Antibiotika 497, 499
Antidepressiva, trizyklische 99
Antidermatitisfaktor 5, 681
Antihämorrhagisches Vitamin 5, 681
Antikoagulantien 490, 497, 681
Antikonvulsiva 154, 161, 497
Antimykotika 328
Antioxidantien 523, 681
– präventiver Effekt 524
– Vitamin E 399, 433, 443, 461
Antiperniziosa Faktor 5, 681
Antirachitisches Vitamin 4, 681
Antiseborrhoisches Vitamin 5
Antiskorbutisches Vitamin 5, 681
Antisterilitätsvitamin 4, 681
Antivitamine 681
Antixerophthalmisches Vitamin 4, 682
Apfelsine 125, 246
Aprikose 272
Aquacobalamin 682
Arahoascorbinsäure 682
Arachidonsäurekaskade 400, 405, 433, 443
Arzneimittel 519
Ascorbigen 682
Ascorbinsäure 244, 682. *Siehe Vitamin C*
AST 682
ATBC-Studie 331, 439
Atherosklerose 146, 346, 415, 441, 493
AUC 682

Sachregister

Avidin 682
Avitaminose 682
Avocado 360
Axerophthol 4, 682
Azathioprin 223

B

Banane 195
Barbiturate 155, 161
Bedarfsdeckung 682
Benfotiamin 60, 68, 682
Bentiamin 60, 682
Beri-Beri 1, 77, 682
Beta-Thalassaemia major 426
Betacarotin 682
Betain 683
Betelnuß 330
Bilirubin 98
Bindegewebserkrankungen 431
Biocytin 683
Bioflavonoide 570, 683
Biopterin 683
Biotin 193ff., 683
– Anwendungsgebiete 202
– Bedarf 199
– Bedarfsdeckung 200
– Bestimmung 47
– biochemische Funktionen 197
– Chemie 193
– Mangel 201
– Schwangerschaft und Stillzeit 203
– Stoffwechsel und Pharmakokinetik 196
– Toxikologie 539
– Vorkommen in Lebensmitteln 194
– Zufuhr 200
Biotinidase 683
Biotinidasemangel 206
Biotinmangel
– Prophylaxe 206
– Therapie 206
Bioverfügbarkeit 683

Bitotsche Flecken 295, 299, 683
B-Komplex 682
blind loop-Syndrom 189, 683
Blutgerinnung 446, 478, 683
Blutungen 495
– intraventrikuläre 427
Bombesin 250
Brustkrebs 256
Bulimia nervosa 499
Burning-feet-Syndrom 239, 683
Butetamazitrat 222
Butter 271, 359, 485
B-Vitamine, Coenzym-Funktionen 506

C

Calbindin-D 683
Calcidiol 357, 382, 684
Calciferole 684
Calcinose 684
Calciol 684
Calcitonin 250, 366
Calcitriol 357, 684
Calcium- und Phosphat-Homöostase 366
Canthaxanthin 327, 684
Carbamazepin 154
γ-Carboxyglutaminsäure 487, 684
Carboxylasemangel 205
Carboxylasen 684
CARET-Studie 321, 332
Carnitin 684
L-Carnitin 557
Carotin 684
α-Carotin 312
β-Carotin 273, 291, 312ff.
– Anwendungsgebiete 325
– Bedarf 318
– Bedarfsdeckung 318
– Behandlungsmaßnahmen 356
– Bestimmung 49
– biochemische Funktionen 316
– Chemie 312

– Mangel 324
– Stoffwechsel und Pharmakokinetik 314
– Toxikologie 547
– Vorkommen in Lebensmitteln 313
– Zufuhrempfehlung 289
Carotinodermia 325
Carotinoide 270, 312, 684
– Normalwerte 315
CAS-Nummer 685
Cephalosporine 499
Cheilosis 685
Chinarestaurant-Syndrom 685
Chloasma 326
Cholecalciferol 357, 359, 685
Cholecystokinin 250
Cholin 685
Citrovorum-Faktor 685
Cobalamin (Vitamin B_{12}) 163ff., 685
– Anwendungsgebiete 187
– Bedarf 180
– Bedarfsdeckung 183
– Bestimmung 45
– biochemische Funktionen 174
– Chemie 163
– Mangel 185
– Stoffwechsel und Pharmakokinetik 166
– Toxikologie 538
– Vorkommen in Lebensmitteln 165
  Zufuhrempfehlung 181
Cobalamin-Transportstörungen 191
Cobalaminmangel
– Behandlung 191
– Therapie 192
Cobalophilin 685
Cobamid 685
Cobamsäure 685
Cobinamid 685
Cobinsäure 686
Cobyrinsäure 686
Cobyrsäure 686
Cocarboxylase 686
Coenzym A 229, 230, 686
Coenzym Q 567, 686
Coenzyme 506

Colchizin 190
Colecalciferol 686
Collagenase 401
Compliance 686
Corrin 686
Corrinoide 686
Corticotropin-releasing factor 250
Cremophor® EL 502
β-Cryptoxanthin 312
Cumarine 488, 497
Cyanocobalamin 163, 686
Cycloleucin 686
Cyclooxygenase 399, 405
Cycloserin 118, 155, 161
Cystathionin 686
Cystathioninurie 108, 115f., 119, 532, 686
Cysteamin 687
Cystein 108
Cystin-Harnsteinleiden 262
Cystinurie 264, 687
Cytochrom P-450 223, 249, 276, 338, 687
Cytochrome 687

D

DACH-Referenzwerte 18, 687
Darmatonie, postoperative 240
Darmbakterien 687
DEF 687
Dehydroascorbinsäure (DHA) 245, 687
7-Dehydrocholesterol 357, 687
Demenz 150, 259, 469
Depressionen 201
Dermatitis 201
Desmethylchlortetracyclin 328
5-Desoxyadenosylcobalamin 687
Desoxyuridin-Suppressions-Test 687
Deutsche Gesellschaft für Ernährung
  (DGE) 18
Dexpanthenol 238, 241f., 688
Dextropropoxyphen 222
DGE 18
Diabetes mellitus 83, 239, 307, 455, 688

Diacylglycerolkinase 399
Diät 11
Diazepam 222
Dietary Reference Intakes (DRI) 18
Dihydrobiopterin 688
Dihydroflavine 688
Dihydrofolat-Zyklus 135
Dihydrofolatreduktase (DHFR) 161
Dihydrofolsäure 688
Dihydrotachysterin (-sterol) 688
Dihydroxycholecalciferol 688
1,25-Dihydroxycholecalciferol 357, 364
Dioxogulonsäure 688
Diphenylhydantoin 154
Distreß-Syndrom, respiratorisches 417, 430
D-Penicillamin 118
DRI (Dietary Reference Intake) 18ff., 23, 688
– Definition 23
Dysplasie, bronchopulmonale 427

E

EALT 688
EAR (Estimated Average Requirement) 22, 25, 688
– Beurteilung der Versorgungslage 34
– Definition 23
EAST 689
EGOT-Aktivität 689
EGPT-Aktivität 689
EGR-Aktivität 689
Eier 166, 194, 375
Eigelb 271
Eiklar 203
Eisenstoffwechsel 251, 274
Eklampsie 263
Embryonalentwicklung 281
Epheliden 326
EPIC-Study 259
Epipharyngits sicca 298
Epithelschutzvitamin 4, 689
Erbsen 63, 195, 209

Ercalciol 689
Erdbeere 195, 485
Ergocalciferol 357, 359, 689
Ergosterin (-ol) 689
Ergosterol 357
Erkältungskrankheiten 266
Ernährung
– parenterale 204, 240, 262, 306, 425
– unausgewogene 11
Erwachsene
– Biotin-Bedarf 200
– β-Carotin-Bedarf 289
– Cobalamin-Bedarf 181
– Folsäure/Folat-Bedarf 141
– Niacin-Bedarf 217
– Panthothensäure-Bedarf 234
– Pyridoxin-Bedarf 111
– Riboflavin-Bedarf 94
– Thiamin-Bedarf 74
– Vitamin A-Bedarf 289
– Vitamin C-Bedarf 253
– Vitamin D-Bedarf 372
– Vitamin E-Bedarf 411
– Vitamin K-Bedarf 492
Erythorbsäure 689
Essentialität 689
Estimated Average Requirement (EAR) 22
Ethenzamid 222
Etretinat 689
EURAMIC-Studie 348
Extrinsic Factor 5

F

FAD 87, 90, 689
Faktor W 5
Fanconi-Syndrom 689
Farbensehen 689
Fast-Food-Ernährung 10, 158
Fehl- und Mangelernährung 79, 97, 116, 159, 189, 202, 221, 239, 298
Fenchel 392
Fenton-Reaktion 519

Fettsäuren
– essentielle 562, 689
– mehrfach ungesättigte 412
Fibroplasie, retrolentale 417, 427, 705
FIGLU 690
Finnland-Studie 321
Fischbandwurm 189
Fischöl 413
Flavin-Adenin-Dinucleotid (FAD) 690
Flavin-Antagonisten 690
Flavin-Mono-Nucleotid (FMN) 690
Flavincoenzyme 690
Flavine 690
Flavinenzym 91, 92
Flavoprotein 91
Flush 690
FMN 87, 90, 690
Folacin 690
Folat 690. *Siehe auch Folsäure*
– Bedarfsdeckung 150
– Bestimmung 46
– Chemie 122
– Mangel 155
– Schwangerschaft und Stillzeit 152, 160
– Stoffwechsel und Pharmakokinetik 126
– Vorkommen in Lebensmitteln 124
– Zufuhrempfehlung 141
Folatäquivalent (alt) 690
Folatäquivalent (neu) 690
Folat-Antagonisten 135, 154, 158, 691
Folatmangel
– funktioneller 178
– Prophylaxe 161
– Stadien 156
– Therapie 162
– Ursachen 155
Folinsäure 162, 690
Folsäure 122ff., 180, 691
– Anwendungsgebiete 157
– Bedarf 139
– biochemische Funktionen 131
– Chemie 123

– Coenzymfunktion 131
– Stoffwechsel und Pharmakokinetik 126
– Toxikologie 538
– Zufuhrempfehlung 141
Forelle 165, 195
Formaldehyd, aktivierter 131, 680
Formiminoglutaminsäure (FIGLU) 691
5-Formyl-THF 162
Formylkynurenin 691
Fortpflanzung 283
Free radical diseases 431, 523
freie Radikale 518, 520
– Interkonversion 520
– Quellen 519
– Schutzmechanismen 523
– Wirkungen 521
Frühgeborene
– Vitamin E-Bedarf 430
– Vitamin K-Prophylaxe 501
funikuläre Myelose 180, 186, 691
Fursultiamin 60, 691

G

Gallengangsatresie 499
Gap junction 691
Gastrektomie 189
Gastrin 250
Gastritis 189
Gelbes Enzym 691
Gemüse 63, 392
Genußgifte 519
Gerinnungsfaktoren 487, 495
Getreide 63, 102, 124, 208, 227
Gingivitis 691
Glossitis 691
γ-Glutamylcarboxypeptidase 692
Glutathion-Mangel 426
Glutathion-Reduktase 692
GOT 692
GPT 692
Granuloma anulare 224, 692

Grünkohl 209
Gurke 124

H

Haarausfall 201
Haber-Weiss-Reaktion 519
Haemodialyse-Patienten 80, 98, 117, 154, 160, 205, 240, 263, 419
Haferflocken 195, 196
Haifisch 271
Halbwertszeit
– biologische 510, 692
– pharmakologische 510
Hämolyse 154, 418, 693
Haptocorrine 166, 692
Hartnup-Syndrom 220, 222, 692
Haselnuß 392
Haut- und Schleimhautläsionen 241
Hautkrebs 300
Health Professionals Follow-up Study 442
Hefe 88, 208, 227
Heilbutt 271
Heinzsche Innenkörper 418, 693
Hemeralopie 295, 693
Hering 165, 195, 228, 359
Herz-/Gefäß-Erkrankungen 346
Himbeerzunge 693
Hirnblutung 501
Holocarboxylase-Defekt 532
Holocarboxylase-Synthetase 693
Homocystein 139, 516, 693
Homocystinurie 108, 112, 115f., 119, 178, 532, 693
Hühnerfleisch 485
Hülsenfrüchte 62, 102
Huntersche Glossitis 693
Hydralazin 118
Hydroxocobalamin 163, 693
25-Hydroxycholecalciferol 357
Hydroxycholecalciferole 693
Hydroxyl-Radikal 518

Hydroxylierungsreaktion, mikrosomale 249
Hyperaminazidurie 693
Hypercalcämie 550, 693
– Therapie 549
Hyperkeratose 300, 693
Hyperlipoproteinämie 225
Hyperoxalurie 118, 694
Hyperparathyreoidismus 377
Hypervitaminose 534, 694
– Nicotinsäure 540
– Pyridoxin (Vitamin B_6) 537
– Vitamin A 278, 544
– Vitamin D 547
Hypocalcämie 694
Hypoparathyreoidismus 385, 388, 694
Hypovitaminose 694

I

Ichthyosis 300
Ikterus neonatorum 98
Imerslund-Gräsbeck-Syndrom 189, 694
Immigrantenosteomalazie 374
Immunstimulation
– β-Carotin 317
– Carotinoide 354
– Vitamin C 251, 266
– Vitamin E 433, 461
Immunsystem 286, 369
Infektanfälligkeit 299
Infektionskrankheiten 262
INH. *Siehe Isonicotinsäurehydrazid*
Inosit 694
Insulin 368
Interleukin-2 (IL-2) 694
Intrinsic-Faktor 166, 695
Isoascorbinsäure 695
Isoniazid 695
Isonicotinsäurehydrazid 117, 222, 695
Isotretinoin 695

J

Jodopsin 284
Johannisbeere 246
Jugendliche
- Biotin-Bedarf 200
- β-Carotin-Bedarf 289
- Cobalamin-Bedarf 181
- Folsäure/Folat-Bedarf 141
- Niacin-Bedarf 217
- Panthothensäure-Bedarf 234
- Pyridoxin-Bedarf 111
- Riboflavin-Bedarf 94
- Thiamin-Bedarf 74
- Vitamin A-Bedarf 289
- Vitamin C-Bedarf 253
- Vitamin D-Bedarf 372
- Vitamin E-Bedarf 411
- Vitamin K-Bedarf 492
- Vitaminmangel 10

K

Kaffeebohne 208
Kalbsleber 165, 228
Kaninchen 165
Kardiomyopathie, alkoholtoxische 78
Karotte 272, 314
Karpaltunnel-Syndrom 119, 695
Kartoffel 62, 102, 244
Karzinoid-Syndrom 223
Käse 271
Katarakt 258, 351, 474
Keratomalazie 295, 695
Kernikterus 695
Kinder
- Biotin-Bedarf 200
- β-Carotin-Bedarf 289
- Cobalamin-Bedarf 181
- Folsäure/Folat-Bedarf 141
- Niacin-Bedarf 217
- Panthothensäure-Bedarf 234
- Pyridoxin-Bedarf 111
- Riboflavin-Bedarf 94
- Thiamin-Bedarf 74
- Vitamin A-Bedarf 289
- Vitamin C-Bedarf 253
- Vitamin D-Bedarf 372
- Vitamin E-Bedarf 411
- Vitamin K-Bedarf 492
- Vitaminmangel 10
Kiwi 246
Kollagenbiosynthese 695
Kontrazeptiva 695
- orale 99, 117, 155, 161
Koronare Herzkrankheit (KHK) 257, 319, 415, 441, 525
Korsakoff-Psychose 77, 695
Kraniotabes 695
Krebs 148, 255, 415
Küken-Antidermatitis-Faktor 5
Kynurensäure 695

L

Lachgas 695
Lachs 103, 209, 359
Lactatazidose 696
Lactobacillus casei 122
Lactobacillus casei-Faktor 5
Lactoflavin 5, 696
Laetril 563, 696
LD_{50} 696
L-Dopa 118
Leberfunktionsstörungen 82
Lebertran 272, 359
Leigh-Syndrom 82, 696
Lentigines 326
Leucovorin 162
Leukämie, akute promyelozytische 308
Leukopenie 157
Leukoplakie 309, 330
Leukotriene 406
Leukovorin 696
Lichtdermatose, polymorphe 326, 703
Lichtüberempfindlichkeit 327

9 Sachregister

Limonade 260
Linolsäure 562
Linxian-Studie 320
α-Liponsäure 696
A-β-Lipoproteinämie 307, 420, 680
Lipoxygenase 399
LOAEL (Lowest Observed Adverse Effect Level) 28, 696
Lungenkrebs 257
Lutein 312
Lycopin 312, 320

M

Magenkrebs 256
Maiskeimöl 392
Makrele 102, 271
Makuladegeneration, altersbedingte 351, 474
Malabsorption 81, 99, 154, 189, 222, 263, 305, 385, 417, 420, 696
Maldigestion 305
Mandel 392
Mango 272
Marcumar 488, 697
Margarine 375
Megaloblasten-Anämie 157, 178, 180, 187
Megavitamintherapie 530
Melaena 495
α- und γ-Melanotropin 250
MELAS-Syndrom 99
Menachinon 482, 697
Menadiol 697
Menadioldiester 482
Menadion 482, 697
Mercaptopurin 223
Methämoglobinämie 98, 268
– im Kindesalter 262
Methionin 108
Methioninsynthese 138
Methotrexat 134, 154, 161, 697
ω-Methyl-Pantothensäure 238

Methyl-trap 136, 179
Methyl-trap-Hypothese 697
Methylcobalamin 174, 697
Methylcrotonyl-CoA-Carboxylase 199
Methylierungsreaktion 138
Methylmalonazidämie und -urie 178
Methylmalonsäureausscheidung 697
Methylmethioninsulfoniumchlorid 567, 697
Methyltetrahydrofolat 697
MGP (matrix-Gla-protein) 487
Migräne 99
Milch 88, 166, 194, 246, 271, 359
Milchprodukte 88
Moeller-Barlowsche Erkrankung 260f., 698
Morazon 222
Morbus Addison 185
Morbus Alzheimer 470
Morbus Biermer 185, 698
Morbus Boeck 698
Morbus haemorrhagicus neonatorum 497, 698
Morbus Parkinson 469
5-MTHF (5-Methyltetrahydrofolat) 698
Mukoviszidose 307, 420
Multivitaminpräparate 504, 510
– Anwendungsgebiete 515
Multivitaminsaft 260
Myelose, funikuläre 180, 186, 691
Myo-Inosit 571

N

Nachtblindheit 295, 299, 698
NAD 207, 211, 698
NADP 207, 211, 698
Nährstoffdichte 8, 63, 698
Nährstoffzufuhr 14
– Referenzwerte 18
Nährwertkennzeichnungsvorschriften 16
Nationale Verzehrsstudie (NVS 1991) 31

Necrobiosis lipoidica 224, 699
Nektar 260
Nephrolithiasis 699
Netzhautdegeneration 699
Neugeborene
– Krämpfe 116
– Vitamin E-Bedarf 430
– Vitamin K-Prophylaxe und -Therapie 500
Neugeborenen-Hyperbilirubinämie 98
Neuralrohrdefekt 139, 145, 160, 699
neuromuskuläre Störungen 201
Neuropathie 158, 699
NHANES I-Studie 259
NHANES III-Erhebung 335
Niacin 207ff., 699
– Antagonisten 223
– Anwendungsgebiete 220
– Bedarf 216
– Bedarfsdeckung 218
– Bestimmung 47
– biochemische Funktionen 211
– Chemie 207
– Coenzymformen 211
– Mangel 219
– Stoffwechsel und Pharmakokinetik 210
– Toxikologie 539
– Vorkommen in Lebensmitteln 208
– Zufuhrempfehlung 217
Niacinäquivalente 700
Niacinmangel, Therapie 225
Niacytin 700
Nicotinamid 207, 214, 220, 700
– Toxikologie 540
Nicotinamid-Adenin-Dinucleotid (NAD) 207, 700
Nicotinamid-Adenin-Dinucleotid-Phosphat (NADP) 207, 700
Nicotinsäure 207, 213, 220, 700
– Toxikologie 539
Niere 194
Nierensteinleiden 264
Nitrosaminbildung 251, 256

No Observed Adverse Effect Level (NOAEL) 28
NO_2 519
NOAEL (No Observed Adverse Effect Level) 28, 700
Nobelpreisträger 700
Nuclear factor (NF-κB) 700
Nurses Health Study 442
Nüsse 63

O

Octotiamin 700
Ocytocin 250
Öl 392
Olivenöl 391
Omega-3-Fettsäuren 414
Oogenese 281
Orangensaft 260
Orotsäure 564, 701
Osteoarthrose 431
Osteocalcin 487, 493, 701
Osteomalazie 377, 388, 701
– Prophylaxe 381
– Therapie 384
Osteopenie 701
Osteoporose 279, 388, 493, 499, 517, 701
– Prophylaxe 381
– Therapie 384
Ovoflavin 701
Oxalsäure 701
Oxygenase-Reaktion 250
Ozaena 298
Ozon 519

P

PAL (physical activity level) 701
Pangamsäure 564, 702
Pankreasinsuffizienz 189
Pantethein 229, 702
Pantethin 702

Panthenol 229, 702
Pantoinsäure 702
Pantothensäure 226ff., 702
- Antagonisten 238
- Anwendungsgebiete 238
- Bedarf 233
- Bedarfsdeckung 236
- Bestimmung 47
- biochemische Funktionen 230
- Chemie 226
- Mangel 237
- Stoffwechsel und Pharmakokinetik 229
- Toxikologie 541
- Vorkommen in Lebensmitteln 227
- Zufuhrempfehlungen 234
Pantothensäuremangel
- Prophylaxe 239, 242
- Therapie 239, 242
Paprika 246
Paracetamol 223
Parathormon 366, 702
parenterale Ernährung, Vitaminzufuhrempfehlungen 512
Pellagra 207, 217, 219, 221, 702
pellagra preventing factor 207
Pentamidin 155
Pentan-Exspirationstest 702
Percentile 702
Permeabilitätsvitamin 6
Peroxyl-Radikal 518
Pflanzenstoffe, sekundäre 568
Pharyngitis sicca 298
Phenazetin 222
Phenobarbital 154, 222f., 379
Phenprocoumon 499
Phenytoin 161, 223, 379
Phospholipase A_2 400, 405, 433, 443
Phyllochinon 482, 703
Physicians' Health Study 343, 349
Phytonutrients 568
Pigmentstörungen 326
Pilze 227
PIVKA 495
Plazentaentwicklung 281

Polyarthritis 431
Polyenfettsäuren (PUFA) 391
- Autoxidation 400
polymorphe Lichtdermatose 224
Polyneuropathie 81, 83, 118, 515
Polyp Prevention Study 342
Porphyrien 326
PP-Faktor 703
Präeklampsie 263
Prämenstruelles Syndrom (PMS) 120, 703
Präskorbut 703
Preiss-Handler-Weg 213
Primidon 154, 161, 223
Propionyl-Carboxylase 199
Prostaglandin 406
Proteinkinase C 399, 407, 433, 443
Proteinphosphatase 2A 399
Prothrombin 487, 703
Protonenpumpen-Inhibitor 190
Protoporphyrie, erythopoetische 324
Provitamin A 270, 316, 703
Pruritus 703
Pseudohypoparathyreoidismus 385, 388, 703
Psoralenen 328
Psoriasis vulgaris 300, 386
Psychosyndrom, hirnorganisches 158
Pteroinsäure 703
Pteroylmonoglutaminsäure 703
Pyramidenbahnstörungen 158
Pyridinnucleotide 703
Pyridoxal 101, 703
Pyridoxal-5-phosphat (PALP) 104
Pyridoxalkinase 704
Pyridoxamin 101, 704
Pyridoxin (Vitamin B_6) 101ff., 704
- Anwendungsgebiete 116
- Bedarf 109
- Bedarfsdeckung 113
- Bestimmung 45
- biochemische Funktionen 106
- Chemie 101
- Coenzymfunktion 106
- Mangel 114

- Schwangerschaft und Stillzeit 110
- Stoffwechsel und Pharmakokinetik 104
- Toxikologie 536
- Vorkommen in Lebensmitteln 102
- Zufuhrempfehlung 111

Pyridoxinhydrochlorid 102
Pyridoxinmangel
- Prophylaxe 121
- Therapie 121

4-Pyridoxinsäure 704
Pyridoxol 704
3-Pyridylmethanol 704
Pyrimethamin 155, 161
Pyrithiamin 704
Pyruvatcarboxylase 198

Q, R

Quick-Wert 496
Rachitis 357, 377, 388, 704
- Prophylaxe 378, 387
- Therapie 378

Radikale 704
Radikalfänger 433, 443, 524
- β-Carotin 317
- Carotinoide 291
- Vitamin C 248

Rauchen 10
Raucher 254, 263, 309, 331, 416, 445
RDA (Recommended Dietary Allowances) 19, 24f., 704
- Definition 23

Rebound Skorbut 704
Recommended Dietary Allowances (RDA) 19, 24f., 704
- Definition 23

Retikulozytenkrise 705
Retinal 705
Retinoide 269, 705
Retinol 269, 705
- Normalwerte 278

Retinol-Äquivalent (RE) 270, 290, 705
Retinol-bindendes Protein (RBP) 273, 705

Retinolaktivitäts-Äquivalent (RAE) 290
Retinopathia praematurorum 427
Retinopathie 705
Retinsäure 705
Retinylacetat 269
Retinylpalmitat 269
Retinylpropionat 269
Rhagaden 706
rheumatische Erkrankungen 431
rheumatoide Arthritis 431
Rhinopathia medicamentosa 298
Rhodopsin 284, 706
Riboflavin (Vitamin B_2) 86ff., 706
- Anwendungsgebiete 96
- Bedarf 92
- Bedarfsdeckung 95
- Bestimmung 45
- biochemische Funktionen 91
- Chemie 86
- Coenzymfunktion 91
- Mangel 96
- Stoffwechsel und Pharmakokinetik 90
- Toxikologie 536
- Vorkommen in Lebensmitteln 88
- Zufuhrempfehlung 94

Rinderleber 89, 103, 125, 165, 195, 209, 228, 272
Risikogruppen 706
Rosacea 706
Rosenkohl 485
Rosenkranz 706
R-Proteine 706
RRR-alpha-Tocopherol 390
Rutin 706

S

Saft 260
Sahne 271
Salat 124
Salazosulfapyridin 155, 161
Salizylamid 222
Sardine 89, 102, 359

Sauerkraut 485
Säuglinge
- Biotin-Bedarf 200
- β-Carotin-Bedarf 289
- Cobalamin-Bedarf 181
- Folsäure/Folat-Bedarf 141
- Krämpfe 116
- Niacin-Bedarf 217
- Panthothensäure-Bedarf 234
- Pyridoxin-Bedarf 111
- Riboflavin-Bedarf 94
- Thiamin-Bedarf 74
- Vitamin A-Bedarf 289
- Vitamin C-Bedarf 253
- Vitamin D-Bedarf 372
- Vitamin E-Bedarf 411
- Vitamin K-Bedarf 492
Schilling-Test 706
Schmerztherapie 83
Schwangere, Vitamin K-Prophylaxe 501
Schwangerschaft und Stillzeit
- Biotin 203
- Biotin-Bedarf 200
- β-Carotin-Bedarf 289
- Cobalamin-Bedarf 181
- Folat 152
- Folsäure 160
- Folsäure/Folat-Bedarf 141
- Mehrzufuhr von Vitaminen 10
- Niacin-Bedarf 217
- Panthothensäure-Bedarf 234
- Pyridoxin 110
- Pyridoxinbedarf 111
- Riboflavin-Bedarf 94, 98
- Thiamin-Bedarf 74, 80
- Vitamin A-Bedarf 289
- Vitamin A-Höchstdosis 311
- Vitamin C-Bedarf 253
- Vitamin D-Bedarf 372
- Vitamin E-Bedarf 411
- Vitamin K-Bedarf 492
- Vitaminmangel 8
Schweinefleisch 62, 103

Schweineleber 62, 89, 165, 195, 208, 229, 272
Seco-Steroide 357
Segmentationsrate 706
Sehpigmente 707
Sehvorgang 284
Sehzellen 707
Selen 403, 707
Semidehydroascorbinsäure 707
Senioren 97, 159, 182, 374
- Vitaminmangel 11
Seniorin 116
Shoshin-Beriberi 707
Sichelzellanämie 98, 425
Sichelzellhämoglobin 707
Singulett-Sauerstoff 317, 404, 518, 707
Skorbut 243, 260f., 707
SO_2 519
Sojaöl 391, 392
Sonnenblumenöl 391f.
Spargel 124, 392
Spasmophilie 377
Spermatogenese 281
Spinalerkrankung, funikuläre 178, 188
Spinat 124, 195, 485
Stomatitis 708
Strahlen 519
Streßsituationen 254
Südfrüchte 260
Sulfonamide 328
Superoxidanion-Radikal 518

T

Tabak 330
Tabakamblyopie 708
Tachysterin 708
Tannin 708
tardive Dyskinesie 473
Testosteronproduktion 282
Tetanie 378
Tetracycline 499
Tetrahydrobiopterin 708

Tetrahydrofolat 131f., 708
tHcy 708
Thiamin (Vitamin B_1) 59ff., 708
- Analoga 708
- Antagonisten 708
- Anwendungsgebiete 78
- Bedarf 73
- Bedarfsdeckung 75
- Bestimmung 45
- biochemische Funktionen 69
- Chemie 59
- Mangel 76
- Schwangerschaft und Stillzeit 80
- Stoffwechsel und Pharmakokinetik 64
- Toxikologie 535
- Vorkommen in Lebensmitteln 62
- Zufuhrempfehlung 74
Thiaminasen 708
Thiaminchlorihydrochlorid 68, 708
Thiamindiphosphat 62, 64, 69
Thiaminmangel
- Prophylaxe 84, 100
- Therapie 85, 100
Thiaminmonophosphat 62
Thiaminnitrat 708
Thiaminphosphatverbindungen 708
Thiamintriphosphat 62
Thrombin 401
Thrombopenie 157
Thromboxan A_2 406
Thyreotoxikose 78
Thyreotropin-releasing Hormon 250
Tiaprofensäure 328
Tocol 389, 708
Tocopherol 389, 708
Tocopherol (all rac) 708
d-α-Tocopherol-Äquivalent (α-TÄ) 390
Tocotrienol 389, 709
Tolerable Upper Intake Level (UL) 27
Tomate 124, 195, 228
Tränenflüssigkeit 295
Transaminasen 106, 709
Transcobalamin 166, 709
Transketolase 709

Transthyretin (TTR) 273
Tretinoin 709
Triamteren 155, 161
Trigonellin 709
Trimethoprim 155, 161
Tryptophan 214
Tryptophanstoffwechsel 709
Tuberkulose 709
Tuberkulostatika 497
Tumorkachexie 262
Tumornekrosefaktor α (TNF-α) 709
Tumorprävention 148, 255, 268, 319f., 328, 415, 436, 527

U
Übersegmentierung 709
Ubichinon 567, 709
UF (Uncertainty Factor) 28
UL (Tolerabel Upper Intake Level) 27, 29f., 709
- Definition 23
Uncertainty Factor (UF) 28
Uroflavin 709
Urtikaria 709
UV-Bestrahlung 359

V

Vagotomie 190
Valproat 154
Vasopressin 250
Veganer 9, 167, 183, 514, 710
Vegetarier 189, 376
Vitamere 710
Vitamin A 269ff., 508, 710
- Anwendungsgebiete 298
- Bedarf 288
- Bedarfsdeckung 292
- Bestimmung 48
- biochemische Funktionen 281
- Chemie 269
- Mangel 294

9 Sachregister

Vitamin A
- orale und parenterale Applikation 311
- Stoffwechsel und Pharmakokinetik 273
- Teratogenität 280
- topische Anwendung 311
- Toxikologie 273, 544
- Vergiftung 278, 545
- Vorkommen in Lebensmitteln 270
- Wirkungsmechanismus 281
- Zufuhrempfehlung 289

Vitamin A-Mangel 325
- Prophylaxe 311
- Therapie 311

Vitamin A_2 5, 710
Vitamin B_1 710. *Siehe Thiamin*
Vitamin $B_{10/11}$ 5, 710
Vitamin B_{12} 710. *Siehe Cobalamin*
- Bestimmung 45
Vitamin B_{12a} 5
Vitamin B_{12b} 5, 711
Vitamin B_{13} 5, 564, 711
Vitamin B_{14} 5, 711
Vitamin B_{15} 5, 564, 711
Vitamin B_{16} 5, 711
Vitamin B_{17} 5, 563, 711
Vitamin B_2 710. *Siehe Riboflavin*
Vitamin B_3 5, 710
Vitamin B_4 5, 710
Vitamin B_5 5, 710
Vitamin B_6 710. *Siehe Pyridoxin*
Vitamin B_7 5, 710
Vitamin B_8 5, 710
Vitamin B_9 5, 710
Vitamin B_c 5, 711
Vitamin B_p 5, 711
Vitamin B_r 5, 711
Vitamin B_T 5, 558, 711
Vitamin B_W 5, 711
Vitamin B_X 5, 711
Vitamin C (Ascorbinsäure) 243ff., 405, 509, 711
- Anwendungsgebiete 261
- Bedarf 252
- Bedarfsdeckung 260
- Bestimmung 48
- biochemische Funktionen 248
- Chemie 243
- Mangel 260
- Stoffwechsel und Pharmakokinetik 245
- Toxikologie 541
- Vorkommen 244
- Vorkommen in Lebensmitteln 246
- Zubereitungsverluste 244
- Zufuhrempfehlungen 253

Vitamin C-Mangel
- Prophylaxe 268
- Therapie 268

Vitamin D 357ff., 509, 711
- Anwendungsgebiete 378
- Bedarf 370
- Bedarfsdeckung 375
- Bestimmung 49
- biochemische Funktion 364
- Chemie 357
- Mangel 377
- Stoffwechsel und Pharmakokinetik 361
- Toxikologie 548
- Vergiftung 548
- Vorkommen in Lebensmitteln 359
- Wirkorte 364
- Zufuhrempfehlung 372

Vitamin D-Mangel 387
- Prophylaxe 387
- Therapie 387

Vitamin D_2 357, 359
Vitamin D_3 357, 359
Vitamin E 388ff., 508
- Anwendungsgebiete 419
- Bedarf 410, 412
- Bedarfsdeckung 413
- Behandlungsregime 477
- biochemische Funktionen 399
- bei Arteriosklerose und KHK 443
- bei Erkrankungen des rheumatischen Formenkreises 433
- Bestimmung 49
- Chemie 388
- Mangel 417

Sachregister

- Stoffwechsel und Pharmakokinetik 394
- Toxikologie 551
- Vorkommen in Lebensmitteln 391
- Wirkungsspektrum 409
- Zufuhrempfehlung 411

Vitamin E-Defizienz, familiäre isolierte 424
Vitamin F 562, 711
Vitamin G 5, 711
Vitamin H 5, 711
Vitamin K 482ff., 509
- Antagonisten 488, 499
- Anwendungsgebiete 496
- Bedarf 491
- Bedarfsdeckung 494
- Bestimmung 49
- biochemische Funktionen 487
- Chemie 482
- Mangel 495, 497
- Mangelblutungen 501
- Prophylaxe bei Neugeborenen 496
- Stoffwechsel und Pharmakokinetik 484
- Toxikologie 551
- Vorkommen in Lebensmitteln 484
- Zufuhrempfehlungen 492

Vitamin K-Mangel
- Prophylaxe 496, 499f.
- Therapie 496, 499, 501

Vitamin K_1 482
Vitamin K_2 482
Vitamin K_3 482
Vitamin K_4 482
Vitamin L 5, 711
Vitamin M 6, 711
Vitamin P 6, 570, 711
Vitamin PP 5, 6, 711
Vitamin T 6, 711
Vitamin U 6, 567, 711
Vitamin-ähnliche Stoffe 558
Vitamin-Supplementierung, Problematik 554ff.
Vitaminbestimmung 43
- Methode 42
- Probengewinnung 43

Vitamine
- Analoga 710
- Antagonisten 710
- antioxidative 518
- Bedarf 711
- Definition 1, 3, 558
- Einteilung 3f.
- Einzelbeschreibungen 59
- fettlösliche 4
- Geschichte 2
- Kombinationen 503
- Nomenklatur 3f.
- Sicherheit 534
- Stabilität 6
- Toxikologie 534
- Vorkommen 6
- wasserlösliche 4
- Wechselwirkungen 711
- Wechselwirkungen zwischen fettlöslichen Vitaminen 508
- Zubereitungsverluste 6
- Zufuhrempfehlungen 511

Vitaminkombinationen 503
- Anwendungsgebiete 513
- Beurteilungskriterien 503
- biochemische Gesichtspunkte 506
- pharmakologische Anforderungen 510
- Toxikologie 505
- Verträglichkeit 505

Vitaminmangel
- Definition 55
- Grenzwerte 51
- Prävention 13
- Risikogruppen 8
- Stadien 52
- subklinischer 11, 514
- Ursachen 8

Vitaminoide 558
Vitaminversorgung 35
- Beurteilung 18, 30
- Bevölkerung 58
- Einzelperson 33
- Empfehlung 18
- Gruppe 39

727

Sachregister

Vitaminversorgung
– Referenzwerte 18
Vitaminzufuhr
– empfohlene 15
– Kenngrößen 21
– Referenzwerte 25
Vitiligo 324, 326

W

Wachstumsförderung 282
Wachstumshemmung 299
Wachstumshormon-releasing factor 250
Warfarin 488, 711
Warfarin-Syndrom 490
Wasserstoffperoxid 518
Weißkohl 125
Weizenkeime 196
Weizenkeimöl 391f.
Weizenkleie 63, 89, 103, 196
Wernicke-Enzephalopathie 77
Wernicke-Korsakow-Syndrom 77, 712

X

Xanthurensäureausscheidung 712
Xenobiotika 190
Xerophthalmie 295, 299, 712
Xerose 299
– corneale 295
– konjunktivale 295

Z

Zeaxanthin 312
Zelldifferenzierung 282
Zigarettenrauch 519
Zink 276
Zinkmangel 306
Zirrhose
– biliäre 499
– primäre biliäre 423
Zitrone 246
Zucchini 103
Zytostatika 134, 161, 328